国家卫生健康委员会住院医师规范化培训规划教材

小儿外科学
Pediatric Surgery

第 2 版

主　编　郑　珊　张潍平　夏慧敏
副主编　冯杰雄　舒　强　董　蒨　高　亚

人民卫生出版社
·北　京·

图书在版编目（CIP）数据

小儿外科学 / 郑珊，张潍平，夏慧敏主编 . —2 版
. —北京：人民卫生出版社，2022.8
国家卫生健康委员会住院医师规范化培训规划教材
ISBN 978-7-117-32577-6

Ⅰ.①小…　Ⅱ.①郑…②张…③夏…　Ⅲ.①儿科学
— 外科学 — 职业培训 — 教材　Ⅳ.①R726

中国版本图书馆 CIP 数据核字（2021）第 263861 号

人卫智网　**www.ipmph.com**	医学教育、学术、考试、健康， 购书智慧智能综合服务平台	
人卫官网　**www.pmph.com**	人卫官方资讯发布平台	

小儿外科学
Xiao'er Waikexue
第 2 版

主　　编：郑　珊　张潍平　夏慧敏
出版发行：人民卫生出版社（中继线 010-59780011）
地　　址：北京市朝阳区潘家园南里 19 号
邮　　编：100021
E - mail：pmph @ pmph.com
购书热线：010-59787592　010-59787584　010-65264830
印　　刷：北京华联印刷有限公司
经　　销：新华书店
开　　本：889×1194　1/16　印张：42
字　　数：1422 千字
版　　次：2015 年 9 月第 1 版　　2022 年 8 月第 2 版
印　　次：2022 年 8 月第 1 次印刷
标准书号：ISBN 978-7-117-32577-6
定　　价：159.00 元
打击盗版举报电话：**010-59787491**　E-mail：**WQ @ pmph.com**
质量问题联系电话：**010-59787234**　E-mail：**zhiliang @ pmph.com**
数字融合服务电话：**4001118166**　E-mail：**zengzhi @ pmph.com**

编 者 名 单

编　　委 （按姓氏笔画排序）

万　锋　华中科技大学同济医学院附属同济医院	沈卫民　南京医科大学附属儿童医院
马　杰　上海交通大学医学院附属新华医院	宋宏程　首都医科大学附属北京儿童医院
王　俊　上海交通大学医学院附属新华医院	张学军　首都医科大学附属北京儿童医院
王达辉　复旦大学附属儿科医院	张潍平　首都医科大学附属北京儿童医院
王晓东　苏州大学附属儿童医院	陈　功　复旦大学附属儿科医院
白玉作　中国医科大学附属盛京医院	周志坚　复旦大学附属儿科医院
冯杰雄　华中科技大学同济医学院附属同济医院	郑　珊　复旦大学附属儿科医院
毕允力　苏州大学附属儿童医院	赵瑞芳　复旦大学附属儿科医院
吕　凡　上海交通大学医学院附属新华医院	钟　微　广州妇女儿童医疗中心
吕志宝　上海市儿童医院	耿红全　上海交通大学医学院附属新华医院
任红霞　山西省儿童医院	莫绪明　南京医科大学附属儿童医院
汤绍涛　华中科技大学同济医学院附属协和医院	贾立群　首都医科大学附属北京儿童医院
李　昊　复旦大学附属儿科医院	夏慧敏　广州妇女儿童医疗中心
李　凯　复旦大学附属儿科医院	高　亚　西安交通大学第二附属医院
李连永　中国医科大学附属盛京医院	黄金狮　首都医科大学附属北京儿童医院
李建华　浙江大学医学院附属儿童医院	黄鲁刚　四川大学华西医院
李晓峰　首都医科大学附属北京儿童医院	彭　芸　首都医科大学附属北京儿童医院
杨　屹　中国医科大学附属盛京医院	董　蒨　青岛大学附属医院
何大维　重庆医科大学附属儿童医院	董岿然　复旦大学附属儿科医院
汪　健　苏州大学附属儿童医院	舒　强　浙江大学医学院附属儿童医院
沈　淳　复旦大学附属儿科医院	魏光辉　重庆医科大学附属儿童医院

编写秘书　沈　淳　复旦大学附属儿科医院

数字编委 （按姓氏笔画排序）

李　宁　华中科技大学同济医学院附属同济医院	高　洁　重庆医科大学附属儿童医院
李　凯　复旦大学附属儿科医院	黄　婷　浙江大学医学院附属儿童医院
吴晓娟　华中科技大学同济医学院附属同济医院	梁　靓　浙江大学医学院附属儿童医院
陈　竺　重庆医科大学附属儿童医院	魏光辉　重庆医科大学附属儿童医院

数字秘书　沈　淳　复旦大学附属儿科医院

出 版 说 明

为配合2013年12月31日国家卫生计生委等7部门颁布的《关于建立住院医师规范化培训制度的指导意见》，人民卫生出版社推出了住院医师规范化培训规划教材第1版，在建立院校教育、毕业后教育、继续教育三阶段有机衔接的具有中国特色的标准化、规范化临床医学人才培养体系中起到了重要作用。在全国各住院医师规范化培训基地四年多的使用期间，人民卫生出版社对教材使用情况开展了深入调研，全面征求基地带教老师和学员的意见与建议，有针对性地进行了研究与论证，并在此基础上全面启动第二轮修订。

第二轮教材依然秉承以下编写原则。①坚持"三个对接"：与5年制的院校教育对接，与执业医师考试和住培考核对接，与专科医师培养与准入对接；②强调"三个转化"：在院校教育强调"三基"的基础上，本阶段强调把基本理论转化为临床实践、基本知识转化为临床思维、基本技能转化为临床能力；③培养"三种素质"：职业素质、人文素质、综合素质；④实现"三医目标"：即医病、医身、医心；不仅要诊治单个疾病，而且要关注患者整体，更要关爱患者心理。最终全面提升我国住院医师"六大核心能力"，即职业素养、知识技能、患者照护、沟通合作、教学科研和终身学习的能力。

本轮教材的修订和编写特点如下：

1. 本轮教材共46种，包含临床学科的26个专业，并且经评审委员会审核，新增公共课程、交叉学科以及紧缺专业教材6种：模拟医学、老年医学、临床思维、睡眠医学、叙事医学及智能医学。各专业教材围绕国家卫生健康委员会颁布的《住院医师规范化培训内容与标准（试行）》及住院医师规范化培训结业考核大纲，充分考虑各学科内亚专科的培训特点，能够符合不同地区、不同层次的培训需求。

2. 强调"规范化"和"普适性"，实现培训过程与内容的统一标准和规范化。其中临床流程、思维与诊治均按照各学科临床诊疗指南、临床路径、专家共识及编写专家组一致认可的诊疗规范进行编写。在编写过程中反复征集带教老师和学员意见并不断完善，实现"从临床中来，到临床中去"。

3. 本轮教材不同于本科院校教材的传统模式，注重体现基于问题的学习（PBL）和基于案例的学习（CBL）的教学方法，符合毕业后教育特点，并为下一阶段专科医师培养打下坚实的基础。

4. 充分发挥富媒体的优势，配以数字内容，包括手术操作视频、住培实践考核模拟、病例拓展、习题等。通过随文或章节二维码形式与纸质内容紧密结合，打造优质适用的融合教材。

本轮教材是在全面实施以"5+3"为主体的临床医学人才培养体系，深化医学教育改革，培养和建设一支适应人民群众健康保障需要的临床医师队伍的背景下组织编写的，希望全国各住院医师规范化培训基地和广大师生在使用过程中提供宝贵意见。

融合教材使用说明

　　本套教材以融合教材形式出版,即融合纸书内容与数字服务的教材,读者阅读纸书的同时可以通过扫描书中二维码阅读线上数字内容。

如何获取本书配套数字服务?

第一步:安装 APP 并登录

扫描下方二维码,下载安装"人卫图书增值"APP,注册或使用已有人卫账号登录

第二步:扫描封底二维码

使用 APP 中"扫码"功能,扫描教材封底圆标二维码

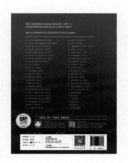

第三步:输入激活码,获取服务

刮开书后圆标二维码下方灰色涂层,获得激活码,输入即可获取服务

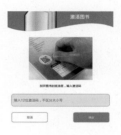

配 套 资 源

➤ **配套精选习题集:《儿外科分册》** 主编:罗毅
➤ **电子书:《小儿外科学》(第2版)** 下载"人卫"APP获取,搜索本书,购买后即可在APP中畅享阅读。
➤ **住院医师规范化培训题库** 中国医学教育题库——住院医师规范化培训题库以本套教材为蓝本,以住院医师规范化培训结业理论考核大纲为依据,知识点覆盖全面、试题优质。平台功能强大、使用便捷,服务于住培教学及测评,可有效提高基地考核管理效率。题库网址:tk.ipmph.com。

主 编 简 介

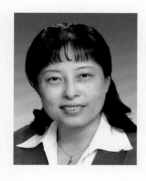

郑　珊

教授,博士研究生导师。现任复旦大学附属儿科医院外科主任、外科教研室主任,享受国务院政府特殊津贴。兼任太平洋小儿外科学会主席,中华医学会小儿外科学分会副主任委员,中国医师协会小儿外科医师分会副会长,中华医学科技奖第三届评委会委员。

从事小儿外科临床和科研工作 30 余年。2003 年获上海市科技进步奖三等奖和上海市优秀发明一等奖;2006 年获教育部科技进步奖二等奖;2009 年第六届中国科协优秀科技论文三等奖;2013 年"胆道闭锁发病机制研究及临床规范化诊断和治疗"获教育部科技进步奖二等奖和中华医学科技奖三等奖;2016 年"小儿胚胎性肿瘤的病因探索、流行病调查和治疗策略研究"获上海医学科技奖二等奖和全国妇幼健康科学技术奖三等奖。2008 年入选上海市领军人才,主持上海市科学技术委员会重点项目和国家自然科学基金项目。担任《中华小儿外科杂志》和《临床小儿外科杂志》副主编,以及 *World Journal of Pediatrics*、*Pediatric Surgical International*、《中国实用儿科杂志》编委。发表论文 180 余篇,其中 SCI 收录论文 80 余篇。主编《实用新生儿外科》和《小儿外科学》(专科医师核心能力提升导引丛书教材)。培养硕士研究生 22 名,博士研究生 23 名。

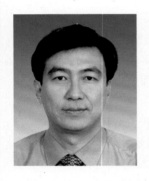

张潍平

教授,主任医师,特级专家,博士研究生导师。现任首都医科大学附属北京儿童医院泌尿外科主任,首都医科大学儿科学系副主任。兼任中华医学会小儿外科学分会主任委员,北京医学会小儿外科学分会副主任委员。

从事小儿出生缺陷临床与科研工作 30 余年,擅长小儿泌尿外科的常见病和疑难病的诊治。对于尿道下裂、泌尿系统创伤治疗有独到的见解和丰富的经验,是国内较早开展小儿泌尿外科腹腔镜应用的医师之一。承担多项国家、省部级科研项目,并获得奖励和专利。多次参加国内外学术活动和学术交流。担任《临床小儿外科杂志》副主编,《中华小儿外科杂志》《中华实用儿科临床杂志》编委。发表研究论文 100 余篇,参编著作 10 余部。

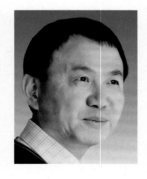

夏慧敏

教授,主任医师,博士研究生及硕士研究生导师,广东省医学领军人才,国家重点学科(小儿外科)带头人,享受国务院政府特殊津贴。现任广州市妇女儿童医疗中心院长,广州市儿科研究所所长,广东省结构性出生缺陷疾病研究重点实验室主任。兼任中华医学会小儿外科学分会副主任委员,广东省医疗行业协会常务副会长。

从事小儿外科临床和科研工作 30 余年。2012 年获广州市科学技术奖二等奖;2013 年获广东省科学技术奖三等奖和宋庆龄儿科医学奖;2015 年获全国妇幼健康科学技术奖三等奖;2016 年获成都市科学技术进步奖二等奖;2017 年获四川省科学技术进步奖二等奖。先后主持国家自然科学基金面上项目 1 项,国家临床重点专科建设项目 1 项,省、市级项目多项。以第一作者或通信作者发表 SCI 论文 50 篇。担任《中华医学百科全书》副主编,《中国小儿急救医学》编委。主编专著《新生儿外科学》《儿外科常见疾病临床诊疗路径》《小儿外科疾病诊疗流程》和《医院精细化管理》。授权专利 3 项。培养硕士研究生 24 名,博士研究生 19 名。

副主编简介

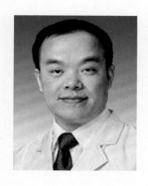

冯杰雄

教授,主任医师,博士研究生导师。现任华中科技大学同济医学院附属同济医院小儿外科主任、外科学系副主任,湖北省先天性巨结肠及同源病临床医学研究中心主任,湖北省小儿外科质控中心主任。兼任中华医学会小儿外科学分会副主任委员,中国医师协会小儿外科医师分会副会长,国际肝胆胰协会中国分会儿科专业委员会主任委员,湖北省医学会小儿外科学分会主任委员。

获国家自然科学基金、教育部留学回国人员启动基金及湖北省自然基金资助 10 余项。获宋庆龄儿科医学奖、湖北省科技进步奖二等奖、中华医学科技奖三等奖、武汉市科技进步奖二等奖。担任多个杂志总主编或编委。发表论文 200 余篇,其中 SCI 收录论文 57 篇。担任专科医师核心能力提升导引丛书《小儿外科学》(第 2、3 版)主编。主编专著 6 部、副主编专著 3 部。

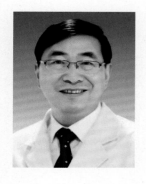

舒 强

教授,主任医师,博士研究生导师,国家卫生计生突出贡献中青年专家,浙江省突出贡献中青年专家。现任浙江大学医学院附属儿童医院党委书记,浙江大学医学院儿科学院院长,国家儿童健康与疾病临床医学研究中心主任、小儿心脏中心主任。兼任中华医学会小儿外科学分会常务委员,中国医师协会小儿外科医师分会常务委员,浙江省医学会小儿外科学分会主任委员。

获浙江省科学技术进步奖一等奖等奖励近 20 项。承担各类科研项目 15 项。担任多个杂志主编或编委。发表论文 170 余篇,其中 SCI 收录论文 70 余篇。参加编写多部小儿外科相关著作。2016 年入选浙江省卫生领军人才,2018 年入选浙江省"万人计划"杰出人才。培养硕士研究生 20 余名,博士研究生 10 余名。

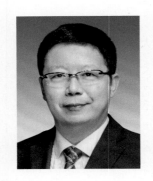

董　蒨

教授,博士研究生导师,泰山学者特聘教授。现任青岛大学附属医院院长,青岛大学医学部副部长,青岛大学第一临床医学院院长,山东省数字医学与计算机辅助手术重点实验室主任,青岛大学数字医学与计算机辅助手术研究院院长,山东省数字医学临床诊疗与营养健康协同创新中心主任。兼任山东省医学会副会长,山东省医学会数字医学分会主任委员。

在国内较早开展数字医学的研究及临床应用。曾主持研究"十二五"国家科技支撑计划项目 1 项、国家自然科学基金 4 项及省部级多项重点科研项目,分别获教育部科技进步奖三等奖和山东省科学技术进步奖一、二、三等奖多项。在国内外发表论文 200 余篇。主编《小儿肝胆外科学》《小儿肿瘤外科学》等多部著作。

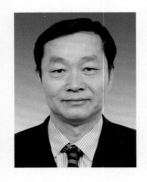

高　亚

教授,主任医师、博士研究生导师。现任西安交通大学第二附属医院副院长兼儿童病院院长,陕西省儿童外科疾病临床研究中心主任。兼任中华医学会小儿外科学分会副主任委员、肛肠学组顾问,中国抗癌协会小儿肿瘤专业委员会常务委员,陕西省小儿外科分会主任委员。

率先在国内开展经肛门巨结肠根治术、漏斗胸 Nuss 矫治术、小儿腹腔镜肝切除术等。主持 / 参与国家级科研项目 8 项。获省级科技成果奖 2 次。发表论文 200 余篇,其中 SCI 收录论文 60 余篇,编写著作 20 余部。

序　言

做一名合格的临床医生,住院医师时期的规范化培训是个非常重要的阶段。我国小儿外科发展较晚,至今仅仅 60 余年。由于我国地广人多,各地经济、文化条件差别很大,小儿外科发展难免良莠不齐。医药卫生是保障人类生活质量的重要部分,不能容许因小儿外科发展落后而影响了孩子们的健康。积极培训大量合格的小儿外科医生是当务之急。再编小儿外科住院医师规范化培训教材,时不我待。

伴随着国家生育政策的改变,人们对小儿外科医疗服务的要求越来越高。在本书第 1 版序言中我曾经写道,为了孩子脸上一个小血管瘤,全家不惜千里跋涉,从山区到大城市求医,反映了人民需要的迫切,同时也反映了另一个方面问题,就是当地不能满足对小儿外科的要求。因为人们对小儿外科要求很高,一般基层医生缺乏了解,不敢诊疗。因此,一见小儿外科情况,就拒绝插手,直接转去大城市专科医院。随着小儿外科规范化培训的开展,各地分级诊疗制度逐步实行,一些基层医生掌握了小儿外科相关的规范知识,且受过住院医师规范化培训,使部分小儿外科常见病能够就地解决。第 2 版小儿外科住院医师规范化培训教材,不仅为了培训高级专业的小儿外科医生,也为所有住院医师提供了学习参考。

目前,所谓的普通外科概念已经模糊,但作为住院医师,打下外科技术基本功是主要任务,也就是要先学会久经考验的成熟技术,为以后的技术改进打下坚实基础。教科书是学习的经典根据,内容必须是成熟的知识,因此不可能超前。第 2 版内容延续了第 1 版的撰写风格,按照当前我国各大医疗中心的小儿外科现实情况编写,具有一定的普适性。

本书主编郑珊教授、张潍平教授、夏慧敏教授都是多年从事小儿外科的专家,曾编著多部小儿外科经典著作,组织领导编写工作经验丰富。本书的编者是来自全国各大医疗中心本专业的第一线、第一流专家。相信本书的再版将对我国小儿外科事业有更大的推进。

张金哲

2022 年 5 月

前　言

　　"小儿外科"一词在我国正式使用是在 1950 年全国卫生工作会议之后,当时会议决定要加快我国的妇幼卫生事业发展,由诸福棠院士提出需要有专人建立小儿外科,由此开启了我国小儿外科具有中国特色的发展道路。我国小儿外科专业虽起步较晚,但发展较快;也由于全国地广人多、各地经济、文化差别较大,小儿外科发展良莠不齐。随着社会对小儿外科医疗服务的需求增加,要求治疗质量提高,加强小儿外科住院医师规范化培训的工作迫在眉睫。

　　为规范全国范围内小儿外科住院医师培训,在构建合理的培养体系的同时,还需要与之相应的教材。本书的编写遵循《住院医师规范化培训内容与标准(试行)》和轮转培养目标,内容的深度与广度满足小儿外科规范化培训需求,同时也作为规范化培训结业理论考核的主要参考书籍。与大多数教材不同,本教材以临床病例入手,从归纳主要临床表现、体格检查特点,到提供实验室辅助检查,层层深入分析,最终总结病例的诊断、鉴别诊断和治疗原则,高度模拟临床收治病例的诊疗过程。该编写方式既有临床提问带给住培医师的思考,又有知识点的概括,有利于住培医师更好地掌握临床诊疗要点;避免了较为枯燥的单纯理论知识学习,增加了阅读与学习兴趣。

　　目前小儿外科专业的快速发展、手术方式的转变和疾病谱的变化,需要我们不断修订已有的教材,以适应专业的发展。本书为第 2 版,在坚持第 1 版编写原则的基础上,对一些重要知识点、疾病治疗技术与规范、新进展等进行修订,同时增加了数字内容,以提供更为直观的教学,提高实际操作技能。

　　本书的编者均为全国目前小儿外科专业第一线知名专家,通过精心编写,查漏补缺,最终成书。在此,对他们的辛勤工作表示衷心感谢!

　　本书难免还有不足之处或存在疏漏或错误,为进一步提高本书的质量,以供在再版时修改,敬请各位专家、读者提出宝贵意见并批评指正!

郑　珊　张潍平　夏慧敏

2022 年 5 月

目　录

第一章　小儿外科总论

第一节　小儿外科的历史与发展

一、小儿外科史

（一）世界小儿外科史

在西方医学外科学历史上，早期小儿患者都是由成人外科医生兼顾治疗。1802年，巴黎首先建立了有200张床的儿童医院，其内设有外科，但主要由成人外科医生处理四肢创伤。1852年，伦敦大奥尔芒街皇家儿童疗养所改为儿童医院，小儿外科问题也是由成人外科医生处理。1860年，英国古波·福斯特（Cooper Forster）出版了《儿童外科疾病》，是世界上最古老的专著。

瑞士的弗莱德（Fredet）和德国的拉姆斯泰德（Rammsted）分别于1908年和1922年先后采用幽门环肌切开术治疗先天性肥厚性幽门狭窄，获得良好的疗效后，小儿腹部手术得以推广。医学界对建立小儿外科专业的想法逐渐形成，而当时小儿外科手术都是由一般成人外科医生兼顾。现代小儿外科的诞生习惯从1922年拉姆斯泰德婴儿腹部外科的成功与推广算起。

1927年，赖德（Ladd）任波士顿儿童医院外科主任，并且成为现代小儿外科创始者。1941年，赖德与其学生格鲁斯（Gross）共同编著《小儿腹部外科学》，总结了波士顿儿童医院外科的丰富经验，成为现代小儿外科的经典，也是后来著名的格鲁斯《小儿外科学》（1953年）的原始蓝本。格鲁斯在美国被称为小儿外科之父，是赖德的学生，1947年继赖德之后成为波士顿儿童医院外科主任，至此他成为美国最有影响力的小儿外科医生。1938年，他实施了第一例动脉导管未闭手术，开辟了心血管手术的先河。1970年，美国小儿外科学会正式成立，格鲁斯为首任主席。甘斯（Steven Gans）是美国第三代小儿外科医生的杰出代表，他不仅开辟了小儿外科腹腔镜技术，1969年他还与日本的骏河和澳大利亚的梅耶（Nate A Myers）组建了太平洋小儿外科学会（Pacific Association of Pediatric Suegeons，PAPS），并为首任主席。最重要的是甘斯在1966年创办了《美国小儿外科杂志》（*The Journal of Pediatric Surgery*），并担任主编直到1993年逝世。该杂志从创办至今一直是国际权威的小儿外科专业杂志。1986年，沙利（Scharli）在欧洲创办了《国际小儿外科杂志》（*Pediatric Surgery International*），为第二本国际权威的小儿外科专业杂志。

丹尼斯·布朗（Denis Browne）在英国的功绩是改变了"小儿外科疾病由成人外科医生实行手术"的传统。第一次世界大战后，布朗成为伦敦大奥尔芒街儿童医院（Great Ormond Street Hospital）的院长，并开设了小儿外科，成为英国现代小儿外科的创始人。许多小儿外科术式源于他手，如众所周知的Denis Browne尿道成形术就是其中之一。1953年，英国小儿外科学会成立，布朗为首任主席。为了表彰和纪念他在小儿外科学领域的贡献，特别是他对于医学教育的热心，1968年英国皇家医学会以他的名字特设立医学奖——丹尼斯·布朗金奖（Denis Browne Gold Medal），成为世界小儿外科领域的最高奖项。该奖项每年奖励一位在国际小儿外科领域有杰出贡献者，第一枚奖章授予了美国的格鲁斯。至今50余年，我国的张金哲院士是第33名获奖者，是我国小儿外科获奖的第一人，后来中国香港大学谭广亨教授也获得该荣誉。亚洲获奖者还有日本的葛西和印度的甘地。

小儿外科的发展共有三个里程碑。第一个里程碑是争取新生儿手术成活的阶段。从1922年Rammsted手术推广以后，随着婴儿幽门肥厚性狭窄术后的普遍成活，不少新生儿先天性胃肠道畸形的矫治手术陆续成熟，小儿外科成为一门专业由此开始发展。自20世纪50年代初，美国格鲁斯首先为小儿施行动脉导管未闭手术成功，开辟了心脏大血管畸形矫治手术，打破了小儿心脏手术的禁区。到20世纪50年代末，小儿食管闭锁气管瘘的成活率已达到90%。1953年格鲁斯的《小儿外科学》系统地阐述了当时美国波士顿儿童医院小儿外科丰富的实践经验,同时系统地介绍了泌尿外科疾病,并且首先介绍了心脏大血管畸形的矫治手术。该专著成为第一个具有里程碑意义的具体记录文件,在国际上有很大影响。特别是后起的小儿外科机构大多以格鲁斯为师,中国的小儿外科也主要是延续赖德-格鲁斯的理论与经验。此后小儿外科在世界各地纷纷兴起,从量到质有了一个很大的飞跃。

第二个里程碑:将小儿外科的任务重点由争取存活过渡到恢复和改善功能。从20世纪50年代末到20世纪80年代,突出解决了新生儿手术的三个问题,包括环境温度与湿度控制、监护与人工呼吸、营养问题。因新生儿术后成活已有保障,所以开始重视远期功能,这是一个很大的进步。恶性肿瘤可以经综合治疗,必要时可强力化疗配合骨髓移植,经多次扩清手术而提高生存率。先天性巨结肠、直肠肛门畸形的治疗重点应在远期排便功能等。随着现代化小儿麻醉的进步,手术时间的延长可以不受限制。该阶段一个重要的标志是小儿泌尿外科的兴起,它代表了小儿外科手术已无生命危险。因为泌尿系统畸形不属于立即危害生命的疾病,同时泌尿器官畸形,特别是小婴儿管道畸形的修复与重建手术要求很高,远期功能正常才是治疗的目标。因此,小儿泌尿外科强调手术精细,注重远期疗效和生活质量。"一穴肛"修复术,要一次解决排便、排尿及日后性生活问题,手术可能需要进行20小时,可见其治疗的难度,但小儿外科医生做到了。20世纪80年代小儿外科著名专家如美国的韩德润(Hendren)、日本的宫野武(Miyano)等多以修复与重建手术为专长。

第三个里程碑:20世纪90年代,小儿外科开始突破在出生后进行修复手术的范畴。随着现代影像诊断技术的进步,围生医学的发展,分子生物学及基因学的应用,外科手术基本技术的进步和设备高科技化,胎儿外科、器官移植、微创外科与介入外科等应运而生。目标是尽量减小外科手术的损伤,恢复正常解剖生理功能。1983年,美国哈里森(Harrison)的胎儿双侧肾积水手术成功,标志着胎儿外科正式登上小儿外科的舞台。现在胎儿镜技术,又使胎儿外科技术进一步提高。当然,伴随胎儿外科的开展,出现了一些技术、伦理、远期效果的问题,需要进一步探讨。

20世纪初,在生理、解剖知识快速发展的基础上,把疾病视为个体生物性的变化,即生物医学模式;20世纪30年代后身心关系被逐渐认识,50年代后又将身心医学扩大到人与社会的关系,进入了生物-心理-社会医学模式,或称人文医学。小儿外科作为医学的一个学科,必然受上述认识转变的影响。人们已经认识到治疗一个小儿畸形,不但要考虑小儿生理解剖的复原,还要满足母亲的要求,并使患儿能参加社交活动,被社会所接受。因此,追求远期功能与生活质量就成为现代小儿外科的目标。进入21世纪,有人预计到2050年,除上述医学技术进一步发展外,机器人手术将会普及。备受人们重视的"以人为本"的人文医学观念,将更加深刻地体现在各个治疗环节中。

（二）中国小儿外科发展史

中国是世界文明古国之一,中医药是5000多年中华文明的结晶。《史记》里有关于名医扁鹊(公元前350年左右,比希波克拉底晚100年)的故事,但扁鹊可能是当时名医的代称。东汉以后,《后汉书》《三国志》等有较完整记载的名医有张仲景、华佗、董奉,称为东汉三大名医。华佗(公元200年左右)被称为"中医外科鼻祖",曾使用口服"麻沸散"麻醉后切割治疗疾病。文字记载完整的名医为唐代孙思邈(581—682年),著有《千金方》,涵概内、外、妇、儿、五官各科,称为中国第一部临床医学百科全书。其中的"大医精诚"篇为医德的千古经典著作。关于小儿外科手术,史书上也曾有记录。公元16世纪,明代孙志宏著的《简明医彀》中有肛门闭锁手术记载:"罕有儿初生无谷道大便不能者,旬日后必不救。须用细刀割穿,要对孔亲切。开通后用绵帛卷如小指,以香油浸透插入,使不再合,傍用生肌散敷之自愈"。中医方法经过改良,有的也用于现代小儿外科,如新生儿肛旁脓肿与肛瘘形成的"挂线治疗",就是从中医药捻治疗演化而来。

1950年以前,我国仅有上海与北京两个很小的儿童医院,主要诊治小儿内科疾病。小儿需要手术时,如先天畸形、急腹症、肿瘤等,都到成人医院由成人外科医生手术和治疗。1943年,诸福棠教授主编的第1版《实用儿科学》中,包含小儿外科疾病的内容主要是介绍国外知识。1950年7月在即将召开的全国第一届卫生工作会议小组预备会中,张金哲教授汇报了现北京大学人民医院(原北平中和医院)1948—1950年间小儿外科死亡率为29.6%,而当时成人外科的死亡率为4%,反映了中华人民共和国成立以前我国小儿外科水平的状况。1950年全国卫生工作会议上决定要加快我国的妇幼卫生事业发展,各省都要筹建妇女儿童医院及保健院,借鉴和学习苏联建立儿科系,迅速培训大量儿科医生。诸福棠院士提出要有专人建立小儿外科,这是"小儿外科"一词第一次在中国正式使用。

随后国内涌现了一批立志从事小儿外科的中青年外科医生,他们是我国小儿外科领域的开拓者。著名医生有上海的马安权和佘亚雄教授,北京的张金哲教授,武汉的童尔昌教授等。在一批儿科、外科、麻醉科的老专家们的积极支持协助下,各地创立了中国的现代小儿外科专业。尽管我国现代小儿外科依然是以美国赖德 - 格鲁斯体系观点为主的西方体系,但是我国小儿外科从一开始就是走中国特色的道路,引进途径是多语种多渠道的,如张金哲和马安权教授为英语、佘亚雄教授为法语、童尔昌教授为德语。此外,20 世纪 50 年代早期国家保送留学苏联归国的有济南的季海萍教授、广州的赖炳耀教授、沈阳的李正教授、西安的王修忠教授(俄语),留学匈牙利的有北京的叶蓁蓁教授,留学日本的有沈阳的王慧贞教授等,其医学技术观点各具特色,但主要工作与技术发展还是基于我国大量的临床实践。

小儿外科建立后,很快就显示出了良好的效果,没有小儿外科专业时,新生儿和小婴儿皮下坏疽的死亡率几乎为 100%,而 1951—1952 年下降至 10% 以下,以后又迅速降至 5% 以下。全国各地小儿外科开始时依靠成人外科各专业及小儿内科医生、护士的大力协作和支持,首先使急症处理能力和水平迅速提高。对复杂的专科急症,先做初步抢救,待病情稳定后再请有关外科专家会诊,既积累了危重患儿的抢救经验,又逐步学习了外科各专科技术。

20 世纪 50 年代小儿外科的发展,主要依靠原卫生部的直接领导。各大城市建立儿童医院,如北京、上海、天津、武汉、沈阳、广州及全国其他各省省会等城市大医院都有了相当规模的小儿外科病区。在困难条件下,国家特别选拔保送优秀医学毕业生去国外学习小儿外科学,同时在国内筹建医学院儿科系。1956 年在上海,编写了我国第一本《小儿外科学》教科书(马安权主编,张金哲、王赞尧、佘亚雄、过邦辅参与编写)。同年原卫生部先后委托北京、上海举办了小儿外科医生进修班,培养了大量小儿外科专业的医生,促进了全国大城市小儿外科的创立与发展。

20 世纪 60 年代初,我国各大城市都有了相当水平的小儿外科专业医生及带头人,如哈尔滨的何应龙教授,广州的赖炳耀教授,沈阳的李正教授,西安的王修忠教授,济南的季海萍和张学衡教授,上海的吴守义、马孝义和金百样教授,重庆的王赞尧和陈文龙教授等,都是当地医院的第一代小儿外科带头人或创始人。这些人加上小儿外科亚专业的先驱如小儿矫形外科的潘少川教授(北京)、小儿泌尿科的黄澄如教授(北京)、小儿心血管外科的丁文祥教授(上海)等,共同构成了我国小儿外科科专业创始人及第一代小儿外科医生的杰出代表。

20 世纪 50~60 年代,我国小儿外科工作的重点以急症为主,特别是急腹症。上海的佘亚雄教授成功推出"空气灌肠治疗肠套叠",可称作当时的代表性成就。90% 的肠套叠早期病例可以不行手术而治愈,技术简单安全,很快被全国各地掌握,甚至县医院也达到 90% 的复位率,国际上广为赞许。20 世纪 80 年代,沈阳的王光大教授又成功地推出超声监视下盐水灌肠治疗肠套叠,更受世界瞩目。

1964 年,在北京召开的第六届全国儿科大会上,组建了小儿外科专题讨论小组,推选马安权教授为组长。全国各地有 20 多位小儿外科医生代表,另加北京本地旁听人员共 40 余位,首次相聚在一起。他们提出两条对我国小儿外科发展意义深远的要求:第一是要成立小儿外科学会;第二是要创办小儿外科杂志。同年童尔昌教授在武汉出版了《武汉医药杂志小儿外科附刊》,即《中华小儿外科杂志》的前身。

1966—1976 年,小儿外科工作和其他科学工作都受到了影响,但小儿外科前辈尽可能坚持开展了一些工作。1964 年提出的成立小儿外科学会的倡议,到 1979 年在桂林的第七届全国儿科大会上正式批准并在儿科学会名下成立小儿外科学组。1980 年在哈尔滨召开了第一届全国小儿外科学术会议,正式成立中华医学会儿科学会小儿外科学组,选举张金哲教授为组长。1987 年正式批准成立中华医学会小儿外科学分会,张金哲教授任首任主任委员。1980 年在武汉正式出版了小儿外科全国性的学术专刊《中华小儿外科杂志》,童尔昌教授为总编辑。原卫生部确定佘亚雄教授为《小儿外科学》教科书的主编,定期召开会议再版,目前已经是第 6 版。我国小儿外科学术活动中,形成了张金哲教授主要负责学会工作,佘亚雄教授主要负责教材,童尔昌教授主要负责杂志的格局。

20 世纪 80 年代后临床工作发展迅速,全国各省市新建的儿童医院或妇幼医院共 50 余所,专职小儿外科医生 3 000 余名,技术上也日臻成熟,从治疗抢救生命的急症,发展到改善功能的细致矫形、成形与重建技术。小儿外科的各个亚专业进一步得到细分,并都有各自的发展,在国内外享有一定声誉。

张金哲教授将我国小儿外科的发展史归纳为三个承认:1987 年正式批准成立中华医学会小儿外科学分会,标志着小儿外科在我国医学界得到承认;随着全国小儿外科技术的发展和水平的提高,在国内外的影响不断扩大,1997年张金哲教授入选中国工程院院士,这是国内科技界对我国小儿外科成绩的承认;2000年在第47届英国小儿外科国际年会(BAPS)上,张金哲教授获得丹尼斯·布朗金奖,标志了国际小儿外科界对我国小儿外科水平与规模的承认。张金哲代表我国小儿外科,与世界著名的格鲁斯、斯文森、库普、甘斯、葛西、甘地等30余位小儿外科医生并列,说明我国4 000余名小儿外科医生已经进入了世界小儿外科的大家庭。

进入21世纪后,我国小儿外科的发展进入更加快速发展阶段,更广泛地走向世界,与国际接轨,甚至在部分领域有了独特的技术,受到国际同行认可。中华医学会小儿外科学分会换届到第十届委员会,下设肛肠、肝胆、新生儿、泌尿、骨科、心胸、内镜、肿瘤八个专业学组,另外成立了普胸、尿控与盆底两个协作组。已经举办了16届全国小儿外科大会,为小儿外科同行提供了交流、合作平台。

回顾小儿外科发展的历史,可以看出事物发展的规律。首先是人民的需求,小儿外科工作者根据需求不断试图解决人民的问题,满足人民的需求。医生不能脱离社会,工作必须依靠社会、国家和群众,自己创造必要条件,进行实践并不断总结提高,进而上升到科学规律。21世纪人民的需求不断提高,已经形成了良好的小儿外科基础,我国小儿外科医生大有作为。

二、我国小儿外科医生的培训

小儿外科服务对象是从胎儿到青少年(0~18岁)。小儿具有不断发育完善的动态特点,其生理、病理和疾病种类、表现及转归等方面均与成人不同,"小儿绝不是缩小的成人"已是医学界的共识。中国科学院和中国工程院医学专业设置目录中小儿外科已与成人内科、成人外科、妇产科、小儿内科并列,成为二级学科,原卫生部公布的医疗诊疗科目中,小儿外科归属一级科目。小儿外科作为二级学科是为达到普及目的,成人需要内科、外科,儿童同样需要内科、外科。小儿生命更为脆弱,更需要专科救治。在人文医学时代,小儿、新生儿甚至胎儿都是人,小儿外科疾病应由专门培训的小儿外科医生诊治,这个问题不解决,我国4亿多儿童的医疗问题就不可能得到解决。当前家长对小儿健康的要求不断提高,加之儿科病种不断变化,小儿外科需求迅速上升,小儿外科与小儿内科一样作为二级学科培训应当无可争议。国际上发达国家小儿内科与小儿外科病床比例从早期的10:1,变化到目前的1:1,也说明小儿外科需求增加和重视培训的必要性。

据小儿外科学会估计,截至2021年我国约4 000名专职与兼职的小儿外科医生要服务于3.4亿14岁以下儿童,明显不能满足需求,缺口巨大。从准入机制和培训途径两个方面为小儿外科设定特殊政策,是当前解决巨大供需矛盾的有效办法。在培训小儿外科医生中,是照搬国外经验还是结合国情制定自己的培训机制尚无定论。目前活跃在小儿外科临床一线的顶级专家大多是在儿童医院的小儿外科独立培训的,已经从实践角度证实小儿外科独立培训的可行性。事实上,我国已有的小儿外科医生培训体制和方法、培训的数量与质量具有创新性,更适应我国国情。

小儿外科作为学科体系已经形成,并且不断发展壮大。鉴于我国国情,目前主要以医院类型区分,开放两条培训途径:其一,小儿外科床位多、亚专业设置齐全、病源和病种完全满足小儿外科医生培训需要的大型儿童医院;其二,具有小儿外科主干专业,主要是普外科、骨科和泌尿外科,并且具有国内先进水平,未设置小儿外科亚专业的综合性医院,可以在成人外科相应专业轮转培训。在上述两条培训途径中,小儿外科医生的培训均遵循了"5+3+X+Y"的原则,"3"是指外科基础培训,在合格的小儿外科基地或成人外科进行。儿童医院专科培训中的"X"或"Y"在成人综合性医院完成,成人综合性医院的"X"或"Y"在儿童医院完成。如儿童医院的小儿泌尿外科医生的培训过程是小儿外科各亚专业通科轮转2~3年,小儿泌尿外科专业培训2~3年,成人泌尿外科专业培训1~2年,共6~8年。成人综合性医院的小儿泌尿外科医生培训过程是成人外科相关专业通科轮转2~3年,泌尿外科和小儿外科亚专科培训2~3年,儿童医院小儿泌尿外科专业培训1~2年,同样共6~8年。两种培训模式并存,是在一定时间内培训出一定数量和质量的合格小儿外科医生的有效方法。对小儿外科医生来说,成人外科相应专业的培训非常重要,绝不是可有可无,只是时间顺序上的调整与变化。

地市级甚至县级医院能够开设小儿外科或有经过小儿外科培训的医生是小儿外科的发展方向,否则小儿外科看病难、看病贵的问题不但得不到缓解,反而会愈加突出。目前,已经开始进行培训细则和基地标准的修订工作,小儿外科各专科培训目录已经初步确定,专科培训即将开展,包括普外科、泌尿外科、骨科、神经外科、心胸外科、肿瘤外科、新生儿外科和烧伤整形外科。专科设置需兼顾普及与提高,普外科是基础,占比最大,主要为地市级医院和县级医院培训小儿外科医生,其他专科主要为儿童医院培训更专业化的医生。所有学科及专科逐步实行有计划的配额制,使培训与社会需求真正接轨,避免资源浪费和短缺不足。随着人民对儿科和小儿外科需求扩大,政府管理和运行的投入也会不断增加,小儿外科及儿童泌尿外科同仁应一起努力,发挥我国小儿外科独立培训的优势,进一步规范和完善,建立适合国情的、规范化的、能够适应临床需求的小儿外科培训体系,使专科培训质量逐步与国际接轨。

（张潍平）

第二节　小儿外科学疾病特点

一、胚胎发育与畸形

（一）畸形的定义

畸形是指生物体某部分发育不正常。自出生后,不同的新生儿个体的形态,可以与正常形态学上的描述有不同程度的偏差,这些偏差从没有任何临床症状的细微变异,到有较大的器官缺陷(畸形器官)或整个生物体极度的功能缺失。当一个不同于正常人体结构的变异需要外科手术来矫正时,其肯定存在不同程度的功能缺失,从而被认为是一个有害的变异。这表明,当在使用术语"畸形"时,功能上的缺失更为重要。

尽管在胚胎学的研究上做了很多努力,但多数先天畸形的胚胎学原理仍不明确。这是由于:①研究资源的匮乏(正常及异常的胚胎均难获得);②技术原因(胚胎发育的序列截面的阐述困难、三维重建解释的缺乏);③正常及异常胚胎学中存在错误及过时的理论。庆幸的是目前人们已经建立了一些动物模型,使进一步的胚胎学研究变成可能。在各种胚胎学的领域,特别是关于直肠肛门畸形的研究,目前已经有多种模型可供选择。人体胚胎扫描电子微观图集技术为正常人体胚胎的研究提供了更细节的信息。

（二）先天畸形的病因学

在多数病例中,先天畸形的病因不明确,其中约 20% 的基因因素可以被鉴别(基因突变和染色体变异),在环境因素中约 10% 可以被证明,目前仍有约 70% 与畸形相关的病因未被认识。

1. 环境因素　病毒感染,特别是风疹和疱疹病毒,以及放射性物质的致畸作用,都已经明确;母体的代谢异常或重要营养素的缺乏也具有致畸性,这已在维生素 A 缺乏和核黄素缺乏的饮食喂养后的大鼠和小鼠中观察到,此类畸形包括膈疝、食管闭锁 - 气管食管瘘、肛门直肠畸形等。同样,不合适地添加激素与胎儿宫内发育不良也密切相关。工业及药物化学物如四氯乙烯二苯二䓬英(TCDD)或沙利度胺的致畸作用亦被证实。

2. 基因因素　约 20% 的先天畸形与基因异常相关;一些畸形与染色体的异常相关,如 21 三体、13 三体或 18 三体;另一些则为具有较低致病风险的多因子遗传。在动物模型中也明确发现了一些畸形具有遗传性。

（三）先天畸形的胚胎学

1. 前肠发育畸形的胚胎学　人们推测原始中隔发育使原始的前肠分化成腹侧的气管及背侧的食管。在这一过程中,在原肠的侧壁出现侧脊,并汇集融合在矢状面的中线,从而形成了食管和气管之间隔膜。如果原肠背侧的折叠向腹侧弯曲过多,导致喉部下降受阻,气管 - 食管空间仍然部分未分离则形成食管闭锁合并食管气管瘘或气管闭锁合并气管食管瘘。

2. 横膈的发育异常　胸腹膜发育异常,引起膈肌发育缺陷;腰肋部三角区和胸膜腹膜管肌肉化异常,导致膈肌出现一个异常"薄弱点";肠道的挤压通过膈肌后外侧的博赫达勒克孔形成膈疝。已有通过使用除草醚作为致畸因子诱导了一种先天性膈疝的动物模型。

3. 泄殖腔的发育　对于泄殖腔如何分化为背侧的直肠肛门及腹侧的尿生殖窦,多数研究者认为是由头端向尾端生长的一个隔膜引起,该隔膜在矢状面将泄殖腔前后分隔开,其分化过程的异常,可导致泄殖腔发育畸形,如直肠肛门的畸形或一穴肛畸形。然而对于分隔过程的机制目前仍未达成共识。在对 SD 小鼠异常泄殖腔发育的研究中发现:直肠肛门发育畸形的病理学基础是泄殖腔膜过短;泄殖腔膜的始基太短,并导致原本存在于泄殖腔背侧的始基出现异常发育;由于泄殖腔的异常结构,使尿直肠褶向尾端的移动受损,因此,后肠与泄殖腔之间仍存在异常的沟通,该异常的开放会发育为直肠、尿道和生殖道的异常沟通。

4. 尿道下裂 多数研究者认为尿道由成对的尿道褶的融合,并随尿生殖膜的分化发育而来。该过程的受损被认为是导致不同形式尿道下裂的原因。也有研究者设想,在尿道下裂的形成过程中,可能有多重胚胎学的机制参与。中等程度的尿道下裂,如阴茎体和龟头型,提示外生殖器发育停止可能与尿道下裂有关,已有研究者通过比较 20 日的胚胎情况寻找其病因。

二、出生缺陷的流行病学

出生缺陷(birth defect)也称先天异常,是指在出生时即存在人类胚胎结构和功能方面的异常。出生缺陷是导致妊娠早期流产、死胎、死产、新生儿死亡和婴幼儿夭折的重要原因;1/3 存活的出生缺陷患儿会发展为残疾,生活质量较差,给家庭和社会造成沉重负担,成为严重影响经济发展和人民生活质量的公共卫生问题和社会问题。目前已确定的出生缺陷共 8 000~10 000 种。

(一)出生缺陷的发生率

全世界每年有 790 万例严重缺陷儿出生,约占出生总人口的 6%。根据世界卫生组织(WHO)估计,全球低收入国家的出生缺陷发生率为 6.42%,中等收入国家为 5.57%,高收入国家为 4.72%,每年至少有 330 万例 5 岁以下儿童死于出生缺陷,约 320 万例存活出生缺陷患儿终生残疾。我国出生缺陷发生率与世界中等收入国家的平均水平接近,但由于人口基数大,每年新增出生缺陷病例总数庞大。根据全国出生缺陷监测数据,我国围生期出生缺陷总发生率呈上升趋势,由 2000 年的 109.79/ 万上升到 2011 年的 153.23/ 万,出生缺陷在全国婴儿死因中的构成比顺位由 2000 年的第 4 位上升至 2011 年的第 2 位,达 19.1%。估计目前我国出生缺陷发生率为 5.6%,约 25 万例肉眼可见的先天畸形儿出生,加上出生后数月和数年才能显现出来的缺陷,出生缺陷儿童总数高达 80 万 ~120 万例。

(二)出生缺陷的监测

出生缺陷的监测有两种。一种是以医院为基础的监测(医院监测),我国出生缺陷监测从 1986 年开始,以医院为基础,在全国部分区县级或以上具有接生能力的医院中开展,监测对象为在医院内出生的妊娠满 28 周至出生后 7 天的围生儿,主要监测 23 种高发先天畸形。目前覆盖近 800 所医院,全部实现了监测数据的网络直报。医院监测诊断水平高,上报及时,实施相对容易,系统运作程序简单,但各地住院分娩情况不一,存在一定的选择性偏倚,监测的期限较短,其结果受出生缺陷的严重程度、当地医疗水平、监测人员的识别能力、检测手段等方面的影响,医院的样本人群与源人群存在选择偏倚,只能在一定程度上反映监测地区的水平。

另一种是以人群为基础的监测(人群监测),是选择一定地区或市县作为监测范围,对其中所有符合条件的对象进行监测,获得的数据可以真实反映该范围人群的情况。人群监测投入的人力、物力和财力较大,对监测人员的要求相对较高。一般来说,随监测系统对出生缺陷诊断水平的提高,以人群为基础的出生缺陷监测相对于以医院为基础的出生缺陷监测,前者对出生缺陷的监测率会更高。但人群监测结果也可能受到人群就诊趋向、出生缺陷诊断级别、监测系统的监测能力等因素的影响。

(三)出生缺陷的流行特征

1. 国家、种族 不同国家或种族出生缺陷发病率不同。如神经管畸形在英国的发病率约为 1/300,美国为 1/1 000,欧洲大陆为 11.2/ 万;21 三体综合征在法国发病率为 38.22/ 万,美国为 13.25/ 万,中国为 2.53/ 万。

2. 区域性 我国神经管畸形存在明显的南北地域差异,北方神经管缺陷发生率明显高于南方。山西省是我国出生缺陷发生率最高的省份,其中以危害最严重的神经管缺陷最为常见,1996—2000 年神经管缺陷发生率为 44.16/ 万,占全部缺陷的一半以上,被称为世界神经管缺陷的"珠穆朗玛峰"。

3. 流动人口 流动户籍人口学历低、流动性大、工作时间长、居住远离市区的特点,给出生缺陷的控制工作和管理工作带来巨大的挑战,婚前、孕前、产前保健不足,其出生缺陷率明显高于常住人口。

4. 性别 国内研究结果显示,不同性别围产儿出生缺陷发生率有显著差异,男性高于女性,与国外研究结果一致。男性胎儿出生缺陷发生率为 3.9%,女性胎儿为 2.8%。除了神经系统和内分泌系统外,其他系统出生缺陷发生率男性胎儿均要明显高于女性胎儿。性器官的出生缺陷发生率在不同性别间的差异最大。男性胎儿尿道出生缺陷发生率高出女性胎儿 62%,胃肠道出生缺陷发生率高出女性胎儿 55%。其他类型的出生缺陷,男性胎儿的发生率比女性胎儿高出 2 倍甚至更多是很常见的。男性胎儿生殖系统出生缺陷的发生率高于女性可能是由于男性生殖系统的发育相比女性更复杂,并且在器官组织生成的过程中出错的概率更大。

5. 孕产妇年龄 出生缺陷与孕妇年龄关系显著,孕妇年龄低于 20 岁出生缺陷发生率最高,<25 岁或 ≥35 岁生育发生出生缺陷患儿的风险次之,母亲年龄在 25~30 岁最低。

（四）出生缺陷的预防

WHO 在 1999 年就提出了出生缺陷的"三级预防"策略。目前我国出生缺陷预防模式从产前 - 围产保健预防模式扩展为孕前 - 围孕保健预防模式,以充分贯彻一级预防为重点,二级、三级预防为补充的出生缺陷干预策略。

1. 一级预防 为出生缺陷预防体系的主体,是指在妊娠前及妊娠早期进行健康教育和指导,以预防和减少出生缺陷,包括婚前检查、遗传咨询、选择生育年龄、妊娠早期保健等。提高自我保健意识,自觉参与婚前与孕前保健,接受孕前 - 围孕期保健的危险因素评估、孕前卫生指导和遗传优生咨询。

2. 二级预防 是出生缺陷预防体系的重点,主要措施包括产前筛查和产前诊断,主要指在妊娠期应用各种先进的科技手段,包括影像学、生物化学、细胞遗传学、分子生物学等技术,了解胎儿在宫内的发育状态,并对先天性、遗传性疾病作出诊断。使先天畸形能早发现、早诊断、早干预。

3. 三级预防 重点加强出生缺陷患儿早期干预工作,在患儿出生后采取及时有效的诊断、治疗和康复,以提高其生活质量,防止疾病和残疾,促进健康。使新生儿疾病筛查率和治疗率不断提高,扩大新生儿疾病筛查范围,对缺陷儿进行早期、有效地治疗与康复训练,可一定限度控制出生缺陷儿的致残率和致死率。

三、出生缺陷治疗实践中的伦理学原则

在面对患有外科疾病的极端早产儿或患有多种威胁生命的严重畸形的婴儿时,小儿外科医生经常会遭遇伦理困境:是否应对这些患儿进行先进的生命支持治疗或手术干预。同时作为医生,又必须考虑到患儿今后的生活质量、家长的决定及稀有医疗资源的可及性。这就对小儿外科医生、家庭和社会经常会提出了这样一个复杂的伦理学问题:"我们可以采用这种特定的方法,但是,我们应该这么去做吗?"

（一）利益最大化原则的定义

利益最大化是指在某种治疗手段给患儿带来的利益和负担之间取得平衡。小儿特别是新生儿和婴儿不可能根据自己的价值判断来决定是否接受治疗,所以儿科医生遇到的最主要的伦理问题是:怎样使患儿的利益最大化。要回答这一问题,需要有一个独特的、复杂的伦理学构架,既要关心谁是决定者,也要关心怎样的决定才是合适的。父母通常被认为是给孩子做决定的合适人选,但他们不是无可争议的决定者。父母需要和外科医生紧密合作,共同作出一个使患儿"利益最大化"的决定。

利益最大化的原则只比较疾病和治疗手段直接给患儿带来的疼痛和折磨与生命存续所带来的利益。这个标准是非常严格的,除非在患儿濒临死亡,或治疗措施违反指征,或对患儿来说勉强维持生命不如早期死亡的情况下,它都会认为治疗对患儿是有益的,并且可以使患儿的利益最大化。这种对利益最大化原则狭义理解的主要特征是以患儿为中心,完全不将患儿的生命对其他人包括父母、兄妹和社会的影响考虑在内。利益最大化原则需要将"人际潜能"标准纳入考量。如果没有任何人际交往能力,即便生命本身并没有负担,患儿也没有义务维持自己的生命。如果患儿疼痛无法缓解,其最基本的生活需求就无法满足,于是也就不值得再去维持生命,同样,如果患儿没有最基本的能力,其最基本的生活需求也无法满足。

对利益最大化的广义理解必须将一些相互冲突的伦理价值考虑在内。其中一种价值观念考虑到家庭的自主性,或称自我决定。家庭应该有权独立地对关乎家庭福利的重大事件作出决定。人们总强调家庭有义务为患儿提供必需的经济和其他支持,却没有同样强调家庭为患儿作出重要决定的权利。家庭是照顾儿童的基本单位,也有益于社会实现其照顾儿童这一目标。既然人们认为父母总是爱孩子的,并且渴望为孩子做任何可以使孩子的利益最大化的事情,那么父母在为孩子作出决定的正当性方面具有独特的优势。此外,在作出医疗决策后,父母不得不承担所有的后果。考虑到大多数人认定父母有权作出决定,并且孩子对父母而言不是陌生人,所以理想的利益最大化原则应该成为以患儿为中心的更具综合性的决策机制,作出决定的患儿的父母应将对孩子的爱和照料作为日常生活的一部分。

另一种价值观念考虑的是医生的职业操守,这与家庭自主观念相对立。既然利益最大化中有很重要的一部分是关于患儿独特的医疗状态,那么医生的判断就在描述和评估治疗措施所带来的利益和负担方面起很重要的作用。小儿外科医生有义务促进所诊治的患儿的康复,并保护他们,使他们免受伤害。小儿外科医

生以延长患儿生命和提高患儿生活质量为职业道义,避免患儿谋杀、夭折、疼痛和折磨。但即便是基于医疗事实,作出决定时仍然需考虑:治疗后患儿将来会怎样,将来获得这种预后的可能有多大,以及要达到这样的预后患儿需要承受多少。所以必须权衡患儿将来所能获得的好处和治疗可能带来的额外负担。

再一种重要的价值是以无歧视为原则的正义。小儿外科医生如何能够理解儿童自身的利益,并且不被其他人的观点所左右。从正义的角度讲,社会欠这些孩子什么。婴儿不仅属于家庭,也是社会成员。社会有义务保护他们中最脆弱的成员,尤其是在这些脆弱的成员受到家庭的忽视和虐待的时候。所有的婴儿都应该获得一定的健康医疗,不管家庭为他们作出了什么样的决定。

广义的利益最大化原则试图根据家庭、小儿外科医生及社会的价值判断来平衡治疗干预措施带来的利益和负担。需要明确的是各个国家的文化可能对家庭的构成有不同的理解,也许作出决定的人不是父母,而是其他人,如家族中的长辈,发达国家和发展中国家对于生活质量的关注也不同,在发达国家,先进的技术使很多生活质量受损的患儿得以存活;而在发展中国家,基本健康服务的缺失导致了患儿生活质量的受损。

（二）利益最大化原则的应用

利益最大化原则只是一种复杂的价值体系,该体系中的各种价值观念都应得到解析和应用。在讨论是否对患儿进行某种医疗干预的时候,必须讨论该干预方法带来的特定的利益和负担。以肠闭锁的患儿为例,患儿不伴有其他畸形,但必须通过手术才能存活,外科医生会建议手术治疗,因为手术可以使患儿的利益最大化。外科医生用"利益最大化"这个概念来表明,手术可能带来的利益(存活,保留功能,减少疼痛和折磨)要高于可能的负担(离开父母的住院时间,麻醉的死亡风险,检查和治疗带来的疼痛和折磨,功能受损)。利益最大化的评估要基于疾病的诊断、预后、现有的治疗选择及成功的概率。如肠闭锁不手术,对患儿是致命的,并且手术的风险相对较小,成功概率很高。外科医生尽力挽救患儿的生命,保留患儿的功能并使其不受伤害,以此促进患儿的康复,维护医生的职业道德。在这个例子中,医生践行着"做一名好医生"的价值理念。大多数父母会同意肠闭锁手术可以实现患儿利益最大化,因为手术的效果是好的(存活和保留功能),手术的成功率高且负担小(手术、康复时间、相关费用)。

但在有些情形下,小儿外科医生和父母可能会认为停止生命支持对患儿更合适。例如,1例23周早产的体重为600g的坏死性小肠结肠炎患儿接受了手术,术后只剩下15cm小肠。术后患儿出现Ⅳ度颅内出血、肺部病变恶化、肾衰竭和败血症。这种情况下死亡率很高,并且由于患儿存在脑、肾和肺并发症,其生活质量很差。对于小儿外科医生和父母来讲,撤去生命支持并予以临终关怀是正当的。对于此例丧失或仅存极少对环境感知能力的患儿来说,再让其承受生命支持技术带来的沉重负担是不合适的。任何治疗肠病的手段如进一步手术、全肠外营养或小肠移植都不能改善患儿的神经功能。这样的孩子没有机会感知愉快和舒适或机会极小,按照人际潜能标准,没有必要对患儿进一步干预,因为干预造成的痛苦要比可能的利益大得多。

因为对于婴儿生活质量的不同理解,父母会作出不同的价值判断。所以非常有必要了解父母的价值观和偏好。下面列出的问题有助于了解患儿父母的想法,当然这些问题只是一个参考,每一个医生在实践中都要以自己的方式表达出来。

（1）您认为目前孩子处于怎样的状态?

（2）您孩子的疾病对您家庭的影响有多大?

（3）您最关心孩子的哪一方面?

（4）您最担心的是什么? 您希望避免发生什么事情?

（5）您家庭获得的支持和资源来自哪里?

（三）关于作出伦理决定的指南

父母和小儿外科医生经常在患儿生活质量和最大利益的构成方面意见不一致,这会导致伦理困境的出现。那么,谁的判断更合适呢? 小儿外科医生可以通过一定的程序让患儿父母明白,医生的伦理学判断是准确的。在伦理学文献中这样的程序有很多版本,但它们都具有以下一些基本要点。

（1）找出谁是做决定的人。是父母,还是非父母的法定监护人? 父母是否有能力作出决定? 患儿的临床医生是谁?

（2）收集相关的医疗事实。患儿的诊断是什么? 预后怎样? 是否需要进行进一步检查? 是否有必要从其他医生处收集信息?

（3）分析各方的价值观念。父母、其他家庭成员及医生之间是否存在价值观念上的冲突? 冲突的基础是什么?

(4)明确现有治疗选择。每种治疗方法能够治愈或改善患儿病情的可能性有多大?副作用有多大?从医疗专业上讲,最起码的治疗是怎样的?

(5)评估可能的治疗措施并提出建议。根据各方不同的价值观念阐述建议的合理性。

(6)达成共识。各方是否都已经表明了自己的想法?是否还需要更多的事实依据?是否需要求助于伦理咨询人员、伦理委员会或其他可信任的第三方?

小儿外科医生和父母之间的冲突大多数情况下可以通过进一步沟通和协商得到解决,有时也应该考虑寻求外部的资源如伦理委员会的帮助。

(四)临床研究的伦理学问题

利益最大化原则平衡治疗手段对于患儿的利与害是有前提的,即已经有充分证据表明该治疗方法是最合适的。而证据来自临床研究,只有通过临床研究,才能证明它是最好的治疗方法。此外,在现有的强调疗效-花费比的医疗环境中,也只有通过临床研究才能证明该治疗方法的花费是最少的。小儿外科医生有道德上和职业上的义务积极投入到临床研究。

然而参与临床研究对于小儿外科医生、父母及新生儿来说存在一些障碍。不同于其他医学领域,历史上外科在应用新技术和治疗方法方面比较自由,并没有要求在应用前先进行严格的动物实验和前瞻性的多中心临床研究。有些手术可以被看作是某种已被广泛接受的手术的改良,因而不需要进行严格的测试,而有些手术在临床广泛应用前应该用临床试验来评估,但实际上,这两种情况的界限非常模糊。

即便小儿外科医生甚至包括父母都具有参加临床研究的义务,但他们在参加临床试验时还是有很大的顾虑。研究者一方面要为将来的患儿治疗积累尽可能多的资料和证据;另一方面又要保护他们正在诊治的患儿。在治疗窗很短或其他情况下,父母很难自愿接受临床试验。另外,研究本身的风险与潜在利益也很难平衡。总体而言,符合伦理要求的研究应具备一些基本要素:①社会或科学价值;②科学性;③选择研究对象的公平性;④良好的风险-利益比;⑤独立的评估机制;⑥知情同意;⑦尊重研究的入选者和潜在的研究对象。

考虑到儿童尤其是新生儿更易被伤害的特殊性,建议用三种措施来进一步保护儿童受试者:①设立儿童数据和安全监控委员会;②强化同意过程;③对决定过程进行监管,保证同意书是在"告知"的基础上签署的。

总而言之,利益最大化原则是非常复杂的,需要综合考虑医生、家庭和社会的价值观念。伦理对话必须要讨论的是,出于正义及基本人权,全世界的儿童应该得到怎样的健康照料。健康资源的可及性问题与每个人密切相关。我们不能忽略,医疗市场在一定程度上加重了健康资源的分配不均。当代医学过分强调为医疗市场提供更多的技术,而不注重满足人们基本的健康需求,当代医学还给发展中国家和有志于让全民享受健康资源的国家施加了不合理的经济负担。我们需要一个全球性的跨文化的视角,将必需的公共卫生纳入"利益最大化"的概念中。

(郑 珊)

第三节 常见小儿外科疾病治疗原则

常见的小儿外科疾病主要包括畸形、肿瘤、感染和外伤。需要指出的是,小儿外科疾病并不一定都要手术治疗,而有些小儿内科疾病在一定的发展阶段也可能需要手术治疗,如局部感染性病变,经药物治疗有时可以达到完全控制,但当脓肿形成时则需要切开引流;胃十二指肠溃疡出现穿孔时,常需要手术。由于医学科学和技术的进步,有些原来不能开展手术的儿科疾病,如短肠综合征,现在可以行系列横向肠管成形术(serial transverse enteroplasty,STEP)和肠移植。

一、畸形

很多先天畸形在新生儿时期可能危及患儿生命而需要早期手术治疗,如膈疝、食管闭锁、肠闭锁和肛门闭锁等。有些畸形虽然在新生儿期被诊断,但暂时不影响生存,可随访一定时间后再行择期手术,如房间隔缺损、室间隔缺损、肾积水、先天性巨结肠等。另外有些畸形可能至儿童期或青春期发病才得到诊治,如胆总管囊肿、处女膜闭锁、肾及输尿管重复畸形等。对先天畸形的外科治疗原则为纠正畸形、重建或恢复结构、维持功能。

以往,对一些先天畸形采取分期手术,如先天性巨结肠,采用"肠造瘘 - 巨结肠根治术 - 造瘘关闭术"或"肠造瘘 - 巨结肠根治术同时造瘘关闭术"。但随着医疗技术的发展,绝大多数小儿外科医生进行一期拖出术治疗巨结肠,并尽量避免造瘘,同时微创技术如腹腔镜辅助一期巨结肠根治术也能取得良好的治疗效果。因此,对于能够行一期根治术并且可以获得良好治疗效果及预后的畸形,应尽量选择一期手术。

即使同一先天畸形,也可以分为不同类型,不同类型的同一畸形,可能采取的手术时机和手术方式各不相同。如肛门闭锁,对于男婴肛门闭锁伴直肠会阴瘘,可在新生儿期行一期肛门成形术;对于高位肛门闭锁伴直肠尿道瘘的处理,有两种不同的观点:大多数学者建议在新生儿期行结肠造瘘,3~6 个月行肛门成形术,最后行造瘘关闭术,另一部分学者则主张在新生儿期即行一期肛门成形术。因此,对于治疗上有争议的畸形疾病,应以患儿的长期功能预后为指导,选择合适的治疗方案和手术时机。

二、肿瘤

成人肿瘤以恶性多见,而小儿肿瘤中良性肿瘤远较恶性肿瘤多见。儿童部分良性肿瘤如血管瘤有自然消退特点,恶性肿瘤如神经母细胞瘤有自然消退或转为良性神经节细胞瘤的特点。与成人相比较,儿童恶性实体肿瘤多来自胚胎细胞,病理特点为非上皮癌,以母细胞瘤、肉瘤、淋巴瘤为主。

儿童良性肿瘤的治疗原则为尽可能切除肿瘤同时保留正常功能。如淋巴管瘤,切除肿瘤可能导致神经功能损伤时,应选择保留重要神经功能,即使肿瘤残留或复发,也可通过药物注射等方法进一步治疗。

对于有自然消退或转为良性可能的肿瘤,早期可以通过密切观察或药物等治疗,避免不必要的手术干预,如部分神经母细胞瘤Ⅳs 期。儿童恶性肿瘤的治疗,应特别强调综合治疗、序贯治疗、个体化治疗,同时兼顾儿童长期预后和生活质量。儿童肿瘤发生及病理学特点提示,儿童肿瘤总体对化疗、放疗敏感。对于能够一期完整切除的肿瘤,应积极手术治疗。对于不能一期切除的恶性肿瘤,可采取"新辅助化疗 - 手术 - 术后化疗"方案,提高手术切除率并改善预后。

三、感染

婴幼儿皮肤屏障薄弱、局部抵抗力低、细胞免疫未成熟,容易发生皮肤、浅表组织感染,轻者如脐炎、颈部淋巴结炎等,严重者如新生儿皮下坏疽、坏死性筋膜炎等。外科治疗原则为消灭病原菌、促使毒素排出,增加机体抵抗力,恢复生理功能。临床多采用综合治疗。浅表感染灶以局部治疗为主,可采取药物外敷、理疗,促进炎症局限和吸收,已形成脓肿时,应及时切开引流。对全身症状明显,或并发急性淋巴管炎和淋巴结炎者,应静脉给予抗生素治疗。

年龄较大儿童的感染以脏器、深部组织感染多见,如阑尾炎、梅克尔憩室伴感染、胰腺炎、尿路感染等。治疗原则以积极使用抗生素控制感染的同时,对能切除的感染灶予以手术切除,如阑尾炎、梅克尔憩室伴感染。对存在先天畸形导致的感染,在控制炎症后,纠正畸形,如肾盂输尿管连接部梗阻性肾积水引起的尿路感染。

四、外伤

小儿外伤具有明显的季节、地区、年龄差异,而且意外伤害是我国 0~14 岁儿童的首要死因。新生儿外伤以产伤多见;婴幼儿因活动范围增加但自我保护意识薄弱,容易发生意外伤害,如坠落伤;而年龄较大儿童运动性外伤增多。很多情况下,儿童外伤为复合伤。常见的外伤主要包括软组织损伤、脏器损伤和骨骼系统损伤。

软组织损伤如皮肤挫裂伤、撕脱伤等,根据污染情况用肥皂水、生理盐水、3% 过氧化氢等清洗创面,并检查创面深度,注意肌腱、神经和血管是否损伤,清除血凝块和异物,切除坏死组织,缝合伤口。根据创面范围和深度,合理应用抗生素。

脏器损伤中常见颅脑损伤和腹腔脏器损伤。常见的颅脑损伤为硬膜下血肿、硬膜外血肿、颅骨骨折和颅内血肿。出现临床症状的颅脑外伤需要收治入院进一步观察和治疗。若无临床症状,可在门诊观察随访,一旦病情变化,应及时处理。腹腔脏器损伤包括空腔脏器损伤和实质性脏器损伤。如为多发伤,需要先处理危及生命的损伤,如脑疝形成、张力性气胸等。空腔脏器如胃肠道、胆道和膀胱等破裂,主要临床表现为弥漫性腹膜炎,应尽早收治入院,完善术前准备,积极手术治疗。肝、脾实质性脏器损伤,需要严密观察,随时掌握伤情变化,动态了解红细胞计数、血红蛋白和血细胞比容,必要时行诊断性腹腔穿刺或腹腔灌洗术,多数患儿保守治疗后病情稳定,少数患儿因血流动力学不稳定需要手术治疗。肾脏损伤不合并尿液外渗时,多数保守治疗。持续严重尿液外渗、输尿管断裂、尿道断裂等泌尿系统损伤,需要手术干预。对于腹部严重外伤、出血,尤其是多发性损伤,患儿常出现严重酸中毒、低体温、凝血功能障碍及高分解代谢,此时如进行复杂、创伤大的手术,结果是加重患儿机体的生理紊乱,增加复苏难度。在这种情况下,可采取"损伤控制性手术(damage control surgery)"。腹腔脏器损伤患儿病情稳定出院后,仍需定期随访,其间应注意有无相关并发症发生,如迟发性肝破裂/脾破裂、胰腺假性囊肿、肾脏萎缩和尿道狭窄等,一旦出现临床症状,应及时处理。

骨骼系统损伤主要指各种类型和部位的开放性或闭合性骨折。开放性骨折合并软组织损伤,需要清创,将开放性损伤转为闭合性损伤。骨骺骨折是小儿特有的损伤,约占全部小儿骨折的1/5,要根据损伤的类型、年龄、骨骺血液供应情况选择不同的治疗方法。儿童骨折的处理以避免损伤骨骺及骺板造成生长发育障碍为原则。多数骨折采取保守治疗可获得满意的效果。弹性髓内钉技术使小儿骨折的治疗发生了变革,目前对大多数3~14岁的小儿管状骨骨折,均可采用弹性髓内钉治疗。

(吕志宝)

第四节　小儿外科病史采集和体格检查

一、病史采集和记录

儿科病史的特点是医生大多不能从患儿本人获取病史资料,更多的是从患儿监护人或看护人采集病史。因此,在此过程中,需要注意如下内容。

1. 无法表述的患儿主要依靠看护者提供病史;能表述但表述不够清晰的患儿,重视患儿的自我主诉,同时必须结合看护者提供的信息;能清晰表述的大年龄患儿,应以患儿主诉为基本诊断依据,参考看护者提供的资料。

2. 对于诊断需要依赖或重视看护者提供信息者,必须确认提供的病史资料是否真实,即是否为患儿发病期间直接看护者提供的病史。

3. 现病史的采集应尽量集中在与本次疾病相关的方面。

4. 过去史采集中需要注意询问生长发育史,以往疾病发作、治疗及手术史等,有利于判断现病史与过去史有无相关性。

5. 随着过敏性疾病的普遍增多,小儿外科病史采集中也应注意记录以往过敏性疾病的有无、发作特点和治疗措施等,有利于一些疾病的鉴别诊断。

6. 对新生儿外科患儿,更多地涉及先天性结构畸形,需要详细采集产前检查有无异常史、孕期随访情况、出生时情况,分娩方式、孕期、孕周、出生体重和 Apgar 评分等,对新生儿外科术前评估很重要。

7. 一些先天性结构畸形疾病可能存在家族史,需要婉转询问收集家谱及进行相关基因检测。

8. 病史采集后,在询问所得的信息中,详尽记录重要的、与疾病相关的资料,尽量做到询问详细、记录有效。

二、体格检查

大年龄儿童的体格检查由于配合度较高,比较容易完成并取得较为可靠的结果。但对于幼儿或不配合患儿的体格检查,很大程度上取决于医生的态度与耐心。

1. 首先要取得患儿的信任与喜欢,放松对医生害怕、恐惧的心情。

2. 在患儿不配合的情况下,一次体格检查可能取得的结果不充分或不可信,可以在 1~2 小时后重复检查 1 次,由同一医生、前后 2 次不同时间获得的体格检查结果,能获得更多信息,或足够可信的证据。

3. 患儿拒绝医生体格检查,但不拒绝看护者,通过看护者触摸仍能保持安静、配合的情况下,可以尝试医生在旁边指导、由看护者进行检查,医生指导看护者,同时仔细观察患儿面部表情、反应等情况,间接评估患儿体征。

4. 患儿在任何情况下都不能配合体格检查,又确实需要最确切检查结果者,可使用镇静药(水合氯醛口服或灌肠,或苯巴比妥肌内注射),待患儿安静或入睡后再进行体格检查,不要担心镇静药使用后影响患儿体格检查结果,即使患儿入睡,任何疼痛刺激其都会有反应,安睡情况下的疼痛反应是真实的。

5. 幼儿、小婴儿对体格检查的疼痛不适反应更真实。对于大年龄患儿的疼痛反应,有时需要判断其真实性。当大年龄患儿疼痛主诉明显而症状体征轻微,两者不相符合时,首先要排除一些心理因素。有时需要从看护者了解患儿其他相关情况,如是否受忽视,是否故意引起他人重视,是否想逃避上学等问题。

(沈 淳)

第五节　手术时机选择、术前评估及术前准备特点

一、手术时机选择

手术是外科治疗疾病的主要手段。熟练掌握外科技术的同时,合理选择手术时机和适应证、正确的术前准备及术后处理也十分重要。手术时机的选择,以患儿安全为首要原则。根据疾病性质、患儿情况,综合考虑疾病对患儿的危害程度,小儿外科手术一般分为急诊手术、限期手术、择期手术和探查手术。任何手术之前都要做好必要和充分的术前准备,以求达到理想的治疗效果。

1. **急诊手术**　主要针对影响生命的疾病和损伤;延缓手术将导致机体或器官功能丧失甚至残疾的情况均需急诊手术。如消化道梗阻、消化道穿孔、腹膜炎、严重外伤、急性大出血和急腹症等。这类患儿发病急,病情发展快,只能在一些必要环节上,分秒必争地完成准备工作,及时手术;如延误治疗,将会导致患儿病情加重或致残,甚至危及生命。

2. **限期手术**　限期手术也称为亚急诊手术,某些疾病虽不会立刻危及患儿生命,但较长的术前等待时间会削弱患儿营养状态、加重病情或失去手术时机,如肥厚性幽门狭窄、十二指肠狭窄、胆道闭锁等。为取得较好手术效果,要在相应时间内有计划地完成各项准备工作,及时完成手术。

3. **择期手术**　某些疾病病情发展缓慢,短时期内不会发生很大变化,延迟手术不会影响患儿健康,但过晚可能影响器官发育和功能,手术时间可选择在患儿最佳状态下进行。如隐睾应在 2 岁前进行睾丸下降固定术。这类手术的特点是术前准备时间长短不受疾病本身限制,手术可选择在做好充分准备和条件成熟的情况下进行。

4. **探查手术**　有些疾病虽经各项检查,诊断仍不明确,如患儿有消化道梗阻或消化道出血特别是怀疑有肠扭转时,应行急诊探查手术。决定手术后,经治医生必须向家属说明手术的必要性、成功率及疗效、失败率和可能的危险和并发症,并按医院的规定签署手术协议书。

二、术前评估

1. **病史和体格检查**　新生儿病史开始于分娩前数月。很多先天畸形(如先天性膈疝、脐膨出、腹裂和骶尾部畸胎瘤等)在出生前就可以被医生发现,在家长产前咨询中小儿外科越来越凸显其重要性。不仅是解剖和结构异常很重要,代谢异常或染色体畸变更重要,它们必须在产前或出生后短时间内被诊断出来。如唐氏综合征常与十二指肠闭锁或先天性心脏病有关,新生儿科医生应对此作出相应的评估。反之,产前诊断胎儿畸形也提示需要评估该婴儿是否有染色体异常。

2. **呼吸功能**　评估手术患儿的呼吸功能非常重要。呼吸窘迫主要临床特点是烦躁、气促、呻吟、鼻翼扇动、胸骨凹陷、吸气凹陷和发绀。这些症状可在呼吸道或消化道解剖畸形患儿中出现,这些畸形包括膈疝、大叶性肺气肿、气胸、食管闭锁伴或不伴食管气管瘘、先天性气道梗阻、肺先天性囊性腺瘤样畸形(congenital cystic adenomatoid malformation of lung,CCAM)、胎粪吸入综合征(meconium aspiration syndrome,MAS)和吸入性肺炎。临床疑似呼吸功能不全患儿,复苏后需要紧急拍摄胸部 X 线片,以确认呼吸窘迫的原因。对于所有呼吸窘迫的患儿均应插入不透光的鼻胃管,拍摄胸腹联合片,定位食管、胃和小肠气体,以避免误诊。血气分析在诊断和处理呼吸窘迫中非常重要。动脉 PO_2 和 PCO_2 分别反映了氧合和通气状态。呼吸窘迫患儿应监测血 pH,新生儿酸中毒可导致肺血管收缩及心肌抑制,呼吸性碱中毒可导致心排血量减少,脑血流降低,氧合血红蛋白分离减少,气道阻力增加伴肺的顺应性下降。

哮喘是儿童最常见的慢性疾病之一,实施手术或麻醉前应控制哮喘。近期发作并需要口服皮质激素的患儿提示疾病未得到控制,建议推迟择期手术。麻醉医生最常碰到的问题之一是上呼吸道感染患儿是否要取消手术,理论认为近期上呼吸道感染患儿实施全身麻醉后,将增加术后呼吸道并发症风险,尤其是2岁以下患儿。然而,良好的麻醉管理能够降低对潜在高反应气道的刺激,通常这些患儿可以接受麻醉和手术。患儿有高热、喘鸣或咳痰提示下呼吸道感染,手术应予取消。

3. 心血管状态　先天性结构畸形新生儿的术前准备常因合并心脏结构异常而更加复杂。出生早期识别心脏疾病尤其困难。第一次体格检查时听诊可能没有杂音,但在数小时、数日或数周后却能听到响亮的杂音。需要手术的新生儿应接受胸部摄片和心脏超声检查,发现心脏异常者,需请儿科心脏科医生进行相关检查。

4. 凝血异常　血管性血友病(von Willebrand disease,vWD)是最常见的出血性疾病。所有接受大手术的vWD患儿都需要在术前补充相应因子。尽管90% Ⅰ型vWD患者对精氨酸加压素(DDAVP)有反应,将特定剂量DDAVP通过静脉内、鼻内或皮下给药,30分钟后,患儿vWF因子升高2~3倍;但仍有10% Ⅰ型vWD患儿对DDAVP没有反应。因此Ⅰ型vWD患儿和Ⅱ型、Ⅲ型vWD患儿一样,需要在术前使用精制灭菌冻干人抗血友病因子Ⅷ(Humate-P),其中含有高浓度vWF因子。

三、术前准备

1. 择期手术的术前准备

(1)心理准备:应向家长实事求是地详细介绍病情,说明手术的必要性、可能出现的并发症、预后及采取的治疗措施,使家长放心,获得配合,以便患儿尽早恢复健康。

(2)全面检查:术前应对患儿进行详细的全面检查,检查心、肺、肝、脾、肾、四肢及神经系统有无异常。实验室检查应包括血、尿常规,出凝血时间。器官功能检查包括肝功能、肾功能、全胸片和心电图,必要时做血气分析和电解质测定。核查各项检查结果,对无手术禁忌者,应做好术前小结,包括简要病史及阳性体格检查,手术指征、计划和方法及麻醉方法选择。

(3)术前饮食:除胃肠道梗阻需要禁食和胃肠减压外,术前禁食时间不宜太长,一般禁食4~6小时即可。

(4)胃肠道准备:先天性巨结肠和肛门狭窄手术的患儿,术前应清洁洗肠,胃肠道手术或开腹探查手术的患儿,术前应放置胃肠减压管。

(5)局部准备:术前应洗澡,手术区一般不备皮,但头部手术例外。

(6)备血:估计术中出血多者,术前准备适量血。有出血倾向者应备新鲜血。

(7)术前用药:每例手术新生儿都应静脉推注或肌内注射1mg维生素K。

2. 急诊手术的术前准备

(1)加强呼吸道管理,保持呼吸道通畅。

(2)纠正水、电解质及酸碱平衡。

(3)输血与配血。

(4)注意患儿保温:新生儿在冬季易出现低体温,并可发生硬肿症而死亡,故应放入温箱内,做好保温。

(5)休克的处理:应针对休克类型,采取紧急抢救,待好转后再手术,如休克原因必须手术才能解除,如肠坏死,则应边抢救边手术,不应等待错过时机。

(6)合理应用抗生素,预防感染。

(汪　健)

第六节　围手术期管理

一、围手术期体温管理策略

由于有相对高的体表面积/体重比、皮下脂肪的绝缘层薄和高的热中性体温带,新生儿特别是早产儿的体温调控不稳定。新生儿容易通过传导、对流、辐射和挥发丢失热量,其中最主要的机制是辐射。新生儿没有寒战产热,通过棕色脂肪代谢的非寒战产热机制的产热也是有限的。对冷的应激导致新生儿的代谢率、氧耗和热量消耗增加以保持体温,如果持续时间过长,则会导致储存的有限能量被耗尽,从而易产生低体温和增加死亡率。加强对围手术期患儿体温监测,对于及早发现低体温至关重要,术中及术后要严密监测各阶段体温变化的情况,及时采取有效的治疗、护理措施,避免低体温对小儿产生不良影响。

1. 低体温的预防

(1)运送途中的保温:尽可能避免寒冷过道,利用保温箱运送患儿。

(2)预防体表热量流失:手术室宜将室温保持在27~29℃,尽量缩短患儿暴露时间;手术床可加垫电热毯;减少患儿暴露面积,注意肢体保暖;预热皮肤消毒液或选择非挥发性消毒液可减少因消毒液蒸发引起的热量丢失。

(3)预防体腔热量流失:输液、输血前对液体和库血进行加温(36~37℃);对吸入气加温、加湿处理,通过调节呼吸机蒸发器温度至32~35℃,可有效预防呼吸道散热;手术期间用温盐水纱布覆盖在暴露的创面和内脏、肠管上;也可用温盐水纱布擦拭器械;胸腹腔灌洗液也应预热至36~40℃。

(4)术后保温:危重新生儿放入可控温度的暖箱是非常必要的。头顶式的辐射加热器,通过婴儿皮肤表面的温控探头进行控制,在有效保持体温的同时,可提供良好的视觉和心电监控。

2. 低体温的治疗

(1)体表复温:①电热毯;②循环水变温毯;③红外线辐射加温器;④热风机;⑤充气加温装置等。

(2)中心复温:心肺体外循环是一种高效和快速复温方法,常用于低温导致循环衰竭的患者。

(3)复温应注意的相关事宜:体温维护的关键在于平稳匀速的复温,体温高低不是体温维护的唯一标准,必须有足够的时间让患儿循环恢复稳定。

1)缓慢复温:即每小时提高体温1~2℃或在12~24小时内使体温恢复至正常。快速复温对处于寒冷应激状态的患儿是有害的。快速复温时周围血管扩张,可导致低血压而发生复温性休克、加重大脑缺血性损害,新生儿会出现抽搐,严重者可发生呼吸暂停。为防止体温的"后降效应",复温过程不能过快。外周血管的快速扩张,温度较低的外周血液流向中心,可使核心温度进一步下降。复温过程中应同时监测腋温和肛温,当腋温高于或等于肛温时提示产热良好。

2)烫伤风险:正常人体皮肤可以耐受大约45℃的高温,压力会减少局部血流量导致热量堆积,轻微加压就会显著缩短安全耐热时间。皮肤炎症时,热和压力引起组织损伤的风险更大。年龄是另一个重要的因素,婴幼儿皮肤较薄,特别容易发生烫伤或压力性热损伤,安全有效的方法是尽量扩大加温皮肤面积。

3)因低体温程度较重的新生儿易发生肺水肿及肺出血,在临床应适当限制入液量,尤其注意输液速度不可过快。在复温过程中,应高度警惕肺出血发生的可能性,密切观察患儿变化,及时给予正确的诊断、治疗。

3. 围手术期高热　保暖过度对小儿同样不利,可使其水分丧失量明显增加,若不注意补充水分可致脱水和高钠血症。血液浓缩时红细胞破坏增多,进而可引起高胆红素血症。环境温度骤然升高可诱发呼吸暂停。环境温度过高可引起小儿发热,严重者甚至可致死。

二、围手术期代谢管理及营养支持

营养不良在小儿外科患儿中经常见到,该类患儿容易发生各种术后并发症,特别是危重新生儿和早产儿,由于其本身能量储存极少,摄入受限,常发生营养不良而使疾病进一步恶化或伤口愈合迟缓,增加抢救的难度。

1. 肠内营养　与肠外营养相比,肠内营养特点是:①营养物质经门静脉吸收输送至肝脏,有利于肝脏蛋白合成与代谢调节;②感染和代谢并发症少;③维持消化道结构和功能完整;④对技术和设备要求低,操作简单、护理方便、易于管理;⑤廉价、安全。如果胃肠道功能正常,肠内营养应是营养素的原始来源。即使肠道不能耐受全量喂养,提供微量喂养也可以防止肠道功能进一步恶化。

(1)胃肠内营养适应证:凡不能经口摄入足量食物,但有一定程度的消化功能,能通过喂养管经消化道注入营养液进行消化和吸收的患儿,均具备应用胃肠内营养的指征。

(2)投放(喂养)方式:包括鼻胃管、鼻空肠营养管和空肠营养管。预计肠内营养时间超过4~8周,可考虑胃造口术。运用空肠营养管有很多问题,如喂养导管的移位和浓缩食物造成的管道堵塞。空肠营养管放置在幽门远端,推荐持续滴注法防治腹泻和其他倾倒综合征的发生。开始喂养前必须确认营养管位置,抽吸肠内容物或腹部摄片定位。

(3)肠道营养的配方:标准早产儿配方是基于牛乳配方,提供 326~356kJ/100ml 能量。对于胆盐池有限的小婴儿,可补充一部分以中链三酰甘油(medium chain triglycerides,MCT)形式提供的脂肪。MCT 能够直接通过上皮细胞的底外侧面吸收而不需要胆盐,然而 MCT 不能用于预防必需脂肪酸的缺乏。标准婴幼儿配方来源于牛乳或大豆,提供 356kJ/100ml 能量。患儿体重不增加时,应增加热量浓度,但应注意的是,浓度增加过快可导致喂养不耐受,偶尔亦可引起小肠结肠炎的发生。

(4)肠道营养的并发症:一旦术后肠梗阻解除,胃肠道一般就能够耐受喂养。通常情况下由于获得性乳糖酶不足可导致危重患儿相当一部分的吸收功能丧失,症状一般表现为腹部绞痛、腹泻和呕吐,给予不含乳糖的饮食,症状可以改善。另外,饮食给予的方法也可以改善喂养不耐受。①一般胃肠道耐受容量的增加比渗透压的增加更容易。因此,为避免不良反应,可开始给予 1/8 或 1/4 的量,逐渐增加至全量;②持续性滴注的耐受性可能优于间歇性喂养,胃食管反流的危险和倾倒综合征的发生率大大降低;③在配方准备和运用时应注意保证肠道配方不被污染,并在使用前仔细核对配方的有效期;④在肠管长度损失严重的患儿,需给予果胶、欧车前亲水胶、地芬诺酯(止泻宁)、镇痛剂和洛哌丁胺。通过粪便糖类的吸收试验很容易作出吸收力的评估,如果粪便 pH ≤ 5.5,还原物质<50%,提示有不吸收糖类进入粪便,应降低配方中糖浓度。

2. 胃肠外营养(parenteral nutrition,PN) 是经静脉输入平衡的、完全的营养素来支持合成代谢,防止体重丢失或体重增加。由于急性疾病引起能量和蛋白质消耗增加,恰当、及时地提供营养可以防止营养不良,加速恢复。当不能经口和肠道喂养,或肠道喂养提供的营养不能满足机体需求时应该使用 PN。PN 应尽量短时间使用,只要临床情况许可,应尽早恢复经口和肠道喂养。

(1)PN 的指征:需要 PN 的情况包括胃肠道疾病(短肠综合征、吸收不良、顽固性腹泻、肠梗阻、持久性呕吐、炎症性肠病和肠瘘)、先天畸形(腹裂、先天性巨结肠、肠闭锁、肠扭转和胎粪性肠梗阻)、胃肠道接受放射治疗、化学治疗导致的胃肠功能不全和早产儿严重的呼吸窘迫综合征。极低出生体重的婴儿通常不能耐受肠道喂养,在出生后的前 24~48 小时就需要开始 PN。

(2)PN 的组成和需要量

1)氨基酸:小儿结晶氨基酸配方提供了满足儿童发育需要的必需氨基酸和非必需氨基酸。新生儿特别的氨基酸配方与母乳喂养的婴儿氨基酸谱非常接近。与标准的氨基酸配方相比,这些配方可增加体重和改善氮平衡。有些氨基酸如半胱氨酸、酪氨酸、甘氨酸和牛磺酸被认为是小儿条件必需氨基酸。早产儿补充牛磺酸可促进胆酸的结合和改善胆流。由于相对高的肾脏排泄和低的合成能力(胱硫醚酶活力下降),早产儿处于氨基酸相对不足的危险状态。氨基酸一般以每日 1g/kg 开始,2~3 日达到全量。低体重婴儿氨基酸需要量可高达每日 3.85g/kg,足月儿氨基酸的需要量为每日 2.5~3g/kg,大年龄儿童为每日 1.5~2g/kg,青春期的需要量为每日 1~1.5g/kg。

2)葡萄糖:含水的葡萄糖是 PN 的主要能量来源,并提供组织生长的碳骨架。葡萄糖还有节省蛋白质的作用,通过抑制糖原异生而防止躯体蛋白质的分解。在接受 PN 的儿童和青少年,葡萄糖提供总热量的50%~60%。含水葡萄糖的热量是 14kJ/g。葡萄糖的输注速率应为每分钟 4~8mg/kg,以维持合适的血清葡萄糖浓度,最大的葡萄糖输注速率不应超过每分钟 10~14mg/kg。

3)脂肪乳剂:静脉输入的脂肪乳剂是浓缩的能量来源并可提供必需脂肪酸。脂肪通常提供 30%~50%的非氮热量或 20%~30% 的总热量。在婴幼儿和儿童脂肪乳剂的起始剂量为每日 1g/kg,并以每日 1g/kg 的量增加,最大达每日 3g/kg。逐渐增加脂肪摄入量(每日 0.5~1g/kg)并不改善脂肪廓清,而与间歇输注或集中某一时间输注相比,持续超过 24 小时的输注有利于脂肪乳剂良好的清除和利用。不同的脂肪乳剂具有不同的廓清率,20% 的脂肪乳剂廓清率优于 10% 的脂肪乳剂。

4)多种维生素:在每日的 PN 中应加入小儿专用的水溶性维生素和脂溶性维生素。目前尚无专门针对早产儿使用的多种维生素。

5)微量元素:标准小儿微量元素配方含有锌、铜、锰、铬,有些配方加入硒。

(3)PN 的并发症

1)代谢性并发症

高血糖:接受 PN 的患儿出现高血糖主要是过量输入葡萄糖,其他因素包括脓毒症、手术、糖尿病、胰腺炎、早产和激素治疗。处理高血糖首先是降低葡萄糖负荷或减慢输注速率。上述措施不能改善高血糖时应给予胰岛素治疗。

低血糖：PN 患儿出现低血糖的原因通常是突然降低输注速率。预防方法为在接受一段时间 PN 后，准备停止输注前 1~2 小时，应逐渐减慢输注速率。

高甘油三酸酯血症：输入高浓度的葡萄糖是引起高甘油三酸酯血症的主要原因。过量糖类摄入提高了肝脏和脂肪组织的脂肪形成。其他导致小儿高甘油三酸酯血症的因素包括早产、脂肪摄食过多和脓毒症。降低脂肪输入可改善高甘油三酸酯血症，但减少葡萄糖的输入更加有效。在葡萄糖摄入已经减少，但仍有高甘油三酸酯血症时，可降低脂肪乳剂量和速率，使三酰甘油的水平低于 3.1mmol/L（275mg/dl），并推荐使用 20% 的脂肪乳剂。

代谢性酸中毒：来自 PN 溶液中过度的氯或氨基酸负荷。早产儿和有肝或肾疾病患儿的代谢性酸中毒危险的风险增加，应密切注意。

电解质紊乱：低钾、低镁和低磷在严重营养不良患儿中特别常见。

代谢性骨病：包括骨质减少、骨软化症和佝偻病，是 PN 依赖患儿的并发症。生化指标显示血清碱性磷酸酶升高、尿钙过多，甲状旁腺激素（PTH）水平、1,25- 二羟维生素 D_3 降低。

肝胆系统并发症：发生 PN 相关肝胆系统并发症的影响因素包括早产、摄食过度、PN 依赖、短肠综合征和反复感染。常见并发症包括胆汁淤积、脂肪变性和胆石症，其中胆汁淤积最常见。黄疸可出现在 PN 后的 2~3 周。血清结合胆红素（CB）≥ 34μmol/L（2mg/dl）是胆汁淤积的常用生化指标。防止或减少 PN 相关胆汁淤积的策略包括尽早肠道喂养、撤除 PN、避免摄食过度、平衡热量、周期性使用 PN、避免和及时治疗感染。药物治疗包括外源性熊去氧胆酸改善胆流，口服抗生素如庆大霉素和甲硝唑降低肠道细菌过度生长，降低细菌移位发生。

感染：脓毒症是经中心静脉 PN 常见并发症。发热和突然的葡萄糖不耐受提示脓毒症，持续高血糖症可增加感染率，因此必须控制血糖。导管相关感染是 PN 患儿脓毒症的主要原因，降低感染发生最重要的因素是在严格无菌条件下放置导管和导管放置后的护理。导管相关感染抗生素治疗往往无效，必须拔出导管。

2）技术并发症：随着操作技术的熟练，以及实时 X 线导管定位，因放置中心静脉导管引起的技术并发症已大大减少。经外周静脉置入中心静脉导管（peripherally inserted central catheter，PICC）可以避免许多中心静脉置管技术相关并发症，且具有不用麻醉，手术室外即可方便置入的优点。

三、水、电解质平衡及液体疗法

儿童围手术期处理比成人困难，不仅需要了解新生儿、婴儿和儿童不同阶段的生理参数及体液组成等，还特别要熟悉其生理机制与平衡控制。无论是哪一种平衡失调都会造成机体代谢紊乱，进一步恶化则可导致器官功能衰竭，甚至死亡。

1. 儿童期体液组成特点 人体中含量最丰富的成分是水，身体总水量（total body water，TBW）主要分为细胞外液（extracellular fluid，ECF）与细胞内液（intracellular fluid，ICF）两部分。ECF 再进一步分成血管内液体（血浆）、组织间液和跨细胞液体，跨细胞液体包括脑脊液、胸腔积液、腹水、滑液及各种体内腺体分泌的体液，这一部分液体量在某些疾病病理期出现明显的改变，临床通常称之为第三间隙液病理改变。ECF 主要阳离子是 Na^+，主要阴离子是 Cl^- 和 HCO_3^{1-}。ICF 主要阳离子是 K^+，主要阴离子是磷和不可弥散的蛋白。ICF 主要位于细胞内，由细胞膜与 ECF 分隔。膜的任何一侧浓度出现急剧改变都可导致膜两侧液体分流直至再平衡。ECF 容量改变和尿钠分泌的调节能力主要取决于发育成熟度。

胎儿期 TBW 占体重 80%~90%，正常新生儿占 70%~80%，出生后第一年 TBW 逐渐下降，1 岁时约为 60%，并保持这一水平至青春期，到青春后期，男孩的 TBW 仍维持 60% 不变，而女孩则下降至 50%。ECF 在胎龄为 20 周时占体重的 60%，正常新生儿下降至 40%，ICF 从胎龄为 20 周时的 25% 增加至正常新生儿的 35% 和出生后 2 个月时的 43%，新生儿血浆成分占体重的 8%，在 12~18 个月时为 6%，接近成年人比例。由于细胞外液体比细胞内液体容易从体内丢失且婴幼儿有较大的体表面积 / 体重比率，与儿童和成人相比，婴幼儿出现脱水的风险更大。

2. 电解质体内平衡与病理生理改变

（1）钠：Na^+ 是 ECF 中主要阳离子，其对维持 ECF 平衡起主要作用。钠在体内总量约 60mmol/kg；其中 6.5mmol/kg 存在于血浆中，Na^+ 吸收主要在空肠，黏膜上皮细胞膜上 Na^+-K^+-ATP 酶起催化作用，排泄、分泌在尿液、粪便、汗液中，其中肾脏对调节钠起重要作用；汗液中 Na^+ 浓度为 5~40mmol/L。

Na$^+$ 由 Na$^+$-K$^+$-ATP 酶从细胞内主动泵出,以维持细胞内浓度约 10mmol/L。血浆渗透压 80% 取决于血 Na$^+$ 浓度,另 20% 则取决于尿素氮和葡萄糖浓度。

1)低钠血症(hyponatremia):血清钠浓度低于 130mmol/L。一般当血清钠浓度低于 120mmol/L 时临床才表现出症状。血清渗透压主要取决于血清钠浓度,当血清钠减少时引起细胞外渗透压下降,后者导致水从细胞外进入细胞内,引起细胞肿胀,当脑细胞肿胀时可引起不同程度的颅内压增高,临床表现为淡漠、恶心、呕吐、头痛、惊厥发作、昏迷和反射减弱。

低容量性低钠血症的最常见原因包括呕吐、腹泻、瘘管引流的胃肠道丢失增加、出汗过多等;也可发生于囊性纤维化性病变和肾上腺功能不全的新生儿。摄入低张溶液亦可导致低容量性低钠血症。

等容量性低钠血症十分罕见,常有 ECF 容量增加,通常总体钠量正常。异常 ADH 分泌造成水潴留,而钠并不减少。儿童中最常见于某些恶性肿瘤晚期、肺病与中枢神经系疾病。

高容量性低钠血症患儿尽管血清钠浓度偏低,但其总体钠和水增多,这种情况发生于心力衰竭、肝硬化、肾病综合征和肾衰竭患儿。

对任何有明显低钠血症症状和血清钠<120mmol/L 的患儿均应补充高渗盐水,使血清钠达到 125mmol/L 以上。以下公式作为纠治参考:Na$^+$ 需要量(mmol)=(希望达到[Na$^+$]－实际[Na$^+$])×0.6×体重(kg)。而纠治低钠血症应有一段过程,一般为 24~48 小时,随后再根据测定血清钠浓度值制订相应治疗方案。低血容量接受等张盐溶液或等张胶体溶液。等容量伴异常 ADH 分泌患儿要注意限制液体量;如症状持续且伴少许血清钠改变,可补充高张盐水随之使用呋塞米,通常有效。高容量患儿则需要严格限制盐与水分。肾衰竭患儿采用利尿和透析有助于纠正低钠血症。

2)高钠血症(hypernatremia):血清钠浓度>150mmol/L,当>160mmol/L 时通常会表现出严重的症状。最常见的高钠血症是低张液体丢失而又无适当液体补充,这也导致 TBW 容量减少程度大于总体钠含量的减少。

高钠血症脱水应首先用等张晶体液扩容,当患儿出现排尿后用低张溶液缓慢纠正高钠血症,纠治时间>48 小时。快速补液易导致细胞肿胀尤其是脑细胞肿胀,从而增加神经系损伤。

(2)钾:K$^+$ 是细胞内最主要的阳离子,仅有 2% 的 K$^+$ 在细胞外。钾对于维持机体细胞内液的渗透压及容量、酸碱平衡,细胞代谢包括蛋白、核酸及糖原合成,神经肌肉的兴奋性和心脏的自律性、兴奋性和传导性都有重要作用。

1)低钾血症(hypopotassaemia,hypokalemia):血钾浓度<3.5mmol/L 称低钾血症,可由于钾摄入不足、K$^+$ 丢失过多或 K$^+$ 向细胞内转移等病因造成,而在临床上最常发生于应用利尿剂而又没有及时适当补钾的情况。肾性失钾可由于远端与近端肾小管运转受到影响所致。

低钾血症程度与 K$^+$ 丢失速度相关,急性丢失者症状、体征更明显,主要是骨骼肌与平滑肌被影响而出现肌无力与肠麻痹,也可发生心律失常,当患者服用洋地黄类药物的情况下心律失常更易发生,主要的心电图改变为 T 波下降,u 波出现。

轻度无症状的低钾血症患儿可以暂不治疗,除非患儿同时接受洋地黄类药物治疗。严重低钾血症患儿应经肠外补给钾,症状明显者补 K$^+$ 可达 1mmol/(kg·h)。在周围静脉注入钾浓度<40mmol/L 时可耐受,而在较高浓度补入时,需要中心途径注入且有持续心脏监测。由于钾位于细胞内,很难测到准确缺失的量,故连续血清钾频繁监测作为补充量的判断指标。一般血清钾减少 1mmol/L 提示体内钾丢失 5%~10%。

2)高钾血症(hyperpotassaemia,hyperkalemia):血钾浓度>5.5mmol/L 称高钾血症。高钾血症最常见于肾排泄功能受损,先天性尿路畸形如反流性肾病、Prune-Belly 综合征伴双肾积水并有肾小管内皮细胞功能异常。其次,肾上腺功能不全、1 型糖尿病、严重挤压伤、大面积烧伤、肿瘤细胞化疗后溶解等均可导致致命性的急性高钾血症。

临床上高钾血症心电图早期表现为 T 波高尖、PR 间期延长和 QRS 波群增宽。如果血钾水平持续在较高水平,将会发生致命性心律失常,包括心搏骤停。当出现 QRS 波群增宽及心搏骤停时应即刻缓慢静脉滴注钙剂增高阈电位,使细胞复极化,产生动作电位,以拮抗高钾对心肌的毒性作用。高血钾时也可采用胰岛素加葡萄糖治疗。对有一定肾功能障碍的患儿可经肠道利尿排钾,有一定效果。如肾功能不全严重者可试用聚磺苯乙烯(kayexalate)。需迅速降低血清钾而应用上述措施无效时可以采用腹膜或血液透析纠治高钾血症。

（3）钙：约99%的钙在骨骼中，细胞外钙分为三个部分。第一部分为游离钙，占总量45%~50%，是钙的生理活性形式，参与细胞膜活动，对肌肉收缩、神经兴奋传递具有重要作用。第二部分是与硫酸盐和磷酸盐结合的钙，占总量10%~15%，可以检测出但并不参加电解质交换。第三部分是与蛋白结合的钙（占总量的40%）。

胃肠道、肾、骨均参与身体总钙量的调节，在甲状旁腺素（PTH）和维生素D的活性形式$1,25\text{-}(OH)_2D_3$影响下，在小肠部位吸收钙。降钙素（calcitonin）则有促进钙沉积的作用。近端肾小管和亨利襻重吸收钙的85%，而远曲小管与集合管重吸收钙的15%。白血病、肉瘤样病和多发性骨髓瘤的患儿，因$1,25\text{-}(OH)_2D_3$水平增加，故钙的重吸收也增加。胃蠕动增加、小肠长度缩短和蛋白质丢失等情况下则可导致钙重吸收减少。

1）低钙血症（hypocalcemia）：一般指血总钙<1.8mmol/L，游离钙<1.1mmol/L，新生儿发生低钙血症相当常见。出生后24~36小时，因为母亲的钙供应突然停止，无论健康足月儿还是未成熟儿钙均减少。出生后第5~10日钙水平可回升到出生时水平。

低镁血症也是造成持续性低钙的原因之一，故补充一定量镁剂可预防低钙血症的发生。糖尿病、甲状旁腺功能亢进的母亲可影响到胎儿，导致新生儿低钙血症。

低钙血症导致心脏功能改变，如心率、心律、收缩力、后负荷等生理指标均依赖于游离钙的维持。经静脉补钙需要在密切监视下进行，静脉内钙外渗可造成明显的组织坏死或硬化，高浓度的钙可能抑制窦房结，造成心动过缓，甚至心搏骤停，并且经静脉补钙可增加洋地黄类药物中毒的危险。钙剂治疗仅对于低钾血症伴心搏骤停或低血糖性心律失常者有效。当需要补钙时临床通常采用葡萄糖酸钙或氯化钙。对于脓毒症休克伴低血钙者补充钙剂可显著增加心排血量。

2）高钙血症（hypercalcemia）：血总钙>2.75mmol/L，游离钙>1.45mmol/L称高钙血症。主要发生于甲状旁腺功能亢进症，如甲状旁腺增生或腺瘤。其次是骨转移性癌，特别是接受雌激素治疗的骨转移性乳腺癌。转移至骨的肿瘤细胞可致骨质破坏，骨钙释放，使血清钙升高。

早期症状有疲乏、软弱、厌食、恶心、呕吐和体重下降，血清钙浓度进一步增高时，可出现严重头痛、背和四肢疼痛、口渴和多尿等症状。高钙血症增加了胰腺导管的通透性而造成胰腺炎的发作。甲状旁腺功能亢进者在病程后期可致全身性骨质脱钙，发生多发性病理性骨折。血清钙浓度高达4~5mmol/L时可能有生命危险。

对于甲状旁腺功能亢进者，应手术治疗，切除腺瘤或增生的腺组织之后，可彻底治愈。对骨转移性癌患者，可预防性地给予低钙饮食，并注意补充足够水分，以利于钙的排泄。

（4）氯、镁、磷：Cl^-是细胞外液中最主要的阴离子，其摄入和排出与Na^+平行。纠正低钾血症补充钾的同时也要补充氯。补充氯也是纠正代谢性碱中毒所必需的。

Mg^{2+}在细胞内参与某些酶的辅助作用，是体内第四大丰富的阳离子，是糖分解的关键因素之一，也是刺激ATP酶的关键因子。一般状况下血镁的浓度新生儿0.6~1.1mmol/L，低于0.6mmol/L时称为低镁血症，可出现神经肌肉兴奋性增加和心律失常。由于肾脏能滤过大量镁，故高镁血症也常与肾功能减退有关。在肾功能不全患儿，应避免或慎重使用含镁的泻药、抗酸药物和静脉内补充镁剂。血清镁浓度超过1.85mmol/L时出现临床症状，如肌张力下降、反射活力降低及呼吸窘迫甚至昏迷，静脉内补充钙剂可使症状迅速改善。

母乳喂养的婴儿每24小时摄入磷25~30mg，食钠中磷的2/3于肠管内吸收，主要在空肠。高磷血症常发生于低甲状旁腺素血症，当肾小球滤过率减少到低于正常值的25%时可导致血清无机磷的增高及血清钙水平相应的改变。

低磷血症往往发生于蛋白热量营养不良或吸收异常综合征导致的细胞内磷的移位，也可发生于尿中磷丢失增加，如高甲状旁腺素血症初期的肾小管损害、细胞外液扩容或口服利尿剂后。大多数情况下，低磷血症为轻度或中度且无症状，当血磷严重降低时，需静脉内补给磷制剂。严重低磷血症可以导致红细胞膜上2,3-二磷酸甘油酸和ATP酶减少，造成红细胞氧释放减少，随后出现缺氧、溶血及白细胞、血小板功能受损，某些患儿出现代谢性改变直至昏迷。

3. 水、电解质失衡的临床处理基本原则

（1）充分掌握病史，详细检查患者体征。

1）了解是否存在可导致水、电解质及酸碱平衡失调的原发病，得出初步诊断。

2）有无水、电解质及酸碱失衡的症状及体征。

(2)即刻的实验室检查。

1)血、尿常规,血细胞比容,肝肾功能,血糖。

2)血清 K^+、Na^+、Cl^-、Ca^{2+}、Mg^{2+}、Pi(无机磷)。

3)动脉血血气分析。

4)血、尿渗透压测定(必要时)。

(3)综合病史及上述实验室资料,判断水、电解质及酸碱失衡的类型及程度。

(4)在积极治疗原发病的同时,制订纠正水、电解质及酸碱失衡的治疗方法。

1)积极恢复患者的血容量,保证循环状态良好。

2)缺氧状态应予以积极纠正。

3)严重的酸中毒或碱中毒的纠正。

4)重度高钾血症的治疗。

纠正任何一种失衡不可能一步到位,用药量也缺少理想的计算公式作为依据。应密切观察病情变化,边治疗边调整方案。

小儿外科补液一般由三部分组成,即除生理需要量外还要纠正累积损失量和补充继续损失量。累积损失量是指原来水和电解质丢失的程度,继续损失量是指目前继续存在丢失情况,如胃管引流量等。生理需要量一般按千克体重与体表面积、代谢率及热量所需量等确定,液体维持量的补充一般用标准公式计算,最常用量见表 1-6-1。

表 1-6-1 液体维持量的计算 单位:ml/(kg·d)

体重	生理需要量
第一个 10kg	100
第二个 10kg	50
>20kg 以上的千克数	20

如新生儿体重为3kg,则3kg×100ml/(kg·d)。再大儿童体重24kg,则计算为(第一个)10kg×100ml/(kg·d)+(第二个)10kg×50ml/(kg·d)+(>20kg 以上的千克数)4kg×20ml/(kg·d)=1 580ml/d,即所需维持量。

新生儿,特别是未成熟儿肝糖原贮备低,一般推荐 D_{10} 1/4 生理盐水提供其碳水化合物、热量。在较大的婴儿 D_5 1/2 生理盐水是作为维持液的一种适当选择,小儿每日补钾(维持量)为每千克体重 2mmol。小儿外科疾病往往有水、电解质紊乱的病理改变,如呕吐、腹泻、外科引流、瘘管等,临床上鉴于胃肠液体的电解质组成(表 1-6-2),需要及时补充相应含量电解质的制剂(表 1-6-3)。

4. 酸碱紊乱的纠治 ECF 的 pH 一般维持在 7.35~7.45,机体通过体内缓冲系统及肺、肾的调节作用维持体液的酸碱度,以保证正常代谢和生理功能。维持正常 pH 首先是细胞外缓冲系统,最重要的缓冲对是 $NaHCO_3/H_2CO_3$,正常时两者比例为 20/1,还有蛋白质钠盐 / 蛋白质、$NaHPO_4/NaH_2PO_4$ 等。其次是细胞内缓冲系统,包括血红蛋白钾盐 / 血红蛋白、氧合血红蛋白钾盐 / 氧合血红蛋白、K_2HPO_4/KH_2PO_4 等,但需数小时后才有效。细胞外缓冲系统可在临床上通过测定血气 pH、PCO_2 和血清[HCO_3^-]来评估。

表 1-6-2 各种体液的电解质组成 单位:mmol/L

体液	Na^+	K^+	Cl^+	HCO_3^-
唾液	10	26	10	30
胃液	60	10	130	—
十二指肠液	140	5	80	—
胆汁	145	5	100	35
胰液	140	5	75	115
回肠液	140	5	104	30
结肠液	60	30	40	—

表 1-6-3　肠外电解质制剂的组成成分

液体	Na^+/ $(mmol \cdot L^{-1})$	K^+/ $(mmol \cdot L^{-1})$	Ca^{2+}/ $(mmol \cdot L^{-1})$	Cl^-/ $(mmol \cdot L^{-1})$	HCO_3^-/ $(mmol \cdot L^{-1})$	葡萄糖/ $(g \cdot ml^{-1})$
乳酸林格液	130	4	3	109	28	0
0.9% 生理盐水	154	0	0	154	0	0
D_{10} 1/2 生理盐水	77	0	0	77	0	10
D_{10} 1/4 生理盐水	38.5	0	0	38.5	0	10
3% 盐水	513	0	0	513	0	0

PCO_2 增加或 $[HCO_3^-]$ 下降导致酸中毒, 而 PCO_2 降低或 $[HCO_3^-]$ 增加则导致碱中毒。当两个值呈比例改变时, pH 仍可保持恒定。

(1) 代谢性酸中毒: 当 $[HCO_3^-]$ 降低导致 pH<7.35, 发生代谢性酸中毒。$[HCO_3^-]$ 下降原因: ①ECF 中 HCO_3^- 溶液的稀释; ②体液 HCO_3^- 丢失; ③增补了游离酸, 而使细胞外 HCO_3^- 被缓冲。

儿童代谢性酸中毒治疗可有两个措施: ①治疗原发疾病, 如糖尿病酸中毒时使用胰岛素; ②严重酸中毒(pH<7.2)可在静脉内补充碳酸氢钠, 所需量按下列公式估计, 即所需碳酸氢钠量(mmol)=(要求纠正 CO_2 含量 − 测得 CO_2 含量)× 25% 总体重。

(2) 呼吸性酸中毒: 主要因为肺泡通气减少、肺内 CO_2 潴留所致。与下列情况有关: ①药物、麻醉、神经疾病对 CO_2 敏感性异常引起呼吸中枢抑制; ②胸廓或肺通气异常(如胸廓挤压伤、脊髓灰质炎、急性感染性多神经炎等); ③肺泡换气表面积严重减少, 重症肺炎、肺水肿、气胸等; ④喉或气管堵塞。

治疗必须改善原有的肺功能障碍, 有明显低氧血症的严重呼吸衰竭常需使用机械呼吸来改善通气, 应避免使用镇静药、麻醉药和催眠药, 但在机械通气时可予适当的镇静镇痛。

(3) 代谢性碱中毒: 常由细胞外液中酸丢失引起, 如含酸胃液的丢失, 酸经尿或大便丢失, H^+ 转入细胞, HCO_3^- 过多(如对肾衰竭患儿使用碱性药物)或细胞外液迅速减少(如使用强力利尿剂)。新生儿先天性幽门肥厚性狭窄因频繁呕吐或吸引胃液导致胃内盐酸丧失引起典型的低氯性碱中毒。

治疗方法是纠正原有紊乱。口服或静脉注入氯化钠纠正细胞外液量的缺失, 代谢性碱中毒通常能被消除; 但在某些疾病中补充氯化钠不能完全纠正代谢性碱中毒, 还需其他治疗。如醛固酮增多症, 补充生理盐水无法纠正碱中毒, 同时还需适当补钾, 并采用螺内酯治疗以抵消盐皮质激素对肾小管的作用。在高碳酸血症期, 以氯化钾、氯化钠(如血容量减少)或氯化铵的形式向患者提供氯化物可使长期代谢性低氯性碱中毒好转。

(4) 呼吸性碱中毒: 造成 CO_2 损失过多的过度换气可引起呼吸性碱中毒。动脉血及脑组织 PCO_2 降低, 血浆和脑组织 pH 均增高, 脑血管收缩, 引起脑缺氧和特有的综合征状如头痛、头晕、兴奋、幻觉、晕厥及脑电图缺氧改变。常见原因有辅助通气患儿的过度通气、原发性中枢神经系统疾病、水杨酸中毒、肝硬化、肝性脑病及革兰氏阴性菌引起的败血症等。

治疗方法可参考如下: ①机械通气患儿可采用减少每分通气量或增加无效腔的方法加以纠正; ②如通气过度是由低氧血症引起, 则应增加吸入氧含量, 以及纠正肺内气体交换异常的治疗如减轻肺水肿、体外膜肺等。

四、术后并发症及处理

1. 创口出血及继发性休克　新生儿由于循环的储备能力不足, 血量少, 失血 10% 即可引起血压下降及循环障碍。新生儿凝血机制不完善, 多种凝血因子较成年人低, 手术时容易发生渗血, 如伤口渗血过多、止血不慎及血管结扎线脱落有内出血或术中出血未补足可以发生休克。如患儿出现面色苍白、烦躁不安、反应差、脉搏加快和血压下降等, 均为失血性休克的临床表现。除积极输血外, 应全面检查。首先检查伤口, 观察是否有肿胀隆起。切口渗血较多, 应拆除缝线进行止血; 如果伤口无渗血, 经输血后情况好转, 但不久又恶化, 应考虑内出血可能, 必须果断采取措施, 无菌条件下重新打开伤口, 结扎出血点。有时术后出现休克不一定是出血所致, 严重感染、酸中毒和缺氧可导致脓毒症休克, 应针对原发病采取综合治疗措施如吸氧、控制感染及纠正水、电解质紊乱和酸碱平衡紊乱。

2. 术后高热、惊厥 新生儿尤其是早产儿体温调节中枢发育不完善,体温调节能力弱,外界环境温度过高、感染疾病本身及毒素吸收、麻醉和手术创伤反应、脱水和酸中毒均可导致术后高热。与高温同时发生的是惊厥,引起惊厥的原因有:①高热;②麻醉造成脑缺氧;③脑水肿,可由于术中输入无钠糖水过多或脑部手术后创伤反应所致;④低血糖;⑤吸纯氧引起的氧中毒;⑥大量输血所致的低钙性抽搐;⑦术后少尿、无尿,发生尿毒性惊厥;⑧血钾、钠和钙过高引起的全身和局部抽搐。

术后高热应采用物理或药物进行降温,同时纠正水和电解质失衡。惊厥的处理应针对病因采取不同的措施,切忌盲目乱用镇静药:①止痉,首选苯巴比妥,负荷量为20~30mg/kg,首次10~15mg/kg静脉推注,如未止痉,每隔10~15分钟加注5mg/kg,直至惊厥停止,维持量为3~5mg/kg,也可选择地西泮(每次0.25~0.5mg/kg)缓慢静脉推注或10%水合氯醛(每次30~60mg/kg)保留灌肠;②低血糖,25%~50%葡萄糖5~10ml/kg,静脉滴注;③低血钙,10%葡萄糖酸钙10ml,缓慢静脉推注;④脑水肿,立即停止低渗液体的输注,给予呋塞米0.5~1mg/kg或20%甘露醇每次1~2mg/kg静脉滴注;⑤脑缺氧,给氧,使用呼吸兴奋剂,必要时气管插管辅助通气;⑥感染,给予抗生素控制感染。

3. 术后腹胀 腹胀是胃肠道手术常见的并发症,引起腹胀的原因:①小儿腹肌发育及神经控制能力未成熟,且弹性组织缺乏;②腹腔内手术操作对胃肠道的刺激,胃肠运动受到抑制,而出现肠麻痹;③伤口疼痛限制了腹式呼吸运动,使肠蠕动恢复减慢;④哭闹及麻醉时吞咽大量的空气;⑤肠管内积气(新生儿平时肠管内含有较多气体);⑥严重腹膜炎;⑦术后低血钾。临床上常表现为麻痹性肠梗阻、腹胀和肠蠕动减弱或消失,严重者常伴有呕吐和呼吸困难。

严重的腹胀可使患儿发生一系列病理生理改变:①膈肌抬高,影响肺交换功能,致氧饱和度下降,容易发生肺部并发症;②影响心血管功能,增加心脏负担;③肠腔积存大量的液体和气体,引起肠腔内压力增高,肠壁静脉回流受阻,液体向腹腔渗透,造成水、电解质及酸碱平衡紊乱,严重者引起低血容量性休克;④持续腹胀使切口张力过大,血液循环障碍,造成吻合口破裂或腹壁伤口裂开。

应针对不同的原因,采取相应的措施进行预防和治疗:①麻醉诱导要平稳,尽量减少空气的吞入;②术中操作要轻柔,尽量减少肠管的暴露和刺激;③术后要持续胃肠减压,保持减压管的通畅,留置时间依据病情而定,一般在腹胀解除、肠鸣音恢复和肛门排气后停用;④有水及电解质紊乱者,应及时纠正,以防低血钾;⑤吸入高浓度氧气(含氧90%~95%),以取代肠腔内的氮气,使腹胀减轻;⑥肛管或用高渗盐水(5%氯化钠50~100ml)灌肠,促进肠蠕动恢复;⑦药物如新斯的明0.03~0.04mg/kg,每4~6小时1次,可连用3次,但有腹膜炎、机械性肠梗阻、肠吻合术后和伴有心功能不稳定者禁用。

在腹胀的治疗过程中,应严密观察疗效,一般肠麻痹的时间为2~3日,少数达4~5日。若术后腹胀持久不缓解,须随时摄腹部立位正侧位片,怀疑有机械性肠梗阻应开腹探查。

4. 切口感染 切口感染是外科手术后最常见的并发症,年龄越小,切口感染率越高,腹部手术切口感染率明显较其他部位切口的感染率为高。引起切口感染的原因是多方面的,除与病房、手术室消毒隔离制度的严密程度,外科无菌原则的遵守情况,以及手术前后的处理有关外,还与术前患儿的全身情况有关。

术后切口感染时,主要表现为高热不退,检查发现切口有红、肿、热、痛,进而有波动感,若脓液多,张力大,可自行破溃。因此,凡术后出现高热,应先考虑有无切口感染,检查切口。如发现切口红肿,除加大抗生素的用量外,将缝线拆除1~2针,排出渗液或脓液,放置引流管。

预防:①在手术各个环节加强无菌概念,严格遵守消毒隔离制度;②对腹腔明显污染或有感染渗液时,要将渗液吸净,并用大量温盐水彻底冲洗腹腔和切口,尽量将切口中的积血和积液清理干净;③术中操作轻柔细致,严密止血,减少组织的损伤和腹腔污染;④注意保护肠管,防止肠管暴露时间过长,减少感染的机会和肠粘连的发生;⑤缝合切口时勿留无效腔,缝合线粗细适当,缝合距离和松紧适度;⑥术后加强护理,妥善保护伤口,谨防尿、粪污染;⑦合理使用抗生素。

5. 切口裂开 切口裂开内脏脱出是腹部手术后较严重的并发症。预防切口裂开是临床医生需要重视的问题。

引起切口裂开的原因有全身因素也有局部因素。

(1)全身性因素:①营养不良、低蛋白血症、缺氧和贫血;②微量元素缺乏;③维生素C缺乏。

(2)局部因素:①术后腹胀或突然腹压升高;②术后切口感染;③某些消毒药可影响伤口愈合。

腹部切口裂开大多发生于术后 4~5 日。患儿突然体温升高,切口处渗出淡红色血性液体,将敷料湿透,触诊时切口线上有变软或皮下空虚感,可扪及腹壁缺损。有时肠管已在皮下,在拆线或哭闹时腹压增高,创口全部裂开,肠管脱出。此时应急诊处理,局部立即用无菌敷料覆盖,并立即去手术室,对脱出的脏器用温热生理盐水冲洗后,将脱出肠管、内脏还纳入腹腔,再行腹壁缝合,做全层贯穿减张缝合。术后继续应用抗感染药物,加强支持治疗,提高患儿的抵抗力,改善全身营养状况,促进切口愈合。

预防:①对术前有贫血、低蛋白血症的患儿,应予以纠正;②缝合伤口应对齐,避免有张力,选择适当的缝线,缝合不宜过紧,间距要合适,止血要充分;③发现伤口有红肿或积脓时,应立即拆除数针缝线,放置皮片引流;④腹部手术后采取有效措施如胃肠减压,腹部用腹带或绷带包裹保护;⑤腹压高、缝合张力大时采用减张缝合;⑥在处理伤口时正确选择消毒液。

6. 肺部并发症

(1)吸入性肺炎:新生儿和早产儿发生的机会较多,尤其是消化道梗阻的患儿。因分泌物和呕吐物吸入呼吸道,重者发生窒息,表现为呼吸困难、点头样呼吸、口唇发绀可突然死亡;轻者因分泌物阻塞部分支气管,引起部分肺不张,随后出现吸入性肺炎,临床诊断有时困难,一般听诊及 X 线检查多无阳性发现。临床上有呼吸困难、鼻翼扇动、口唇发绀、口吐白沫等症状者,应按肺炎积极治疗。预防在于术后加强护理、注意保温、防止呕吐误吸、经常变换体位和定时清除口腔分泌物。必要时送 ICU,使用呼吸机并正压给氧。

(2)肺不张:新生儿支气管细小,咳痰功能差,加上腹部手术后腹胀和湿化不够,痰液黏稠很容易阻塞支气管引起肺不张。临床表现为呼吸、脉搏增快而其他症状不明显,体格检查时发现一侧胸部呼吸运动减弱,气管向患侧移位,叩诊呈实音,听诊呼吸音减弱或消失。治疗主要是将阻塞支气管的黏稠痰液排出,可用压舌板刺激咽后壁引起恶心和咳嗽反射,必要时可在支气管镜下直接吸痰。

(3)肺水肿:主要是由输液和输血的量过多或过快所致。临床表现为呼吸困难、发绀、咳血性泡沫样痰、两肺散在湿啰音、心率快、心音低弱、颈静脉怒张和肝大。在短期内若得不到及时处理患儿可发生休克、心力衰竭、昏迷而死亡。因此对新生儿输血和输液,除非需要,决不能过快,切记勿过量。治疗主要是控制液体输入量,静脉输入高渗葡萄糖、正压给氧、应用血管扩张药物、降血压,同时给予非渗透性利尿剂。

(汪　健)

第七节　危重症诊断和治疗原则

一、脓毒血症

脓毒血症(sepsis)是指因细菌、真菌或病毒等微生物及其毒素引起的宿主全身反应。将人体对各种损害,包括细菌感染所引起的全身性炎症反应称为全身炎症反应综合征(systemic inflammatory response syndrome,SIRS);常可出现多器官功能衰竭(multiple organ failure,MSOF)。败血症指细菌或真菌侵入血液循环并在其中生长繁殖、产生毒素,并发生 SIRS。新生儿因免疫功能低下,各器官系统发育未成熟,容易发生脓毒血症。

(一)病原学

各种致病菌都可以引起脓毒血症。病原菌因不同年龄、地区、不同部位感染灶、原发病、免疫状态等而存在一定差异。常见革兰氏阳性球菌为葡萄球菌、肠球菌和链球菌;革兰氏阴性菌主要为大肠埃希菌、肺炎克雷伯菌、假单胞菌属、变形杆菌等;厌氧菌主要以脆弱类杆菌、梭状芽孢杆菌及消化道链球菌等多见。随着抗生素使用和新药物研发与临床应用,目前革兰氏阳性菌感染有所降,革兰氏阴性菌及各种耐药菌株感染逐年上升;并由于免疫抑制剂及抗肿瘤药物的广泛使用,条件致病菌引起的脓毒血症亦有所增加。真菌感染有增多趋势。

(二)病理与发病机制

病原微生物能否引起脓毒血症,不仅与微生物毒力和数量有关,而且取决于人体免疫防御能力。慢性疾病、皮肤黏膜屏障功能破坏、免疫功能受抑制情况下,容易发生脓毒血症。致病微生物进入血液循环后,生长、繁殖的同时,释放大量毒素,造成组织受损,激活肿瘤坏死因子及白介素 -1、白介素 -6、白介素 -8 等细胞因子,发生 SIRS。激活补体系统、凝血系统,造成广泛内皮细胞损伤、凝血及纤溶过程改变、抑制心肌,组织器官细胞变性、微血管栓塞、组织坏死、出血及炎症细胞浸润,引发感染性休克、DIC 和 MSOF。

（三）临床表现

1. 原发感染灶表现 感染部位的红、肿、触痛及功能障碍。如消化道感染表现食欲缺乏、呕吐、腹壁红肿、腹部压痛、腹胀、便血等;中枢神经系统感染可表现惊厥、抽搐等,早产儿、新生儿中枢感染也可表现为呼吸暂停。

2. 感染中毒症状 寒战后高热,弛张热或稽留热,间隙或不定型;小婴儿甚至无发热而表现为体温不升;精神萎靡、烦躁、面色苍白、无力、气急、脉搏细速甚至呼吸困难是最常见的表现。新生儿严重感染可发生持续肺动脉高压,其他非特异性体征包括激惹、嗜睡、体温不稳定、循环灌注差和低血压。

3. 皮疹 金黄色葡萄球菌感染可出现猩红热样皮疹、荨麻疹;脑膜炎双球菌感染常有大小不等的瘀点、瘀斑;坏死性皮疹可见于铜绿假单胞菌感染。

4. 肝脾肿大 多数为轻度肿大。

（四）辅助检查

1. 血常规及分类 常规可见白细胞计数升高且以未成熟粒细胞为主,或白细胞计数降低($<5 \times 10^9$/L),中性粒细胞绝对计数$<0.15 \times 10^9$/L。但最初血常规和分类可正常,12~24 小时后复查有助于诊断。较严重的患儿可出现血小板减少及弥散性血管内凝血（DIC）表现。

2. C 反应蛋白（C reactive protein,CRP） 炎症发生 6~8 小时可升高,炎症控制后迅速降低,可用于指导治疗,其阴性预测值较高。

3. 血清降钙素原 细菌感染时升高,反应较 CRP 早,较 CRP 和血常规的敏感性及特异性高,使用有效抗生素治疗后很快下降。

4. 病原学检查

(1)血培养:是诊断的"金标准",在使用抗生素前进行。

(2)脑脊液检查:临床高度怀疑脓毒血症、不能排除中枢神经系统感染的患儿,如病情较稳定,应在使用抗生素前进行腰椎穿刺检查;如患儿临床情况不稳定,可先使用抗生素待患儿病情稳定后进行腰椎穿刺检查,或在血培养及临床证实为败血症后进行腰椎穿刺检查。

(3)其他无菌体腔液:如尿路感染,可在严格无菌操作下进行导尿或耻骨上膀胱穿刺留取尿液进行细菌培养。

(4)G 试验:即(1,3)-β-D- 葡聚糖检测,可用于深部真菌感染和真菌血症的诊断,除接合菌和隐球菌外,多种侵袭性真菌感染都可能阳性,可用于血液、脑脊液的检测,但多种因素可引起假阳性,体液中的蛋白酶可干扰检测结果,输注白蛋白或球蛋白后可出现假阳性,在评价结果时应注意。

(5)病毒检测:夏秋季应注意肠道病毒检测,冬春季应检查气管内分泌物以明确有无呼吸道合胞病毒、副流感病毒等感染。

5. 胸片 伴呼吸系统表现的患儿应进行胸部 X 线检查。

6. 血气、电解质检查 纠正高血糖、代谢性酸中毒等情况。

（五）诊断

急性发热,外周血白细胞、中性粒细胞明显升高,而非局限于某一系统的感染,应考虑脓毒血症可能。有感染病史而在使用抗生素后体温仍未控制且临床感染中毒症状加重或明显时,应高度怀疑脓毒血症。血培养或骨髓培养阳性是确诊依据,但一次血培养阴性不能完全排除脓毒血症诊断。

（六）治疗

1. 抗生素 临床考虑脓毒血症时最初的抗生素选择常较困难。但一旦考虑或怀疑脓毒血症,应尽早使用抗生素。在未获得病原菌结果之前主要采用经验性药物治疗。常采用二联或三联杀菌性抗生素联合静脉给药,再根据病原菌种类和药物敏感试验调整给药方案,选择窄谱性抗生素治疗,2~3 周病情稳定后改用肌内注射或口服。如耐甲氧西林金黄色葡萄球菌(methicillin resistant Staphylococcus aureus,MRSA)和多重耐药的革兰氏阴性菌感染,临床更倾向于使用广谱抗生素治疗,在 MRSA 感染较多的机构,常选择万古霉素;真菌感染发生率较多的机构则可能同时选择抗真菌治疗。

抗生素使用疗程主要根据感染病原菌、病原菌清除的时间和是否合并中枢神经系统感染而定,因此一旦血培养阳性,经治疗后需要及时复查血培养,脓毒血症治疗的疗程为 10~14 日(疗程从第一次血培养阴性且证实细菌对抗生素敏感开始计算）。留置中心静脉导管的患儿需要治疗的时间较长，合并中枢神经感染者至少需要在血培养阴性后治疗 2~3 周。

由于多重耐药菌产生，包括耐甲氧西林金黄色葡萄球菌（MRSA）、耐万古霉素肠球菌（VER）、产超广谱 β- 内酰胺酶的革兰氏阴性菌，如肺炎克雷伯菌、大肠埃希菌等，这些细菌感染的治疗是目前临床面临的重要问题。

2. 对症支持治疗 年长患儿宜采取卧床休息，加强护理，供给营养丰富的食物及足够液体，注意电解质平衡及维生素补充；小婴儿包括呼吸支持（吸氧、机械通气、使用肺表面活性物质）、循环支持（扩容和血管活性药物、PPHN 治疗）、纠正酸中毒、抗惊厥等。

3. 基础疾病的治疗 糖尿病、肝硬化、慢性肾病、长期营养不良、肿瘤化疗后、小婴儿肠道手术后等基础状态，发生脓毒血症概率增加，积极治疗基础疾病并改善基础情况，有助于提高脓毒血症的治疗效果。

4. 免疫调节 20 世纪 80 年代以来针对脓毒血症中免疫功能低下进行了很多有关免疫调节治疗的研究，如交换输血、粒细胞输注、静脉注射免疫球蛋白（intravenous immunoglobulin，IVIg）及粒细胞集落刺激因子的应用等。在严重感染患儿（主要是革兰氏阴性杆菌感染），交换输血、粒细胞输注可提高存活率，但有明显的危险性，如移植物抗宿主反应，感染巨细胞病毒（CMV）、人免疫缺陷病毒（HIV）及乙型肝炎等，因此不用于治疗新生儿感染。使用 IVIg 是否可降低新生儿脓毒症死亡率或降低早产儿疾病发生率，目前尚需要进行设计合理的随机双盲安慰剂对照研究。目前尚无足够证据显示粒细胞集落刺激因子可降低新生儿严重感染死亡率。

5. 并发症的防治 由于脓毒血症常合并感染性休克，是导致患儿死亡的重要因素，因此需要积极治疗感染性休克。

二、呼吸衰竭

呼吸衰竭是各种原因导致的中枢和 / 或外周性呼吸功能障碍，致肺部通气和 / 或换气功能障碍，造成机体供氧不足和 / 或二氧化碳潴留（排出障碍），从而不能满足机体代谢需要。呼吸衰竭是儿童心搏骤停、呼吸骤停的常见原因，也是临床重要危重症之一。

（一）常见病因分类

1. 肺部疾病 溺水、急性呼吸窘迫综合征、肺炎、肺不张、肺水肿、肺出血、肺栓塞、肺透明膜病、湿肺、胎粪吸入综合征、支气管肺发育不良等。

2. 肺扩张受限 膈疝、脓胸、乳糜胸、胸腔内肿瘤、明显腹胀、胸廓发育畸形如脊柱侧弯、连枷胸、Prune-Belly 综合征、胸肌发育不良等。

3. 神经肌肉疾病 严重窒息、脑炎、早产儿呼吸暂停、颅内出血、中枢神经系统感染或发育畸形、惊厥、破伤风、膈神经麻痹、脊髓损伤、重症肌无力、药物（吗啡等）中毒等。

4. 气道梗阻 哮喘持续状态、气管软化症、气管异物、声门下狭窄、会厌炎、细支气管炎、声带麻痹、鼻咽肿块、喉蹼、后鼻孔闭锁、Pierre Robin 综合征等。

5. 其他 如先天性心脏病、心肌炎、动脉导管未闭伴心力衰竭、全身炎症反应综合征、囊性纤维化等。

（二）病理生理

1. 通气功能障碍 肺通气量减少，导致 PaO_2 降低，同时由于 CO_2 排出减少，$PaCO_2$ 升高。多由于气道阻力增加或肺泡扩张受到限制引起。

2. 换气功能障碍 肺通气血流比值（V/Q）失调，肺内分流增加和弥散障碍均使换气过程发生严重障碍而导致呼吸衰竭。

单纯的通气或换气障碍少见。临床上需根据原发病的病理生理、临床表现、血气分析结果综合判断。PaO_2 降低是低氧血症的指标，反映通气或换气障碍。$PaCO_2$ 是衡量肺泡通气的指标，通气不足时，$PaCO_2$ 升高。另外可使用肺泡 - 动脉血氧分压差（alveolar-artery oxygen partial pressure gradient，$P_{A-a}DO_2$）对呼吸衰竭进行评估，正常情况下儿童及成人的 $P_{A-a}DO_2$ 为 2kPa（15mmHg）（1mmHg=0.133kPa），新生儿由于存在轻度生理性分流，$P_{A-a}DO_2$ 一般为 3.33kPa（25mmHg）。$P_{A-a}DO_2$ 升高说明低氧血症是由 V/Q 失调、心内或肺内分流或弥散不全引起，$P_{A-a}DO_2$ 正常者的低氧血症可能是由单纯通气不足所致。

（三）临床表现

因肺部疾病造成的呼吸衰竭表现为呼吸窘迫，如呼吸急促、过度使用辅助呼吸机、三凹征（锁骨上、肋间隙和剑突下），小婴儿因胸壁顺应性好，三凹征表现在较年长儿童更明显。小婴儿出现呼吸窘迫时以呼吸频率增快、吸气性凹陷、鼻翼扇动为主；低氧血症表现为发绀；呼气时将会厌关闭以增加呼气末正压，出现呼气性呻吟。

中枢性呼吸衰竭的患儿呼吸窘迫症状不明显，临床上相对难以发现。患儿多表现为呼吸减慢、呼吸暂停、呼吸表浅、呼吸不规则等。肌肉萎缩造成的呼吸衰竭吸气性凹陷不明显，主要为虚弱、通气不足。

呼吸衰竭时由于存在低氧血症和/或高碳酸血症，可导致重要脏器功能损害，包括心功能不全、持续肺动脉高压、神经系统损害、水和电解质失衡等。

需要注意观察有无引起呼吸衰竭的原发疾病或因素，如有无早产、胎粪吸入综合征的患儿是否存在羊水胎粪污染，以及有无舟状腹（膈疝）、颅脑外伤、胸廓畸形等。

（四）辅助检查

1. **血气分析** 是呼吸衰竭最重要的诊断方法。常以动脉血气测定值作为诊断参考。可表现为 PaO_2 下降和/或 $PaCO_2$ 增高，伴呼吸性或代谢性酸中毒、混合性酸中毒等。

2. **胸腹部 X 线** 有助于确定导致呼吸衰竭的病因。

3. **血清电解质测定** 可以评价是否存在水和电解质失衡。

4. **肝肾功能检查** 明确是否存在肝肾功能障碍。

5. **超声心动图和心电图** 可明确呼吸衰竭病因，且可评估心功能，是否存在 PPHN。

（五）诊断和评估

1. **诊断** 缺氧血症性呼吸衰竭为在无发绀性先天性心脏病时，$PaO_2 < 60mmHg$；高碳酸性呼吸衰竭为急性 $PaCO_2 > 50mmHg$。

2. **分类** 临床常根据血气变化的特点分为低氧血症型（Ⅰ型）和低氧血症伴高碳酸血症型（Ⅱ型）呼吸衰竭；根据发病机制，也可将呼吸衰竭分为通气性和换气性呼吸衰竭；根据发病部位的不同，又分为中枢性和周围性呼吸衰竭；根据病程经过分为急性和慢性呼吸衰竭。

3. **评估** 在决定呼吸衰竭是否需要机械通气时，需要考虑呼吸衰竭的原因及通过其他干预方法解除呼吸衰竭的可能性和患儿的临床进展状况。如麻醉剂过量导致的呼吸泵衰竭者 $PaCO_2 > 50mmHg$，可迅速注射麻醉拮抗剂，患儿恢复迅速并不需机械通气。相反，肺部疾病导致的低氧血症和呼吸困难，需供氧治疗，在疾病初期 $PaCO_2$ 低于正常值（呼吸性碱中毒），但如果患儿呼吸肌疲劳，尽管 $PaCO_2$ 仍然 $<50mmHg$，但有逐渐上升趋势，说明存在潜在性呼吸衰竭。

新生儿呼吸衰竭的诊断应包括难治性呼吸暂停、呼吸表浅、节律不整或呼吸频率 >60 次/min。实验室指标主要为血气指标：$PaCO_2 > 60mmHg$；在吸入 100% 氧时，$PaO_2 < 50mmHg$ 或血氧饱和度 $<80\%$。

新生儿低氧血症可由呼吸衰竭引起，但也可是心力衰竭所致，所以单纯通过低氧血症并不能判断新生儿是否需要呼吸支持。而高碳酸血症是相对较可靠的呼吸衰竭指标，PCO_2 进行性增高（$>60mmHg$）同时伴动脉血 pH 下降（<7.20），常是需进行辅助通气的指征。

（六）治疗

呼吸衰竭的治疗目标是恢复正常的气体交换，同时尽可能减少并发症。

1. **一般治疗** 将患儿置于舒适体位；重症呼吸衰竭需要呼吸支持者，采用俯卧位可改善通气，对患儿预后可能有利。胸部物理治疗如翻身、拍背、吸痰等，保持气道通畅，减少呼吸道阻力和呼吸做功，也是呼吸衰竭的辅助治疗措施。营养支持、合理补液对原发病恢复、排出气道分泌物有利。保持周围环境温度为中性温度，使氧耗最小并减少能量消耗。

2. **积极治疗原发病** 有肺炎应积极控制感染，张力性气胸需立即穿刺排出气体，先天畸形如膈疝等应及时手术治疗。先天性心脏病心力衰竭伴肺水肿所致的呼吸功能不全采用正性肌力药物、限制液体入量和利尿等治疗。新生儿呼吸窘迫综合征可给予肺泡表面活性物质。

3. **维持水、电解质及酸碱平衡** 应根据患儿胎龄、年龄及疾病情况予以适量的液体静脉滴注，或微量泵注入。避免发生肺水肿。病情好转后应及时给予肠内营养。避免小婴儿反复抽血进行血气分析导致的医源性贫血，保持血细胞比容在 40%~45% 以上。

单纯呼吸性酸碱失衡主要依靠改善通气加以纠正。混合性酸中毒在改善通气的情况下可适当用碱性药物,但宜用等张液体,速度不宜过快,以免造成颅内出血。

4. 氧疗和呼吸支持

(1) 吸氧:早期呼吸衰竭单纯低氧血症时可通过鼻导管、面罩给氧,氧流量 1~1.5L/min;头罩给氧氧流量 5~8L/min,氧浓度在 40% 较为适宜,要随时调节头罩密封程度和氧流量,避免头罩内湿度和 CO_2 浓度过高。早产儿应注意控制吸入气氧浓度(fractional concentration of inspired oxygen,FiO_2)和监测氧饱和度,避免发生高氧血症。保持吸入氧的加温和湿化,以利于呼吸道分泌物的稀释和排出,防止干燥冷气体刺激呼吸道黏膜而损害黏膜上皮细胞纤毛活动。每日更换消毒湿化器和管道,防止细菌生长。

(2) 持续正压通气(continuous positive airway pressure,CPAP)辅助通气:经上述治疗,PaO_2 仍低于 50mmHg 可给予 CPAP,压力 4~6cmH$_2$O,FiO_2 从 30% 开始,逐渐增加吸入氧浓度维持氧饱和度 87%~95%。观察临床疗效,进行血气分析检查,如果呼吸衰竭进一步发展,或出现频繁呼吸暂停,则应进行气管插管和机械通气。

(3) 机械通气:机械通气是治疗呼吸衰竭的重要方法。呼吸骤停或反复呼吸暂停需立即呼吸支持。严重休克,即使血气在可接受范围,也需机械通气,以保证更多的氧输送到重要器官。急性神经疾病可因通气不足、缺乏保护性气道反射或治疗性过度通气,而需要机械通气支持治疗。

5. 特殊的呼吸支持　对重症呼吸衰竭在常规呼吸支持无效的情况下,可以给予特殊的呼吸或生命支持技术。

(1) 高频通气:高频通气有 3 种不同方式,分别为高频振荡、高频喷射和高频气流中断。这三种方式通气潮气量小(<1ml/kg)、频率快(150~1 000 次/min)、平均气道压低。常用于严重的 V/Q 失调;严重呼吸衰竭、PIP 接近 25~30 H$_2$O;PPHN 需要一氧化氮(NO)吸入;一些新生儿特殊疾病,如胎粪吸入综合征、肺发育不良等。

(2) NO 吸入:吸入 NO 可以选择性扩张肺血管,改善 V/Q,增加氧合。

(3) 体外膜肺:作为体外生命支持技术可降低呼吸衰竭死亡率。

(4) 允许性高碳酸血症:是指在足够氧合(SaO_2>92%)和患儿耐受一定程度酸中毒时,允许 PaO_2 达 60~70mmHg,可减少气压伤和容积伤。

(5) 肺泡表面活性物质:经气管插管注入肺泡表面活性物质,有助于急性呼吸窘迫综合征患儿改善氧合和提高生存率。

6. 控制感染　对于感染导致的呼吸衰竭应选择适当的抗生素治疗。气管插管时间较长者常合并呼吸机相关肺炎,根据细菌培养结果及药物敏感试验选择有效抗生素治疗。

三、心力衰竭

心力衰竭(heart failure)是由各种因素导致心脏工作能力(心肌收缩或舒张功能)下降、心排血量绝对或相对不足、不能满足全身组织代谢所需的病理状态,是危重症之一。小婴儿与年长儿各有不同的病因和临床表现。

(一) 病因

儿童心力衰竭以 1 岁以内发病率最高。小婴儿的心力衰竭以先天性心脏病最多见,也可继发于病毒性心肌炎、川崎病、心内膜弹力纤维增生症等;年长儿以风湿性心脏病和急性肾炎所致的心力衰竭最为多见。贫血、严重感染、营养不良、电解质紊乱、心律失常、心脏过度负荷等是儿童心力衰竭的常见诱因。常见病因分为心血管系统疾病和非心血管系统疾病两大类。

1. 心血管系统疾病

(1) 前负荷增加:多见于左向右分流的先天性心脏病,如房间隔缺损、室间隔缺损、动脉导管未闭、二尖瓣或三尖瓣反流等,也可见于完全性房室通道、大动脉转位、完全性肺静脉异位引流等复杂先天性心脏病。

(2) 后负荷增加:主动脉狭窄、主动脉瓣狭窄、肺动脉狭窄。

(3) 心律失常:阵发性室上性心动过速、心房扑动、心房纤颤、完全性房室传导阻滞。

(4) 心肌疾病:病毒性心肌炎、肥厚型心肌病、心内膜弹力纤维增生症。

2. 非心血管系统疾病

(1) 低氧血症:窒息、呼吸窘迫综合征、肺出血、肺不张等引起低氧血症而导致的暂时性心肌缺血,以及心内膜、乳头肌坏死导致的右房室瓣反流,因肺血管阻力增加,肺灌注量减少,故易发生心力衰竭。

(2) 代谢紊乱:如低血糖、低血钙等。

(3) 严重贫血:如溶血、创伤后失血、消化道大出血等。

(4) 输血或输液过量或速度过快。

(5) 感染:如败血症、脓毒血症、感染性休克等。

(二) 临床表现

新生儿期左心衰竭和右心衰竭不易区分,多表现为全心衰竭,主要临床表现如下。

1. 循环系统 ①心率改变:安静时心率持续>160次/min,晚期心力衰竭表现为心动过缓,心率<100次/min;②奔马律:可出现舒张期奔马律,心力衰竭控制后消失;③心脏扩大:X线或超声心动图诊断,表现为扩大或肥厚;④喂养困难和多汗:患儿易疲劳,吸吮无力、拒奶及喂养困难。由于心功能受损时儿茶酚胺分泌增加,患儿出汗较多,喂养或睡眠时明显。

2. 呼吸系统改变 呼吸急促和呼吸困难:安静时呼吸频率>60次/min,严重时可出现呻吟、发绀、鼻翼扇动等。由于肺泡腔内渗出和肺水肿,肺部可听到湿啰音或干啰音。

3. 体循环淤血表现 ①肝脏右肋下≥3cm或短期内进行性增大,是最早、最常见体征;②水肿:多表现为短期内体重明显增加,有时可表现为下肢或眼睑水肿;③少尿:肾小球滤过率下降,可同时合并蛋白尿。

小婴儿常见症状为呼吸快速、浅表,呼吸频率可达50~100次/min,同样出现喂养困难,体重增加缓慢,烦躁多汗,哭声低弱,肺部可闻及干啰音或哮鸣音。水肿首先出现在颜面部、眼睑等处,严重时鼻唇区呈青紫色。

年长儿心力衰竭的症状与成人相似,主要表现为乏力、活动后气急、食欲减低、腹痛和咳嗽。安静时心率增快,呼吸浅表、频率增加,颈静脉怒张,出现肝大、伴压痛。病情逐渐加重过程中出现端坐呼吸、肺部可闻及湿啰音,并出现水肿和尿量明显减少。心脏听诊除原有疾病心脏杂音外,常可在心尖处听到第一心音降低和奔马律。

(三) 辅助检查

1. 经皮脉搏血氧仪监测 评估动脉氧饱和度最好的方法,最好同时测定导管前和导管后的血氧饱和度。低于85%为异常,但是末梢循环灌注减少、运动、光线等可以影响监测准确性。

2. 高氧试验 以区别右向左分流心脏病和肺部疾病。给予100%氧,测定动脉血气,与吸氧前比较,肺部疾病患儿多数氧分压增加20~30mmHg(或氧饱和度增加>10%),氧分压不增加或变化较少提示右向左分流的先天性心脏病。

3. 胸部X线 不同程度的心影增大(梗阻型完全性肺静脉异位引流心脏大小可正常),心脏搏动减弱,肺纹理增多,肺门或肺门附近阴影增加,肺部淤血或肺水肿。

4. 心电图 能明确是否存在心律失常。

5. 超声心动图 可明确是否存在先天性心脏病及肺动脉高压,了解心室和心房有无扩大、心室收缩时间、射血分数等。

6. 动脉血气 提供酸碱平衡状态,及时纠正酸中毒。

7. 其他 血清电解质测定。

(四) 诊断和鉴别诊断

临床诊断依据:安静时心率增快,婴儿>180次/min,幼儿>160次/min,不能用发热或缺氧解释;呼吸困难,发绀突然加重,安静时呼吸频率>60次/min;肝大,肋下3cm以上,或肝脏短时间内较前增大;心音明显低钝,或出现奔马律;烦躁不安,面色苍白或青灰,无法用原发病解释;尿少伴下肢水肿,营养不良、肾炎等因素除外。

结合病史、症状和体征,诊断不难,但病因诊断相对较难,可结合病史、体格检查、X线、超声、血电解质、血气分析、血糖等检查以明确引起心力衰竭的原发病。

(五) 治疗

重视病因治疗。先天性心脏病术前的内科治疗是为手术准备,手术是治疗心脏结构畸形造成心力衰竭的重要方法;而术后的内科治疗仍需持续一段时期;心肌病引起的心力衰竭通过内科治疗可获得暂时缓解,贫血、维生素 B 缺乏、甲状腺功能亢进症、病毒性心肌病等原发病应同时积极治疗。其他原发病治疗还包括改善缺氧状态、抗感染治疗、纠正电解质紊乱、抗心律失常等。

1. 危重患者的即刻处理

（1）ABC：即保持呼吸道通畅（airway）、维持呼吸（breath）和血液循环（circulation）。

（2）高氧试验：自主呼吸良好者给予 100% 氧，除外先天性心脏病；呼吸窘迫者经 CPAP 给予 100% 氧；如果经 CPAP 给予 100% 氧仍存在发绀，或存在肺通气不足临床表现或实验室证据，气管插管机械通气，如果明确为先天性心脏病且没有呼吸功能不全症状可不予机械通气。

2. 一般治疗

（1）护理：严密监测生命体征，心电监护；控制液量与输液速度，尽力避免烦躁，必要时给予镇静剂，苯巴比妥、吗啡（0.05mg/kg）皮下或肌内注射，警惕呼吸抑制；保证充分休息和睡眠可减轻心脏负担，采取平卧位或半卧位。给予容易消化及富含营养的食物，减少钠盐摄入。

（2）供氧：心力衰竭时均需要供氧，应注意温度和湿度。主动脉闭锁、主动脉缩窄、大动脉转位等先天性心脏畸形患儿需要保持动脉导管开放以维持生命，此时给氧有不利因素，要慎重。在不能明确病因时，可同时给予前列腺素维持动脉导管开放。

（3）维持水、电解质、酸碱平衡：纠正酸碱紊乱、低血钙、低血糖等，入液量一般按 80~100ml/（kg·d），亦可按正常需要量减少 1/4~1/3 给予。给予钠 2~3mmol/（kg·d）、钾 1~3mmol/（kg·d）。最好依据所测电解质浓度决定补给量，宜 24 小时平均给予。有代谢性酸中毒者给予碳酸氢钠纠正，但应在保证通气状态良好的情况下应用。

3. 洋地黄类药物 儿科广泛使用的强心药物之一。洋地黄类药物具有正性肌力、负性传导、负性心率等作用。对左心瓣膜反流、心内膜弹力纤维增生症、扩张型心肌病和一些先天性心脏病等所致的充血性心力衰竭均有效，尤其对合并心率增快、心房扑动、心房颤动者更有效，对贫血、心肌炎引起的心力衰竭疗效较差。

地高辛为首选，可口服或静脉注射。作用较快，排泄亦迅速。地高辛酏剂口服吸收率更高。早产儿对洋地黄类药物比足月儿敏感，足月儿比婴儿敏感。洋地黄类药物有效浓度为 1~2ng/ml。紧急时先给首剂地高辛量为洋地黄化总量的 1/3~1/2，余量分 2 次，各间隔 6~12 小时给予。末次给药后 12 小时开始给维持量，剂量为洋地黄化总量的 1/5~1/4，分 2 次，1 次 /12h。剂量见表 1-7-1。全程维持量法适用于慢性心力衰竭，即以地高辛维持量均分 2 次，1 次 /12h，经过 5~7 日后，血清地高辛浓度与洋地黄化后再给维持量相似。用药期间需要监测血清地高辛浓度。

表 1-7-1 洋地黄类药物的临床应用

药物作用	地高辛		毛花苷 C（静脉）
	口服	静脉	
洋地黄化总量 /（mg·kg⁻¹）	新生儿或未成熟儿 0.02~0.03 <2 岁 0.05~0.06 >2 岁 0.03~0.05（总量不超过 1.5mg）	新生儿或未成熟儿 0.015~0.03 <2 岁 0.04~0.05 >2 岁 0.02~0.035	<2 岁 0.03~0.04 >2 岁 0.02~0.03
每日平均维持量	1/5 洋地黄化量，分 2 次		
效力开始时间	2 小时	10 分钟	15~30 分钟
效力最大时间	4~8 小时	1~2 小时	1~2 分钟
中毒作用消失时间	1~2 日		1 日
效力完全消失时间	4~7 日		2~4 日

使用洋地黄类药物时需注意：①用药过程应密切观察患儿心力衰竭是否改善，以确定疗效，并根据其变化随时调节剂量；用药前了解患儿 2~3 周内洋地黄类药物使用情况，以防药物过量引起中毒；心肌炎患儿对洋地黄类药物耐受性差，一般按常规剂量减少 1/3，且饱和时间不宜过快，未成熟儿和小于 2 周新生儿因肝肾功能尚不完善，洋地黄类药物剂量应偏小，按常规剂量减少 1/3~1/2。②新生儿心力衰竭以综合治疗为主，多数患儿通过一般治疗、限液、利尿、维持水和电解质平衡及纠正酸中毒等可纠正，应尽量减少洋地黄类药物

的应用。新生儿尤其是早产儿比年长儿易于引起洋地黄类药物中毒,因此临床或心电图上发现任何洋地黄类药物中毒的可疑征象均需心电监护并暂时停药。地高辛中毒时新生儿血药浓度大多>4ng/ml,婴儿>3~4ng/ml。③电解质紊乱、缺氧及肝功能、肾功能不全可增加洋地黄类药物毒性作用,需予纠正。钙剂对洋地黄有协同作用,使用洋地黄药物时应避免用钙剂;低血钾促使洋地黄中毒,应及时纠正。

4. 利尿剂 合理使用利尿剂是治疗心力衰竭的一项重要措施。心力衰竭伴有明显水肿者,宜加用利尿剂。急性心力衰竭或肺水肿者可选用快速强效利尿剂,如呋塞米或依他尼酸,可排出较多钠,而钾损失相对较少;慢性心力衰竭一般联合使用噻嗪类与保钾利尿剂,并采用间歇疗法维持治疗,避免电解质紊乱。对于长期应用利尿剂者,宜选择氯噻嗪或双氢氯噻,加服螺内酯,前者利尿的同时失钾较多,后者有保钾作用,两者合用较为合理。利尿剂多与强心药同时应用。常用药物:呋塞米每次 0.5~1mg/kg,8~12 小时 1 次;氢氯噻嗪 2~3mg/(kg·d),口服,分 2~3 次;螺内酯 1~3mg/(kg·d),口服,分 2~3 次。

5. 血管活性药物应用 心力衰竭伴有心率下降时可应用多巴胺,有助于增加心排血量,升高血压而心率不一定明显增快。

(1)多巴胺:剂量 3~5μg/(kg·min),小剂量有正性肌力和血管扩张作用;大剂量为>10μg/(kg·min),血管收缩,心率加快,心排血量反而降低。一般用小剂量。

(2)多巴酚丁胺:增强心肌收缩力及增加心排血量,对周围血管作用弱。剂量 2~20μg/(kg·min)。

(3)异丙基肾上腺素:适用于濒死状态伴心动过缓的心力衰竭、完全性房室传导阻滞伴心力衰竭。剂量 0.1~2μg/(kg·min)。

(4)肾上腺素:治疗急性低心排血量心力衰竭,多用于心肺转流术后低心排血量心力衰竭或心搏骤停时应用。剂量 0.05~1μg/(kg·min),心搏骤停时剂量每次 10~30μg/kg 静脉推注或 50~100μg/kg 气管插管滴入。

6. 血管扩张剂 近年来血管扩张剂治疗顽固性心力衰竭取得一定疗效。小动脉扩张可降低心脏后负荷,增加心排血量,静脉扩张可降低心脏前负荷,缓解肺出血症状,对左心室舒张压增高的患儿更适用。主要药物包括血管紧张素转化酶抑制剂,依那普利(苯脂丙脯酸),每日口服 1 次,0.05~0.1mg/kg;硝普钠和酚妥拉明(苄胺唑啉)等。

四、急性肾衰竭

急性肾衰竭(acute renal failure,ARF)是由各种原因引起的急性肾损伤而导致肾脏生理功能急剧下降甚至丧失,患儿体内代谢产物堆积,出现氮质血症及水、电解质紊乱和代谢性酸中毒等症状。常表现为少尿或无尿,是一种临床危重症。近年来,为早期诊断、早期治疗和降低死亡率,已逐渐采用急性肾损伤的概念取代AFR。

(一)病因

1. 肾前性 任何原因引起有效循环血容量降低,使肾血流量不足、肾小球滤过率显著降低均可导致肾前性肾衰竭。呕吐、腹泻、烧伤或手术后大量体液丢失、休克、低蛋白血症等是常见病因;严重心律失常、心脏压塞、心力衰竭亦可导致肾前性肾衰竭,大剂量使用血管收缩药物可使肾血管收缩,肾血流量降低。

2. 肾性 包括原发性或继发性肾脏疾病,原发性常见病因如各种先天性肾脏发育异常、肾血管病变(血管炎、血管栓塞)等;继发性常见病因如严重缺氧缺血、感染、肾毒性药物引起的肾损伤,或由于肾前性肾衰竭未能及时去除病因,病情进一步进展所致。

3. 肾后性 主要由泌尿系统梗阻引起,如肾盂输尿管连接部梗阻、肾结石、肿瘤压迫、后尿道瓣膜、神经源性膀胱等。

(二)发病机制

1. 肾小管损伤 缺血或中毒可引起肾小管损伤,一方面损伤后的肾小管内因脱落细胞堵塞造成管内压升高、肾小球有效滤过率降低和少尿;另一方面肾小管上皮细胞受损,引起肾小管液回漏,导致肾间质水肿。

2. 肾血流动力学改变 缺血或中毒可导致肾素和血管紧张素 II 分泌增多、儿茶酚胺大量释放、内皮素水平升高,均可使肾血管持续收缩和肾小球入球动脉痉挛,引起肾缺血缺氧加重、肾小球毛细血管内皮细胞肿胀、毛细血管管腔变窄、肾血流量减少、肾小球滤过率降低。

3. 缺血-再灌注肾损伤 缺血再灌注时细胞内钙通道开放,Ca^{2+} 内流,造成细胞内 Ca^{2+} 超负荷;同时局部产生大量氧自由基,可使肾小管细胞发生不可逆损伤。

4. 非少尿型肾衰竭 非少尿型肾衰竭主要由于肾单位受损轻重不一所致。部分肾单位血流灌注几乎正常,无明显的血管收缩,血管阻力不高;另一些肾单位灌注量明显减少、血管收缩和阻力增大。

（三）临床表现

根据尿量减少与否,将急性肾衰竭（AFR）分为少尿型或非少尿型。临床以少尿型 AFR 多见。非少尿型是指血尿素氮、血肌酐迅速升高,肌酐清除率迅速降低而不伴有少尿表现。药物所致的 ARF 多为非少尿型,临床症状相对轻、并发症少、病死率低。近年来有报道新生儿 ARF 可为非少尿型,其预后较少尿型好。少尿型 AFR 临床过程分为少尿期、利尿期和恢复期。

1. 少尿期 一般持续 1~2 周,严重者可长达 4~6 周,持续时间越长,肾损伤越重。少尿或无尿持续 3 日以上为危重症,少尿大于 15 日或无尿大于 10 日,预后不良。

主要表现:①水潴留,患儿体重增加,高血压,有全身水肿、胸腔积液、腹水,严重者出现肺水肿、心功能不全;②电解质、酸碱平衡紊乱,表现为高钾血症、代谢性酸中毒、低钠血症、低钙血症;③代谢性酸中毒,表现为恶心、呕吐、嗜睡、食欲缺乏甚至昏迷,pH 降低;④尿毒症,因肾脏排泄障碍,体内堆积各种毒性物质,出现各系统中毒症状。

除消化、心血管和神经系统症状外,ARF 影响血液系统造成正细胞正色素性贫血、出血倾向、血小板功能异常和 DIC。感染是 ARF 常见并发症。以呼吸道和尿路感染多见,致病菌以金黄色葡萄球菌和革兰氏阴性杆菌最多见。

2. 利尿期 ARF 患儿尿量逐渐增多,全身水肿减轻,24 小时尿量达到 250ml/m^2 以上时,即为利尿期。一般持续 1~2 周,或长达 1 个月。利尿期可能由于大量排尿出现脱水、低钠和低钾血症。甚至早期氮质血症症状持续或加重,多至后期肾功能逐渐恢复。

3. 恢复期 肾功能改善、尿量恢复正常后,血尿素氮和血肌酐逐渐恢复正常,而肾浓缩功能仍需要数月才能恢复正常,少数患儿遗留不可逆的肾功能受损。患儿常表现为虚弱无力、消瘦、营养不良、贫血和免疫功能低下。

（四）实验室检查

1. 尿液检查 尿渗透压、尿钠、尿液/血肌酐比值,但如使用利尿剂,这些指标的意义有限。血尿可见于肾静脉血栓形成或 DIC,脓尿提示感染。

2. 血生化检查 血常规,血肌酐、尿素氮、血电解质和血气分析。

3. 影像学检查 采用腹部平片、超声、CT、MRI 等检查方法明确是否存在肾积水、输尿管扩张、腹部肿块、膀胱过度充盈或肾静脉血栓、脊柱裂、骶骨缺如等情况。注意 AFR 期间,使用对比剂有加重肾损害风险,须慎用。

（五）诊断

患儿尿量急剧减少、肾功能恶化时,均应考虑 ARF。诊断 ARF 的同时需要明确是肾前性、肾性还是肾后性。诊断依据主要包括:①尿量显著减少。少尿[每日尿量<250ml/m^2 或小婴儿尿量<1ml/(kg·h)]超过 24 小时,或无尿[每日尿量<50ml/m^2 或小婴儿尿量<0.5ml/(kg·h)]超过 12 小时。②氮质血症。血肌酐 ≥176μmol/L,血尿素氮 ≥15mmol/L,或每日血肌酐增加 ≥44μmol/L,或血尿素氮增加 ≥3.57mmol/L,有条件患儿可以测定肾小球滤过率(如内生肌酐清除率),肌酐清除率常 ≤30ml/(min·1.73m^2)。③有酸中毒,水、电解质紊乱等表现。无尿量减少为非少尿型 ARF。肾前性和肾性 ARF 的鉴别见表 1-7-2,影像学检查有助于发现肾后性 ARF 尿路梗阻的病因。

表 1-7-2 肾前性肾衰竭与肾性肾衰竭的鉴别要点

指标	肾前性	肾性
尿沉渣	偶见透明管型、细颗粒管型	粗颗粒管型和红细胞管型
尿比重	>1.020	<1.010
尿渗透压	>500mOsm/L	<350mOsm/L
尿肌酐/血肌酐	>40	<20（常<5）
尿钠	<20mmol/L	>40mmol/L
脱水征	有	无或有

指标	肾前性	肾性
中心静脉压	<50mmH$_2$O	正常或增高
肾衰竭指数①	<1	>1
滤过钠排泄分数②	<1%	>1%
补液试验③	尿量增加	无效
利尿试验④	有效	无效

注：①肾衰竭指数 = 尿钠(mmol/L)× 血肌酐(μmol/L)/尿肌酐(μmol/L)。

②滤过钠排泄分数 =［尿钠(mmol/L)× 血肌酐(μmol/L)］/［血清钠(mmol/L× 尿肌酐(μmol/L)］×100%。

③补液试验，半小时内快速输入 15~20ml/kg 2∶1 等张液体，2 小时尿量明显增加，达 6~10ml/kg，则判断为肾前性肾衰竭；如尿量无明显增加，考虑肾性肾衰竭可能。

④利尿试验，在补液试验后，20~30 分钟内静脉推注 20% 甘露醇 0.2~0.3g/kg，2 小时内尿量增加至 6~10ml/kg，考虑肾前性肾衰竭，此时需继续补充循环血量；甘露醇无反应者，可给予呋塞米 1~2mg/kg，尿量增加至 6~10ml/kg，仍考虑肾前性肾衰竭；均无效者，为肾性肾衰竭。

(六) 治疗

治疗原则为去除病因，积极治疗原发病，减轻症状，改善肾功能，防止并发症出现。

1. 去除病因、治疗原发病　补充血容量、控制感染、避免接触肾毒性物质等。

2. 纠正代谢性酸中毒　动脉血 pH<7.2 或血清碳酸氢盐<12mmol/L 时，给予 5% 碳酸氢钠(NaHCO$_3$)纠正酸中毒。根据血气中碱剩余(BE)值，计算 5% NaHCO$_3$(ΔBE× 体重(kg)×0.5)使用一半剂量后再调整。纠正酸中毒时应注意防治低钙性抽搐。

3. 纠正电解质紊乱　包括高钾血症、低钠血症、低钙血症和高磷血症的处理。AFR 时不应经静脉补充钾，否则可发生致命高钾血症。血钾>6mmol/L，应给予治疗：①钙剂，10% 葡萄糖酸钙 0.5ml/kg，2~3 次 /d，进行心电监护；②碳酸氢钠，1~2ml/kg 在 5~10 分钟静脉给药；③葡萄糖和胰岛素，同时静脉注射胰岛素 0.05U/kg 和 10% 的葡萄糖 2ml/kg，然后持续输注 10% 的葡萄糖 2~4ml/(kg·h) 和胰岛素(10U/100ml)1ml/(kg·h)，胰岛素和葡萄糖比例为 1~2U 胰岛素∶4g 葡萄糖，密切监测血糖。患儿常因自由水过多发生低钠血症，在使用利尿剂和透析时需要密切监测。常同时发生高磷和低钙血症，可口服葡萄糖酸钙，降低血清磷水平。血清钙<8mmol/L 时，静脉补充 10% 的葡萄糖酸钙 1ml/kg，随访 Ca^{2+} 水平。

4. 控制液体量　坚持量出为入原则。液体入量 = 不显性失水 + 前一日尿量 + 胃肠道失水量 + 引流量 - 内生水。无发热患儿每日不显性失水为 300ml/m^2，早产儿 50~70ml/(kg·d)，足月儿 30ml/(kg·d)。体温每增高 1℃，不显性失水增加 75ml/m^2。内生水在非高分解代谢状态约为 100ml/m^2。所用液体均为非电解质液。

5. 饮食和营养　应选择高糖、低蛋白、富含维生素的食物。供给热量 210~250J/(kg·d)［40~50kcal/(kg·d)］；选择优质蛋白同时限制蛋白质摄入，年长儿蛋白质摄入量 0.5g/(kg·d)，新生儿蛋白质摄入量<1.5g/(kg·d)；提高足够的非蛋白热量，脂肪乳剂 2g/(kg·d)。

6. 透析治疗　主要包括腹膜透析、血液透析和连续动静脉血液滤过三种技术。儿童尤其是小婴儿，以腹膜透析为主。透析治疗的指征：①严重水潴留，有肺水肿、脑水肿倾向；②血钾 ≥6mmol/L，或心电图有高钾表现；③严重酸中毒，血浆碳酸氢盐<12mmol/L 或动脉血 pH<7.2；④严重氮质血症，血尿素氮>28.6mmol/L，或血肌酐>707.2μmol/L，特别是高分解代谢的患儿。现透析治疗指征有放宽趋势。

7. 利尿期治疗　利尿早期应注意监测尿量、电解质和血压变化，及时纠正水、电解质紊乱，当血肌酐接近正常水平时，应增加饮食中蛋白质的摄入量。

8. 恢复期治疗　在肾功能恢复过程中，仍可存在营养不良、贫血和免疫力低下，少数患儿遗留不可逆性肾功能损害，应注意休息和加强营养，预防感染。

五、弥散性血管内凝血

弥散性血管内凝血(disseminated intravascular coagulation, DIC)是由各种原因引起的以全身血管内凝血系统激活为特征的综合征,是发生于许多疾病过程中的一类获得性出血综合征。DIC主要特点为凝血功能亢进、大量微血栓形成、大量凝血因子消耗后的纤维蛋白溶解系统激活与亢进,最后导致广泛性出血。新生儿是发生DIC的高危人群,主要与新生儿体内各种凝血因子水平较低、缺氧缺血、感染发生率较其他人群高、血液呈高凝状态等因素有关。

（一）病因

1. 感染 包括细菌、病毒、真菌、支原体等感染。感染时消耗大量抗凝物质,严重感染时易发生血栓前状态。严重感染消耗大量凝血因子和血小板,引起微血栓形成,导致多器官功能衰竭。

2. 组织损伤或缺氧缺血 窒息、溺水、严重外伤或挤压伤、大面积烧伤或大手术等。

3. 免疫系统疾病 紫癜、红斑狼疮肾炎、溶血性输血反应等。

4. 恶性肿瘤 白血病、恶性淋巴瘤、化疗后严重感染等。

5. 其他 一些特殊疾病如血管瘤合并血小板减少综合征（K-M综合征）、新生儿坏死性小肠结肠炎、硬肿症等。

（二）病理生理

血管内皮细胞损伤在内毒素导致DIC的过程中发挥关键作用,通常有两个基本病理过程。

1. 凝血系统激活 各种致病因素损伤血管内皮细胞和血小板,白介素（IL）-6、IL-1、肿瘤坏死因子（TNF）、血小板活化因子等前炎症因子促进组织因子释放,导致血管内皮细胞损伤并释放凝血活酶进而激活外源性凝血系统,是导致DIC发病的最重要机制。内皮细胞损伤后胶原组织暴露,激活凝血因子Ⅻ,形成活性凝血活酶,从而激活血液内凝系统。内源性、外源性凝血系统均被激活后产生大量病理性凝血酶,使纤维蛋白原分解为纤维蛋白单体,在活化的凝血因子作用下形成纤维蛋白凝块,导致DIC。

2. 纤维蛋白溶解亢进 凝血过程中形成的纤维蛋白沉积于微血管和肝、脾等脏器,刺激血管内皮释放活化素,肝、脾等脏器损伤后释放纤溶酶原激活物进入血流;活化的凝血因子Ⅹ、Ⅻ能使血浆活化素原转化为活化素、血管舒张素原转化为血管舒张素和纤溶酶原转化为纤溶酶;缺氧和各种原因引起的DIC还可通过交感神经肾上腺作用增加血管内皮释放活化素;病理性凝血酶激活纤溶酶原转化为纤溶酶,大量纤溶酶导致纤维蛋白溶解亢进。纤维蛋白溶解产物（FDP）干扰纤维蛋白单体聚合的同时,又与血小板膜结合造成血小板功能缺陷,FDP主要为X、Y、D、E碎片,具有很强的抗凝作用,进一步损害凝血功能,加重出血倾向。

两个基本病理过程相继发生又同时并进,早期以凝血过程为主,晚期以纤溶亢进为主。

（三）临床表现

临床上将DIC分为3型:急性型,较常见,多见于严重感染或创伤,病情急而凶险,出血倾向严重,可持续数小时或数日;慢性型,起病慢且病情轻、出血倾向不严重,病程可长达数月,多见于K-M综合征、红斑狼疮等;亚急性型,介于两者之间,常见于血液系统疾病或晚期恶性肿瘤,病程多在数周。新生儿DIC多为急性型。

1. 出血 最常见,是临床主要、首发症状。患儿可表现为全身皮肤、穿刺部位、新生儿脐部残端、消化系统、泌尿系统或肺部出血,少数发生内脏出血或颅内出血。出血量多者可导致贫血、休克,甚至死亡。

2. 微循环障碍及休克 因为广泛微血栓形成,出现微循环障碍,回心血量减少,心排血量降低,表现为一过性或持续性血压下降,导致休克,休克又可加重DIC。两者互为因果形成恶性循环,最终导致不可逆性休克。小婴儿可表现为面色苍白或青灰色、黏膜青紫色、肢端发绀、精神萎靡、尿量减少。

3. 血栓形成 多脏器形成广泛微血栓,使器官缺氧缺血,出现代谢紊乱及功能障碍,甚至坏死。临床上可出现肝衰竭、肾衰竭、呼吸衰竭,脑栓塞可出现昏迷、惊厥等。消化道受损出现恶心、呕吐、腹痛和便血等。

4. 溶血 由于微血管内血栓形成,红细胞变形能力降低,受损破裂发生溶血,可见急性溶血表现,发热、黄疸、苍白、乏力和血红蛋白尿等。

（四）诊断

依据病史和临床表现,必须结合实验室检查结果,才能对DIC作出明确诊断。实验室检查是诊断DIC的重要依据。动态观察实验室检查结果对准确诊断更具意义。

血小板计数减少、凝血酶原时间（PT）延长、纤维蛋白原含量降低、血浆鱼精蛋白副凝试验（3P试验）阳性,4项中符合3项,结合临床表现即可诊断DIC。4项中符合2项,需检测FDP含量、优球蛋白溶解时间和凝血酶时间,其中任何 1 项符合,结合临床表现,也可诊断 DIC。通过测定抗凝血酶Ⅲ(AT-Ⅲ)、凝血因子活性和 D- 二聚体等指标,对诊断 DIC 可提供较可靠依据。

新生儿 DIC 临床诊断常较困难。根据国际血栓与止血学会(International Society on Thrombosis and Haemostasis,ISTH)标准,发生严重疾病新生儿,如出现凝血功能障碍、血小板迅速降低、器官灌注减少及损害、严重代谢性酸中毒、出血等,可满足 DIC 诊断标准。

(五) 实验室检查指标

1. 有关消耗性凝血功能异常的检查

(1)血小板:进行性血小板下降更具诊断意义。通常血小板计数下降至 100×10^9/L,其敏感性为 39%,特异性为 88%,阳性和阴性预测值分别为 81% 和 54%。需要结合临床表现及其他实验室指标进行评价。

(2)出血时间和凝血时间延长,但在高凝状态时,出血时间可缩短。

(3)凝血酶原时间(PT)延长:延长超过正常对照 3 秒有诊断意义。出生 4 日内的新生儿 PT 超过 20 秒有临床诊断意义。

(4)根据 PT 计算的国际标准化比值(international normalized ratio,INR)可检测外源性凝血系统(如凝血因子Ⅶ、Ⅹ、Ⅱ)的功能。由于新生儿维生素 K 相对缺乏,危重新生儿 PT 均明显异常。在危重新生儿,INR>1.5 可用于早期发现凝血酶升高及纤溶酶产生,敏感性为 11%,特异性为 95%。

(5)活化部分凝血酶原时间(APTT)延长:APTT 反映内源性(接触激活)凝血系统及活化通路(如凝血因子Ⅻ、Ⅺ、Ⅸ、Ⅷ、Ⅹ、Ⅴ、Ⅱ、Ⅰ 等的活性),但不能反映凝血因子Ⅶ和血管性血友病因子(vWF 因子)活性,APTT 延长反映凝血功能损害及消耗性凝血功能障碍。年长儿 APTT 正常值 42 秒,新生儿 44~73 秒,早产儿变化范围更大。APTT 比正常对照延长 10 秒以上有临床意义。

(6)纤维蛋白原降低:低于 1.6g/L 有意义。纤维蛋白原为急性期反应蛋白,因此在感染过程中可升高。如同时存在血小板降低,纤维蛋白原降低可提示 DIC。但在危重新生儿,使用纤维蛋白原<1.5g/L 发现凝血酶升高及纤溶酶产生的敏感性为 12%,特异性为 98%。在脓毒症急性期,如纤维蛋白原水平正常可提示存在消耗性凝血功能障碍。

(7)抗凝血酶Ⅲ(AT-Ⅲ)测定:DIC 早期血浆中 AT-Ⅲ 明显减少。正常值为 80%~100%(活性)。

(8)凝血因子Ⅷ和蛋白 C 测定:新生儿发生 DIC 时蛋白 C 水平降低。蛋白 C 还可预测严重感染患儿的预后。DIC 时Ⅷ:C 减少。

2. 有关纤维蛋白形成和纤维蛋白溶解亢进的检查

(1)血浆鱼精蛋白副凝试验(3P 试验):鱼精蛋白与 FDP 结合,使纤维蛋白单体分离后聚合成纤维蛋白形成絮状沉淀,即 3P 试验阳性。DIC 早期 3P 试验阳性多见,晚期以纤溶亢进为主时,3P 试验常为阴性。新生儿 3P 试验在出生 2 日后才有诊断意义。

(2)优球蛋白溶解时间:优球蛋白溶解时间缩短反映纤溶亢进。正常值>120 分钟,DIC 纤溶亢进时缩短至<70 分钟。

(3)FDP 含量测定:血清 FDP 正常值<10mg/L,超过 10mg/L 提示纤溶亢进,但不能作为诊断 DIC 的指标。

(4)凝血时间测定:DIC 高凝期缩短,低凝期明显延长。

(5)D- 二聚体:纤维蛋白在纤溶酶作用下产生 D- 二聚体,D- 二聚体升高提示止血和纤溶系统激活。在血栓形成、组织损伤及出生后均可出现 D- 二聚体升高,但感染、缺氧等可激活凝血系统,也可引起 D- 二聚体升高,因此 D- 二聚体升高为非特异性,但其可用于排除血栓形成,具有较高的敏感性和特异性,D- 二聚体正常可除外 DIC。

(六) 治疗

早期发现与诊断、及时治疗是提高 DIC 救治成功率的关键。

1. 原发疾病治疗 积极治疗原发病,去除诱因是阻断 DIC 病理过程的重要措施。控制感染、改善氧合等针对原发病积极治疗同时纠正凝血功能障碍。但对已发生明显 DIC 的患儿,即使在原发病因素控制后,DIC 仍然继续发生,此时需要进行特殊治疗。

2. 循环支持 针对微循环障碍及休克进行治疗。低分子右旋糖酐不仅可扩容、疏通微循环,还可降低血液黏稠度、减少血小板黏附和抑制红细胞聚集、防止或减少血栓形成;通常首次静脉滴注 10ml/kg,1 次 /6h,每次 5ml/kg,24 小时不超过 30ml/kg。

3. **纠正酸中毒**　DIC 多伴有酸中毒,常用 5% 碳酸氢钠。

4. **血管活性药物**　常用异丙肾上腺素、多巴酚丁胺、多巴胺、山莨菪碱等血管扩张剂解除血管痉挛、改善微循环。

5. **新鲜冰冻血浆(fresh-frozen plasma,FFP)**　初始剂量 15ml/kg,提供凝血因子,维持正常 PT/INR,维持纤维蛋白原 ≥1g/L。治疗效果很大程度上取决于对引起 DIC 的原发病的治疗及支持治疗。尽管 FFP 可以提高凝血及抗凝因子水平,改善凝血功能,但在大多数危重新生儿不能耐受过多液体量。因此重组高度纯化、病毒灭活的血浆来源的特殊蛋白已在临床进行研究,其可特异性提供某些凝血因子(如凝血因子Ⅷ和Ⅺ、蛋白 C、纤维蛋白原),有望将来替代 FFP 在 DIC 治疗中的作用。但目前尚未应用于临床,目前仍然使用 FFP 提供凝血因子Ⅺ和Ⅴ、蛋白 S 等。

6. **维持血小板**　输血小板维持血小板计数 $>50 \times 10^9/L$。

7. **成分输血**　如出血持续存在,考虑连续输入血小板、红细胞和 FFP。对纤维蛋白原降低的患儿使用冷沉淀物 10ml/kg。

8. **肝素**　肝素多在 DIC 早期应用,对于处于高凝状态、有明显栓塞症状、消耗性凝血期表现(凝血因子、血小板、纤维蛋白原进行性下降,出血倾向加重,血压下降或休克)、准备补充凝血因子或应用纤溶抑制药物而未能确定促凝物质是否仍在发生作用时,可先应用肝素。颅内或脊髓内出血、溃疡出血、血管损伤或新鲜创面出血、DIC 晚期继发纤溶为主、血友病等重度出血倾向者,禁用或慎用肝素。肝素常用方法:60~125U/kg(1mg=125U),加入等渗氯化钠或 10% 葡萄糖液 50~100ml 中静脉滴注 1 小时,1 次 /4~6h;或 50~75U/kg 静脉滴注后以每小时 15~25U/kg 速度静脉维持。也可采用 50~100U/kg 皮下注射,1 次 /4~6h;或应用低分子量肝素 75U/(kg·d)。

应用肝素期间密切监测凝血时间。用药前和用药后 4 小时各测凝血时间 1 次,凝血时间应控制在 20~30 分钟,<20 分钟可加大肝素剂量,>30 分钟且出血加重,提示肝素使用剂量过大,应停用,必要时给予鱼精蛋白缓慢注射中和,用量与最后一次肝素用量相等(1mg 鱼精蛋白中和 1mg 肝素)。若出血不减轻,15 分钟重复注射鱼精蛋白 1 次。

用肝素后病情好转、出血停止、血压稳定、原发病已控制或缓解、凝血酶原时间和纤维蛋白原恢复正常或接近正常时,可逐渐减量至停用肝素。一般肝素使用时间 3~7 日。

新生儿 DIC 使用肝素抗凝治疗的效果很大程度上取决于血浆抗凝血酶水平。DIC 发展过程中抗凝血酶很快被消耗;同时新生儿使用肝素可增加出血风险,因此新生儿肝素主要用于留置中心静脉导管预防血栓形成或发生血栓时;在发生消耗性凝血功能障碍伴大血管血栓形成、不伴出血时可考虑使用肝素。肝素使用方法为 10~15U/(kg·h) 持续静脉滴注,同时给予血小板和 FFP,维持血小板计数 $>50 \times 10^9/L$,FFP 可提供抗凝血酶,对肝素治疗具有协同作用。

9. **抗纤溶药物**　DIC 早期高凝状态禁用抗纤溶药物;如病情进展并出现纤溶时,在肝素化基础上慎用纤溶抑制剂,可能有助于 DIC 后期治疗。一般可选用 6- 氨基己酸(EACA),每次剂量 0.08~0.12g/kg,静脉给药;也可使用抑肽酶、氨甲苯酸(PAMBA)或氨甲环酸。

10. **抗凝血酶**　脓毒症患儿抗凝血酶大量消耗,使用外源性抗凝血酶替代可增加抗凝血酶水平,有效纠正凝血功能障碍,在成人中已推荐用于治疗 DIC。在新生儿或儿童尚无随机对照研究,仅有病例报道。目前不推荐在新生儿应用。

六、休克

休克(shock)可由多种病因引起,表现为机体有效循环血容量减少、组织灌注不足、细胞代谢紊乱和功能受损这一病理过程的临床综合征。

(一)休克的病理生理

重要脏器的微循环血流灌注不足是休克的重要病理生理基础。按照病理生理表现不同,休克分为微循环收缩期、微循环扩张期和微循环衰竭期。

微循环收缩期又称代偿性休克或休克前期,或称缺血性缺氧期。这一期间,因机体应激肾上腺髓质交感神经系统兴奋,释放大量儿茶酚胺,末梢血管持续痉挛收缩,血液重新分配以保护心、脑等重要脏器,血压能维持正常或稍高。

微循环扩张期又称休克期或淤血性缺氧期。脏器因长时间缺氧缺血,无氧代谢增加,酸性产物进一步增多;大量炎症介质释放;血液回流受阻,大量血液淤滞在微循环内,毛细血管通透性增加,组织间液增多,有效循环血量进一步减少,血压显著下降或测不出,重要脏器如心和脑血供也开始减少。

随病情进展及休克时间延长,微循环得不到及时纠正,进入微循环衰竭期。此时微血管内凝血及血栓形成,产生弥散性血管内凝血(DIC)。因 DIC 消耗大量凝血因子,造成出血倾向,同时重要脏器出现广泛的血栓形成,导致组织细胞坏死、脏器损伤及功能衰竭,表现为多器官功能障碍综合征。

(二)小儿常见休克分类

1. 感染性休克 是指细菌、病毒及毒素侵入机体后引起的休克,又称脓毒症休克。在小儿外科临床中多见。常见于革兰氏阴性杆菌及内毒素引起的各种感染。患儿起病急,恶化快,常导致死亡,如发现及时,抢救及时,多可痊愈。

一般感染性休克发生前,常会有原发性感染病史或肠坏死等前期表现。未能及时发现和治疗的原发性感染,随时可发展为感染性休克。早期为暖休克,尿量减少不明显,皮肤淡红或潮红,四肢温暖且脉搏清楚;此时如仍未及时处理或病情进展,很快进入冷休克,表现烦躁、精神异常、四肢皮肤花纹、湿冷、心率增快、脉压缩小,尿量减少,血压下降,毛细血管充盈时间延长,严重者发生呼吸心搏骤停。

2. 低血容量性休克 是指大量失血/体液丢失造成循环血容量减少而致全身微循环功能障碍。低血容量性休克在小儿外科亦很常见。失血超过全身总血量 20%,即有发生休克可能,属于低血容量性休克。肠炎、中度烧伤、肾上腺功能不全、尿崩症等也是造成低血容量性休克的常见原因。严重创伤后引起的血液或血浆丧失、损伤处炎症肿胀和体液渗出,同属于低血容量休克。

3. 心源性休克 原发性泵衰竭导致组织灌注不足,继发性代谢性酸中毒进一步损害心功能,造成休克。常见原因包括先天性心脏结构畸形、心肌病、心肌缺血等。由于膈疝、纵隔肿瘤、张力性气胸、心脏压塞等因素压迫心脏或纵隔,引起心排血量减少,组织灌注不足造成的休克,属于梗阻性心源性休克,临床主要表现为发绀、低血压、脉压缩小。

4. 分布性休克 因神经性紊乱导致体液分布不平衡和酸中毒,或药物过量/过敏等改变体液分布而造成的休克,称为分布性休克。如食物、药物过敏性休克及脊髓外伤后神经源性休克等。

(三)休克的临床表现

休克的临床表现与发生休克的原因、发生休克的阶段(早期或晚期,持续时间或进展期)有关。如果不能早期识别或治疗休克,进入休克进展期或晚期后,其表现为相似的临床症状、相同的病理生理改变及共同的结局。

低血容量性休克通常表现为意识改变、呼吸加快、心率增快、低血压、肢端冷和尿少。直立性低血压和心率增快是低血容量的标志。感染性休克早期表现为暖休克,与早期外周血管扩张有关,脉搏搏动强和心动过速(每搏量增加和脉压增大)、呼吸加快、尿量中等和轻度代谢酸中毒。心源性休克表现为肢端冷、毛细血管充盈时间延长(>3 秒)、低血压、呼吸急促和尿量减少(外周血管收缩和心排血量减少引起)。各种原因引起的休克进展到晚期均表现为失代偿性休克或冷休克、高血管阻力、低心排血量和尿少。

从暖休克到冷休克,有时不容易判断。细胞水平上乳酸产物增加和静脉混合氧饱和度非常低时常表明氧输送不足,表明失代偿性休克发生。

(四)休克的诊断

小儿休克一般起病急、病情变化快,休克早期症状不典型,很快进入休克期和衰竭期。严重创伤、大量出血、重度感染、过敏史和心脏病史是儿童并发休克的可能高危因素。临床诊断休克依据包括:①血压,血压下降,尤其收缩压下降明显,脉压小于 20mmHg;②脉率,足背动脉搏动无法触及或细速;③精神状态,萎靡、嗜睡或兴奋;④尿量,显著减少或无尿;⑤皮肤温度和色泽,面色苍白、皮肤温度低且皮肤花纹、四肢湿冷。

休克的血流动力学监测指标包括中心静脉压、动脉血气分析、DIC 的检测、动脉血乳酸盐、心排血量、肺毛细血管楔压和心脏指数等。

(五)休克的治疗

1. 扩容治疗(液体复苏) 休克早期尽快建立静脉通路,条件允许时应放置中心静脉导管。

(1)第 1 小时快速输液:迅速给予生理盐水或乳酸林格液 20ml/kg,10~20 分钟静脉推注。经一次输注液体后,评估循环与组织灌注情况(心率、血压、脉搏、毛细血管再充盈时间等),评估液体是否足量或需要其他治疗,如抗生素、血管活性药物或其他类型液体输注。若循环无明显改善,可能需要第 2 剂、第 3 剂多次快速补充液体,每次均为 10~20ml/kg,总量最多可达 40~60ml/kg 的液体量,但在每次输注后需要连续反复评估。注意心功能,如肺部啰音、奔马律、肝大、呼吸频率等,必要时监测中心静脉压。通常第 1 小时复苏时不用含糖液体,但仍需要控制血糖在正常范围。发生低血糖时,可给予葡萄糖 0.5~1g/kg 纠正;血糖过高时(>11.1mmol/L),给予胰岛素 0.05U/(kg·h),为强化胰岛素治疗。低蛋白血症、大量血液丢失等因素存在的低血容量休克,需要给予白蛋白、全血或浓缩红细胞、新鲜冰冻血浆等。在需要提高血浆胶体渗透压但不能使用成分输血治疗或治疗无效时,可给予低分子量右旋糖酐。

(2)继续和维持输液:快速扩容后的几小时内,通常 6~8 小时,继续输液可用 1/2~2/3 张液体,可根据电解质测定结果进行调整,输注速度为 5~10ml/(kg·h)。之后的维持输液,通常 24 小时内,可采用 1/3 张液体,输注速度为 2~4ml/(kg·h)。以后的液体输注量根据情况调整。在气道通畅情况下,维持 pH 达 7.25 即可,低于7.25 可给予碳酸氢钠纠正。维持 Hb>100g/L,低于 100g/L 者应输注红细胞悬液。

2. 血管活性药物　适当液体复苏后,如仍存在灌注不足或休克表现,则需加用血管活性药物。血管活性药物的主要作用是改善心率(正性心率作用)、心肌收缩力(正性肌力作用)和增加外周血管阻力(升血压作用)。休克治疗的最终目标是提高携氧能力、改善脏器血供、提高血氧饱和度。在抗休克治疗过程中血管活性药物的使用剂量及种类应动态评估,适时调整。停药过程应逐渐减量,切勿突然停药,有时小剂量血管活性药物可维持数日。

(1)多巴胺:5~10μg/(kg·min)持续静脉泵注,最大剂量不宜超过 20μg/(kg·min)。

(2)肾上腺素:0.05~1μg/(kg·min)持续静脉泵注,冷休克或有多巴胺抵抗时首选。

(3)去甲肾上腺素:0.05~2μg/(kg·min)持续静脉泵注,暖休克或多巴胺抵抗时选用。

(4)正性肌力药物:常用多巴酚丁胺,2~20μg/(kg·min)。临床使用比较多的正性肌力药物还包括磷酸二酯酶抑制剂(米力农、氨力农)等。

(5)血管扩张剂:心功能不全、外周血管阻力高的患儿,在使用液体复苏和应用正性肌力药物基础上,可使用半衰期短的血管扩张剂,如硝普钠 0.5~0.8μg/(kg·min),小剂量避光使用。

3. 其他治疗

(1)控制感染和清除病灶:感染性休克在病原未明确前使用广谱高效抗生素静脉滴注,同时注意保护肾功能,对能清除的原发病灶及时清除。

(2)凝血功能异常:早期可给予小剂量肝素 5~10U/kg,静脉输注,1 次 /6h。DIC 治疗见前文。

(3)肾上腺皮质激素:对严重休克疑有肾上腺皮质功能低下、ARDS、长期使用肾上腺皮质激素或出现儿茶酚胺抵抗性休克时可以使用。目前主张小剂量、中疗程。氢化可的松 3~5mg/(kg·d)或甲泼尼龙 1~2mg/(kg·d),分 1~2 次给予。

(4)氧疗或通气治疗:鼻导管吸氧,保证氧供及通气,充分发挥呼吸代偿作用。对于小婴儿、重症休克患儿必要时可给予气管插管及机械通气,减少和避免患儿呼吸肌疲劳。

(5)能量供给:营养支持,注意监测血糖、血电解质,维持内环境稳定。

(沈 淳)

第二章　胎儿外科

第一节　先天畸形的产前诊断和胎儿咨询

随着对围产期管理的重视及产前大结构畸形超声筛查技术的发展与推广,越来越多的结构畸形在胎儿期被发现与诊断。针对这些异常胎儿,产前咨询是必不可缺的一项工作。住院医师了解产前诊断的技术方法、产前咨询的要点及常见结构畸形出生后的处理原则,对开展临床工作非常重要。

临床病例

孕妇,37岁,孕4产1,孕23^{+1}周。超声大结构畸形筛查报告显示:胎儿双顶径(BPD)57mm,股骨(FL)39mm,最大羊水池深度98mm,胃泡42mm×18mm×17mm,十二指肠及小肠上段宽11.5mm,幽门管扩张。超声诊断:单胎,胎儿存活,胎儿小肠上段梗阻伴肠管及胃泡扩张,羊水过多。

既往史:一次足月顺产,目前孩子12岁,健康。两次人工流产。本次孕期无唐氏筛查,外院NIPT低风险;外院超声怀疑胎儿十二指肠梗阻。孕妇一侧卵巢畸胎瘤切除术后。

孕妇在知道胎儿超声检查有异常情况后,比较焦虑,询问产科医生胎儿究竟什么情况? 能不能保留? 还需要进一步检查吗? 需要进行哪些检查? 需要注意什么? ……并表示如果胎儿有明显发育异常,家属倾向引产。

这种情况下,面对焦虑的孕妇与家属,产科医生建议他们参加产前多学科会诊。

【问题1】为什么需要产前多学科会诊与胎儿咨询?

随着孕中期胎儿大结构畸形筛查工作的推广,很多胎儿结构异常在孕期被发现和诊断。当孕妇和家属知道胎儿存在结构发育异常时,通常都会担心和焦虑。他们迫切想知道胎儿到底发生了什么情况、孕期会怎么样、生下来会怎么样、会不会遗传等很多问题。这些问题会涉及很多不同专业医生的意见,如家属逐一找专科医生就诊听取意见,一则就诊时间长,过程也复杂,二则不同专科医生对同一胎儿的处理意见不能相互沟通,这些都不利于解惑孕妇和家属。由此组建产前诊断多学科会诊中心平台,让孕妇和家属在同一时间、同一地点听取多个专业医生针对胎儿出现的情况和家属存在的疑问给予具体解答,并可由到场专家当场达成一致指导意见,有利于孕妇和家属在充分了解胎儿疾病后作出正确决定和配合治疗。

知识点

产前诊断多学科会诊涉及的专业医生

1. 产科医生(母胎医生)。
2. 新生儿科(NICU医生和护士)。
3. 小儿外科(包括新生儿外科、小儿神经外科、小儿心脏外科、小儿泌尿外科、小儿骨科医生等)。
4. 影像学科医生(超声检查医生、心脏超声检查医生、磁共振检查医生)。
5. 临床遗传科医生。
6. 其他专业(临床检验科、病理科医生等)。

产前多学科会诊中心咨询情况

孕妇和家属听取了产科医生的建议,预约参加了产前多学科会诊。产前多学科会诊中心的主持人,通常由产科医生担任,补充追问了孕妇的一些病史,如生活习惯、家族性高血压和有毒有害物质接触史等。孕妇回复均无异常。之后孕妇提出了她的疑惑和需要现场专家解答的一些问题。

【问题2】羊水过多是什么原因? 羊水是多好还是羊水少好?

思路1　孕期羊水的产生与消耗途径。

妊娠早期羊水主要由胎盘分泌生成,到妊娠中、后期羊水主要来源于胎儿尿液,而羊水的消耗主要依靠胎儿吞咽。因羊水有产生、有消耗,可达到平衡,使羊水量维持在一定范围内。此外,胎儿呼吸道分泌的液体也与羊水之间有交换,此过程可促进胎肺成熟。

思路2　羊水过多的常见原因。

通常孕期羊水过少需要考虑胎儿泌尿系统是否发育异常或孕妇是否经阴道丢失羊水,而羊水过多需要考虑胎儿消化道发育是否异常。

知识点

羊水过多的常见原因

1. 孕妇妊娠期糖尿病　口服葡萄糖耐量试验(OGTT)可筛查和诊断妊娠期糖尿病,妊娠期糖尿病对胎儿和孕妇均有较大危害,因此诊断妊娠期糖尿病后,需要严格控制血糖,且不论是饮食控制还是使用胰岛素,都需要密切随访。

2. 胎儿消化道梗阻　胎儿消化道发育异常可在妊娠中期或妊娠晚期出现征象,因此妊娠中期的大结构畸形筛查不能代替妊娠晚期的超声检查;胎儿超声或MRI检查均可提示消化道结构异常;除孕期对胎儿密切随访外,更重要的是出生后新生儿禁食,并需要进一步检查与评估,出生后的治疗更为关键。

3. 特发性羊水过多　没有特殊原因的羊水过多,可能是家族性的。

思路3　羊水多好还是羊水少好。

羊水过少可导致胎儿肺发育不良。羊水过多对胎儿整体发育可能影响不大,但孕妇在孕期可能因为不能耐受羊水过多而出现呼吸急促、不能平卧、水肿等相关症状,需要相应处理,羊水过多也容易导致早产、急产、脐带脱垂等分娩相关风险。

【问题3】对该胎儿目前考虑的疾病是什么?

该胎儿超声检查提示胃泡及十二指肠、小肠上段肠管扩张,同时出现羊水过多,因此目前诊断胎儿消化道梗阻。因为超声未显示典型的双泡征图像,估计梗阻部位不在十二指肠近端,结合超声提示小肠上段肠管扩张,考虑梗阻部位在十二指肠悬韧带下、高位空肠处。常见疾病为空肠闭锁、肠狭窄,可能进展为胎粪性腹膜炎。

【问题4】关于此胎儿还需做哪些相关检查?

对于孕期发现的羊水过多,首先需要排除孕妇是否存在妊娠期糖尿病,所以建议孕妇进行OGTT,必要时复查OGTT。

孕妇年龄37岁,属于高龄,结合胎儿出现肠梗阻表现,提示胎儿消化道发育异常,胎儿染色体疾病概率较正常人群增加,因此也需要建议孕妇行羊水穿刺胎儿染色体核型及SPN基因芯片检查,排除染色体核型是否异常,以及是否存在基因片段的微缺失或微重复。

胎儿结构畸形,除超声检查外,还可以进行MRI检查,两种检查方法可起到互补作用,胎儿MRI检查可以清晰提供中枢神经系统、心脏大血管、泌尿系统、消化系统的图像,可为产前评估和诊断提供依据。

知识点

产前诊断的主要检查方法和相关价值评估

1. 超声检查 作为一种无创伤性产前常规检查技术容易被孕妇接受,具有及时、直观、准确,并可以反复进行的优点,是目前产前发现和诊断胎儿结构畸形的首选方法。妊娠中期是发现先天畸形(如心脏结构异常、腹壁缺损、肾缺如等)的重要时期,但不是所有的胎儿发育异常都在妊娠中期出现征象,部分胎儿的发育异常在妊娠晚期逐渐进展并被发现与诊断,如骨骼系统的成骨发育不良、消化道梗阻、泌尿系统梗阻等;加强妊娠中期的筛查检测与妊娠晚期的随访监测十分重要。绝大多数胎儿的结构异常可在出生后治疗,极少数胎儿需要宫内治疗。产前检查与诊断的意义在于对胎儿先天畸形的早期诊断和出生后早期、规范化治疗,提高疾病治愈率和生存质量。

2. 磁共振成像(MRI) 目前超速胎儿MRI检查已成为胎儿产前评估的一项重要组成部分。该技术可重建胎儿解剖结构,明显地提高了产前诊断的准确性,特别是对于胎儿的脑、脊髓、颈、胸、腹和泌尿系统方面的畸形,可提供详细而重要的解剖信息,帮助制订生产时的计划和外科治疗方法。目前,MRI对发育中胎儿的安全性是公认的,所以在国内外胎儿MRI检查也越来越广泛地被应用。

3. 侵入性检查 羊膜腔穿刺(amniocentesis)和绒毛膜绒毛活检(CVS-chorionic villus sampling)是最常用的侵入性检查。

(1)羊膜腔穿刺:主要用于诊断染色体异常疾病,有造成宫内感染或流产的风险,发生率0.1%~0.3%。一般在孕18~24周进行,过早羊膜腔穿刺(孕11~12周)更容易引起流产,并增加医源性胎儿畸形风险和穿刺后羊水外漏概率。胎儿完全性染色体核型检查结果一般需要2周左右,结合荧光原位杂交(fluorescent in situ hybridization,FISH)和聚合酶链反应,可在2~3日内完成一些特定项目(常为21三体、18三体、13三体综合征和特纳综合征)的检查。

(2)绒毛膜绒毛活检:是妊娠早期诊断最为可靠的一项检查,可在孕10~14周时进行。由于绒毛膜绒毛细胞有丝分裂率高,24小时内即可获得胎儿染色体核型结果。该技术的缺点是存在一定的诊断误差,这与母亲蜕膜细胞污染或胎盘滋养层细胞的遗传嵌合体有关。

(3)胎儿血取样(FBS):目前许多情况下胎儿血取样已被CVS快速核型分析及羊水样本FISH/PCR取代。但在诊治一些血液系统疾病或病毒感染时仍然需要进行胎儿血取样。一般孕18周或之后在超声引导下针刺采血取样,而非使用侵入性更强的胎儿镜下采血取样。据报道,该操作的胎儿死亡率为1%~2%。

4. 生化标志物 母亲血液和羊水均可用来筛查与胎儿疾病相关的生化标志物。主要采用"三联筛查方案"(血清AFP、绒毛膜促性腺激素、游离雌二醇)来筛查包括唐氏综合征在内的一些染色体异常疾病。该检查主要在妊娠中期进行,且唐氏综合征检出率可高达69%,其中假阳性率为5%。阳性血清结果往往代表该孕妇需要羊膜腔穿刺进行胎儿染色体核型分析。

5. 母体循环中的胎儿细胞学检查 利用胎儿无细胞核酸通过实时PCR(RT-PCR)扩增技术进行早期胎儿疾病的诊断正被逐渐推广运用。国内目前将其作为一项非侵入性检查项目,对胎儿疾病进行筛查;而之前介绍的孕妇或胎儿侵入性检查取样、胎儿染色体核型分析仍然是对胎儿非整倍体和其他遗传病进行产前诊断的金标准。

6. 基因诊断 现在产前可以发现越来越多的基因遗传病,特别是对于高危孕妇。以前一些不能在产前诊断的疾病,如囊性纤维化、珠蛋白生成障碍性贫血(地中海贫血)等,现在可以在妊娠早期通过侵入性检查,遗传咨询评估的方法进行产前诊断。

【问题5】孕妇和家属孕期需要注意和随访哪些项目?出生后如何治疗?胎儿预后如何?

针对消化道发育异常胎儿的产前咨询,重点要告知家属和孕妇在孕期、分娩时及分娩后的注意事项,告知家属和孕妇胎儿出生后可能需要面临的治疗和风险,相关预后和费用,让家属和孕妇对胎儿出现的结构异常相关疾病有充分的认知和准备。

胎儿结构异常产前诊断后家属的准备应包括心理准备和经济准备。

针对此胎儿,产期咨询的相关内容主要如下。

1）目前诊断为胎儿消化道梗阻,空肠高位闭锁可能,病情进展可导致肠穿孔、胎粪性腹膜炎。孕期需要进一步检查和评估是否合并其他结构畸形或胎儿染色体异常或遗传综合征,因此建议胎儿 MRI 检查及羊水穿刺染色体核型分析和 SPN 基因芯片检查。

2）胎儿消化道发育异常为非致死性畸形,可以继续妊娠;孕期密切随访,主要观察胎儿生长发育、羊水量及肠管扩张、有无胎儿腹水、腹腔钙化或腹腔假性囊肿形成等变化情况;告知胎儿消化道发育异常不属于宫内干预或治疗范畴,但胎儿消化道发育异常可导致羊水过多,在孕妇不能耐受羊水过多情况下,需要孕期相关治疗,如羊水减量,甚至提早分娩等以改善或解除孕妇症状,保证孕妇安全。

3）消化道发育异常胎儿情况稳定下可以足月自然分娩,有产科指征或胎儿宫内窘迫等特殊情况下选择剖宫产。

4）出生后新生儿必须先禁食、禁水,观察有无呕吐、腹胀及胎粪排出情况,出生后 4~6 小时摄腹部正侧位片,进一步证实或排除消化道发育异常的证据,制订治疗方案或随访方案。

5）绝大多数消化道发育异常新生儿需要新生儿时期手术治疗。根据消化道发育异常的具体情况决定手术方式,如肠切除肠吻合或一期肠造瘘、二期造瘘关闭术等。而 90% 以上的消化道异常治疗后预后良好。总手术费用与是否早产、感染、术后恢复及住院天数有关。

知识点

产前咨询需要解答的一些常见问题

1. 针对发现的异常征象,胎儿可能的疾病。
2. 孕期发现的结构异常胎儿是否需要进一步检查。
3. 疾病是否为致死性,是否需要终止妊娠。
4. 胎儿继续妊娠需要随访的指标,是否需要孕期母亲治疗或胎儿宫内干预。
5. 疾病对胎儿的分娩方式或分娩时间是否有影响。
6. 出生后新生儿需要观察的项目,是否需要新生儿期手术和可能的手术方式。
7. 新生儿治疗的总体预后和费用。

孕期随访情况

孕妇和家属在产前咨询获得有关胎儿疾病和预后的足够信息后,继续妊娠,并完善了胎儿 MRI 检查,MRI 检查亦提示胎儿消化道梗阻,并未发现其他结构异常,同时孕妇羊水穿刺行胎儿染色体核型及 SPN 基因芯片检查,报告提示未见明显异常。

孕妇定期产检,每 4 周行胎儿高危超声检查,可见胎儿肠管持续扩张,扩张直径缓慢增加,从 11.5mm 增加至 15mm,至出生前超声提示肠管扩张 19~21mm,羊水指数 270~300,孕妇无心慌、气促等表现。于孕 38^{+2} 周,经阴道分娩一男婴,出生体重 3 050g,Apgar 评分 10 分,出生后 2 小时由妇产科转入医院 NICU。

【问题 6】NICU 需要观察什么? 处理要点有哪些?

需要观察患儿一般生命体征,最主要观察患儿呕吐、腹胀、排便等消化道情况。

处理要点:①禁食、禁水、静脉补液;②胃肠减压,观察引流物是否含胆汁或呈粪渣样;③观察是否有排便,胎粪颜色是否为墨绿色或油灰样;④腹部正侧位片,观察是否有气液平面,是否有证据提示肠梗阻;⑤请新生儿外科会诊;⑥完善实验室检查;⑦在有证据证实肠梗阻诊断的情况下,完善术前准备。

新生儿治疗情况

患儿入院后,胃肠减压引流黄色液体,先是开塞露通便排出少量淡绿色胎粪,之后自行排出少量灰白色大便和黏液,腹部平片提示上腹部肠管扩张,可见多个液平,骶前直肠无充气,考虑小肠中高位梗阻。患儿虽然腹胀不明显,但临床表现和腹部正侧位片均提示消化道梗阻,在患儿术前实验室检查无异常的情况下,与家属沟通病情,家属也早有准备,签字同意手术探查。术中证实距离十二指肠悬韧带下 45cm 处肠闭锁,行闭锁肠管及近端部分扩张肠管切除、肠端端吻合术。术后患儿恢复良好,术后第 3 日进水,第 5 日进奶,逐渐增加奶量,术后 18 日出院。出院 1 个月复诊,患儿体重增加良好,随访时体重 5.1kg。

【问题7】哪些胎儿发育异常在适当孕周内多学科会诊专家可能会建议优生引产？（思考拓展）

目前很多产前发现和诊断的胎儿结构发育异常通过孕期管理和出生后规范、早期治疗，可提高总体治愈率和生存质量。但仍有一些胎儿因致死性发育异常或发育异常严重影响出生治疗后生存质量，在胎儿双顶径≤65mm时，均可以选择优生性引产。

知识点

优生引产的胎儿疾病

1. 染色体异常（18/13 三体综合征、新发＞1Mb以上的基因片段微重复或微缺失，或已明确影响智力发育或行为发育的遗传综合征等）。

2. 严重心脏畸形（左心室发育不良、复杂先天性心脏病伴肺动脉闭锁等）。

3. 严重中枢神经系统发育异常（无脑儿、露脑畸形、叶状全前脑等）。

4. 致死性骨骼系统发育异常。

5. 其他 严重羊水过少合并胎儿宫内发育迟缓、双侧胎儿型多囊肾、多系统多发畸形等。

（沈 淳）

第二节 先天畸形胎儿处理的选择与胎儿外科

先天畸形胎儿的处理需结合多方面综合考虑，根据畸形类型及预后可分为以下三种类型：不直接影响胎儿生命，但出生后患儿有长期生活质量问题的畸形，需小儿外科各专科随访、治疗；出生后不久对患儿有生命威胁的畸形，需新生儿外科治疗；在子宫内或出生时即对胎儿有生命威胁的畸形，需胎儿外科治疗。熟悉先天性胎儿畸形的评估，对处理时机和胎儿外科干预指征的把握非常重要。

临 床 病 例

孕妇，37 岁，孕 3 产 0，孕 26⁺¹ 周。

当地医院于孕 12⁺⁶ 周超声检查显示左侧膈肌缺损约 0.5cm，可见胃泡、部分肝脏自该处进入左侧胸腔。心脏位于右侧胸腔，心尖朝左。超声诊断：子宫内单胎妊娠，胎儿存活，胎儿膈疝，右移心。

孕 18 周羊水细胞染色体核型检查：胎儿羊水细胞 G 显带染色体 320 条带水平未见明显异常（培养瓶法）。SNP Array 检测报告：750K Array 基因芯片分析未发现致病性基因组拷贝数变化。

就诊于胎儿会诊中心，寻求进一步的评估和胎儿处理选择。

孕妇在知道胎儿超声检查提示为先天性膈疝且超声评估比较严重后，比较焦虑，询问胎儿会诊中心：胎儿还需要进行哪些检查？如何判断膈疝严重程度？是否需要现在针对膈疝对胎儿进行干预？出生后治疗效果好吗？

这种情况下，面对焦虑的孕妇与家属，胎儿会诊中心医生建议完善三级会诊超声、胎儿心脏超声及胎儿MRI检查，进行产前精准评估后再判断预后，决定治疗时机和治疗方式。

【问题1】对于先天性膈疝，胎儿期三级会诊超声评估包括哪些指标？它们的临床意义如何？

胎儿三级会诊超声通常是在孕 20~24 周进行，可对胎儿的各种结构性畸形进行筛查及确认，可尽可能对畸形进行分型及严重程度评估，同时观察有无其他系统的合并结构畸形，帮助医生决定是否进行下一步染色体核型检查、是否继续妊娠。

知识点

先天性心脏病产前超声评估要点

1. 确定是否存在膈疝及疝入胸腔的脏器。

---

2. 计算肺面积-头围比值　测量肺面积-头围比值(lung area to head circumference ratio,LHR);采用相应计算程序得出实测/预测 LHR(observed/expected LHR,o/e LHR)。

3. 尽可能确认是否存在预后不良因素　肝脏疝入胸腔;疝入胸腔并扩张的胃;水肿和羊水过多;合并其他先天畸形等。

【问题2】对于先天性膈疝,胎儿期三级会诊超声可以对膈疝的严重程度及预后进行评估,为何有条件的医疗单位还要进行胎儿 MRI 检查?

胎儿超高速 MRI,特别是妊娠晚期(> 32 周)的 MRI,可以弥补胎儿超声在妊娠晚期因羊水过多、胎儿体位等因素的影响,MRI 为三维图像,不受检查者取图切面的影响,可更客观地显示膈疝胎儿胸腹部脏器及发育不良的肺脏,可精准测量肺容积,同时可排除合并畸形,还可能显示是否合并疝囊等细微病变。

知识点

先天性心脏病产前磁共振成像评估要点

1. 核实膈疝及疝入胸腔的腹腔脏器。

2. 计算肺容积及预测肺容积比(percentage of predicted lung volume,PPLV)、总胎肺容积(total fetal lung volume,TFLV)、实测总胎肺容积/预测总胎肺容积比(o/e TFLV)及肝疝入体积比(percent liver herniation,%LH)等预后评估指标。

3. 排除其他合并征象及畸形。

妊娠中期评估结果

超声检查:胎儿左侧胸腔内可见胃泡、肠管回声,心脏受压向右侧胸腔移位。胎儿 LHR 为 0.69,o/e LHR 为 18.57%(最大直径法);胎儿 LHR 为 0.51,o/e LHR 为 20.01%(描记法)。提示:①先天性左侧膈疝;②左肾积水(轻度)。见图 2-2-1。

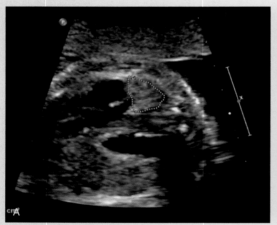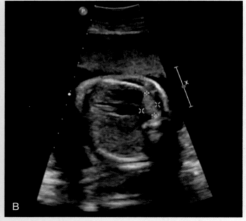

图 2-2-1　胎儿超声测量肺面积-头围比值
A. 描记法;B. 最大直径法。

心脏超声:胎儿心脏向右侧胸腔移位,心内结构未见明显异常。

MRI:胎儿左侧膈面显示不清,肝左叶部分疝入左下胸腔,脾脏受压上移至左侧胸腔,并可见部分小肠、结肠及胃疝入左侧胸腔,心脏明显受压疝入右侧胸腔,左肺实质明显受压,左侧胸腔内未见明显肺实质信号。腹腔内尚可见部分肠管影。腹腔内未见明显积液征象。部分肝左叶及肝右叶大小基本正常。左肾肾盂扩张,左侧输尿管上段稍扩张。右肾形态、大小未见明确异常。右侧输尿管未见明确异常。膀胱形态、信号未见明确异常。右肺容积约 13.6ml,左肺容积无法测量,PPLV 21.2%,肝疝入容积约 8ml,疝入比约 11.2%(层厚

4.0mm,无间隔扫描）。提示：①左侧先天性膈疝,左肺、心脏明显受压,肝左叶、脾、胃、部分小肠、结肠疝入左侧胸腔；②左肾轻度积液。见图2-2-2。

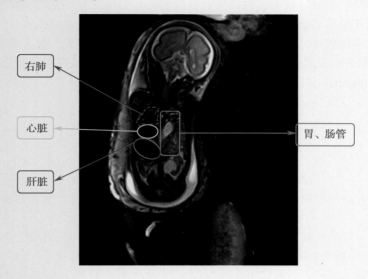

右肺

心脏

肝脏

胃、肠管

图 2-2-2 胎儿 MRI 评估
显示疝入左侧胸腔的脏器、受压的右肺和心脏。

【问题3】如何评估胎儿膈疝的严重程度？

思路1 影响胎儿膈疝预后的原因。

影响胎儿膈疝的主要原因是胎儿肺部长期受压,导致肺发育不良和肺动脉高压,以及合并其他需要紧急处理的严重畸形和无法矫治的染色体基因疾病。

思路2 根据预后不良的危险因素对胎儿期膈疝进行分型及严重程度评估。

本例胎儿膈疝不合并染色体基因异常,无心内结构、神经系统、泌尿生殖系统及运动系统严重异常,考虑为单发型胎儿膈疝。本例膈疝的胎儿肺发育情况是准确评估胎儿膈疝严重程度、判断预后的重要指标。

知识点

胎儿膈疝的危险因素及评估指标

1. 三级会诊超声、胎儿 MRI、胎儿心脏超声可排除主要结构性畸形；羊水或脐血检查可排除染色体核型异常,确认是单发型胎儿膈疝还是合并其他畸形的胎儿膈疝。

2. 目前国际上常用的胎儿期超声的先天性膈疝肺发育不良分级标准：o/e LHR<15% 为超重型,16%~25% 为严重型,26%~35% 为中度,>36% 为轻度。

3. 胎儿期 MRI 的先天性膈疝肺发育不良分级标准：胎肺容积(TFLV)0~20ml 为重度,20~40ml 为中度,>40ml 为轻度；预测肺容积百分比(PPLV)<15% 为重度,>15% 为轻度 - 中度。

【问题4】经全面评估,该胎儿膈疝产前评估结果如何？

根据本例胎儿膈疝产前评估结果,胎儿医学团队会诊及讨论,评估为合并重度以上肺发育不良的胎儿左侧膈疝,单发型,暂未发现合并其他畸形。

胎儿会诊及讨论情况

经查阅文献、结合国内外经验,本例胎儿出生后先天性膈疝治疗需要体外膜肺氧合(extracorporeal membrane oxygenation,ECMO)可能性极大,且出生后治疗存活率极低。将情况详细告知父母,父母因多次妊娠均出现流产,此胎儿为珍贵胎儿,家庭内讨论后决定接受出生后需要ECMO治疗的可能,要求继续妊娠,尽可能给予宫内治疗。

【问题5】该胎儿膈疝能否给予胎儿期干预？

思路1 胎儿膈疝的胎儿期干预方式。

早在20世纪90年代，有研究认为肺内液体的慢性引流是胎肺发育不良的主要原因，且发现产前气道结扎可致肺过度发育；于是学者们对先天性心脏病动物模型进行胚胎气管结扎实验研究，结果发现气管结扎有利于改善先天性心脏病胎肺发育不良。随后这一技术被应用于人类先天性心脏病，目前重度肺发育不良先天性心脏病胎儿期手术方式分为开放胎儿手术下胎儿气管结扎及超声引导胎儿镜下气管球囊栓塞术（fetoscopic tracheal occlusion，FETO）。

思路2 FETO适应证及禁忌证。

知识点

胎儿镜下气管球囊栓塞术应用指征及预后

1. 目前FETO的应用指征尚未统一，但多数学者们认为应在无合并严重畸形的重度肺发育不良先天性心脏病中应用。

2. 目前国际上一项随机对照试验是以o/e LHR作为肺发育的主要评估指标：重度，o/e LHR<25%；中度，o/e LHR为25%~34.9%或o/e LHR为35%~44.9%合并肝疝入。

3. 目前FETO的应用时机普遍认为在孕26~30周，这主要是由于孕26周后肺处于实质发育的重要时期。

4. 虽然有研究结果显示，FETO可能更适用于重度先天性心脏病胎儿的治疗；但FETO也可明显提高患儿先天性心脏病新生儿期及6个月的存活率。目前仍需要大样本的随机对照试验证实FETO是否能明显改善先天性心脏病胎儿的临床结局。

【问题6】该胎儿膈疝是否符合胎儿外科适应证？是否存在禁忌证？

该胎儿目前孕29周，诊断为重度肺发育不良但未合并严重畸形，无染色体基因异常，家属救治愿望强烈，符合FETO适应证。母体状态良好，无糖尿病、高血压、肥胖等禁忌证。

胎儿期干预结果

经本院胎儿医学中心多学科团队讨论后，计划于孕29周行FETO。

胎产式为纵产式，胎方位为头位；母体选用硬膜外麻醉。术中应用麻醉"混合剂"（阿托品20mg/kg、罗库溴铵0.6mg/kg、芬太尼15mg/kg）予胎儿肌内注射，超声监测下戳卡穿刺进入羊膜腔。经戳卡置入胎儿镜，进入气管后置入球囊并注水固定球囊，撤出胎儿镜。手术时间约2小时。孕妇于FETO后住院观察、监测胎心1日后出院。要求在本院周围10分钟步行距离内居住，安排专科医生在紧急分娩情况下直接联系。计划1~2周复查超声，孕34周时行胎儿镜取出球囊。孕29^{+5}周、30^{+4}周时复查超声（图2-2-3）提示球囊位置、大小稳定，o/e LHR分别增长为23.6%、26.1%；孕32^{+5}周时复查胎儿MRI（图2-2-4），测量PPLV为28.2%、%LH为19.9%。

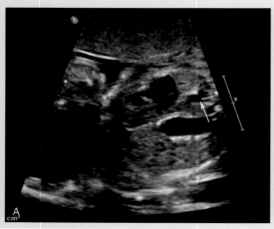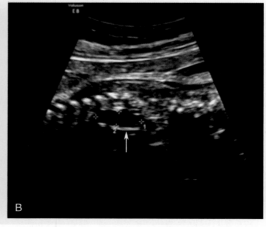

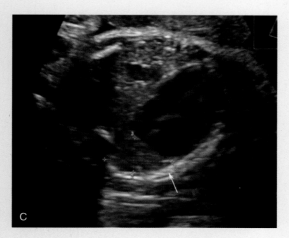

图 2-2-3 胎儿超声评估
A. FETO 前 LHR 描绘法测量(箭头所指为左侧面积);B. FETO 后测量胎儿气管
内栓塞的球囊(箭头);C. FETO 后 LHR 描绘法测量(箭头所指为左侧面积)。

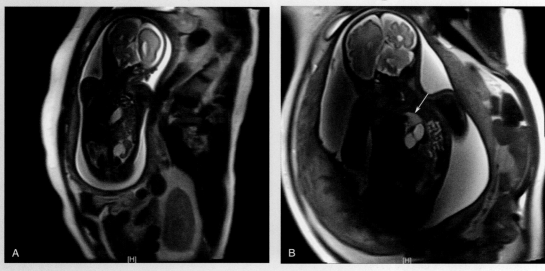

图 2-2-4 胎儿 MRI 评估
A. FETO 前;B. FETO 后,箭头所指为左肺。

【问题 7】该先天性心脏病胎儿接受 FETO 后监测内容是什么?

主要监测术后并发症如羊水渗漏、胎膜早破、感染、早产;球囊位置及肺发育情况:FETO 后建议至少每 2 周复诊 1 次,超声观察球囊大小及位置变化,评估肺发育情况。

【问题 8】择期或紧急分娩时要如何处理球囊?最严重并发症是什么?

FETO 有利于促进胎肺的正常生长,但球囊放置时间过久则可导致 Ⅱ 型肺泡上皮细胞数量减少,所以一般在孕 34 周时采用宫内胎儿镜取出球囊。此外,由于 FETO 后胎膜早破的发生率明显增加,球囊如不及时取出,胎儿出生后会出现完全性气道梗阻、新生儿窒息死亡。因此,FETO 应在有能力提供 24 小时紧急子宫外产时处理(EXIT)的医疗机构中进行。

FETO 后监测和处理及出生后处理

孕 33 周时突然出现胎膜早破,遂启动 EXIT 程序,于 EXIT 下经硬镜寻及气管内球囊,置入穿刺针,刺破球囊(图 2-2-5),取出球囊后予气管插管,建立通气。球囊取出耗时 14 分钟,胎盘循环维持时间 18 分钟。患儿出生胎龄 33 周,出生体重 1 960g,出生后即转至新生儿外科监护室予机械通气。常规支持手段未能维持血氧稳定,于出生后 11 小时予体外膜肺氧合(ECMO)支持,于出生后 5 日在 ECMO 支持下行左侧膈肌补片修补术(图 2-2-6)。

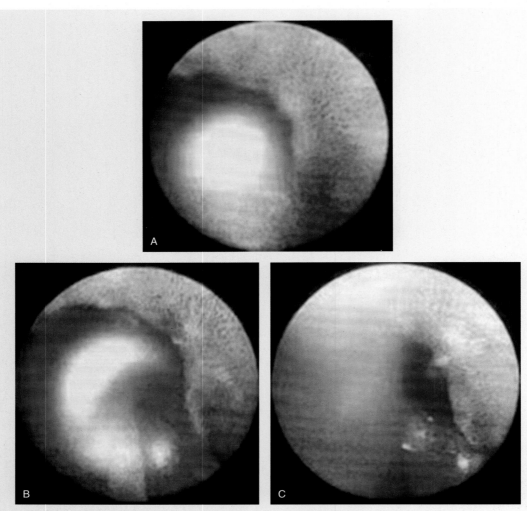

图 2-2-5 子宫外产时处理球囊取出所见
A. 球囊刺破前;B. 球囊刺破中;C. 球囊刺破后。

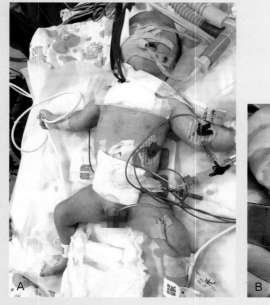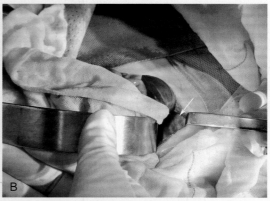

图 2-2-6 出生后治疗情况
A. 体外膜肺氧合后患儿状态稳定;B. 膈肌修补术中所见(箭头所指为膈肌缺损)。

【问题9】在多学科胎儿会诊后哪些胎儿发育异常可进行胎儿期干预？胎儿外科手术方式有哪些？（思考拓展）

仅有在子宫内或出生时即对胎儿有生命威胁或出生后治疗会出现严重并发症、循证医学已经证实胎儿期干预能显著减少并发症的胎儿发育异常可进行胎儿期干预，手术方式包括子宫外产时手术（不断脐带、保持胎盘循环）、超声引导下的穿刺、置管、放置起搏器等操作及胎儿镜手术、妊娠中期的胎儿开放手术。

知识点

胎儿外科手术方式及适应证表 2-2-1。

表 2-2-1　胎儿外科手术方式及适应证

胎儿外科手术干预方式	适应证
经皮穿刺置管等操作	严重尿道梗阻、重度胸腔积液、重度房室传导阻滞并胎儿心力衰竭、肺动脉 / 主动脉闭锁
胎儿镜手术	TTTS、FETO、羊膜束带综合征、脊髓脊膜膨出修补术
胎儿开放手术	骶尾部畸胎瘤合并高流量心力衰竭、巨大 CCAM 合并心力衰竭、脊髓脊膜膨出修补术
子宫外产时处理（EXIT）	
子宫外产时处理 - 至 - 手术切除（EXIT-to-Resection）	颈部、胸腔巨大肿瘤如颈部畸胎瘤、CCAM 等
子宫外产时处理 - 至 - 体外膜肺（EXIT-to-ECMO）	重度肺发育不良的 CDH、CCAM 等
子宫外产时处理 - 至 - 解除气道梗阻（EXIT-to-Airway）	FETO 后 CDH、颈部巨大肿物、高位气道梗阻等

注：TTTS，双胎输血综合征；FETO，胎儿镜下气管球囊栓塞术；CCAM，肺囊性病；CDH，先天性膈疝。

（夏慧敏）

第三章 外科相关影像学诊断方法和技术

第一节 超声诊断和治疗

超声诊断是利用超声向人体器官组织内部发射并接收其回声信号对疾病进行检查。超声诊断与CT、X线、核医学、MRI互为补充,在现代医学影像诊断中居重要地位。超声检查对人体无损伤,无辐射,患者无痛苦,且显示方法多样,简单易行,可在床旁或手术室进行检查,在儿科疾病诊断中广泛应用。

一、超声诊断方法

1. **A型超声诊断法** 小儿多用于脑中线、脑积水、颅内血肿、颅内肿瘤、胸腔积液、心包积液和肝脏大小的探测。缺点是不能显示解剖学断面图像。

2. **B型超声诊断法** 具有真实性强、直观性好、容易掌握、诊断方便等优点,是目前小儿超声诊断的主要方法之一,结合M型超声和超声多普勒诊断法、谐波技术、经静脉声学造影等新技术,某些方面明显优于传统的X线检查。

3. **M型超声诊断法** 常用此方法探查心脏及大血管,观察各结构的运动形态和幅度,能准确反映心脏各层结构的活动曲线,故通称M型超声心动图。

4. **多普勒诊断法** 在人体,心脏和血管内具有回声散射特点的红细胞处于不断运动中,利用多普勒原理能敏感测出血流方向、速度及变化,并通过可听声音和频谱方式加以显示。目前许多二维超声显像仪兼有多普勒频谱显示功能,也称双功超声诊断仪。通常所说的"彩色多普勒超声"是指在超声显像基础上加彩色多普勒超声血流显像。

二、超声的声像图分析及意义

1. **脏器和肿块的位置、形态、大小** 新生儿及婴幼儿要观察肝脏、脾脏、胆囊和大血管的位置,注意有无转位,脏器形态有无异常、有无肿大、缩小,有无重复或缺失;肿块的位置、形状和大小,根据肿瘤位置及内部回声,结合临床多数肿瘤能够定性诊断。

2. **边界回声** 脏器的包膜是否光整、有否增厚且凸凹不平。肿块有无边界、包膜,边界回声增强,提示肿物壁或囊壁有钙化。

3. **内部回声** 正常小儿体内各组织的回声由强到弱分别为肾窦、胰腺、肝脏、肾皮质、肾髓质、血液。当出现病理改变时,组织回声增强,回声点增粗、增多,或回声减低、回声变细,或回声不均匀。超声可清楚地显示囊性肿瘤、血管内瘤栓及含液器官内的肿瘤。

4. **后方回声** 后方出现声影示病灶的声衰减极大,如结石、钙化、骨骼。后方回声增强示病变的声衰减系数较低,如囊肿、脂肪肝等。肝内彗星尾征提示肝内胆管积气。

5. **毗邻关系** 病理改变时超声可根据毗邻脏器或组织的位置及受压推移情况鉴别病变性质和肿物来源。

6. **活动度** 可以根据肿瘤随呼吸与某一脏器运动是否完全同步,进一步鉴别该肿瘤与此脏器的关系。

7. **排空功能** 婴幼儿胆囊的排空可除外胆道闭锁。胃及十二指肠内的滞留液合并蠕动增强,可提示幽门或十二指肠梗阻。膀胱内残余尿增多,排空功能减低,可提示神经源性膀胱;如排尿过程中探查后尿道扩张,还可诊断尿道瓣膜。

三、小儿超声的检查方法应用

1. 操作前准备及注意事项

（1）室温 24~28℃，冬季略增高。

（2）耦合剂加热至 30~35℃。

（3）保持检查室空气流通，室内定期消毒。

（4）仔细阅读申请单、了解病史、临床症状、以往影像学结果及检查要求和目的。

（5）定期清洁、消毒探头。检查新生儿前应清洁探头；检查传染病及皮肤病时，用一次性薄膜包裹探头可减少交叉感染，减少探头消毒次数。

（6）空腹，3 岁以上小儿当日晨禁食、禁水。新生儿禁食、禁水 4 小时，婴幼儿禁食、禁水 6 小时。如需要胃充盈，可饮奶、水或不含气体饮料。

（7）泌尿系统或盆腔检查，必要时需饮水后使膀胱充盈。

（8）哭闹不合作患儿，需口服 10% 水合氯醛（0.5ml/kg）入睡后进行检查。

（9）较大女孩检查胸部或盆腔者，应照顾其生理特点，避免过分暴露。

2. 介入超声　在实时超声引导和监视下完成各种穿刺活检、X 线造影及抽吸、插管、注药治疗的操作，提供细胞学、组织学及其他实验室检查结果，为临床诊断提供依据。

3. 腔内超声　包括经食管、经直肠超声及血管内超声，诊断准确性大大提高。由于腔内超声有一定痛苦，且并非各厂家仪器都有适用于儿童的探头，目前在儿科应用不多。

4. 术中超声　用术中专用探头，在开放性手术时经器官表面直接探查，可直接显示深部的解剖及病变情况，血管与肿块的关系和血管内血流情况。

5. 声学造影　能通过肺毛细血管的微泡超声造影剂目前已研制成功。经周围静脉注入造影剂后得到的后向散射信号进行谐波成像，使造影剂区回声信号明显增多、增强，使图像质量大大提高。

四、各系统疾病

（一）肝脏疾病

正常肝脏声像图可见肝包膜光滑，左肝下缘锐利，右肝下缘稍钝；肝实质呈均匀的中低水平回声；门静脉、肝动脉、肝静脉和胆管内为无回声。门静脉和肝静脉的管腔较宽，在图像上可以清晰地显示呈树枝样自然走行，由于门静脉的管壁厚度介于动脉和静脉壁之间，在图像上门静脉管壁的回声较肝静脉壁强，加之门静脉和肝静脉的走行方向相反，很容易区分；肝动脉和胆管的管径细小，正常时仅能显示一、二级分支，胆管内无血流信号。

1. 肝脓肿　超声表现为边界清晰（图 3-1-1），内有液性无回声区，有时可呈中等水平回声，内散在点絮状回声漂移，后方回声增强，挤压邻近血管。脓肿壁可光滑、规则，亦可较模糊和不规则。脓肿外周有时可见低回声新环形带，代表炎性水肿区。慢性脓肿壁常较厚。

2. 肝肿瘤　肝母细胞瘤（图 3-1-2）多单发，边缘清楚光滑，内部回声不均匀，以中等偏强回声为主，肿物内可见不规则的低回声区、钙化强回声及囊状无回声，肿物周缘有时可探及低回声晕环，是由于肿瘤水肿或肝组织受压所致。

间叶型错构瘤（图 3-1-3）多为肝内可探及多房分隔性囊性肿块，囊大小不一，也可为一个大囊腔，或囊实相间。如继发出血，囊内可见细小回声漂移。少数错构瘤也可显示实性回声，当肿瘤呈蜂窝状囊腔并实性成分较少时需与淋巴管瘤鉴别。

婴儿型血管内皮细胞瘤（图 3-1-4）单发包块型边界清晰，内部回声多样化，可相对均匀，也可回声强弱不均，部分瘤体内部可探及囊腔或钙化，少数可探及粗大的、发育畸形、走行紊乱的静脉血管，或周边呈中等回声，中心为低回声的坏死区并较多点状钙化，彩色多普勒超声呈富血供表现；多发结节型肝内多发大小相似或大小不一的球形低回声结节，或小灶状低回声，边界清晰，回声均匀，有的大结节内可见肝静脉的异常分支迂曲穿行，结节间的肝实质回声正常，严重者可见动静脉瘘频谱。

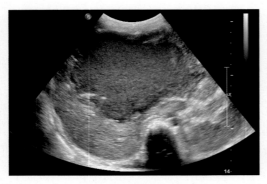

图 3-1-1 肝脓肿声像图

患儿,男,2 岁。超声显示肝右叶实质内可见 11.4cm×8.5cm×12.5cm 大小的无回声囊腔,内可见细回声点提示液体浑浊,脓肿边界清晰,内壁极不规整。

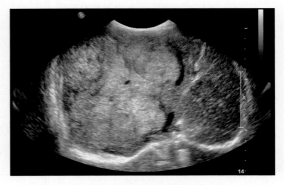

图 3-1-2 肝母细胞瘤声像图

患儿,女,3 岁。发现腹部包块 4~5 日就诊。超声横切显示肝右叶可见一高回声为主不均回声包块,肝中静脉贴瘤体内缘,占据第二肝门。

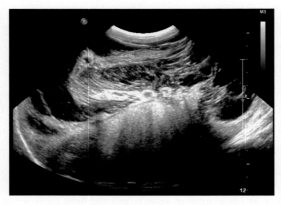

图 3-1-3 肝间叶错构瘤声像图

患儿,男,2 岁。发现腹部包块就诊。超声上腹部横切显示肝实质内巨大囊实混合性包块。

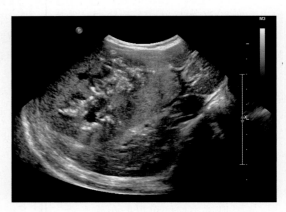

图 3-1-4 肝脏婴儿型血管内皮细胞瘤声像图

患儿,男,5 个月。超声显示肝右叶及左内叶可见包块,肿物紧贴门静脉工字区内缘,肿物外围呈中等回声,内部中心区呈低回声并点状钙化。

3. 门静脉海绵样变性 肝门部正常门静脉结构消失,找不到正常门静脉主干,代之以蜂窝状或多条扭曲管状无回声结构,并可见强回声的厚壁。彩色多普勒显示蜂窝状无回声区内血流方向不一,形成红蓝镶嵌的彩色网。频谱多普勒记录到连续性低速门静脉样血流频谱。肝内门静脉系统普遍狭窄,管壁增厚回声增强。肝脏不大或缩小,肝实质回声正常。脾门静脉增宽,脾大。

(二)胆道疾病

超声显示胆囊大小、形态和肝内外胆管管径准确、简便、可靠,黄疸时可照常进行检查,基本可以替代胆囊造影。特别是胆囊较小,胆道较细时,超声仍能辨别,往往优于 CT。

1. 胆囊炎 典型急性胆囊炎囊壁水肿、增厚,故出现两层强回声中间低回声的夹层,亦称"双边征"。囊内可出现细回声点漂移或有沉积物。慢性胆囊炎时胆囊壁常增厚、边缘模糊,典型者胆囊萎缩变形,内有结石征象。

2. 胆石症 ①胆囊内出现点状或团块状强回声,大的结石可呈弧形或近球形结构;②回声强度超过同水平的胆囊壁;③伴有声影;④结石随体位变动而移动,但嵌顿于颈部和黏附于胆囊皱襞时不能移动。超声探测胆囊结石的敏感性很高,能够发现直径小至 2~3mm 的结石,诊断准确率为 95%~98%。

3. 先天性胆管扩张 超声于门静脉前方可探及管状或囊状无回声,可伴或不伴肝内胆管扩张,囊内可有强回声结石或胆泥团。由于病变位于门静脉前方特定的解剖位置,只要仔细辨认,超声的诊断符合率可达 100%。

4. 胆道闭锁　胆囊充盈差,内壁厚,形态失常,囊腔细小,囊内液透声差,哺乳前后胆囊体积无明显变化;部分胆囊闭锁,在胆囊窝处仅可及条状的高回声。肝门区结构不清,不能显示正常的胆总管结构,部分病例可在肝门区探及条索状的中等回声,即"三角形索带征"。还有病例闭锁位于胆总管下段,超声探查可在肝门区发现囊状或梭形的无回声区,即"胆湖",一般较小(直径<30mm)(图3-1-5)。彩色多普勒血流成像(color Doppler flow imaging,CDFI)示肝门区暴露扩张的肝动脉,其流速明显增快、阻力指数增高。

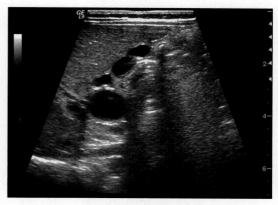

图 3-1-5　胆道闭锁声像图

患儿,女,2 个月。皮肤、巩膜黄染 2 个月就诊。超声显示胆囊形态扭曲僵硬,胆总管区见一囊腔,即"胆湖"。

5. 胆道蛔虫症　①胆总管常呈轻度扩张;②于胆总管内可见平行的双线状强回声,中间低回声带为蛔虫假体腔,横断面为圆环状强回声;③胆囊内有蛔虫时可见胆囊内有平行线状或虚线状回声,多呈弧形或蜷曲状,需与胆泥鉴别;④超声有时可显示蛔虫在胆管或胆囊内蠕动。

（三）胰腺疾病

正常胰腺表现为条带状均匀点状回声,回声水平与肝实质相近或略低。胰腺无包膜,需根据下腔静脉、肠系膜上动脉和静脉、脾动静脉等相邻血管和邻近器官对胰腺进行解剖学定位、定界。检查时需空腹,否则易受胃肠气体干扰。

1. 胰腺炎　水肿型胰腺炎超声可见胰腺普遍均匀性肿大,多呈腊肠样,内部回声减低;出血型和坏死型胰腺炎胰腺增大,回声不均匀,内可见低回声区,胰腺周围或盆腔内可有无回声区。合并脓疡及假性囊肿时于胰腺实质内或周围可见囊状无回声,前者于无回声区内可见散在细回声点漂移。此外还可探及胰管扩张。慢性胰腺炎超声可探及胰腺稍大或不大,边缘不规则,实质回声增强,均匀或欠均匀,胰管扩张可伴扭曲。部分病例周围可探及囊状无回声区。有时可见钙化或胰石,后者为粗大点状回声,伴有声影。

2. 环形胰腺　超声可见胃十二指肠扩张,胃内大量滞留液。胰腺形态失常呈圆环状,探查不到正常的胰体及胰尾。十二指肠降段经环形胰腺中心穿行,长时间观察可见十二指肠腔内气体或液体经过环形胰腺。

3. 假性胰腺囊肿　于胰腺周围可探及囊状无回声区,壁薄,边缘清晰,多见单房,偶见多房,囊肿一侧边缘与胰腺组织无分界。囊肿形态呈类圆形或不规则形。外伤所致时可见胰腺断裂处的缝状低回声或无回声。慢性胰腺炎所致时,可见胰腺实质回声增强,胰管扩张。囊肿内出血时,囊内可见散在细回声点漂移。

（四）胃肠道疾病

1. 先天性肥厚性幽门狭窄　空腹时观察胃内有无潴留,观察和测量幽门。先天性肥厚性幽门狭窄时(图3-1-6),幽门呈实性中等或低回声团块,横切面呈"靶环征",纵切面呈"宫颈征",幽门管呈"双轨征"。多数文献将幽门肌厚≥4mm,幽门管长≥18mm作为诊断该病的"金标准"。部分病例幽门肌呈不对称性增厚,横切时未显示典型的"靶环征"。一边给患儿喂奶一边观察幽门形态,可见幽门无蠕动,形态无改变,幽门管无开放。

2. 先天性肠旋转不良　超声诊断的主要依据是肠系膜血管的扭转移位征象。典型表现为肠系膜上动脉根部的低回声团块,从上至下的横切面显示"靶环征"或"螺旋征",即团块的中央为肠系膜上动脉横断面,外周为肠系膜和肠系膜上静脉自上而下呈顺时针环绕。新生儿的团块直径约10mm。CDFI显示中央为点状搏动性血流信号,外周呈红蓝相间的环状血流;频谱多普勒显示中央为动脉频谱,外周为静脉频谱。

3. 肠套叠　横切面呈"同心圆征"(图3-1-7)或"靶环征";纵切面呈"套筒征",呈现多条平行排列的低回声带。近年来推行在超声监视下低压灌肠复位治疗,更为方便和安全,复位过程中超声可观察到套头逐渐缩小,最后消失,无回声液体进入小肠。

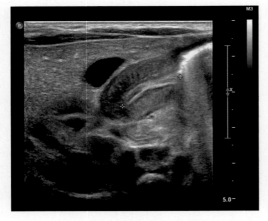

图 3-1-6 先天性肥厚性幽门狭窄声像图

患儿,男,1 个月。呕吐 20 日,加重 1 日,右上腹可触及包块就诊。超声显示幽门长轴幽门肌层厚 0.4cm,幽门管长 1.8cm。

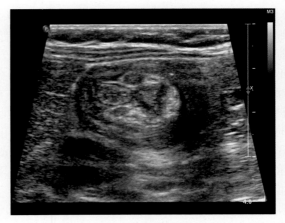

图 3-1-7 肠套叠(回结型)声像图

患儿,女,8 个月。以"呕吐、血便"就诊。超声显示右中腹部可见"同心圆"包块,套入部内可见小淋巴结。

4. 阑尾炎(图 3-1-8) 超声对已形成浸润肿块及脓肿者检出率较高,表现为右下腹可探及不均质回声包块,边界欠清,多为低回声内夹杂不规则强回声,部分内可见斑块状强回声。周围可伴有扩张肠袢。脓肿为无回声或低回声,边界清,如探头压迫低回声,包块内可见细回声点漂移。有时腔内也可见斑块状强回声粪石。超声检查显示阑尾外径>0.6cm,伴有阑尾系膜增厚、肿胀,并结合临床症状即诊断为急性阑尾炎。

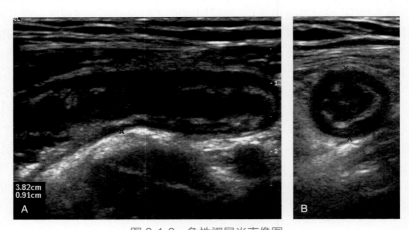

图 3-1-8 急性阑尾炎声像图

患儿,男,12 岁。阵发腹痛 1 日,呕吐 2 次就诊。超声长轴位(A)显示阑尾肿胀,阑尾壁增厚,腔内未见粪石及积脓;肿胀阑尾横切面(B)显示局部系膜增厚。

5. 腹股沟斜疝 超声于腹股沟或阴囊内探及管状回声,横切面为类圆形,纵切面呈条状混杂回声,其下界清楚,上界缺乏。

(五)头、颈、胸部疾病

1. 脑积水 超声表现为阻塞部位以上脑室的扩张,阻塞部位以下脑室正常或缩小。对于侧脑室增大的评估,一般通过侧脑室比值来评估。

2. 甲状舌管囊肿 大多在颈部正中探及,可略微偏离中线,呈类圆形的无回声区或低回声区,边界清晰,后方回声增强。CDFI 显示无血流信号。

3. 鳃裂囊肿 可探及位于胸锁乳突肌前缘近下颌角的无回声区或低回声区,呈类圆形,边界清,后方回声增强。感染时,包膜增厚,内部可及密集细小点状回声。

4. 胸腔病变

(1)胸腔积液:超声检查用于确定有无积液(或积脓、积血),特别是少量积液;当 X 线检查一侧或双侧胸腔大片致密影,难以确定是肺内病变还是胸膜病变,后者是胸膜增厚还是积液,或二者兼有时,超声鉴别常有较大的帮助;还可用于协助选择适宜的穿刺部位。对于临床穿刺失败或包裹性积液患儿的定位诊断和指导穿刺抽液更具有实际意义。

(2)先天性后外侧膈疝:左侧后外侧膈疝超声于左侧胸腔内可探及多数管状回声,其壁可见层状结构,内为无回声和气体回声,部分可见其延伸至腹腔。长时间观察可见蠕动现象。腹部肠管明显减少,仅可探及胃及部分结肠。胃下移至中腹部;心脏多有右移。

(六)泌尿生殖系统

新生儿及 2~3 个月婴儿肾皮质回声与肝脏相似,但 4 个月以上肾皮质回声比肝实质回声低。肾窦由肾血管、肾盂、肾盏、脂肪及结缔组织构成,为强回声区。新生儿 75% 单侧或双侧肾盂可有少量尿液,表现肾窦回声分离,其前后径可达 1cm。正常情况下于膀胱后方探查不到充盈的输尿管,但在强迫性不排尿时,少数患儿可于单侧或双侧见到充盈的输尿管,扩张和收缩交替出现,一般最大内径不超过 0.5cm。

1. 肾脏囊性病变 ①婴儿型多囊肾:双肾明显增大,肾实质回声增强,皮质和髓质分界不清,高频探头探查可发现肾内密集分布的小囊肿,呈放射状排列,肾包膜下可探及呈低回声带的肾皮质;②成人型多囊肾:皮髓质内布满大小不等的囊肿,互不相通,肾脏形态失常,部分病例在新生儿或低龄时囊肿不见或少见,随着年龄增大,囊肿增多,肾实质减少;③多囊性肾发育不良:患肾无或只有少量肾实质回声,仅呈现大小不等的多囊肿块,囊肿互不相通,无肾盂、肾盏显示;④髓质海绵肾:双肾大小及形态正常,肾锥体顶端可及放射状排列的小结石(直径 1~3mm),呈簇状,大多不伴声影。

2. 重复肾 上肾积水呈圆形或不规则形的无回声区,患肾的双输尿管均可扩张,膀胱内可伴有输尿管囊肿。发育不良型的重复肾无肾实质回声,仅表现为患肾上部的囊性占位,呈圆形或不规则形;发育型重复肾的超声表现为肾脏体积增大,肾窦为互不相通的两个高回声区,CDFI 显示两组肾血管从肾门进出。

3. 先天性肾积水 当肾盂宽度 ≥10mm 时,可诊断为肾积水。轻度肾积水时肾脏大小正常,仅肾盂增宽;中度肾积水时,肾脏增大,肾盂、肾盏扩张,肾切面呈"烟斗征""画碟征";重度肾积水时,肾脏明显增大,肾盂、肾盏高度扩张,肾实质菲薄。肾盂输尿管连接部的狭窄处呈"鸟嘴样"。超声可以测量肾实质的厚度,可作为判断患肾功能的参考。

4. 输尿管囊肿(图 3-1-9) 充盈的膀胱内可探及单侧或双侧囊肿回声,其壁薄且清楚光滑,多数可见蠕动现象及扩张的输尿管与囊肿相连。异位型输尿管囊肿可于阴道、尿道内显示。

5. 膀胱输尿管反流 超声对于轻度、中度反流不敏感,其膀胱和输尿管无异常声像图;对于重度膀胱输尿管反流,表现为输尿管扩张,其开口宽大,呈圆洞状,可伴肾盂增宽;CDFI 可显示膀胱内输尿管开口处的喷尿彩流。

6. 后尿道瓣膜(图 3-1-10) 经腹探查,可显示双侧肾积水、输尿管扩张、膀胱增大、膀胱壁增厚,后尿道扩张呈三角形。当梗阻严重时,可探及扩张的后尿道内呈膜状高回声的瓣膜。当梗阻不明显时,经会阴部矢状位扫查,可显示扩张的后尿道及瓣膜。

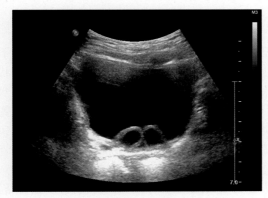

图 3-1-9 双侧输尿管囊肿声像图
患儿,男,2 岁。常年腹痛就诊。超声显示膀胱内
三角区双侧可见囊状无回声。

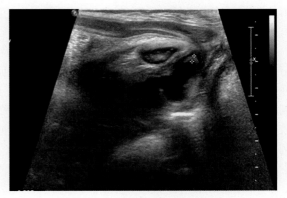

图 3-1-10 后尿道瓣膜声像图
患儿,男,7 个月。排尿困难 6 个月就诊。超声显示会
阴部尿道纵切面,后尿道扩张,梗阻处可见瓣膜回声。

7. 巨输尿管　超声于患侧可探及无回声的扩张的管状结构,延伸到膀胱后方,上端探查不到正常肾脏,或可发现重复肾。如输尿管明显迂曲、扩张,需与巨大肾积水鉴别。

8. 外伤　肾轻度外伤可造成肾实质回声改变,有片状不规则低回声区,严重者肾脏结构不清楚。肾部分破裂时可见肾外形不完整,无回声区向肾实质内伸入。完全断裂肾脏分为上下两半,二者之间为无回声区。肾破裂时周围间隙及腹膜后间隙无回声区多为积尿,低回声区或中等回声区则提示血肿。通过 CDFI 可了解肾内血供情况,损伤局部可无彩色血流显示。

9. 子宫、阴道积液　表现为盆腔内"囊性肿块",其位于膀胱后方,上方与子宫相连,或子宫偏位、显示不清。用高频探头经会阴部扫查,可显示阴道横隔位置较高,处女膜闭锁位置较低。部分阴道积液因压迫输尿管,可致一侧或双侧肾积水。

10. 睾丸扭转　早期,睾丸、附睾增大,形态无改变,回声略低;12 小时后,睾丸、附睾缩小,回声增强,如有坏死则出现无回声区。

11. 鞘膜积液　超声表现为阴囊内睾丸周围无回声区,或精索区可探及长圆形无回声囊,边界清晰光滑。

12. 隐睾　超声表现为腹股沟管或其内外环口处可探及椭圆形均匀低回声结节,边缘清晰光滑,患侧阴囊空虚。腹腔型隐睾因其位置深,易受肠气干扰而探查困难。当隐睾萎缩极小时超声仔细探查往往可以找到。

13. 附睾睾丸炎　CDFI 显示附睾及睾丸内血流信号较健侧丰富明亮,以动脉血流为主,血流速度加快。患侧阴囊壁可增厚,精索增粗,可伴有鞘膜积液。部分附件扭转,于附睾或睾丸周围超声可探及直径 1cm 左右高回声结节,内探及不到血流信号。

（七）肿瘤

1. 肾母细胞瘤（图 3-1-11）　肾母细胞瘤较小者,肾脏稍增大,轮廓完整,肾内结构清楚,于实质部分可探及圆形或类圆形肿块,边界清楚,内部回声可为低回声、中等回声或强回声。肿瘤较大者回声多不均匀。肿块形态有时不规则,从肾内经肾门向外延伸生长,肾盂、肾盏可有轻度或中度扩张、变形,肿瘤移位,肾盏张开拉长,即"爪征"。肿瘤较大时,周围探不到肾脏组织,患侧找不到正常肾脏也可作为诊断本病依据之一。

2. 腹膜后畸胎瘤　于腹膜后可探及囊状无回声区,内或周围夹杂不均匀的实性回声肿块。肿块边界清楚呈圆形或类圆形。囊腔内可见不规则分隔,每个腔内的回声可以不一致,是由于腔内液体的黏稠度及成分不同所致。部分腔内可见细点状强回声漂移。实性部分形态不规则,回声不均匀。肿物内可见大小不等、不规则后伴声影的强回声,有时可辨认出长骨及骨块。肿物包膜完整。

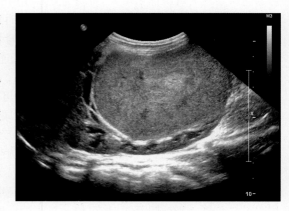

图 3-1-11　肾母细胞瘤声像图

患儿,男,16 个月。因"发现腹部包块"就诊。超声显示右肾下极巨大包块,中等回声,边界清晰,上后方见残肾与肿瘤呈握球状。

3. 神经母细胞瘤（图 3-1-12）　腹膜后可探及外形不规则肿块,多数较大,无明显包膜,大多数边界不清,内部通常呈不均匀的中等偏强回声,也可见低回声区,偶见无回声区。约半数可见散在细颗粒状或点状强回声钙化。腹膜后大血管多被推移、包绕,常见于腹主动脉、腹腔动脉、肝动脉、脾动脉、肠系膜上动脉、双侧肾动静脉及下腔静脉。患侧肾脏不同程度被推移。腹膜后可见多处大小不等的肿大淋巴结。如肿物位置较高,则多位于胰腺及脾静脉后方,胰腺及脾静脉前移,也可继续向上延伸,与胸部后纵隔病变相连。部分病例肿块与肾脏分界不清,甚至侵入肾门和肾实质。来自肾上腺的神经母细胞瘤,对肾脏推移明显,包绕血管少见,肿瘤多呈类圆形,相对规则,边界清楚。

4. 卵巢肿瘤　盆腔内附件区可探及肿块,边界清楚,内为囊实相间,囊性部分多占比例较大,多见分隔。实性部分回声不均匀,部分病例内可见强回声钙化。同侧卵巢多探及不到,对侧卵巢正常。

5. 睾丸肿瘤　睾丸肿瘤表现为睾丸不同程度增大,实质内可探及异常回声包块,边界清晰或不清晰。

6. 膀胱横纹肌肉瘤　在膀胱无回声区内,探及自膀胱壁向腔内突入的团块或结节,多数为分叶状或葡萄簇状,边界清楚,内部为均匀或不均匀的中等偏强回声。很少见有钙化。肿瘤侵蚀膀胱壁,使膀胱壁不规则增厚,毛糙不光整且僵硬,层次不清,肿瘤与膀胱壁或膀胱壁肌层相延续,无分界,膀胱壁逐渐变薄。

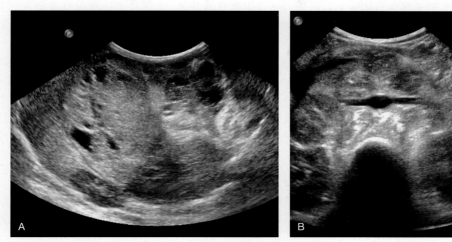

图 3-1-12　腹膜后神经母细胞瘤声像图
患儿,女,15 个月。发现腹围增大就诊。超声显示腹膜后巨大实性包块(A),
横切面可见腹主动脉、双肾动脉瘤穿行(B)。

(八) 骨骼、关节、肌肉等疾病

1. 先天性肌性斜颈　声像图呈多样性,大部分呈团块样,位于胸锁乳突肌的中下段,边界清晰,纵切面呈梭形,横切面呈椭圆形,内部肌纹理紊乱,不均质。对于无肿块肌性斜颈的患儿,超声表现为胸锁乳突肌前后径及左右径较对侧增大,肌纹理紊乱,局部回声不均。

2. 发育性髋关节异常　超声作为早期诊断和随访发育性髋关节发育不良(DDH)的主要手段,当髋关节脱位时,股骨头向后向外脱出于髋臼,纤维髋臼受压变形,股骨头与髋臼之间距离增大,股骨头发育较差,骨化中心不明显。早产儿在新生儿可存在髋关节发育不良,经过随访,部分婴儿在 3 个月后髋关节可发育正常。对于 α 角及 β 角在正常范围,但股骨头覆盖率较小的患儿,可以结合动态弹出试验,如果股骨头外移超过 1mm,或 α 角明显减少、β 角明显增大,则可诊断为髋关节发育不良。

3. 化脓性髋关节炎　早期图像显示滑膜回声增强、较对侧增厚,关节腔内探及无回声区,提示有髋关节腔积液;股骨头的软骨被破坏时,可见股骨头表面不光整,回声不均;合并病理性髋关节半脱位时,可见股骨头向外移位,股骨头与髋臼距离增大;脱位时,可见股骨头与髋臼分离。

(贾立群)

第二节　儿科放射性核素显像

【问题 1】放射核素显像的概念是什么?

放射性核素显像是儿科核医学的主要内容,是利用放射性核素或其标志物作为显像剂引入人体后,以特异性或非特异性方式浓聚于特定的正常脏器组织或病变组织,用显像仪器或方法如 γ 相机、单光子发射计算机体层摄影(single photon emission computed tomography,SPECT)、正电子发射体层摄影(positron emission tomography,PET)显示某一系统、器官和组织的形态、功能及代谢变化,达到对疾病进行定位、定性、定量诊断目的。

【问题 2】放射性核素显像在儿科的主要临床应用有哪些?

放射性核素显像可用于各系统疾病的诊断,儿科临床主要用于评价肾功能,判断尿路梗阻、肾瘢痕、肾盂肾炎,诊断急性骨髓炎、股骨头坏死、原发/继发骨肿瘤,鉴别诊断婴儿黄疸、消化道出血、甲状腺疾病等。

知识点

放射性核素显像的基本概念

1. 放射性核素显像(radionuclide imaging)简称核素显像,是以特定的放射性显像剂选择性浓聚于特定的器官、组织或病变组织为基础,利用其发射出能在体表探测到的射线信号进行成像的一种医学影像技术。

2. 放射性显像剂在特定组织中的浓聚量与组织的功能状态有关,即影像的浓淡反映该组织的功能状态。

3. 放射性核素显像使用微量放射性药物,是对人体无创伤,安全、可靠的诊断方法,小儿包括新生儿进行放射性核素显像都是非常安全的。

一、甲状腺显像

【问题1】甲状腺显像的原理及方法是什么?

利用甲状腺具有摄取和浓聚显像剂高锝酸钠($^{99}Tc^mO_4^-$)、131碘(^{131}I)、^{123}I功能,静脉注射或口服显像剂后,通过显像仪器显示甲状腺位置、形态、大小及其放射性分布状况,用于诊断和鉴别诊断某些甲状腺疾病。

甲状腺显像正常图像:甲状腺位于颈前正中,呈蝴蝶状,分左右两叶,居气管两侧,放射性分布均匀。

【问题2】甲状腺显像的在儿科临床适应证是什么?

(1)先天性甲状腺功能低下的病因诊断。

(2)甲状舌骨囊肿与颈部异位甲状腺的鉴别诊断。

(3)甲状腺结节的诊断与鉴别诊断。

(4)其他,如寻找甲状腺癌转移灶、甲状腺炎的辅助诊断等。

二、泌尿系统

(一)肾静态显像

【问题1】肾静态显像的原理及方法是什么?

肾静态显像的原理和方法是静脉注射缓慢通过肾脏、排泄慢的显像剂$^{99}Tc^m$-二巯基丁二酸($^{99}Tc^m$-DMSA),经一定时间(2~4小时)在体内达到平衡并聚集于肾小管上皮细胞,使肾脏显影,以了解肾脏形态、位置、大小、占位病变和肾皮质功能。

肾静态显像正常图像(图3-2-1):双肾呈椭圆形,轮廓清晰,边缘整齐,两肾纵轴呈"八"字形,放射性分布两侧对称,肾皮质部位的放射性明显高于肾髓质。

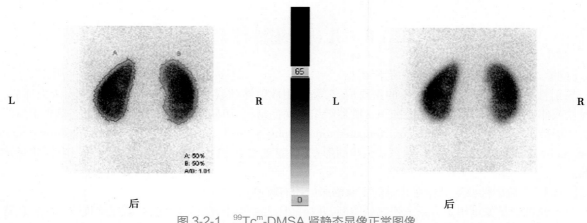

图3-2-1　$^{99}Tc^m$-DMSA肾静态显像正常图像

后位、左后斜位和右后斜位图像,分肾功能:左肾50%,右肾50%。

【问题2】肾静态显像的临床适应证有哪些？

（1）急性肾盂肾炎：可见单肾或双肾内单个或多个放射性减低或缺损区，不伴有肾轮廓变形，肾皮质容量不减少。典型急性肾盂肾炎病例见图3-2-2。

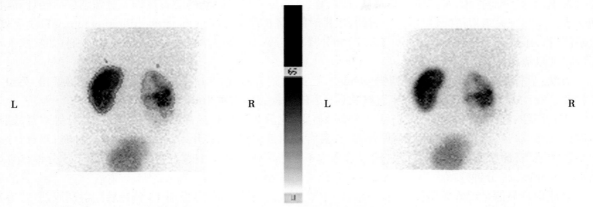

图 3-2-2 $^{99}Tc^m$-DMSA 肾静态显像显示急性肾盂肾炎

患儿，女，9个月。发热，脓尿，菌尿。肾静态显像示右肾外形大，放射性分布稀疏，
分肾功能：左肾 61%，右肾 39%，右肾功能受损。

（2）肾瘢痕：表现为肾形态异常，肾皮质变薄，肾外缘变平及楔形缺损（图3-2-3）。

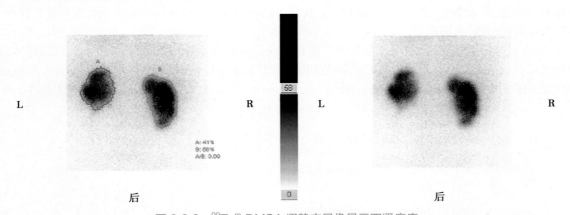

图 3-2-3 $^{99}Tc^m$-DMSA 肾静态显像显示双肾瘢痕

患儿，男，10岁。尿路感染反复发作2年。肾静态显像示左肾外形小，形态失常，双肾放射性分布不均，
多灶放射性稀疏、缺损。提示双肾瘢痕；分肾功能：左肾 41%，右肾 59%。

（3）分肾功能：左肾正常值为 50%~45%，右肾正常值为 50%~55%，<45% 提示该侧分肾功能异常。

（4）先天性肾畸形：①单肾缺如或肾功能丧失；②先天性肾发育不良，表现为患肾肾影缩小，放射性分布较对侧减低 50% 以上；③马蹄肾，表现为双肾下极倒"八"字，中间连接部显影，形似马蹄；④异位肾，常见于盆腔；⑤重复肾，表现为肾形态异常，上下肾影有部分重叠，交界处内外边缘可向内凹陷；⑥肾囊性病变，典型病变呈圆形放射性缺损区，肾囊肿可为单肾或双肾，囊肿可多个或单个，囊肿大小不一，形状各异，见多个圆形放射性稀疏或缺损灶。

（5）其他：肾损伤、肾母细胞瘤可显示局灶放射性稀疏或缺损。

知识点

肾静态显像在儿科的临床适应证：①急性肾盂肾炎；②肾瘢痕；③计算分肾功能；④先天性肾畸形，如肾缺如、肾发育不良、异位肾、马蹄肾、重复肾和多囊肾等；⑤肾损伤、肾肿瘤等。

（二）肾动态显像及利尿性肾显像

【问题1】肾动态显像的原理及方法是什么？

原理："弹丸"式静脉注射快速通过集尿系统的显像剂，同时开始连续采集集尿系统影像，可获得显像剂通过腹主动脉、肾血管床、肾实质浓集及从肾盏、肾盂、输尿管排入膀胱的动态过程。显像结束后经计算机处理获取肾图和有关定量指标，包括高峰时间、半排时间、肾小球滤过率（glomerular filtration rate，GFR）、有效肾血浆流量（effective renal plasma flow，ERPF）和分肾功能等。如有尿路梗阻可静脉注射利尿剂（如呋塞米）判断尿路梗阻情况。

方法：显像剂包括肾小球滤过型锝-99m-二乙撑三胺五乙酸（$^{99}Tc^m$-DTPA）和肾小管分泌型锝-99m-巯乙甘肽（$^{99}Tc^m$-MAG$_3$）或锝-99m-双半胱氨酸（$^{99}Tc^m$-EC），检查前饮水10~15ml/kg。

正常图像：静脉注入显像剂开始后腹主动脉显影，此后2~4秒双肾肾影明显可见。2~4分钟双肾放射性活度达高峰，双肾肾影清晰。此后可见肾盏、肾盂有放射性浓集，肾影开始淡化。15~20分钟时，双肾肾影放射性基本消失，而膀胱影像逐渐浓集，输尿管通常不显影。正常肾图中左右肾的峰时均小于5分钟，半排时间小于8分钟，15分钟残留率小于50%，左右肾的峰时差小于1分钟。

利尿性肾显像是评价尿路梗阻（肾积水）的主要技术，一般在注射显像剂15分钟后注射利尿剂（呋塞米，1~1.5mg/kg），用于鉴别机械性尿路梗阻和功能性集尿系统扩张，后者注射利尿剂后尿流量迅速增加，可使潴留在扩张的集尿系统中的显像剂随尿液排出，肾图曲线下降；而机械性尿路梗阻使用利尿剂后，梗阻部位上端潴留的显像剂无减少或增多，肾图曲线持续升高或呈高水平延长线。

【问题2】肾动态显像的临床适应证有哪些？

（1）肾盂积水：血流灌注可正常或减少，严重者无血流灌注。2~4分钟有功能的肾皮质显影，肾盂肾盏扩张呈放射性缺损，严重者呈"边缘症"。随时间延长放射性缺损区渐被放射性填充。如长期严重肾积水压迫肾实质而丧失肾功能，使患肾不显影。

（2）观察尿路梗阻情况：肾图曲线呈高水平延长线或持续升高，半排时间延长，注射呋塞米后梗阻近段放射性无减少或持续增多。最常见的梗阻部位为输尿管肾盂连接处梗阻（ureteropelvic junction obstruction，UPJO）及输尿管膀胱交界处梗阻（ureterovesical junction obstruction，UVJO）。右侧UPJO病例见图3-2-4。

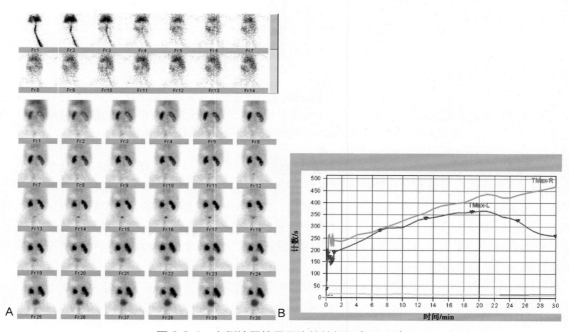

图3-2-4　右侧输尿管肾盂连接处梗阻（UPJO）

患儿，男，2个月。$^{99}Tc^m$-DTPA肾显像提示右肾重度积水，功能受损，右侧UPJO；注射呋塞米后15分钟右肾内放射性持续增多（A），右肾肾图曲线持续升高（B）。分肾功能：左肾61.3%，右肾38.7%。经手术证实右侧UPJO，行右肾盂成形术。

（3）尿路梗阻患儿手术疗效评估，术后随访肾功能。

（4）先天性肾脏畸形的诊断及肾功能评价，如重复肾、肾发育不良等。

（5）肾性高血压的初步诊断。

（6）评价各种肾脏疾病或使用肾毒性药物后双肾及分肾功能。如急慢性肾功能损害、肾病综合征、糖尿病肾病及应用抗肿瘤等肾毒性药物后判断肾功能损害情况。

知识点

肾动态显像的临床意义和儿科临床适应证

临床意义：肾动态显像可观察有功能肾脏的位置、大小、形态和数量；获得双肾及单肾的 GFR 或 ERPF 和分肾功能；获取肾图曲线和双肾的高峰时间、半排时间等。利尿性肾显像用于诊断肾积水，了解肾积水程度、梗阻部位和受累肾的功能等。

适应证：①肾积水、尿路梗阻诊断、鉴别诊断，并对尿路梗阻患儿手术疗效评估，术后随访肾功能；②先天性肾脏畸形诊断及肾功能评价，如重复肾、肾发育不良等；③肾性高血压初步诊断，以及各种急慢性肾脏疾病或肾毒性药物所致的肾功能评价。

（三）膀胱输尿管显像

【问题 1】放射性核素膀胱输尿管显像的方法是什么？

通过用含有显像剂的生理盐水充盈膀胱，在膀胱充盈期、排尿前后连续显像，观察是否存在膀胱输尿管反流（vesicoureteral reflux）。

方法：显像剂为 $^{99}Tc^{m}O_4^-$ 或 $^{99}Tc^{m}$-DTPA。通过导尿管直接注入含显像剂的生理盐水充盈膀胱。于充盈膀胱的同时开始以 1 帧/5s 连续采集，充盈期患儿平卧，排尿期婴幼儿仍卧位，大龄患儿坐位或立位背靠探头。

正常影像：仅膀胱显影，充盈期膀胱由小变大，排尿期膀胱影迅速减小；双输尿管和肾盂不显影。

【问题 2】膀胱输尿管反流判断标准是什么？

轻度反流：仅见输尿管显影；中度反流：输尿管及肾盂有放射性浓聚，但无扩张；重度反流：中度反流伴有输尿管及肾盂扩张、迂曲。

知识点

放射性核素膀胱显像的特点

与排泄性膀胱尿道造影（voiding cystourethrography，VCUG）相比，放射性核素膀胱显像（radionuclide cystography，RNC）对性腺辐射量低，但对尿路的解剖结构显示不如 VCUG，故对男性患儿首次诊断膀胱输尿管反流一般不用 RNC。RNC 将膀胱输尿管反流分为轻、中、重三级。

三、消化系统

（一）肝胆动态显像

【问题 1】肝胆显像的原理及方法是什么？

原理：将能被肝细胞从血液中摄取，继而随胆汁分泌到毛细胆管，经胆道系统到肠道的药物作为显像剂（如 $^{99}Tc^{m}$-EHIDA），使胆道系统显影，从而达到诊断疾病的目的。

方法：检查前禁食 4 小时，口服苯巴比妥 3~5 日，5mg/（kg·d）。于静脉滴注 $^{99}Tc^{m}$-EHIDA 后连续摄像。若 60 分钟内肠道仍未见放射性浓聚，应于 2 小时、4 小时、6 小时、24 小时进行延迟显像，一旦肠道有放射性浓聚，即可终止检查。

肝胆显像正常图像（图 3-2-5）：5 分钟肝影清晰，心影放射性低于肝脏，可见肾影，胆囊一般于 15~30 分钟开始显影，60 分钟内肠道显影。新生儿和婴儿胆囊可不显影。

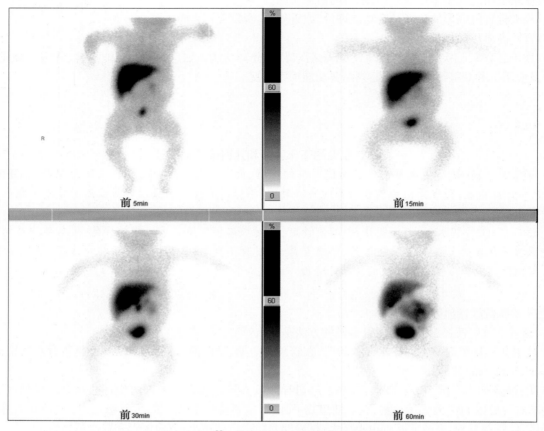

图 3-2-5　${}^{99}Tc^m$-EHIDA 肝胆显像正常图像

【问题 2】肝胆显像在儿科的临床适应证有哪些？

(1)先天性胆道闭锁：胆系始终不显影，24 小时肠道内仍无放射性。

(2)婴儿肝炎综合征：因肝细胞受损药物清除缓慢致心影持续存在，肾影清晰；轻者肝脏显影清晰，胆系及肠道延迟显影。重者肝脏显影模糊，胆系显影极差。

(3)胆道术后随访：评价胆道术后通畅情况，有无吻合口狭窄、梗阻或胆瘘。

(4)胆总管囊肿的诊断。

知识点

肝胆显像在儿科临床适应证

1. 婴儿黄疸的鉴别诊断(胆道闭锁与婴儿肝炎综合征的鉴别诊断)。

2. 胆道闭锁术后随访。

3. 胆总管囊肿、胆瘘的诊断。

(二)异位胃黏膜显像

【问题 1】异位胃黏膜显像的原理及方法是什么？

原理：异位胃黏膜好发于胃以外消化道，如梅尔克憩室和肠重复畸形，约 50% 的憩室内有异位胃黏膜。用可被胃黏膜壁细胞摄取的显像剂可使异位胃黏膜显影。

方法：检查前口服西咪替丁 3 日或检查前 1 小时静脉滴注西咪替丁 1 次；禁食 4 小时以上。显像剂为 ${}^{99}Tc^mO_4^-$，于注药后 5 分钟开始显像，每 5 分钟 1 帧，共 12 帧。正常影像：10 分钟以内，腹部大脏器血池显影，5~10 分钟胃显影，并渐增强，在 40 分钟胃内放射性进入十二指肠。胃与膀胱影之间腹部无放射性浓聚灶。

【问题2】异位胃黏膜显像的儿科临床适应证有哪些？

（1）梅尔克憩室（图3-2-6）：典型表现为腹部尤其是右下腹出现异常放射性浓聚灶，与胃同时出现，随时间延长浓聚灶位置相对不变，且逐渐变浓，多数呈圆点状。若显像阴性而临床高度怀疑梅尔克憩室，可重复检查。90%~98%含胃黏膜梅尔克憩室能获诊断。

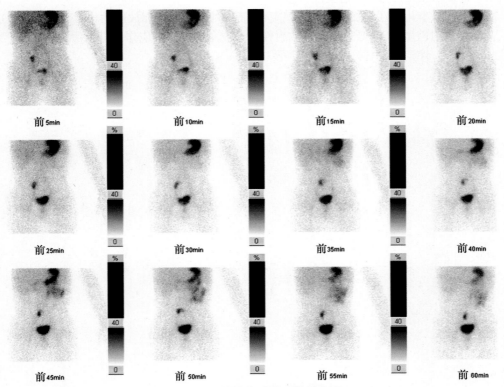

图3-2-6　梅尔克憩室阳性显像图

患儿，男，7岁。因便血就诊。异位胃黏膜显像示右下腹异常放射性浓聚灶，
诊断为梅尔克憩室。手术及病理证实为梅尔克憩室。

（2）肠重复畸形：与胃同步显影，形态、部位多变；病灶一般较憩室大，典型表现为浓聚灶呈肠襻状。

知识点

异位胃黏膜显像的原理和适应证

1. 原理　静脉注射能被胃黏膜壁细胞摄取的放射性显像剂，可使胃以外消化道存在的异位胃黏膜显影。

2. 适应证　梅尔克憩室；肠重复畸形等。

四、骨显像

【问题1】骨显像的原理及方法是什么？

骨显像剂为 $^{99}Tc^m$-亚甲基二膦酸盐（$^{99}Tc^m$-MDP），静脉注射给药，包括三时相骨显像（血流灌注相、血池相及延迟骨相）及全身骨显像、局部断层显像。

三时相骨显像血流相：注射显像剂后即可开始采集图像，可见大血管走行，软组织轮廓相继显示，身体两侧放射性分布均匀。血池相：注射显像剂后5分钟采集图像，可见软组织轮廓更为清晰，还可见骨骼内有无充血现象，但骨骼仍未显影。延迟骨相为注射显像剂后2~4小时采集图像，骨骼显影清晰。

全身骨显像:注射显像剂后 2~4 小时采集全身前后位图像,全身各部位骨骼显影清晰,扁平骨、大关节等部位及骨骺端均较长骨骨干放射性浓集,全身呈对称性分布。必要时可对局部进行放大或断层显像。

当骨骼有病损时,病损区的骨骼可随血供大小,成骨旺盛或低下,出现成骨或溶骨两种变化,显像时出现放射性浓聚即"热区"或放射性缺损即"冷区"。

【问题 2】骨显像在儿科的临床适应证有哪些?

(1)早期鉴别诊断小儿急性骨髓炎及蜂窝织炎:前者病灶部位三时相放射性均增高(图 3-2-7),后者仅血流灌注相、血池相放射性增高,而延迟骨相无放射性浓聚。急性骨髓炎应作全身显像,以判断有否多发性骨髓炎。急性骨髓炎时,骨显像在发病 24 小时即可发现。

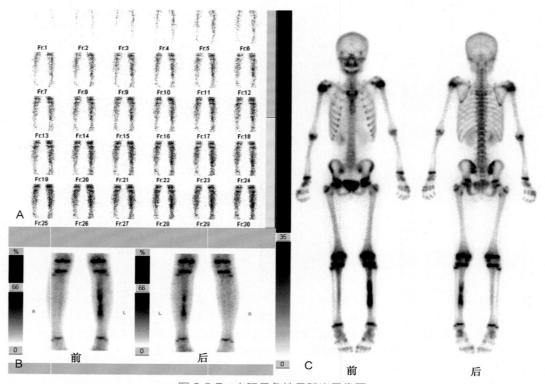

图 3-2-7　右胫骨急性骨髓炎显像图
A. 血流灌注相;B. 血池相;C. 延迟骨相。

(2)原发性恶性骨肿瘤(图 3-2-8)和继发性恶性骨肿瘤(图 3-2-9)的早期诊断、临床分期,预后和疗效判断:50%~70% 神母细胞瘤原发灶能摄取骨显像剂,故骨显像对评价该肿瘤原发灶范围及检测残余病灶也有意义,原发病灶多为"热区"。

(3)股骨头无菌性坏死:骨显像的意义在于早期诊断,缺血坏死区呈放射性缺损。

(4)其他:骨样骨瘤骨显像表现具有特征性,呈"双密度"征,在放射性浓聚区内有一更浓的放射性密集区,即瘤巢;朗格汉斯细胞组织细胞增生症(LCH)的骨显像可表现为放射性浓聚及缺损并存,颅骨病变多表现为圆形放射性缺损区;骨囊肿表现为放射性稀疏或正常。

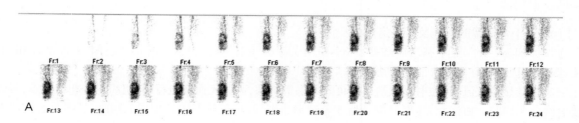

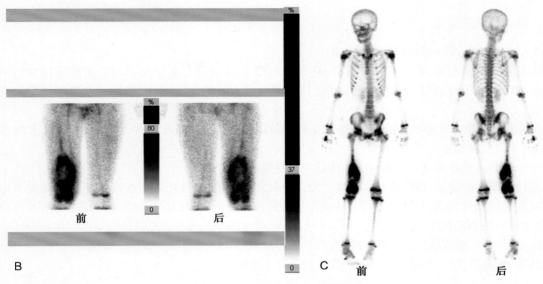

图 3-2-8　左股骨骨肉瘤显像图
A. 血流灌注相；B. 血池相；C. 延迟骨相。

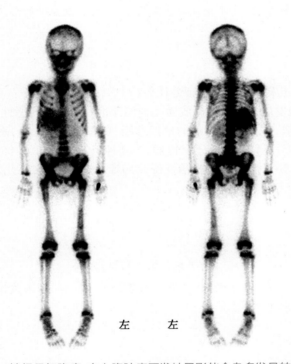

图 3-2-9　神经母细胞瘤，右上腹肿瘤原发灶显影伴全身多发骨转移显像图

知识点

骨显像在儿科的临床适应证

1. 急性骨髓炎。
2. 原发性恶性骨肿瘤和继发性恶性肿瘤骨转移早期诊断、临床分期、预后疗效判断。
3. 股骨头坏死。
4. 骨样骨瘤、组织细胞增多症、骨囊肿等。

五、脑血流灌注显像

【问题1】脑血流灌注显像的原理及方法？

静脉注射能被脑细胞摄取显像剂 $^{99}Tc^m$- 双半胱乙酯（ECD），通过断层显像设备所获得局部组织的放射性分布，即反映了局部脑血流量。ECD能较长时间滞留于脑内，其在脑内的存留量与局部脑血流量成正比。

脑血流灌注显像正常影像：大脑半球各切面影像放射性分布左右基本对称，大脑额、顶、颞、枕叶皮质等灰质结构高于白质和脑室。

【问题2】脑血流灌注显像在儿科的临床适应证有哪些？

（1）难治性癫痫的定位诊断：发作期癫痫灶脑组织代谢明显增加，致局灶脑血流增多，病灶区呈放射性增高；发作间期致癫痫灶内血流灌注低下，发作间期病灶区放射性减低。结合癫痫发作期高灌注和发作间期低灌注有助于难治性癫痫病灶的定位。

（2）脑血管畸形、烟雾病的诊断：脑血流灌注显像可发现病灶区呈放射性减低或缺损区。

（3）其他：儿童孤独症、多动症的功能损伤定位及疗效评价。

知识点

小儿脑血流灌注显像的适应证：难治性癫痫病灶定位诊断；脑血管畸形、烟雾病等。

六、PET/CT

【问题】PET/CT检查在儿科的临床适应证是什么？

随着仪器及显像药物的发展，PET/CT已成为无创性评价和监测儿科恶性肿瘤的重要影像技术。PET/CT在肿瘤检测中有独特优势，主要用于肿瘤的早期诊断、良恶性鉴别诊断，恶性肿瘤的临床分期、复发与转移、疗效评估与预后判断等，儿科主要用于淋巴瘤、中枢神经系统肿瘤、神经母细胞瘤及原发性骨肉瘤及软组织肿瘤。另外，PET/CT还可用于小儿难治性癫痫病灶的定位诊断，小儿发热待查及疑难病的鉴别诊断等。

知识点

PET检查的儿科适应证

儿童恶性肿瘤的早期诊断、临床分期、疗效评估和预后判断；小儿难治性癫痫病灶的定位诊断；小儿发热待查及疑难病的鉴别诊断等。

（赵瑞芳）

第三节　放射诊断

一、儿童影像学检查的特点

个体从新生儿到青春期各器官、系统不断发育，体格、生理和心理的发育在各阶段均明显不同。儿童放射学与成年人放射学相比有其特殊之处。儿科影像不论是影像检查方法、诊断思维逻辑、疾病预后判断，还是学科发展方向等均有其特殊性。熟悉儿童的体格、生理和心理发育特点，了解各年龄阶段各部位的正常影像学特征，是实现儿科疾病早期、快速、准确诊断的基础。

婴幼儿影像学检查时，应注意动作轻柔、保暖、减少外界不良刺激，取得陪伴检查家长的合作；对年龄较大的儿童需掌握其心理特征,将放射科检查室进行童话式装修,消除患儿对诊疗环境的恐惧感,增加对检查的依从性。摄片时,要求曝光时间短、尽可能在短时间内完成影像学检查,同时,儿童对 X 线相对敏感,应合理选择检查方法,并充分考虑对患儿性腺、甲状腺等敏感器官进行有效防护。

二、检查方法的选择

小儿影像学检查方法的选择应以各种检查方法的适应证、禁忌证及临床初步诊断为依据,应首选安全、准确、简便和经济的检查方法。原则上骨骼系统、胸部首选 X 线平片,脑外伤和急性出血首选 CT;MRI 对于颅内肿瘤的诊断具有独特的优越性;肺部弥漫性病变需使用高分辨率 CT;肿瘤定位和定性诊断需使用 CT 或 MRI;透视有助于观察横膈、肋骨的呼吸运动。有时精确诊断需联合 2~3 种检查方法进行诊断。

对于年幼儿童的 CT 或 MRI 影像学检查,要通过剥夺睡眠和适量服用镇静剂的方法,待患儿熟睡后再行检查。

三、X 线照相诊断方法和技术

随着技术和设备的进步,X 线检查发展到可以对人体大部分结构进行清晰显像,并已经进入了数字化成像时代。目前,数字化 X 线照相检查技术中最常应用的技术为计算机射线照相检查(computed radiography,CR)和数字化 X 射线照相检查(digital radiography,DR)。目前,儿科常用的照相检查部位有胸部、腹部和骨骼。X 线照相的简单、快捷和辐射剂量低是其优势所在。

知识点

X 线成像的相关特性和基本原理

1. 相关特性　X 线具有穿透性、荧光效应、感光效应和电离效应的特性。
2. 基本原理　X 线之所以能使人体组织在荧屏或胶片上形成影像,一方面是基于 X 线的穿透性、荧光效应和感光效应;另一方面是基于人体组织之间有密度和厚度的差别。当 X 线透过人体不同组织、结构时,被吸收的程度不同,所以达到荧光屏或胶片上的 X 线量就有差异,在荧光屏或 X 线片上就形成明暗或黑白对比不同的影像。

(一) 胸部 X 线照相检查

临床病例 1

患儿,男,15 岁。左侧胸痛。体格检查发现左肺呼吸音减低。

【问题 1】患儿常规首选影像学检查是什么?
思路 1　根据患儿症状和体格检查,初步印象需考虑左侧气胸,故应及时行胸部 X 线摄片以观察是否存在气胸。
思路 2　胸部 X 线可以快速评估胸腔内气体的量和肺部压缩的比例,以明确是否需要外科引流治疗。
思路 3　由于含气的肺组织具有良好的自然对比,故呼吸系统疾病,包括肺、胸膜、横膈病变,仍首选传统 X 线检查,辅以其他影像学检查。

【问题 2】胸部 X 线摄片检查的观察范围和方法是什么?
思路 1　范围包括肺、心脏、纵隔、胸膜、横膈、胸廓骨骼和皮下软组织结构。
思路 2　要求显示脊柱,能观察到心影后肺纹理,无偏斜或旋转。
思路 3　心胸比例为心影最大横径 / 胸廓最大横径,即心影左、右缘最突出点至胸廓中线的垂直距离之和 / 在右膈顶平面两侧胸廓肋骨内缘之间的距离(婴幼儿常以第 8 后肋水平作为胸廓最大横径)。
思路 4　一般胸部疾病常规摄正位片,根据病情可加侧位片。婴幼儿摄片常采取仰卧位,平静吸气末曝光。新生儿胸部 X 线检查常规采用仰卧位或水平侧位投照。3 岁以上小儿应摄立位片,以扩大肺野范围,观察病变。

【问题 3】患儿影像学检查见图 3-3-1，诊断是什么？

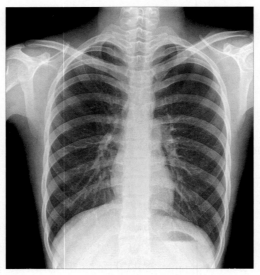

图 3-3-1　胸片正位

诊断是左侧少量气胸。

（二）腹部 X 线照相检查

临床病例 2

患儿，男，1 日。间断呕吐 1 日，排便量少。

【问题 1】患儿常规首选影像学检查是什么？

思路 1　根据患儿症状和体格检查，初步印象需考虑肠梗阻，故应及时行腹部 X 线摄片。

思路 2　通过腹部立卧位检查以观察是否存在肠管扩张、阶梯状气液平面等梗阻征象和肠气分布情况，可以通过影像特点来分辨高位或低位、完全或不完全性肠梗阻，如果存在绞窄性肠梗阻征象可以提示临床病情高危。

思路 3　腹部 X 线照相临床常用于急腹症的初检、肠梗阻、消化道穿孔、坏死性小肠结肠炎、肿瘤等。

【问题 2】腹部 X 线摄影检查的观察范围和方法是什么？

思路 1　常规采用立位、仰卧位。根据患儿的情况和需要，可选择拍摄正位或倒立侧位，侧卧位水平向投照，以观察肠内外气体分布情况，有无软组织包块、腹水、钙化灶等。

思路 2　范围为上方包含横膈，下至耻骨联合下方，对于存在膈疝或腹股沟疝的患儿可以适当放大投照范围使病变包含其中。

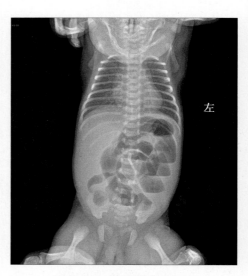

左

图 3-3-2　胸腹联合正位片

【问题 3】患儿影像学检查见图 3-3-2，诊断是什么？

诊断是完全性单纯性低位小肠梗阻。

机械性肠梗阻与动力性肠梗阻的主要鉴别诊断要点见表 3-3-1。

表 3-3-1 机械性及动力性小肠梗阻鉴别

鉴别要点	机械性肠梗阻	动力性肠梗阻
肠管扩张程度	较重	较轻
扩张肠管分布	越近梗阻点肠管扩张越明显	普遍胀气
扩张肠管形态	呈拱形或倒 U 形	胀气肠管不连续，无一定形态
液平面大小	梗阻点液面最长	液面大小相似
位置	液面大小呈阶梯状分布	常在同一水平
深浅	积液较深	积液较浅小

（三）骨骼 X 线照相检查

临床病例 3

患儿，男，2 岁。右肘关节外伤 2 小时，局部肿胀、疼痛。

【问题 1】患儿常规首选影像学检查是什么？

思路 骨骼 X 线检查为骨、关节疾病，如外伤、炎症、先天畸形和各种代谢和遗传性、内分泌性骨病的首选和最常用检查方法。故本患儿首选骨 X 线照相检查。

【问题 2】患儿骨骼 X 线照相检查的观察范围是什么？

思路 对该患儿骨骼 X 线检查时观察骨骼范围以肘关节为中心，适当包括相关骨骼。

知识点

骨骼 X 线照相检查的观察范围

1. 观察骨骼范围为所要检查的骨骼和两侧关节常规采用立位、仰卧位。
2. 关节的投照要以关节为中心适当包括所有此关节的相关骨骼。
3. 脊柱侧弯首次摄片采用立位，常规为前后位和侧位投照，投照范围自颈部向下包括髂骨嵴。
4. 难以判定一侧骨关节是否存在病变的情况下，加摄健侧对称部位进行对比观察。

【问题 3】患儿影像学检查见图 3-3-3，诊断是什么？

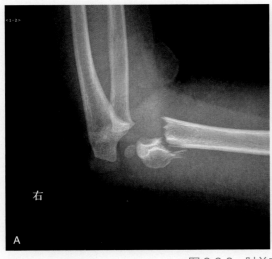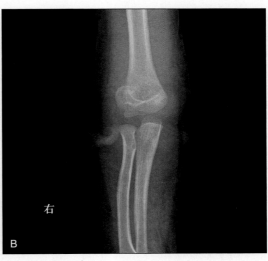

图 3-3-3 肘关节正侧位片（A、B）

诊断右肘关节髁上骨折。

四、X 线造影诊断方法和技术

X 线是根据人体组织对射线的衰减差异进行成像,但人体内有些器官与组织缺乏自然对比,因此引入对比剂形成密度差异,使用对比剂进行的 X 线检查称为 X 线造影检查。目前儿科常用的造影检查为消化道钡餐检查、灌肠检查、静脉肾盂造影检查、经尿道逆行插管、经尿道和 / 或膀胱造影及胆道造影等检查。

(一) 食管造影

临床病例 4

患儿,男,出生后 20 小时。出生后间断呕吐,插入胃管困难。

【问题 1】患儿适合进行哪种影像学检查?

思路 1　临床考虑患儿为先天性食管闭锁,应选用食管造影检查。

思路 2　对患儿应留置胃管,然后在留置胃管状态下行食管造影检查,以便在造影前期即可观察到是否存在胃管反折影像,以提示先天性食管闭锁可能。

【问题 2】食管造影检查应用何种类型对比剂?

思路　对于 3 个月以下的患儿,可能存在食管气管瘘、食管内对比剂外漏等情况的患儿和预估检查过程中存在容易呛咳入呼吸系统的患儿可以选择有机碘剂(如碘帕醇、碘海醇等)进行造影检查。故此患儿适宜应用碘剂进行检查。

【问题 3】食管造影可以观察什么? 如何检查?

思路 1　食管造影常用于诊断食管蠕动障碍、食管异物、食管狭窄、食管先天畸形等疾病。食管造影对于食管毗邻结构异常(左心房增大)或肿瘤的占位效应有一定的辅助诊断的作用。同时食管钡餐黏膜像的观察对患儿食管静脉曲张具有诊断意义。

思路 2　一般检查前新生儿禁食 4 小时、婴幼儿及儿童禁食 6~8 小时,采用奶瓶或杯子喂食对比剂,观察吞咽动作,食管解剖形态及蠕动情况,胃食管前庭部解剖、位置和生理功能。

知识点

临床应用食管造影的常见疾病种类

1. 先天性疾病　食管闭锁和食管气管瘘、先天性食管狭窄、食管壁内气管软骨异位症、食管憩室、食管裂孔疝、贲门失弛缓症。

2. 后天性疾病　食管异物、食管烧伤和瘢痕狭窄、食管静脉曲张。

【问题 4】患儿食管造影检查见图 3-3-4,初步诊断是什么?

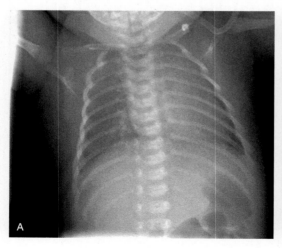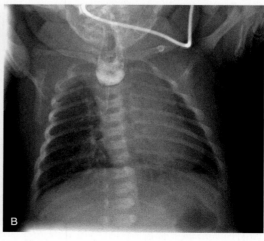

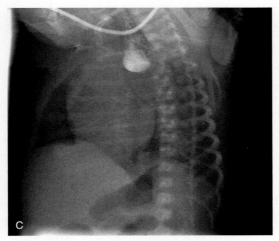

图 3-3-4　食管造影检查

诊断为先天性食管闭锁合并食管气道瘘（Ⅲ型）。

（二）胃肠道钡餐造影

临床病例 5

患儿，男，7 岁。间断胆汁性呕吐 2~3 年伴腹痛。

【问题 1】患儿适合进行哪种影像学检查？

考虑对该患儿进行胃肠道钡餐造影检查来观察胃和小肠的通畅性，明确发病部位，并且了解是否存在先天性消化道畸形。

知识点

胃肠道造影检查适应证

1. 胃肠道造影检查适用于慢性或反复腹痛、呕吐、原因不明的贫血、消化道出血、肠道炎症、胃肠畸形、部位不明的腹部占位等情况。

2. 上消化道造影检查常用于胃食管反流、食管裂孔疝、膈疝、幽门肥厚性狭窄、环形胰腺、十二指肠模式狭窄等先天性疾病的诊断。

【问题 2】胃肠道钡餐造影检查的对比剂如何选择？

思路 1　硫酸钡是消化道造影最普遍应用的对比剂。

思路 2　由于儿童的特殊性和疾病的特点，在一些检查中可酌情使用有机碘剂，该对比剂对比效果较硫酸钡略差，且不适用于观察黏膜，主要用于观察消化道形态、蠕动和是否存在梗阻性病变。有机碘剂主要用于 3 个月以下的患儿、可能存在或不明确的消化道对比剂外漏等情况的患儿，以及预估检查过程中存在容易呛咳入呼吸系统的患儿。由于全消化道造影观察范围广，一般不推荐使用有机碘剂。

【问题 3】胃肠道钡餐造影都可以观察什么？

思路　胃肠道钡餐造影主要对检查范围内消化道的解剖结构和活动度、位置及连接顺序、蠕动和功能、与周围实质脏器和占位病变的关系进行观察，同时对消化道黏膜病变和管腔内病变有辅助诊断的作用。

知识点

胃肠道造影检查注意事项

1. 高位梗阻、呕吐严重引起脱水和营养不良的患儿，胃肠检查往往加重病情。

2. 根据不同病情,全消化道造影可采用一次或分次服钡法。造影中近段空肠显影后间隔0.5~1小时顺序观察各段小肠形态、走行、肠黏膜及肠蠕动情况。

3. 胃肠道造影时,需借助各种体位来观察。一般对比剂在胃内排空能力和到达回盲部所需时间对评估消化道功能具有一定临床意义。

知识点

胃肠道造影检查的禁忌证

1. 胃肠道大出血时,应在大出血停止后2周进行检查,最早不应少于1周。对存在消化道出血表现和行活检的患儿,建议在停止出血和活检完成4~6日后行检查。

2. 肠梗阻时钡剂进入肠道后,水分被吸收,会呈干结现象,加重梗阻。

3. 胃肠道已有或疑有穿孔,钡剂性腹膜炎致死率增高。

【问题4】患儿上消化道造影检查见图3-3-5,影像诊断及常见的鉴别诊断是什么?

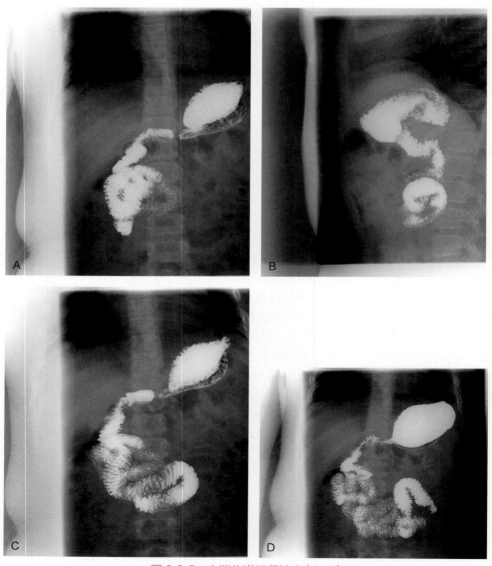

图3-3-5　上消化道钡餐检查(A~D)

思路 1　上消化道钡餐提示十二指肠框消失,小肠起始部位于左上腹,诊断为肠旋转不良。

思路 2　鉴别诊断:本病与十二指肠闭锁、狭窄和环形胰腺 X 线表现相似,腹部 X 线平片不易鉴别。钡剂显示十二指肠闭锁处为扩大的盲端,呈"风兜状",环形胰腺为胰腺降段中部呈环形或半环形缩窄状,而本病梗阻点为外压性改变,有时变尖,与上述病变不同。钡灌肠可进一步鉴别,十二指肠闭锁为细小结肠,盲肠位置正常,环形胰腺的结肠形态、位置正常。肠旋转不良的盲肠在右上腹或中腹部与前者不同。

（三）钡剂灌肠造影

临床病例 6

患儿,男,2 岁。出生后腹胀、便秘,日常需开塞露辅助排便,肛门指检有紧缩感。

【问题 1】该患儿适合进行哪种影像学检查?

思路　选择钡剂灌肠检查。除结肠穿孔外,结肠任何疾病都适用钡剂灌肠检查。

【问题 2】灌肠造影检查应用何种类型对比剂?

思路　结肠造影通常使用硫酸钡为对比剂(故名钡剂灌肠),对肠息肉的诊断使用气钡双重造影。临床怀疑胎粪栓塞的患儿,使用含碘对比剂灌肠进行诊断的同时,可达到治疗的目的。对有肠炎或疑有肠坏死可能的肠梗阻患儿使用含碘对比剂灌肠较为安全。

【问题 3】灌肠造影可以观察什么? 如何检查?

思路 1　可以观察结肠和直肠的形态、位置及蠕动,通过规定时间(一般为 1 小时)后观察排泄对比剂的情况,同时对回盲部位置的观察有利于肠旋转不良和中肠扭转的诊断与鉴别。

思路 2　灌肠前 1~2 小时应清洁洗肠。用带球囊的双腔导管(Foley 管)经肛门插管并注入对比剂,通常透视下观察对比剂通过结肠肝曲后可停止灌肠,变化体位使对比剂充盈至回盲部。

知识点

临床应用钡剂灌肠的常见疾病种类

1. 先天性疾病　肠闭锁和狭窄、先天性巨结肠、先天性细小结肠症、胎粪栓塞综合征、小左结肠综合征、先天性球形结肠。

2. 后天性疾病　结肠息肉、慢性溃疡性结肠炎、结肠癌。

【问题 4】患儿钡剂灌肠造影检查见图 3-3-6,初步诊断及鉴别诊断是什么?

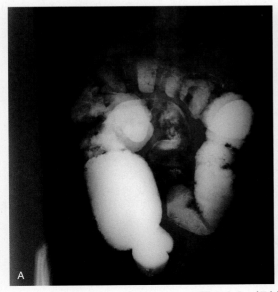
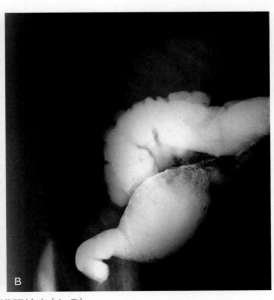

图 3-3-6　钡剂灌肠检查(A、B)

思路 1 钡灌肠提示病变段、移行段及扩张段,诊断为先天性巨结肠(常见型)。

思路 2 鉴别诊断:本病需与胎粪黏稠综合征鉴别,后者亦可发生排胎粪延迟、腹胀、呕吐。直肠及乙状结肠内有多量胎粪。钡剂灌肠检查见结肠内有胎粪的充盈缺损,结肠无扩张,直肠无痉挛段。经洗肠后胎粪排出,症状消失。

(四)空气灌肠造影

临床病例 7

患儿,男,1 岁。阵发性哭闹伴少量便血 4 小时。既往有肠套叠病史。腹部体格检查:右上腹部可触及包块。

【问题 1】该患儿的初步诊断是什么?适合进行哪种影像学检查?

思路 1 患儿急性起病,为肠套叠好发年龄段,已经出现便血并发现腹部包块,首先考虑肠套叠。

思路 2 空气灌肠主要用于本病的放射诊断和治疗,空气作为对比剂具有较高的安全性。

【问题 2】空气灌肠可以观察什么?如何检查和治疗?

思路 1 空气灌肠可以观察结肠内肠套叠包块是否存在,套叠包块的形态、位置、长度及治疗后的复位情况。

思路 2 检查前常规胸腹部透视,观察肠管充气、有无肠梗阻及包块影,重点观察有无气腹以除外肠穿孔。经肛门插入带球囊的双腔导管并将球囊充气,通过空气灌肠机设定压力注气并透视下观察,根据病情选择适当的压力,一般为 6~12kPa,当气体达套入部时包块显示,从小压力开始逐渐适当提高压力将包块推至回盲部,一般包块将变小,包块消失的同时大量气体进入小肠,表示肠套叠已经复位。

该病例空气灌肠中摄片见图 3-3-7。

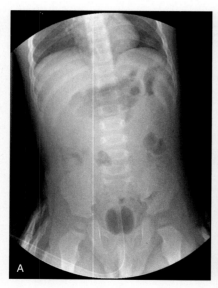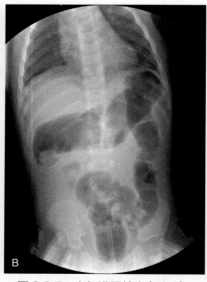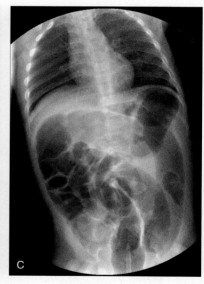

图 3-3-7 空气灌肠检查(A~C)

【问题 3】空气灌肠检查注意事项是什么?

思路 1 应用镇静剂或麻醉下空气灌肠可以提高复位概率。

思路 2 检查中少用手法按摩加压,以免发生肠穿孔。

思路 3 空气灌肠后如发现包块大小及位置固定不动,需维持现有压力观察一段时间,如包块仍未变化应考虑停止复位,安排下一步治疗。

思路 4 如出现肠穿孔,应立即自肛门排气,并腹腔穿刺排气,急诊手术治疗。

空气灌肠的适应证和禁忌证

1. 适应证　发病 48 小时以内,全身情况较好,腹部无压痛及肌紧张,无严重肠梗阻、腹膜炎、肠坏死征象者,均可进行空气灌肠检查并试行复位治疗。

2. 禁忌证　发病超过 48 小时或全身情况差,如重度脱水、休克等,有明显肠梗阻、腹膜炎、肠坏死征象者,不宜行空气灌肠检查。

肠套叠复位标准

肠套叠复位标准:套入部阴影消失;大量气体进入小肠;停止灌肠后排出正常大便;患儿安静,临床症状及体征消失。

(五) 静脉肾盂造影

临床病例 8

患儿,男,7 岁。腹部不适就诊。超声发现左肾积水。

【问题 1】了解肾积水形态、程度和初步评价肾功能最简单直观的影像学检查方法是什么?

思路 1　首选检查方法为静脉肾盂造影(intravenous pyelography,IVP),可显示肾盂、肾盏、输尿管和膀胱的形态、位置,同时辅以透视可了解肾盂和输尿管的蠕动及走行情况,对于存在积水的患儿通过显影的形态和浓度可用于评价积水的程度,效果优于初步评价。

思路 2　目前 CT 尿路成像(computed tomography urography,CTU)和磁共振尿路成像(magnetic resonance urography,MRU)作为辅助检查方式,尤其是存在对碘剂过敏或高危的患者,MRU 检查为首选,但由于未引入对比剂,所以对于肾功能的评估不足。

【问题 2】静脉肾盂造影检查应用何种类型对比剂?

思路 1　目前常用含碘对比剂,如碘帕醇、碘海醇等。

思路 2　由于药物特性,对发热的患儿禁忌行此检查;对于皮疹的患儿由于与药物过敏反应不易区分,不宜行此项检查,建议待皮疹治疗退去后再进行检查。

【问题 3】静脉肾盂造影的检查流程是什么?

思路 1　检查前 1 日进少渣饮食,需禁食、禁水 3~6 小时,造影前尽量排空粪便。体重不足 7kg 患儿对比剂用量为 3ml/kg,体重大于 7kg 患儿对比剂用量为 2ml/kg,最高用量不超过 40ml。造影以规定时间摄片为主要方式,对于疑难病和重点观察结构辅以透视下动态观察,造影摄片的投照时间一般为 7~10 分钟、15~20 分钟、30~40 分钟,对肾功能欠佳者,需增加 60 分钟甚至 90 分钟摄片。肾功能差者,有时需于注射对比剂后 2 小时,甚至 24 小时摄片观察肾盂。

思路 2　顺行肾盂输尿管造影即经皮穿刺或经肾造瘘口插管直接将对比剂注入肾盂,达到泌尿系统显影的上尿路检查方法,主要用于静脉肾盂造影不显影,但需了解肾盂和输尿管是否通畅、肾盂排空功能、输尿管形态和走行等情况的患儿。

【问题 4】患儿静脉肾盂造影检查见图 3-3-8,影像诊断

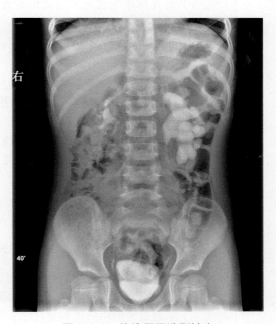

图 3-3-8　静脉肾盂造影检查

是什么？

　　思路　诊断为左侧肾盂积水,肾盂输尿管连接部梗阻(UPJO)。

（六）排尿性膀胱尿道造影

　　患儿,男,4 个月。排尿困难。

　　【问题 1】患儿适宜进行何种影像学检查?

　　思路　患儿应选用排尿期膀胱尿道造影(voiding cystourethrography,VCUG)。本法主要用于诊断下尿路病变,如观察膀胱形态、容积及排尿功能,膀胱输尿管反流,膀胱腔内病变和尿道形态。

　　【问题 2】排尿期膀胱尿道造影检查应用何种类型对比剂?

　　思路　目前常用含碘对比剂,如碘帕醇、碘海醇、泛影葡胺等。

　　【问题 3】排尿期膀胱尿道造影的检查流程是什么?

　　思路 1　逆行膀胱尿道造影(常规法):将导尿管经尿道插入膀胱后,通过注射器注入经 3~4 倍稀释的含碘对比剂,新生儿注入量约为 30ml,婴幼儿 50~70ml,儿童 100~150ml,亦可于患儿有尿意或尿道口开始滴尿时即停止注药。

　　思路 2　耻骨上膀胱穿刺法,或经膀胱引流管/瘘口造影法:经穿刺处或引流口插管注入稀释的含碘对比剂,对比剂的用法用量均同上。

　　思路 3　排尿期膀胱尿道造影摄片过程:注药完毕后立即进行膀胱正侧位摄片,作为静态的膀胱造影图像,用以观察膀胱充盈状态和是否存在输尿管反流。随后于排尿体位采集排尿期图像,以了解尿道形态及是否存在膀胱输尿管反流。排尿结束后进行正位摄片,了解剩余尿量和输尿管反流程度。

　　思路 4　排尿期膀胱尿道造影体位选择:①女性患儿采用两腿分开仰卧位排尿,可以适当倾斜操作床以缓解体位不适;②男性患儿采用斜侧卧位,贴操作床的一腿弯曲上抬,另一腿向后伸直,可以显示尿道;③除外尿道直肠瘘等特殊疾病的患儿需变化体位,多选用侧卧位或斜侧卧位观察。

　　【问题 4】排尿期膀胱尿道造影需注意什么?

　　思路　存在下尿路感染的患儿不宜行此项检查,尤其是急性期,待症状消失且尿常规指标趋于正常时才可进行。造影后如发现患儿存在膀胱输尿管反流,需进行抗炎性治疗。

　　【问题 5】患儿排尿期膀胱尿道造影检查见图 3-3-9,初步影像诊断及鉴别诊断是什么?

　　思路 1　初步影像诊断为后尿道瓣膜,右侧膀胱输尿管反流。

　　思路 2　鉴别诊断:神经源性膀胱,有时与本病相似,尤其后尿道扩张呈漏斗形时,但造影后尿道无扩张及延长,无尿线变细可与本病鉴别。

　　外伤性后尿道狭窄多见于尿道膜部,X 线所见与本病相似。但尿道狭窄处轮廓可不光滑或伴瘘管,几乎均有骨盆骨折,可作为佐证。

（七）胆道造影

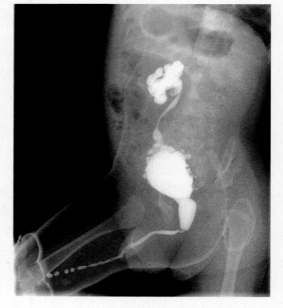

图 3-3-9　排尿期膀胱尿道造影检查

　　患儿,女,10 岁。大便颜色浅,皮肤黄染 2 个月。经留置 T 管造影。

　　【问题 1】胆道造影检查应用哪种类型对比剂?

　　思路　目前常用含碘对比剂,如碘帕醇、碘海醇、泛影葡胺等。

　　【问题 2】胆道造影的检查流程是什么?

　　思路 1　术中胆管造影法:于手术探查中或手术接近完毕时,将含碘对比剂从胆囊、胆囊管或胆总管注入（图 3-3-10）。

思路 2　术后胆管造影法：通常于术后 1~2 周进行。经手术留置于胆总管的 T 管，一次注入约 10ml 含碘对比剂，在透视下或摄片观察胆管有无残余结石、蛔虫、狭窄、扩张、变形及排空情况。检查完成后应尽量吸出注入的对比剂。

（八）心血管造影术和心导管检查术

心血管造影术是将碘对比剂注入心脏和大血管，以此显示心脏大血管内部解剖结构和循环功能的一种特殊的 X 线检查方法，适用于婴幼儿和儿童。

心导管检查术分右心导管和左心导管检查。这是经外周静脉或动脉穿刺后置入导管，沿相应血管到达右心或左心，在透视下观察导管的经行途径，了解心内有无异常通路、测定导管头端血氧含量和压力，同时通过此导管还可行左心和 / 或右心造影。

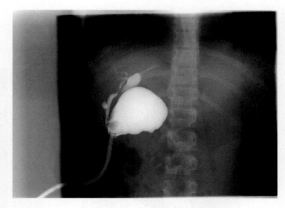

图 3-3-10　术中胆管造影法

目前，数字减影血管造影（digital subtraction angiography，DSA）多用于颈动脉、肾动脉、颅脑血管、胸腹部及外周动脉造影。应用于此法血管内只需密度差超过 1%，即微量的对比剂便可显影，具有简便、安全、便于广泛应用于多种血管疾病检查等优点，提高了诊断的价值和准确性。

五、计算机体层成像诊断方法和技术

CT 是用 X 线束对人体一定厚度的层面进行扫描，由探测器接受透过该层面的 X 线，转变为可见光后，由光电转换器转变为电信号，再经模拟 / 数字转换器转为数字，输入计算机处理构成 CT 图像。CT 图像是由一定数目像素组成的灰阶图像，是数字图像，是重建的断层图像。多层螺旋 CT（multi slice CT，MSCT）采用多排探测器矩阵，每排探测器数据可单独完成一层图像重建，也可多排探测器数据共同完成一层图像重建，每次扫描可同时完成多达 64 层图像采集。

【问题 1】常用的 CT 检查技术都有哪些？

思路 1　普通 CT 扫描：包括平扫（不用对比增强或造影的普通扫描）、对比增强（经静脉注入水溶性有机碘剂，于病变部位再行扫描）、造影扫描（于器官或组织造影后再行 CT 检查）。

思路 2　螺旋 CT 扫描的图像后处理技术：螺旋 CT 扫描获得的连续横断面数据经过计算机后处理，可重组为冠状位、矢状位乃至任意方位的断层图像，并可得到其他显示方式的图像（多平面图像、再现图像、仿真内镜显示图像）。

思路 3　CT 灌注成像：经静脉团注有机水溶性碘对比剂后，对感兴趣器官在固定的层面行连续扫描，计算对比剂到达病变的峰值时间、平均通过时间、局部脑血容量和局部脑血流量等参数，分析这些参数可了解感兴趣区的毛细血管血流动力学，即血流灌注状态。

常见 CT 检查图像见图 3-3-11。

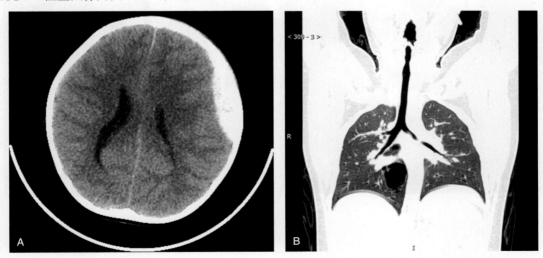

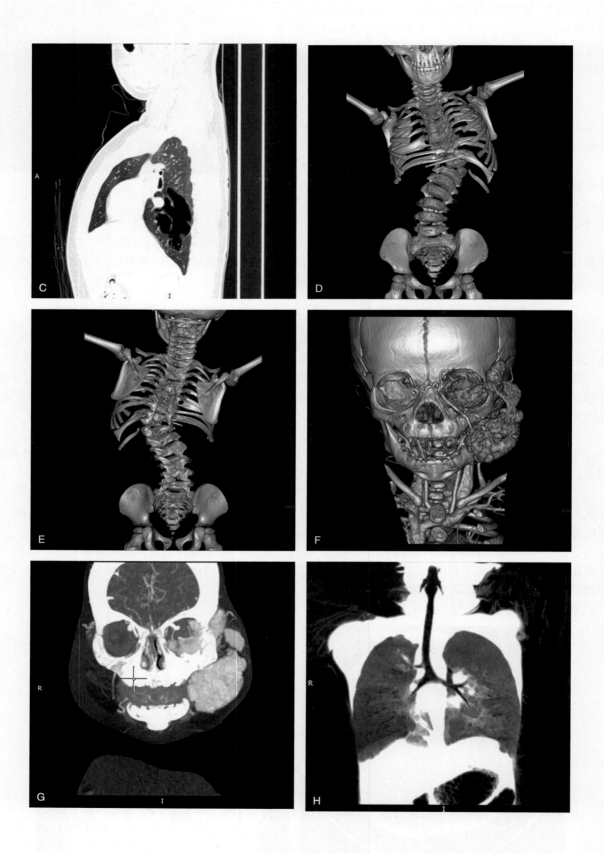

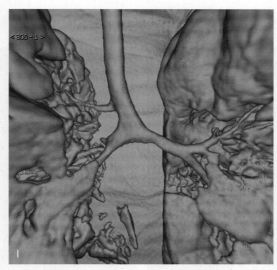

图 3-3-11 常见 CT 检查图像

A. 左额硬膜外出血(CT 平扫轴位);B. 右肺下叶先天性囊性腺瘤样畸形(CT 平扫多平面重建冠状位);C. 右肺下叶先天性囊性腺瘤样畸形(CT 平扫多平面重建矢状位);D、E. 先天性脊柱侧弯并多发脊柱及肋骨畸形(CT 平扫容积再现);F、G. 左眼眶外侧血管瘤(CT 增强容积再现和最大密度投影);H、I. 右侧气管支气管畸形(CT 平扫表面再现和最小密度投影)。

【问题 2】影像检查报告中提到的伪影是什么?

思路 伪影是在图像中出现了实际上并不存在的各种形状的影像,可由设备、扫描技术、异物及患者的活动等因素引起。

【问题 3】CT 在各系统疾病中的临床应用价值是什么?

思路 1 头颅:常用于肿瘤、缺氧性脑病、感染、脑积水、先天畸形、脑血管性疾病、颅内出血、颅脑外伤、内分泌脑病的诊断。增强 CT 扫描可了解病灶的血供,增加正常和病变组织间的密度对比,区别病变的性质。

思路 2 骨骼肌肉系统:①结构复杂部位的骨关节病;②骨骼外伤;③脊柱及其他骨畸形;④原发骨肿瘤及椎外肿瘤的骨浸润。下列情况需行 CT 增强检查:①疑有等密度肿块;②了解软组织肿块的血供情况;③依据病变增强特点帮助定性;④了解病变与重要血管关系。

思路 3 颈胸部:主要用于肿瘤、感染性病变和先天性肺疾病,根据病变特点辅以增强扫描对病变的定位、定性更有诊断价值。

思路 4 心脏大血管:用于儿童先天性心脏病、冠状动脉异常和大血管畸形的诊断,应用增强扫描可以得到清晰的心腔和血管影像,可以对解剖结构进行测量以辅助对疾病的评估。

思路 5 腹盆腔:主要用于肝、胆、胰、脾、腹膜腔及腹膜后间隙、肾上腺和泌尿生殖系统的疾病诊断,辅以增强扫描对病变的定位、定性有重要的诊断价值。

六、磁共振成像诊断方法和技术

磁共振成像(MRI)是在静磁场、梯度场和射频场作用下使被成像物体出现电磁脉冲共振发射功能,通过设备对共振所产生数据等予以接收采集及后重建成像。与前述各种影像学检查相比,MRI 具有无创、低风险、无辐射、图像软组织分辨率高等特点。常见 MRI 图像分类见图 3-3-12。

【问题 1】在 MRI 的应用中常涉及的概念有哪些?

思路 1 弛豫(relaxation):指磁化矢量恢复到平衡状态的过程。

思路 2 纵向弛豫:又称 T_1 弛豫,是指 90° 射频脉冲停止后纵向磁化逐渐恢复至平衡的过程,即净磁化矢量 M。由 XY 平面恢复到 Z 轴的过程,其快慢用时间常数 T_1 来表示。

思路 3 横向弛豫:又称 T_2 弛豫,是在射频脉冲停止后,质子又恢复到原来各自相位的过程,这种横向磁化逐渐衰减的过程称为 T_2 弛豫,其快慢用时间常数 T_2 来表示。

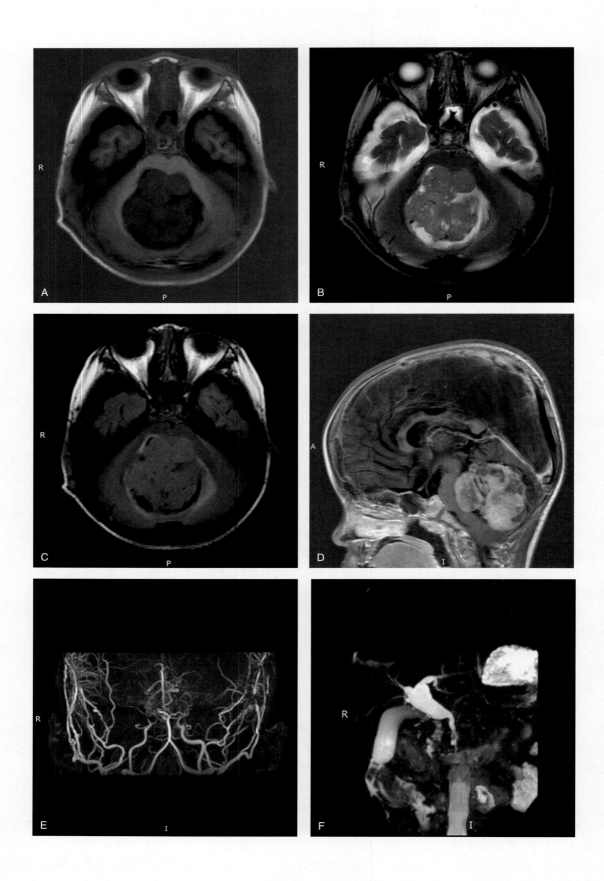

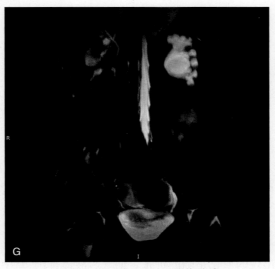

图 3-3-12　常见 MRI 图像分类

A~D. 髓母细胞瘤（MR 平扫 T_1WI、T_2WI、FLAIR T_2WI 轴位像和 MR
增强 T_1WI 矢状位像）；E. 烟雾病（MRA 图像）；F. 先天性胆总管囊肿
（MRCP 图像）；G. 左肾积水、肾盂输尿管连接部梗阻（MRU 图像）。

知识点

磁共振成像图像特点

1. MRI 的图像若主要反映组织间 T_1 特征参数时，为 T_1 加权成像（T_1 weighted imaging，T_1WI），反映组织间 T_1 的差别，T_1WI 有利于观察解剖结构。

2. MRI 的图像若主要反映组织间 T_2 特征参数时，为 T_2 加权成像（T_2 weighted imaging，T_2WI），T_2WI 对病变敏感。

3. 质子密度加权成像（proton density weighted imaging，PDWI），图像对比主要依赖于组织的质子密度。

【问题2】MRI 检查的禁忌证和适应证是什么？

思路1　禁忌证：植入心脏起搏器者、颅脑手术后动脉夹存留、有铁磁性植入物、心脏手术后换有人工金属瓣膜、有金属假肢或关节、体内有胰岛素泵或神经刺激器、妊娠 3 个月以内的孕妇等。

思路2　适应证

1）中枢神经系统：脑部肿瘤、颅内感染、脑血管病变、脑白质病变、脑发育畸形、脑挫伤、颅内亚急性血肿及脊髓的肿瘤、感染、血管性病变及外伤。

2）颈部：可清晰显示咽、喉、甲状腺、颈部淋巴结、血管及颈部肌肉。

3）胸部：纵隔及肺门占位性病变，心脏大血管内腔及大血管形态学与动力学的研究。

4）腹部与盆部：如肝、肾、膀胱、前列腺和子宫，MRI 检查有很大价值。在恶性肿瘤的诊断、对血管的侵犯及肿瘤的分期方面具有优越性。

5）四肢骨关节：骨髓炎、四肢软组织内肿瘤及血管畸形的诊断及对关节疾病有一定诊断价值，可清晰地显示软骨、关节囊、关节液及关节韧带等。

【问题3】其他 MRI 检查还有哪些？

磁共振尿路造影（MRU）水成像多采用 T_2WI 加脂肪抑制序列，可清晰显示泌尿系统的形态和结构，对重复肾、双输尿管、尿路梗阻有较高的诊断准确性。MRI 检查在胆管病变方面成人应用 MR 水成像技术，即磁共振胰胆管成像（MRCP），可清晰地显示胆管系统，胆囊显示较清晰，对胆结石等胆管梗阻部位显示的敏感性和准确性均较高。

（彭　芸）

第四章 小儿麻醉

第一节 麻醉有关的解剖生理特点

一、呼吸系统

胎儿出生后,新生儿首先出现的变化是肺的扩张。通气后液体排出,新生儿肺内充满空气,5~10分钟后出现正常的呼吸,产生胸膜腔负压。10~20分钟后,新生儿产生正常的功能残气量,血气分压接近正常。

新生儿和婴儿膈肌和肋间肌薄弱,肋骨水平排列且柔软,腹部膨隆,所以通气的有效性差。新生儿呼吸频率最快,并随年龄逐步下降。

新生儿和婴儿肺泡数量少且形状小,气道直径小,导致气流阻力大,肺顺应性差;相反,新生儿和婴儿肋骨的软骨成分多、胸壁顺应性却很好。这两点导致吸气相胸壁塌陷、呼气相肺残气量较小。功能残气量小,氧储备低,容易发生肺不张和低氧血症。另外,在新生儿和婴儿,低氧和高碳酸血症对呼吸中枢的刺激作用发育并不完善,容易发生呼吸抑制。

由于婴儿枕部突出、头部比例较大,平卧时头屈向胸部,因此头部垫枕并不能形成"嗅花位",反而会引起喉镜暴露困难。将其改为平卧或肩后垫小枕,使头部轻度后仰,是喉镜暴露的最佳体位。

婴幼儿头部和舌较大,鼻腔狭窄,喉头向头侧向前倾斜相当于C_4椎体平面,会厌软骨较窄而短,气管和颈部较短。婴儿的下颌弓为U形,而青少年和成人则为V形。这一解剖特点可用以解释为何婴儿的插管困难发生率要低于成人。4~7岁儿童的腺样体和扁桃体生长最快,是该年龄段儿童麻醉后气道梗阻的最常见原因。小儿气管内径小,气道水肿、分泌物增加更易引起气道阻力的成倍增加。

麻醉诱导使用肌松药后,环状软骨与声带相比并不能松弛,因而此处是小儿气道最狭窄处。当气管导管通过声门后,可能会压迫环状软骨水平的黏膜,导致拔管后此处发生炎症、水肿、瘢痕增生和狭窄。

二、心血管系统

胎儿出生后,肺的扩张和脐带结扎使新生儿循环系统发生变化。正常情况下,体循环阻力升高,肺血管阻力下降,动脉导管暴露于氧合的体循环动脉血中,促使动脉导管闭合。

新生儿肺循环对血氧分压、pH、二氧化碳分压的变化非常敏感。低氧、酸中毒及炎症介质可导致肺动脉持续高压,或使降低的肺循环阻力再次升高,即持续性肺动脉高压(PPH)。

出生后体循环阻力升高,心室做功和氧耗明显增加,故新生儿期左心处于负荷过重状态。心肌体积小、心肌顺应性差且收缩效率低,使心脏舒张期容积和心每搏排血量均少,故新生儿的心排血量(cardiac output,CO)主要取决于心率,心动过缓可导致CO降低,正常新生儿心率在120~170次/min。新生儿一般对心率增加耐受较好,麻醉时心率暂时可增至200次/min,不需处理。

相反,如婴儿在术中出现心动过缓则应引起警惕。刺激副交感神经、麻醉药物或低氧血症都可导致心动过缓和严重的CO下降。

由于心脏每搏量少,动脉口径相对较大,管壁柔软,所以动脉压低,年龄越小动脉压越低,一般粗略计算为:收缩压(mmHg)=年龄×2+80;舒张压(mmHg)=收缩压×2/3。

除了心脏发育不成熟,小儿对麻醉药物更加敏感,容易产生低血压和心动过缓。婴儿体内儿茶酚胺储备水平较低,但胆碱能系统已发育完全,心脏对迷走神经刺激敏感,也是容易出现低血压、心动过缓的原因。

三、神经系统

新生儿能感知疼痛,胎儿自孕 20 周时大脑及脊髓中即已存在大量的阿片受体,如不采取适当的麻醉和镇痛措施,将影响手术预后,甚至发生威胁生命的并发症。

虽然一些动物或离体实验显示麻醉药对发育中的神经细胞具有毒性,但迄今为止尚无足够证据证明全身麻醉影响儿童智力发育。

四、泌尿系统

新生儿肾脏浓缩、稀释功能较差,酸碱平衡调节能力也差,无贮 Na^+ 能力,故 Na^+ 丢失大于摄入。这要求对新生儿出生后数日的液体治疗需要更精确的调控。

足月儿直到出生后 1 个月,肾脏发育成熟至 60%,才可耐受多数意外事件。

肾脏功能的发育直到 6 个月才接近正常,2 岁以后,小儿的肾功能才能达到成人水平。

五、消化系统

小儿吞咽和呼吸的相互协调能力至出生后 4~5 个月时才完全成熟,因此新生儿胃食管反流的发生率更高。

新生儿肝酶的浓度和活性较低,且肝脏发育的不成熟使其代谢药物的能力不足。另外,新生儿合成凝血因子不足,加上出生后体内维生素 K 不足,容易产生出血倾向。因此,建议对需手术的新生儿,在术前补充维生素 K。

六、体温调节

新生儿增加产热的机制主要是依靠棕色脂肪代谢的非寒战产热。早产儿脂肪储备少,棕色脂肪产热的能力严重不足。所以应将新生儿置于与皮肤温度差为 2~4℃的环境中(即为中性环境)。安静状态下新生儿腹部皮肤温度 36℃,环境温度 32~34℃时,其氧耗量最少。

新生儿皮肤菲薄、脂肪含量低、体表面积大,使其更容易发生体温丧失。影响术中低温的因素包括手术室温度低于 22℃、伤口暴露、静脉输液、吸入干燥的麻醉气体和麻醉药物对体温中枢的直接干扰作用。低体温后更易发生苏醒延迟、心动过缓、呼吸抑制、肺血管阻力升高,以及对药物反应的改变。另外,低温可使吸入麻醉药的最低肺泡有效浓度(MAC)降低,组织可溶性增加。

七、血糖调节

新生儿糖原储备少,更容易发生低血糖。因此,麻醉中应注意监测血糖。

(周志坚)

第二节 麻醉前准备及麻醉方法

一、麻醉前准备

1. 病史回顾 术前早产儿应注意呼吸系统方面问题,包括支气管肺发育不良、呼吸暂停。支气管肺发育不良的婴儿常接受支气管扩张剂和吸入激素治疗,这些药物应延续使用至手术当日。早产儿术后常发生呼吸暂停,应进行严密监护。

对早产儿、新生儿实行麻醉前应注意有无重要脏器先天畸形,如先天性心脏病。另外,一种先天畸形会增加另一种疾病的发生率。皮埃尔罗宾综合征患儿具有特征性的小下颌,麻醉后气管插管非常困难。先天性心脏病、胸廓或脊柱畸形患儿可能合并气道狭窄。

患儿术前最常见的问题是上呼吸道感染(URTI)。麻醉前如发生病毒性感染,可能升高围手术期呼吸系统并发症的发生率,包括哮鸣、喉痉挛、低氧血症和肺不张。

梗阻性睡眠呼吸暂停(OSA)是小儿的多发病。此类患儿术后容易发生呼吸道梗阻,因此需要在麻醉恢复室（PACU）中观察较长的时间。术前应将可能的意外事先告知家属。

哮喘患儿接受手术和麻醉前，应给予积极的治疗。严重哮喘患儿平常所用的口服及吸入药物，包括皮质激素、β受体激动剂，应延续使用直至手术当日。

2. 术前体格检查　气道：了解鼻咽、口咽通气道情况以评估有无上呼吸道畸形。

呼吸系统：观察有无呼吸急促、呼噜声、鼻翼扇动、吸气性凹陷、干啰音、呼吸音不对称和呼吸暂停。严重呼吸道问题的患儿可检查脉搏血氧饱和度（SpO_2）。

循环系统：评估血管通道、心音、脉搏、血压、毛细血管充盈时间和尿量等。

神经系统：包括评估意识、反应、运动活动、强度、对称性和肌张力等。

3. 实验室检查　小婴儿术前应常规检查血常规、血糖。根据病情进行血气、酸碱、电解质、心电图、胸片和心脏超声等检查。应结合临床症状进行凝血功能方面的检查。出现异常检查结果应注意复查或找寻原因，并予以积极处理。

4. 术前用药　小婴儿术前不用镇静药，以避免对呼吸和心血管的抑制作用。

咪达唑仑适用于儿科患者的术前镇静。口服咪达唑仑剂量是 0.3~0.5mg/kg，起效时间需 20 分钟，应在术前 30~45 分钟给药。

此外，法洛四联症的患儿术前应用吗啡，可以避免漏斗部痉挛，预防缺氧发作。但吗啡容易通过小婴儿的血脑屏障，引起呼吸抑制，因此小于 6 个月的小婴儿不建议使用。

最后，抗胆碱能药物也是常用的术前药。通常于诱导前静脉注射阿托品 0.02mg/kg，以减少气道分泌物或预防某些情况下出现的心动过缓。

5. 麻醉前禁食　术前禁食的基本出发点是避免胃内容物在麻醉时发生反流误吸，进而产生气道阻塞或化学性肺损伤。

肠梗阻、肥胖、俯卧位、头低位、腹水或急诊手术均是发生反流的高危因素。这些情况下，应采取减少反流误吸机会的措施，包括置胃管、降低胃内酸度、快速序贯插管或清醒插管。

目前的方案是停止饮用清饮料的时间为麻醉诱导前 2 小时，婴儿停止母乳喂养的时间为术前 4 小时，3 个月以上小儿摄入配方乳或所有年龄的小儿禁止摄入固体食物的时间仍需 6 小时（表 4-2-1）。

表 4-2-1　不同类别食物的最短禁食时间　　　　　　　　　　　　　单位：h

	清饮料	母乳	配方乳或牛乳	固体食物
儿童	2	—	6	6
<12 个月婴儿	2	4	6	6

新生儿代谢旺盛，糖原储备少，所以长时间禁食水易造成脱水、低血容量、低血糖甚至代谢性酸中毒。应尽可能快地在静脉维持的同时给予补充葡萄糖。

6. 麻醉前物品准备

（1）麻醉和通气设备：适用于小儿的麻醉机必须具备的功能包括小潮气量通气（一般为压力控制模式）、较快的通气频率、呼气末正压（PEEP）和适当的吸呼比。环路的吸入端应有温度控制及湿化过滤装置。麻醉前应先根据患儿年龄、体重调节呼吸参数、报警范围。

（2）气道装备：麻醉前应准备合适型号的喉镜、面罩、气管导管、通气道及喉罩（laryngeal mask airway）。气管导管的选择以导管能较容易地通过声门及声门下区域，正压通气时有轻微的漏气为宜。无套囊导管型号可参考以下公式：内径（mm）＝年龄 /4+4，同一患儿选择带套囊导管比无套囊导管细 0.5 号。面罩不能用于长期通气。对于某些特殊情况如气管导管无法插入时，可以考虑使用喉罩。新生儿气管插管一般选用直镜片。

（3）监护设备：麻醉基本监测包括心电、无创血压和脉搏氧饱和度。无创血压袖带大小应适合相应的年龄。小儿麻醉通常为全身麻醉，因此需监测呼气末二氧化碳浓度。重大手术需监测有创动脉压、中心静脉压等血流动力学指标。新生儿或长时间手术需监测体温。监护仪应设置合理的报警范围。

（4）保温设备：新生儿、长时间手术容易发生低体温。因此，新生儿麻醉前手术室温度需调到 27℃以上，以防止患儿入室后体温迅速下降。通常使用空气对流加热装置、辐射热装置、变温毯或干净的塑料帷幔。

(5)液体:小儿麻醉应准备精密滴定的输液装置,还需使用液体加热器。

二、麻醉方法

婴幼儿在麻醉时容易出现气道梗阻或呼吸抑制,故麻醉的首要原则就是选用可以保持气道通畅、方便控制呼吸的麻醉方式,所以幼儿主要采用插入气管导管或喉罩的全身麻醉。某些短小手术或年长儿,可以酌情选择区域麻醉。

1. 全身麻醉

(1)麻醉诱导:常用的麻醉诱导方式包括吸入诱导和静脉诱导。

吸入诱导:是小儿未开放静脉通路时的首选方式,除非患儿有反流误吸风险,优点是麻醉前不需静脉穿刺。术前使用咪达唑仑后,多数小儿都易于接受面罩诱导。常用吸入的全身麻醉药是七氟烷,起效较快,对呼吸道的刺激较小,一般不会在诱导时引起喉痉挛。如患儿不愿接受七氟烷的气味,也可先吸入氧气、氧化亚氮(亦称"笑气")混合气体,入睡后再吸入七氟烷。吸入诱导意识消失后,患儿通常出现短时间的躁动,此时应避免疼痛刺激,否则易诱发喉痉挛,至患儿平静后方可进行静脉穿刺。尽管吸入高浓度七氟烷后容易出现呼吸抑制、心动过缓和剂量依赖性的低血压,但只要及时发现并正确处理则并无大碍。

静脉诱导:适合麻醉前已有静脉通路的患儿。常用丙泊酚 2~3mg/kg,静脉注射后可迅速使患儿的意识消失。一次注射丙泊酚的诱导剂量后可引起中枢性的呼吸暂停,分次给药可避免其发生。丙泊酚还可以导致注射部位剧烈的疼痛,引起意识消失前躁动,混合或注射前使用利多卡因可以减少这种情况的发生。对于低血容量和严重心功能不全的患儿,丙泊酚可引起明显的心血管功能抑制。

诱导后根据需要经静脉给予其他药物,包括阿片类如芬太尼,肌松药如维库溴铵或罗库溴铵,以加深麻醉、获得肌松,随后插入气管导管或喉罩,并听诊确认气道通畅,能有效地控制呼吸。

无论采取何种诱导方式,均应在基本的监护下进行,包括心电、脉搏血氧饱和度和无创血压。诱导前必须准备好各种气道和监测设备,包括麻醉机、喉镜、面罩、气管导管、脉搏血氧饱和度探头及无创血压袖带等。诱导前应抽取阿托品、琥珀胆碱以防患儿突然出现心动过缓、低血压、喉痉挛。另外,喉罩也应处于备用状态,以处理预料外的困难插管。

(2)麻醉维持:小儿麻醉维持通常以吸入为主,也可根据情况采取全凭静脉麻醉。麻醉维持阶段除了调整合适的麻醉深度外,还需管理通气、调节循环、保温及进行监护(见本章第三节)。另外,注意对心、肺、脑、肾和消化道等重要脏器的保护。

小儿麻醉常用的吸入麻醉药包括异氟烷、七氟烷和地氟烷,静脉麻醉药为丙泊酚。全身麻醉期间应保持患儿对手术刺激无体动反应,避免术中知晓。小儿麻醉并不需要常规使用肌松药,但对于开腹手术或某些特殊情况,应使用肌松药以保持骨骼肌的松弛状态。创伤应激较大的手术,麻醉维持可酌情联合应用阿片类药物、区域阻滞。对于 6 个月以上的患儿,可以借助脑电双频指数(BIS)来监测意识状态,以维持适当的麻醉深度。

任何麻醉必须具备心电、无创血压和脉搏血氧饱和度三项基本监测。此外,还需监测体温、尿量、吸入气氧浓度(FiO_2)、麻醉气体浓度和呼气末二氧化碳浓度(fractional con-centration of end-tidal carbon dioxide,$FetCO_2$)。小儿麻醉的对象为体型大小各异的患儿,因此监护工具的型号、尺寸很重要,特别是无创血压袖带、脉搏血氧饱和度仪的探头必须使用小儿专用产品,否则影响监测数据的稳定和准确。重大手术则可选用更为复杂的监测手段,如血气分析、有创动脉血压、中心静脉压甚至经食管超声等。

(3)麻醉苏醒:手术结束后停用麻醉药,清理气道和口腔分泌物,拮抗肌松,保持通气和氧合,等待患儿苏醒。最好在患儿清醒状态下拔出气管导管,即患儿能睁眼、出现面部表情、肢体有目的的活动。应避免浅麻醉状态下拔管或刺激气道,否则容易出现喉痉挛和缺氧。拔管后应注意密切观察患儿呼吸状况,如通气或氧合不佳,应及时处理,甚至再次插管。

苏醒期患儿可能发生躁动,典型的苏醒期躁动表现为患儿无法安慰的哭闹、四肢乱动或语无伦次。给予适当的镇痛镇静能减少躁动发生。

2. 区域麻醉　

作为辅助,区域麻醉可以和全身麻醉复合使用,阻断伤害性刺激上传,其抑制应激反应的效果优于大剂量的阿片类药物,对术后脏器功能的恢复有利。全身麻醉复合区域麻醉不仅可以显著减少阿片类药物的使用量,缩短苏醒时间,还可以使小婴儿术后呼吸暂停的机会减少。另外,区域麻醉用于某些大手术的术后镇痛,也可以取得明显的镇痛效果,可避免阿片类药物的不良反应。

区域麻醉包括各种椎管内麻醉和神经丛阻滞,均可用于小儿,其中以骶管阻滞(caudal block)最为常用。小儿骶管阻滞操作简单,阻滞范围广泛,而且不良反应少见。骶管阻滞常用药物为 0.25% 的丁哌卡因或 0.2% 的罗哌卡因,用量通常为 0.5~1ml/kg,但通常需要在深度镇静下或吸入诱导后方可进行骶管穿刺,以免小儿因疼痛挣扎而将局部麻醉药误注入血管引起惊厥。

近年来,一些新的神经阻滞技术促进和改善了麻醉和术后疼痛管理。如头皮神经阻滞为清醒开颅手术提供良好的镇痛,腹直肌鞘阻滞和腹横肌平面阻滞为腹部手术提供镇痛。

(周志坚)

第三节 围手术期麻醉管理

除了使患儿处于合理的麻醉状态以外,手术麻醉期间还需管理通气、调节循环、保温并进行监护。另外,注意对心、肺、脑、肾和消化道等重要脏器的保护。

一、通气管理

1. 自主呼吸 不需较深麻醉而且未使用肌松药的患儿,麻醉时可以保留自主呼吸。自主呼吸时同样需要进行适当的气道管理,包括保持呼吸道通畅、面罩辅助通气或喉罩通气。可选用大小合适的口咽通气道、鼻咽通气道和面罩以维持气道通畅。目前,小儿麻醉广泛应用喉罩进行气道管理。不同型号的经典喉罩可适用于不同年龄阶段的儿童,甚至新生儿。经典喉罩适用于保留自主呼吸的麻醉,而双腔喉罩则被认为具有更好的气道密闭性和抗反流误吸功能,可用于控制呼吸的麻醉。

2. 控制呼吸 全身麻醉对患儿呼吸产生不同程度的抑制,加上合并使用肌松药、阿片类药物后,大多需要通过麻醉机进行机械通气、控制呼吸。小婴儿常用压力控制通气(pressure control ventilation,PCV)的模式通气,有利于气体在肺内的均匀分布,也便于补偿因为呼吸回路的弹性和无效腔带来的潮气量损失。但 PCV 模式下,由于肺顺应性或气道阻力改变,在恒定的气道峰压下可能出现通气不足或通气过度。因此,需严密监测潮气量和分钟通气量。对于肺部病变严重、通气困难的小婴儿,最好使用性能更好的治疗用呼吸机。

无论控制呼吸还是自主呼吸,如无必要不应使用纯氧,吸入氧浓度一般控制在 20%~50% 的水平,以防氧化应激和氧自由基对神经系统造成损伤。对于特殊类型的患儿,如新生儿和早产儿,其中枢神经和视网膜对氧化应激敏感,术中应保持较低的吸入氧浓度。

二、循环管理

维持血容量是保证组织氧供和循环功能稳定的重要基础,与手术安全和预后密切相关。

1. 术中输液 应包括以下几个方面。

(1)禁食缺失量和正常维持量:体重中第一个 10kg 按 4ml/kg 计算,第二个 10kg 按 2ml/kg 计算,超过 20kg 以后的部分按 1ml/kg 计算,三者相加即为每小时的生理需要量。通常用林格液或生理盐水补充。

(2)第三间隙丢失量:一般浅表手术失液量约 2ml/(kg·h),中等手术失液量 4ml/(kg·h),大手术失液量 6ml/(kg·h),而腹腔内大手术时失液量可达 10ml/(kg·h),早产儿 NEC、腹裂甚至需要 30~50ml/(kg·h)。通常用林格液或生理盐水补充。

近年来发现,第三间隙这一理论在成人中实际上并不存在,儿童则并无研究,提示对这一部分补液应保持谨慎态度。

术中输液具体实施方法如下。

(1)第 1 小时:≤3 岁,25ml/kg;≥4 岁,15ml/kg。

(2)其后每小时:维持输液 4ml/kg。维持输液 + 创伤补液。轻度创伤:4ml/kg + 2ml/kg=6ml/kg;中度创伤:4ml/kg + 4ml/kg=8ml/kg;重度创伤:4ml/kg + 6ml/kg=10ml/kg。

(3)补偿失血:全血或 3 倍于全血的晶体液。

2. 围手术期输血

(1)血容量估计:同样容量的失血对不同年龄小儿的影响差别较大,如 1 000g 的早产儿,失血 45ml 已相当于其循环血容量的 50%。

正常小儿血容量估计可参考表 4-3-1。围手术期对血管内容量的估计需结合与年龄相关的心率、血压、尿量、持续中心静脉压测量、肢体是否温暖及末梢毛细血管再充盈情况来考虑。

表 4-3-1　与年龄相关的血容量及血红蛋白含量

年龄	血容量 /(ml·kg^{-1})	血红蛋白 /(g·L^{-1})
早产儿	90~100	130~200
足月新生儿	80~90	150~230
<1 岁	75~80	110~180
1~6 岁	70~75	120~140
>6 岁	65~70	120~160

(2) 允许失血量:一般新生儿血红蛋白 ≥ 120g/L,血细胞比容 ≥ 35%。2~3 个月的婴儿处于生理性贫血阶段,血红蛋白应 ≥ 80g/L,血细胞比容应 ≥ 25%,但如果处于疾病状态,尤其合并呼吸系统或心血管系统疾病时,血红蛋白至少应达 110~120g/L。

可接受的失血量 = 估计血容量 × (患儿血细胞比容 – 该年龄可接受的血细胞比容)/ 患儿血细胞比容。

失血少于可接受的出血量时,可以用 3 倍容量的平衡盐溶液或等量的胶体液替代,否则应考虑输入红细胞。失血量超过血容量的 50%,需考虑加用浓缩白蛋白。失血量超过血容量的 80%,除补充红细胞和白蛋白以外,需考虑补充凝血物质,如新鲜冰冻血浆、凝血酶原复合物、冷沉淀和血小板等。

一次输血量超过患儿总血容量 1~1.5 倍、1 小时内输血量达到患儿总血容量 1/2 或 20 分钟内输血速度超过 1.5ml/(kg·min),均属于大量输血。大量输血应注意加温血制品以防止低体温,应注意补充钙、镁,应监测酸碱、电解质。

如果患儿病情复杂,仅靠维持血容量不能保持循环功能的稳定,则需要使用正性肌力药物和血管活性药物以保证组织氧供。

三、保温

因小儿体表面积相对较大,散热面积也相对较大,同时糖原储备、棕色脂肪较少,产热能力不足,所以容易出现严重的低体温。麻醉药物对体温调节中枢有抑制作用,加上手术创面的暴露,输入较冷的液体等因素,都会导致低体温。另外,容易忽视的是手术室内温度的调节,如新生儿麻醉时室内温度需维持在 26℃左右。

1. 低体温对生理功能的影响　体温降低直接抑制中枢神经系统,使麻醉恢复延迟,影响术后呼吸功能的恢复。低温后外周血管收缩,血管阻力增加,导致血压升高,增加心脏做功;严重者心率减慢,心排血量降低。还能加剧患儿应激反应,强烈收缩血管,使组织缺氧并发生酸中毒。低体温还损害凝血功能、降低免疫功能,使术后出血、感染机会增加。

2. 低体温的防治　小儿保温需要联合采取多种方法。如控制环境温度,应在患儿进入手术室之前将室温提高到 24℃以上,待麻醉后、保暖措施完善后再降低室温,而手术结束前需再将室温及时提高。减少身体裸露的时间和面积,诱导时以温暖的被子遮盖患儿,非手术部位、四肢应以纱布覆盖、包裹,头部以塑料薄膜覆盖。输入的液体均需得到适当的加温,包括血制品。气管导管与呼吸回路之间应连接有湿热交换器(人工鼻),以减少经呼吸道丢失的热量。腹腔手术时,应以温盐水纱布覆盖暴露的创面和内脏,冲洗液也需经过适当加热后方能使用。

当发生低体温时,应积极采取措施,使用主动加热装置来提高患儿体温。常用电热毯、变温水毯、红外线辐射加温器及充气加热装置等。当使用主动加热装置时,应注意避免患儿局部加热部位灼伤。

四、术中监测

1. 监测标准　麻醉后必须对患儿的氧合状态、心电、通气和循环进行监测。因此,麻醉后至少应连续监测心电图、无创血压和脉搏血氧饱和度三个项目。此外,吸入氧浓度、呼气末二氧化碳通常是全身麻醉后监测氧合和通气状况必需的项目。另外,应根据术中患儿的情况监测各系统的功能,包括体温、尿量、脑电活动、肌松状态、酸碱、水、电解质、血红蛋白、血糖和凝血功能等。

2. 临床观察　最重要的监护手段是连续、密切观察及反复评估。麻醉期间应随时进行脉搏触诊、心音和呼吸音听诊,严密观察患儿胸廓运动、面色和呼吸气囊的运动等。小儿麻醉最基本的监测工具是听诊器。小儿胸壁较薄,心音和呼吸音往往非常清晰,所以听诊器在小儿麻醉中的作用很大。

3. 监测项目

(1)呼吸功能监测:最重要的方法是通过胸壁听诊呼吸音。全身麻醉插管后,应直接看到气管导管进入声门、监测到正常呼气末二氧化碳波形并通过听诊,方能确认气管导管位置正确。控制呼吸的过程中,必须反复观察患儿胸廓的活动、呼吸气囊的运动,麻醉机应能监测分钟通气量和潮气量。值得强调的是,全身麻醉过程中必须监测吸入气氧浓度(FiO_2),麻醉机必须能够对发生低 FiO_2、呼吸停止、呼吸回路脱落和低通气量等情况作出报警并发出声音。

(2)氧合状态监测:术中应严密观察患儿皮肤颜色,避免发生缺氧。脉搏血氧饱和度监测是一种持续监测血红蛋白氧饱和度的无创方法,能迅速反映血氧饱和度的变化,在婴幼儿的监测中非常重要。脉搏血氧饱和度监测依赖于血管搏动产生的血流,在低血容量、低心排血量或使用收缩血管药物的情况下,血管阻力升高,血流减少,测量的准确性可能受到影响。在败血症高排低阻、血管扩张状态下,读数可能偏低。SpO_2 在低温时外周循环灌注不足也会受到影响。

新生儿和婴儿监测 SpO_2 有特殊性。胎儿娩出之后的一段时间内存在一定程度的低氧血症,尤其是存在动脉导管、右向左分流的婴儿,甚至存在持续肺动脉高压。这些情况下,脉搏血氧饱和度探头应置于右手而不是下肢,以免监测到从动脉导管分流所致的低血氧饱和度,干扰临床判断。在一般情况下,胎儿血红蛋白(HbF)并不会影响血氧饱和度仪监测 SaO_2,但在低血氧饱和度时,高浓度的 HbF 可能导致血氧饱和度值被低估。

(3)循环功能监测:在借助仪器之前,首先需要掌握的是通过对患儿的观察和听诊来判断病情。心血管抑制的时候,可以通过听诊发现心音的减弱。婴儿低血容量的早期,其血压能够被较好地代偿而不发生改变,所以需要根据一系列临床征象来判断,如毛细血管的充盈程度、皮肤的皱褶、外周温度和脉搏等。低氧、迷走神经兴奋及使用新斯的明等药物,均可使婴儿发生心动过缓,而婴儿的心排血量是依赖于心率的。

对患儿心电图监测主要用以测定心率和发现心律失常。新生儿和婴儿常因为低氧而发生心动过缓,早期发现和干预很重要。小儿术中出现心律失常并不少见,通过心电监测能够早期发现。患儿围手术期发生心肌缺血的情况较成人少,心电图 ST 段压低的意义也较成人小。一方面是因为小儿冠状动脉疾病少见,另一方面是婴幼儿 QRS 轴、R 波及 T 波形状不同于成人。新生儿心电图表现为右心室优势型;婴幼儿的 T 波较高,往往与 QRS 波同时被读数,监护仪上显示的心搏次数加倍。

术中血压监测必不可少,最常用的方法是无创血压监测(non-invasive blood pressure mornite,NIBP)。对小儿进行 NIBP,应选择尺寸合适的袖带,尺寸过小会导致读数偏高,反之偏低。使用袖带一般在上臂测量血压,也可置于大腿,但读数偏高。当需要连续监测时,可选择有创血压监测。动脉压监测通常选择外周动脉而不是大动脉,大部分情况是桡动脉,新生儿也可穿刺胫后动脉或足背动脉。值得注意的是,在新生儿持续监测动脉压的时候,通过桡动脉冲入的肝素,会增加额外输入的液体量。

目前还没有一个实用的方法测量术中的血容量。婴儿总的血容量较小,因此需要精确计算丢失的液体量、出血量,准确记录输入的血量和液体量。低血容量时心率增快是早期表现之一,但婴儿血容量不足时心率仍可能在正常范围内。血容量丢失 10%,血压并不下降。在血压下降之前先存在外周循环灌注不足,表现为皮肤苍白、外周体温下降,按压甲床可发现毛细血管充盈度较差。尿量不足有助于判断血容量不足,但在血容量丢失迅速时失去判断意义。中心静脉压的持续监测相当重要。小儿血容量大量丢失时,中心静脉压可出现迅速明显的降低。

(4)其他监测项目:术中的体温监测也很重要,不仅可发现低体温,还能及时发现少见的恶性高热。一般大手术中监测的应是核心体温。探头可留置于直肠、食管、膀胱或鼓膜。

尽管神经肌肉监测不是常规项目,然而在小儿麻醉尤其是新生儿使用非去极化肌松药后,建议进行肌松监测。最普遍使用的刺激方式是四个成串刺激(TOF,频率 2Hz,持续 2 秒,间隔 10~20 秒)。TOF 模式下观察到仅存在一个颤搐是外科手术中适宜的肌松程度。一般通过刺激腕部尺神经,记录拇内收肌的加速度,计算肌松阻滞程度。麻醉恢复期使用肌松监测极具临床价值。小儿(10 岁以内)使用肌松药后呼吸恢复的时间较成人要短,但并不意味着肌松作用已经完全消失,只有 TOF 恢复到 0.7 甚至 0.8 以上时,保护性反射方能完全恢复。因此,麻醉恢复期应尽量在肌松监测下,常规给予拮抗。

术中监测项目还包括经食管超声、脑电双频指数、血气、电解质、酸碱、血红蛋白、血糖和凝血功能等。

(周志坚)

第四节　急诊新生儿麻醉处理

新生儿期是婴儿从依靠母体转向独立生活的适应时期,发育还不完善,功能储备较少,对麻醉药和伤害性刺激的承受能力较差,在麻醉管理上有一些特别之处。近年来,随着新生儿重症监护技术的发展,越来越多的早产婴儿得以存活,但在需要急诊外科矫治的同时,可能合并多种问题,包括气道畸形、呼吸暂停、脑损害、贫血、眼部疾病、动脉导管未闭及血管通路困难等,给麻醉带来了挑战。

一、腹裂和脐膨出

1. 术前准备　麻醉前应检查是否有其他的脏器畸形,尤其是先天性心脏病。

腹裂患儿最好右侧卧位,以促进肠管的静脉回流和避免血管压迫。巨大脐膨出的患儿仰卧位时,内脏可能压迫下腔静脉,故最好左侧卧位。肠管外露会引起热量和水分的丢失。需用无菌热盐水纱布覆盖以减少热量和水分丢失。

术前应积极纠正液体丢失,液体复苏可选用生理盐水、乳酸林格液或白蛋白等血制品。密切观察毛细血管充盈、心率、尿量和酸碱,以评估复苏效果。复苏充分、完善术前实验室检查后方可手术。

如腹壁缺损较小,可安全进行一期还纳术。如缺损较大,强行还纳后腹压过高,可压迫下腔静脉、导致心排血量下降,因内脏缺血导致肾衰竭、肠穿孔、坏死性小肠结肠炎和代谢性酸中毒,腹部压力最好不超过 20mmHg。腹部膨胀限制膈肌的运动,可影响呼吸功能,因此气道峰压如超过 $25cmH_2O$,则应考虑分期还纳术。

2. 麻醉注意点　麻醉诱导前通过胃管反复吸引胃内容物。可考虑快速序贯诱导,但气管插管前可能需要低压力辅助呼吸。小的缺损需要术毕拔管,可考虑选择联合部位麻醉镇痛。大的缺损还纳后如需机械通气,可考虑吗啡或氢吗啡酮镇痛。

可通过中心静脉置管监测中心静脉压,根据血容量状态使用等张晶体液或白蛋白。有创动脉置管有助于术中密切监测血气、电解质和酸碱。

术毕如需机械通气、进入重症监护病房,可给予镇静和肌松,以降低腹腔压力。

二、食管闭锁和食管气管瘘

1. 术前准备　对于患有食管闭锁的患儿,麻醉科医生面对的特殊问题是气道管理方面的困难。食管闭锁患儿常见的解剖异常是食管中部离断,食管上半形成盲袋,下半有瘘管与气管相连。同时 90% 的患儿伴气管和支气管狭窄或软化等异常情况。

食管闭锁新生儿术前评估需通过心脏超声确诊或排除先天性心脏病。同时因食管气管瘘的存在,需考虑合并吸入性肺炎及注意有无呼吸窘迫症状,严重者应监测氧饱和度。

2. 麻醉注意点　最大的挑战是处理气道问题。近年来,一般于麻醉前先行气管镜检查、确定瘘管位置和大小,有助于气管插管和通气管理。

常规的诱导方式,需要通过面罩进行加压呼吸,但可能会使大量气体进入胃部,造成通气困难,使缺氧的情况恶化。所以最好采用保留自主呼吸的吸入诱导方式,如果患儿不能耐受吸入麻醉药,则只能采用清醒插管的方式以保证安全。气管插管成功后,最好保留自主呼吸直至开胸、结扎瘘管。也可尝试手控、低压控制呼吸,检查正压通气是否可行,如可安全进行正压通气,则也能手术。

气管插管后,气体仍可经瘘管进入胃内,因此气管导管尖端的理想位置应低于瘘管的水平,但同时在气管隆嵴之上。所以可采用"后退法",即先将气管导管插入一侧支气管,随后在听诊下将导管慢慢退至两侧呼吸音刚好均可闻及的位置。但有时由于瘘管和气管隆嵴的位置非常接近,粗大的瘘管使大量的气体进入胃部,则需要通过经胃造瘘逆行堵塞瘘管或经支气管镜直接堵塞瘘管,此时风险极大。

术中需要经胸结扎瘘管或吻合食管,常不可避免地牵拉气管或不同程度地压迫肺部,有时甚至会拖动气管导管进入一侧支气管,此时易出现严重的通气困难和低氧血症,因此术中必须严密听诊双侧呼吸音,及时发现低氧血症的原因并迅速解决。

近年来胸腔镜下瘘管结扎和食管吻合术逐渐发展起来。可选择单肺通气技术,以获得更好的手术暴露条件。术中应密切监测通气,警惕低氧血症和高碳酸血症。有创动脉置管可有助于密切监测血气、酸碱。

体重低于2kg或合并呼吸窘迫或先天性心脏病的新生儿,术后通常需要机械通气。另外,如吻合口张力较高,术毕立刻拔管引起的呛咳或拔管时导管触及到吻合口,可能会导致其撕裂。因此,多数情况下食管闭锁患儿术后可保留气管导管,在监护室内机械通气数日再拔管。

三、先天性膈疝

1. 术前准备　由于先天性膈疝新生儿的腹腔脏器疝入胸腔,肺组织和血管受压导致发育不良,出现呼吸窘迫和肺动脉高压,手术麻醉的风险取决于上述症状的严重程度。另外,如伴有其他先天性心脏病,患儿死亡率将会很高。

过去认为急诊手术修复膈疝能使患侧肺组织立即复张的观点已经发生改变,目前明确膈疝修复对恢复肺功能并无立竿见影的效果。因此,主张术前非外科的手段积极处理,改善肺功能、降低肺动脉压力,包括胃肠减压、机械通气纠正肺动脉高压、低氧血症和高碳酸血症,或应用血管扩张药物缓解肺动脉高压。当传统的通气模式不能改善氧合时,可考虑高频振荡通气,目标是提高氧合水平、减少因机械通气导致肺气压伤的风险。

2. 麻醉注意点　麻醉期间关注的问题包括合理通气、避免肺动脉高压加剧及维持心排血量。目前通气选择运用"保护性肺通气策略",即尽量采用小潮气量,保证气道峰压不超过$25cmH_2O$,只要维持动脉导管前的$PaO_2 > 60mmHg$、$PaCO_2 < 60mmHg$或$pH > 7.2$即可。但如果患儿肺动脉高压严重,则不一定能耐受这种"允许性"的高碳酸血症。因此需在保护性通气与维持合理肺动脉压力之间找到一个平衡点,以这个稳定状态的PaO_2、$PaCO_2$作为管理的目标。

为避免气道操作和手术刺激所致的肺动脉高压加剧,可选择大剂量阿片类药物进行麻醉,通常为$25\mu g/kg$芬太尼,同时这一剂量的芬太尼也能保持血流动力学稳定。肌松药可选择维库溴铵或罗库溴铵。术中除常规监测项目以外,最好进行有创动脉压监测,以及时发现外科操作压迫胸腔大血管所致的低血压。中心静脉置管可用于监测中心静脉压和输注心血管活性药物,如多巴胺、米力农或去甲肾上腺素等。当发生肺动脉高压危象时,需立即吸入100%氧气,手控并适当过度通气,在保证前负荷条件下给予心血管支持,并考虑吸入一氧化氮。

症状严重的膈疝患儿需要高频振荡通气或体外膜肺氧合治疗。这种状态下转运至手术室行膈疝修补具有极大风险,因此可在重症监护室内进行手术。

四、出血性坏死性小肠结肠炎

1. 术前准备　出血性坏死性小肠结肠炎是新生儿期的危重病,患病者多数为早产儿(通常低于32周早产),在出生时体重低于1 500g的新生儿中,发病率约10%,死亡率为10%~30%。一旦病情恶化,出现肠穿孔或肠坏死时,可能需要手术治疗。

当发生肠穿孔或坏死时,腹部常极度膨胀,功能残气量很小,可能出现低氧血症、酸中毒,甚至心动过缓,无论在重症监护病房还是手术室内进行气管插管,均应格外谨慎。此外,患儿常为低出生体重儿,可能合并血流动力学不稳定、凝血功能低下、感染、酸中毒、电解质紊乱、动脉导管未闭等情况。因此术前需充分做好准备,积极支持呼吸和循环,纠正内环境紊乱,备好术中所需的血制品,包括红细胞、白蛋白、新鲜冰冻血浆或血小板等。

2. 麻醉注意点　术中除常规监测项目以外,需根据病情监测有创动脉压和中心静脉压,同时监测动脉血气、血糖、电解质和酸碱平衡。早产婴儿吸入氧浓度需能维持血氧饱和度在90%左右。患儿一般无法耐受常规吸入麻醉药物诱导和维持,因此以大剂量芬太尼($50\mu g/kg$)为主的麻醉方式可能是目前唯一的选择。需根据患儿血流动力学的情况分次注射或缓慢输注芬太尼。由于腹腔炎症和凝血功能的原因,术中常发生大量的失血和失液,为了维持血流动力学和凝血功能稳定,往往需要输入大量液体,包括血制品等,有时需要输入的液体总量是预计全身总血容量的几倍之多。液体均需得到适当加温方能输入。同时为维持血流动力学稳定,应积极使用多巴胺、去甲肾上腺素等心血管活性药物。

术后,此类患儿通常需要呼吸机和血管活性药物支持治疗,因此需送入新生儿重症监护病房。

五、肛门闭锁

1. 术前准备 新生儿肛门闭锁严重程度差异较大,有的仅为肛门轻度狭窄,严重者则为复杂畸形的一部分。当肛门闭锁不存在瘘时,表现为肠梗阻,需紧急手术解除梗阻。

新生儿肠梗阻的术前准备包括评估血容量状态、呼吸循环状态并予以相应处理,积极纠正电解质紊乱和治疗败血症。

2. 麻醉注意点 麻醉诱导需同时考虑到饱胃和困难气道两种可能性。仅饱胃者可行快速序贯插管,但如怀疑困难气道,则应避免使用肌松、全身麻醉药进行诱导,而应考虑采取清醒插管,并事先准备好困难气道的设备,如喉罩、可视喉镜或纤维支气管镜等。

术中管理取决于肠梗阻的严重程度及有无合并其他重要脏器畸形。病情轻的患儿仅行肛门后切开,术中仅需基本监测,做好常规的呼吸循环管理,采取吸入为主的麻醉方式,术毕在妥善镇痛下拔出气管导管,进入麻醉恢复室。

肠梗阻症状严重、合并败血症的患儿,则应根据术前评估情况,采取类似于坏死性小肠结肠炎等新生儿开腹大手术的术中管理,需要密切监测,包括有创动脉压或中心静脉压,积极纠正血容量丢失和凝血功能异常,考虑使用血管活性药物维持血流动力学稳定。术后送入新生儿重症监护病房机械通气。

(周志坚)

第五节 术 后 镇 痛

不论是足月儿还是早产儿,出生后即具有感受疼痛的能力。术后疼痛不仅造成小儿的不适,而且对小儿术后近期和远期的预后质量都有影响。所以,在小儿术后提供完善的镇痛是围手术期工作的重要组成部分。完善的疼痛管理的前提是熟练掌握小儿疼痛评估的方法。目前主张采用多模式阵痛,将作用于疼痛传导通路不同部位的药物或方法联合应用,实现镇痛效应的协同作用,已达到最佳镇痛效果和最低不良反应。小儿多模式镇痛常用的方法有区域阻滞、硬膜外镇痛、静脉镇痛、局部浸润阻滞及非药物疗法如使用安抚奶嘴、蔗糖、按摩、音乐等。

一、疼痛的评估和测量

大多数疼痛测量均以一个逐渐增加的值来描述疼痛强度。对于小儿来说,疼痛的表达与其语言、认知功能发育有关,因此不同年龄阶段小儿,需用不同的方法进行疼痛评估。

1. 行为学评估 婴儿没有语言能力,可采用观察性的疼痛量表。如东安大略儿童医院疼痛量表(CHEOPS)将疼痛分解成各种行为表现,包括与手术创伤有关的六个方面,包括哭、面部表情、语言反应、体位、腿部动作及触摸伤口(表4-5-1)。CHEOPS评分可用于0~7岁的小儿。另外,如FLACC疼痛评分法,也适用于所有年龄的小儿,包括面部表情(facial expression)、腿的动作(leg movement)、活动(activity)、哭闹(crying)、可安慰性(consolability)五项内容,每一项内容按0~2分评分,总评最低为0分,最高为10分,得分越高,不适和疼痛越明显(表4-5-2)。

表4-5-1 东安大略儿童医院疼痛量表(CHEOPS)评分法

项目	0分	1分	2分	3分
哭闹		无	呻吟、哽咽	尖叫
面部	微笑	平静	痛苦扭曲	
语言	愉悦的语言	不说话或有疼痛以外的抱怨	有疼痛或其他抱怨	
躯体		松弛无反应	扭动、紧张、颤抖、直立或需要受限制	
伤口触摸		无	抚摸、按压或需要受限制	
腿部		正常	踢腿、僵直、站立或需要受限制	

表 4-5-2 FLACC 疼痛评分法

项目	0分	1分	2分
面部表情	微笑或无表情	偶尔痛苦、皱眉、沉默或冷淡	频发或持续的下颌颤抖、牙关紧闭
腿的动作	放松或正常位置	不安、紧张的	踢腿或腿部屈曲
活动	安静躺着，正常体位，或轻松活动	扭动，翻来覆去，紧张	身体痉挛，成弓形，僵硬
哭闹	不哭(清醒或睡眠中)	呻吟，啜泣，偶尔诉痛	一直哭泣，尖叫，经常诉痛
可安慰性	满足，放松	偶尔抚摸拥抱和言语可以被安慰	难以被安慰

也有设计用以新生儿和早产儿的疼痛量表，如新生婴儿疼痛量表(NIPS)、CRIES 评分法(哭泣、氧浓度需求、生命体征升高、表情、睡眠)(表 4-5-3)及早产婴儿疼痛评分(PIPP)。

表 4-5-3 CRIES 评分法

项目	0分	1分	2分
啼哭	无	高声哭、可安抚	高声哭、不可安抚
维持 $SpO_2>95\%$ 是否需要吸氧	否	$FiO_2<30\%$	$FiO_2 \geqslant 30\%$
心率、血压变化	无变化	上升 <20%	上升 ≥ 20%
表情	无	表情痛苦	表情痛苦、呻吟
睡眠	安静入睡	间断苏醒	始终苏醒

注：SpO_2，脉搏血氧饱和度；FiO_2，吸入气氧浓度。

观察性的疼痛评估存在误差，因此评估小儿疼痛时必须富有经验，多种评估方法的联合使用有助于提高疼痛评估的准确性。

2. **面部表情评估** Wong-Baker 面部表情量表采用 6 种面部表情，用从微笑到哭泣的不同表情来描述疼痛。越靠左的表情疼痛越轻，越靠右的表情疼痛越严重(图 4-5-1)。然后让患儿指出哪种表情最能代表疼痛的程度，可用于 4 岁以上的小儿。

| 0 | 2 | 4 | 6 | 8 | 10 |
| 无痛 | 有点痛 | 疼痛轻微 | 疼痛明显 | 疼痛严重 | 疼痛剧烈 |

图 4-5-1 Wong-Baker 面部表情量表

3. **视觉模拟量表** 用以评估 8 岁以上儿童疼痛，是一种典型的图形量表，其为 10cm 的横线，最左侧表示"无痛"，最右侧表示"严重最疼痛"(图 4-5-2)。测试时患儿面对无刻度的一面，将游标放在当时最能代表自己疼痛程度的部位，医护人员面对有刻度的一面，记录疼痛程度。

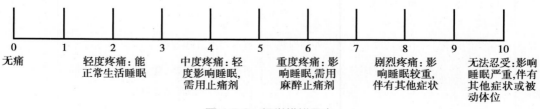

图 4-5-2 视觉模拟量表

二、疼痛管理

1. 非阿片类镇痛药 包括对乙酰氨基酚、阿司匹林、非甾体抗炎药（NSAIDs）和选择性环氧化酶（COX）2（COX-2）抑制剂。

对乙酰氨基酚在儿科使用最为广泛，安全性最高，常作为各类术后疼痛治疗的基础用药。对乙酰氨基酚的解热、镇痛作用机制主要是通过作用于中枢产生 COX-3，因此外周抗炎作用较弱，对胃肠道、凝血功能影响轻微。口服剂量为 10~15mg/kg，30 分钟起效。直肠给药首剂为 25~40mg/kg，但吸收变化较大，到达峰效应时间需超过 1 小时。对乙酰氨基酚超过最大日用剂量后（儿童超过 90mg/kg）可能产生肝脏毒性，因此直肠给药间隔时间需 8 小时。

阿司匹林和 NSAIDs 均为非 COX 抑制剂。其中阿司匹林不可逆性抑制血小板 COX-1，对凝血功能影响较大，因此不常用于小儿术后镇痛。NSAIDs 通过可逆性抑制 COX 而产生抗炎、解热镇痛效应，普遍用于小儿镇痛。其中布洛芬是引起副作用最少、使用安全证据最多的药物；酮咯酸则可静脉注射，常用于儿童围手术期镇痛，剂量为 0.25mg/kg，间隔时间 6 小时，最多可连续使用 5 日。

与成人相比，NSAIDs 用于儿童的副作用如胃肠道副作用、肾毒性较少，尤其短期使用安全性较高。但在儿童扁桃体切除术的使用存在争议，对 NSAIDs 增加术后出血风险的系统性回顾结论不一致。另外，也有认为儿童脊柱侧弯术后长时间使用 NSAIDs 镇痛可能影响骨骼愈合。NSAIDs 可使白三烯增加，可能加重哮喘，故重症哮喘患儿禁用。对于新生儿，NSAIDs 药物可能影响脑和肺的血流调节，不推荐使用。因此，上述情况下使用 NSAIDs 需谨慎评估风险与收益。

COX-1 具有保护胃黏膜和促进血小板聚集作用，因此 COX-2 抑制剂与传统的 NSAIDs 相比，在产生解热镇痛效应的同时，对胃肠道和凝血功能的影响更小。但成人研究中，COX-2 抑制剂具有增加冠心病、外周血管疾病和颈动脉疾病患者心血管不良事件的风险，因此如小儿有血管性疾病，也需谨慎使用。

2. 阿片类镇痛药 阿片类药物可引起过度镇静、恶心呕吐、瘙痒、尿潴留和呼吸抑制等副作用，术后使用该类药物镇痛的患儿，必要时需进行监护。

（1）吗啡和氢吗啡酮：吗啡是阿片类中首选的镇痛药物，注射后在肝脏代谢成 3- 葡萄糖醛酸吗啡和 6- 葡萄糖醛酸吗啡，两者均通过肾脏排泄，肾衰竭的患儿容易发生上述物质的积聚，其中 6- 葡萄糖醛酸吗啡具有更强的镇痛、镇静和呼吸抑制作用，易导致镇静过深和呼吸抑制。另外，早产儿和 6 个月以内的小婴儿吗啡的半衰期延长，因此需注意其副作用，谨慎使用。

吗啡剂量：新生儿和小婴儿首次以 10~20μg/kg 开始，儿童以 50μg/kg 开始，根据患儿反应确定持续输注速率，一般为 10~25μg/（kg·h）；或采取患儿自控镇痛（PCA）方式，冲击剂量 8~20μg/kg，锁定时间 5~10 分钟，背景剂量 0~8μg/（kg·h）。

氢吗啡酮是一种吗啡的衍生物，效力是吗啡的 7~10 倍，起效时间和作用时间更短。它产生较少的镇静、恶心呕吐，但仍然会导致严重的呼吸抑制。与吗啡不同的是，氢吗啡酮代谢产物无活性，适用于肾功能不全的患儿。

（2）芬太尼：为强效镇痛药，脂溶性强，起效较快，作用时间较短。注射后经肝脏代谢为无活性产物，因此适用于肾衰竭的患儿。单次注射芬太尼的药效较快消失主要是再分布的过程，而多次追加或持续输注后需经肝脏代谢，其半衰期也相应延长。新生儿对芬太尼的清除率较低，半衰期延长而与吗啡一样产生副作用，应在严密监测下使用才能保证安全。

剂量：单次静脉注射 0.5~1.0μg/kg，新生儿减量；持续静脉输注 0.3~0.8μg/（kg·h）；PCA 方式为负荷剂量 0.5~1.0μg/kg，背景剂量 0.1μg/（kg·h），单次冲击剂量 0.2μg/kg，锁定时间 20 分钟，最大剂量 1~2μg/（kg·h）。

（3）舒芬太尼：为强效镇痛药，镇痛强度是芬太尼 7~10 倍，脂溶性较芬太尼高，易透过血脑屏障，起效迅速。舒芬太尼的时间输注半衰期较芬太尼短，因此适合持续输注。新生儿的清除率低，清除受肝血流的影响很大，代谢产物有 10% 活性，也应慎用。

剂量：单次静脉注射 0.05~0.1μg/kg；持续静脉输注 0.02~0.05μg/（kg·h）；PCA 负荷剂量 0.05~0.1μg/kg，背景剂量 0.03~0.04μg/（kg·h）；单次冲击剂量：0.01μg/kg，锁定时间 15 分钟，最大剂量 0.1~0.2μg/（kg·h）。

（4）曲马多：曲马多是弱阿片类镇痛药，可口服、静脉给药，也可以作为 PCA 的一部分，被广泛用于所有年龄的儿童缓解轻到中度疼痛。曲马多经肝脏 P-450 酶代谢，其代谢产物 M1 与阿片受体的亲和力是曲马多的 300~400 倍,因此肝脏疾病、肾衰竭或新生儿使用曲马多后也可能出现阿片类常见的副作用包括呼吸抑制、过度镇静。

剂量:1~2mg/kg,静脉持续输注为 100~400μg/(kg·h)。

3. 局部浸润或部位麻醉

(1)局部浸润:简单易行,缝合前在切口皮下注射长效局部麻醉药。适用于各类中小型手术。也有以局部切口皮下埋管后持续泵注局部麻醉药。

(2)外周神经阻滞:如肋间神经、臂丛、椎旁神经、腰丛、股神经和坐骨神经阻滞等,其对呼吸、循环影响小,适于危重患儿的术后镇痛。也可留置导管持续给药,以获得长时间的镇痛效果,神经电刺激器和超声引导下的神经阻滞术可提高神经阻滞的成功率。

(3)骶管阻滞或硬膜外给药:单次剂量的骶管阻滞广泛用于小儿下肢、会阴或腹股沟区手术的镇痛,而在新生儿或小婴儿,阻滞平面可达下腹部甚至上腹部。胸、腹部及下肢大手术的术后镇痛,也可经骶裂孔或硬膜外腔留置导管持续给药。优点是镇痛较完善,不影响运动和其他感觉功能。局部麻醉药中加入阿片类药物不仅可提高镇痛效果,还可降低这两类药物的副作用,减轻运动阻滞,多以患儿自控、家长控制或护士控制方式给药。

(周志坚)

第五章 普外科常见疾病的诊断、治疗原则和处理要点

第一节 软组织感染

软组织是指人体的皮肤、皮下组织、肌肉、肌腱、韧带、关节囊、滑膜囊、神经和血管等。当人体抵抗力减弱,病原菌侵入机体后,细菌生长繁殖,从而产生炎症反应称为感染。软组织感染(soft tissue infection)是指病原菌侵入机体的软组织后,在其中滞留、繁殖引起的炎症反应。

【问题1】感染发生的基础是什么?

(1)病原菌的侵入。

(2)有良好的病原菌生长环境和适于细菌生长繁殖的培养基。

(3)宿主的抵抗缺陷。

【问题2】细菌的致病力与哪些因素有关?

(1)外毒素:是病原菌生长过程中分泌的蛋白质,不耐热,它对各种细胞和组织有特殊的亲和力,外毒素的毒力强弱与宿主的易感性有关。

(2)内毒素:是细菌死亡后的崩解产物,多为磷脂多糖和蛋白质的复合物,能耐热,各种不同的细菌产生相似毒性反应的内毒素。革兰氏阴性杆菌的内毒素可导致休克;溶血性链球菌的某些蛋白质可损伤血小板、白细胞,促使纤维蛋白沉着。

(3)酶:细菌的酶有一定的致病作用,如透明质酸酶能扩大感染范围。

【问题3】哪些因素是病原菌生长、繁殖的良好培养基?

水分、坏死物质、血液及其分解产物是病原菌生长、繁殖的良好培养基。因此,要避免感染,就应清除无生命的组织和积聚的血清,暴露创底,充分引流伤口。

【问题4】新生儿为何容易发生软组织感染?

(1)皮肤、黏膜的屏障薄弱,保护功能不够完善,易受外界的损害。

(2)吞噬系统发育不完善,其粒细胞趋化性能降低,炎症不能局限,调理素不足,对某些细菌的感染不能有效控制,缺乏对机体的保护作用。

(3)血清的各种补体成分约为成人的50%,生物功能差、趋化及调理能力较低。细胞免疫发育不良,出生2个月后才开始逐渐发育。

【问题5】小儿软组织感染的常见病原菌有哪些?

(1)金黄色葡萄球菌:多引起疖、痈、脓毒败血症、血源性骨髓炎。

(2)溶血性链球菌:多引起丹毒、蜂窝织炎,损害细胞造成溶血后,导致组织变质、坏死、脓液内纤维减少。

(3)大肠埃希菌:铜绿假单胞菌、变形杆菌等。铜绿假单胞菌的蛋白酶作用于弹性纤维,引起血管炎、组织水肿和细胞坏死。

【问题6】小儿对软组织感染有哪些病理反应?

(1)正应性反应:正常儿童有正常的炎症表现,包括浸润、渗出、坏死、化脓、纤维组织增生和愈合。

(2)强应性反应:婴幼儿炎症反应一般属于强应性反应,典型表现为颌下蜂窝织炎、婴幼儿阑尾炎等。小儿局部和全身表现出过强的炎症反应,病变主要表现为浸润、充血,很少形成局限性脓肿。全身中毒反应明

显,高热和白细胞明显增高。

(3)弱应性反应:新生儿炎症反应表现为弱应性反应,典型表现为新生儿皮下坏疽。组织坏死、渗出,很少有浸润、充血和纤维增生。病变向周围扩散,不易局限。

(4)无应性反应:见于营养不良、长期使用糖皮质激素和免疫抑制剂或病情危重患儿,表现为干性坏疽。机体被细菌感染后,局部无炎症反应。晚期形成败血症后,局部组织坏死溃烂,无炎症反应,呈干性坏疽,即为无应性反应的表现。

【问题7】小儿软组织感染有哪些临床表现?

(1)局部表现:浅表软组织感染有红、肿、痛、热和活动受限,深部化脓性感染时上述症状不明显。脓肿形成后局部有波动感。

(2)全身表现

1)体温升高:感染初期不一定有体温上升,病情进展后体温升高。体温的高低与病灶部位、毒力的强弱、个体反应有关。年龄越小,体温的反应越强烈。

2)消化道症状:婴幼儿严重软组织感染时,可表现为呕吐、腹泻、腹胀、肝脾肿大等消化道症状。

3)其他全身症状:食欲缺乏、拒食、表情淡漠,可有嗜睡、谵妄、惊厥、昏迷等中毒性脑病症状。皮肤、黏膜出现红斑点。严重感染体温正常或反而下降。心率加快,心音低钝,节律紊乱。

(3)实验室检查:血白细胞计数升高,中性粒细胞百分比增加,核左移,有时见中毒性颗粒。重症病例电解质紊乱,有时血液培养有细菌生长。

【问题8】小儿软组织感染的治疗原则是什么?

消除病原菌,促进毒素排出,增加机体抵抗力,恢复生理功能。

(1)全身治疗:调整机体的营养和代谢,纠正水和电解质的紊乱,大量应用抗生素,抗休克治疗等。根据病情选用激素。

(2)局部治疗:药物敷贴,理疗,促进炎症的局限和吸收;排除脓液,减轻对周围组织的压迫;更换敷料,促进肉芽组织的生长,加快伤口愈合。

【问题9】小儿软组织感染抗生素使用原则是什么?

(1)根据病原菌的种类、细菌毒力的强弱,在炎症早期就合理选用抗生素;细菌培养阳性后,根据药物敏感试验选择药物。足量使用抗生素,但要避免滥用。

(2)联合应用抗生素可起到协同作用,增加疗效,延迟耐药性的发生。联合使用抗生素的指征:多种细菌的混合感染;一种抗生素不能控制的严重感染;有严重的全身感染,如败血症。

知识点

常用抗生素的副作用

1. 青霉素类、头孢类　过敏性休克。
2. 氯霉素　骨髓抑制和婴儿黄疸。
3. 氨基糖苷类　听神经和肾功能损害。
4. 多种抗生素长期使用,会发生二重感染。

【问题10】糖皮质激素的使用原则是什么?

激素能对抗毒素对机体的刺激,减轻细胞的损害,缓解毒血症状,可用于脓毒症休克。但激素具有抑制吞噬细胞和结缔组织的灭菌活动、阻碍抗体产生、削弱机体免疫力的作用。应用糖皮质激素的同时要大量使用抗生素,防止感染扩散。

一、颈部急性淋巴结炎

颈部急性淋巴结炎多数继发于其他化脓性感染,病原菌经淋巴管侵犯淋巴结,引起局部淋巴结肿大、疼痛,初期尚可推动,如未及时治疗,到后期往往多个淋巴结粘连成硬块而不易推动,表面皮肤出现红肿,压痛明显,严重时患儿常有畏寒、发热、头痛等全身症状。如处理不及时可形成脓肿,早发现、早诊断和早治疗是本病的关键。

临 床 病 例

患儿,男,4 岁。发现右颈部肿物 5 日。5 日前晨起时,突然感到右颈部肿胀伴疼痛,并有发热,体温 38℃。肿胀部位可扪及壹元硬币大小的肿物。口服头孢菌素后,2 日后热退,右颈肿胀缩小,肿物质地变软。患儿发病前 1 周有咳嗽、咽痛和流涕等上呼吸道感染症状。检查右颈肿物大小约 2cm,位于右颈中部,单个,光滑,可推动,周围组织轻度肿胀。头颈部及躯干未见红斑和皮疹,无面色苍白,腹部软,肝、脾无肿大。

【问题 1】通过上述情况,对该患儿初步考虑什么诊断?

思路 1　患儿有上呼吸道感染病史,继而出现右颈部肿物,并有触痛和发热,经抗感染治疗肿物有缩小;肿物单个、光滑、可推动,考虑为颈部淋巴结肿大。

知识点

颈部淋巴结肿大原因

淋巴结肿大的常见原因有感染、过敏反应、肿瘤、血液病、结缔组织疾病、免疫缺陷病等。局限性淋巴结肿大常由局限性感染引起,但也可见于全身性疾病,也见于恶性淋巴瘤、恶性肿瘤的转移等。

思路 2　头颈部及躯干未见红斑和皮疹,排除皮肤等过敏引起的淋巴结肿大。患儿面色无苍白,肝、脾无肿大,排除血液病。婴幼儿颈部淋巴结肿大最常见原因是淋巴结炎、淋巴结反应性增生、淋巴瘤和淋巴结核等。

思路 3　采集病史,寻找有无常见的导致颈部急性淋巴结炎的原发疾病。

知识点

引起颈部急性淋巴结炎的常见疾病

1. 化脓性扁桃体炎。
2. 头面部湿疹。
3. 疖。
4. 龋齿。
5. 其他　过敏反应、鼻炎、外耳冻伤和中耳炎。

患儿体格检查及实验室检查结果

体温(T)37.4℃,脉搏(P)90 次 /min,呼吸(R)20 次 /min。右侧颈部可触及一个直径 2cm 肿大淋巴结,轻压痛,边界清,无粘连,可活动,质较软,表面及周围软组织轻度肿胀,无皮肤发红。浅表淋巴结不大。咽部无充血,双侧扁桃体Ⅱ度肿大。鼻窦区无压痛。心、肺体格检查正常。腹软,肝、脾不大。生理反射存在,病理反射未引出。

血常规:白细胞计数(WBC)1.6×10^9/L,中性粒细胞百分比 85%,淋巴细胞百分比 15%,红细胞计数 (RBC)6.01×10^{12}/L,血红蛋白(Hb)120g/L,血小板计数(PLT)338×10^9/L。尿常规正常。红细胞沉降率18mm/h,结核 IgG 抗体(-),IgM 抗体(-),PPD 阴性。CRP 38mg/L。超声:肝、脾无肿大。

【问题 2】如何进行体格检查和确定淋巴结性质? 如何分析实验室检查结果?

思路 1　正常情况下淋巴结很小,不易扪及,但颌下和腹股沟区常可扪及细小的淋巴结,如豌豆大小,质软、可推动、无压痛的淋巴结仍属生理现象。判断是否为淋巴结肿大时,除应注意其大小外,同时还要注意其数目、硬度,有无压痛、活动度,有无粘连,局部皮肤有无红肿、瘢痕、瘘管等;同时注意寻找引起淋巴结肿大的原发病灶。

思路 2　应该进行相应的实验室检查。

知识点

实验室检查

1. 血常规　白细胞总数和中性粒细胞分类增高,提示化脓性感染。
2. CRP　升高,提示化脓性感染病变。
3. 红细胞沉降率　正常,暂时排除结核。
4. 结核 IgG 抗体(-),IgM 抗体(-),PPD 阴性,排除结核。
5. 超声　肝、脾无肿大,排除单核细胞增多症。

【问题 3】小儿外科常见的颈部淋巴结肿大原因有哪些?
思路 1　患儿发病前 1 周有咳嗽、咽痛和流涕等上呼吸道感染症状,可能为淋巴结肿大原因。

知识点

小儿外科常见的颈部局限性淋巴结肿大的原因

1. 非特异性淋巴结炎　由邻近部位急、慢性炎症引起。
2. 淋巴结结核　常发生在颈部血管周围,大小不等,互相粘连或与周围组织粘连,如发生干酪性坏死,则可扪及波动。晚期破溃后形成瘘管,愈合后可形成瘢痕。
3. 恶性肿瘤淋巴结转移　淋巴结质地坚硬,橡皮样感,一般无压痛。胸部肿瘤和肺癌可向右侧锁骨上窝或腋部淋巴结转移;胃癌多向左侧锁骨上窝淋巴结转移。

思路 2　小儿颈部淋巴结肿大需要考虑一些鉴别疾病。

知识点

小儿颈部淋巴结肿大鉴别疾病

1. 急性淋巴结炎　好发于婴幼儿和学龄前儿童,单侧多发,少数双侧受累。
2. 慢性淋巴结炎　通常是指淋巴结炎病程超过 3 个月者。
3. 颈淋巴结结核　多见于年长儿童,幼儿偶有发生。
4. 风疹　风疹病毒引起。皮疹和淋巴结肿大同时出现。
5. 淋巴瘤　进行性无痛性淋巴结肿大为主要特征,需淋巴结活检,免疫组化确诊。
6. 恶性肿瘤淋巴结转移　可见于鼻咽癌和纵隔恶性肿瘤转移。

思路 3　根据患儿病史、体格检查和实验室检查考虑颈部急性淋巴结炎。

知识点

颈部急性淋巴结炎的诊断要点

1. 有原发病灶,如化脓性扁桃体炎。
2. 局部淋巴结肿大,有明显压痛。
3. 血常规白细胞计数和中性粒细胞百分比升高。
4. 细胞学穿刺为炎性细胞。

知识点

颈部急性淋巴结炎的临床表现

1. 淋巴结炎最常见于颏下、双颌下及耳后。

2. 早期淋巴结肿大,局部红、肿,压痛,尚能活动。

3. 炎症扩散后红、肿向周围蔓延,局部出现肿块,肿块不能移动。

4. 疾病继续发展,病变处广泛肿胀,剧烈压痛。颈部有巨大肿块后,淋巴结不再能扪及。全身反应有寒战、发热、食欲减退、精神不振。

5. 当肿块压迫喉部时,可引起发绀、呼吸困难,出现全身中毒症状。

思路 4　患儿淋巴结炎程度较轻,给予外敷鱼石脂油膏和静脉滴注抗生素。

知识点

颈部急性淋巴结炎的治疗

1. 早期局部外敷鱼石脂油膏或如意金黄散,肌内注射或静脉滴注抗生素。

2. 局限性脓肿应切开引流。口底感染合并呼吸困难者,也应广泛切开引流。有喉上部呼吸压迫时,考虑气管切开。

3. 出现全身中毒症状时,应给予全身支持疗法,严重者可适当应用肾上腺皮质激素。

二、疖肿、脓肿

(一) 疖肿

疖肿是由金黄色葡萄球菌和表皮葡萄球菌等病菌引起的皮肤单个毛囊和所属皮脂腺的急性化脓性感染。多个疖同时或反复在身体不同部位发生,称为疖病。疖肿多发生在毛囊和皮脂腺丰富的部位,如头面部、颈背部和腹股沟等处。

【问题 1】疖肿常见的诱发因素有哪些?

(1)夏季多汗,表面细菌入侵毛囊皮脂腺形成痱疖,搔抓后细菌进入毛囊深部,引起周围组织化脓、坏死,局部小脓肿形成疖肿。

(2)皮肤不洁或经常受到摩擦、刺激及全身或局部抵抗力下降时,毛囊内的细菌生长繁殖,造成感染。

【问题 2】疖肿有哪些临床表现?

(1)局部:初起时皮肤局部出现红、肿、痛的小结节,皮肤张紧、发亮,以后肿胀逐渐肿大成锥形隆起,结节的中心因组织坏死化脓,形成黄白色的脓栓。结节表面破溃,脓栓逐渐脱落,脓液流出后慢慢自愈。

(2)全身症状:一般无明显的全身症状。但若发生在血液丰富的部位,机体抵抗力低下时,可出现全身中毒症状,表现为恶寒、发热、头痛和全身不适等。

【问题 3】如何进行疖肿的预防和治疗?

(1)预防:保证皮肤清洁;夏季注意通风和散热,经常洗澡,防止痱疖发生;出现痱疖,局部及时涂擦止痒洗剂,防止患儿搔抓;鼻唇危险三角部位的疖肿禁忌用力挤压,以免细菌扩散,经内眦静脉引起颅内感染。

(2)治疗:局部消毒后,涂抹鱼石脂软膏,抗生素软膏;口服抗生素或肌内注射抗生素。

(二) 脓肿

脓肿是急性感染过程中,组织、器官或体腔内因病变组织坏死、液化而出现的局限性脓液积聚,并有一完整的脓肿壁。常见的致病菌为金黄色葡萄球菌。脓肿可原发于急性化脓性感染,或远处感染的致病菌经血流、淋巴管转移而来。往往是由于炎症组织在细菌产生的毒素或酶的作用下,发生坏死、溶解,形成脓腔,腔内的渗出物、坏死组织、脓细胞和细菌等共同组成脓液。

【问题1】脓肿有哪些临床表现？

(1)浅表脓肿：局部隆起高出体表，有红、肿、热、痛及波动感。

(2)深部脓肿：一般无波动感，但脓肿表面组织常有水肿和明显的压痛。

全身中毒症状主要见于深部较大脓肿，或浅表多发小脓肿。

【问题2】如何进行脓肿的诊断和治疗？

(1)诊断

1)临床表现：局部红、肿、热、痛和波动感。

2)超声：可见脓腔和液性暗区。

(2)治疗

1)脓肿切开引流：切口应选在波动明显处并与皮纹平行，切口应足够长，并选择低位，以利于引流。深部脓肿可先行穿刺定位，然后逐层切开。

2)抗生素：肌内注射或静脉滴注抗生素。

3)支持治疗：全身中毒症状严重者。

三、肛旁脓肿与肛瘘

肛管直肠周围软组织内或周围间隙发生急性化脓性感染而形成的脓肿，称为肛旁脓肿。肛门皮下及肛管周围软组织有丰富的血管、淋巴、脂肪和结缔组织，肛门腺窝和肛腺炎症时，感染可经血管和淋巴或直接向外扩散形成脓肿。因此，肛门周围皮下脓肿最常见，儿童常见致病菌为金黄色葡萄球菌，成人为大肠埃希菌。

肛瘘又称"肛门直肠瘘"，多因为新生儿期或婴幼儿期肛管隐窝底部的肛腺发生感染，化脓后引流不畅形成肛旁脓肿，脓肿破溃或切开排脓后未完全愈合，形成的慢性感染性管道。

临床病例

患儿，男，1岁3个月。反复发生肛门周围包块1年，再发5日。初起时，约黄豆大小，逐渐增大，继而表面皮肤出现红、肿，中央可见白色脓点，表皮破溃后有脓液流出。排便时哭闹，不伴发热。仰卧位肛门右侧隆起，表面皮肤红，有触痛和波动感。原来每次发病后，用高锰酸钾坐浴，直到破溃皮肤愈合。

【问题1】通过上述情况，对该患儿初步考虑什么诊断？

思路 依据患儿有反复发作的肛旁红肿、破溃和流脓病史，此次再发肛门旁有隆起，皮肤红，有触痛和波动感，应考虑为肛旁脓肿。因为有反复发作史，存在肛旁脓肿/肛瘘的可能性较大。

患儿体格检查和实验室检查结果

T 36.5℃，HR 101次/min。仰卧位，肛门右侧3点处隆起，大小约2cm，皮肤表面红，有明显触痛和波动感。肛门指诊肛管和直肠内未扪及瘘口。

血常规：WBC $1.2×10^9$/L，Hb 120g/L，PLT $28×10^9$/L。

【问题2】诊断已明确，肛旁脓肿如何治疗？

思路 少数早期症状比较轻的肛旁脓肿，经局部用抗生素软膏，温热水坐浴及理疗等可以消散，但多数需要手术治疗，主要手术方式是脓肿切开引流。

患儿手术和术后恢复情况

在波动感最明显处进针，穿刺抽出少量脓液送细菌培养和药物敏感试验。沿脓肿表面做放射状切口，长约2cm，有约2ml脓液溢出。用凡士林纱条填塞入脓腔，未见活动性出血。48小时后，更换油质纱条，第3日换药时脓液极少，开始用高锰酸钾溶液1:5 000坐浴，第6日出院，嘱继续用高锰酸钾溶液坐浴。

【问题3】合并肛瘘的肛旁脓肿如何处理？

思路1 临床上，小儿肛周脓肿合并有明显肛瘘者并不多见，即便有肛瘘，内口也十分狭小，在急性炎症期间，不应以探针盲目寻找，以免炎症蔓延或形成假道，应仅做切开排脓，待形成肛瘘后，再针对肛瘘进行相应治疗。

思路 2 患儿肛旁脓肿已做处理,因为反复发作,还应该考虑存在肛瘘。

> 知识点
>
> ### 肛瘘诊断的主要依据
>
> 1. 望诊 肛门周围皮肤或臀部形成一突起或凹陷,即为肛瘘的外口。瘘口周围皮肤因脓液刺激,常有脱皮、发红,有时有肉芽组织由外口突出。
> 2. 触诊 低位肛瘘的瘘管,在皮下可以扪及绳状硬条,由外口走向肛门,用指按压,有脓液由外口流出。
> 3. 直肠指诊 在齿状线附近可扪及中心凹陷的小硬结,轻微压痛,为肛瘘的内口。
> 4. 有反复发作肛旁脓肿病史。

【问题 4】如何进行肛瘘的治疗?

思路 1 患儿近期脓肿切开,考虑以保守治疗为主,如 2 岁后仍反复发作则选择手术。

> 知识点
>
> ### 肛瘘的治疗方法
>
> 1. 瘘管切开切除术 适应证:①病史 6 个月以上的慢性肛瘘;②瘘管口位于肛门外括约肌以下的简单肛瘘。将瘘管全部切除,并切开边缘皮肤和组织,创口内填塞凡士林纱条,通过肉芽组织生长使伤口愈合。
> 2. 挂线疗法 适用于距肛门 3~5cm,有内外口低位或高位单纯性肛瘘,或作为复杂性肛瘘切开、切除的辅助治疗。被结扎肌肉组织发生血运障碍,逐渐坏死、断开,肌肉不会收缩过多且逐渐愈合。

思路 2 肛瘘术后并发症主要为瘘管复发,需术前与家属沟通。

> 知识点
>
> ### 肛瘘术后主要并发症是肛瘘复发
>
> 肛瘘切开后未切除切开皮肤,创面底大口小,导致创面过早愈合,瘘管复发。
> 处理方法:再次切开瘘管,敞开创面,使创面由创底逐渐向皮面生长痊愈。

附:脓肿切开引流术

【适应证】确诊为化脓性感染且已形成脓肿。

【手术操作要点】

1. 局部麻醉或静脉麻醉。术前行穿刺定位,抽出脓液培养 + 药物敏感试验。

脓肿切开引流术

2. 切口应选择在脓肿最低位,乳腺或肛门周围脓肿,则以乳头或肛管为中心,做放射状切口。切口长度应至少等同脓肿直径,必要时做"+"或"++"形切口。

3. 对于浅表脓肿,手术刀尖刺入脓腔后反挑式切开皮肤;对于深部脓肿,则要切开皮肤后,逐层钝性分离或切开组织,避免损伤重要血管和神经。

4. 放出脓液后,用血管钳探查脓腔大小,如有纤维间隔(膜)则须分开,使之成为一个完整的脓腔;若引流欠通畅,可在适当部位做对位切口,便于引流。

5. 浅表脓肿可用凡士林纱条、碘纺纱条或橡皮片引流,深部脓肿或脓腔较大时宜用橡胶管引流。

【手术注意事项】

1. 结核性冷脓肿而无混合感染一般不做切开引流。

2. 切口应避免跨越关节,以免愈合后瘢痕增生挛缩,影响关节功能。

3. 手术切忌挤压脓肿,以免感染扩散。

【术后处理】

1. 全身应用敏感抗生素,伤口换药,对症治疗。

2. 必要时加用支持治疗。

(冯杰雄)

第二节　甲状舌管囊肿和瘘

颈部先天性囊肿和瘘管均由胚胎期的鳃弓、鳃裂、咽囊等颈部组织演变而来。根据囊肿的位置分为两型:①正中型,由甲状腺舌管发展而形成正中型的甲状腺舌管囊肿;②旁侧型,由鳃裂演变而成,故称鳃源性囊肿。

甲状舌管囊肿(thyroglossal cyst)是指在胚胎早期甲状腺发育过程中甲状舌管退化不全、不消失而在颈部遗留形成的先天性囊肿。囊肿内常有上皮分泌物聚积,囊肿可通过舌盲孔与口腔相通,而继发感染囊肿可破溃形成甲状舌管瘘(thyroglossal fistula)。

临床病例

患儿,男,3岁。颈部正中包块1月余。肿物位于颈前正中,圆形,约壹元硬币大小,质地中等,无触痛,随吞咽活动。

【问题1】通过上述情况,对该患儿初步考虑什么诊断?

思路　患儿颈部正中包块,圆形,无触痛,随吞咽活动。颏下皮样囊肿不随吞咽活动,因此,甲状舌管囊肿可能性大。

知识点

甲状舌管囊肿和瘘的形成

胎儿发育至第4周。在原始咽底壁正中线相当于第2、3对鳃弓的平面上,上皮细胞增生,形成一条伸向尾侧的盲管,即甲状腺原基,称为甲状舌管。甲状舌管沿颈部正中线下降,直至气管的前方,末端向两侧膨大,形成甲状腺的左右两个侧叶。在正常情况下,到胚胎第6周,甲状舌管开始萎缩退化。甲状舌管的上段退化消失后,其起始段的开口仍残留一浅凹,称盲孔。如果由于某种原因第10周后甲状舌管没有消失或退化不全,残留管状结构部分因上皮分泌物积聚,可在颈前正中舌根至甲状腺之间形成囊肿,即甲状舌管囊肿,若继发感染并形成瘘,则为甲状舌管瘘。

患儿体格检查和实验室检查结果

T 36.2℃,HR 87次/min,HR 21次/min。颈部正中可以扪及一肿物,圆形,大小约2cm×2cm,质地偏软,无触痛,随吞咽活动,未扪及肿物周围淋巴结肿大。

血常规:WBC $6.2×10^9$/L,Hb 115g/L,PLT $268×10^9$/L。

腹部超声:颈部正中囊性包块。CT:颈部正中圆形低密度影,与甲状舌骨关系密切,大小约2cm×2cm×1cm,其内可见液性区。

【问题2】颈部正中囊性包块主要诊断是什么? 通常都发生在什么部位?

思路1　颈部正中囊性包块主要考虑为甲状舌管囊肿、颏下皮样囊肿等。

知识点

甲状舌管囊肿发生部位和特点

（1）甲状舌管囊肿发生在颈部正中线，可在舌盲孔至胸骨切迹间的任何部位发生，但以舌骨附近最为常见，多位于甲状腺和舌骨之间。

（2）囊肿常有完整的包膜，囊壁薄，被纤维组织包绕，内衬有假复层纤毛柱状上皮、扁平上皮等，上皮内有丰富的淋巴组织，囊壁内可有甲状腺组织，囊内容物多为黏液样或胶冻样物质，其内含有蛋白质胆固醇等。

思路2　甲状舌管囊肿如反复感染可能形成甲状舌管瘘，应向家属说明转归。

知识点

甲状舌管瘘的形成

当甲状舌管囊肿囊内分泌物潴留或并发感染时，囊内压力过高，囊肿破溃形成瘘管，瘘管可向上延伸，紧贴舌骨前后或穿过舌骨直达盲孔，由皮肤瘘口排出浑浊黏液，经过一段时间后，瘘管可能暂时愈合而结痂，不久又因分泌物潴留而破溃，如此时发时愈。

思路3　根据病史、体格检查和超声检查诊断甲状舌管囊肿。

知识点

甲状舌管囊肿的诊断

1. 临床表现和体格检查　颈部正中线囊性包块，圆形，直径 1~5cm，表面光滑，边界清楚，质软，随吞咽或呼吸运动上下活动；包块有时偏于一侧。

2. 超声　颈部圆形或椭圆形液性暗区，边界清晰，为单个囊肿，少数可见薄壁分隔。

3. CT　颈前部正中自舌盲孔至胸骨颈静脉切迹之间任何部位的囊性占位，具有完整包膜，囊壁较薄，囊内容物密度较低，合并感染时囊壁可毛糙增厚。

思路4　患儿需要鉴别诊断疾病。

知识点

甲状舌管囊肿鉴别诊断

1. 颏下慢性淋巴结炎和淋巴结核。

2. 皮样囊肿及表皮样囊肿。

3. 第二鳃裂囊肿。

4. 异位甲状腺。

5. 甲状腺腺瘤。

6. 其他颈部肿块　颈部囊状水瘤、脂肪瘤、皮脂腺囊肿、舌下囊肿等，多可根据肿物所在部位和性状及超声检查作出鉴别。

知识点

甲状舌管瘘鉴别诊断

1. 结核性瘘管。
2. 鳃源性瘘。
3. 颈正中裂。

思路5　该患儿治疗考虑手术。

知识点

甲状舌管囊肿的手术时机

一般情况下,局部无感染的患儿以2岁手术为宜;局部有感染时先行抗感染治疗,必要时引流脓液,待感染控制2~3个月后再实施根治手术。

知识点

甲状舌管囊肿和瘘的治疗原则

1. 必须将囊肿连同舌骨中段完整切除,并切除舌骨上方与其相邻的肌肉直达舌根部盲孔。
2. 瘘管结扎要求到达舌根部盲孔水平,结扎后残端腔内组织予以电灼或用碘酊涂擦,旷置或利用周围组织荷包缝合包埋。
3. 有感染、囊肿破裂或止血难以彻底有渗血时,应放置橡皮片引流;反之,可不予放置。

患儿手术和术后恢复情况

手术时,于囊肿壁边缘轻柔分离,暴露囊肿和舌骨,截断舌骨中段约1cm,暴露舌骨至舌盲孔间的管道,将导管分离至舌盲孔处予以结扎。切口内因无明显感染和出血,手术过程中囊肿也未破裂,故未放置橡皮片引流。术后7日拆线,出院。

【问题3】甲状舌管囊肿和瘘术后并发症有哪些? 如何预防?
思路　应充分了解术后并发症,以便术前的沟通,最常见的是瘘管复发。

知识点

甲状舌管囊肿和瘘术后复发原因

1. 未切除舌骨中段或切除过短。
2. 术中瘘管意外离断,未找到盲端,盲端遗漏而未被结扎。
3. 囊肿变异,有多个瘘管分支,一部分分支未结扎。
4. 术前未控制感染,致使囊肿破裂,部分囊壁或瘘管残留。

知识点

预防复发的关键

1. 术前严格控制感染。

2. 术中使用电刀,小心解剖,防止囊肿破裂。

3. 完整切除囊肿、舌骨中段、瘘管及周围部分组织,避免暴力牵拉,使瘘管意外离断。

4. 瘘管结扎要紧闭牢靠,且位置不宜过低;残留管壁组织可用电刀烧灼,或 2% 碘酊涂擦,以破坏其分泌能力。

(冯杰雄)

第三节　鳃源性瘘管与囊肿

鳃裂囊肿是胚胎发育过程中鳃弓和鳃裂未能正常融合或闭锁不全所致的颌面颈部囊性肿块。颈部鳃源性囊肿和瘘多由第二鳃裂演变而来,从第一鳃裂发生的囊肿一般在胸锁乳突肌内缘、下颌角附近,开口在外耳道。第三鳃裂形成的瘘管罕见。鳃源性囊肿的囊壁多由结缔组织构成,混有肌纤维和淋巴滤泡,可并发炎症。复层鳞状上皮细胞和柱状上皮细胞覆盖囊壁内膜,可含有纤毛。鳞状上皮细胞分泌乳状混浊的液体;柱状上皮细胞分泌黏稠液体,分泌液中多含胆固醇。囊肿感染后囊腔内有脓性液体。

临床病例

患儿,男,2 岁。右颈部无痛性包块 15 日。肿物位于右颈前中部,约鹌鹑蛋大小,质地偏软,活动度可,表面皮肤不红,无声音嘶哑和吞咽困难,无体温增高。

【问题 1】通过上述情况,对该患儿初步考虑什么诊断?

思路　患儿右颈部包块,无痛,皮肤不红,活动度可,无发热,排除颈部急性淋巴结炎引起的淋巴结肿大。根据活动度可,质地偏软,考虑为囊性肿物可能性较大。淋巴管瘤虽呈囊性,但淋巴管瘤活动度较小,因此诊断可能为颈鳃源性囊肿。

知识点

颈鳃源性囊肿根据组织胚胎发育来源不同,分为四种类型

1. 第一鳃裂畸形　外瘘口多位于下颌角的前下方,靠近胸锁乳突肌上端的前缘、舌骨以上平面的颈侧皮肤,内瘘口位于外耳道软骨部或耳郭的前方或后方。

2. 第二鳃裂畸形　外瘘口多位于胸锁乳突肌前缘的中、下 1/3 交界处。瘘管自外瘘口穿通颈阔肌、沿颈动脉鞘上行,穿过颈内动脉、颈外动脉之间,经舌咽神经、茎突咽肌和舌下神经的浅面,到达扁桃体窝上部。

3. 第三鳃裂畸形　外瘘口位于胸锁乳突肌前缘的下部,瘘管穿过颈阔肌的深部、穿过颈内动脉后,沿迷走神经的浅面上行,止于梨状窝的内瘘口,故又称为梨状窝囊肿和瘘。

4. 第四鳃裂畸形　外瘘口与第二鳃裂瘘管相似。瘘管穿过颈周肌深部,沿颈动脉鞘下降至胸部,自锁骨下动脉或主动脉弓下方上行到颈部,止于食管上端。

患儿体格检查和实验室检查结果

T 36.5℃,HR 91 次/min,HR 22 次/min。于右颈部胸锁乳突肌前可以触及一肿物,大小约 4cm×4cm×3cm,表面皮肤不红,质地偏软,无触痛,可以活动,未触到明显周围淋巴结肿大。血常规:WBC $9.1×10^9$/L,Hb 125g/L,PLT $248×10^9$/L。

腹部超声:右胸锁乳突肌前囊性包块。CT:右侧胸锁乳突肌前缘、右侧颌下腺后方及右侧颈动脉鞘区见一类圆形低密度影,大小约 4cm×4cm×3cm,其内可见液性区。颈部未见明确肿大淋巴结影。

【问题 2】对颈部包块患儿如何进行体格检查?如何确定包块的性质?如何分析实验室检查结果?

思路 1　对于颈部包块,首先应大体了解其发生部位,实性还是囊性等。

知识点

颈部包块的体格检查

根据颈部包块的生长部位、性状、数量、走向、生长特点、是否随吞咽活动及全身的情况进行判断。年龄较小的婴幼儿,因不能配合,影响观察肿物是否随吞咽活动,但可以在其喝奶时观察包块是否随吞咽上下活动。

思路 2　颈部包块常见的辅助检查一般有血常规、超声、CT 或 MRI。

知识点

辅 助 检 查

1. 血常规　白细胞总数和中性粒细胞增高,提示可能是炎性包块或鳃源性囊肿合并有感染。
2. 超声　鳃源性囊肿大多位于颈动脉三角区胸锁乳突肌前缘深部,单一的椭圆形无回声区,其包膜边界清晰、表面光滑,囊内为均匀无回声暗区。
3. CT　鳃源性囊肿为沿胸锁乳突肌上、下走行,类圆形或椭圆形软组织块,中心密度低,境界清楚。若囊内容物密度增高,提示囊肿有感染。
4. MRI　与 CT 一样能够提供病变部位及范围等信息。

【问题 3】鳃源性囊肿和鳃瘘有哪些临床表现? 诊断要点是什么?
思路　患儿右颈部胸锁乳突肌前触及一无痛性肿物,多为鳃源性囊肿。

知识点

鳃源性囊肿和鳃瘘的临床表现

1. 鳃源性囊肿　可发生于任何年龄,儿童期多在 5 岁前发病,男性发病率略多于女性,左右侧发病率无差别。双侧同时发病占 5%~13%。主要临床表现为偶然发现的颈部无痛性包块,逐渐增大,或时大时小。
2. 鳃瘘　一般发现早,症状典型,多为胸锁乳突肌前缘可见的细小瘘孔,挤压时可有少许白色分泌物溢出,也可触及条索状物向深部走行。

知识点

鳃源性囊肿和鳃瘘诊断要点

1. 临床表现　颈部无痛性包块,不随吞咽上下活动;第一鳃裂囊肿多位于下颌角的前下方;第二鳃裂囊肿最常见,多位于胸锁乳突肌前缘的中、下 1/3 交界处;第三、第四鳃裂囊肿少见,位于颈中下部或锁骨附近,或锁骨下胸骨旁。
2. 超声　包块呈囊性,其内有液性暗区。
3. CT　包块为类圆形或椭圆形软组织块,中心密度低,表现为含液囊性包块。
4. 其他　鳃瘘出生后即有或出生后不久就有瘘口在胸锁乳突肌前缘、锁骨附近或胸骨旁;可在瘘孔上方触及纤维条索状物;超声见条索状或管状物。

【问题 4】鳃源性囊肿和鳃瘘需要与哪些疾病鉴别?
思路 1　鳃源性囊肿的诊断需要考虑以下鉴别诊断:①甲状舌管囊肿;②淋巴管瘤;③颈深部血管瘤;④神

经鞘瘤;⑤颈部脓肿;⑥颈部结核性淋巴结炎;⑦甲状腺结节。

鳃瘘需要与甲状舌管瘘和颈部结核性淋巴结瘘管鉴别。

思路2　应考虑鳃源性囊肿和瘘可能存在的并发症。

1. 囊肿感染　囊肿表面及其周围皮肤红肿、吞咽疼痛或困难,局部压痛,体温升高。囊肿破溃后,有脓液排出,经久不愈,形成瘘口。

2. 迷走神经刺激症状　瘘管或囊肿压迫刺激迷走神经,引起咳嗽、声音嘶哑、脉速改变、面色苍白、出汗、晕厥和胃肠症状等。

3. 急性甲状腺炎　梨状窝囊肿或瘘感染,可并发甲状腺炎。

患儿手术和术后恢复情况

沿胸锁乳突肌前缘切开囊肿浅面的皮肤、皮下组织及颈阔肌。翻转皮片暴露胸锁乳突肌,暴露囊肿。分离囊肿,将囊肿与周围组织分开,因囊肿常与颈内静脉粘连。将囊肿拉向中线,可看到颈动脉三角中的神经、血管,予以保护。使囊肿与其深面的神经、血管完全分离。循瘘管分离至末端,将囊肿完整切除。缝合,置引流片。应用抗生素5日,术后48小时拔出引流片。术后7日拆线,出院。

【问题5】鳃源性囊肿和瘘的术前准备是什么?

思路1　术前应注意预防性应用抗生素,术前谈话着重瘘管复发和神经损伤。

知识点

术 前 准 备

1. 治疗口腔部感染,如龋齿和扁桃体炎等。
2. 鳃源性囊肿和瘘有炎症时,抗生素治疗,待炎症完全消退后再手术。
3. 准备亚甲蓝,如术中瘘管走向不清时,可注射亚甲蓝帮助辨认。

思路2　切除囊肿及瘘管是唯一有效的根治方法。

知识点

手 术 原 则

1. 1岁以后择期手术。
2. 感染者应先用抗生素控制感染,待炎症完全消退后2~3个月,尽早行根治手术。
3. 有气道压迫症状者,应先行囊肿穿刺或切开减压,再择期根治手术。

知识点

鳃源性囊肿和鳃瘘术后并发症

1. 神经、血管损伤。
2. 复发　预防复发的关键是正确处理囊肿的内瘘口。应尽量靠近咽侧壁结扎切断内瘘口,然后缝扎,使残端内壁朝向咽腔,以减少复发。

（冯杰雄）

第四节 腹股沟斜疝、嵌顿疝和鞘膜积液

小儿先天性腹股沟斜疝及鞘膜积液是小儿外科最常见疾病,发生率 0.8%~4.4%,是因为出生后鞘状突未闭导致腹腔内脏器和 / 或液体通过此途径突出腹腔外所导致的疾病。治疗此病需通过手术结扎未闭鞘状突。

临床病例

患儿,男,1 岁。因"右腹股沟可复性肿物 6 月余"就诊。患儿无不适感。体格检查:生长发育正常。右腹股沟可触及约 5cm×3cm×3cm 包块,质软,无压痛,可还纳腹腔。透光试验(-)。

【问题 1】通过上述情况,对该患儿初步考虑什么诊断?

思路 1 依据患儿典型病史及体格检查,诊断为右侧腹股沟斜疝。

知识点

腹股沟斜疝及鞘膜积液的诊断

腹股沟斜疝:典型病史,腹股沟可复性肿物。体格检查触及一侧或双侧腹股沟肿物,可还纳,透光试验 (-)。

鞘膜积液:腹股沟不可复性肿物。体格检查触及腹股沟或延续至阴囊的囊性包块,不可还纳,透光试验 (+)。

思路 2 腹股沟斜疝为小儿常见病,择期手术即可治愈。但如果出现嵌顿,则为急症,首选手法复位,如不能复位,则需急诊手术。滑疝多数不能复位,也可成为嵌顿疝。所以腹股沟疝应注意嵌顿及滑疝的问题。

知识点

嵌顿疝治疗原则

嵌顿时间小于 12 小时可行手法复位术。

手法复位禁忌证:①嵌顿时间大于 12 小时;②新生儿不能确定嵌顿时间;③女性患儿疝出物可能为卵巢、输卵管时;④已试行手法复位失败;⑤全身情况差,已有肠绞窄症状。

注意:手法复位后,如患儿出现腹胀、呕吐、发热,则提示复位肠管有穿孔可能,应及时行开腹探查术。

知识点

滑 疝

定义:腹腔内脏器成为疝囊壁的一部分。疝出组织包括盲肠(包括阑尾)及乙状结肠。女性患儿更为常见,多数为子宫及附件,出现绞窄的概率较小,但需注意有无卵巢扭转,合并扭转后易出现坏死。

思路 3 常见腹股沟肿物的鉴别诊断。依据典型病史及体格检查,诊断并不困难。主要是有无既往史,首发即为嵌顿疝的患儿需与腹股沟区包块相鉴别。

知识点

腹股沟肿物与斜疝鉴别诊断

1. 同侧鞘膜积液　不可还纳。透光试验(+)。无疼痛,体格检查无压痛,可行超声检查予以鉴别。
2. 感染性肿物　多合并红、肿、热、痛。可行超声检查予以鉴别。
3. 睾丸肿瘤　可及睾丸内包块,行超声检查。
4. 隐睾　多数合并有斜疝。术前注意触诊睾丸位置,避免漏诊。

【问题2】腹股沟疝及鞘膜积液的治疗。

思路1　因出现嵌顿概率较大,疝囊自行闭合的概率也小,所以腹股沟疝诊断后可早期手术。鞘膜积液1岁内有吸收的可能,故手术可在患儿1岁后进行。

手术方式:儿童的疝及鞘膜积液均可采用鞘状突高位结扎术。如果巨型疝可采用加强疝后壁的Bassini修补法。

手术过程:取下腹横纹横切口,钝性分离皮下组织,于外环处提出疝囊,横断疝囊后壁,钝性、锐性剥离至疝囊颈处,可见腹膜外脂肪后高位结扎。关闭切口前注意将睾丸送入阴囊。

思路2　可采用腹腔镜手术。对于对侧疝的探查及双侧疝手术有一定优势。

思路3　嵌顿疝患儿手法复位失败等情况下需急诊手术。合并肠管绞窄,怀疑有肠管坏死患儿,术前需纠正水、电解质失衡,应用抗生素预防感染。

知识点

嵌顿疝与常规疝手术的差别

1. 术前应补液、应用抗生素。
2. 术前谈话,注意与家长沟通。10%~15%嵌顿疝患儿有合并睾丸坏死的可能,嵌顿疝出现复发的概率高于常规手术,要在术前交代清楚。
3. 如合并肠管坏死,切除肠管后,切口污染较重,术后合并感染概率大,易复发。术中注意保护切口,术后注意观察,及时处理。
4. 合并滑疝时,注意术中不漏诊,将构成疝囊壁的组织妥善游离,恢复疝囊完整,确切高位结扎。
5. 腹腔镜手术时应注意探查对侧是否合并腹股沟斜疝。

【问题3】手术并发症有哪些? 术后如何进行随访?

思路　本病手术效果良好,术后并发症发生率低。术后随访时要注意睾丸位置、大小及有无复发。常见并发症:①阴囊水肿、血肿;②复发;③睾丸萎缩;④医源性隐睾。

(黄金狮)

第五节　卵黄管发育异常

胎儿期消化道通过卵黄管与卵黄囊相通,出生后此类管道不能完全退化,则形成各种脐部的异常窦道或瘘管及卵黄管发育异常。

一、脐部窦道、瘘管

脐部窦道包含卵黄管、脐尿管退化不全形成的脐茸、脐窦、脐尿管瘘、脐肠瘘、卵黄管囊肿、脐尿管囊肿。

临 床 病 例

患儿,男,2个月。因"脐部反复流液1月余"就诊。体格检查可见脐凹处黄色脓性渗液,中央可见红色息肉状黏膜突起。

【问题1】通过上述情况,对该患儿初步考虑什么诊断?

思路　患儿脐部在脐带脱落后局部有渗液,并可见增生黏膜组织,考虑脐茸。

知识点

脐茸的诊断

1. 脐茸表现为脐带脱落后,脐部持续渗液。

2. 体格检查可见脐部红色黏膜面或大小不一的红色黏膜息肉状突起。

3. 脐茸是脐部残余的卵黄管黏膜,与脐带残端的处理不相关。

知识点

脐部异常的鉴别诊断

1. 脐炎　脐带脱落后,创面未完全愈合,可有渗液或合并感染,体格检查没有残余黏膜组织。

2. 脐尿管瘘　与膀胱相通的先天性管道,出生后有尿液流出,超声检查可明确。亦可由瘘口处插管,注入亚甲蓝,尿液为蓝色即可明确诊断。

3. 脐肠瘘　胚胎时期卵黄管连接脐部及小肠,出生后未退化。脐部亦可见残余黏膜,中央可见开口,可有粪汁流出。可行瘘管造影,肠管内见对比剂可以证明诊断。

4. 脐尿管囊肿　脐尿管中段残余,形成囊肿。患儿多无症状,合并感染时脐部可有脓性渗出。超声见腹壁中线膀胱顶囊性肿物。

【问题2】如何治疗?

思路　脐茸为临床常见脐部异常,可进行电灼、结扎及硝酸银烧灼治疗。

二、梅克尔憩室与肠重复畸形

临 床 病 例

患儿,男,2岁6个月。因"反复无痛性黑便5月余"入院。5个月前患儿曾出现无痛性黑便,伴贫血。于外院行止血及输血治疗后出血停止。入院前1日再度出现血便2次,为黑色柏油样便。无腹痛、呕吐,无明显发热。体格检查:患儿面色苍白,口唇色淡。腹平软,无压痛。未及包块。血常规:WBC 5.7×10^9/L,Hb 78g/L。

【问题1】通过上述情况,对该患儿初步考虑什么诊断?

思路1　患儿出现血便,无呕血,多数为下消化道出血所致。可因先天性肠管畸形或急性肠管血运障碍导致的出血。

知识点

下消化道出血的鉴别诊断

1. 按出血新鲜程度来鉴别

(1)新鲜出血并有正常大便提示结肠低位近直肠处及肛门出血。常见的有结肠息肉、肛裂出血、肠壁血管发育异常。

(2)柏油样便提示小肠出血。常见梅克尔憩室、肠重复畸形、小肠息肉、肠壁血管畸形。

(3)果酱样便提示为肠套叠的典型症状,血便颜色暗红,无明显粪质。伴有阵发性腹痛及呕吐。

2. 按出血原因来鉴别　肠壁血管本身发育异常或在异常消化酶的作用下被腐蚀出现无痛性大量血便;急性肠管血运障碍即肠绞窄出血。患儿多合并腹痛、腹胀、呕吐。肠套叠、内疝、嵌顿疝、肠扭转、肠系膜血管栓塞均为可能原因。

思路2 患儿表现为无痛性反复发作的血便,量较大,呈柏油样。首先考虑小肠先天性原因所致的出血。可能病因为梅克尔憩室及肠重复畸形。因肠壁血管畸形及小肠息肉引发大量出血的发生率较低。

知识点

梅克尔憩室及肠重复畸形鉴别

1. 梅克尔憩室 为胚胎时期卵黄管的残留。多数位于回肠末段对系膜缘距离回盲部150cm以内,有独立血供。仅4%~6%的憩室可出现症状。憩室内常存在迷生组织,常见有胃黏膜、胰腺组织等,可能导致憩室穿孔、出血。部分憩室顶端与脐部有索带连接,可导致内疝发生。此外,憩室的存在可导致肠管扭转、套叠、压迫、粘连引起梗阻。合并憩室炎者与阑尾炎难以鉴别,术中注意探查。

2. 肠重复畸形 位于消化道系膜侧,具有肠管结构的球状或管状畸形。重复肠管与毗邻正常肠管存在共壁。肠重复畸形可见于全部消化道,位于小肠者占50%以上,以回肠末段为最多见。位于小肠的肠重复畸形则可表现为肠梗阻、肠扭转及消化道出血。

【问题2】结合病史,需要进行何种进一步检查明确诊断?

思路 依据梅克尔憩室及小肠重复畸形内可存在迷生的胃黏膜,两者均可行放射性核素 $^{99}Tc^m$ 扫描。但多数术前可因临床表现类似难以鉴别。

【问题3】梅克尔憩室和小肠重复畸形如何治疗?

思路 出现症状的患儿可行手术切除。术中探查发现的梅克尔憩室,目前认为如手术准备充分,手术技术可靠,对原手术计划无明显影响的情况下,可以同时进行切除。小肠重复畸形可因引流不畅,囊肿逐渐增大而出现症状,均需手术切除。目前可采用腹腔镜探查、病变切除手术。

(黄金狮)

第六节 急性阑尾炎

急性阑尾炎(acute appendicitis)是儿童最常见急腹症之一,可发生在任何年龄,但多见于较大儿童,男性发病率略高于女性。5岁以后随着年龄增长,发病率逐渐增高,6~12岁为发病高峰期。婴幼儿阑尾在盲肠的开口较大,再加其饮食结构特点,不易形成粪石性梗阻,因此发生急性阑尾炎的机会较小。由于小儿的阑尾壁薄,极易形成血运障碍,导致阑尾坏死和穿孔。另外,婴幼儿大网膜较短,阑尾炎症时,大网膜不能到达阑尾对其进行包裹进而发挥保护作用,所以弥漫性腹膜炎发病率较高。3岁以下患儿不能自诉病史,体格检查也不能配合,往往就诊较晚,以致患儿年龄越小,穿孔率和腹膜炎发病率越高。因此,小儿急性阑尾炎一经确诊,原则上应急诊手术治疗,切除阑尾。

临 床 病 例

患儿,男,6岁。持续性腹痛2日,发热1日,体温38.5℃,伴恶心、呕吐。精神差,面色苍白,食欲缺乏。体格检查:腹部平坦,右下腹有固定压痛,无肌紧张和反跳痛。大便1次,黄色软便。无尿频、尿急、尿痛和肉眼血尿。

【问题1】通过上述情况,对该患儿初步考虑什么诊断?

思路1 患儿出现腹痛、发热,伴有恶心、呕吐消化道症状,应考虑消化道感染性疾病。腹痛为持续性,右下腹有固定压痛,应以急性阑尾炎为最常见。

知识点

小儿腹痛按其原因分类

1. 急腹症,如急性肠梗阻、自发性或腹部外伤导致的腹内脏器穿孔和大出血,以及器官和腹膜急性炎症、卵巢囊肿扭转、睾丸扭转、胆绞痛和肾绞痛等。

2. 非急腹症外科疾病,慢性不全性肠梗阻、肿瘤和囊肿等慢性或亚急性疾病。

3. 引起腹痛的内科消化道和其他系统的疾病。

知识点

小儿腹痛按其病情和性质分类

1. 急性腹痛和慢性腹痛

(1)急性腹痛:急性炎症、穿孔、破裂、扭转、梗阻、坏死等。

(2)慢性腹痛:慢性炎症、胃肠功能紊乱、寄生虫、肿瘤、内分泌和血管栓塞等。

2. 外科腹痛和内科腹痛

(1)外科腹痛:急性阑尾炎、急性肠套叠、嵌顿疝、肠扭转、急性完全性肠梗阻等。

(2)内科腹痛:肠系膜淋巴结炎、肠痉挛、蛔虫症、胃肠炎、便秘、过敏性紫癜等。

3. 器质性腹痛和功能性腹痛

(1)器质性腹痛:外科腹痛起病急,持续时间长,由轻至重,腹痛在先,全身症状在后,腹痛远离脐部,多有腹膜刺激征,可有放射痛。内科疾病引起的腹痛,可急可缓,持续时间短,由重至轻,先有全身反应后有腹痛,腹痛位于脐部或脐周围,大多无明显腹膜刺激征,临床表现症状重,体征轻。

(2)功能性腹痛:多为小儿内科疾病,多由管状器官的肌肉痉挛和/或膨胀引起,空腔脏器壁层对张力最敏感,牵拉、痉挛可以产生阵发性绞痛。

思路2　典型性小儿阑尾炎症状的特点及诱发小儿阑尾炎常见原因。

知识点

小儿阑尾炎临床表现

小儿阑尾炎起病通常较急,腹痛呈持续性或阵发性加剧。当病变局限在阑尾时,疼痛感觉在脐周围,当炎症达浆膜累及腹膜时,右下腹阑尾区发生疼痛。

急性阑尾炎时,腹痛多不是孤立的,常有一些伴随症状。最常见的伴发症状是恶心和呕吐。当炎症继续蔓延,可引起体温增高。体温多波动在38~39.5℃。

阑尾炎继续发展,出现阑尾周围积脓,炎性积液可流入到盆腔,致使直肠前壁受到炎症刺激,引起腹泻。

患儿体格检查和实验室检查结果

T 38.5℃,HR 112次/min,呼吸稍快,面色苍白,皮肤、巩膜无黄染。腹部平,未见胃肠型,右下腹有固定压痛,无肌紧张和反跳痛,肠鸣音弱。

血常规:WBC 19×10^9/L,Hb 110g/L,PLT 32×10^9/L。CRP 56mg/L。

尿常规:白细胞(++),胆红素(+),蛋白(−),尿糖(−),亚硝酸盐还原实验(−),pH 7.2。

腹部超声:右下腹有少量积液。

【问题2】腹痛患儿如何进行体格检查?如何确定腹痛的性质?如何分析实验室检查结果?

思路1　分析患儿临床表现,仔细进行体格检查,重点是腹部体征,判断腹痛部位和性质,是功能性腹痛还是器质性腹痛,是内科性腹痛还是外科性腹痛。

知识点

不同年龄阶段小儿腹痛的确认

1. 新生儿主要表现为烦躁、哭闹、拒奶,晚期为精神萎靡、昏睡。触摸腹部时哭闹突然加剧或惊醒,下颌颤动,四肢抽动或缩回。

2. 3岁以下婴幼儿多用哭闹来表达不舒服,一般就诊较晚。腹痛只能通过触诊腹部时患儿的表情变化来确认。当按压到触痛点时,出现皱眉、鼻孔膨大、噘嘴、口角歪斜或下颌颤动,并以手推移在压痛点上检查者的手指。

3. 学龄前儿童能够描述腹痛,但有时不能讲清疼痛发生的时间和具体部位,通过耐心的腹部检查,可以确定腹痛部位。

知识点

功能性腹痛和器质性腹痛的鉴别

功能性腹痛:阵发性或间歇性,可自行缓解,间歇期间活动如正常儿童;腹痛部位多在脐部周围;症状重,体征轻,间歇期全腹柔软。

器质性腹痛:持续性或阵发性加剧;腹痛部位多远离脐部;体征呈逐渐加重趋势,多有腹膜刺激征。

思路2 辅助检查的重点是血常规、尿常规、CRP和腹部超声。

知识点

实验室检查结果异常的意义

1. 血常规 绝大多数患儿白细胞总数升高,中性粒细胞也有不同程度升高。
2. 尿常规 由于阑尾炎刺激输尿管、膀胱,部分尿中出现少量红细胞与白细胞。
3. CRP 随着阑尾炎病理类型加重,进一步升高。
4. 腹部超声 对急性阑尾炎的诊断有一定意义,回盲部周围积液和脓肿有助于对阑尾炎诊断。

【问题3】小儿外科常见的急腹症腹痛有哪些?
思路 小儿外科常见的急腹症腹痛如下。

(1)急性阑尾炎:右下腹腹痛,伴有恶心及呕吐,腹痛后发热,体温38.5~39.5℃;右下腹固定压痛。白细胞总数和中性粒细胞升高。超声可见右下腹或盆腔有积液。

(2)肠套叠:多为2岁以内婴幼儿,阵发性哭闹,呕吐,发病后2~12小时出现暗红色果酱样便,在右下腹或肝脏下方触及包块。超声可见腹腔内不均质混合回声团,形态规则,横切时呈"同心圆征"或"靶环征"。

(3)嵌顿疝:发病急,腹痛,伴呕吐,腹股沟或阴囊出现有触痛的包块。

(4)急性完全性肠梗阻:急性腹痛,阵发性加剧,频繁呕吐,腹部胀气,停止排气、排便。可见于腹腔内索带粘连压迫、梅克尔憩室索带绞窄压迫或肠系膜裂孔疝等。

(5)急性胰腺炎:急性上腹痛、呕吐和发热。体格检查上腹部有压痛。血清、尿淀粉酶明显增高。超声可见胰腺肿胀,或胰腺周围有积液。

【问题4】阑尾炎要与哪些常见的小儿内科性腹痛鉴别?
思路 小儿内科性腹痛常见的原因:①肠痉挛;②肠系膜淋巴结炎;③蛔虫症;④过敏性紫癜。

【问题5】小儿急性阑尾炎的病理类型有哪些? 如何进行分期?
思路 根据术中所见,急性阑尾炎可分为四型:Ⅰ型,急性单纯性阑尾炎;Ⅱ型,急性坏疽性阑尾炎;Ⅲ

型,急性穿孔性阑尾炎合并腹腔内局限性脓肿;Ⅳ型,急性穿孔性阑尾炎合并腹腔内弥漫性脓肿。

【问题6】小儿急性阑尾炎的治疗原则是什么? 术前准备有哪些?

思路　**1. 治疗原则**

(1)单纯性阑尾炎:以手术为宜,遇特殊原因时可以保守治疗。保守治疗期间,动态检查腹部情况。

(2)化脓性阑尾炎、坏疽性阑尾炎等合并弥漫性腹膜炎者尽早手术切除阑尾。

(3)3日以上症状稳定并好转,腹膜炎已有局限趋势、右下腹触及浸润性肿块者,应避免手术,以免感染扩散。待炎症肿块吸收或形成脓肿后,再酌情延期阑尾切除术。

(4)阑尾脓肿:病程超过5日,脓肿直径小于5cm者,给予抗生素、中药和支持治疗;脓肿直径大于5cm,发热、腹痛,经抗生素治疗无法控制时,也可在超声引导下穿刺引流或手术引流,术中见阑尾易于切除时,可一并切除。

2. 术前准备

(1)全身情况良好时,常规手术准备后,尽早手术。

(2)有高热时应降温,积极准备3~4小时后手术。

(3)有腹膜炎和全身中毒症状时,置鼻胃管,静脉输液,给予广谱抗生素和甲硝唑。

患儿手术和术后恢复情况

术中见阑尾位于盲肠右侧位,阑尾肿胀,表面有脓苔和脓性渗出液。分离结扎阑尾系膜后,切除阑尾,荷包缝合包埋阑尾残端。对渗出液进行细菌培养。术后将详情告知家长,患儿回病房,监护生命体征,禁食、胃肠减压和静脉营养。

患儿术后第1日体温开始下降,第3日体温正常。术后第2日排气,第3日排便,此时拔出鼻胃管并开始少量饮水,术后第5日开始半流质饮食,第7日复查血常规和腹部超声,均显示正常,停止使用抗生素,患儿出院,1个月后随访正常。

【问题7】小儿急性阑尾炎术后常见的并发症有哪些? 如何预防?

思路　小儿急性阑尾炎术后常见的并发症如下。

(1)切口感染:加强切口保护,避免腹腔渗出液和阑尾污染切口。尽量应用器械操作,如手指接触到阑尾或渗出液,关腹前应更换手套、器械和敷料。

(2)腹腔和盆腔脓肿:已有脓肿形成者,应轻柔操作,钝性分离组织间的粘连,敞开脓腔,吸尽脓液。关腹前,探查有无积液残留,用湿纱布拭净腹腔内液体。

(3)腹腔内出血:分次分离阑尾系膜,阑尾动脉宜双重结扎,结扎应松紧适当,保留线头不宜过短,防止结扎线滑脱。

(4)粘连性肠梗阻:常见的是炎性粘连性肠梗阻。使用有效抗生素,辅以中药和物理治疗,早期下床活动,促进肠蠕动恢复。

(冯杰雄)

第七节　急性肠套叠

肠套叠(intussusception)是指某段肠管及其相应的肠系膜套入邻近肠腔引起的肠梗阻,是婴儿期最常见的急腹症之一。该病发病年龄以1岁以下婴幼儿最多见,尤其是4~10个月的婴儿,男孩发病率是女孩的2~3倍。季节和气候与发病率有一定的关系,春末夏初最为多见,可能与该时期小儿上呼吸道感染较多有关;夏季、冬季次之,秋季相对少见。

临床病例

患儿,男,8个月。阵发性哭闹伴频繁呕吐1日,排果酱色大便1次。体格检查:精神差,萎靡不振,面色苍白,轻度脱水貌。腹稍胀,未见胃肠型,右中上腹可触及一包块,有触痛,质地软,稍可活动,无肌紧张和反跳痛,肠鸣音活跃。

【问题1】通过上述情况,对该患儿初步考虑什么诊断?

思路1　患儿出现阵发性哭闹,并伴有呕吐和果酱色大便,体格检查腹部有包块。患儿8个月,为急性肠套叠好发年龄,因此诊断应该考虑为急性肠套叠。

知识点

急性肠套叠分类

1. 原发性肠套叠　约95%的肠套叠属于此种类型。发生套叠的肠段及其邻近部位找不到明显器质性因素。

2. 继发性肠套叠　约5%,多数是儿童,由于肠管有明显机械原因,如梅克尔憩室、肠息肉、腹型紫癜肠壁血肿和淋巴瘤等,牵引肠壁而发生肠套叠。

肠套叠按发病年龄又分为两类:①婴儿肠套叠(2岁以内者),发病急骤,呈急性肠梗阻表现;②儿童肠套叠(2岁以上者),发病过程较缓慢,表现为亚急性肠梗阻。

知识点

肠套叠的病因

肠套叠的病因尚不清楚,可能与下列因素有关。

1. 饮食结构改变　出生后4~10个月,正是添加辅食及增加乳量的时期,也是肠套叠发病高峰期。

2. 病毒感染　国内有报道肠套叠与肠道内腺病毒、轮状病毒感染有关。

3. 回盲部解剖因素　婴幼儿回盲部游动性大,回盲瓣过度肥厚,小肠系膜相对较长。大多数婴儿回盲瓣长度大于1cm,呈唇样凸入盲肠,加上该区淋巴组织丰富,受炎症或食物刺激后易引起充血、水肿、肥厚,肠蠕动易将回盲瓣向前推移,并牵拉肠管形成套叠。

4. 肠痉挛及自主神经失调　由于各种食物、炎症、腹泻、细菌或寄生虫毒素等刺激肠道产生痉挛,使肠蠕动节律紊乱或逆蠕动而引起肠套叠。

思路2　肠套叠患儿通常以阵发性哭闹或呕吐为主诉就诊。阵发性哭闹是因为套入肠管系膜被牵拉,套叠鞘部同时发生强烈收缩产生剧痛而引起。当剧烈收缩蠕动波过后,疼痛缓解,小儿感觉舒适而安静下来。呕吐也是肠套叠早期症状,开始表现为哭闹不久后即呕吐,呕吐物为乳汁或刚进的食物。肠梗阻症状加重后,呕吐物为胆汁和已经消化的食物等。

知识点

急性肠套叠的临床表现

1. 阵发性哭闹　健康肥胖的婴儿,突然出现阵发性有规律的哭闹,持续时间10~20分钟,5~10分钟或数十分钟后再次发作,如此反复。

2. 呕吐　初为奶汁及乳块或其他食物,以后转为胆汁样物,1~2日后转为带臭味的肠内容物提示病情严重。

3. 果酱样血便　多在发病后6~12小时排血便,早者发病后3~4小时即可出现,患儿往往以血便为首要症状就诊,为稀薄黏液或胶冻样果酱色血便,数小时后可重复排出。

4. 腹部包块　在2次哭闹的间歇期,可在右上腹肝下触及腊肠样、稍活动并有轻压痛的包块,右下腹一般有空虚感,肿块可沿结肠框移动,严重者在肛门指诊时,于直肠内可触到子宫颈样肿物,即为套叠头部。

患儿体格检查和实验室检查结果

　　体格检查：T 37.5℃，HR 125 次 /min，呼吸稍快，轻度脱水貌，皮肤、巩膜无黄染。腹稍胀，未见胃肠型，右上腹触痛，并可触及一肿物，大小约 3cm×5cm，质硬，无肌紧张和反跳痛，肠鸣音活跃。肛门指诊未触及肿物，指套染有果酱色大便。

　　血常规：WBC $8.7×10^9/L$，Hb 120g/L，PLT $25×10^9/L$。尿常规结果正常。

　　腹部彩色多普勒超声：右上腹可见不均质混合回声团，大小 5.5cm×3.1cm×2.6cm，包块形态规则，横断面图像显示为"靶环"征，纵切呈"套筒"征（图 5-7-1）。

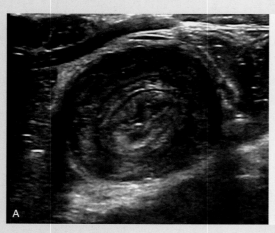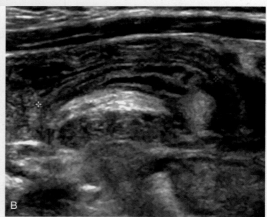

图 5-7-1　腹部彩色多普勒超声
A."靶环"征；B."套筒"征。

　　【问题 2】如何分析体格检查和辅助检查结果？

　　思路 1　体格检查：重点是腹部体征，判断有无腹部包块，特别是包块的大小、位置、质地和能否活动，是否有腹膜炎，肛门指诊能否触到肿物；同时观察全身情况，精神是否萎靡，有无脱水、高热、贫血，甚至休克。

　　知识点

　　急性肠套叠腹部肿块的特点和检查

　　肿块多位于右侧上腹部肝下，形状似腊肠，质地软，有弹性，稍可活动，并有触痛。肿块通常沿结肠框移动，因此，晚期病例肿块可移到腹部左侧，严重者可达到直肠内，此时肛门指诊可以触及子宫颈样物，即为肠套叠的头部。少数病例套入部甚至可由肛门脱出，此时应注意与直肠黏膜脱垂相鉴别。

　　思路 2　辅助检查重点是腹部超声。彩色多普勒超声检查是急性肠套叠首选的检查方法，具有简单易行、诊断迅速、准确率高和可避免 X 线辐射等优点。可以通过肠套叠的特征性影像协助临床确定诊断，肠套叠典型的超声图像：腹腔内不均质混合回声团，包块形态规则，横切时呈"同心圆"征或"靶环"征；纵切时呈"套筒"征。此外，可通过超声监测水压灌肠复位肠套叠的全过程完成治疗。

　　【问题 3】肠套叠有哪些病理类型？

　　思路　根据套入部最近端和鞘部最远端肠段部位将肠套叠分为以下类型。

　　(1)回盲型：回盲瓣为肠套叠的头部。

　　(2)回结型：以回肠末端为出发点，阑尾不套入鞘内，此型最常见，占 70%~80%。

　　(3)回回结型：回肠先套入远端回肠，然后再整个套入结肠，约占 10%。

　　(4)小肠型：小肠套入小肠（包括空空型、回回型和空回型），比较少见。

　　(5)结肠型：结肠套入结肠，也比较少见。

　　(6)多发型肠套叠：在肠管不同区域内有分开的两个、三个或更多的肠套叠。

【问题 4】肠套叠需要与哪些疾病相鉴别?

思路 (1)细菌性痢疾:多见于夏季,患儿常有不洁饮食史,早期高热,黏液脓血便伴里急后重,粪便常规见大量脓细胞,如细菌培养阳性,即可确诊;腹部无包块,腹部彩色多普勒超声无肠套叠典型影像。但细菌性痢疾腹泻时,因肠蠕动紊乱,偶尔可引起肠套叠。

(2)急性坏死性小肠炎:以腹泻为主,大便呈洗肉水样或红色果酱样,有特殊腥臭气味;高热,呕吐频繁,明显腹胀,严重者吐咖啡样物;全身情况较肠套叠恶化得快,有严重脱水、皮肤花纹和昏迷等休克症状。

(3)腹型过敏性紫癜:有阵发性腹痛、呕吐、腹泻和暗红色血便症状,有时因肠管水肿、出血而增厚,可在右下腹触及肿块,双下肢有出血性皮疹,伴有膝关节和踝关节肿痛,部分患儿可有血尿。腹型紫癜可继发肠套叠,腹部彩色多普勒超声可协助诊断。

(4)梅克尔憩室出血:常突发大量血便,严重者可出现休克;出血时并无腹痛或仅有轻微腹痛。但梅克尔憩室可继发肠套叠,与原发性肠套叠的症状相似,腹部彩色多普勒超声有助于鉴别。

(5)蛔虫性肠梗阻:多见于幼儿及儿童,阵发性腹痛,有吐、便蛔虫史;腹部包块多在脐周,呈条索状或面粉团样,压之可变形;发病前多有驱虫不当史;腹部超声可显示肠腔内蛔虫影像。

(6)直肠脱垂:少数晚期肠套叠的套入部可由肛门脱出,容易误诊为直肠脱垂;直肠脱垂时,可以看到肠黏膜一直延续到肛门周围皮肤,无急腹症症状;而肠套叠时,在肛门口和脱出肠管之间有一条沟,通过此沟可以将手指伸入直肠,且多有急腹症症状。

患儿治疗过程

入院后 1 小时行超声监视下水压灌肠复位:患儿仰卧位,超声下见右上腹包块,大小约 3cm×5cm,横切面呈"靶环"征,纵切面呈"套筒"征。经肛门注入温生理盐水,控制压力低于 100mmHg,可见右上腹包块逐渐向回盲部退缩,形如"半岛"征,包块退至回盲部后,不能完全消失,小肠未进水。20 分钟后再次行水压灌肠复位包块仍未消失。复位失败,决定手术治疗。

知识点

急性肠套叠的治疗方法

小儿急性肠套叠的治疗分非手术疗法和手术疗法两种。钡剂灌肠复位是最早使用的复位肠套叠的非手术疗法,目前国内已很少应用。目前常用的非手术疗法包括 X 线监视下空气灌肠复位和超声监视下水压灌肠复位,两种复位方法的适应证和禁忌证基本一致。

知识点

超声监视下水压灌肠复位

腹部超声观察到肠套叠影像后,可在实时监视下水压灌肠复位。患儿仰卧位,经肛门注入温生理盐水,复位压力一般控制在 60~100mmHg,随着注水量增加和肠腔内压力升高,可见肠套叠"同心圆"或"靶环"状块影逐渐向回盲部退缩,形如"半岛"征,随着复位的进展,"半岛"由大变小,最后通过回盲瓣突然消失。在此瞬间,结肠内液体急速通过回盲瓣充盈回肠,截面呈蜂窝状改变,水肿的回盲瓣呈"蟹爪样"运动,同时注水阻力消失,压力下降,证明肠套叠已复位。

【问题 5】水压灌肠复位的适应证和禁忌证是什么?

思路 适应证:病程不超过 48 小时,患儿全身情况良好,无明显脱水及电解质紊乱,无明显腹胀和腹膜炎表现。

禁忌证:①病程超过 48 小时而全身情况显著不良,如严重脱水、精神萎靡、高热或休克等症状;②高度腹胀,腹部有明显压痛,肌紧张,疑有腹膜炎时;③小肠型肠套叠。

灌肠证实肠套叠已完全复位后,还需进行如下观察:①拔出气囊肛管后排出大量带有臭味的黏液血便和黄色粪水;②患儿很快入睡,无阵发性哭闹及呕吐;③腹部平软,已触不到原有肿块;④口服活性炭 0.5~1g,6~8 小时由肛门排出黑色炭末。

知识点

结肠穿孔是水压灌肠最严重并发症

结肠穿孔是超声下水压灌肠最严重的并发症,表现为复位过程中,结肠内充盈液体突然消失,腹腔内出现较多液体,肠管呈"漂浮状",此时应考虑有结肠穿孔。由于大量液体进入腹腔,使腹腔压力突然增加,导致膈肌上抬,腹腔内血液回流也减少,患儿可能出现呼吸困难,心跳加快,面色苍白,病情突然恶化。

结肠穿孔紧急处理方法:立即拔出肛管,迅速排出肠腔内盐水,腹腔穿刺抽出腹水。

知识点

急性肠套叠手术适应证

1. 符合非手术疗法禁忌证。
2. 应用非手术疗法复位失败或肠穿孔。
3. 小肠套叠。
4. 继发性肠套叠。

【问题 6】急性肠套叠手术适应证是什么？术前要做哪些准备？
思路　患儿应进行充分的术前准备,术者需了解术中注意事项。

知识点

急性肠套叠术前准备

1. 禁食、禁水、胃肠减压。
2. 纠正脱水和电解质紊乱。
3. 必要时采用退热、吸氧、备血。

知识点

手术注意事项

1. 开腹后暴露肠套叠包块,如无肠坏死,用压挤法沿结肠框进行肠套叠整复。术者用两手拇指、示指握住套叠远端即套头部,向近端轻柔推挤,耐心缓慢地进行挤压复位。当复位到达回盲部时,复位阻力增大,鞘部张力增高,切忌在近端拖拽套入部,以免发生肠破裂。如复位困难,可用温盐水纱布热敷后,再作复位。

2. 肠套叠复位后,要仔细检查肠管有无坏死,肠壁有无破裂,肠管本身有无器质性病变等,如无上述征象,将肠管纳入腹腔。

3. 如阑尾有充血、水肿或坏死,可以将其切除。

4. 不能复位及肠坏死者,应将坏死肠段切除行肠切除肠吻合术。

知识点

术 后 处 理

　　肠套叠患儿由于套叠的肠管复位后出现缺血再灌注损伤,胃肠道功能较其他开腹手术恢复慢,术后易出现高热和腹胀,应给予留置胃肠减压、禁食、禁水、抗炎补液等对症治疗,待患儿排气、排便通畅后进食。术后不宜过早进食,注意预防切口裂开等并发症。

（白玉作）

第八节　肠 梗 阻

　　肠内容物通过肠道时发生障碍称为肠梗阻(intestinal obstruction),是常见急腹症之一。肠管梗阻可引起局部和全身的病理生理改变,如肠管形状和血液循环改变、体液丢失、电解质失衡和休克等。小儿肠梗阻具有病因复杂、病情多变、发展迅速等特点。

临 床 病 例

　　患儿,女,10岁。以"阵发性腹痛,伴恶心、呕吐3日"入院。3日前患儿无明显诱因突然出现阵发性腹痛,以脐周为著,伴恶心、呕吐,呕吐物为胃内容物,停止排气、排便,就诊于当地医院,诊断为"胃炎",给予静脉输液治疗,具体用药不详。治疗后,效果不明显,腹痛逐渐加剧,腹痛间期缩短,呕吐物为含有臭味的黄色糊状物,伴有腹胀。患儿1日前排出少量果酱色大便,且出现低热,体温最高为38.3℃,小便量较前减少,色深黄。

　　【问题1】通过上述情况,对该患儿初步考虑什么诊断?
　　思路1　患儿阵发性腹痛伴恶心、呕吐,停止排气、排便,应高度怀疑肠梗阻。

知识点

肠梗阻的4大临床症状

呕吐、腹胀、腹痛、停止排气、排便,为各种肠梗阻的共同特征。

　　思路2　10岁女孩,突然出现肠梗阻临床症状,无手术和感染史,多考虑先天畸形所致,但肿瘤、绞窄疝等待排除。

知识点

儿童肠梗阻的病因

　　新生儿肠梗阻病因多为先天性消化道畸形(消化道闭锁、先天性巨结肠症),婴儿为先天性或获得性。婴幼儿期以肠套叠、嵌顿性腹股沟斜疝发病率较高。年长儿获得性更常见,如最常见的小肠粘连性梗阻,约占各类小肠梗阻的60%;其次,疝(先天性疝和后天性疝)、肠内和肠外的病变均应考虑,肿瘤或非肿瘤病因均有可能。

　　儿童恶性肿瘤可发生于肠腔内和肠腔外,包括淋巴瘤(特别是伯基特淋巴瘤)和平滑肌肉瘤,任何一个超过3岁患儿发生肠套叠或肠梗阻均需考虑。结肠癌在10岁以下的儿童罕见,但往往病情迅速,预后差,也可能有急性或隐匿性肠梗阻的表现。另外,近年HIV感染性相关性淋巴瘤及平滑肌肉瘤亦可见到。非肿瘤性因素逐年上升,包括幼年型结肠息肉、炎性息肉或假瘤、血小板减少性紫癜、肠管血管畸形、消化道异物、Crohn病、淋巴管畸形、重复畸形囊肿。其他假性肠梗阻的辅因也需要鉴别,具体如下。

　　(1)内分泌疾病:糖尿病、嗜铬细胞瘤、甲状旁腺功能减退、甲状腺功能减退。

117

(2)神经系统疾病：家族性自主神经系统功能障碍、多发性神经纤维瘤。

(3)肠道平滑肌异常疾病：肌营养不良、非热带性口炎性腹泻、系统性红斑狼疮。

(4)药物引起：麻醉药、三环类抗抑郁药物、吩噻嗪类药物、可乐定、蘑菇中毒。

思路3　患儿腹胀、呕吐，呕吐物为含有臭味的黄色糊状物，停止排气、排便，考虑为完全性肠梗阻，且为低位小肠梗阻。

知识点

肠梗阻的程度

1. 完全性肠梗阻　发病急、进展快、呕吐剧烈，患儿逐渐出现发热和腹部固定压痛点，完全停止排气、排便，X线检查结肠内无气体或有孤立扩张的肠袢。

2. 不完全性肠梗阻　发病缓慢、病程长、呕吐较轻，结肠内可有气体。

知识点

肠梗阻的部位

1. 高位小肠梗阻　呕吐频繁，呕吐物主要为胃液、胆汁，腹胀、腹痛较轻，易脱水。X线检查见上腹部有扩张的空肠袢，黏膜呈青鱼刺状。

2. 低位小肠梗阻　腹胀明显，呕吐发生较晚，呕吐物为含有臭味的黄色糊状物，腹部见肠型及蠕动波。X线检查见全部小肠胀气，梯状液平面布满全腹。

3. 结肠梗阻　腹胀严重，可以下腹部为主，呕吐较晚，呕吐物含有粪便状物。X线检查可见胀大的肠袢，起始于左下腹部。

患儿体格检查及辅助检查结果

体格检查：T 38.9℃，P 140次/min，R 32次/min，体重30kg。发育正常，营养中等，精神较差，神志清，眼窝深陷，皮肤干燥。腹部中度膨隆，以右下腹为著，腹肌张力稍高。右下腹可触及肠型包块，大小6.0cm×4.0cm，有触痛，肝、脾肋下未触及。腹部移动性浊音阳性，肠鸣音减弱。肛门指诊：未扪及狭窄瘢痕及肿块样肿物，退出后可见少许果酱色大便排出。

腹部超声：右下腹可见"同心圆"征象，高度怀疑肠套叠。

X线检查：腹部多个宽大的气液平面，下腹部无气体。

肠梗阻腹部
X线片

【问题2】如何分析该患儿体格检查和X线检查的结果？

思路1　依据体格检查、X线片、实验室检查结果判断有无肠梗阻手术指征（绞窄性肠梗阻）和手术时机。

知识点

肠梗阻对全身的影响

1. 大量体液丢失，导致水、电解质失去平衡。可出现严重脱水、酸碱平衡失调和血容量减少，患儿表现为尿少、肾功能不全，甚至休克。

2. 梗阻部位以上肠腔内毒素渗透到腹腔内，大量吸收可导致脓毒症休克。绞窄性肠梗阻出现脓毒症休克时，若不及时切除坏死肠袢，脓毒症休克无法纠正。

思路 2　该患儿具有绞窄性肠梗阻的临床表现,应积极术前准备,尽快手术治疗。

知识点

肠梗阻的手术指征

1. 绞窄性肠梗阻。
2. 先天畸形、肿瘤或索带粘连压迫引起的完全性肠梗阻。
3. 病程时间较长、反复发作的单纯性肠梗阻。

知识点

肠梗阻非手术治疗的指征

1. 无血液循环障碍的粘连性肠梗阻。
2. 蛔虫团、异物或粪块引起的阻塞性肠梗阻。
3. 腹腔结核所致的肠梗阻。
4. 单纯麻痹性或痉挛性肠梗阻。

知识点

绞窄性肠梗阻的特点

1. 腹痛发作急骤,起始即为持续性剧烈腹痛,或在阵发性加重之间仍有持续性疼痛。
2. 病情发展迅速,早期出现休克,抗休克治疗后改善不明显。
3. 有腹膜炎体征,体温上升,脉率增快,白细胞计数增高。
4. 腹胀不均匀,腹部有局部隆起或触及有压痛的肿块(孤立肿大的肠袢)。
5. 呕吐出现早而频繁,呕吐物、胃肠减压抽出液、肛门排出物为血性。腹腔穿刺抽出血性液体。
6. 腹部 X 线检查见孤立扩大的肠袢。
7. 经积极的非手术治疗,症状、体征无明显改善。

知识点

肠梗阻的非手术治疗要点

1. 禁食　一旦怀疑本病即应禁食。
2. 胃肠减压　常规持续胃肠减压。
3. 抗感染治疗　应选用广谱抗生素治疗。
4. 液体管理　纠正水、电解质及酸碱平衡紊乱。
5. 营养支持　非手术治疗时间较长者注意营养补充。
6. 纠正低血容量　频繁呕吐及肠腔渗出导致血容量降低,须及时纠正。
7. 腹腔穿刺减压　气腹严重时可行腹腔穿刺减压。
8. 病情观察　密切观察呕吐物和肛门排出物的性状、生命体征、腹部体征、腹部 X 线变化及白细胞计数、血气分析及水、电解质的变化。

【问题 3】术前准备包括什么内容?

思路 1　该患儿有轻度低血容量休克的临床表现,应立即采取胃肠减压、抗感染,纠正水、电解质及酸碱平衡紊乱,纠正低血容量等措施。

思路 2　术前组织讨论,进一步核实诊断,特别注意患儿术前休克、电解质、酸碱平衡纠正状况,如血压、血氧、pH、电解质、四肢循环、每小时尿量、凝血功能等,交叉配血并完成输血同意书签字;快速扩容,争取 2~3 小时内手术。

思路 3　术前与家属充分沟通,主要包括病情评估、手术入路和范围及预后等,尤其是术中风险(休克、死亡)、手术方式(手术以挽救生命为前提进行造瘘、二期再手术等相关风险)、术后并发症(造口相关并发症、肠道狭窄、脱垂、败血症)。取得家属充分理解、签字后手术。做好术中告知、上级医生会诊,术中组织快速冰冻病理检查准备。

【问题 4】患儿肠梗阻采取何种手术方式?

思路　该患儿考虑绞窄性肠梗阻可能,手术解除梗阻,可能需要切除肠管。

知识点

急性肠梗阻常用术式

1. 解除梗阻原因　粘连索带离断、肠套叠或肠扭转的复位、肠腔内异物取出等。
2. 肠切除和肠吻合　切除失去活力肠段或粘连分离极为困难的肠段。
3. 单纯肠与肠吻合　不能去除梗阻,在梗阻近端与远端行侧侧吻合或端侧吻合。
4. 肠造口术　病情危急,胃肠减压或其他方法不能代替时,为急救可偶尔采用。

知识点

肠梗阻的手术要点

1. 存在固定局限扩张肠祥时可试行腹腔镜探查、粘连松解术,梗阻的部位越高,越容易行腹腔镜粘连松解术。

2. 开放探查腹腔时勿过度牵拉肠系膜,以免血压下降。可先用 0.2% 普鲁卡因封闭肠系膜根部神经丛,然后再寻找梗阻部位。

3. 切除坏死肠祥时,应尽可能简化操作,不进行粘连分离和绞窄松解,将需要切除的坏死肠段连同肠系膜大块切除,以免大量毒素被吸收。

4. 梗阻近端肠管极度扩张影响手术操作时,应先肠减压,减少毒素吸收和增加手术视野暴露,但需防止肠内容物污染腹腔。

5. 新生儿肠切除或广泛小肠切除,测量并记录所保留小肠的长度。

患儿手术和术后恢复情况

术中见腹腔内有约 200ml 暗红色浑浊腹水涌出,右下腹可见部分回肠套入回肠,肠管呈黑紫色,近端小肠扩张、水肿,将套入肠管复位后,见套入肠管呈黑紫色,肠壁薄,失去弹性,肠系膜血管可见血栓形成,完全复位后见梅克尔憩室为套入的头部,且麦克尔憩室也套入肠腔。将憩室复位后,热敷黑紫色肠管约 20 分钟,肠管血液循环、色泽、弹性及蠕动无任何改善,拟行坏死肠管切除、肠吻合术,切除包括梅克尔憩室在内的坏死小肠约 30cm,回肠端端吻合,吻合口距离回盲瓣约 20cm。

肠套叠(组图)

术后给予禁食、禁水、胃肠减压、输血、抗感染、静脉高营养等对症支持治疗。患儿病情平稳,恢复良好,切口愈合。随访 1 年,患儿恢复如同正常同龄儿童。

【问题 5】术中如何判断肠管有无生机?

思路　患儿为梅克尔憩室套入小肠,进一步引起回回型肠套叠,导致肠梗阻,套入肠管系膜血管受压、血供障碍,部分肠管坏死,形成绞窄性肠梗阻。

知识点

肠管活力的判断

1. 肠壁是否已成黑紫色并已塌陷。
2. 肠壁是否失去张力和蠕动能力，肠管扩大，对刺激是否已无收缩反应。
3. 相应的肠系膜小动脉有无搏动。
4. 术中判断有困难时，以切除为安全；但切除长段肠袢需慎重，在纠正血容量不足和供氧的同时，于肠系膜根部注射 1% 普鲁卡因以缓解血管痉挛，观察 15~30 分钟，如仍不能判断有无活力，可重复一次或暂时关腹，48 小时稳定后再次开腹确认肠管有无活力。

【问题 6】肠梗阻术后并发症有哪些？
思路　肠梗阻并发症包括近期和远期并发症，以便与家属沟通。

知识点

儿童肠梗阻术后并发症

1. 近期并发症　麻痹性肠梗阻、腹腔脓肿、败血症、吻合口瘘、切口感染和裂开、多器官功能障碍甚至衰竭。
2. 远期并发症　主要有肠粘连、粘连性肠梗阻等。

（高　亚）

第九节　消化道穿孔

消化道穿孔（gastrointestinal perforation）是一种危及生命的疾病，在小儿外科相对少见，临床表现多样，由多种疾病如消化性溃疡、创伤性事件、异物、阑尾炎、炎症、肿瘤和医源性因素引起，涉及消化道的所有脏器，病情往往来势凶猛，发展迅速，需要及时、准确作出诊断并制订出处理原则。

临床病例

患儿，女，2 岁 9 个月。以"间断腹痛 15 日，加重 1 日"入院。15 日前患儿无明显原因出现腹痛、呕吐，呕吐物为胃内容物，在当地医院给予输液治疗，具体用药不详，治疗后效果不明显。1 日前患儿出现高热，体温最高为 39.6℃，中度腹胀，WBC 31.80×10^9/L，且腹痛加重，转院诊治。

【问题 1】通过上述情况，对该患儿初步考虑什么诊断？
思路 1　患儿 15 日前出现间断性腹痛、呕吐，考虑可能存在肠梗阻。
思路 2　在当地医院给予输液治疗，效果不明显，1 日前患儿出现高热，体温最高为 39.6℃，WBC 31.80×10^9/L，腹胀、腹痛加重，应考虑肠梗阻导致并发症可能。

患儿体格检查结果

T 39.8℃，P 142 次 /min，R 40 次 /min，体重 11kg。发育正常，营养中等，精神差，皮肤干燥，眼窝深陷，神志清。全腹明显膨隆，腹壁静脉显露，无局限性隆起，未见胃肠型及蠕动波，肝、脾触诊不满意，腹肌张力增高，全腹有压痛及反跳痛，肝浊音界消失，移动性浊音可疑，肠鸣音消失。腹部立位平片见膈肌升高，膈下大量游离气体，下腹部无气体，上腹部肠管扩张，可见多个气液平面。

消化道穿孔腹部
立位平片(图片)

【问题 2】如何分析该患儿体格检查的结果？
思路　重点是腹部详细检查，同时观察全身情况，有无黄疸和脱水、口唇色泽、心率、血压和呼吸等。

> **知识点**
>
> ### 消化道穿孔的特征性临床表现
>
> 1. 突然发作的剧烈腹痛伴有急腹症的临床表现，病情发展迅速。
> 2. 肝浊音界缩小或消失。
> 3. 肠鸣音消失、全腹鼓音或腹腔穿刺抽出气体。

【问题3】如何分析该患儿X线检查的结果？

思路1　X线腹部平片是诊断消化道穿孔最重要的检查手段之一。

> **知识点**
>
> ### X线腹部平片对消化道穿孔的诊断意义
>
> 1. 多数胃肠道穿孔出现膈下游离气体；少数胆道穿孔也可出现膈下游离气体。
> 2. 部分胃肠道穿孔，尤其是小肠穿孔因局部粘连或穿孔较小，可出现局部气体弥散影或腹部不出现气体影。
> 3. 胃后壁或十二指肠后壁穿孔可出现腹膜后或小网膜腔气体影。

思路2　该患儿腹部X线检查见上腹部肠管扩张，见多个气液平面，下腹部无气体，膈肌升高，膈下大量游离气体，明确肠穿孔的诊断。

> **知识点**
>
> ### 儿童消化道穿孔的病因
>
> 儿童消化道穿孔病因多样，穿孔部位与发病性质、创伤特点、胃和肠管厚度等因素有关。消化道溃疡穿孔多发生于胃和十二指肠，表现为单发穿孔；创伤引起的消化道穿孔多见于小肠，而炎症性穿孔则多见于阑尾和直结肠；小肠肠管厚度最薄理论上也较易发生穿孔。
>
> 1. 溃疡穿孔　学龄期儿童，有溃疡史，突然发生的持续上腹剧痛，明显的腹膜刺激征，肝浊音界缩小或消失，X线检查见膈下游离气体。
> 2. 胆道自发穿孔　幼儿呕吐、腹膜炎体征、大量腹水，尤其是有胆总管囊肿病史或出现黄疸时应高度怀疑，腹腔穿刺抽出胆汁样腹水即可确诊。
> 3. 炎症性胃肠道疾病　如阑尾炎、肠梗阻、非特异性炎症、伤寒、结核等。
> 4. 其他　外伤、肿瘤、过敏性紫癜及吞咽异物（磁力珠）、先天性胃肠发育不良等。

思路3　消化道穿孔后的全身表现：穿孔后立即出现全腹膜炎，大量胎粪/粪便、空气进入腹腔，细菌繁殖，腹腔广泛渗出，大量毒素被吸收，迅速出现脓毒症休克。可表现为腹水、持续性低血压、代谢性酸中毒、肾衰竭及DIC，可导致患儿死亡。

> **知识点**
>
> ### 其他检查的意义
>
> CT检查显示腔外气体、腔内对比剂外渗是影像学检查提示消化道穿孔的直接标志。X线腹部平片仍作为消化道穿孔的一线检查，但CT检查显示腔外气体比腹部平片敏感性高，可达100%。下消化道穿孔CT检查表现为节段性肠壁增厚、局灶性肠壁缺损或管腔外气体气泡集中在肠壁附近。CT检查还有助于预估消化道准确穿孔部位，如近端胃肠道穿孔多见CT镰状韧带征，远端胃肠道穿孔多见管腔

外空气囊(不含 CT 镰状韧带征)、肠壁增厚、脂肪堆积,也可显示肠穿孔的间接表现如痰、脓肿、腹膜液或管腔外异物,通过薄层图像和多平面重建,更有助于精确评估穿孔部位和原因。

超声可检查有无腹水,有无梅克尔憩室、肠重复畸形、肠套叠、化脓性阑尾炎、腹腔脓肿、胆总管囊肿等,对于确定有无并发症及肠穿孔的原因具有重要的意义。

患儿治疗过程

迅速纠正低血容量,禁食,胃肠减压,抗感染治疗,纠正水、电解质及酸碱平衡紊乱。密切观察生命体征、腹部体征、白细胞计数、血气分析及水和电解质。

【问题 4】该患儿有无手术指征? 术前准备包括什么内容?

思路 1　患儿膈下有大量游离气体,考虑穿孔较大,上腹部有明显宽大的气液平面,考虑是在肠梗阻基础上出现了肠穿孔,且患儿有全身中毒症状,轻度休克的临床表现,腹膜炎体征明显,具有手术指征,应尽快完成术前准备。

知识点

肠穿孔的手术指征

1. 消化道穿孔多需要及时手术治疗。

2. 对于一般情况好,全身中毒症状轻,腹膜炎体征局限且稳定,X 线检查膈下有少量气体影或有局限性局部气体弥散影者,可考虑暂时非手术治疗,密切观察全身情况和局部体征的变化。

思路 2　该患儿有轻度低血容量和感染脓毒症休克的临床表现,应立即采取胃肠减压,抗感染,迅速补充血容量,纠正水、电解质及酸碱平衡紊乱等措施。特别注意患儿术前休克纠正状况和手术条件,如血压、血氧饱和度、血 pH、电解质、四肢末梢循环、每小时尿量、凝血功能等,交叉配血并完成输血同意书签字;快速扩容,争取 2~3 小时内手术。

思路 3　术前需与家属沟通,着重说明术中风险(休克、死亡)、术式(可能造瘘、二期再手术等相关风险)、术后并发症(瘘口相关并发症、败血症、切口感染 / 裂开、肠狭窄)。取得家属充分了解、签字后,急诊手术。

【问题 5】消化道穿孔手术的原则和方式有哪些?

思路　根据穿孔的部位、病变程度、患儿情况总体考虑手术方法,以操作简单、迅速,能达到目的,减少并发症为原则。

知识点

消化道穿孔的手术方式

1. 胃、十二指肠溃疡穿孔　①单纯缝合术:急性溃疡及周围瘢痕化轻的溃疡穿孔,先切除溃疡边缘的坏死组织及瘢痕,进行全层及浆肌层两层缝合;②彻底性手术:包括胃大部切除术、迷走神经干切除及选择性迷走神经切断术、胃远端部分切除术、胃空肠吻合术加或不加迷走神经切断术等。

2. 胆道自发性穿孔　一般不进行过多探查,仅腹腔引流术或胆囊引流或胆总管囊肿引流,6~8 周二期根治,目前亦有一期根治的报道。

3. 小肠穿孔　①外伤性小肠穿孔可进行修补缝合或切除吻合;②炎症性小肠穿孔炎症较轻则可一期缝合穿孔部位;如果穿孔部位组织炎症较重则行切除病变肠段,端端吻合;少数情况下多发肠段穿孔,肠管严重炎性水肿者,行近端小肠造瘘;③肿瘤性小肠穿孔:小肠恶性淋巴瘤急性穿孔者,包括病灶在内的肠切除吻合术为首选术式。

4. 结肠穿孔损伤时间不超过 6 小时, 粪便污染轻, 无休克及严重的肠系膜血管伤者, 可行一期修补或切除吻合术。结肠造口术适用于：①患儿病情不稳定；②腹腔污染严重；③损伤超过 6 小时；④结肠多处损伤, 组织血供差；⑤伴有多脏器的严重损伤；⑥高速火器伤。修补后外置术主要用于横结肠和乙状结肠损伤, 因肠袢系膜长, 易于游离, 外置简便快速, 可用于病情较重的患儿。

患儿手术和术后恢复情况

开腹见肠管与腹膜严重粘连, 肠壁广泛水肿, 多处附有脓苔、粪苔, 近端肠管扩张, 并有多个直径约 2mm 穿孔, 另有 2 个较大破裂孔, 直径均约 1.5cm。小肠穿孔部位起始于距十二指肠悬韧带 35cm 处, 最远端穿孔部位距回盲部约 8cm。术中见阑尾无明显充血及水肿。小肠与大网膜及结肠亦有严重粘连。

消化道穿孔
(组图)

术中向患儿家长讲明探查情况, 告知粘连成团的小肠有 2 个较大破裂孔、肠管充血水肿严重, 相互之间粘连紧密, 无法保留, 需要切除, 其两侧多发穿孔肠管若一并切除, 则将出现短肠综合征可能, 如修补保留可增加残存小肠长度, 但因病因不清, 且腹腔内炎症明显, 修补保留的小肠术后有出现再穿孔可能。家长同意切除含有 2 个较大破裂孔的肠管, 缝合修补较小穿孔肠管, 尽量多保留小肠长度的手术方案。自十二指肠悬韧带开始向远端游离空肠共 60cm, 见距十二指肠悬韧带 35~60cm 处空肠上有 10 余个小穿孔, 逐个予以缝合修补。然后, 自回盲部向近端分离粘连回肠约 30cm, 发现该段回肠上有 6 个小穿孔, 逐个予以缝合修补。切除粘连非常紧密及穿孔严重的肠段, 穿孔缝合修补后, 保留的小肠近端距十二指肠悬韧带 60cm, 远端距回盲部约 30cm。分别于左、右结肠旁沟置烟卷引流。右上腹另作一切口行小肠双腔造瘘。

术后给予禁食、禁水、胃肠减压、止血、输血、抗感染、静脉高营养等对症支持治疗, 伤口持续换药。病情逐渐平稳, 恢复良好, 切口恢复尚可。术后病理检查报告为"小肠慢性炎症伴急性感染及穿孔"。术后 1 个月患儿一般情况好转, 病情平稳, 行造瘘闭合术, 患儿顺利出院。随访 5 年, 患儿恢复良好。

【问题6】消化道穿孔术后并发症有哪些？

思路 近期并发症主要有腹腔脓肿、败血症、吻合口瘘；远期并发症主要有肠粘连、粘连性肠梗阻等。

(高 亚)

附：腹腔穿刺术

1. 腹腔穿刺术的目的及适应证

(1)明确腹腔积液的性质, 找到病源。

(2)大量腹水影响呼吸时, 需抽取腹水, 减轻腹压, 缓解呼吸困难, 改善循环。

(3)腹水原因不明时, 诊断性腹腔穿刺(如腹腔损伤时)。

(4)需腹腔内注药, 或治疗性腹腔灌洗。

2. 物品准备

腹腔穿刺术
(视频)

(1)腹腔穿刺包：包括 1 个治疗碗, 注射器, 穿刺针, 2 把血管钳, 5 个棉球, 1 块洞巾, 纱布数块。

(2)消毒用物：1 个无菌治疗碗(内盛 10 余个消毒液棉球, 1 把血管钳), 1 只清洁手套。

(3)其他：无菌持物钳, 无菌手套, 消毒溶液(1% 碘附)。

3. 操作流程

(1)穿刺点选择：可在超声定位下进行选择, 可选择左侧反麦氏点, 右腹部；体位可根据情况进行选择。

(2)消毒铺巾：用碘附在穿刺部位进行消毒, 由内向外, 范围在 15cm 以上, 重复消毒 3 次；解开腹腔穿刺包, 戴手套, 铺巾。

(3)局部麻醉：将 2% 利多卡因稀释成 1% 的浓度, 于穿刺点自皮肤至腹膜浸润麻醉。

(4)穿刺：操作者左手固定皮肤, 右手持穿刺针垂直进针, 当有明显突破感时, 说明已穿破腹膜, 此时回抽会有腹水被抽出。如果是诊断性穿刺, 用注射器抽取腹腔积液 20~50ml 送检；如果需要置管持续性放液, 则需选择有导管及导丝的穿刺器, 拔出导丝, 固定导管, 连接引流袋。

(5)穿刺完毕后, 贴好无菌敷料, 做好操作记录。

4. 注意事项

(1)术中密切观察患儿,如出现呼吸急促、心率加快、面色苍白等,需立即停止操作。

(2)注意无菌操作,防止腹腔感染。

(3)放液速度防止过快、过多,

(4)如果腹水流出不畅,可稍微移动穿刺针的位置或改变患儿体位。

(李 宁 吴晓娟)

第十节 肠系膜囊肿和网膜囊肿

肠系膜囊肿及网膜囊肿是由淋巴管先天发育障碍或后天损伤、感染等原因引起,与正常淋巴管无沟通。肠系膜囊肿及网膜囊肿70%位于小肠系膜,15%位于网膜,10%位于结肠系膜。

临床病例1

患儿,男,4岁。因"腹痛7日,超声发现腹腔内肿块1日"入院。4日前患儿无明显诱因下出现腹痛,为阵发性隐痛,不伴发热,无呕吐、腹泻。在门诊给予抗感染治疗后腹痛好转。体格检查:全腹平软,无压痛,无肌紧张,右下腹可及肿块,约4cm×5cm,囊性感,边界清楚,无压痛,肿块可被推动。血常规:WBC $5.4×10^9$/L,Hb 128g/L,PLT $156×10^9$/L,CRP<8mg/L。超声提示"腹腔内囊性肿块,大小45mm×53mm×44mm"。

【问题1】通过上述情况,对该患儿初步考虑什么诊断?

思路1 因为患儿腹痛,无意中发现的腹腔囊性肿块,不伴有消化道症状。体格检查和超声亦发现腹部肿块。对于腹腔囊性肿块,需进行以下考虑。

(1)卵巢来源的肿块(女性患儿要首先考虑)。

(2)肠源性囊肿,如肠重复畸形、梅克尔憩室。

(3)肾积水。

(4)阑尾包块。

(5)肠系膜囊肿。

(6)大网膜囊肿。

(7)其他疾病,如囊性畸胎瘤、囊性肾母细胞瘤、包虫性疾病等。

思路2 患儿为男性,排除卵巢囊肿的可能。超声未发现患儿泌尿系统的疾病,基本可以排除肾积水。患儿无消化道症状,无发热,体格检查也未发现固定的压痛,无肌紧张,血常规检查正常。因此,诊断为阑尾炎的依据也不足。考虑肿块可能为肠源性囊肿或肠系膜/大网膜囊肿。一般说来,梅克尔憩室和肠重复畸形与肠管关系密切,疼痛的发生往往会伴发消化道症状,且肿块的直径一般限于3~4cm以内,很少超过5cm。因此,该囊性肿块来源于网膜或肠系膜的可能性比较大,但还不排除其他疾病存在的可能。

思路3 采集病史需要包括有无外伤史,有无尿频、尿急、尿痛、血尿史,有无既往发作史,有无疫区接触史。如外伤导致的血肿,外伤诱发的囊肿出血,囊肿感染,或呼吸道、泌尿道的感染,甚至囊肿的破裂都可以引发相似症状的出现。

知识点

腹腔囊性肿块的常见临床表现

1. 囊肿位于腹腔,早期不易被发现,可无临床症状,或伴慢性腹痛,偶有间歇性绞痛。

2. 随着囊肿逐渐增大,可触及肿块,往往边界清楚,多无压痛。如囊肿巨大,可占据大半腹腔。如为肠系膜囊肿,往往位于肠系膜根部,而肠系膜从左上向右下走行,一般囊肿可两侧推动,上下推动受限。

3. 囊肿如果合并感染、出血或引发肠扭转可出现急腹症,表现为反复呕吐,伴有胆汁、腹痛及肌紧张。巨大囊肿甚至可以压迫腹腔血管引起下肢水肿。

思路 4　除目前已有的体格检查和辅助检查,还可以进行其他辅助检查来协助诊断。

知识点

辅助检查在腹腔囊性肿块鉴别诊断中的应用

1. 体格检查　肛门指检可以扪及盆腔肿块,了解肿块的位置,与直肠的关系,肿块的质地、活动度、有无触痛等。

2. 实验室检查　可以对一些常见肿瘤标志物进行检测,如甲胎蛋白(AFP)、癌胚抗原(CEA)、神经特异化烯醇酶(NSE)、铁蛋白(SF)、乳酸脱氢酶(LDH)等。

3. 影像学检查　超声除可检查囊肿的情况,如大小、回声强弱、钙化、包膜、血供情况,还可以了解其他脏器,如肝、脾、胰、肾、胆道、输尿管、性腺、腹腔和腹膜后淋巴结的情况。增强 CT 可清晰显示囊肿大小、质地及与周围组织的关系,可以协助判断囊肿的来源和性质。如进行腹部摄片,可以了解肿块是否引起肠梗阻,消化道钡餐检查有时可以看到囊肿和肠管的关系。

临床病例 1　患儿补充体格检查与辅助检查结果

肛门指诊未扪及明显的直肠周围肿块。

AFP、CEA、NSE、SF、LDH 均在正常范围。

CT 提示腹膜后类圆形囊性肿块,大小约 4cm×5cm×4cm,边界清楚,壁薄,其内密度均匀,CT 值约 13HU。增强扫描未见明显强化。提示"右侧后腹膜囊性占位,淋巴管瘤可能"(图 5-10-1)。

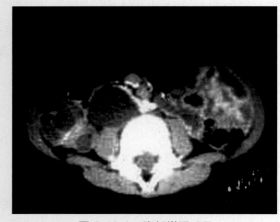

图 5-10-1　腹部增强 CT
病灶未见明显强化,提示"右侧后腹膜囊性占位,淋巴管瘤可能"。

【问题 2】对临床病例 1 该如何处理?

思路　对于腹腔内的囊性肿块,在排除外伤血肿的情况下,可以进行手术探查。

知识点

腹腔内囊肿探查的方式

腹腔内囊肿探查的方式包括开腹探查术和腹腔镜探查。探查方式的选择要根据患儿的临床状态和肿块的位置、大小。腹腔镜可以探查肿块的来源,对于小肠系膜来源的肿块,累及的系膜较局限,肿块孤立,与周围血管关系不密切,或术前判断肿块剥离难度在术者控制范围者,均可以考虑行腹腔镜探查术。

临床病例 1　手术探查结果

患儿接受腹腔镜探查手术,发现肿块来自小肠系膜,包膜完整,囊肿壁薄,含暗红色囊液。在腹腔镜下完整切除肿块,保留了肠管不受损伤。病理报告:(肠系膜)淋巴管瘤。

【问题3】小儿腹部肿瘤分类有哪些?

(1)肠源性囊肿:胚胎期肠道正常发育过程中可形成憩室样改变,且随发育逐渐成熟而退化。若憩室样改变未发生退化、消失并脱离肠管,则逐渐增大形成肠系膜囊肿。囊肿内壁覆盖具有分泌功能的肠道上皮,分泌黏液。囊肿多为单发,单房性或有分隔,多呈球形或椭圆形,囊肿多见于小肠系膜,囊腔常与肠腔隔绝。

(2)肠系膜淋巴管瘤:为肠系膜囊肿最常见的原因,从十二指肠到整个结肠均可发生,以回肠系膜处最多见,囊肿可延伸至腹膜后。异位的淋巴组织良性扩张增生形成囊肿,既不与肠腔相通,也不与淋巴管相连。囊壁内含有平滑肌细胞和淋巴组织,内衬柱状内皮细胞。

(3)单纯性囊肿:主要与腹部外伤有关,腹部外伤时由于肠系膜损伤使肠系膜两层组织分离形成囊肿,腔内无内皮细胞覆盖。

(4)囊性畸胎瘤:较少见。囊肿呈圆形或椭圆形,囊内组织可含有胚胎发育的三个胚层组织及细胞。

(5)寄生虫性囊肿:肝包虫囊肿破裂可在腹腔播散,若在肠系膜出现可形成囊肿。

思路1　分析肠系膜囊肿和肠管的关系:肠系膜囊肿与肠重复畸形病理不同,前者囊肿可以从肠系膜分离出来而不影响血供,不损伤肠系膜。当肠系膜囊肿巨大,且与系膜、肠壁无法分离时可以一并切除肠管。

思路2　分析患儿囊肿与腹痛的关系,可能为囊肿内出血所致。

临床病例2

患儿,女,6岁。因"腹痛2日,超声发现腹腔内肿块1日"入院。2日前患儿无明显诱因下出现腹痛,为阵发性隐痛,不伴发热,无呕吐、腹泻,无尿频、尿急、尿痛。体格检查:全腹平软,全腹压之有波动感,无压痛,无肌紧张。未及明显肿块。血常规:WBC 4.8×10^9/L,Hb 131g/L,PLT 176×10^9/L,CRP<8mg/L。超声提示"腹腔内巨大囊性肿块,大小155mm×138mm×44mm"。

【问题1】通过上述情况,对该患儿初步考虑什么诊断?

思路1　患儿为女性,需要对卵巢囊肿、肠源性囊肿、肠系膜囊肿、大网膜囊肿、阑尾包块和其他腹腔的囊性肿块进行鉴别诊断。

思路2　询问有无外伤史、月经史、疫水接触史。

思路3　补充体格检查和实验室检查。

临床病例2　患儿补充体格检查与辅助检查结果

肛门指诊未扪及明显的直肠周围肿块。

AFP、CEA、NSE、SF、LDH 均在正常范围。

E_2、FSH、LH 均在正常范围。

CT 提示腹腔内巨大囊性占位,位于腹腔前方,小肠位于其后方,大小约 15cm×16cm×14cm,囊肿壁薄,边界清楚,其内部密度均匀,CT 值为 27HU。增强扫描未见明显强化。诊断为"腹腔内囊性肿块,大网膜囊肿可能"(图5-10-2)。

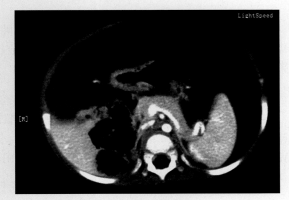

图 5-10-2　腹部增强 CT

腹腔前部巨大囊性占位,小肠位于其后方。囊肿壁薄,边界清楚,其内部密度均匀,增强扫描未见明显强化。诊断为"腹腔内囊性肿块,大网膜囊肿可能"。

思路4　根据 CT 所见,可知这是一个薄壁的大囊肿,未见明显分隔。囊肿位于肠管的前方,将肠管压在囊肿的背侧,肠管未被推移至一侧,该表现可与肠系膜根部发出的囊肿相鉴别。卵巢囊肿一般将肠管顶至上腹部,因为囊肿的根部位于下腹部的卵巢。因此,根据 CT 表现,该巨大囊肿以大网膜囊肿的可能性较大。

知识点

大网膜囊肿的影像学特征

1. X线检查 腹部正侧位片显示腹腔密度均匀的阴影,充气的肠管位于肿块后方,钡餐检查胃、小肠被肿块推挤。

2. 超声 显示边界清楚的无回声区,腹腔肿块与消化道及周围脏器的关系。

3. CT 见壁薄囊肿,质地均匀,偶见分隔,位于肠管前方。囊壁和内容物强化不明显。

4. 囊肿穿刺 穿刺可以明确囊内液体性质,是否伴有出血和感染。

【问题2】对临床病例2该如何处理?

手术是唯一的处理方法,采用的方式一般是腹腔镜手术。

知识点

网膜囊肿的治疗原则

手术是治疗网膜囊肿的唯一手段,完整切除囊肿和部分大网膜以避免复发。囊肿巨大并与周围组织粘连,不能彻底切除囊肿时,对残留囊壁用3%碘酊涂擦,破坏囊肿内壁。巨大囊肿可抽出液体,待囊肿缩小后再行剥离切除,对大量出血及扭转等并发症需要行急诊手术。

网膜囊肿的常见并发症

网膜囊肿的常见并发症有出血、感染、破裂、扭转。

(吕志宝)

第十一节 卵巢囊肿和扭转

婴儿和青少年处于体内激素活跃期,卵巢囊肿十分常见。不同年龄阶段有不同的激素刺激状态,因此卵巢的病因学和临床表现各有特征。一般而言,目前趋于保守治疗方式,提倡对无症状卵巢囊肿进行随访观察,采用较小的手术干预,尽可能保留卵巢组织。

临床病例1

患儿,女,13岁。因"腹痛3日,超声发现盆腔肿块"入院。3日前患儿无明显诱因下出现右侧腹部疼痛,阵发性钝痛,不伴呕吐,无发热、腹泻。体格检查:全腹平软,右下腹固定压痛,可疑肌卫,无反跳痛。血常规:WBC 12.4×10^9/L,Hb 128g/L,PLT 156×10^9/L,CRP 26mg/L。超声发现右下腹部囊性占位。

【问题1】通过上述情况,对该患儿初步考虑什么诊断?

思路1 患儿腹痛,无消化道症状,体格检查右下腹压痛,扪及包块,考虑腹痛和肿块有关。

知识点

儿童急腹症的原因

外科性腹痛和内科性腹痛。外科性腹痛往往有炎症、梗阻、出血等三大症候群,由外伤、炎症、肿瘤或先天畸形所引起,特征如下。

1. 起病急,疼痛剧烈,持续时间一般超过4小时。

2. 先腹痛,后发热、呕吐等。

3. 有固定的压痛,可伴有肌紧张。

4. 可触及或发现包块。

思路 2　患儿右下腹固定压痛,超声发现囊性占位。需要详细了解囊肿的性质。超声检查发现低回声肿块,内见分隔,约 4cm×4cm×3cm。左侧卵巢大小约 2cm×1.5cm×1.8cm,右侧卵巢探测欠清。血常规提示有轻度的 WBC 和 CRP 升高,需要初步鉴别。

知识点

右下腹囊性肿块的鉴别

1. 卵巢来源的肿块(女性患儿要首先考虑)。

2. 肠源性囊肿,如肠重复畸形、梅克尔憩室。

3. 肾积水。

4. 阑尾包块。

5. 大网膜囊肿。

6. 肠系膜囊肿。

思路 3　采集病史需要包括既往史、月经史。既往史要着重于既往有无系统性疾病,有无慢性腹痛。月经史包括初潮年龄、月经周期、月经量及是否规律、有无痛经病史。

思路 4　患儿既往无慢性腹痛史,无系统性疾病。月经初潮为 3 个月前,尚不规律,量时少时多。提示患儿尚处在青春发育期,该时期的内分泌功能不成熟、不稳定。激素水平的紊乱容易导致卵巢囊肿的发生。结合腹痛,不伴消化道症状,无发热,超声提示右侧卵巢探测不清,右侧卵巢区囊性占位,考虑腹痛与肿块有关,而肿块最大可能来源于右侧卵巢。

知识点

卵巢囊肿的分类

单纯性卵巢囊肿:超声显示均匀的无回声区,囊壁不明显或可见薄而均匀的肿块。

复杂性卵巢囊肿:其发生往往是由于囊肿扭转或囊肿内出血所致。超声显示囊肿内液体 - 碎屑平面,有凝缩的血块和分隔,囊壁回声强,或囊肿内含有实性成分。

思路 5　如病史所提供的囊肿的大小,一般不会引起明显的腹痛和 WBC 增高。如果出现腹痛的症状,提示出现了囊肿相关的并发症,最常见的是囊肿扭转或囊肿内出血。结合患儿 WBC 增高,囊肿扭转的可能性要高于囊肿出血,初步诊断为腹痛(卵巢囊肿? 扭转可能)。

知识点

青春期卵巢囊肿的并发症

卵巢肿块的常见并发症有卵巢或附件扭转、肿块内出血、肿块破溃、肿块压迫所导致的梗阻症状。

【问题 2】这种情况下,可以进行什么辅助检查?

思路　青春期卵巢囊肿以良性多见,多数具有内分泌功能,但不能完全排除真性肿瘤,甚至恶性肿瘤可能。可以做一些辅助检查进行鉴别诊断。

知识点

青春期卵巢囊肿的鉴别诊断

1. 功能性卵巢囊肿。
2. 囊腺瘤(浆液性或黏液性)。
3. 以囊性成分为主的畸胎瘤。
4. 输卵管及输卵管旁囊肿。
5. 其他少见疾病,如异位妊娠、子宫内膜异位症等。

临床病例 1 该患儿其他辅助检查结果

甲胎蛋白(AFP)3.1ng/μl;β-绒毛膜促性腺激素(β-HCG)0.3ng/μl;癌胚抗原(CEA)0.53ng/ml;血清雌激素水平 85.81ng/L,明显增高。余正常。

下腹部 CT:下腹部未见明显气腹,盆腔和腹腔内未见积液。盆腔右侧附件区囊性占位,大小 35mm×40mm,边缘光整,囊壁较厚。提示右侧卵巢囊肿,伴扭转不除外(图 5-11-1)。

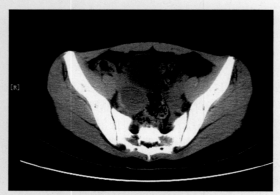

图 5-11-1 下腹部 CT
盆腔右侧附件区囊性占位,边缘光整,囊壁较厚,
提示右侧卵巢囊肿,伴扭转不除外。

【问题 3】如何分析辅助检查结果?

思路 1 患儿卵巢相关的肿瘤指标基本正常,雌激素水平明显增高。结合肿瘤为囊性肿块,考虑囊肿为良性,且功能性卵巢囊肿的可能性比较大。

知识点

卵巢肿瘤相关的血清学抗原指标

1. AFP 往往在恶性畸胎瘤、内胚窦瘤或多胚瘤中可见增高。
2. β-HCG 在胚胎癌和绒毛膜癌中可见升高。
3. LDH 在无性细胞瘤中有升高。
4. CEA 在黏液性囊腺癌中可见升高。
5. CA125 在上皮来源肿瘤中可见升高。
6. Inhibin 在颗粒细胞肿瘤中可见升高。

思路 2 盆腔 CT 检查有助于鉴别诊断:明确肿块的解剖位置,了解肿块的大致来源,发现钙化点和脂肪组织,了解囊壁厚度,有无出血和盆腔积液。增强 CT 还可与炎性肿块相鉴别。CT 三维重建后,可以观察肿块是否与肠腔相通,从而与肠源性囊肿相鉴别。

知识点

影像学检查在卵巢囊肿诊断中的意义

1. 超声检查是最有效的方法,特别是多普勒超声,可以发现卵巢增大,或有回声肿块而同侧卵巢不能探及。盆腔陷凹内液体出现较晚,常与卵巢组织出血有关。

2. 腹部 X 线平片对诊断也有帮助,如出现呕吐的病例,可以明确有无肠梗阻。肿块较大时可以看到位于一侧的致密影。如为畸胎瘤,甚至可以看到钙化灶。

3. CT 检查对卵巢肿块的性质和排除其他下腹部疼痛有重要鉴别诊断意义。

【问题 4】该患儿如何处理?

思路 1 根据患儿的临床表现,初步诊断为卵巢囊肿,扭转可能。因为患儿有临床症状,右下腹有压痛,且出现 WBC 增高。CT 提示卵巢扭转可能,因此该患儿的卵巢囊肿是一个有症状的复杂性囊肿,建议手术处理。

知识点

卵巢囊肿手术干预的指征

1. 大多数单纯性卵巢囊肿可自行消退,因此大部分病例仅需随访观察。一般 2~3 个月,或 2~3 个月经周期。无症状患儿可观察更长时间。

2. 功能性单纯性囊肿的手术指征为出现明显症状;系列超声随访未见消退;直径大于 5cm 的囊肿,有较大的扭转风险;恶性肿瘤可能。

3. 复杂性囊肿多由于囊肿内出血或囊肿为真性肿瘤,特别是黄体囊肿,一旦破裂,可以引起一定量的腹腔内出血。故对于黄体囊肿,超声随访 2~3 个月经周期未见消退或伴有明显的症状,有手术干预指征。真性肿瘤需要手术干预,尤其出现在肿瘤指标增高的患儿或伴有钙化和脂肪等复杂成分的肿瘤。

思路 2 可以选择腹腔镜,也可以选择开腹手术。腹腔镜下探查已经被广泛采用。手术处理的方案是探查,复位扭转,剥除囊肿,尽可能多地保留卵巢组织。

知识点

卵巢囊肿手术

1. 卵巢囊肿扭转的手术原则是尽可能地保留卵巢组织,无论卵巢是否已经出现了血供受损,颜色发黑,目前均提倡保留。

2. 囊肿的处理原则为尽可能完整切除,如果失败可以行囊肿穿刺引流或囊肿开窗术。

3. 对于术中怀疑有恶性可能,有条件者可以行术中冰冻病理;如无条件,则不要急于切除患侧卵巢及附件,尽可能完整切除肿瘤,或活检。待病理确定为恶性时,再按卵巢恶性肿瘤的手术要求进行二次手术根治。

4. 卵巢扭转的复发或对侧卵巢在日后扭转的发生率为 2%~5%,卵巢固定可以减少扭转复发,尤其对于已切除一侧卵巢的患儿。但卵巢固定可能会损伤卵巢,扭曲卵泡与输卵管的关系,有降低生殖能力的潜在影响。故目前对于卵巢固定与否尚无定论。

5. 固定卵巢的方法有子宫卵巢韧带的折叠和缩短;将卵巢固定在盆腔侧壁;将子宫卵巢韧带折叠固定于圆韧带;将卵巢固定于子宫浆膜层。术中应保护输卵管伞端。

患儿,女,60 日。因"产前发现腹腔内囊性肿块,产后持续存在 2 个月"入院。母亲孕 1 产 1,足月剖宫产,患儿出生体重 3.0kg。孕 32 周产前超声检查发现腹腔内囊性肿块,约 43mm×34mm×35mm,无特殊处理。产后超声随访,腹腔内囊肿持续存在,且随访几次,有逐渐增大的趋势,达 53mm×35mm×40mm。

【问题 1】通过上述情况,对该患儿初步考虑什么诊断?

思路 1　患儿为女婴,发现腹腔内有囊性肿块,并且产前即发现,产后有逐渐增大的趋势。需考虑这个囊肿可能的来源。

知识点

胎儿产前检查发现的腹腔囊性肿块的鉴别诊断

产前发现腹腔囊性肿块,可以是卵巢囊肿、囊肿型肠重复畸形、淋巴管瘤、肠系膜囊肿、大网膜囊肿、胆总管囊肿、囊肿型胎粪性腹膜炎、肾或输尿管囊肿、肝囊肿、脐尿管囊肿、子宫阴道积液,也可以是囊性神经母细胞瘤、囊性畸胎瘤、隔离肺、肾上腺区域或后腹膜血肿等。

思路 2　可以通过体格检查和辅助检查进行鉴别诊断,首先要了解肿块的部位、大小、质地、边界、游离度和有无压痛。同时可做辅助检查,包括血常规、尿常规、AFP 检测和 CT 检查,进一步鉴别肿块的可能来源。

体格检查时发现肿块位于腹部偏右,偏下方。肿块为囊性,边界清楚,无压痛,可以略有推动。

血常规、尿常规、粪便常规均正常。

AFP 245ng/ml,略增高,但属生理增高范围。E_2 155.03ng/L,明显增高。

超声:于下腹部盆腔及右下腹探及 43mm×52mm×45mm 肿块,内及液性暗区,周边未及血流信号。右侧卵巢探测不清,左侧卵巢大小约 21mm×23mm×12mm,可见卵泡 2mm。肝、脾未见占位,胆囊充盈,壁薄,胆道无扩张。双肾结构正常,肾盂无扩张,双侧输尿管未探及。膀胱充盈,壁薄,未见膀胱内占位。后腹膜未见占位,未见肿大的淋巴结。

CT:下腹部盆腔可见囊性肿块,大小约 45mm×50mm×48mm,壁薄。增强后肿块未见明显强化。其余未见明显异常(图 5-11-2)。

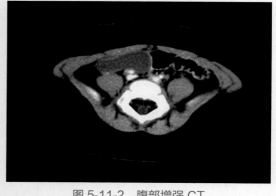

图 5-11-2　腹部增强 CT
下腹部盆腔囊性肿块,大小约 45mm×50mm×48mm,壁薄。增强后肿块未见明显强化。

思路 3　根据产前发现、临床表现、辅助检查,可以排除恶性肿瘤,也可以排除胆道、泌尿系统来源的囊性肿块。结合患儿为女性,体内激素也处于高水平,卵巢囊肿不能除外,也需要与肠系膜淋巴管瘤、肠重复畸形鉴别。

知识点

胎儿、婴儿卵巢囊肿的病因

胎儿和新生儿卵巢囊肿是胎儿体内丰富的促性腺激素环境,包括促卵泡刺激素(FSH)、黄体生成素(LH)、人绒毛膜促性腺激素(HCG)和雌激素等刺激胎儿卵泡形成。出生后婴儿体内的雌激素和 HCG 水平急剧下降,反射性地导致促性腺激素水平上升。胎儿的卵泡对激素非常敏感,某些因素如母亲糖尿病、脓毒症和同种免疫会增加激素的刺激作用,因而与胎儿卵巢囊肿的形成有关。

知识点

新生儿卵巢囊肿的超声诊断标准

1. 证实为女性性腺。
2. 囊肿结构形态规则并偏离中线。
3. 可识别正常的尿路结构。
4. 可识别正常胃肠道结构。

超声检查还可以区别卵巢单纯性囊肿和复杂性囊肿。

【问题2】对该患儿如何进行处理?

思路1　对于存在于盆腔的囊性肿块,处理的关键在于明确囊肿的性质、囊肿是否引起了相关的症状和囊肿的演变。该患儿胎儿期即发现肿块,随访中,发现肿块持续增大,尽管无消化道和泌尿系统梗阻的症状,也无恶性的证据,但是仍然有探查的指征。

知识点

腹腔内囊性肿块的处理原则

1. 判断囊肿是否存在恶性的可能,如肿瘤标志物增高,有转移性病灶,需要果断处理。
2. 囊肿引起了腹痛、发热、肠梗阻、腹膜炎等症状,需要处理。
3. 囊肿持续增大,或囊肿持续存在,也需要进行处理。

知识点

卵巢囊肿的处理

有症状的卵巢囊肿:囊肿巨大时可压迫肺、输尿管和下腔静脉;引起同侧附件扭转;发生囊内出血甚至引起休克,破裂导致腹水、腹膜炎;疝入腹股沟管导致嵌顿;与肠管粘连引起肠梗阻。所有有症状的新生儿卵巢囊肿均需外科干预。

无症状的卵巢囊肿:绝大多数为小的无症状的病变,72% 的新生儿单纯性囊肿在产后可自行消失,90% 在出生后 3 个月消退。对于较小的单纯性囊肿(囊肿直径 <4~5cm),可以随访。对于较大的单纯性囊肿(囊肿直径 >4~5cm)和复杂性囊肿,可以选择手术处理,也可以选择保守观察。如果在 3~6 个月内囊肿不缩小或继续增大,则手术处理。

符合下述条件时可选择随访:①确定囊肿来自卵巢;②超声检查直径 < 4cm 且单纯性囊肿或可见出血所致的碎屑和分隔,但确无实质成分;③ AFP 和 β-HCG 正常;④患儿无症状。

思路2　对该患儿可选择腹腔镜进行探查,原则是尽可能保留有功能的卵巢组织。

知识点

卵巢囊肿的手术处理方式

1. 子宫内穿刺抽液　胎儿卵巢囊肿巨大时可引起羊水过多、肺发育不良或难产,必要时在孕期就要进行胎儿手术干预,以保证母婴安全。
2. 出生后囊肿穿刺抽液　主张出生后穿刺抽液的学者认为这样可以最大限度地保留卵巢组织,并避免囊肿引起的扭转。

3. **手术**　可采用囊肿剥除、囊肿开窗或囊肿切除术。前两者是为了最大限度地保留卵巢，后者往往用于卵巢已扭转、坏死、自截的情况下。对于直径 >5cm 的囊肿，剥除手术有时候很难真正保留卵巢组织，所以操作需谨慎。

临床病例 2　腹腔探查结果

该患儿接受了腹腔镜探查，发现肿块即为右侧卵巢，因为卵巢囊肿沿着输卵管扭转 720°，卵巢在胎内即发生了扭转和坏死，出生后不会消退，反而逐渐增大，囊内充满了陈旧的出血和含铁血黄素。这与 CT 所见相符。

（吕志宝）

第十二节　先天性胆管扩张症

先天性胆管扩张症（congenital biliary dilatation）也被称为胆总管囊肿（choledochal cyst, CC）或先天性胆总管扩张症（congenital choledochal cyst），为临床上最常见的一种先天性胆道畸形，在亚洲人群的发病率明显高于欧美人群，女性发病率高于男性，占总发病率的 60%~80%。其病变主要是指胆总管的一部分呈囊状或梭状扩张，有时可伴有肝内胆管扩张的一种先天畸形，以腹痛、腹部肿块、黄疸等为主要临床表现。本病一经诊断均需尽早手术，以解除症状、避免阻塞性黄疸所导致的胆系感染、胆汁性肝硬化、癌变、穿孔等严重并发症。先天性胆管扩张症作为小儿普外科常见疾病，应掌握其临床表现、诊断标准和治疗原则。

临床病例

患儿，女，3 岁。因"腹痛 5 日"入院。5 日前患儿无明显原因出现上腹部疼痛，呈阵发性绞痛。腹痛发作时患儿呈屈膝俯卧姿势，伴呕吐，每日呕吐数次，呕吐物为胃内容物及白色黏液，量较多，伴发热，体温最高达 38.5℃，伴皮肤及巩膜发黄，进行性加重，小便颜色加深，现呈浓茶样，大便颜色变白，为陶土样便。予以抗炎、利胆和祛黄治疗后，患儿腹痛和黄疸无缓解。患儿既往曾有 2 次腹痛表现，均予以抗炎治疗后缓解。

【问题 1】通过上述情况，对该患儿初步考虑什么诊断？
思路 1　患儿皮肤、巩膜等组织黄染，进行性加重，有浓茶样尿，陶土样便，提示梗阻性黄疸。

知识点

黄疸的产生原因是多方面的，究其机制而言可以分为五类。
1. 胆红素生成过多。
2. 肝细胞功能低下或有功能肝细胞量减少。
3. 肝细胞破坏，结合胆红素（CB）外溢。
4. 肝内型胆汁淤积性黄疸。
5. 大胆管梗阻引起的黄疸。

知识点

梗阻性黄疸

梗阻性黄疸主要由于肝外或肝内胆管部分或完全机械性梗阻，胆汁由胆管排入肠道的过程受到阻碍，导致胆汁淤积、胆红素反流入血引起的黄疸。由于胆汁及其诸多成分不能流入肠道（尤其是完全性梗阻者），导致胆管内压升高、肝血流改变及一系列包括体内生物化学、免疫功能及其他脏器功能的改变，对机体的正常功能造成严重的影响。

知识点

梗阻性黄疸表现

1. 皮肤呈暗黄色或绿褐色,因胆盐在血中潴留刺激皮肤神经末梢而多有抓痕。
2. 因胆道阻塞,胆汁不能进入肠道而粪色变淡或呈陶土色,尿胆红素强阳性,尿胆原减少或缺如。
3. 胆道阻塞后,肠道内缺乏胆汁酸、胆固醇等,加以脂溶性维生素的缺乏,临床上可表现为脂肪泻、皮肤黄色疣、出血倾向、骨质疏松等。
4. 有一种假性黄疸称为胡萝卜素血症(carotenemia),是因为摄取胡萝卜素太多或甲状腺功能不足,虽然皮肤呈黄色,但不是真的黄疸,必须加以区别。

思路 2 患儿 3 岁,上腹部间歇性绞痛,发作时呈屈膝俯卧位,伴有梗阻性黄疸的表现,有发热、呕吐等,目前考虑胆道梗阻,先天性胆管扩张症可能性大,需要进一步与其他胆道疾病相鉴别。

知识点

先天性胆管扩张的病因

1. 胰胆管合流异常(anomalous arrangement of pancreaticobiliary duct,APBD)。
2. 胆管发育不良。
3. 胆总管远端神经肌肉发育不良。
4. 病毒性感染。
5. 其他 胆总管远端的狭窄、闭锁、扭曲、瓣膜或炎性瘢痕等。

知识点

先天性胆管扩张症临床表现

1. 症状多出现在 3 岁左右,少数在出生几个月内发病。腹痛、黄疸和腹部肿块为本病的三个基本症状,临床上往往只出现一个或两个。
2. 腹痛 局限于上腹部、右上腹部或脐周。以绞痛为多,可表现为持续性或间歇性的钝痛、胀痛或牵拉痛。腹痛发作时常取屈膝俯卧位。因幼儿不会诉说,腹痛常易被误诊。胆总管穿孔时腹痛突然加重并伴腹膜炎体征。
3. 腹部肿块 多位于右上腹部或腹部右侧有一囊性光滑肿块,上界多被肝边缘覆盖,大小不一,可有轻重不一的触痛。梭状型胆管扩张症则多不会触及腹部肿块。
4. 黄疸 出现黄疸间隔时间长短不一,呈间歇性。严重可伴有皮肤瘙痒,全身不适,黄疸逐渐加深,说明胆总管远端梗阻。合并囊内感染或胰液反流会导致加重。当炎症减轻时,黄疸可缓解或消退。
5. 合并囊肿内感染时可有发热,体温 38~39℃,亦可因炎症而引起恶心、呕吐的消化道症状。病程较长或合并黄疸者,有易出血的表现。少数还表现为维生素 A 缺乏的一系列症状。

患儿体格检查与辅助检查结果

体格检查:T 38.3℃,P 118 次/min,神志清楚,精神好,全身皮肤、巩膜黄染,无脱水貌,心音有力,无杂音,双肺呼吸音粗,未闻及干湿啰音,腹部略胀,无胃肠型及蠕动波,右上腹压痛(+),反跳痛(-),右上腹可触及一类圆形包块,大小约 3cm×2cm,囊性,光滑,边界清楚,可活动,肝、脾肋下未触及,听诊肠鸣音无异常,移动性浊音阴性。余未见明显异常。

血常规:WBC $13.6×10^9$/L,Hb 135g/L,PLT $56×10^9$/L,CRP 60mg/L。

　　肝功能：总胆红素（total bilirubin，TBIL）24.7μmol/L，结合胆红素（conjugated bilirubin，CB）15.6μmol/L，非结合胆红素（unconjugated bilirubin，UCB）9.1μmol/L，谷丙转氨酶（alanine aminotransferase，ALT）457U/L，谷草转氨酶（aspartate aminotransferase，AST）370U/L。

　　腹部超声见图 5-12-1，腹部 CT 见图 5-12-2，腹部 MRI 及磁共振胆胰管成像（magnetic resonance cholangiopancreatography，MRCP）见图 5-12-3。

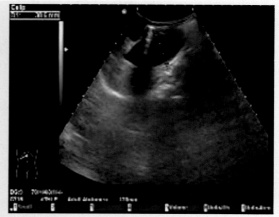

图 5-12-1　腹部超声
胆总管中上段扩张，胆囊壁厚，左右肝管扩张，
以左肝管扩张明显。

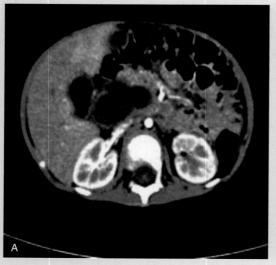
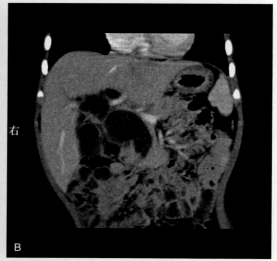

图 5-12-2　腹部增强 CT
轴位（A）和冠状位（B）胆总管不规则囊状扩张，大小约 3cm×2cm，左右肝管扩张，以肝内左肝管扩张更为明显。

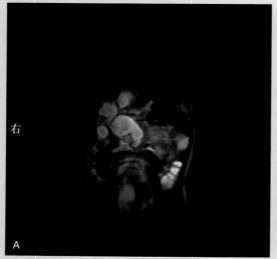
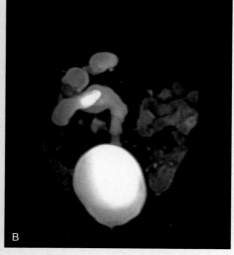

图 5-12-3　腹部 MRI
MRI（A）和 MRCP（B）示胆总管中上段呈不规则囊状扩张，左右肝管明显扩张，肝左叶及右前叶部分肝内胆管轻度扩张。胆囊体积增大。胰管未见明显扩张。

【问题2】如何分析体格检查和辅助检查结果？

思路1 体格检查的重点是腹部情况。

知识点

先天性胆管扩张症的腹部体格检查

1. 右上腹压痛，出现反跳痛，腹壁强直，考虑胆总管囊肿穿孔。

2. 腹部肿块可能是患儿就诊的首要症状，幼儿腹部肿块较明显，常位于右上腹肋缘下，肿块光滑，呈类圆形，有囊性感，甚至占据整个右上腹，越过腹中线，下缘可达脐下。梭形囊肿和小囊肿由于位置较深不能触及。在发作期肿块增大，缓解后可变小。

思路2 实验室检查的重点是血常规、血生化。

知识点

先天性胆管扩张症的实验室检查

1. 大部分患儿的血、尿和粪便检查呈梗阻性黄疸改变。

2. 血常规 WBC和CRP升高常见于囊肿合并感染。

3. 血生化 TBIL增高，CB明显升高，γ-谷氨酰转肽酶（γ-glutamyl transpeptadase，γ-GT）、碱性磷酸酶（alkaline phosphatase，ALP）、总胆固醇（total cholestero，TC）升高，血清总胆酸（total bile acids，TBA）增高。

4. 血清淀粉酶、尿淀粉酶升高提示并发胰腺炎，由于胰胆管合流异常存在，胰液可反流入胆管，经毛细胆管及静脉窦进入血液循环，往往并非真性胰腺炎。

思路3 影像学检查有助于进一步明确诊断。

知识点

先天性胆管扩张症的影像学检查

1. 腹部超声 可见肝下方界限清楚的低回声区，可确定囊肿的大小和胆管远端的狭窄程度，并可知肝内胆管扩张的程度和范围及是否合并胆管内结石。

2. 腹部CT 可明确胆总管扩张的程度、位置，胆总管远端狭窄的程度及有无肝内胆管扩张，扩张的形态及部位等，有助于术式的选择。近年来由于螺旋CT及三维甚至四维成像技术的发展，可以立体地全面地反映肝内胆管的影像（图5-12-4）。

CT检查显示先天性胆管扩张囊肿型（视频）　CT检查显示先天性胆管扩张梭状型（视频）

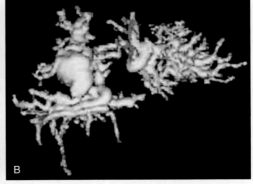

图5-12-4 先天性胆管扩张症CT检查
CT平扫（A）和CT三维成像（B）示先天性胆管扩张症的肝内胆管扩张。

3. 磁共振胰胆管成像（MRCP）　利用磁共振的特殊成像技术获得清晰的胰胆管成像效果，甚至可明确地判断是否合并胰胆合流异常（图 5-12-5）。

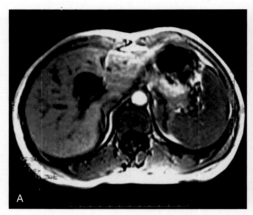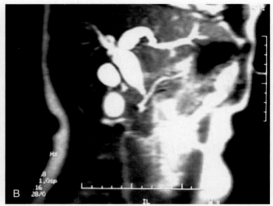

图 5-12-5　先天性胆管扩张症常规 MRI 和 MRCP 检查

MRI 平扫（A）示先天性胆管扩张症肝内胆管的扩张；

MRCP 检查（B）示先天性胆管扩张症合并胰胆管合流异常。

4. 内镜逆行胰胆管造影（endoscopic retrograde cholangiopancreatography，ERCP）　可显示胰胆管全貌，对胰胆管合流异常显影清晰。该检查需全身麻醉，儿童术前较少采用。

5. 术中胆道造影　了解肝内胆道及胆总管远端和胰胆合流异常的病理形态。因部分肝内胆管的囊性扩张或狭窄，术中胆道造影可很好地指导手术。本例患儿术中胆道造影如图 5-12-6。

MRCP 检查显示先天性胆管扩张症合并胰胆管合流异常（视频）

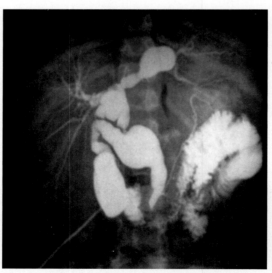

图 5-12-6　患儿术中胆道造影

先天性胆管扩张症（囊肿型）合并胰胆管合流异常，

肝门部肝总管狭窄、左肝管扩张。

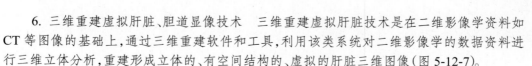

计算机辅助手术系统三维重建显示先天性胆管扩张症囊肿型（视频）

6. 三维重建虚拟肝脏、胆道显像技术　三维重建虚拟肝脏技术是在二维影像学资料如 CT 等图像的基础上，通过三维重建软件和工具，利用该类系统对二维影像学的数据资料进行三维立体分析，重建形成立体的、有空间结构的、虚拟的肝脏三维图像（图 5-12-7）。

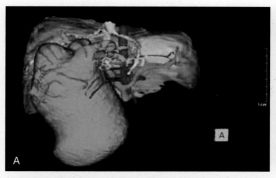
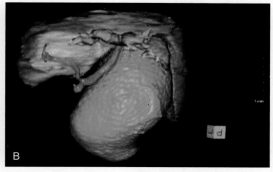
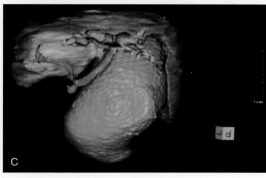

图 5-12-7　先天性胆管扩张症囊肿型三维重建虚拟肝脏、胆道显像

Hisense CAS 三维重建(A)清晰显示肝脏、胆道系统及其与门静脉、肝动脉、肝静脉等之间的空间解剖关系,且可从任意角度(B)与不同脏器组合显示,明确胆道系统与其伴行的门静脉系统的空间解剖关系,亦可见胆道系统立体形态及与肝脏整体的空间关系(C),可见肝内胆管狭窄部位发生于左右肝管汇入肝总管处。术前规划需行肝内胆管扩张成形术。

【问题 3】结合上述体格检查、实验室检查和影像学检查,患儿的诊断是什么?

思路 1　患儿 3 岁,既往有阵发性腹痛病史,本次间歇性上腹部绞痛,梗阻性黄疸,腹部肿块,伴发热、呕吐。体格检查腹部略胀,右上腹压痛(+),右上腹可触及一类圆形包块,大小约 3cm × 2cm,囊性,光滑,边界清楚,可活动。WBC 和 CRP 升高,TBIL、CB、UCB、ALT 和 AST 升高。结合影像学检查,诊断为先天性胆管扩张症(囊肿型)伴囊肿感染。

知识点

先天性胆管扩张症的诊断

1. 三个主要临床特征　腹痛、黄疸和腹部肿块,具备三个症状的患儿占少数,大多数患儿仅表现一个或两个症状。

2. 体格检查　重点是腹部体格检查。

3. 血常规、血生化、尿常规、粪便常规等实验室检查。

4. 腹部超声、腹部 CT 或 MRCP 等影像学检查。

知识点

先天性胆管扩张症的分型

1. Ⅰ型　Ⅰa型:胆总管囊性扩张,常见;Ⅰb型:节段性胆总管囊性扩张,无胰胆合流异常,极少见;Ⅰc型:胆总管梭状扩张,常见。

2. Ⅱ型　胆总管憩室型。

3. Ⅲ型　胆总管末端囊肿脱垂。

4. Ⅳ型　是指多发性的肝内或肝外胆管扩张,分两个亚型。Ⅳa:肝外胆总管扩张的同时合并肝内胆管扩张;Ⅳb:肝外胆管多发性扩张。

5. Ⅴ型　肝内胆管扩张。目前多认为该型是一个独立的病症（Caroli 病），其与先天性胆管扩张症有本质的区别。

先天性胆管扩张症的分型见图 5-12-8。

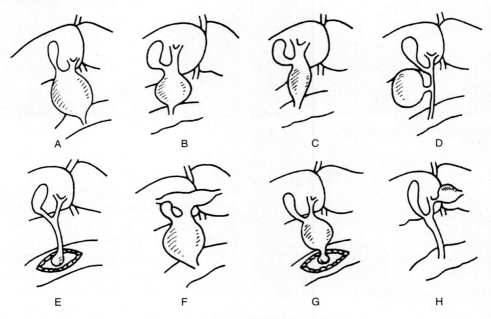

图 5-12-8　先天性胆管扩张症的分型

Ⅰa 型（A），胆总管囊性扩张，为常见类型；Ⅰb 型（B），节段性的胆总管囊性扩张；Ⅰc 型（C），胆总管梭状扩张，为常见类型；Ⅱ型（D），胆总管憩室型；Ⅲ型（E），胆总管末端囊肿脱垂；Ⅳa 型（F），肝外胆总管扩张同时合并肝内胆管扩张；Ⅳb 型（G），肝外胆管的多发性扩张；Ⅴ型（H），肝内胆管扩张。

思路 2　需要与先天性胆管扩张症相鉴别的疾病。

知识点

先天性胆管扩张症的鉴别诊断

1. 以黄疸为主要表现　对出生 2~3 个月内出现黄疸，进行性加重、大便发白和肝大的婴儿，应考虑到胆道闭锁或新生儿肝炎综合征，两者临床表现非常相似，体格检查应注意腹部肿块，行超声及 CT 检查，有助于鉴别诊断。对于婴幼儿，还应注意胆管癌、右上腹部腹膜后肿瘤压迫胆总管等引起的梗阻性黄疸。

2. 以腹部肿块为主要表现　与肝囊肿、肝棘球蚴病、腹膜后囊肿、肾积水、肾胚胎瘤、大网膜囊肿和胰腺假性囊肿等相鉴别。

3. 以腹痛为主要表现　与胆道蛔虫症、急性胆囊炎、急性胰腺炎及肠套叠等相鉴别。

思路 3　小儿外科医生处理本病应掌握的要点。

知识点

小儿外科医生处理先天性胆道扩张症应掌握的要点

1. 是否明确诊断先天性胆管扩张症，排除鉴别诊断的疾病。
2. 患儿是否合并胆总管囊肿穿孔，是否需要急诊手术。
3. 要详细采集病史、系统地进行腹部体格检查、选择正确的辅助检查并解读检查结果。

4. 怀疑囊肿穿孔、腹水、胆汁性腹膜炎时,能熟练完成腹腔穿刺操作,需要经皮肝穿刺胆管造影(PTC)、纤维内镜下逆行胰胆管造影(ERCP)等有创检查时,需与家属沟通,取得家属理解并签字后进行。

5. 掌握不同类型先天性胆管扩张症的处理原则。

【问题 4】该患儿的处理原则是什么?

思路 1 患儿诊断为先天性胆管扩张症(囊肿型)伴囊肿感染明确,先天性胆管扩张症(囊肿型)原则上应行手术治疗,但是患儿目前合并感染,可先积极内科保守治疗,同时及时与家属沟通,告知保守治疗无效或囊肿穿孔,需急诊手术。

知识点

先天性胆管扩张症的治疗原则

先天性胆管扩张症一经确诊,应及时手术治疗,延迟手术不但会增加患儿的痛苦,可能因反复胆道感染、梗阻性黄疸引起化脓性胆管炎、胰腺炎、囊肿穿孔和肝硬化等严重并发症。

知识点

先天性胆管扩张症手术适应证和手术时机

1. 囊肿型及明显扩张的 I c 型,一经明确诊断,应适当术前准备、及时手术。

2. 急性发作期,经禁食、解痉、抗炎等处理,缓解后 3 个月左右进行根治手术;如采取以上措施治疗 1 周仍无法缓解,则急诊手术,根据术中炎症水肿情况行根治术或外引流术。

3. 合并胆道穿孔,快速补液、纠正水和电解质紊乱后急诊开腹探查。如果能够找到穿孔部位,可以自穿孔部位置管行胆总管外引流;如果无法发现具体穿孔部位,则可仅行腹腔引流,3 个月后再行根治。如果穿孔刚刚发生,且囊肿壁炎症轻、一般情况较好,也可一期行根治术。

思路 2 保守治疗包括禁食、禁水、胃肠减压、静脉补液、纠正水和电解质紊乱、抗炎、解痉、保肝、抑制腺体分泌、纠正凝血功能、必要时输血等;定期复查血常规、血生化、凝血常规、腹部超声和 CT;同时积极完善术前准备,补充维生素 K_1 等。

患儿保守治疗后的病情进展

患儿经禁食、禁水、胃肠减压、解痉、抗炎等保守治疗 5 日,症状无明显缓解,积极的术前准备后,于入院第 7 日在全身麻醉下进行剖腹探查+胆总管囊肿切除+胆囊切除+肝总管空肠 Roux-Y 吻合术。

【问题 5】急诊手术围手术期和术中处理是怎样的?

思路 1 患儿急诊手术,术前谈话应注意:与家长充分沟通,解释病情,谈话中需要着重指出术中风险(大出血、死亡)、手术方式的选择依据、手术替代治疗方案、术中和术后并发症等。家长充分理解后,签署手术知情同意书等。

知识点

术后可能出现的并发症

1. 术后近期并发症 出血、胆瘘、肠瘘、粘连性肠梗阻和逆行性胆管炎等。

2. 术后远期并发症 吻合口狭窄、肝内胆管结石和扩张、癌变和胰腺病变等。

患儿术中探查及处理情况

术中探查：患儿胆管扩张，胆管、胆囊轻度充血水肿，经胆囊置管行术中胆道造影，证实为胆总管囊性扩张，肝门部肝总管狭窄，左肝管扩张，有较长的胰胆管共同通道（图5-12-9）。切除囊肿，在保留后侧及十二指肠侧囊肿壁外纤维层的前提下横断囊肿，远端分离至胆总管末端结扎、切断。近端分离囊肿壁达胆囊管水平，靠近胆囊颈部结扎并切断胆囊动脉，从胆囊床上切下胆囊。继续向肝门解剖，在左肝管汇入肝总管的开口呈隔膜状狭窄，纵切狭窄口隔膜，采用6~0可吸收线横缝的方法解除狭窄。然后反复冲洗肝内胆管。选择距十二指肠悬韧带15cm处切断空肠及其系膜，连续缝合，封闭远段空肠的近端。远段空肠经横结肠下方达肝门处，在距封闭端1~2cm的肠系膜对侧缘切开空肠，完成空肠胆管端侧吻合。最后在距空肠胆管吻合口以下25~30cm处行近段空肠断端与远段空肠端侧吻合，完成Y式消化道重建。

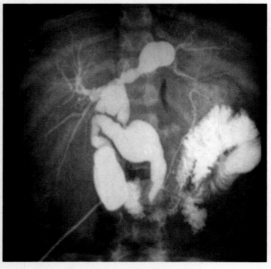

图 5-12-9　术中胆道造影
胆管囊性扩张合并胰胆管合流异常，
肝门部肝总管狭窄、左肝管扩张。

知识点

胆总管囊肿外科手术原则

1. 尽可能符合生理要求的前提下，进行肠管与近端胆道的吻合。解除梗阻，使胆汁排泄通畅。
2. 切除扩张胆总管与胆囊，排除今后可能的胆道癌变的问题。
3. 进行胰胆分流，解决胰胆管合流异常的问题。
4. 了解并解决肝内胆管存在的扩张或狭窄及肝内胆管结石的问题。
5. 了解并解决胰胆管共同通道可能存在的胰石问题。

知识点

先天性胆管扩张症手术方法的选择

1. 胆总管囊肿外引流手术　适用于严重胆道感染、短期保守治疗无法控制、中毒症状严重、一般情况较差的患儿，以及胆道穿孔引起严重胆汁性腹膜炎，而且穿孔部位粘连严重、病情危急无法进行一期根治手术。待术后1~3个月，病情稳定、营养改善、炎症明显消退后可以择期进行根治性囊肿切除、胆道重建术。

2. 囊肿、肠吻合的内引流术　该手术方法由于仍存在胰胆管合流，术后还有反复发生胆管炎或胰腺的各种并发症。目前较少应用。

3. 扩张胆总管、胆囊切除，胰胆分流、胆道重建术　是治疗本症首选的术式，优点为：①解决胆总管梗阻；②彻底切除病变；③胰胆管的分流，去除胰胆管合流异常的重要病理改变。

4. 腹腔镜下胆总管囊肿切除、胆囊切除、肝总管空肠 Roux-Y 吻合术。

5. da Vinci Xi 机器人手术。

知识点

几种特殊情况的手术及附加手术

1. 合并肝内胆管扩张的手术　对位于左、右肝管处的狭窄，根据情况以狭窄口隔膜切除或狭窄段纵切，6~0 可吸收线横缝的方法解除狭窄。术前超声或 CT 检查提示合并有肝内胆管扩张者应高度怀疑是否存在肝内胆管的狭窄。在术中应进一步行胆道造影、胆道镜观察、胆道探子行肝内胆管探查、术中直视观察等措施，以了解肝内胆管病变。

2. 胆总管轻微扩张病例的手术　一般胆总管直径大于 0.4~0.6cm 即为异常，但扩张不明显的病例胆管与肠管吻合后可能发生吻合口狭窄。对于极轻微扩张病例可以随访观察，随时间推移，胆管往往会逐渐扩张。许多病例起初胆总管直径为 0.5~0.6cm，以后数年内有反复发作的胰胆症状，2~6 年后随访发现胆总管扩张至 0.9~1.5cm，成为梭形胆管扩张，此时可以较好地完成肝总管 - 空肠吻合。

3. 合并迷走胆管的手术　迷走胆管本身为胆道变异，其解剖走行、与肝内主胆道系统交通情况亦存在很多变异，加之先天性胆管扩张症由于炎症反复发作导致肝外胆管区粘连、水肿等病理改变，使得解剖关系更加不清晰，给手术增加了难度，术中胆管造影能全面客观地了解胆道解剖形态，选择合理术式，从而减少手术并发症。

4. 新生儿先天性胆管扩张症的治疗　随着产前诊断技术水平的提高和广泛应用，越来越多的病例在胎儿期被明确诊断。新生儿胆总管囊肿者，出生后须密切观察，每月定期行肝功能和超声检查。如果无任何不适反应，胆红素和转氨酶正常，囊肿的大小无明显变化，可以观察，于 3~6 个月行囊肿切除术；如果患儿有腹痛、呕吐、黄疸，甚至大便颜色发白表现，胆红素和转氨酶异常增高，或囊肿的直径增大，或不能与 I 型胆道闭锁鉴别时，应立即根治手术治疗。

患儿术后恢复和随访情况

术后将术中情况详细告知家长，标本送家长过目后行病理检查。术后患儿先入麻醉恢复室，清醒后返回病房，行生命体征监护、禁食、禁水、胃肠减压、静脉营养、抗炎等相关治疗。术后 4~5 日，行超声检查可见上腹部无明显异常，拔出腹腔引流管，患儿已排气、排便，无腹胀、呕吐，胃肠减压引流少量白色黏液，开始由少量流质饮食过渡到半流质饮食，最后到普通饮食。术后 7 日拆线，复查血常规、肝功能正常，患儿出院。

术后 2 周门诊随访正常，6 个月随访肝功能和超声无异常。

【问题 6】先天性胆管扩张症患儿总体预后如何？

20 世纪 60 年代，我国先天性胆总管囊肿手术死亡率达 30%，近年来已明显下降，为 0.2%~4%。

【问题 7】先天性胆管扩张症术后并发症如何防治？

术后近期并发症有出血、胆瘘、肠瘘、粘连性肠梗阻和反流性胆管炎等，远期并发症有吻合口狭窄、肝内胆管结石、扩张、癌变和胰腺病变等。

知识点

先天性胆管扩张症术后并发症的表现和防治

1. 术后出血　术后进行性失血症状，腹腔引流管引流血性液体。出血原因有囊肿剥离面渗血、术中血管结扎不扎实和 / 或肝功能不良、凝血功能障碍等。可在术前进行保肝治疗，应用维生素 K_1 等进行防治。术中如果囊肿充血严重，剥离极易出血，不宜强行切除，可先造口引流。巨大囊肿切除后，残腔应紧密缝合止血。术后出血明显，经止血、输血治疗不能控制者，及时手术探查。

2. 胆、肠吻合口瘘　胆瘘、肠瘘多发生在术后 4~5 日，引流管有胆汁流出，或切口感染裂开，有胆汁流出。原因为吻合口对合差、吻合口张力大、吻合口局部血运差等。发生吻合口瘘时，应保证吻合口远端畅通，充分引流，禁食、禁水、胃肠减压，加强营养支持，多数经保守治疗可治愈，部分需手术探查，置管引流。

3. 粘连性肠梗阻　常见于合并胆系感染的患儿,腹腔炎性渗出较多,术中胆汁污染腹腔及胆支肠袢过长等。保守治疗常可缓解。

4. 反流性胆管炎　原因为术式选择不当、吻合口狭窄、囊肿切除不彻底等。可选择正确术式,保证吻合口通畅,术中采取必要的抗反流措施,术后控制感染等进行防治。

5. 吻合口狭窄　表现为黄疸复发、肝内胆管扩张、肝内胆管结石、反复胆系感染等,实验室检查为梗阻性黄疸表现。原因为囊肿反复感染、囊壁肥厚,吻合口不够大或对合差。可在术前控制感染,掌握正确的吻合技术进行防治。

6. 胰腺并发症　表现为胰腺结石、蛋白栓、胰腺炎等,术后发热、上腹痛,血清、尿淀粉酶升高。应术前行 MRCP 或 ERCP 检查,术中胆道造影,明确胰胆管形态。

7. 癌变　合并胰胆合流异常的癌变率较高,术后癌变随年龄增长而升高。应早期手术,术后随访观察。

知识点

先天性胆管扩张症的临床诊疗流程见图 5-12-10。

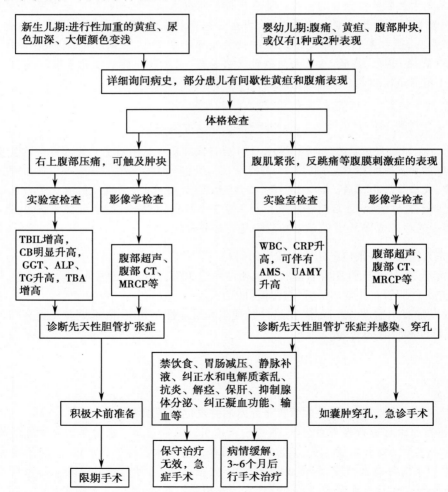

TBIL. 总胆红素;CRP. C 反应蛋白;WBC. 白细胞计数;TC. 总胆固醇;CB. 结合胆红素;GGT. 谷氨酰转移酶;
ALP. 碱性磷酸酶;TBA. 总胆汁酸;AMS. 淀粉酶;UAMY. 尿淀粉酶;MRCP. 磁共振胰胆管成像。

图 5-12-10　先天性胆管扩张症的临床诊疗流程

(董　蒨)

第十三节　胆道闭锁

　　胆道闭锁(biliary atresia)是一种极为严重的疾病,以肝内和肝外胆管进行性炎症和纤维性梗阻为特征,可导致胆汁淤积及进行性的肝纤维化和肝硬化。如果不治疗,不可避免地会发展为肝硬化、肝功能衰竭以至死亡。其发病率在成活新生儿中为 1/12 000~1/5 000,亚洲明显高于西方国家。该疾病的发病机制仍不明确,但越来越多的焦点集中于胆系的自身免疫炎症反应造成胆管损伤、狭窄、闭锁,而免疫炎症反应的触发可能与病毒感染相关。胆道闭锁在诊断和治疗方面存在很大困难,自 1959 年葛西(Kasai)首创肝门空肠吻合术治疗"不可治型"胆道闭锁,使疗效显著提高,但其仍然是目前小儿肝移植的最主要原因。

临 床 病 例

　　患儿,女,2 个月。于出生后 1 个月时皮肤变成金黄色甚至褐色,黏膜、巩膜显著发黄(图 5-13-1),近来日益加深;大便色淡(图 5-13-2)、尿液深黄,发现肝大入院。

婴儿大便色卡

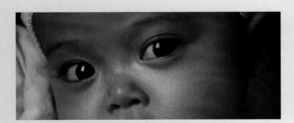

图 5-13-1　皮肤、巩膜黄染

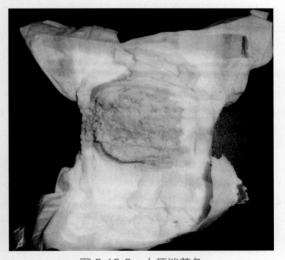

图 5-13-2　大便淡黄色

　　【问题 1】通过上述情况,对该患儿初步考虑什么诊断?
　　思路 1　本例患儿 2 个月,临床症状为黄疸,考虑婴幼儿病理性黄疸。

知识点

区分生理性黄疸和病理性黄疸

　　生理性黄疸是自限性的。如果血清结合胆红素(CB)超过 2mg/dl,或黄疸持续时间超过出生后 2 周(早产儿为 3 周),考虑为病理性黄疸。

　　思路 2　婴幼儿黄疸的原因很多,采集病史需要进一步了解或排除促发因素。

知识点

婴幼儿黄疸的相关病史采集

1. 产前检查特别是产前超声检查情况。
2. 是否存在胎内或新生儿期感染。
3. 父母是否为肝炎或病毒携带者。

---

4. 是否存在新生儿期溶血。

5. 新生儿期是否进行全胃肠外营养(total parenteral nutrition,TPN)治疗。

6. 有否新生儿期消化道畸形手术史。

思路3 根据本例患儿进行性黄疸、大便色淡和肝大的临床症状,倾向梗阻性黄疸,婴幼儿梗阻性黄疸首先需要排除胆道闭锁。

知识点

胆道闭锁的主要临床表现

黄疸一般在出生后 2~3 周逐渐显现,粪便变成棕黄、淡黄、米色,以后成为无胆汁的陶土样灰白色。尿的颜色随着黄疸的加重而变深。皮肤金黄色甚至褐色,黏膜、巩膜亦显著发黄。

患儿体格检查与实验室检查结果

体格检查:腹部膨隆,显著肝大,尤其肝右叶,肋下 3cm,边缘清晰,肝质地坚韧,脾脏肋下 1cm,腹腔叩诊无移动性浊音。

经检查排除遗传代谢性疾病,TORCH 和巨细胞病毒检查均为阴性;肝功能检查:CB 154.1μmol/L,UCB 11.6μmol/L,GPT 75U/L,GOT 116U/L,γ-谷氨酰转肽酶(γ-GT)464U/L。

超声检查提示小胆囊,胆总管 1~2mm。要求小儿外科医生会诊。

【问题2】小儿外科医生会诊如何分析体格检查和辅助检查结果?

思路1 体格检查:重点是腹部体征,注意肝大、脾大和质地的情况;判断有无肝硬化造成腹水和腹壁静脉曲张。

知识点

胆道闭锁的主要体征

腹部膨隆,显著肝大,尤其肝右叶,有时边缘可超过脐平线达右髂窝,患儿年龄越大(4 个月或更大者),肝脏也越大,触诊时肝质地饱满坚硬。部分患儿亦有脾大。腹壁静脉显露。对于极晚期病例,腹腔内可有一定量的腹水,叩诊有移动性浊音,说明胆汁性肝硬化已很严重。

思路2 外科实验室检查重点是肝功能。

知识点

胆道闭锁实验室检查结果异常的意义

1. 血常规检查一般无明显变化,可能有轻度贫血。

2. 晚期胆道闭锁患儿凝血功能异常,表现为出血时间、凝血时间延长,凝血酶原显著减低。

3. 尿胆素及粪胆素反应阴性,尿中也不含尿胆素及粪胆素。

4. 肝功能检查中,血清胆红素水平持续不变或进行性上升是诊断胆道闭锁最重要的实验室检查项目,CB 占 TBIL 50% 以上;γ-GT 往往升高明显,其他指标如 ALT、AST 及碱性磷酸酶等均无特异性。但 γ-GT<50U/L 要警惕家族性进行性胆汁淤积症。

思路3 腹部超声检查提示小胆囊,胆总管 1~2mm,结果提示胆道梗阻,进一步提示胆道闭锁可能。

知识点

胆道闭锁腹部超声检查的意义

1. 超声检查可以帮助排除先天性胆管扩张症等其他胆道畸形。
2. 超声无法探测胆囊或胆囊较小可提示胆道闭锁,但其敏感性仅 70%~80%。
3. 肝门部发现门静脉前纤维块或直径 1cm 左右的胆湖可明确诊断。

【问题 3】还需要哪些辅助检查帮助诊断和鉴别诊断?
思路　患儿年龄 2 月龄,根据临床规范,应该进行确诊性操作——胆道造影,以免延误治疗。

知识点

胆道闭锁其他辅助检查的意义

1. 放射性核素显像　经静脉注入锝 -99m 制剂后,如放射性核素积聚在肝内,24 小时肠道不显影,则提示胆道完全性梗阻,胆道闭锁可能性大,但特异性低。
2. CT、ERCP 或 MRCP　这些影像学诊断与超声比较,并不具有优势。
3. 肝脏活检　穿刺活检的肝细胞量只占肝细胞总量的 1/10 万 ~1/5 万,容易出现观察上的误差。
4. 手术探查与术中胆囊穿刺造影是最终确诊的方法。近年已开展腹腔镜下胆囊穿刺造影术,具创伤小、恢复快的优点。

【问题 4】小儿外科医生会诊后考虑的诊断和鉴别诊断是什么?
思路 1　结合患儿年龄、临床症状与体征、实验室检查和超声结果首先诊断胆道闭锁可能。

知识点

胆道闭锁诊断要点

1. 皮肤和巩膜黄染、大便颜色变淡(甚至呈陶土色),体格检查发现肝大。
2. 血清胆红素进行性上升或持续不变,CB 占 50% 以上。
3. 超声显示胆囊充盈不佳,肝门部的三角形纤维块具诊断特异性。
4. 放射性核素显像示胆汁排泄受阻。
上述检查应在出生后 6~8 周内完成,诊断不明确者应及时进行手术探查。

思路 2　需要鉴别婴儿肝炎综合征,临床上有时只能手术探查进行鉴别。

知识点

需要与胆道闭锁相鉴别的常见疾病

1. 婴儿肝炎综合征　血清 CB 在治疗过程明显下降或波动,强烈提示婴儿肝炎综合征;血清 γ-GT>300U/L 应考虑胆道闭锁,术中胆囊造影可确诊。
2. 先天性胆总管囊肿　少数病例临床表现为梗阻性黄疸,超声检查可发现肝门部囊性肿块。但有时与 I 型胆道闭锁较难鉴别。
3. TPN 相关性胆汁淤积　新生儿特别是早产儿长期(>2 周)进行 TPN 治疗,极易出现梗阻性黄疸,类似胆道闭锁的症状。有静脉营养的病史、体格检查肝大不明显、质地较软,实验性应用利胆药物多可以帮助诊断。

4. 先天性胆汁酸及胆红素代谢异常　特别是进行性家族性肝内胆汁淤积症,胆红素有波动,血清谷氨酰胺转肽酶正常或轻度升高需考虑此类疾病。

5. Alagille 综合征、肝内胆管发育不良　Alagille 综合征是一种由于 Notch 通路异常导致的常染色体显性遗传疾病。临床主要表现为胆汁淤积、心脏畸形、骨骼畸形、眼部异常和特征性面容等特征,此类疾病少见,有时很难鉴别。

6. 外界压迫所致的阻塞性黄疸　胆道附近(肝、胰)的肿瘤或门静脉旁淋巴结肿大可以压迫胆道而发生阻塞性黄疸,罕见。

思路 3　胆道闭锁的预后与其分型有一定的相关性,根据患儿超声检查结果,肝门区未探及囊性肿块,考虑其为Ⅲ型,即肝门部闭锁。

知识点

胆道闭锁按胆管受累而闭塞的范围可分为三个基本类型:Ⅰ型为胆总管闭塞,约占 10%;Ⅱ型为肝管闭塞,占 2%;Ⅲ型为肝门部闭塞,即所谓"不可治型",约占所有病例的 88%。

【问题 5】患者如何进一步治疗?

思路 1　患儿已经 2 个月,应该积极地进行术前准备,开腹或腹腔镜探查,术中胆道造影以明确诊断,并进一步行根治手术。

知识点

胆道闭锁手术时机

目前普遍认为手术年龄越大,术后效果越差,但不应作绝对限制,根治手术应根据病情和家长治疗意愿个体化。大多数学者认为手术年龄应在患儿出生后 60 日左右,最迟不超过 90 日,但亦有大年龄患儿(90~120 日)获得 30% 术后自体肝生存的报道。

思路 2　按腹部外科的常规准备;术前重点注意凝血功能是否正常;血浆蛋白的水平也必须补充至正常水平;术前可进行 2 日肠道准备:口服抗生素,术前晚清洁灌肠,灌肠后禁食。

思路 3　术前谈话重点指出术中出血风险、手术方式、术后并发症,特别是详细交代术后黄疸消退缓慢和反复胆管炎的可能,同时解释肝移植可能和肝移植时机。

患儿手术探查与术后恢复情况

经小儿外科医生会诊,完善术前准备后,在腹腔镜下进行手术探查、术中胆囊造影证实为Ⅲ型胆道闭锁。转开腹行 Kasai 术,分离萎瘪的胆囊,切断胆囊动脉并结扎,分离闭锁的总胆管,切断已闭锁的条索状总胆管并结扎,沿总胆管近端向上分离至门静脉前方,见门静脉前方有 1.5cm×0.6cm×0.4cm 的三角形纤维块,切除纤维块;取距十二指肠悬韧带 15cm 小肠行空肠肝门 Roux-Y 吻合术。术后将病情详细告知家属,患儿转入 PICU,进行生命体征监护、禁食、胃肠减压、抗生素使用等相关治疗。

术后 3 日患儿生命体征平稳,转回病房,肠道功能恢复,拔胃肠减压管;术后 1 周,开始少量肠道喂养。

【问题 6】手术注意点有哪些?

思路 1　Kasai 术的关键是彻底剪除肝门纤维块,使剪除断面的侧面达门静脉入口的肝实质,纵向达门静脉后壁水平;其次,对于剪除创面的止血要慎用电凝,压迫止血可达到一定效果。另外,空肠肝支长35~40cm,标准的 Roux-Y 技术足以对抗反流。腹腔镜进行胆道闭锁根治手术已有相关报道,但其临床疗效尚待探讨和随访,目前暂不推荐。

思路2 术后并发症较多,需要及时处理。

知识点

胆道闭锁术后并发症

1. 胆管炎 特征为无其他原因引起的发热(>38.5℃)、大便色淡。血清胆红素上升,发生率40%~93%。反复发作是影响预后的重要指标。预防性抗生素、大剂量激素、熊脱氧胆酸可加速胆汁的清除,对术后胆管炎有预防和治疗作用。

2. 食管静脉曲张出血 宜先经内镜硬化剂注射或曲张静脉套扎。对于脾功能亢进、脾大,一般不建议进行脾切除或脾切除加门腔静脉分流手术。

3. 肺血管改变 术后长期存活患儿,偶可发生肝肺综合征,表现为肺内广泛动静瘘形成、肝肺高压。该综合征最终需肝移植治疗。

4. 肝内胆管扩张 表现为反复胆管炎发作。对单个囊性扩张进行观察随访即可,如肝内发生多个囊性扩张病灶,则预后不良。

思路3 术后有效的药物治疗对于改善预后极为重要。手术有时不能逆转肝脏的损伤及进行性肝脏硬化,通过药物辅助治疗改变疾病的进程成为可能。

知识点

胆道闭锁术后治疗

1. 激素治疗 一般在抗生素应用的同时,术后5~7日静脉使用4mg/kg甲基泼尼松龙,每3日减量,每次减少1mg/kg,黄疸消退不佳可重复冲击一次,再减量至2mg/kg口服,维持12周后,逐渐减量。

2. 利胆药物 熊脱氧胆酸可显著改善必须脂肪酸的缺乏,并能降低胆红素水平。口服熊脱氧胆酸20mg/(kg·d),术后进食即开始,一般维持1~2年。

3. 预防性抗生素 目前一般主张术后静脉应用第3代头孢菌素2~4周,随后口服小剂量抗生素3~6个月,以抑制肠道菌群过度生长。

【问题7】术后胆管炎如何治疗? 如何进行随访观察?

思路1 首选静脉滴注第3代头孢菌素,如头孢哌酮＋舒巴坦等,联合甲硝唑或奥硝唑,7~10日。胆管炎控制不佳时可改用亚胺培南或美罗培南。

思路2 术后定期随访非常重要,一是可以根据黄疸消退的情况调节药物剂量,达到个体化治疗的作用;二是根据患儿病情的进展和肝功能情况进行营养、预防接种和肝移植前准备的指导。随访时间为术后1个月、3个月、6个月、1年、2年、5年、10年、20年。

【问题8】如何选择肝移植时机?

思路 胆道闭锁未经手术平均生存为12个月,经Kasai术后约有半数以上患儿出现反复术后感染,5年自体肝生存率30%~60%。肝移植可极大地改善胆道闭锁预后。

知识点

肝移植时机

1. 出生后<90日,应先行Kasai术。

2. 出生后≥90日且无明显慢性肝病,可先开腹解剖肝门部了解有无残留肝管,如发现有开放的残留肝管,则可进行Kasai术,否则应行肝移植。

---

3. 如就诊时已有明显肝硬化及门静脉高压,则应行肝移植,一般在 1 岁左右。即使 Kasai 术后胆汁引流满意,黄疸逐渐减轻,也应长期随访,如出现慢性肝脏病变,则应尽快行肝移植。

儿童终末期肝病评分(pediatric end-stage liver disease,PELD)=(0.436× 年龄)−[0.687×Ln(白蛋白)]+[0.480×Ln(胆红素)]+[1.857×LN(INR)]+(0.667× 生长停滞)×10(Ln:取自然对数),得分大于 10 分,需考虑肝移植。

知识点

胆道闭锁的诊断基本流程见图 5-13-3。

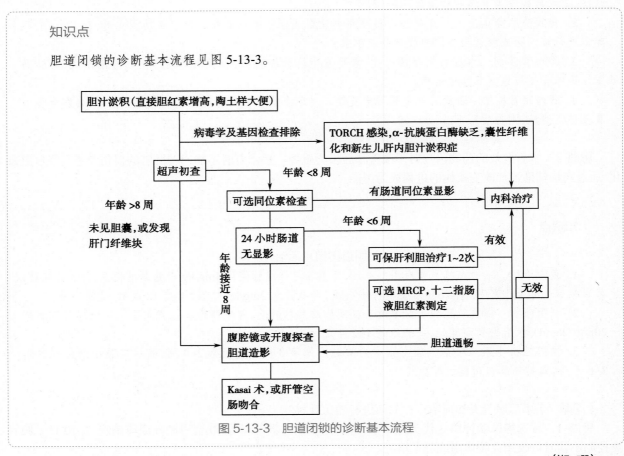

图 5-13-3　胆道闭锁的诊断基本流程

(郑　珊)

第十四节　胰　腺　炎

一、急性胰腺炎

急性胰腺炎(acute pancreatitis)是一种常见儿科急腹症。临床上按其严重程度可分为轻型胰腺炎和重型胰腺炎两大类,轻型胰腺炎又称急性水肿性胰腺炎,重型胰腺炎又称急性坏死性胰腺炎或出血性胰腺炎。轻型胰腺炎病程有自限性,而重型胰腺炎患者病死率仍高达 30%。

临床病例

患儿,男,10 岁。因"腹痛 19 小时伴呕吐"入院。

入院 19 小时前开始出现上腹痛,为持续性绞痛,伴呕吐 10 余次胃内容物,患儿屈膝侧卧位时腹痛可稍好转,无腰背部和肩部放射痛,无发热、腹胀,无呕血、便血。当地医院检查提示血清淀粉酶 743U/L;超声提示胆囊增大、胰腺增大。

体格检查：神清，精神稍差，急性面容，皮肤、巩膜无黄染，心、肺无特殊，腹部饱满，未见肠型和蠕动波，上腹部压痛明显，以剑突下及左上腹为主，肌卫（+/−），余腹压痛不明显，墨菲征（−），肠鸣音正常。

【问题1】通过上述情况，对该患儿初步考虑什么诊断？

思路1　根据患儿持续性上腹绞痛伴非胆汁性呕吐，屈膝侧卧位略缓解，考虑为腹腔实质脏器疾病，尤其是血清淀粉酶升高和超声表现，提示急性胰腺炎。

知识点

儿童急性胰腺炎的临床表现

1. 稍大的儿童有突然发生的急性上腹痛，可迅速变为全腹持续性疼痛，有时非常剧烈，伴厌食、恶心、频繁呕吐、发热或黄疸。

2. 较小儿童或幼儿一般自诉腹痛位于脐周或脐上，很少诉腹痛位于右上腹或左上腹，亦少诉腰、背部放射痛。患儿常呈抱膝屈曲体位。

3. 伴发胰腺脓肿和全身感染时，出现寒战、高热，病情继续发展至全身炎症反应综合征时，患儿出现血压下降、心率增快、呼吸困难或急性呼吸窘迫综合征（acute respiratory distress syndrome，ARDS）、尿少，进一步发展导致严重脓毒症，随之出现休克，最终导致多器官功能衰竭。

4. 体格检查见腹胀，上腹部压痛明显，重型胰腺炎多伴肌紧张和反跳痛，腹水征阳性，腹腔穿刺多为血性腹水。

思路2　急性胰腺炎的体征一般为左上腹压痛，伴肌卫。少部分由于胰液外溢至皮下组织间隙，溶解皮下脂肪，导致毛细血管破裂。当腰部水肿时，皮肤可见片状青紫色斑（Grey-Turner 征）；或脐周皮肤出现青紫色斑（Cullen 征）。患儿还因低钙可出现手足搐搦。

【问题2】与成人病因不同，儿童发生胰腺炎的常见病因有哪些？

1. 外伤　包括腹部外伤和内镜逆行胰胆管造影（ERCP）检查后诱发。

2. 胆道及胰管发育异常　主要有先天性胰胆合流异常、胰腺分裂和胆总管囊肿。

3. 感染及休克　急性胰腺炎可继发于腮腺炎、巨细胞病毒感染、水痘和败血症。

4. 药物　西咪替丁、红霉素、氨基水杨酸、甲基多巴及噻嗪类利尿剂等。

5. 其他　胰腺囊性纤维化病、代谢性疾病、儿童糖尿病及家族性胰腺炎。

【问题3】为明确诊断需要做哪些检查？

思路1　根据考虑的诊断，应该进行淀粉酶的检测。

知识点

实验室检查特征

1. 早期白细胞计数（WBC）轻度至中度升高，随着病情进展 WBC 常超过 20×10^9/L，可伴核左移。

2. 起病 4~6 小时血清淀粉酶升高超过 500U/dl，5~7 日降至正常。尿淀粉酶升高稍晚于血清淀粉酶，持续约 2 周。淀粉酶正常不能除外胰腺炎。

3. 血清脂肪酶明显升高，急腹症时，如胆道梗阻、胃肠穿孔、急性阑尾炎等，均可出现血清、尿淀粉酶升高，所以脂肪酶测定是诊断急性胰腺炎较客观的指标。

4. 由于脂肪酶分解，与钙离子结合形成皂化斑，大量消耗钙离子，常提示病情重，患者在发病第 2~3 日以后血钙明显降低，可伴血糖升高。

5. 另外血清胰蛋白酶原、乳酸脱氢酶、转氨酶及镁离子等均可有变化。

6. 血气分析显示酸碱平衡失调和电解质紊乱，PaO_2 可下降。

思路 2　可以进行其他影像学检查以进一步证实。

知识点

影像学检查

1. 超声检查　显示胰腺弥漫性改变,外形呈弧状膨出,水肿较重时胰腺呈低回声分布,形成慢性囊肿时对诊断帮助很大。

2. 放射影像

(1)腹部平片显示麻痹性肠梗阻,小肠较均匀积气和扩张,胰腺区可见钙化灶,十二指肠"C"形框扩大;胸片在急性重型胰腺炎时可见膈肌或左半膈肌升高,左侧胸腔积液及左下肺叶不张。

(2)增强 CT:单纯水肿性胰腺炎见胰腺弥漫性增大,密度不均匀,轮廓边界模糊,急性重型胰腺炎则显示肿大的胰腺结构模糊,胰周脂肪层消失或胰周积液,胰腺内有皂泡状密度减低区,且与胰腺实质的密度对比在增强后更明显,并且在小网膜囊内,可见胰脾间隙、胰肾间隙、肾周间隙等胰外侵犯和积液,部分可见胰腺皂化斑的钙化影。

(3)MRI:提供与 CT 相同的诊断信息。

3. ERCP　先天性胰腺疾病及外伤性胰腺炎病情症状严重,且 CT 增强扫描又高度怀疑主胰管有断裂时,可选择 ERCP 明确诊断,以决定是否手术。

患儿实验室检查和影像学检查结果

血常规:Hb 145g/L,WBC 14.3×10^9/L,中性粒细胞百分比 90.2%,CRP 8mg/L。

尿常规:尿糖 +++;pH 5.5;比重 1.030,WBC 3~5 个/HP。

血清淀粉酶:743U/L,脂肪酶 779.5U/L;尿淀粉酶 5 830.00U/L。

超声:胰腺头厚 15.5mm,体厚 17.0mm,尾厚 21.0mm,回声增粗,主胰管未及扩张,胰腺后方回声无变化。盆腔内探及无回声区 56.0mm×29.8mm×55.9mm。诊断:胰腺增大,盆腔少量腹水。

CT:胰腺肿胀,胰周渗出,胰尾显示不清(图 5-14-1)。双侧肾周筋膜增厚,肾前间隙积液,双侧结肠旁沟积液、盆腔积液。

诊断:急性轻型胰腺炎(水肿型)。

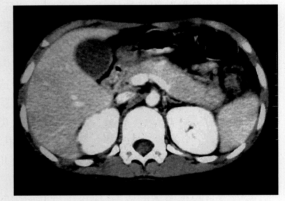

图 5-14-1　腹部增强 CT
胰腺肿胀,胰周渗出,胰尾显示不清,
诊断为急性水肿型胰腺炎。

【问题 4】如何区分急性轻型和重型胰腺炎?

思路 1　首先在病理组织学上有所区别。

知识点

急性轻型和重型胰腺炎病理组织学

1. 急性轻型胰腺炎　占 80%,表现为间质性水肿和炎性反应。胰腺外观水肿、肿胀,镜下可见腺泡和间质水肿,伴炎细胞浸润,偶见少量出血或局灶性坏死。病程 1~2 周,预后良好。

2. 急性重型胰腺炎　占 15%~20%,表现为胰腺实质坏死和出血。肉眼见胰腺外观增大、肥厚,呈暗紫色,并见散在或片状坏死灶。坏死灶呈灰黑色,后期为黑色。腹腔内及胰周小网膜囊内血性渗液,胰腺可有皂化斑。镜下见胰腺腺泡坏死,腺泡和小叶结构不清,呈灶状坏死,并有脂肪坏死或大片状坏死,胰腺内炎细胞浸润,小血管被消化,小叶及叶间隙被破坏,胰腺导管扩张,可见动脉血栓形成。

思路 2　应注意了解重型胰腺炎的临床判断。

知识点

重型胰腺炎脏器功能衰竭的判断标准

心血管：低血压，心率 <54 次 /min 或 >130 次 /min，平均动脉压 ≤49mmHg。

肺：呼吸困难，R<35 次 /min，PaO_2<60mmHg。

肾脏：尿量 <480ml（20ml/h），肌酐 ≥177μmol/L。

肝脏：胆红素 ≥34μmol/L，ALT 超过正常值 2 倍。

脑：意识模糊、谵妄、昏迷。

胃肠道：肠麻痹，胃黏膜糜烂或溃疡，呕血或便血，估计出血量 >1 000ml。

凝血：PT>16 秒，APPT>45 秒，PLT ≤80×10^9/L，纤维蛋白原 <1.5g/L 或发生 DIC。

注：儿童重型胰腺炎判断参照以上内容。较小儿童部分参照指标可进行相应调整。

【问题 5】急性胰腺炎的鉴别诊断有哪些？

患儿主要为急腹症，需要进行一系列鉴别诊断。

1. 消化道穿孔　多有原发病，压痛、反跳痛等腹部体征明显，腹部穿刺为肠内容物，腹部立位 X 线片可见膈下游离气体。

2. 绞窄性肠梗阻或肠扭转　持续性腹痛阵发性加剧，可有血便、血性腹水，腹部立位 X 线片可见固定的气液平面或孤立的肠袢。

3. 胆道穿孔　多继发于胆道疾病，为胆总管囊肿破裂、胆道感染并发症，患儿大多先有黄疸后有腹痛，腹部穿刺液为胆汁性渗液。

4. 肠套叠　大多在 2 岁以前发病，主要为阵发性腹痛伴哭闹，大汗、面色苍白，可有果酱样大便，右下腹压痛并可触及包块，空气灌肠可明确诊断。

【问题 6】儿童急性胰腺炎的治疗原则是什么？治疗方案有哪些？

思路 1　以保守治疗为主的支持、对症的综合治疗，包括减少胰液分泌、预防感染、防止胰腺向坏死发展。

知识点

急性胰腺炎保守治疗方案

1. 禁食、胃肠减压　阻断或减少胰酶分泌，同时减轻腹胀。

2. 解痉、止痛　通常用山莨菪碱解除 Oddi 括约肌痉挛，由于吗啡、哌替啶类镇痛药物可引起 Oddi 括约肌痉挛，急性胰腺炎时禁用。

3. 维持水、电解质和酸碱平衡　每日除维持正常生理需要液体和额外丢失，还应注意维持血钾、血钙、血糖和血红蛋白的正常。

4. 全肠道外静脉营养　肠道功能恢复后可行空肠造瘘开始全肠道营养。

5. 抑制胰液分泌和抗胰酶药物　H_2 受体拮抗剂如西咪替丁、雷尼替丁、法莫替丁等，以及质子泵抑制剂奥美拉唑。抑肽酶也抑制胰蛋白酶。人工合成的生长抑素 8 肽（奥曲肽）和 14 肽（生长抑素）可明显抑制胰腺的分泌，并对胃肠道都有抑制作用。用法：奥曲肽 0.1mg 静脉注射或肌内注射，1 次 /6~8h；生长抑素 250μg 加入生理盐水 100ml 于 3~5 分钟内缓慢静脉注射，随后 250μg/h 静脉滴注，维持 5~7 日。

6. 预防和控制感染　早期应用广谱抗生素联合甲硝唑静脉滴注预防肠道菌群移位。一旦胰腺感染，可选择亚安培南或多种抗生素联合应用。

7. 中医中药治疗　复方清胰汤有一定疗效。目的是改善肠功能，促进排便。

思路 2　如果保守治疗无效,可以考虑手术引流。

知识点

急性胰腺炎的手术治疗指征及方法

1. **胆道压力过高**　出现黄疸,如胆道梗阻或胆道感染,应急诊手术解除梗阻并去除病因如结石,置"T"管引流,另外还需做小网膜腔灌洗引流。

2. **急性重型胰腺炎伴发感染**　彻底清除胰腺及周围间隙内的坏死组织,创口部分敞开引流。坏死病变广泛时,可做胰腺部分切除或胰腺次全切除术,最后做小网膜囊引流或灌洗引流,持续 1~2 周,再改为普通引流。

3. 已明确或高度怀疑主、副胰管断裂,在保守治疗病情无好转或加重时,可先试行 ERCP,近年有学者在内镜下放置支架,3~5 日后取出支架,胰腺炎治愈。若放置支架有困难,则应开腹手术,行胰腺部分切除加外引流术。

此外,手术时可根据病情,选择作胃减压性造瘘和空肠营养性造瘘。

患儿治疗经过

入院后予以完善检查,禁食、抗感染、补液、生长抑素治疗 1 周,患儿症状缓解,进食后,无腹痛主诉。

治疗后体格检查:腹部平软,无明确压痛,无肌卫,墨菲征(−),肠鸣音正常。

实验室检查:血清淀粉酶 110.0U/L。

MRI:胰腺形态饱满,肿胀较前改善,信号局部欠均匀,可见 T_2WI 呈高信号,左侧肾脏前缘及脾脏下方可见少许渗出。

考虑患儿恢复良好,予以出院。

【问题 7】儿童急性胰腺炎常见并发症有哪些?

思路 1　轻型胰腺炎很少出现并发症,重型胰腺炎常出现一系列并发症。

1. 急性呼吸窘迫综合征(ARDS)。

2. 消化道出血。

3. 感染或严重的脓毒血症。

4. **其他**　胰周积液、假性胰腺囊肿,另外还可见胰瘘、慢性胰腺炎、门静脉栓塞、胰腺功能不全,儿童合并糖尿病罕见。

思路 2　急性轻型胰腺炎有一定自限性,预后好,治愈率接近 100%。急性重型胰腺炎儿童发病率远比成人低,未并发多器官功能衰竭者,治愈率 90%,一旦并发多器官功能衰竭,预后不良。

二、慢性胰腺炎

慢性胰腺炎(chronic pancreatitis)是一种反复发生的胰腺炎性改变,或持续有症状的胰腺慢性损伤,表现为不断进展的纤维化和胰腺实质进行性的、不可逆的破坏,最终导致胰管不规则扩张,胰腺内分泌和外分泌功能部分或全部丧失。儿童慢性胰腺炎比成人少见。

患儿再次入院记录

腹痛 1 日,急性胰腺炎保守治疗 5 年后。

患儿 5 年前曾因急性胰腺炎住院保守治疗。出院后病情基本稳定,每年偶有腹痛,自行禁食和服用消炎药物后均可缓解。本次于入院 1 日前暴饮暴食后出现腹痛,为间歇性钝痛,以中上腹为主,无呕吐、发热,无腹泻、腹胀。在当地医院行 CT 检查提示"慢性胰腺炎急性发作可能性大,胰管内高密度灶,结石可能"。血清淀粉酶 606U/L,遂急诊来院。发病过程中神情,精神可,食欲欠佳,大小便无异常改变。

【问题 1】通过上述情况,对该患儿初步考虑什么诊断?

患儿病程长达 5 年,可考虑慢性胰腺炎可能。腹痛、体重下降、糖尿病和脂肪泻是成人慢性胰腺炎的"四联症"。儿童慢性胰腺炎症状多不如成人典型,甚至隐性起病。

知识点

慢性胰腺炎的病因

1. 胰胆合流异常和胰腺、胆管发育畸形。
2. 遗传性胰腺炎。
3. 囊性纤维化病。
4. 甲状旁腺功能亢进。
5. 其他　创伤性急性胰腺炎的后遗症,也有胰腺结石、脂蛋白代谢障碍、营养不良、药物、胰腺先天畸形、免疫因素、特发性胰腺炎。

患儿体格检查

腹部略膨隆,腹壁静脉无曲张,未见肠型及蠕动波。腹软,肝、脾肋下未触及,未触及肿块,上腹部肌肉紧张,压痛,无反跳痛,麦氏点压痛阴性,墨菲征(−)。移动性浊音阴性,肠鸣音正常。

【问题 2】慢性胰腺炎的临床表现有哪些?

思路 1　阳性体征很少,少数患者上腹部可有深压痛。此外,较大的胰腺假性囊肿上腹部可触及包块。

1. **腹痛**　80%~90% 有腹痛,持续性隐痛,有时剧烈,持续数日,多位于上腹部偏左。稍大儿童可诉疼痛向背部放射。喜弯腰弯腿蜷曲体位。

2. **脂肪泻**　大便次数多,每日 3~5 次或更多次,粪便不成形,有油光或脂肪滴伴恶臭。

3. **食欲减退和体重下降**　反复腹泻、消化不良,尽管食量尚可但体重却减轻。

4. **假性胰腺囊肿**　部分患儿尤其是曾有重症胰腺炎病史者可发生,囊肿可大可小,小至 1cm,大至 20cm,囊肿与胰管相通。

5. **黄疸**　先天性胰管、胆管发育畸形或胰头纤维增生压迫胆总管下端所致。

6. **糖尿病**　疾病晚期,胰岛破坏,胰岛素分泌明显减少。

7. **上消化道出血**　胰腺大量纤维结缔组织增生,特别是胰头钩突部可压迫肠系膜上静脉,另有部分患儿脾静脉栓塞致门静脉高压而发生上消化道出血。

思路 2　患儿应该进行实验室检查帮助诊断。

1. **尿淀粉酶测定**　可轻度增高或不增高。

2. **血清脂肪酶测定**　一般不升高。

3. **血钙、血磷测定**　血钙可增高,血磷降低。血脂蛋白可升高。

4. **粪便检查**　镜下可见到较多的脂肪球或脂滴。

5. **胰腺外分泌功能试验**　①直接刺激试验:按 1U/kg 胰泌素静脉注射后收集十二指肠液,大部分 80 分钟内胰液分泌量少于 2ml/kg,碳酸氢钠浓度小于 90mmol/L;②间接刺激试验:餐后十二指肠液中胰蛋白酶浓度小于 61U/L。

6. **脂肪吸收试验**　口服有放射性标记的三酰甘油后,不能被分解为脂肪酸而不被肠道吸收,故血液内放射性减低,粪便的放射性增高。

7. **葡萄糖耐量试验**　后期内分泌功能降低,患者可出现葡萄糖耐量降低。

8. **血胰岛素测定**　口服葡萄糖、静脉注射胰高血糖素后不上升者,反映胰岛素储备减少。晚期血浆胰岛素水平低于正常。

患儿辅助检查结果

血常规:WBC $6.5×10^9$/L,中性粒细胞计数 $4.8×10^9$/L,Hb 127g/L,CRP<8mg/L,血清淀粉酶 934U/L,尿淀粉酶 1 687U/L,血清脂肪酶 1 641U/L。肝、肾功能:ALT 14U/L,AST 16U/L,GGT 13U/L,TBIL 4.4mmol/L,

CB 3.3mmol/L,总胆汁酸 4.4mmol/L,尿素氮 3.9,肌酐 45。电解质:K^+ 4.1mmol/L,Ca^{2+} 2.27mmol/L,P 1.13mmol/L,Na^+ 138mmol/L,Cl^- 105mmol/L。

影像学检查:上腹部增强 CT 示慢性胰腺炎,胆囊结石可能。MRCP(图 5-14-2)示胰管扩张明显。ERCP(图 5-14-3)示胰腺导管头部畸形,全程串珠样扩张。

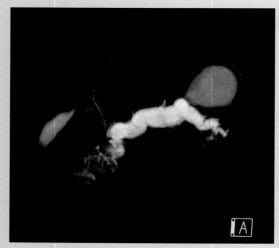

图 5-14-2　慢性胰腺炎 MRCP
胰管扩张。

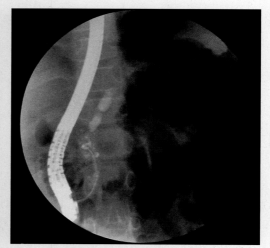

图 5-14-3　慢性胰腺炎 ERCP
胰导管头部畸形,全程串珠样扩张。

【问题3】可采用哪些影像学检查?

思路 1　患儿 MRCP 检查高度提示胰管扩张,ERCP 结果表明胰腺导管畸形。

知识点

慢性胰腺炎的影像学检查特点

1. 腹部平片　胰腺有钙化时,胰腺部位可见到钙化灶,部分可见胰管内结石影。

2. 超声　显示胰腺肿大,外形不规则,胰腺回声增强或钙化灶,胰管扩张及结石,有时还可见单个或多个假胰腺囊肿。

3. CT　胰腺肿大或萎缩、胰腺钙化灶及囊肿清晰可见,可显示腺管是否有狭窄、扩张及结石,部分患儿还可见胆总管扩张。

4. ERCP　不仅可以显示胰管呈节段性狭窄、扩张,即典型串珠样改变,明确是否有胰胆合流异常及胰腺分裂,还可见胆石显影并评估对比剂显影速度。

思路 2　对于轻度的、发作不频繁的慢性胰腺炎可考虑保守治疗,以止痛、胰酶替代和营养支持是治疗的主要目的。

思路 3　在非手术治疗的基础上效果不佳或胰管输出道有明显梗阻如结石、Oddi 括约肌痉挛等或有较大的胰腺囊肿、十二指肠梗阻,还应采取手术治疗,目的是缓解疼痛、解除梗阻,最大限度保护胰腺功能并控制疾病的进一步发展。

知识点

儿童慢性胰腺炎手术指征

1. 保守治疗不能缓解的顽固性疼痛,需要大剂量阿片类药镇痛或形成药物依赖。

2. 胰管狭窄、胰管结石伴胰管梗阻。

---

3. 脾静脉阻塞导致的左侧门静脉高压症和食管静脉曲张出血,假性动脉瘤或血管受累不能通过放射介入方法治疗。

4. 并发胆道梗阻、十二指肠梗阻、胰源性门静脉高压、胰源性胸腔积液和腹水及假性囊肿等。

5. 怀疑或不能排除的恶性病变。

患儿手术情况

经术前准备后行胰腺探查、空肠胰腺侧侧 Roux-Y 吻合术。术中见胰腺质地僵硬,部分呈结节样改变。纵行打开胰管,见胰管全程扩张呈串珠样,直径最宽达 1cm,狭窄处约 0.3cm。有大量胰蛋白栓淤积于胰头部。冲洗胰管,清除蛋白栓。将空肠 Roux-Y 吻合,Y 臂与胰腺胰管全程行侧侧吻合。术后患儿恢复良好,出院随访至今。

【问题 4】慢性胰腺炎手术方法有哪些?患儿预后如何?

思路 1　主要手术方法包括空肠胰腺侧侧吻合术(Fery 术)(图 5-14-4)、胰腺部分或次全切除术、保留十二指肠的胰头切除及内脏神经破坏术。

此外,尚有内镜下的囊肿内引流、胰管取石、胰管放置支架、胰管括约肌切开术(sphincterectomy)或括约肌成形术(sphincteroplasty)等。

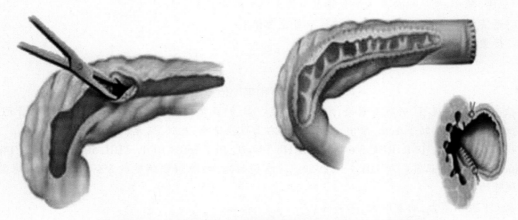

图 5-14-4　慢性胰腺炎空肠胰腺侧侧吻合术(Fery 术)示意图

思路 2　儿童慢性胰腺炎若去除病因,其预后相对较好,胰酶和胰岛素补充治疗可维持正常生长发育。而特发性和自身免疫性慢性胰腺炎则预后较差。

(董岿然)

第十五节　儿童胆囊炎、胆石症

胆囊炎和胆石症在儿科属少见病。多为 7 岁以上儿童,儿童胆囊炎中以非结石性胆囊炎为主,占 73%,且大多为急性胆囊炎,占 60%。胆石症中胆管结石为多,占 76%;胆囊结石 24%。近年来,随着饮食结构及生活习惯的改变,小儿胆石症的发病率有所上升,国内曾报道儿童胆石症发病率为 0.53%~1.16%。

临 床 病 例

患儿,女,9 岁。反复右上腹痛 2 年,急性发作 3 日,伴巩膜黄染 1 日。

患儿 2 年前出现反复的阵发性右上腹痛,无放射痛,腹痛偶与进食有关。发作时无发热,无恶心、呕吐,无黄疸。曾行超声检查,疑有胆囊结石。近 3 日来,患儿腹痛再次发作,呈阵发性,腹痛位于右上腹,较剧烈,近 1 日来出现巩膜黄染。患儿无发热,无呕吐,食欲缺乏,小便色黄,大便正常。家族史中,患儿母亲曾因脾大、血小板减少行脾切除手术。

【问题1】根据上述门诊现病史可考虑的诊断是什么？

思路1　根据右上腹痛、黄疸和超声检查,可考虑胆囊炎、胆石症的可能。

思路2　患儿有母亲曾因脾大、血小板减少行脾切除手术的家族史,考虑存在儿童常见的胆结石病因。

知识点

儿童胆结石的常见病因

1. 胆囊常见的畸形或解剖变异,如胆管扩张症等。

2. 任何导致胆汁中卵磷脂、胆盐或胆固醇浓度的紊乱。产前超声也可发现胎儿的胆囊结石,这些结石在患儿满月时通常都可自行溶解。

3. 细菌感染,常见有大肠埃希菌感染、沙门菌感染。

4. 长期 TPN 和长期呋塞米治疗、光疗及换血治疗等。

5. 胆囊运动障碍。

6. 胆道蛔虫症。

7. 溶血性疾病如遗传性球形红细胞增多症、地中海贫血、镰状细胞贫血等。

8. 头孢曲松等药物可在胆汁中形成可逆的沉淀或假结石。

9. 肥胖、禁食、性早熟及高脂饮食等也与胆石症的发病有关。

10. 遗传因素在儿童胆石症形成过程中可能有作用。

11. 接受肝移植的患儿。

患儿体格检查和辅助检查结果

体格检查:一般情况可,巩膜有黄染,皮肤无黄染。心、肺正常,腹平,腹壁静脉无曲张,肠鸣音无亢进,全腹软,无包块,肝未及,脾肋下 1cm,质中,边缘光滑,右上腹轻压痛,无肌卫,无反跳痛。墨菲征(+)。

血常规:WBC $4.6 \times 10^9/L$,RBC $3.64 \times 10^9/L$,Hb 104g/L,PLT $160 \times 10^9/L$,TBIL 50μmol/L,CB 14μmol/L,UCB 36μmol/L,转氨酶正常。抗 HBs(+);红细胞渗透脆性增加;球形红细胞数 8%~10%。抗人球蛋白试验及酸溶血试验均阴性。

超声及 CT 显示脾大,胆囊肿大,胆石症。

【问题2】根据上述检查考虑进一步的诊断是什么？

对患儿的诊断考虑急性胆囊炎、胆石症、遗传性球形红细胞增多症。

知识点

儿童胆囊炎、胆石症的诊断

1. 临床特征　急性发作表现为发热、右上腹疼痛、恶心、呕吐、腹泻。体格检查时右上腹压痛、肌紧张和肌卫,有时可触及包块。白细胞增多和黄疸常见,血清淀粉酶可升高;慢性反复发作为与饮食有关的右上腹痛,通常无特异性。

2. 辅助检查　超声检查,准确率达96%;放射性核素胆道显像可用锝-99 标记达亚氨基二酸复合物判断是否有胆道梗阻;螺旋 CT 和 MR 胆道成像可显示整个胆道并行三维重建,常可避免 ERCP 检查或其他胆道造影检查。

【问题3】根据上述诊断,考虑如何治疗？

思路1　儿童胆囊炎、胆石症急性发作期,首先考虑保守治疗,炎症消退 3 个月左右,由于患儿存在胆石症的病因,应考虑手术根治。

思路2　患儿存在遗传性球形红细胞增多症,年龄 9 岁,炎症控制后应考虑手术切除脾脏的同时处理胆囊结石。

知识点

非手术治疗原则

1. 急性发作的胆囊炎、胆石症 禁食、鼻胃管减压、静脉补液、抗炎、保肝、解除痉挛等,如伴发胰腺炎可给予相应胰酶抑制剂。

2. TPN 引起的结石可在停止治疗 2~20 日后消失。对于非钙化的、无症状、TPN 相关性(9~12 个月的治疗)结石推荐非手术治疗。

3. 对于无症状的胆石症患儿,82% 饮食治疗有效。无症状或症状不典型的胆石症患儿长期随访是安全的,无并发症发生。

4. <2 岁的胆囊炎、胆石症,同时有遗传性球形红细胞增多症患儿,争取每次发作时均保守治疗,待 5 岁后进行脾切除,同时处理胆结石。

5. 体外震波碎石技术可与口服用药联合治疗胆囊结石,但在儿童应用受限,其价格昂贵、可引起疼痛且复发率高。对婴儿和小年龄儿童不适用。

6. 内镜技术可能对部分接受原位肝移植的患儿有用,这类患儿的结石可选用 11 号输尿管镜行经皮经肝液电碎石术。

7. 近年来 ERCP 在儿童的应用逐渐增加。该技术不仅可以进一步明确诊断,同时也可进行治疗。

知识点

儿童胆囊炎、胆石症手术原则

手术原则以去除病灶、解除梗阻、恢复胆道的生理功能为目的。

1. 有症状的 TPN 相关性胆石症儿童及在 X 线下显示钙化的结石,结石通常不会自行溶解,推荐行胆囊切除术。

2. 对于新生儿或婴儿胆石症引起的反复急性感染或胆管炎,手术方式包括胆囊切除术或胆囊切开取石和冲洗术。约 40% 胆道感染的患儿可行经皮胆囊或肝内胆管穿刺,然后行胆道冲洗,清除胆汁淤泥和结石。

3. 对于有典型的右上腹或季肋区疼痛,以至于不能进食的胆石症患儿,应行胆囊切除术。

4. 胆囊水肿的治疗以保守治疗为主,如果出现胆囊壁坏死或胆囊管梗阻的情况,则必须进行胆囊切除术。

5. 对于有胆石症症状的珠蛋白生成障碍性贫血和球形红细胞贫血的患儿推荐行胆囊切除术。对于准备行脾切除的球形红细胞增多症患儿,如果术前超声发现胆囊结石也推荐切除胆囊,也有医生倾向于在行脾切除的同时行胆囊切开取石术。

6. 伴有胆囊结石的镰状细胞贫血患儿平均每年需超过 10 次住院和 25 次门诊就诊。择期行胆囊切除术或取石术可显著降低感染的发病率。

患儿治疗过程

在遗传性球形红细胞增多症诊断明确后,患儿首先接受保肝、利胆、抗感染治疗,腹痛、黄疸症状得到了缓解,3 个月后患儿接受腹腔镜脾切除术 + 胆囊切除术。手术过程顺利,术后恢复良好。

【问题 4】如何选择手术方法?

患儿病情缓解 3 个月,炎症粘连消退,目前推荐脾切除术 + 胆囊切除术,在腹腔镜下对左右腹部的操作较好。

针对不同的胆石症,采取不同的手术方式:胆囊结石采取胆囊切除术或保胆手术;胆总管结石采取胆总管切开取石及"T"管引流。胆囊切除是治疗胆囊结石伴有急、慢性胆囊炎较好的方法。如果胆囊功能良好，炎症不明显或较轻微者可予以保留。胆囊切除主要包括开腹及腹腔镜手术，随着微创外科的发展，腹腔镜胆囊切除术（laparoscopiccholecystectomy，LC）以其组织创伤小、术后恢复快等优点，当前已成为儿童胆囊切除术的首选方法。

儿童腹腔镜胆囊切除术优点为减轻疼痛、减少肠梗阻的发生、缩短住院时间及美观等。与传统开腹手术相比，儿童腹腔镜胆囊切除术安全有效，尤其对于肥胖儿童及心脏移植后胆道并发症的患儿特别有价值。

胆囊切除术中是否常规术中行胆道造影尚有争论。少数学者认为需常规进行，而多数学者则认为可选择性应用。

知识点

儿童胆囊炎、胆石症的治疗进展

1. 对自新生儿到 3 岁的婴儿进行系列超声随访都可观察到部分患儿胆结石可自行溶解。未成熟儿的胆汁淤积有时难以与结石区分，因此有的患儿结石溶解可能只是胆汁淤积。

2. TPN 引起的结石可在停止治疗后 2~20 日后消失。对于非钙化的、无症状的 TPN 相关性结石推荐非手术治疗；对有症状的 TPN 相关性胆结石儿童及在 X 线下显示钙化的结石，结石通常不会自行溶解，故推荐行胆囊切除术。

3. 一般无结石性胆囊炎主要保守治疗（鼻胃管减压、静脉补液及静脉用抗生素）。连续超声随访，如果腹部包块持续存在，或胆囊肿胀加重和临床情况恶化，则是外科干预的指征。虽然难治性胆囊肿胀也可行胆囊切除术，但胆囊切除术应该仅用于明确有胆囊壁坏死或有脓性渗出的感染性情况。

4. 发生胆总管结石合并梗阻性黄疸，ERCP 下内镜括约肌切开取石术可较好地去除胆总管内结石，该手术也适用于婴儿。如果内镜括约肌切开术失败，或患儿太小不能接受 ERCP，则经胆囊管的胆道冲洗或经十二指肠的括约肌切开的开腹手术可能有效。

5. 体外震波碎石技术可与口服用药联合治疗胆囊结石，但在儿童应用受限，其价格昂贵、可引起疼痛且复发率高。经皮内镜胆囊取石术对儿童来说也是侵袭性手术，结石复发率高，对婴儿和小年龄儿童不适用。内镜技术可能对部分接受原位肝移植的患儿有用，这类患儿的结石可选用 11 号输尿管镜行经皮经肝液电碎石术。

6. 胆囊不仅具有浓缩胆汁、收缩及调节缓冲胆道压力的作用，而且是一个复杂的化学及免疫器官，是非常重要的消化器官，不能轻易切除，所以对于儿童胆石症应尽可能保留胆囊，推荐应用腹腔镜联合胆道镜保胆取石术治疗儿童胆石症。

（董岿然）

第十六节　先天性巨结肠

先天性巨结肠（congenital megacolon）又称为希尔施普龙病（Hirschsprung disease，HD），或肠道无神经节细胞症（aganglionosis）。它是由于肠道内源性神经系统发育障碍引发的综合征，其特点为肌间和黏膜下神经节细胞缺如。由于病变肠段的节细胞缺如，使该段肠管失去正常的蠕动功能而产生梗阻，近端结肠被动性扩张肥厚。该病发病率为 1/5 000，男性发病率是女性的 4 倍，居先天性消化道畸形第二位。该病的病因复杂，术后并发症多，因此受到国内外普遍重视。

临 床 病 例

患儿，男，足月产，5 个月。便秘 4 个月。出生后 48 小时未排胎粪，用开塞露纳肛刺激才排出。"正常"排便 10 余日后，无明显诱因又出现 4~5 日不排便，最长 7 日仍不排便，需用开塞露辅助排便。患儿伴腹胀、食欲缺乏，无发热、呕吐。曾口服乳果糖治疗，可每 2~3 日排便 1 次，服药一段时间后效果差，停服后便秘复发。

【问题 1】通过上述情况，对该患儿初步考虑什么诊断？

患儿,5个月,有胎粪排出延迟史,出生后反复发生便秘,需要开塞露辅助才能排便,同时有腹部胀气,表现为不全性肠梗阻症状,初步考虑为HD。

知识点

新生儿期先天性巨结肠临床表现

1. 胎粪性便秘　出生后24~48小时无胎粪排出,或量少,须灌肠或扩肛。
2. 呕吐　多数无呕吐,或呕吐次数不多、量少,极少数呕吐频繁不止,带胆汁。
3. 腹部膨胀　多数表现为中等程度腹胀,严重时可见腹壁皮肤发亮,静脉怒张,往往见到肠型,偶有肠蠕动增强,听诊肠鸣音亢进。
4. 肛门指诊　直肠壶腹部空虚无粪便。由于指诊激发排便反射,手指拔出后,有大量气体和胎粪呈"爆破样"排出,同时腹胀好转。少数病例经过新生儿初几天肠梗阻期后,可有几周,甚至几个月的"缓解期",其间可有正常或少量间隔排便,但以后再出现顽固便秘。

知识点

婴幼儿期先天性巨结肠临床表现

1. 便秘　顽固性便秘。大多数患儿发病初期每周排便少于2次,往往3日以上才排便,且排便异常费力,需要开塞露辅助,随后便秘呈进行性加重。
2. 腹胀　不同程度的腹胀。患儿腹围明显大于胸围,腹部长度也大于胸部。
3. 肠梗阻　大多数患儿表现为不完全性低位肠梗阻。少数患儿便秘未得到及时、有效处理,粪便在结肠内积蓄过久,形成粪结石,可引起结肠完全性梗阻。
4. 呕吐　严重病例可有呕吐,但呕吐次数不多,其内容为奶汁或食物。
5. 一般情况　不同程度消瘦、贫血和低蛋白血症。发育延迟,年龄越大越明显。
6. 有不排胎粪或胎粪排出延迟史。

【问题2】HD体格检查重点应关注什么? 还需要哪些检查?

思路1　重点是腹部体征,进一步检查肛门外观形态,肛门指诊了解肛门、直肠有无畸形和狭窄,直肠壶腹内有无粪团,拔指时有无"爆破样"排气排便。

思路2　腹部站立位平片,初步了解梗阻性质、严重程度和有无膈下游离气体等。其他常用的关键性检查包括钡剂灌肠、乙酰胆碱酯酶染色,直肠肛管测压。

知识点

先天性巨结肠的辅助检查

1. 钡剂灌肠　典型HD钡剂灌肠可以清楚显示狭窄段、移行段和扩张段。24小时复查腹部平片,仍有大量钡剂滞留。
2. 乙酰胆碱酯酶染色　HD的特征之一是无神经节细胞肠段副交感神经大量增生,增生的神经纤维位于黏膜固有层和黏膜肌层,出现乙酰胆碱酯酶阳性。
3. 直肠肛管测压　经直肠内气囊注入大量气体,无直肠肛门抑制反射(rectal anal inhibitory reflex,RAIR)。新生儿由于肌间神经丛发育不成熟,或刚建立起反射,尚不稳定,因此慎用。
4. 直肠黏膜吸引活检　从直肠壁吸引黏膜和黏膜下肌层活检,肌间神经节细胞缺如即可诊断。对新生儿较为可靠。
5. 直肠全层活检　理论上为金标准,需要在麻醉下进行。

患儿体格检查及辅助检查

体格检查：T 37.3℃，HR 98 次 /min。患儿发育一般，营养不良，无脱水貌。腹部膨隆，腹壁可见少量静脉曲张，未见胃肠型，腹软，无触痛，右下腹似可触及粪石，肠鸣音弱。肛门指诊：肛门外观形态正常，无肛门狭窄，直肠壶腹空虚，未触及粪块，拔指后有"爆破样"气体排出，随即有少量黄色软便溢出。

血常规：WBC 8.83×10⁹/L，Hb 92g/L，PLT 127×10⁹/L。血生化：CRP 7.3mg/L，ALT 35U/L，Na⁺136mmol/L，K⁺3.8mmol/L，Cl⁻98mmol/L。

腹部 X 线平片（图 5-16-1）表现为不完全性低位肠梗阻。钡剂灌肠（图 5-16-2）提示乙状结肠远端狭窄，近端肠管扩张，24 小时有大量钡剂残留。直肠肛管测压提示肠道蠕动功能差，刺激后未见发射波出现。乙酰胆碱酯酶染色：3cm（+++），6cm（+++）。

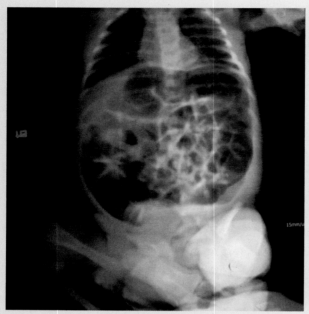

图 5-16-1　X 线平片

腹部胀气，盆腔内可见致密影，结肠明显扩张，有大量气体。

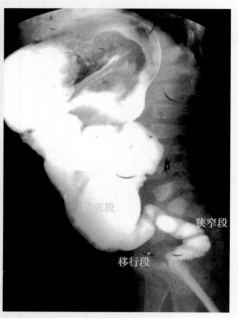

图 5-16-2　钡剂灌肠

结肠有典型的狭窄段、移行段和扩张段。

【问题 3】HD 的诊断依据有哪些？有哪些临床分型？

患儿病史、体格检查及辅助检查均支持诊断 HD。

诊断依据：①典型临床表现，顽固性便秘、全腹型腹胀和胎粪排出延迟史；②腹部 X 线平片，结肠扩张、全腹型腹胀、不完全性低位肠梗阻；③钡剂灌肠，结肠显示出典型的狭窄、移行和扩张影像，24 小时仍有大量钡剂滞留；④乙酰胆碱酯酶染色，有副交感神经纤维增生；⑤直肠肛管测压：经球囊注气刺激，无 RAIR。

HD 临床分型：①超短段型，病变局限于直肠远端，新生儿期狭窄段在耻尾端以下；②短段型，病变位于直肠近、中段；③常见型，病变位于直肠乙状结肠中下段；④长段型，病变延至乙状结肠远端或降结肠；⑤全结肠型，病变波及全部结肠及末端回肠；⑥全肠型，病变波及全部结肠及小肠，甚至波及十二指肠。

【问题 4】HD 需要与哪些疾病相鉴别？

不同年龄阶段常见的便秘原因有些不同，鉴别的疾病也有所不同。

新生儿期 HD 需要鉴别的疾病如下。

（1）先天性肛门直肠畸形。

（2）先天性肠闭锁或狭窄。

（3）功能性肠梗阻。

（4）坏死性小肠结肠炎。

（5）胎粪性腹膜炎。

（6）单纯性胎粪便秘。

（7）胎粪性肠梗阻。

（8）新生儿腹膜炎。

婴幼儿和儿童 HSCR 需要鉴别的疾病如下。

（1）继发性巨结肠：继发于器质性病变，与长期排便不畅或受阻有关。常见于先天性肛门直肠狭窄、直肠外肿物压迫、肛门直肠畸形术后或外伤肛门瘢痕狭窄。

（2）特发性巨结肠：与排便训练不当有关，无新生儿期便秘史，2~3 岁时发病或出现明显症状；慢性便秘常伴肛门污便。

（3）先天性巨结肠同源病：症状酷似 HD，病理表现为神经节细胞减少症、神经节细胞未成熟症、神经节细胞发育不良和肠神经元发育异常等。

（4）先天性乙状结肠冗长：因乙状结肠过长而贮存大量粪便致慢性便秘。

（5）退化性平滑肌病：症状为便秘、慢性进行性腹胀和肠梗阻。除结肠扩张外亦有小肠扩张，甚至胃、食管扩张。

（6）其他：①饮食性便秘；②神经性便秘；③内分泌性便秘；④维生素缺乏。

【问题 5】HD 的严重并发症有哪些？

小肠结肠炎是引起 HD 死亡最多见的并发症。90% 的小肠结肠炎病例发生于 2 岁以内。根治术后或结肠造瘘术后也偶尔发生小肠结肠炎，但造瘘术后发生小肠结肠炎者死亡率下降。临床表现为频繁呕吐、水样腹泻、高热和病情突然恶化。腹部异常膨胀并呈现脱水症状，进而发生呼吸困难、全身反应极差。少数患儿虽未出现腹泻，当进行肛门指诊或插入肛管时，立即见大量奇臭粪水及气体逸出。腹胀随之缓解，但不久又加重。小肠结肠炎往往病情凶险，治疗若不及时或不适当可导致患儿死亡。

【问题 6】HD 的治疗原则是什么？

思路 1　患儿诊断已明确，应该考虑手术治疗。

（1）保守治疗：新生儿期、超短段型 HD 或暂时无法耐受手术者，可用非手术疗法维持营养和发育。

（2）结肠造瘘术：发生急性肠梗阻、肠穿孔、伴有严重小肠结肠炎，或新生儿期全结肠无神经节症，可先行结肠造瘘术。3~26 个月后一般情况好转再行根治术。

（3）根治手术治疗：一般情况良好，诊断明确，或经保守治疗无效者，应行根治术。

知识点

先天性巨结肠的保守治疗

保守治疗的目的是用各种方法达到每日或隔日排便 1 次，解除患儿低位肠梗阻症状，维护患儿正常发育。治疗方法包括扩肛、缓泻剂纳肛、生理盐水灌肠、口服益生菌或中药等。适用于超短段型 HD 或因年龄太小等原因暂时不能根治手术者。

思路 2　HD 外科治疗要求尽可能彻底根治便秘，解除因病变肠管痉挛引起的排便功能障碍。

知识点

先天性巨结肠的术前准备

1. 检查血常规、尿常规、肝功能、肾功能和血电解质，完善心电图、胸部平片检查。

2. 术前结肠灌洗，务必洗净粪石。

3. 高热量、少渣饮食。

4. 纠正电解质紊乱。

5. 备血。

6. 术前 3 日进行肠道准备，口服庆大霉素和甲硝唑。

> **知识点**
>
> ### 先天性巨结肠的外科手术治疗
>
> 目的是切除无神经节直肠和结肠,恢复正常排便功能,方法如下。
>
> 1. 拖出型直肠、乙状结肠切除术。
> 2. 结肠切除、直肠后结肠拖出术。
> 3. 直肠黏膜剥除、结肠于直肠肌内拖出术。
> 4. 经腹结肠切除、结肠直肠吻合术。
> 5. 腹腔镜辅助经会阴巨结肠根治术。
> 6. 单纯经肛门结肠拖出术。

【问题7】HD 手术治疗有哪些并发症?

手术操作过程和许多并发症,术前需与家长做详细沟通。

(1)输尿管损伤:多为术中腹膜分离时剪断或撕裂。

(2)尿潴留:因术中广泛分离盆腔,损伤盆丛神经所致。

(3)直肠回缩:近端结肠游离不充分,勉强拖下吻合,术后肠管回缩。

(4)盲袋和闸门综合征:Duhamel 手术特有并发症,原因是直肠结肠间隔钳夹过低。

(5)吻合口瘘:主要有吻合口血供差、感染和脂肪垂等组织吻合时夹杂等。

(6)污粪、大便失禁:内括约肌切除过多。

(7)小肠结肠炎:可发生于术后任何时期,术前已有小肠结肠炎者更易发生。

(8)吻合口狭窄:主要是术后瘢痕挛缩环形狭窄。

(9)便秘复发:主要原因是病变肠段切除不够。

附:结肠灌洗注意事项

结肠灌洗是 HD 术前肠道准备的一个非常重要的环节,直接影响到手术效果。

【目的】

1. 缓解患儿腹胀。
2. 排出结肠内积粪积气。
3. 促使扩张段肠管恢复。
4. 防止术后腹腔、盆腔感染。

【操作技巧】

1. 结肠灌洗时取头及躯体抬高 20°~30° 的截石位;患儿呈倾斜状,有利于结肠内积气、积液及粪便排出。

2. 每次注入的灌洗溶液为 25~30ml;同时改变肛管与灌洗器角度,使灌注器呈垂直状注入肛管,充分利用溶液以上封闭的气压作用。

3. 按压气囊内气体所产生的压强作用使推出去的溶液在肠腔内具有较强的压力,对大便形成一定的冲击波;再通过改变体位和按摩腹部手法,使注入的溶液在肠腔对大便形成一定的回流漩力,使肠道内的积气和大便随溶液被迅速排出。

4. 利用负压自动吸入原理,每次按压气囊不放松,自动吸入液体,再迅速注入到肛管内的周而复始的连贯性操作过程,可明显缩短灌洗时间。

【注意事项】

1. 操作前填写特殊治疗 - 结肠灌洗同意书。
2. 灌洗液量出入平衡,以免水中毒。
3. 灌洗液只能使用等渗盐水,不能使用肥皂水或清水。
4. 操作过程中严密观察患儿面色、神态及腹部情况,操作轻柔,以免肠穿孔和肠出血。
5. 冬天要注意保暖。

结肠灌洗(视频)

6. 必要时使用开塞露或液状石蜡等辅助用药。

（冯杰雄）

第十七节　小儿便秘和失禁

一、小儿便秘

便秘（constipation）是最常见的儿童排便障碍性疾病之一，正常人群发生率 0.3%~8%，占小儿门诊的 3%~5%，其中 90% 为找到不明确病因的特发性便秘。便秘早期症状较轻，易被家长忽视。严重便秘常合并腹胀、食欲减退和腹部包块，甚至污便，对患儿的社会活动、心理发育和学习成绩都有较大的影响，导致生活质量下降。

临床病例

患儿，男，7 岁。主诉：大便次数减少、排便困难逐渐加重 6 年。现病史：患儿足月顺产，第 1 胎，母乳喂养。患儿出生后 24 小时内排出胎粪，新生儿期排便正常。3 个月后排便次数逐渐减少，为每日 0~2 次，6 个月后每周排便 1~2 次，最长 10 日排便 1 次。大便干硬，便条粗大。长期利用开塞露、番泻叶等维持排便。2 年前患儿开始出现污便，近 1 年偶有大便失禁，每周 1~2 次，量不多。平素腹胀，食欲差，不喜欢吃蔬菜，注意力不集中。

【问题 1】通过上述情况，对该患儿初步考虑什么诊断？

思路 1　患儿新生儿期间排便正常，3 个月后排便次数减少，大便干硬，排便困难，并逐渐加重。便秘诊断成立。

> ### 知识点
>
> #### 儿童便秘诊断标准
>
> 每周排便次数在 2 次以下，伴有排便困难，便条粗大、干硬等症状，即可诊断。
>
> 便秘按照性质分为功能性便秘和器质性便秘，按照原因分为原发性便秘和继发性便秘，按照病程分为急性便秘和慢性便秘（2 个月为界）。

思路 2　需详细采集病史，包括胎粪排出和持续时间及喂养、辅食添加情况等。本例患儿出生后排胎粪正常，3~6 个月时出现便秘症状，可除外先天性消化道畸形，如肛门直肠畸形和先天性巨结肠等所致的排便困难。结合其食量少、偏食（不喜欢吃蔬菜）、注意力不集中等因素，应进一步考虑功能性便秘的可能性。

> ### 知识点
>
> #### 儿童功能性便秘的诊断标准为罗马Ⅳ标准
>
> 1. 4 岁以下　至少符合以下 2 项条件，持续时间达 1 个月：①每周排便 ≤2 次；②大量粪便潴留史；③有排便疼痛和排便费力史；④有排粗大粪便史；⑤直肠内存在有大量粪便团块。对于接受排便训练的儿童，以下条件也作为选项：①能控制排便后每周至少出现 1 次大便失禁；②粗大粪便曾堵塞抽水马桶。
>
> 2. 4~18 岁　便秘每周至少发生 1 次，时间持续 1 个月以上，且符合下列 2 项或多项条件，但肠易激综合征的诊断依据不足：① 4 岁以上儿童每周在厕所排便 ≤2 次；②每周至少出现 1 次大便失禁；③有粪便潴留姿势或过度克制排便病史；④有排便疼痛或困难病史；⑤直肠内存在粪块；⑥粗大粪块曾堵塞抽水马桶。经过适当评估，症状不能用其他疾病来完全解释。

知识点

便秘的常用检查方法

1. 腹部 X 线平片　观察结肠积气、积便情况。

2. 结肠传输时间测定　可根据标志物在结肠的传输时间和停留位置,判定是否有传输功能障碍和便秘类型(全结肠型、出口梗阻型和混合型便秘)。

3. 直肠肛管测压　了解直肠肛管抑制反射是否存在,对先天性巨结肠鉴别诊断。

4. 钡剂灌肠造影　显示结直肠形态,与先天性巨结肠诊断与功能性便秘进行鉴别。

5. 动态排便造影　模拟人体的自然排便过程,动态观察肛门直肠在排便过程中的变化,对排便动力异常所致的便秘(如出口梗阻型便秘)有重要意义。

6. 其他　肛门括约肌肌电图和神经电生理检测等。

患儿体格检查和实验室检查

体格检查:发育正常,营养中等。腹稍胀,未见明显肠型及蠕动波,左中下腹可及条索样包块,可移动,无触痛。叩诊鼓音。肠鸣音活跃。

肛门指诊:肛门收缩有力,无狭窄,直肠明显扩张,可及较硬粪块。

腹部正立位片:膈下无游离气体,肠腔积气,直肠乙状结肠区可见粪块阴影。

钡剂灌肠:直肠、乙状结肠扩张,其内大量粪块,未见移行肠段。其余各段肠管形态、管径未见异常。

结肠传输检测为出口梗阻型便秘(图 5-17-1)。

动态排便造影:排便过程中肛门括约肌松弛和耻骨直肠肌痉挛同时存在。

直肠肛管测压:肛管静息压力、肛门外括约肌收缩压力高于正常,直肠肛管抑制反射阳性。

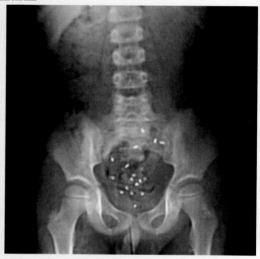

图 5-17-1　结肠传输检测为出口梗阻型便秘

【问题 2】小儿外科医生如何分析体格检查和辅助检查的结果?

思路 1　腹部检查、肛门指诊对便秘的诊断、鉴别诊断有重要作用。30%~50% 便秘患儿可触及粪块。肛门检查可观察有无肛裂、瘘口、开口异位、痔脱垂、肛周炎症、污便和血迹等。肛门指诊可提示肛门是否狭窄、肛管的紧张力和直肠有无扩张,张力增高提示肛门内括约肌痉挛,张力较低可提示存在肛门内外括约肌功能异常。嘱患儿做排便动作时可检查有无耻骨直肠肌和肛门外括约肌异常收缩,嘱患儿用力收缩时可检查肛门外括约肌力量。

思路 2　目前该患儿可诊断为功能性便秘,由于引起功能性便秘的原因很多、很复杂,还需要进一步明确功能性便秘的类型,这是本例患儿行排便造影和结肠传输检测的目的。

知识点

排便造影和结肠传输检测

1. 排便造影模拟自然排便过程,动态观察排便过程中直肠肛管的形态变化,对判定是否存在直肠前突和直肠脱垂等解剖结构异常,以及通过静息、收缩和排便状态下直肠肛管角大小和位置,判定耻骨直肠肌和肛门括约肌功能有较大价值。

2. 结肠传输检测是通过口服不透 X 线标志物后,在一定时间内摄片,计算标志物在不同节段结肠的分布情况,计算出其传输速率,了解结肠运动功能。

思路3 通过本例便秘患儿的病史、体格检查和相关检查,出口梗阻型便秘的诊断基本成立。但从小儿外科医生的临床思维角度要求,还需要与引起便秘的小儿常见疾病进行鉴别。

知识点

引起便秘的小儿疾病

1. 先天性巨结肠。
2. 肛门狭窄。
3. 肠神经元发育不良。
4. 肠易激综合征。
5. 甲状腺功能减退(呆小症)。
6. 神经系统疾病。

【问题3】经初步诊断后,下一步治疗计划是什么?

目前的治疗倾向于有针对性的个体化治疗。根据具体不同的便秘类型选择不同的治疗方法,并不断进行调整,逐渐建立一套合适的治疗方案。

(1)治疗前准备:明确家庭环境、生活习惯和心理精神因素,与患儿及其父母共同商讨制订治疗方案,建立相互信任,适宜指导和暗示,改善与社会、家庭环境不协调。

(2)填写排便日记:要求患儿及其家长填写至少2周排便日记。

(3)一般治疗:①饮食调节;②规律排便;③清洁肠道;④药物适度辅助。

(4)排便生物反馈训练:矫正耻骨直肠肌和肛门括约肌反常收缩,改善排便动力。

(5)定期随访:慢性便秘在经过训练获得改善后,中断治疗往往容易反弹,需要连续定期随访和巩固治疗。

儿童便秘的诊治流程见图5-17-2。

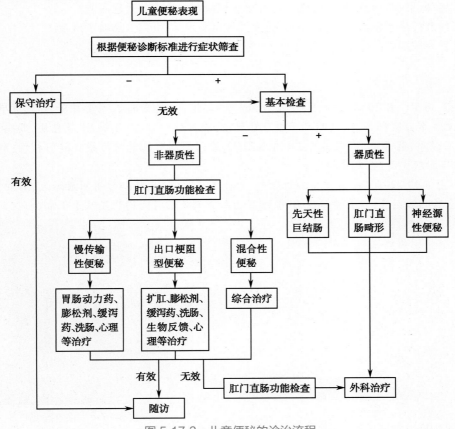

图 5-17-2 儿童便秘的诊治流程

二、小儿肛门失禁

肛门失禁是指不能随意控制排便,直肠内容物随时不自主地排出,按病变性质分为功能性和器质性肛门失禁,按病变程度分为完全性及不完全性肛门失禁。肛肠畸形术后约 1/3 患儿有不同程度的便失禁。

临床病例

患儿,女,8 岁。主诉:大便失禁 8 年。现病史:患儿足月顺产,第 2 胎,出生后即发现正常肛穴处无肛门,自尿道口有少许墨绿色胎粪排出,在当地医院急诊行"一期肛门成形术"。术后患儿无法控制大便,每日大便失禁 1~2 次,量较多,干便、稀便和排气均不能控制,需要每日洗肠和垫卫生巾来防止大便污染内裤。患病以来患儿饮食正常,无尿失禁发生。上学后无法参加正常体育活动,性格孤僻,注意力不集中。

【问题 1】通过上述情况,对该患儿初步考虑什么诊断?

思路 1　该患儿无法控制大便,每日失禁 1~2 次,量较多,干便、稀便和排气均不能控制,诊断为肛门失禁。医生首先要了解便失禁的病因及相应的病理改变。

思路 2　大便失禁患儿就诊时需详细采集病史,特别包括出生时是否有先天畸形、手术情况等,并注意肛门检查,以便判定便失禁产生的原因和程度。

知识点

肛门失禁的病因

1. 特发性肛门失禁　是一类病因不清楚的特殊类型肛门失禁。
2. 神经系统发育异常　如先天性腰骶部脊膜膨出、脊髓栓系可伴肛门失禁。
3. 先天性肛门直肠畸形　肛门直肠畸形本身病变与手术损伤。
4. 肛门直肠外伤　肛门处外伤引起的肛门括约肌断裂或感染导致肌肉纤维化。
5. 肛周感染、肛瘘　女婴的感染性肛瘘行瘘管切除或挂线疗法处理不当。
6. 结直肠肛门手术引起的肛门失禁　先天性巨结肠术后、肛门直肠畸形术后。
7. 盆腔巨大肿瘤切除术后。

患儿体格检查和实验室检查

体格检查:T 36.5℃,R 26 次 /min,P 105 次 /min。神志清楚,发育正常,营养中等,巩膜无黄染,结膜无苍白,心、肺听诊无异常。腹稍胀,未见明显肠型及蠕动波,腹部软,全腹无压痛,未及包块,肠鸣音正常。骶尾部可见手术瘢痕,肛门裂开,黏膜轻度外翻(图 5-17-3),肛门周围可见粪便污染。肛门指诊:肛门收缩无力,无明显狭窄,直肠黏膜光滑,未及粪块。

钡剂灌肠(图 5-17-4):直肠、乙状结肠的形态、管径未见异常,直肠肛管角明显增大,肛管显影并有钡剂溢出肛门外。直肠肛管测压:肛管静息压力、收缩压力和最大收缩时间均明显低于正常。

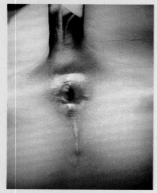

图 5-17-3　体格检查

手术瘢痕,肛门裂开,黏膜轻度外翻。

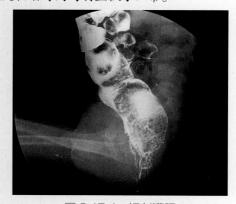

图 5-17-4　钡剂灌肠

【问题2】如何分析体格检查和辅助检查的结果?

思路1　骶尾部可见手术瘢痕,肛门裂开,黏膜轻度外翻,肛门周围可见粪便污染。直肠指诊肛门收缩无力,无明显狭窄。钡剂灌肠发现直肠肛管角明显增大,肛管显影并有钡剂溢出肛门外;直肠肛管测压可见肛管静息压力、收缩压力和最大收缩时间均明显低于正常。表明患儿的肛门内括约肌、外括约肌和耻骨直肠肌的功能均明显不足。

思路2　根据以上结果初步诊断肛门闭锁术后肛门失禁,需要进行分级。

按失禁的程度临床上分为4级:①轻度污粪,偶有稀便溢出;②污粪,有正常排便,在排便间隔期有液状和小粪块流出;③部分失禁,平时污粪较多,稀便不能控制;④完全失禁,不能区别气体、液体和固体粪便,完全不能控制排便。

按照大便失禁的病理改变分为5型:①肛周肌肉收缩无力型;②直肠感觉阈值升高型;③肛门括约肌收缩反应延长型;④直肠肛管收缩反射阴性型;⑤排便动力异常型。

【问题3】为选择治疗方法,还需进行哪些辅助检查?

思路1　应首先根据检测结果对患儿肛门直肠功能进行全面评价,找出具体不同的病理改变,并对肛门失禁的程度进行客观判定。

知识点

李正肛门功能评分(6分法)

优秀:5~6分;良好:3~4分;劣:0~2分。

思路2　本例患儿肛门失禁是由肛门括约肌及其盆底神经肌肉先天发育不良和术后创伤瘢痕等引起,应考虑保守治疗。

知识点

肛门失禁保守治疗

1. 饮食调节　鼓励患儿多进食少渣食物,减少具有缓泻作用食物的摄入量。
2. 排便习惯训练　训练规律排便,减少粪便残留,防止肛门失禁发生。
3. 清洁洗肠和扩肛　利用等渗生理盐水清洁洗肠,清除肠道内残留的粪便。
4. 生物反馈训练　加强肛周肌肉力量、改善直肠感觉和建立肛门外括约肌收缩反射训练。
5. 效果评估与随访　训练结束后再次进行各种客观检测,进行全面评价。
6. 大便失禁治愈标准　每周排便3次以上,大便失禁发生次数每月少于1次。定期随访。

思路3　大便失禁患儿手术治疗的原则、手术方法选择及术后并发症的处理。

知识点

外科治疗原则和术式

治疗原则:①术前对肛门直肠进行检查,准确评估肛门括约肌功能及大便失禁的病理改变;②对患儿排便控制病史及治疗经过与效果有详细、准确的了解;③外科术后必须进行肛门功能训练和随访。

选择术式:①肛周瘢痕坚硬,直肠黏膜外翻,肛门位置、大小异常等所致肛门失禁,行会阴肛门成形术;②先天性肛门直肠畸形术后肛门括约肌功能障碍所致大便失禁,行肛门外括约肌移植重建术;③肛门括约肌断裂和损伤所致便失禁,行肛门外括约肌修补术;④神经源性大便失禁,行盆底肌悬吊术。

知识点

小儿大便失禁治疗的现代观念

1. 强调对大便失禁病因和病理改变的客观判定。
2. 重视综合治疗措施的应用。
3. 重视针对不同病因的个体化治疗策略的制订。
4. 重视远期随访、生活质量和心理辅导。

知识点

儿童大便失禁的诊治流程见图 5-17-5。

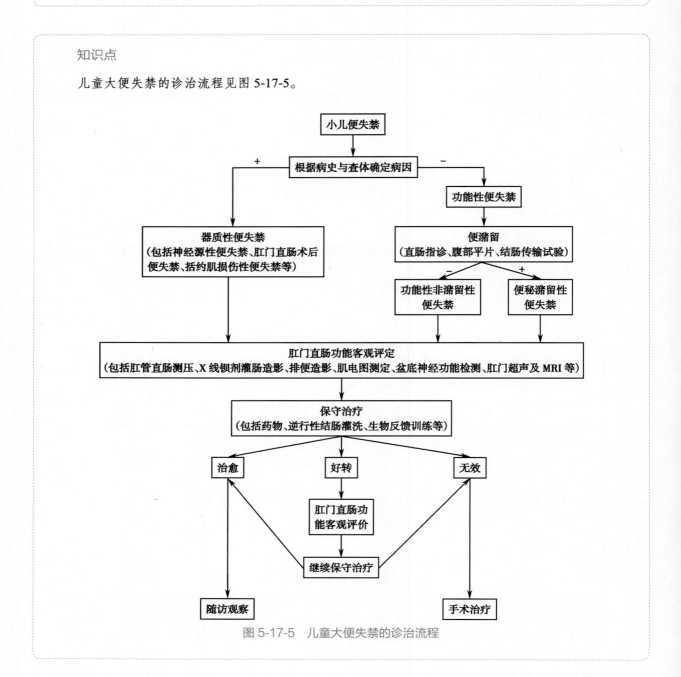

图 5-17-5　儿童大便失禁的诊治流程

（冯杰雄）

第十八节　小儿肠息肉

肠息肉(polyp)是指消化道黏膜的肿块状突起,可发生在消化道的任何部位,但以结肠和直肠最为多见。小儿肠息肉包括孤立的肠息肉及消化道息肉合并某些综合征[家族性结肠息肉病和波伊茨-耶格综合征(Peutz-Jeghers syndrome)等]。儿童时期息肉较常见,其中以幼年息肉最常见,少部分是腺瘤和炎症性息肉。

临床病例

患儿,男,5岁。主诉:间断无痛性鲜血便3个月。现病史:患儿于3个月前无明显诱因出现反复便血,呈鲜红色,黏附于大便表面,家人述说便条上似有沟痕,不伴有腹痛和排便痛。家族中无先天畸形及同种疾病患者。体格检查:肛门外观正常,未见肛裂。肛门指诊未触及肿物,指套无血染。实验室检查:WBC $9×10^9/L$,中性粒细胞百分比79%,Hb 116g/L,PLT $150×10^9/L$,尿常规正常,粪便常规潜血强阳性。

【问题1】根据上述病情,该患儿还应行哪些检查来明确诊断?

思路1　应对以血便为临床表现的疾病进行分析。

知识点

儿童血便常见原因

1. 上消化道病变　多为黑便或柏油样便,本例为鲜血便,这里不做赘述。
2. 下消化道病变　常见的病因有肠息肉、肠套叠、梅克尔憩室、肠重复畸形、过敏性紫癜、炎性肠病、内痔、肛裂和直肠脱垂等。

思路2　患儿于3个月前无诱因出现间断性便血,呈鲜红色,无腹痛。首先考虑消化道疾病。根据上述可能疾病,应进行相关检查,以明确诊断。

患儿辅助检查

腹腔三维彩色多普勒超声检查:左下腹乙状结肠肠腔内可见2.3cm×2.4cm×1.6cm肿物,边界清,内呈低回声伴筛网状液性暗区,其旁可见一蒂样回声,长约1.6cm,与肿物相连,呈"蘑菇状"。肿物及其蒂内可检出丰富血流信号。考虑结肠幼年性息肉。

【问题2】结合超声检查结果,患儿的诊断应该是什么?

综合考虑患儿病史,症状为无痛性间断鲜血便,腹腔彩色多普勒超声结果提示结肠幼年性息肉,应高度怀疑肠息肉,应行结肠镜检查。向家人交代病情,行结肠镜检查。

知识点

需要与小儿肠息肉鉴别的疾病

1. 肛裂　多有便秘病史,排便时肛门疼痛,大便表面有血,色鲜红,有时便后自肛门滴血。体格检查:肛门正中线前后方可见有裂口。
2. 痔　小儿少见,主要表现为便后出血,量少,鲜红色,一般排便时不痛,排便时可见肛周暗紫色块状物隆起,排便后缩小,肛门指诊无异常。用手指外翻肛门,可发现痔静脉扩张。
3. 梅克尔憩室　常突然发生大量出血,严重者可出现休克,消化道放射性核素显像常能发现憩室内异位胃黏膜显影。
4. 过敏性紫癜　患儿常有腹痛,血便为暗红色,双下肢有出血性皮疹、膝关节和踝关节肿痛,部分患儿有血尿。
5. 溃疡性结肠炎　一般发生于年龄较大儿童,患儿排便次数增多,血便为黏液脓血样,并伴有里急后重感。结肠镜检查可见肠黏膜充血及散在溃疡面。

结肠镜检查发现距肛门35cm降结肠有1枚孤立息肉，直径2cm，表面糜烂出血，予以电灼套扎完整切除。病理结果显示为幼年性息肉。术后2日出院，随访半年，患儿生长发育正常。

【问题3】如何认识小儿消化道息肉的特点？

思路1 该患儿便血临床症状明显，手术发现结肠1枚孤立性息肉，直径2cm，病理也证实幼年性息肉，由此可总结幼年性息肉的特点。

知识点

幼年性息肉的病变特点与诊治

小儿肠息肉约90%发生在直肠和乙状结肠，息肉为圆形或椭圆形肿物，大小不等，小者直径数毫米，大者直径达2cm以上，有蒂。表面常有溃疡，镜下可见表面呈单层上皮，上皮层常伴有炎性细胞浸润及肉芽组织。

慢性便血是小儿肠息肉的主要症状。便血常发生在排便结束时，在大便表面有一条状血迹，呈鲜红色，不与大便相混，量较少，少数病例便后自肛门滴数滴鲜血，大量出血者罕见，息肉可压迫粪便形成一条状压痕，部分息肉自行断离。肛门指诊常可扪及息肉。所有结直肠息肉，均应将其切除。对直肠下段息肉，可经肛门切除；对高位直肠和结肠息肉，无痛肠镜是首选的检查和治疗方法，可以让患儿在安静状态下完成全结肠检查及内镜下息肉的圈套及电切治疗。

思路2 其他小儿消化道息肉的病变特点与诊治。

(1)幼年息肉综合征：结肠或直肠内50~100个、外观与孤立息肉相似的肿块。约20%大体外观呈小叶状，像一簇息肉在一个蒂上，组织学上息肉具有绒毛或乳头状结构，同时伴有严重的分化不良，提示可能是原位癌。临床较少见，可分为3类疾病：①婴儿弥漫幼年息肉病，发病于婴儿期，临床表现为不同程度的腹泻、便血，有时伴有肠套叠、低蛋白血症、巨头、杵状指/趾；②弥漫性幼年息肉病，好发年龄为6个月~5岁，表现为低蛋白血症、肠套叠和营养不良；③结肠幼年息肉病，好发年龄为5~15岁，临床也表现为便血，出血及直肠脱垂，或出现以上2种疾病类似的症状，但息肉通常分布于结肠远端及直肠，有时伴有腭裂、肠旋转不良、多指/趾、先天性心脏病和头颅发育异常等。基本治疗方法是切除息肉累及的结肠和直肠黏膜切除术。

(2)家族性结肠息肉病：系常染色体显性遗传疾病，是第5号染色体长臂上的APC基因发生突变的结果，组织学检查息肉为腺瘤样改变，恶变率高。多在青少年发病，开始时无症状，随着息肉的生长可出现排便次数增多、血便和腹痛。大部分患儿因有阳性家族史在常规检查中发现。如不能得到治疗最终发展为结肠癌。纤维结肠镜或钡剂灌肠可以明确病变的范围和程度，对可疑病变组织应进行病理检查，可确定有无癌变。治疗上一经明确诊断，即应手术治疗，早期切除受累的结肠。

(3)波伊茨-耶格综合征：是以皮肤、黏膜色素沉着伴胃肠道多发息肉为特征的常染色体显性遗传病。息肉可发生于从胃至直肠的任何部位，以小肠最常见，占90%以上。息肉光滑、坚硬、有蒂、呈分叶状结构。组织学上被认为是黏膜肌层的错构瘤，此类息肉可与腺瘤息肉并存，有恶变潜能。本病患者有阳性家族史，故通过普查即可在这类患者家族中发现患者。颊黏膜黑斑，从出生至死亡终生不变，是本病的一个重要特征。患儿常因各种并发症就诊，以肠套叠最常见，多数肠套叠可自行复位、腹痛缓解，常会间歇性定期反复发作。此外还有便血、低蛋白血症及贫血等症状。

(白玉作)

第十九节 脾功能亢进与脾切除

脾脏(spleen)位于左上腹，具有造血、储血、过滤、制造免疫物质、产生淋巴细胞等功能。在胎儿时期，脾脏造血功能活跃，出生后逐渐被骨髓所替代。小儿脾脏是重要的免疫器官，脾切除后较成人容易发生暴发性感染。脾功能亢进(hypersplenism)简称脾亢，表现为脾大、一种或多种血液成分减少并可伴有骨髓增生活跃，可分为原发性脾亢和继发性脾亢。原发性脾亢在脾切除后可使血常规恢复正常或接近正常,预后一般良好;继发性脾亢主要由门静脉高压导致,预后取决于原发疾病及肝功能。

临 床 病 例

患儿,女,9岁。因"皮肤、巩膜黄染2年,右上腹疼痛3个月"入院。2年前,患儿因右上腹不适在当地医院发现嘴唇苍白,皮肤、巩膜黄染。3个月前间断出现右上腹疼痛,疼痛剧烈时伴有反酸,皮肤、巩膜黄染加重,转入上级医院行抗炎治疗后疼痛减轻,大便黄色,小便呈浓茶色。

体格检查:贫血貌,皮肤、巩膜黄染,心、肺听诊未见明显异常。腹部平软,右上腹压痛,墨菲征阳性,肝脏肋下2cm,脾脏肋下5cm。

【问题1】结合上述表现,如需要明确诊断,该患儿还需进行哪些检查?

患儿有黄疸、贫血、腹痛,应进行血常规、肝功能、腹部超声、胸片、尿常规检查。

知识点

黄疸的分类

按病因分类:①溶血性黄疸,包括先天性溶血性贫血及后天获得性溶血性贫血;②肝细胞性黄疸,由使肝细胞广泛损害的疾病引起;③胆汁淤积性黄疸,因肝内、肝外胆道梗阻,如结石、胆道闭锁、癌栓等;④先天性非溶血性黄疸,如 Gilbert 综合征、Dubin-johnson 综合征等。

按胆红素性质分类:①结合胆红素(CB)升高为主的黄疸;②非结合胆红素(UCB)升高为主的黄疸。

患儿实验室检查和影像学检查

血常规:Hb 85g/L,血细胞比容24.4%,网织红细胞10%,红细胞形态正常。肝功能:ALT 72U/L,AST 120U/L,TBIL 432.5μmol/L,CB 211.0μmol/L,UCB 130.8μmol/L。超声(图5-19-1、图5-19-2):①肝内外胆管扩张;②胆囊肿大,胆囊多发结石并胆汁淤积;③脾大,脾脏厚4.6cm,上下极长约17cm。胸片:心影稍增大,双肺未见异常。尿常规:尿胆红素(2+)。

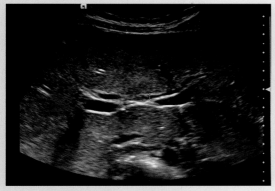
图5-19-1　腹部超声1
肝内外胆管扩张。

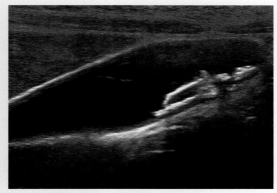
图5-19-2　腹部超声2
胆囊多发性结石。

【问题2】通过上述检查结果,对该患儿初步考虑什么诊断?还需补充什么资料或检查?

思路1　患儿有贫血、黄疸,合并肝脾肿大,网织红细胞数目增多,血液系统疾病不能排除,应该询问既往贫血的诊治情况及家族史;可行外周血涂片、溶血性贫血相关检查进一步明确贫血原因。

思路2　患儿右上腹痛、肝功能异常、血清胆红素升高、胆囊多发结石,胆道结石可初步诊断,可行MRCP进一步明确结石情况及胆管扩张情况。

患儿进一步检查结果及病史补充

患儿有贫血史,外院给予口服铁剂治疗效果不佳;母亲有贫血、脾大病史。溶血性贫血全套:红细胞渗透脆性增加,Coombs 试验阴性。外周血涂片:球形红细胞占红细胞总数的 12%。肝胆 MRI(图 5-19-3、图 5-19-4):胆囊炎,胆囊及胆总管结石,肝内外胆管稍扩张。

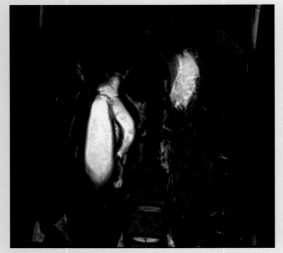 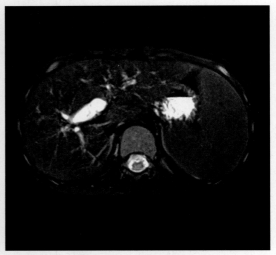

图 5-19-3 MRI 冠状位 肝外胆管扩张。 图 5-19-4 MRI 轴位 肝内胆管扩张。

知识点

球形红细胞增多症的诊断依据

1. 临床表现 贫血进行性加重伴巩膜黄染和茶色尿,实验室检查提示重度贫血。
2. 阳性家族史 母亲有"贫血、脾大"病史。
3. 外周血涂片 球形红细胞占红细胞总数的 12%。
4. 脾大合并胆囊结石 超声和 MRCP 提示脾大和胆囊结石。

【问题 3】患儿的诊断及治疗方案是什么?

思路 1 根据以上病史、临床表现、检查结果,患儿诊断为遗传性球形红细胞增多症、溶血性贫血、脾亢、高胆红素血症、胆囊结石。

思路 2 大龄患儿遗传性球形红细胞增多症、脾亢需进行脾切除手术治疗。脾切除对球形红细胞增多症效果显著,术后可使黄疸、贫血缓解。可行腹腔镜下脾切除手术。

思路 3 可同时行腹腔镜胆囊切除术治疗胆囊结石,若患儿家属要求保留胆囊,可行腹腔镜下胆囊切开取石,但应告知再出现胆囊结石或胆管结石的可能。

思路 4 患儿术前有高胆红素血症及贫血,注意术前内科治疗,调整患儿身体状态。

知识点

脾亢的原因

1. 原发性脾亢 原发性脾大,病因不明。
2. 继发性脾亢
(1) 血液系统疾病:遗传性球形红细胞增多症、遗传性椭圆形红细胞增多症、白血病等。
(2) 感染性疾病:血吸虫病、疟疾、黑热病等。
(3) 免疫性疾病:特发性血小板减少性紫癜、溶血性贫血、系统性红斑狼疮等。
(4) 淤血性疾病:肝硬化、门静脉血栓形成、布-加综合征等。
(5) 脾占位性病变:脾囊肿、脾血管瘤等。

患儿手术情况

经与家属沟通后，家属同意行脾切除并要求保留胆囊。于全身麻醉下行腹腔镜脾切除及胆囊切开取石手术。术中可见脾脏增大、充血，胆囊肿胀、充血，内含草绿色颗粒状结石 10 余颗，肝脏胆汁淤积，网膜及胃结肠韧带未见副脾。腹腔镜下切开胆囊底部，吸除黏稠胆汁，取出结石，冲洗后缝合胆囊底部。悬吊脾脏，游离脾结肠韧带和胃结肠韧带（图 5-19-5、图 5-19-6），暴露脾动静脉，游离并三重结扎脾动静脉（图 5-19-7），松解脾脏并完整切除，扩大脐部切口，将脾脏置于标本袋自脐部取出（图 5-19-8），腹腔冲洗，脾床止血，放置引流管。

腹腔镜下脾脏切除术（视频）

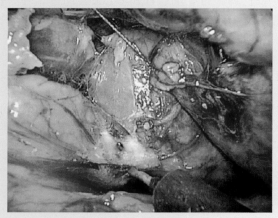

图 5-19-5　悬吊脾脏

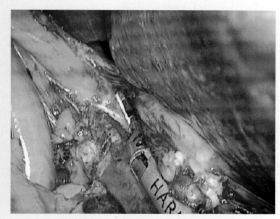

图 5-19-6　游离韧带

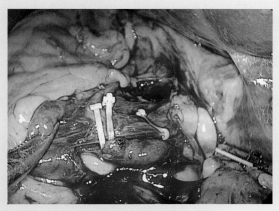

图 5-19-7　结扎脾蒂血管

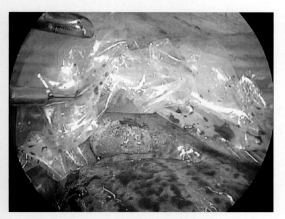

图 5-19-8　取出脾脏

知识点

脾切除手术适应证

1. 严重脾脏损伤　多数儿童脾外伤可进行保脾或脾部分切除，对于粉碎性脾破裂，要坚持"抢救生命第一，保脾第二"的原则。

2. 脾亢　常见为继发性脾亢，如遗传性球形红细胞增多症、地中海贫血、遗传性椭圆形红细胞增多症、原发性血小板减少性紫癜、自身免疫性溶血性贫血、门静脉高压引起脾亢等。

3. 脾占位性病变　脾局部感染、良性（如血管瘤）或恶性（如淋巴肉瘤）肿瘤、脾寄生虫、脾囊肿等。

4. 其他　保守治疗无效的脾脓肿、发生扭转的游走脾、发生破裂出血的脾动脉瘤、肿瘤邻近器官侵犯或根治时需切除脾脏者等。

5. 腹腔镜脾切除手术适应证与开腹手术基本相同，但巨脾患儿中转率高。

知识点

脾切除的原则

1. 小儿切除脾脏的年龄尽量在 5 岁以后,可减少脾切除后暴发性感染(overwhelming postsplenectomy infection,OPSI)的发生率。

2. 对于脾损伤必须切除脾脏时,尽量保留副脾。

3. 对于继发性脾亢患儿,术前应查明副脾的位置及数目,术中仔细寻找切除副脾,以免复发。

4. 腹腔镜下脾切除安全、可靠,脾脏悬吊可改善视野,脾蒂血管应用 Hem-o-Lok 或切缝器可缩短手术时间。

5. 先结扎脾动脉,结扎血管时必须确切、三重结扎,否则可能出现大出血。

患儿术后恢复情况

术后 3 日患儿开始经口进流质饮食。术后 7 日,Hb 115g/L,PLT 625×10^9/L。术后 10 日,Hb 126g/L,PLT 805×10^9/L,TBIL 23.9μmol/L,CB 11.1μmol/L,UCB、ALT、AST 未见明显异常,给予口服双嘧达莫、长效青霉素治疗,无腹痛、皮肤和巩膜黄染情况。术后 1 个月复查,PLT 523×10^9/L,Hb 117g/L,胆红素降至正常。

知识点

脾切除术后并发症

1. 腹腔出血　是脾切除术后最常见的并发症,多发生于术后24~48 小时。注意术中创面止血彻底,结扎血管确切。术后注意监测生命体征、血常规等。若出血量较少,可通过输注止血药物、补充血容量等达到治疗目的;若短时间出血量大或有活动性出血均应立即再次手术止血。

2. 血栓形成　与脾切除术后血小板急剧升高有关,门静脉系统特别是小肠系膜血管血栓最常见。如果术后 PLT 超过 500×10^9/L,应给予扩容、双嘧达莫、阿司匹林等治疗,若有血栓形成,可进行溶栓或取栓治疗,在血管外科医生指导下实施。

3. 腹腔残余感染　常见为膈下脓肿,术后低热持续不退,或体温下降后再次升高,伴左上腹压痛,应行腹部超声检查。预防措施包括术中精准操作,严格止血,充分冲洗和引流。胰瘘、胃瘘、肠瘘少见,术中应注意避免损伤胰腺、胃及肠管,损伤后应及时发现并确切处理。

4. 脾切除术后暴发性感染(OPSI)　最最凶险的并发症,发生于术后数周至数年,死亡率在 50% 以上。与脾切除后抗感染免疫力下降有关,高危因素包括年龄、脾切除病因和脾切除后间隔时间。预防措施包括常规接种 23 价肺炎球菌疫苗,口服长效青霉素等。

过去认为脾脏是一个可有可无的器官,随着对脾功能系统深入的研究、临床科研的飞速发展,临床实践的积累,证实脾脏虽非生命必需器官,但拥有重要功能,特别是在儿童时期。脾切除虽可以改善某些血液病的症状和预后,但也可产生某些严重并发症如血小板升高、OPSI 等。目前,各种部分脾切除术和保脾手术(包括介入放射技术、脾组织移植技术等)的应用,要求医生应更慎重、严格地选择手术适应证和手术年龄。腹腔镜脾切除术与开放手术比较疗效相同、并发症相似,但患儿恢复快、疼痛轻、住院时间短、切口并发症少。

(汤绍涛)

第二十节　门静脉高压

当门静脉压力大于 10mmHg 或门静脉和肝静脉压力差超过 6mmHg 时,称为门静脉高压症(portal hypertension),是由于门静脉系统压力持续性增高所引起的一组综合征。

临床病例

患儿，女，6岁3个月27日。患儿因"腹股沟疝"在当地医院术前行常规检查时发现"脾大、三系细胞减少"来院就诊。外院血常规：WBC 2.25×10^9/L，RBC 4.15×10^{12}/L，Hb 108g/L，PLT 45×10^9/L。入院体格检查：腹部略膨隆，肝肋下未及，脾肋下6cm，质稍硬，全腹无压痛及反跳痛，无移动性浊音，肠鸣音正常。患儿既往无呕血、黑便病史，无脐部感染、脐静脉插管史及肝炎史。

【问题1】通过上述病史、体征及检查，对该患儿初步考虑什么诊断？

思路1　患儿脾大、三系细胞减少，初步考虑脾大、脾亢。

思路2　脾大、脾亢的最常见原因为门静脉高压症，但须排除引起脾大的血液病及代谢病，如先天性溶血性贫血、自身免疫性贫血、原发性血小板减少性紫癜、白血病、淋巴瘤、戈谢病等。尚需排除各种感染性脾大。建议辅助检查进一步确认。

知识点

门静脉高压的临床表现

1. 胃肠道出血　常由食管曲张静脉破裂所致，是门静脉高压症最常见、最严重的并发症。出血常突然发生，表现为大量呕血。有时出血较隐匿，以黑便为首发症状。

2. 脾大和脾功能亢进　脾功能亢进早期白细胞或血小板减少，晚期外周全血细胞减少。严重的血小板减少，可导致血尿、鼻出血、月经量过多，甚至颅内出血。

3. 腹水　多见于肝窦及其以上水平阻塞，偶然以此为最先出现的症状。

4. 脑病　儿童极其少见，表现为学习障碍和行为异常等，也常伴随高氨血症。

患儿体格检查、实验室检查和影像学检查

体格检查：T 36.8℃，P 98次/min，R 20次/min，体重26kg。发育正常，营养中等，精神好，轻度贫血貌。心、肺未见异常。腹部略膨隆，未见肠型及蠕动波，脐周未见"海蛇头"样静脉曲张。肝肋下未及，脾肋下6cm，质稍硬，全腹无压痛及反跳痛。无移动性浊音，肠鸣音正常。

肝功能：TBIL 19.23μmol/L，CB 6.40μmol/L，UCB 12.83μmol/L，ALT 21U/L，AST 28U/L，总蛋白69.5g/L，白蛋白41.9g/L，球蛋白27.6g/L，白蛋白和球蛋白比值1.52，谷氨酰转肽酶(R-GT)10U/L，碱性磷酸酶328U/L，总胆汁酸29.0μmol/L，a-L-岩藻糖苷酶20U/L。甲型、乙型、丙型肝炎检查阴性。

超声：门静脉增宽，走行迂曲，周围可见多条侧支。脾大，长径16.1cm。

胃镜：胃底和食管下段多条静脉重度迂曲、扩张，胃体黏膜充血水肿，红白相间，白相为主，散在小片状糜烂。

骨髓检查、遗传和代谢性相关检查未见异常。

CTA检查(图片)

【问题2】如何分析该患儿体格检查、实验室检查和影像学检查的结果？

思路1　该患儿脾大、脾亢，超声、胃镜及CT检查提示门静脉系统血管迂曲、扩张，符合门静脉高压症(肝外型)的病理生理变化。

知识点

门静脉高压症的诊断

1. 临床表现　肝脾肿大；黄疸少见，肝外门静脉阻塞时，可有轻度胆红素水平升高，如果持续存在黄疸，可能是肝功能衰竭的信号；多有腹部轻度膨隆、腹壁静脉曲张，血流方向为远离脐部方向。先天性肝纤维化时可有肝大、脾大并伴有多囊肾。

2. 实验室检查

(1)血常规可以了解有无脾亢、贫血。

(2)肾功能和电解质,尤其在急性出血期,可指导液体复苏,了解肾功能情况。

(3)血糖降低提示肝功能不全或糖代谢性疾病。

(4)肝功能检查、肝纤维化检测可以了解肝纤维化的程度。

3. 内镜检查　确定出血的原因、部位和程度,在急性出血或稳定期均可进行。出血多在食管下1/3或胃底区,静脉血管曲张,可见红紫色出血点。

4. 影像学检查

(1)超声检查:具有方便、无创、可反复进行等优点,是首选检查方法。

(2)CT:显示门静脉及其属支栓塞、闭锁及侧支血管,可估计病情严重程度。

(3)MRI:能清楚显示门静脉和侧支静脉血栓。有助于血管造影和超声检查失败时明确门静脉高压症的诊断。

(4)DSA:直接显示异常的门静脉血管、周围侧支血管及血流方向,同时可行介入治疗,是诊断的"金标准",但有创,并有发生并发症的可能,不宜作为首选。

(5)其他:上消化道造影可发现食管胃底静脉曲张或不规则和结节状皱襞。

5. 肝活检　几乎所有的门静脉高压症儿童都需要进行肝活检,大多数病例可经皮肝穿刺活检。当凝血酶原时间超过20秒时,需要进行腹腔镜下肝活检或开放手术活检。

思路2　该患儿胃镜检查发现食管下段和胃底静脉曲张,证实门静脉高压症引起胃底静脉曲张,胃体病变为胃底黏膜充血、水肿,导致门静脉高压性胃病。主要临床表现是慢性失血和缺铁性贫血,偶尔可导致急性上消化道大出血。

知识点

门静脉高压症的病理生理变化

当门静脉压力超过 10mmHg 时,可判定为门静脉高压症,压力升高明显者,常达 22.1~36.92mmHg。门静脉压力的升高导致门静脉主干和属支迂曲、扩张,与腔静脉系统之间侧支循环开放,出现食管下段、胃底静脉曲张,脐周围静脉曲张,痔血管扩张,脾大、脾功能亢进。

思路3　患儿无肝炎病史、肝功能正常,排除遗传代谢性疾病和肝后静脉异常后,依据肝门处门静脉增宽、走行迂曲,周围可见多条侧支,结合临床表现考虑为肝前血管性门静脉高压症。

知识点

门静脉高压症的分类

1. 肝细胞性门静脉高压症　各种原因的肝纤维化,门静脉血流通过受阻,导致门静脉高压。常见原因有胆道闭锁、先天性肝纤维化、感染后肝硬化、先天性胆酸代谢异常、硬化性胆管炎、自身免疫性肝炎、药物损伤和代谢性疾病。

2. 血管性门静脉高压,分为下列三种类型。

(1)肝前性:包括肝外门静脉血栓形成、门静脉海绵样变性(cavernous transformation of the portal vein)、门静脉受压(肝门组织胞浆菌病引起的淋巴结反应性增多或肝门非霍奇金淋巴瘤压迫)。

(2)肝后性:包括布-加综合征、先天性肝静脉瓣膜、棘球蚴病、骨髓组织增生性疾病。静脉梗阻也可发生在肝移植后。

(3)高血流性:包括先天性或获得性(致病病原体或医源性行为)肝内或肝外动静脉瘘。

【问题3】该患儿该如何治疗？

思路1　该患儿一般情况好，脾亢严重，无消化道出血。考虑采用保守治疗。

知识点

门静脉高压症的非手术疗法

1. **药物治疗**　症状轻微，仅有轻度脾亢，食管静脉曲张不严重时，可给予保守治疗。初期少量消化道出血采用休息、禁食、补液等一般治疗。应用奥曲肽及其他生长抑素的类似物如伐普肽降低门静脉压力，内脏血管收缩，达到止血效果。门静脉高压症儿童的长期用药还包括单独使用非选择性β受体拮抗剂如普萘洛尔或纳多洛尔。

2. **静脉曲张的预防性治疗**　门静脉高压症曲张静脉出血之前是否进行干预性治疗仍存在着争议，如为阻止患儿的第一次出血，可进行早期预防性治疗。通过药物和内镜套扎预防性治疗静脉曲张可以降低出血的频率。但如果没有明确的指征，如严重的脾亢，是否通过手术预防初次出血目前仍存在争议。

知识点

食管静脉曲张

1. 胃镜下食管静脉曲张分级。

2. **内镜治疗**　①内镜下食管曲张静脉硬化剂注射治疗：可用于门静脉海绵样变性所致的急性食管静脉曲张出血；②内镜下食管静脉套扎术：更为常用，在治疗及预防食管曲张静脉再出血方面较硬化剂注射治疗有明显优势，可以获得满意的短期止血效果。

3. **经颈静脉肝内门体静脉分流术**（transjugular intrahepatic portosystemic shunt, TIPS）　经皮经肝在门静脉和肝静脉之间建立血管通道，达到分流目的。TIPS主要适用于经药物或内镜治疗无效的顽固性出血，患儿多用于肝功能衰竭或等待肝移植期间；主要并发症是血栓形成。

食道静脉曲张胃镜下分级（组图）

思路2　该患儿食管静脉曲张严重，应做好曲张静脉破裂大出血的抢救准备。

1. **支持疗法**　包括维持血液循环、保持呼吸道通畅和保护肝功能三个方面。保持安静、绝对卧床、尽量少搬动患儿。立即建立静脉通路、吸氧并进行生命体征监测。保持呼吸道通畅。留置胃管、尿管，禁食、禁水。应选择粗大的静脉通路，给予晶体液、胶体液和血制品。

2. **急诊胃镜检查**　生命体征稳定后进行胃镜检查，明确出血部位，如有可能进行治疗。

3. **药物治疗**　旨在通过减少门静脉的血流量以达到降低门静脉压力的目的。

4. **三腔双囊管压迫止血**　选择适合儿童尺寸的气囊管，儿童食管囊不扩张，仅将胃囊扩张、拉紧，达到压迫胃底血管目的。双囊管放置时间一般24~72小时。

思路3　术前由上级医生组织讨论，对诊断进一步核实，特别注意患儿术前状况和手术条件，如肝功能、凝血功能等，讨论可能实施的手术方案，交叉配血并完成输血同意书签字。

思路4　术前需与家属沟通，需要强调术中风险（出血、死亡）、手术方式（肠系膜上静脉门静脉左支分流术、门体静脉分流术、门体静脉断流术）、术后并发症（再次出血、肝衰竭、吻合口狭窄、血栓形成、肝性脑病、脾切除等）。取得家属充分理解签字后，急诊或择期手术。

【问题4】门静脉高压症的手术方式有哪些？

1. **肠系膜上静脉门静脉左支分流术（meso-Rex bypass）**　限于肝前性门静脉高压症，在肠系膜上静脉与门静脉左主支之间架桥建立一个血管通路，使胃肠道血液跨过海绵样变的门静脉，经过这个通路重新灌流入肝脏，使门静脉压力降低，侧支循环逐渐闭合，脾脏缩小，脾亢消退。肝脏基本恢复正常门静脉的灌流，胃肠道血液流经肝脏进入腔静脉，符合人体正常生理，是一种理想的手术方式。

患儿进行肠系膜上静脉门静脉左支分流术的依据

1. 术前评估肝脏本身有无其他疾病,如肝脏纤维化、硬化、肿瘤等基础疾病。

2. 术前进行 CT 血管造影和/或超声检查证实肝内门静脉通畅,观察用于吻合的门静脉左主支是否开放、通畅,评估血管直径大小,判断该血管是否可以用于做端侧吻合。

3. 患儿有合适的肠系膜上静脉。保证术后能降低门静脉系统压力并可供应入肝血流。

4. 术前检查凝血功能,必须除外遗传性高凝状态,否则术后会发生分流血管血栓形成。

2. 门体静脉分流术　适用于不适宜肠系膜上静脉门静脉左支分流术的肝前性和肝性门静脉高压。一般均能获得较好的早期效果。其缺点在于:①可使门静脉向肝血流减少,从而导致术后肝性脑病和肝功能障碍;②促使原本经肝脏灭活的某些活性物质直接进入体循环,作用于肺血管床后形成广泛的动静脉瘘、肺动脉高压,导致肝肺综合征;③手术本身及其并发症将大大增加日后肝移植的手术难度;④儿童的门静脉血管较细,吻合困难,术后易发生血栓。常用的手术方式有脾肾静脉分流、脾腔静脉分流、肠系膜上静脉下腔静脉分流等。

3. 门体静脉断流术　适用于:①食管胃底静脉曲张大出血时,经药物、内镜和介入治疗等措施不能控制出血,患儿肝功能属 Child A、Child B 级者;②食管胃底静脉曲张大出血非手术治疗无效,而一般情况良好又不适合做分流手术者。

4. 肝移植　对于临床表现严重,或肝脏有严重的结构或功能损害者,可进行肝移植。

患儿手术及术后恢复情况

手术探查见肝脏体积缩小,颜色灰暗,弹性较差;脾大,长径约 15cm,横径约 6cm,所有门静脉系统血管迂曲、扩张,肠壁水肿,弹性较差;解剖出脾动脉,丝线结扎,见脾脏颜色变成暗红色,体积略缩小;测量门静脉压力为 40cmH$_2$O,术中 X 线门静脉造影显示门静脉迂曲、扩张,肝门处侧支循环形成"海绵"样改变,肝内未见显影;随后进行肠系膜上静脉门静脉左支分流术。

术后给予输液、抗感染、预防血栓形成等治疗。超声监测搭桥血管的血流通畅性,脾脏体积缩小,术后 1 周脾脏长径为 12cm,血小板和白细胞恢复正常。术后 1 周复查 CT 见吻合血管通畅,复查胃镜见食管曲张静脉减少,曲张程度减轻。术后 10 日出院,随访 2 年,患儿一般情况良好,无出血征象,同正常同龄儿童。

【问题 5】门静脉高压症术后并发症有哪些?

再出血、吻合口出血或狭窄、血栓形成、肝功能衰竭、腹水、肝性脑病等。

【问题 6】门静脉高压症预后如何?

门静脉高压症的预后取决于门静脉高压症的原因及肝功能情况。近年来,由于药物及手术方式的改进,以及对肝储备能力低的患儿行肝移植术,门静脉高压症的预后已大大改善。

门静脉高压症的表现和治疗要点

1. 正常门静脉压力范围为 5~10mmHg。当门静脉压力升高超过 12mmHg 时,就会出现食管静脉曲张和腹水等并发症。

2. 肝静脉压力梯度是门静脉压力与腹腔内下腔静脉压力之间的梯度,是间接测量门静脉压力的指标,除非存在窦前病变。

3. 脾大和脾亢可能是门静脉高压患儿的首发症状。肝硬化和脾大的患儿发生食管静脉曲张的风险更高。

4. 胃十二指肠镜检查是诊断和治疗儿童食管胃底静脉曲张的金标准。

5. 在儿童食管静脉曲张的初级和次级预防中,内镜下结扎是安全有效的。

6. 非选择性 β 受体拮抗剂是成人原发性预防的首选方法,通过降低心排血量和诱导内脏血管收缩来降低血压。关于儿童非选择性使用非选择性 β 受体拮抗剂的研究很少,儿童应通过肝静脉压力梯度来评估。

7. 急性静脉曲张出血是食管静脉曲张最严重的并发症,早期治疗是稳定患儿病情和心肺复苏。在任何情况下都应考虑使用鼻胃管。入院时应开始使用奥曲肽及抗生素药物治疗,并持续 2~5 日。一旦患儿血流动力学稳定,应该在 24 小时内尽快完成治疗性内镜检查。

8. 对于内镜治疗失败或不能耐受的预防措施,经颈静脉肝内门体分流术是治疗急性食管静脉曲张出血和继发性食管静脉曲张的一种有效的二线治疗方法。

9. 肠系膜上静脉门静脉左支分流术的是治疗肝外门静脉阻塞继发门静脉高压症的一种符合生理学的分流术。它是通过在肠系膜上静脉和门静脉左支之间建立天然的血管移植物,从而恢复门静脉血流。

10. 肝肺综合征的定义是动脉氧合缺陷、肺内血管扩张和肝病三联征。对其诊断最佳的方法是心脏超声造影。目前还无确定的治疗方法,大多数受影响的患儿需要肝移植。

知识点

门静脉高压症的治疗流程见图 5-20-1。

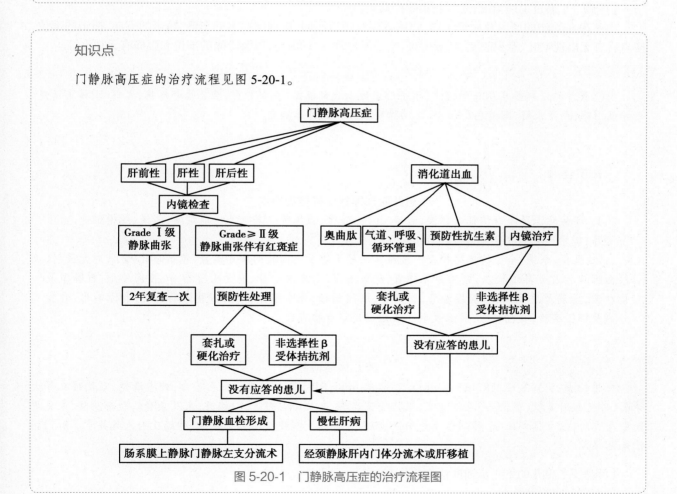

图 5-20-1　门静脉高压症的治疗流程图

（高　亚）

第二十一节　腹　部　外　伤

腹部外伤(abdominal trauma)按腹腔是否与外界相通分为开放性和闭合性损伤。开放性损伤按腹膜有无破损可分为穿透伤、非穿透伤;按入口与出口的关系分为贯通伤及非贯通伤。腹部外伤的严重程度取决于损伤的部位、外力的强度、外力的方向、受累的脏器等。开放性损伤诊断较为明确;闭合性损伤诊断较为困难,可能延误手术时机,应引起重视。

知识点

腹部外伤的病因

1. 开放性损伤　如刀伤、枪伤、弹伤和爆炸伤等,较为少见。刺伤患儿易出现大出血,可导致快速死亡;枪伤、弹伤常导致内脏爆裂,多须开腹探查。

2. 闭合性损伤　小儿腹壁薄弱、肌肉及骨骼保护作用较差,腹腔器官易受损伤,多由直接暴力导致,包括交通事故、坠落伤、打击伤、挤压伤等。闭合性损伤容易被忽略,需要系统性及强制性处置。

临床病例

患儿,男,9 岁。8 小时前被车撞击后出现腹痛,未至其他医院就诊。

【问题 1】通过上述情况,还需收集哪些病史?

由于患儿受伤的原因及病情不同,临床表现及预后不同,应询问撞击的车辆、撞击的方向、撞击的部位,撞击后有无出现呕吐、意识改变、呼吸困难、大小便异常、运动障碍,以及腹痛的部位和腹痛有无加重等。

病史补充

患儿腹部被一辆轿车从正面撞击,撞击后出现上腹部疼痛,逐渐加重,至全腹部疼痛,无呕吐、神志清楚、无呼吸困难,大便未解,解黄色小便,无活动障碍。既往无特殊病史。

知识点

患儿腹部外伤体格检查要点

1. 评估意识及生命体征　体温、心率、血压、呼吸、血压等。若患儿出现烦躁、淡漠、脉搏细速、血压下降等,提示存在休克征象,应马上处理。

2. 反复、系统、全面的体格检查　按照从头颅至躯干至四肢的顺序检查,包括瞳孔大小,对光反射,颌面部口腔及外耳道检查,颈项有无强直,呼吸情况,心率及心律,有无心脏杂音,腹部外形,胃肠型及蠕动波,压痛及反跳痛,移动性浊音,肠鸣音,肛门指诊,外生殖器情况,四肢活动情况,有无畸形,骨盆分离及挤压实验,脊柱检查,神经反射。最后确定重点检查部位。

患儿体格检查

体格检查:T 37.8℃,HR 125 次 /min,R 30 次 /min,BP 55/41mmHg,面色苍白,神志清楚,双侧瞳孔等大等圆,对光反射灵敏,颈软,呼吸稍急促,双肺呼吸音清,未及干湿啰音,心律齐,未及杂音。腹部膨隆,未见胃肠型及蠕动波,上腹部压痛,移动性浊音阳性,肠鸣音减弱。四肢活动未见异常,神经反射未见异常。肛门指诊未见异常。

【问题 2】患儿的下一步辅助检查是什么?

思路 1　实验室检查。

血常规:红细胞、血红蛋白、血细胞比容体现有无实质性器官破裂出血;白细胞及中性粒细胞升高提示应激、腹部炎症;血清和尿淀粉酶提示有无胰腺损伤或胃肠道损伤;大便及尿中红细胞提示有无肠道或泌尿系统的损伤。

思路 2　影像学检查。

X 线检查:膈下游离气体提示空腔脏器的损伤;腹膜外脂肪线消失提示存在腹膜炎;腹膜后积气提示结直肠或腹膜后十二指肠损伤;腰大肌影消失提示腹膜后血肿;胃泡或肠管突入胸腔提示膈疝。

超声检查：了解肝、胆、胰、脾、肾脏、输尿管、膀胱等大小及外形，并可检查腹水情况，并进行动态观察。该项检查简单、价廉、创伤小。

CT：了解实质性脏器的损伤情况。该项检查较为敏感及精确，对病情稳定者较为适用。

其他：包括 MRI、血管造影、放射性核素显像及诊断性腹腔镜检查等。

思路 3　诊断性腹腔穿刺（图 5-21-1）：简单易行，阳性率高，对昏迷、腹部体征不典型者更有价值，常见并发症为误穿肠管。严重腹胀、既往有腹部手术史、一般情况极差不能耐受、不能合作者，不宜进行腹腔穿刺。

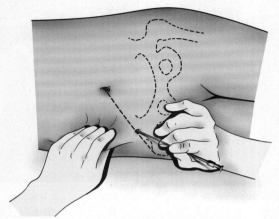

图 5-21-1　诊断性腹腔镜穿刺定位图

知识点

诊断性腹腔穿刺的操作

1. 穿刺前排尿或导尿，以免刺伤膀胱。
2. 穿刺前向穿刺侧侧卧 3~5 分钟，选择脐与髂前上棘连线的中外 1/3 交界处。
3. 局部浸润麻醉，左手固定皮肤，右侧持短斜面的针，缓慢进针，进入腹腔时有落空感，即可抽取腹水，若无液体抽出，可注入生理盐水后再抽。不可一次大量抽液，以免引起血压下降而休克。
4. 拔出针头，覆盖无菌纱布。
5. 诊断性腹腔灌洗术，可注入生理盐水后回抽，可进行培养、细胞学和生化检查。

知识点

诊断性腹腔穿刺成分分析

1. 抽出的血液迅速凝固，提示穿入血管或腹膜后血肿。
2. 抽出血液不凝固，提示腹腔内出血。
3. 抽出粪臭液体，提示肠道损伤或误穿入肠道。
4. 抽出尿液，提示膀胱或输尿管损伤。
5. 淀粉酶增高，提示胰腺损伤或胃肠道损伤。

患儿辅助检查

血常规：Hb 65g/L，HTC 20.3%，WBC 15.2×10^9/L，中性粒细胞百分比 82.4%，ALT 325U/L，AST 418U/L，血清淀粉酶 225U/L。腹部立位平片可见膈下游离气体（图 5-21-2）。腹部超声（图 5-21-3）可见脾破裂，腹水。腹腔穿刺抽出暗红色浑浊液体，不凝固，伴有臭味。

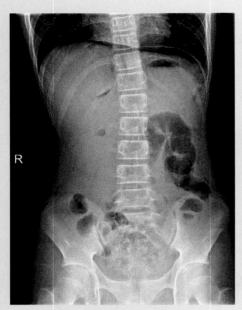

图 5-21-2　腹部立位平片

膈下游离气体。

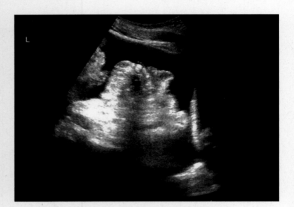

图 5-21-3　腹部超声

脾破裂,腹腔积血。

【问题3】该患儿诊断考虑什么?

思路1　患儿有心率快、血压降低、面色苍白、血红蛋白及血细胞比容降低、腹腔抽出不凝血,提示存在腹腔内出血。

思路2　超声提示脾破裂;ALT 325U/L,AST 418U/L,可诊断为脾破裂,肝挫裂伤不能排除。

思路3　腹部立位平片可见膈下游离气体,腹腔抽出液体伴有臭味,提示腹部空腔脏器受损可能性大。

患儿诊断为:①车祸伤,腹部闭合性损伤;②失血性休克,脾破裂;③空腔脏器穿孔,结肠穿孔;④肝挫裂伤待排除。

知识点

腹部闭合性损伤开腹探查手术指征

1. 有休克表现,短时间内抗休克治疗不能改善。

2. 腹痛加重,有腹膜炎体征,范围扩大。

3. 腹胀加重,肠鸣音减弱或消失。

4. 腹部平片提示膈下游离气体。

5. 腹腔穿刺或腹腔灌洗阳性。

6. 呕血、便血、血尿,伴血压下降。

【问题4】对该患儿下一步进行如何处置?

患儿存在失血性休克,应积极抗休克治疗,改善全身循环状况。怀疑脾破裂导致的出血,失血量大,保守治疗可能无法止血,考虑空腔脏器穿孔,结肠穿孔的可能性大,腹腔污染严重,应急诊手术探查。

知识点

腹部外伤的处理原则

1. 保持呼吸道畅通,吸氧,建立静脉通路,改善循环。

2. 多处损伤者,先处理危及生命的损伤。

3. 单纯性腹壁损伤按软组织损伤处理,确诊或怀疑腹腔内脏器损伤者,应积极手术探查。

4. 实质性脏器破裂的大出血,应在抗休克的同时急诊手术。

5. 空腔脏器破裂者,积极纠正内环境,使用广谱抗生素,及早手术。

患儿手术探查情况

行输液、纠正酸中毒、输血等抗休克治疗后,患儿行急诊手术。术中探查上腹部可见血凝块,腹腔内大量浑浊暗红色液体,清理腹水及积血后,可见肝左叶有长约 3.0cm 裂口,可见少量渗血,脾于脾门处离断,可见活动性出血,距十二指肠悬韧带约 40cm 处肠管可见一处长约 1.0cm 穿孔,横结肠可见长约 4.0cm 裂伤,有大便流出,约 5cm 横结肠肠管血运及蠕动差。

【问题 5】该患儿手术方案是什么?

思路 1　患儿肝挫裂伤较为浅表,且出血量不大,可清除血块及失去活力的肝组织后,直接缝合修补。

知识点

肝破裂的处理原则

1. 非手术治疗　维持循环稳定;禁食或胃肠减压;给予广谱抗生素、止血药物治疗;镇静。

2. 手术治疗原则　彻底止血及清创,防止胆瘘,充分引流。

3. 失血量多少及患儿病情是否稳定决定是否手术,对于出血量大、生命体征不稳定者,需要在术前积极进行抗休克治疗。

知识点

肝破裂的手术方式

1. 对于伤口较小、出血量不多、较整齐的肝挫裂伤,可以在充分清创后直接缝合裂口。

2. 在缝合前填塞入带蒂大网膜或明胶海绵等,可以提高止血效果,并可以消灭无效腔,降低脓肿形成的概率。

3. 严重创伤或有动脉出血,不易控制者,可行肝动脉结扎,但有肝脏坏死的可能;结扎肝左右动脉术后可能出现肝功能异常。

4. 纱布填塞　缺损较大、无法进行较大手术、创面渗血不止、凝血功能障碍等情况下,可行纱布填塞,但在取出最后部分时,可能出现再次出血,并可能并发感染。

5. 肝部分切除术　肝脏组织破损较严重、肝组织失活者,可行肝部分切除术。

思路 2　患儿为脾破裂Ⅳ级,出血量大,年龄大于 5 岁,需行脾切除手术。

知识点

脾破裂的分级

1. Ⅰ级　脾被膜下破裂或被膜及实质轻度损伤,脾裂伤长度 ≤5.0cm,深度 ≤1.0cm。

2. Ⅱ级　脾裂伤长度 >5.0cm,深度 >1.0cm,但脾门未累及,或脾段血管受累。

3. Ⅲ级　脾破裂伤及脾门部或脾部分离断,或脾叶血管受累。

4. Ⅳ级　脾广泛破裂,或脾蒂、脾动静脉主干受累。

知识点

脾破裂的处理原则

1. 非手术治疗　循环稳定，出血量不大者，可在严密监测生命体征、腹部体征及血常规下，进行保守治疗。

2. 保留脾脏的手术　对于探查后明确可以保留脾脏时，可行局部凝固止血、生物胶黏合、直接缝合修补、脾动脉结扎及脾部分切除术。

3. 脾切除手术　对于脾脏受损严重、脾门撕裂、无法修补、已病理性肿大的脾脏等，需行脾切除手术。

思路3　患儿小肠为单发性穿孔，直径较小，可行缝合修补术。

知识点

小肠损伤的处理原则

1. 非手术治疗　禁食、胃肠减压，给予广谱抗生素、止血药物、镇静等。

2. 手术治疗　对小肠及系膜全面仔细探查，防止遗漏；先止血，再处理穿孔；彻底冲洗腹腔；充分引流；避免反复翻动小肠。

知识点

小肠损伤的手术方式

1. 浆肌层缝合　肠壁挫伤面积较小者，可行浆肌层包埋缝合；肠壁血肿，切开清理止血后，可行浆肌层缝合。

2. 小肠穿孔位置不多、穿孔直径较小，可直接行缝合修补术。

3. 小肠多发性穿孔、血供差、广泛撕裂、肠管横断、肠管与系膜分离者，行肠切除肠吻合。

4. 小肠破裂时间长、腹腔污染严重，行小肠造瘘术。

思路4　患儿结肠裂伤严重、血供差、腹腔污染严重，考虑行结肠造瘘手术。

知识点

结肠损伤的处理原则

1. 结肠肠壁薄、血运差、细菌多，损伤后容易造成严重的腹腔污染，结肠破裂应积极手术治疗，一般在伤后6小时内手术。

2. 在腹腔污染严重时，应以肠外置或肠造瘘手术为主。

3. 手术应彻底冲洗腹腔，充分引流，应用广谱抗生素。

知识点

结肠损伤的手术

1. 小的浆肌层裂伤可行浆肌层包埋缝合。

2. 大面积挫伤、血供不良者，应切除该肠段。

3. 单发性穿孔且破口小于 1cm、腹腔污染较轻者,可行缝合修补术。

4. 受伤时间短、腹腔污染轻、一般情况可、无严重合并伤者,可行一期切除吻合。

5. 腹腔污染严重、全身严重多发伤、合并其他疾病、休克等,应行结肠造瘘或肠外置手术。

患儿手术及术后恢复情况

清理腹腔后,分离并结扎脾动静脉,游离脾脏,行脾切除术;肝左叶裂口行"8"字缝合修补;对小肠裂口行缝合修补;切除血供差的横结肠,并封闭横结肠远端,于横结肠近端行单筒造瘘,反复冲洗腹腔,并置腹腔引流管。患儿术后 5 日开始经口进食,术后 7 日拔出第 1 根腹腔引流管,术后 10 日拔出所有腹腔引流管。术后 4 个月返院行横结肠造瘘还纳术,还瘘术后 10 日出院。术后 3 个月复查,未见肠梗阻、出血、感染等情况,进食及大小便均恢复正常。

腹部闭合性损伤是常见的腹部损伤类型之一,轻者无腹腔内脏器损伤或仅有轻度损伤,可保守观察;重者可合并腹腔内空腔和 / 或实质脏器损伤,甚至引起腹腔感染或出血性休克,危及生命,需要急诊手术处理。准确评估有无腹腔内脏器损伤及损伤程度是此类疾病诊断和治疗的难点与重点。体格检查、实验室检查、诊断性腹腔穿刺及辅助检查等有助于明确诊断,但常存在假阴性、假阳性结果;反之会造成遗漏、延误病情,或导致不必要的开腹探查。腹腔镜技术不仅可以作为一种探查手段,也是一种有效的治疗方式。腹腔镜技术对降低腹部闭合性损伤不必要的开腹探查具有重要意义,同时对合并的绝大多数腹腔内脏器损伤也可进行及时、安全、有效的处理。

知识点

腹部外伤诊断和治疗流程见图 5-21-4。

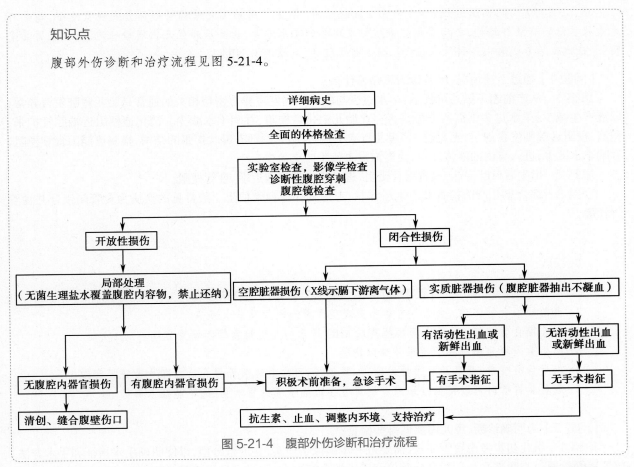

图 5-21-4　腹部外伤诊断和治疗流程

(汤绍涛)

第六章 新生儿外科

第一节 食管闭锁/合并食管气管瘘

食管闭锁(esophageal atresia)/合并食管气管瘘(esophagotracheal fistular)是新生儿消化道常见疾病之一。1939年第1例食管闭锁新生儿手术成功,之后被认为是新生儿外科学中具有里程碑意义的一项手术。20世纪80年代,食管闭锁治愈率可达85%~98%,而新生儿期死亡率低于10%。目前食管闭锁的微创手术亦不断推广,一些儿童治疗中心食管闭锁微创手术已全覆盖。与此同时,人们将越来越多地关注新生儿期治疗后的致残率、长期预后及成年后生活质量。儿外科住院医师需要掌握食管闭锁的分型、临床表现及治疗原则。

临床病例

患儿,男,37⁺²周,阴道分娩,出生体重2.80kg。因"孕24⁺³周胎儿大结构畸形筛查发现胃泡小,颈部可见囊状扩张的盲袋样结构,之后孕期超声随访发现孕妇羊水过多,出生后新生儿出现口吐泡沫,放置胃管受阻"。在出生后6小时由产科医院转诊儿科专科医院急诊,收治入NICU。

【问题1】通过上述情况,患儿诊断思路是什么?

思路1 从产前超声描述可提示:羊水过少与胎儿结构发育异常密切相关的通常是胎儿肾脏发育异常、尿液产生减少;羊水过多则需要考虑是否存在胎儿消化道梗阻、吞咽羊水减少。消化道梗阻近端腔管扩张、积液,梗阻远端则发育细小、无充盈。该患儿胃泡小,结合胎儿颈部有囊状扩张的结构,推测可能因食管梗阻、吞咽羊水减少,进入胃内的液体减少,使胃泡发育偏小或充盈少。

思路2 出生后口吐泡沫,放置胃管受阻,进一步支持胃泡近端、食管梗阻。

思路3 综合患儿产前检查及出生后症状,考虑其存在食管梗阻。最常见的疾病为食管闭锁合并食管气管瘘。

知识点

食管闭锁/食管气管瘘产前诊断与临床表现

1. 产前疑似食管闭锁/食管气管瘘超声表现为胃泡缺如及羊水过多。
2. 胎儿期食管闭锁/食管气管瘘超声或MRI显示胎儿近端食管闭锁为盲端。
3. 出生后表现为唾液吞咽困难并难以清除。
4. 出生后有咳嗽、窒息及一过性发绀,如被忽视,可在尝试喂养婴儿后立即导致呼吸窘迫。
5. 放置鼻胃管时可以特征性地感受到胃管在近端食管的盲端受阻,不能插入胃部。

【问题2】为明确诊断,患儿需要做哪些检查?

思路1 患儿初步考虑食管闭锁,需要进一步影像学证实,并进行分型,以便明确手术指征和手术方法。放置胃管后通过胸腹部平片证明鼻胃管停留于近端食管盲端,同时可显示腹部是否充气,以证实存在食管气管瘘;食管造影可进一步明确并清楚显示食管近端盲端位置,以初步判断手术难易程度。

知识点

食管闭锁／食管气管瘘食管造影的注意事项

1. 目前常用水溶性对比剂或气体作对比,进行食管显影。
2. 胃管经口腔置入,感觉阻力即刻不再向内进胃管,注入 1~2ml 水溶性对比剂。
3. 摄片完成后尽快将注入的对比剂抽出,同时清理口腔分泌物,避免误吸。
4. 摄片时尽量做到体位放正,有利于正确评估食管近端盲端位置。

思路 2　需要仔细检查以排除合并的其他畸形,发现染色体异常特殊面容(如唐氏综合征)、肛门闭锁、多指／趾等异常;听诊心脏杂音,注意腹部有无膨隆。同时可进行辅助检查,胸片了解肺、心影情况,腹部超声检查腹腔脏器有无异常,心脏超声检查有无心脏结构异常,全脊柱摄片观察脊柱、肋骨发育有无异常。

思路 3　食管闭锁常见的合并综合征为 VACTERL 综合征。

知识点

VACTERL 综合征

V:脊柱(vertebral),蝴蝶椎、半椎体、多肋(十三肋骨)、分叉肋骨等异常。
A:肛门(anus),肛门闭锁、肛门前移伴狭窄、直肠舟状窝瘘等异常。
C:心脏(cardiac),房间隔缺损、室间隔缺损、法洛四联症、主动脉弓发育异常等。
T:气管(tracheal),气管狭窄、支气管发育异常。
E:食管(esophageal),食管闭锁、食管狭窄、食管气管瘘。
R:肾脏(renal),马蹄肾、肾缺如等肾发育异常。
L:肢体(limbs),多指／趾等异常。

入院后检查

患儿收治入 NICU 后,给予清除口咽部分泌物,并重新放置材质较硬的胃管,仍受阻,胃管不能顺利进入胃内。其间患儿偶有出现呼吸急促,吸痰、鼻导管吸氧后好转。体格检查:无特殊面容,无明显发绀,肺部听诊双下肺少量啰音。右手拇多指,肛门无开口,肛穴前方会阴部正中线见少量墨绿色胎粪。腹软,上腹部略显饱满,无压痛,可闻及肠鸣音。血生化各项检查基本正常,凝血功能正常。

胸腹联合摄片提示双下肺渗出影,胃管盘曲在近端食管。全脊柱片未见异常。腹部超声未见腹腔脏器异常。超声心动图见动脉导管未闭、卵圆孔未闭,其他心脏结构未见异常。食管造影显示食管盲端在 T_3 下缘、T_4 上缘,腹部肠道充气(图 6-1-1)。

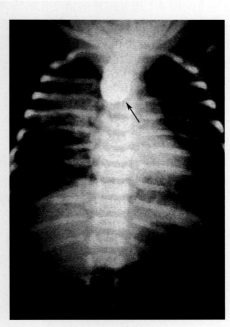

图 6-1-1　食管造影
食管盲端在 T_3 下缘、T_4 上缘,腹部肠道充气。

【问题 3】目前患儿的诊断是什么?
患儿食管造影显示食管盲端在 T_3 下缘、T_4 上缘,证实为食管闭锁,腹部肠管充气表明同时存在食管气管瘘。结合患儿体格检查及辅助检查结果,目前诊断如下。

1. 先天性食管闭锁合并食管气管瘘(Ⅲ型)。
2. 先天性直肠肛门畸形,直肠会阴皮肤瘘。
3. 右侧拇多指。
4. VACTERL 综合征。
5. 新生儿肺炎。

知识点

食管闭锁常见分型

食管闭锁常见分型见图 6-1-2。

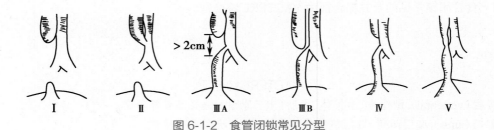

图 6-1-2　食管闭锁常见分型

入院后病情

患儿在入院后 6~8 小时内,完善术前检查及准备工作中,逐渐出现呼吸急促、血氧饱和度不稳定,吸痰后改善不明显,血气分析提示呼吸性酸中毒、二氧化碳潴留,由 NICU 医生给予气管插管,常规机械辅助通气。2~3 小时后患儿情况改善,血气基本恢复正常,血氧饱和度稳定,血压、心率稳定。

【问题 4】患儿出现病情变化的原因是什么?如何减少危险因素?

思路　患儿出现病情变化的主要原因为肺部感染,与误吸和反流有关。病理基础:不能正常吞咽唾液,造成唾液在近端食管和口腔潴留、误吸,导致吸入性肺炎;同时发生胃食管反流,由于食管气管瘘的存在,胃液可因胃食管反流进入气管、肺,造成化学性刺激及炎症。应减少食管闭锁患儿误吸、反流、通气障碍等危害因素。

知识点

食管闭锁 / 食管气管瘘体位治疗及护理

1. 上半身抬高 30°,避免胃食管反流(图 6-1-3)。

2. 食管近端盲端放置胃管,间隔抽吸或持续低负压吸引,减少唾液误吸。

3. 避免面罩加压给氧,以防气体通过食管气管瘘进入胃及消化道,造成腹胀、横膈抬高而影响呼吸,必要时气管插管辅助通气。

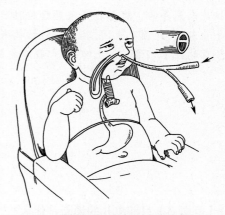

图 6-1-3　食管闭锁体位治疗及护理示意图

【问题 5】下一步治疗方案是什么?

思路 1　患儿诊断明确,需要手术治疗。目前,食管闭锁往往采用择期手术。接受机械通气治疗的新生儿出现以下情况时需要考虑急诊手术:严重呼吸窘迫;严重胃扩张合并穿孔风险,急需瘘管结扎挽救生命。

思路 2　合并畸形时原则上先处理紧急情况,可同时一期处理肛门闭锁等可能发生肠穿孔的畸形;如食管闭锁合并十二指肠高位梗阻,可根据患儿条件,一期处理或分期手术;对于多指、小型室间隔缺损等非危及生命的畸形,通常选择分期手术。

思路 3　检查术前准备工作,确认各项工作已完善,安排手术治疗。

知识点

食管闭锁术前准备

1. 常规血生化检查　肝、肾、凝血功能及血气、电解质检查,肝炎筛查、梅毒筛查、HIV 筛查。
2. 测定血型及交叉配型,准备少浆血,签输血同意书。
3. 术前胸片、心脏超声、腹部超声、全脊柱 X 线摄片检查。
4. 禁食、保暖、补液。
5. 术前持续性静脉给予广谱抗生素。
6. 告知家属病情及治疗方案,签署手术同意书及麻醉同意书。
7. 有条件的医院,术前进行气管镜检查,可发现罕见的近端食管气管瘘。

手术治疗经过

患儿经呼吸机辅助通气稳定病情后,在入院 32 小时后进行了手术治疗。经胸进行食管气管瘘结扎、食管端端吻合,并同时行经会阴肛门成形术。术中保留胃管入胃。术后带气管插管返回 NICU,继续器械辅助通气,术后 48 小时撤离呼吸机,同时经鼻胃管开始肠道喂养。术后 7 日,食管造影显示吻合口有 1cm 细线样的可疑瘘,继续禁食,术后 2 周复查食管造影,吻合口瘘愈合。开始经口喂养,术后 3 周出院。出院后进行扩肛治疗。

【问题 6】食管闭锁/食管气管瘘的手术治疗原则是什么?

手术治疗原则:缝扎、离断远端食管气管瘘,关闭异常通道;食管端端吻合,恢复食管连续性。同时还需仔细排除有无合并近端食管与气管之间的瘘管。

【问题 7】特殊类型食管闭锁的治疗原则是什么?

思路 1　不合并食管气管瘘的单纯食管闭锁诊断主要依靠无法顺利通过鼻胃管及 X 平片显示"腹部无气体"(图 6-1-4)。单纯食管闭锁的食管两断端距离相差>3 个椎体(图 6-1-5),大部分小儿外科医生认同无论是通过内牵引、还是外牵引、还是机械应力作用达到延期食管一期缝合均是最符合生理状态的优选治疗方案;但对于食管两断端距离相差>6 个椎体,需要考虑食管替代治疗方案,如胃代食管、小肠或结肠代食管治疗长段缺失型食管闭锁。胃移位治疗长段型食管闭锁一期根治也有相关报道,但其疗效仍需长期随访与总结。

思路 2　H 型食管气管瘘常在出生后第 1 次进食时就出现症状,包括特征性进食窒息史及缺氧发作史。部分患儿表现为频繁胸部感染,由于吸入造成反复右上叶肺炎。可行支气管镜检查,从颈部切口寻找、离断、结扎瘘管。

【问题 8】食管闭锁术后处理的重点是什么?

思路 1　首先是呼吸管理,转至 NICU 进行治疗;继续静脉补液及使用广谱抗生素;食管吻合满意的患儿待情况稳定后可以撤离呼吸机;食管吻合口张力较大的患儿,建议给予 3~5 日的镇痛麻醉及机械通气。

思路 2　术后营养、喂养管理。大多数情况下,术后 48 小时后可以通过术中放置超过吻合口进入胃内的胃管进行喂养,当患儿耐受后可以逐渐增加进食量。术后 5~7 日可以选择食管造影检查评估吻合口愈合情况。一旦吻合口愈合,即可开始经口喂养。

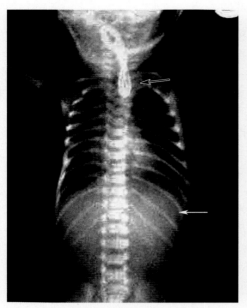

图 6-1-4　食管闭锁不合并食管气管瘘
食管造影

黑色箭头示食管闭锁,白色箭头示腹部
肠腔内无气体充盈。

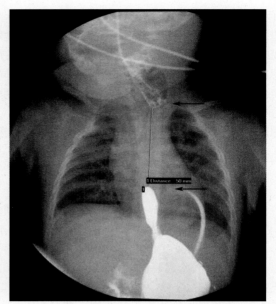

图 6-1-5　Ⅰ型食管闭锁胃造瘘术后,
X 线下评估食管端端间距

两个箭头之间的距离即为食管端端间距。

【问题 9】如何进行判断和处理患儿吻合口瘘?

该患儿术后造影显示吻合口瘘存在,但为"细线样的可疑瘘",表明吻合口瘘很小,一般保守治疗、禁食 7~10 日,再复查,瘘口愈合后即可经口喂养。

> **知识点**
>
> **食管闭锁 / 食管气管瘘术后常见并发症和治疗**
>
> 1. 吻合口瘘　通过保持引流通畅,使用广谱抗生素,完全肠外营养,可以使吻合口瘘自愈,但是胸腔引流管放置时间延长。
>
> 2. 胃食管反流　体位治疗配合饮食调理,配方奶粉提供足够热量,以及夜晚选择性使用持续经鼻饲管喂食和白天多次少量喂食。如以上治疗方案失败则可行胃底折叠术。
>
> 3. 吻合口狭窄　食管造影检查可明确。食管扩张包括球囊扩张和传统食管探条扩张。
>
> 4. 气管软化　气管软化是自限性疾病,只有在患儿出现危及生命的症状时才需要进行外科干预。
>
> 5. 食管气管瘘复发　反复胸部感染及进食呛咳,诊断倾向食管造影检查,如果该检查并未发现瘘管,但仍然怀疑食管气管瘘复发,可以采用食管镜结合支气管镜进行检查。手术是目前最好的方法。

【问题 10】食管闭锁患儿的总体预后如何?

思路 1　食管闭锁存活率评估预后见表 6-1-1。

表 6-1-1　食管闭锁 Spitzer 分类与存活率

分类	特征	存活率 /%
Ⅰ类	出生体重 ≥1 500g,无主要心脏疾病	97
Ⅱ类	出生体重 ≥1 500g,或有主要心脏疾病	59
Ⅲ类	出生体重 <1 500g,有主要心脏疾病	22

思路 2　长期预后与生活质量。

食管闭锁患儿长期并发症中,食管功能障碍占有很重要的地位。食管功能障碍与食管内神经分布异常有关,也可导致反复隐匿性吸入事件发生,引起呼吸系统并发症。长期随访发现,青少年中轻度 - 中度吞咽困难约占 20%,成人增加至 48%。食管闭锁的胃食管反流可持续至成年。新生儿期接受吻合手术治疗的成人往往有较好的生活质量。生活质量测试显示相比结肠替代治疗,原位食管修补的患儿生活质量更高。心理评估测试显示相比正常人群,食管闭锁患儿成年后在学习、情感交流、行为上存在一定困难,尤其在高危险人群中,如合并其他重要先天畸形或新生儿期需要长时间机械通气者,其认知功能明显受损。

知识点

有关食管闭锁 / 食管气管瘘的新进展

1. 腔镜技术在食管闭锁治疗后食管气道瘘复发及长段缺失型食管闭锁中的应用。

2. 长段缺失型食管闭锁的多种手术方法的争议及比较。

3. 食管闭锁的病因研究,包括基因研究(多基因遗传疾病)、动物模型(Gil-2-/- 和 Gil-3-/- 双变异导致 VACTERL 综合征)、阿霉素致畸(Shh 蛋白与细胞表面蛋白 Patched,Ptc)等相关因素。

4. 食管闭锁术后患儿长期生存质量、神经系统发育的随访总结和食管功能障碍的评估与治疗。

(沈　淳)

第二节　肥厚性幽门狭窄

肥厚性幽门狭窄(hypertrophic pylorostenosis)是婴儿期常见的消化道畸形。其主要特征是幽门环肌层肥厚、幽门管狭窄和胃排空延迟。肥厚性幽门狭窄的发病率为 1/1 000~3/1 000,存在地域、季节和种族差异。男女发病比例为 4:1~5:1。认识其临床表现、明确诊断标准、掌握治疗原则及手术方式,是对小儿外科住院医师规范化培训的基本要求。

临 床 病 例

患儿,男,25 日。因"吐奶 10 日"就诊于小儿外科门诊。患儿于 10 日前开始呕吐,呕吐物为奶汁,开始呈非喷射状,量不多,不伴腹胀、发热、血便不适,吐后求食欲强烈,之后呕吐渐加重,呈喷射状,自口腔、鼻腔喷出,量多,呕吐物仍为奶汁,偶有少许咖啡色样物质,试行抬高上半身无效。出生体重 3.2kg,现体重仅3.5kg,大、小便减少。

【问题 1】通过病史,对该患儿的初步诊断及思路是什么?

男婴,病程 10 日,出生后 2 周左右起呕吐,考虑消化道梗阻,根据呕吐性质、呕吐物性状和病程进展,梗阻部位在上消化道,胰胆管开口上方,应高度怀疑幽门肥厚性狭窄可能。

知识点

肥厚性幽门狭窄常见临床表现

1. 呕吐　多在出生后 2~4 周,少数出生后 1 周内发病。开始为吐奶,逐日加重并呈喷射性,喂奶后半小时左右即吐。呕吐物为酸味黏液状或带凝块的奶汁,不含胆汁,偶有咖啡色物。呕吐后患儿食欲旺盛。

2. 脱水及电解质紊乱、营养不良　患儿呕吐频繁,呕吐初期,因大量胃酸及钾离子丢失,早期引起碱中毒;晚期脱水加重、组织缺氧,产生高乳酸血症、低钾血症,肾功能损害时,酸性代谢产物潴留,可合并代谢性酸中毒。较长时期呕吐的患儿体重不增,继而迅速下降,尿量少,粪便干结。出现营养不良、精神萎靡。

3. 黄疸　多以 UCB 升高为主,因肿块或扩张的胃压迫胆管引起的肝外阻塞性黄疸,或反复呕吐、热量摄入不足导致肝脏的葡萄糖醛酸转移酶活性低下造成黄疸。

【问题2】为进一步明确诊断,需要进行何种检查?

思路1　腹部体格检查:腹部有无胃型及蠕动波、腹部包块。对多数患儿可在右上腹扪及一质韧、橄榄样包块,光滑,活动,无触痛。

知识点

肥厚性幽门狭窄专科检查特点

1. 重点检查营养状况、有无贫血、脱水　腹部检查时可见胃型及蠕动波。蠕动波从左侧肋缘下向右上腹部移动,到幽门部即消失,在喂奶时或呕吐时容易见到。

2. 大多数患儿在右上腹肋缘下腹直肌外缘处可触到橄榄形、光滑质硬的幽门肿块,大小1~2cm。呕吐后、胃空瘪且腹肌暂时松弛时易于扪及。由于受多种因素影响,如肥胖、哭闹、医生经验及手法等,部分病例未能触及橄榄样包块。

思路2　辅助检查:腹部彩色多普勒超声为首选的辅助诊断方法,上消化道造影检查有助鉴别诊断。

知识点

肥厚性幽门狭窄常见检查方法

1. 超声(图6-2-1A)诊断标准　幽门肌层厚度≥4mm、幽门管长度>15mm,幽门指数(SI)≥50%。SI=[(幽门肌层厚度×2)/幽门管直径]×100%。

2. 上消化道造影(图6-2-1B)　胃扩张、蠕动波增强、排空延迟;幽门管腔狭窄,呈线样征、双轨征、鸟嘴征;幽门管径增长。对比剂选用碘剂,造影后抽出,不需洗胃。若用钡餐,检查后应及时吸出钡剂并用温盐水洗胃。

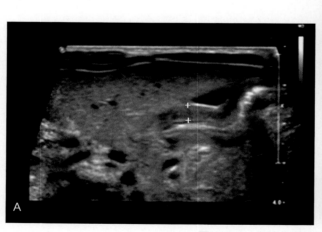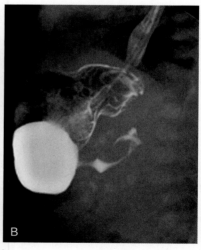

图6-2-1　上消化道造影

A.腹部超声图像显示幽门肌层厚度增加和幽门管变长;B.上消化道造影检查显示幽门管腔狭窄。

知识点

肥厚性幽门狭窄诊断要点

1. 临床表现　患儿具有典型呕吐病史,即出生后2~3周出现呕吐,进行性加重,呈喷射状,呕吐物为奶汁及奶块,不含胆汁。

2. 专科体格检查　上腹部可见胃蠕动波并可及橄榄样肿块。

3. 辅助检查　腹部彩色多普勒超声及上消化道造影符合诊断标准。

【问题3】本病需与哪些疾病进行鉴别诊断？

需与本病鉴别的疾病：①喂养不当；②胃食管反流；③幽门闭锁或幽门前瓣膜；④胃扭转；⑤幽门痉挛；⑥食管裂孔疝。

入院后检查

血常规：WBC 5.7×10^9/L，Hb 103g/L。

肝功能：ALB 33.4gl/L，TBIL 33μmol/L，DBIL 1.7μmol/L。

电解质：K^+ 2.63mmol/L，Na^+ 122.4mmol/L，Cl^- 80.0mmol/L。便潜血（－）。

胸部 X 线检查：双肺少许渗出。心脏彩色多普勒超声：卵圆孔未闭。

【问题4】下一步的治疗方案是什么？

思路1　血常规中关注 Hb 水平，有无贫血，如 Hb<80g/L，可考虑术前输血以改善贫血。通过肝功能、白蛋白等水平了解患者的营养状况、胆汁淤积情况。

思路2　术前纠正脱水及电解质紊乱（低钠、低氯、低钾、代谢性碱中毒）。一般采用5% 葡萄糖溶液和0.9% 的氯化钠溶液以 1.5 倍配置进行维持量补充，严重脱水患儿则在第一批补液时给予等渗生理盐水扩容，当患儿有尿时开始补钾，在纠正钾的同时应注意补充血钙，避免发生喉痉挛。

【问题5】该患儿应选择何种手术方法？

诊断明确经积极术前准备后，应尽早手术治疗。目前腹腔镜下幽门肌切开术已在大多数医院普及，有三孔法、两孔法及单部位腹腔镜技术，其预后无明显差异。

知识点

腹腔镜下幽门环肌切开术手术方法（以单部位腹腔镜技术为例）

脐旁左侧取 5mm 切口，开放性置入脐部 trocar，建立气腹，使压力控制在 6~9mmHg。腹腔镜直视下脐旁右侧置 3mm 操作孔（图 6-2-2A）。插入操作钳后，钝性将幽门推离肝脏，并清晰显示前内侧无血管区（图 6-2-2B），在幽门管无血管区纵行电切浆膜层及部分肌层，幽门钳分开所有肌层至黏膜膨出（图 6-2-2C），由胃管注入气体检查十二指肠端黏膜有无损伤，证实无损伤、彻底止血后，去除操作器械，解除气腹，关闭两戳孔（图 6-2-2D）。

腹腔镜幽门环肌切开术

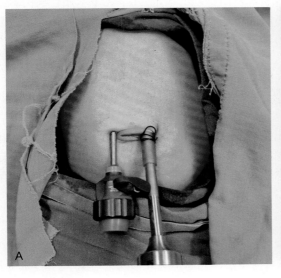
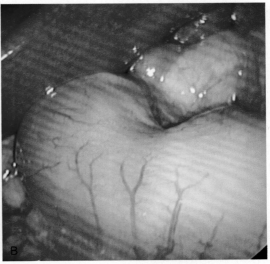

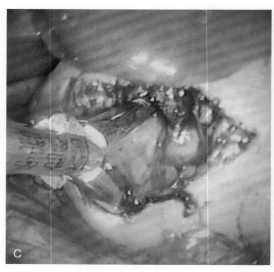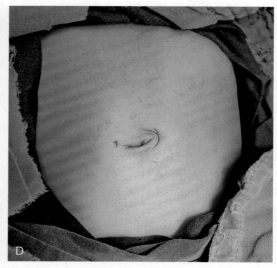

图 6-2-2　单部位腹腔镜幽门环肌切开术示意图

A. 腹腔镜手术 trocar 示意图；B. 腔镜下暴露肥厚的幽门；C. 分离增厚的幽门环肌；D. 关闭的切口。

【问题 6】术后应采取哪些治疗措施？

①生命体征监测：心电监护，监测体温；②液体补充：继续纠正电解质紊乱，维持出入量平衡；③酌情 3% 高渗盐水洗胃以减轻胃黏膜水肿；④喂养：麻醉清醒后拔出胃管，4~6 小时后予 5% 葡萄糖少量喂养，观察无呕吐后予母乳或配方乳喂养，逐渐增加喂养量。

知识点

术后常见并发症

1. 十二指肠端黏膜破裂、穿孔，主要原因是幽门十二指肠端分离过度；腹腔镜手术需注意趋附效应导致的幽门黏膜迟发性穿孔。一旦黏膜破裂，应及时修补，并可用大网膜覆盖破裂修补处。

2. 术中止血不确切，幽门活动性出血，需监测生命体征，止血治疗，可复查血常规。

【问题 7】如何做好患儿的随访工作？

肥厚性幽门狭窄由于早期诊断、早期手术、术前准备和术后护理的改进，几乎无手术死亡病例。但由于多数患儿术前均存在脱水、电解质紊乱，甚至营养不良，术后仍需随访其胃肠功能、生长发育情况。通常术后 1 个月门诊复查血常规、进行生长发育测评等。

（任红霞）

第三节　肠旋转不良

肠旋转不良（malrotation of intestine）的发病率在出生婴儿中约为 1/6 000，可合并其他结构畸形，如腹裂、膈疝等。肠旋转不良一旦发生中肠扭转这一严重并发症，致死率和致残率均极高。出生后 1 周内肠旋转不良患儿出现症状约 55%，出生后 1 个月内则占 80%，少数在婴儿或儿童期散发。正常人群中约 0.2% 存在未被发现的肠旋转不良。因症状而诊断的肠旋转不良通常需要外科手术治疗。男性发病率高于女性，约 2∶1。

临 床 病 例

患儿，男，5 日，足月顺产，出生体重 3 400g。因"胆汁性呕吐 2 日"急诊入院。患儿出生后 4 小时开始喂奶，母乳喂养，开始没有呕吐，胎粪排出正常。2 日前无明显诱因下患儿开始出现胃纳减少伴呕吐，呕吐物含胆汁，大便量减少。病程中无发热。患儿入院后体格检查：呼吸稳定，皮肤未见花纹但轻度黄染，轻度脱水貌，皮肤干燥，弹性差，哭有泪，腹软，无明显膨隆，肠鸣音 3~4 次 /min，移动性浊音(−)。

【问题1】通过上述情况，对该患儿初步考虑什么诊断？

思路 1 患儿以胆汁性呕吐就诊，症状还包括胃纳减少、大便量减少，首先考虑的是消化道梗阻性疾病。对于足月新生儿，出生 5 日出现的消化道疾病，如没有缺氧缺血史，不支持坏死性小肠结肠炎诊断，需要考虑先天结构畸形。

思路 2 胆汁性呕吐和非胆汁性呕吐可判断病变部位不同。非胆汁性呕吐常见于食管、幽门等的疾病，如胃食管反流、食管裂孔疝、幽门前瓣膜或幽门闭锁等，通常梗阻位于十二指肠乳头近端。该患儿有胆汁性呕吐，提示梗阻位置在十二指肠乳头以下。

思路 3 梗阻部位高，腹胀不明显，或以上腹胀为主，呕吐出现相对早，以胆汁性呕吐多见；梗阻部位越低，腹胀越明显，呕吐出现越晚，一旦出现呕吐，以粪汁样、臭味多见。患儿入院后腹软，无明显膨隆，首先要考虑高位肠梗阻。

【问题2】应该首先需要进行哪些检查？

思路 1 该患儿以呕吐、胃纳减少入院，首先要评估患儿有无因呕吐、进食减少导致的脱水、电解质紊乱及低血糖。因此除血、尿、粪三大常规检查外，还需要做常规血生化检查，了解 pH、电解质、血糖和肝、肾功能。

思路 2 依据主诉，考虑消化道梗阻性疾病，需要拍摄腹部正侧位片，了解肠道情况，观察肠道充气情况、有无气液平面及分布部位，确认是否存在肠梗阻。

入院后检查

实验室检查：pH 7.280，HCO_3^- 19mmol/L，BE −6.4mmol/L，血糖 2.4mmol/L，Na^+ 132mmol/L，K^+ 3.5mmol/L，Cl^- 98mmol/L；肝、肾功能正常。

腹部正侧位片：平片显示胃和十二指肠扩大，小肠内散在少量气体。侧位片未见气液平面。

【问题3】依据入院后检查结果，目前患儿的诊断是什么？

患儿腹部正侧位片为高位肠梗阻。pH 及电解质检查结果存在代谢性酸中毒、低钠血症、低氯血症。目前诊断如下。

(1)新生儿高位不完全性肠梗阻。

(2)代谢性酸中毒。

(3)低钠血症。

(4)低氯血症。

【问题4】与新生儿高位肠梗阻需要鉴别的疾病有哪些？如何鉴别？

思路 1 新生儿消化道高位梗阻的常见疾病如下。

(1)肠闭锁、肠狭窄：肠管发育异常因素导致的肠腔内梗阻。

(2)肠旋转不良：肠系膜旋转运动异常导致的腔外肠梗阻。

(3)环状胰腺：胰腺发育异常导致的腔外压迫性梗阻。

知识点

肠旋转不良的定义

肠管在胚胎发育过程中以肠系膜上动脉为轴心的旋转运动发生异常或不完全，导致肠道位置发生变异和肠系膜附着不全。该病可引发肠梗阻和 / 或肠扭转，见图 6-3-1~ 图 6-3-3。

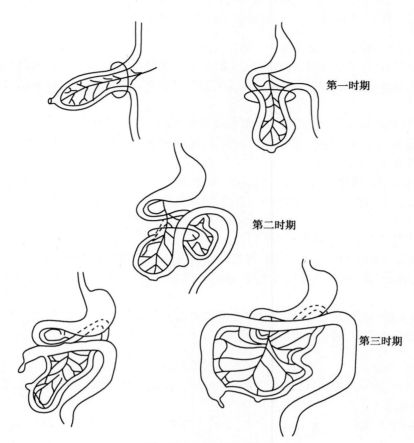

第一时期

第二时期

第三时期

图 6-3-1 肠旋转示意图

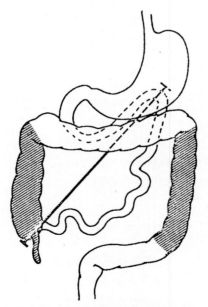

图 6-3-2 小肠系膜的正常附着示意图

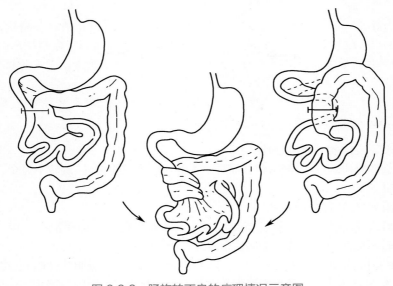

图 6-3-3　肠旋转不良的病理情况示意图

思路 2　肠闭锁、肠狭窄的新生儿出生进食后当日或 1~2 日即可出现呕吐,呕吐物含胆汁,因梗阻部位高,常表现为油灰样胎粪且量减少,十二指肠闭锁以隔膜多见,造影显示十二指肠近端扩张更明显,以及"风袋"特征性表现;环状胰腺常为不完全性梗阻,可在逐渐增加奶量的过程中出现呕吐,梗阻常在十二指肠降部中段,近端扩张不明显;肠旋转不良亦是不完全性梗阻,常在生后 3~5 日出现胆汁性呕吐,可有正常胎粪排出,造影可显示十二指肠框形态异常,十二指肠空肠袢于右侧腹部垂直下行,或呈螺旋状走行(图 6-3-4)。

思路 3　为进一步鉴别诊断,可考虑行上消化道造影、超声或钡剂灌肠检查,了解十二指肠框形态、肠系膜上动脉和静脉位置和回盲部位置。

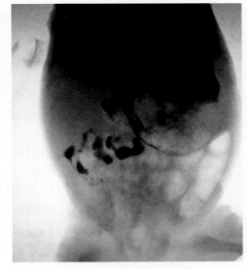

图 6-3-4　上消化道造影

十二指肠空肠袢于右侧腹部呈螺旋状走行。

知识点

肠旋转不良的常见检查方法及意义

1. 腹部平片　胃和十二指肠扩大,小肠内仅有少量气体甚至完全无气体。有时表现为"双泡征"或"三泡征",与十二指肠狭窄或闭锁较难鉴别。

2. 上消化道造影　显示十二指肠框形态异常,十二指肠空肠袢于右侧腹部垂直下行,或呈螺旋状走行。

3. 钡剂灌肠(或全消化道钡餐)　显示盲肠位置异常。

4. 超声　无创检查方法,被越来越多地使用。超声可判断肠系膜上动脉(SMA)和肠系膜上静脉(SMV)位置关系是否正常。肠旋转不良情况下,SMA 位于 SMV 右侧或后方。发生中肠扭转时,SMV 和肠系膜绕 SMA,彩色多普勒超声可见呈漩涡样改变。

5. 增强 CT 检查　近年开始使用,可明确显示肠系膜上动脉和肠系膜上静脉的扭转过程及肠系膜根部形成的团块。

入院后病情

患儿入院后 6 小时,排出血便 1 次,血便为暗红色,带少量黏液,量少。再次体格检查:腹部虽无明显膨隆,但较入院时略有加重,腹部触之有不适感,无红肿。肠鸣音 1~2 次 /min。腹部超声检查肝、脾、肾未见明显异常,肠系膜上动脉位于肠系膜上静脉右侧,局部可见呈漩涡样团块改变。考虑肠旋转不良,中肠扭转不能除外。

复查患儿 pH、电解质,经纠正好转至正常范围。同时凝血功能检查、肝炎病毒筛查、梅毒筛查、HIV 筛查、确定血型、交叉配血,完善术前准备与评估,急诊手术治疗。

【问题 5】肠旋转不良的病理机制是什么?

(1)胚胎期肠管旋转障碍或旋转异常,包括脐环过大和中肠不发生旋转、旋转不完全、反向旋转。

(2)肠管发育不良。

(3)结肠系膜未附着,呈背侧总肠系膜。

(4)肠管发育障碍或肠系膜固定不全,近端结肠或小肠袢继续旋转形成肠扭转。

【问题 6】肠旋转不良伴中肠扭转的常见临床表现有哪些?

思路 1　急性中肠扭转:正常胎粪排出,出生后 3~5 日突然发生大量胆汁性呕吐,排便减少,腹胀,腹壁静脉扩张,腹壁皮肤发红,有指压痕,肠鸣音消失等。如有血便排出,说明中肠扭转持久而且发生肠绞窄。肠坏死和穿孔时,患儿多存在明显脱水、电解质紊乱、发绀、四肢发凉、皮肤花纹等脓毒症休克表现。

思路 2　慢性中肠扭转:以 1~2 岁以上患儿多见。长期不完全性梗阻可导致吸收障碍,随后发生不同程度的营养不良。因此,反复腹部疼痛和营养不良成为慢性中肠扭转的主要症状。

【问题 7】肠旋转不良的手术指征与手术要点是什么?

1. 手术指征

(1)新生儿期无症状者可继续观察。

(2)梗阻症状或急性腹痛发作是手术指征,均应早期手术治疗。

(3)肠道出血或腹膜炎体征提示肠扭转,必须急诊处理,术前准备在 2~3 小时内。

2. 手术要点

(1)右上腹横切口开腹探查或腹腔镜探查。

(2)处理中肠扭转,通常为顺时针扭转,故以逆时针方向复位。

(3)复位后温盐水热敷肠管并观察 10 分钟,确定肠管张力、蠕动及血供情况。中肠扭转产生的肠坏死涉及整个小肠,对于疑似坏死肠管,切除必须非常慎重,应尽可能保留肠管,必要时关腹后 48 小时再次探查。

(4)松解十二指肠、空肠起始部及结肠粘连和索带。

(5)分离肠系膜根部及系膜间的粘连,尽量扩展肠系膜根部的附着部。

(6)阑尾切除。

(7)检查有无合并畸形。

(8)小肠纳入腹腔右侧,盲肠和全部结肠置于腹腔左侧(图 6-3-5)。

【问题 8】肠旋转不良术后如何进行处理?

思路 1　监护病房密切监护;保暖,将患儿置于暖箱;禁食,维持液体量 80~100ml/(kg·d),补充胃肠减压引流量;给予维生素 B_1 和维生素 C,有利于伤口愈合;监测血糖、电解质、胆红素水平以避免低血糖、酸中毒及核黄疸。

思路 2　术后肠功能恢复后给予少量糖水,如无呕吐则给予等量牛奶,以后逐渐增加奶量。因肠扭转术后发生腹胀或肠麻痹,需较长时间禁食者应给予 7~10 日

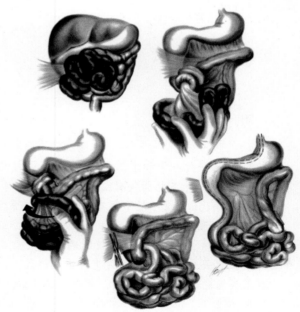

图 6-3-5　肠旋转不良手术示意图

TPN 治疗,给予广谱抗生素防止肺部和全身性感染。因肠坏死而广泛肠切除导致短肠综合征者应给予恰当的药物、营养和手术治疗。

【问题9】术后并发症有哪些？如何进行处理？

思路1　术后粘连性肠梗阻:术中粘连面剥离较广,创面渗血容易造成再粘连。伴发胃、肠神经分布异常可导致术后假性肠梗阻。

思路2　遗漏合并消化道畸形:术中应逐一检查全消化道,并对存在的畸形施以正确的手术或详细记录以便日后治疗。

思路3　伴发乳糜腹的处理:反复发作的肠扭转,使汇集于肠系膜根部的淋巴干发生阻塞,淋巴管内压力增高,淋巴液漏入腹腔形成乳糜腹。多数可自愈。

【问题10】肠旋转不良的预后如何？

思路1　总体预后良好。手术相关死亡率为 3%~9%。在中肠扭转、小肠坏死、早产儿和合并其他畸形的患儿中死亡率增加。

思路2　改善预后的关键因素包括重症监护、周围和中心静脉营养支持、早期诊断、对肠扭转的高度警惕、紧急处理技术的提高。

思路3　长期预后的随访。

(1)切除坏死肠管后营养吸收障碍,视残存肠管的长度和功能而定。有时遗留间歇性腹痛、顽固的消化吸收障碍,引起贫血、低蛋白血症。术后胃肠道功能紊乱是常见现象。

(2)再次扭转发生率低。研究报道,肠扭转复发在开放性手术小于 0.5%,腹腔镜手术肠扭转复发可能高于开放性手术,有报道可高达 19%。肠系膜根部分离不够、肠系膜展平后宽度不够、术后肠管间粘连少是增加肠扭转复发率的高危因素。

(3)粘连性肠梗阻在开放性手术多见,50% 的粘连性肠梗阻需要再住院,25% 需要再手术。而报道显示粘连性肠梗阻的发生率在腹腔镜手术中较低。

(4)目前国内开展腹腔镜治疗新生儿肠旋转不良的报道不断增加,评估其安全性与疗效还需要多中心、大样本及长期随访数据。

(沈　淳)

第四节　肠闭锁和肠狭窄

先天性肠闭锁(congenital intestinal atresia)和肠狭窄(intestinal stenosis)指从十二指肠到直肠间发生的肠道先天性闭塞和变窄,是新生儿外科中一种较常见的消化道畸形,发生率约 1/5 000,男女发病率接近。以前该病死亡率较高,但近年来,随着麻醉和手术技术的改进、术后营养支持和监护水平的提高,存活率已显著提高。

临床病例

患儿,女,3 日。因"呕吐 2 日"入院。患儿出生后第 1 日即出现进奶后呕吐,呕吐物为胃内容物,非喷射性。继而呕吐出现数次,且呕吐物出现黄绿色。出生后患儿排出少量粪便,颜色偏灰色,量少;无发热、腹泻、血便等,无哭闹及意识障碍。地方医院就诊,血常规:WBC 14.82×10⁹/L,中性粒细胞百分比 72.71%;腹部立位片:肠腔内积气少;粪便常规正常。次日复查腹部立位平片提示胃腔及上腹部肠腔积气、扩张,多发液平。遂外院予以禁食、补液等对症支持治疗。为进一步诊治转入我院。

体格检查:精神好,反应佳,哭声响;全身皮肤黄染,心、肺未见异常,上腹部有轻微胀感,未见胃肠型,未见腹壁静脉显露;全腹软,无肌卫,肝、脾无肿大。移动性浊音(−),肠鸣音 3 次 /min。

患儿母亲孕 2 产 1。该患儿足月顺产,出生体重 2 740g。出生后无发绀、窒息抢救史,Apgar 评分 9'-10'-10'。自然受孕,母孕期产前检查超声显示胎儿部分肠管稍扩张,羊水增多不明显。胎儿 MRI 检查亦显示部分肠管稍扩张,羊水无明显增多。余腹腔内脏器未发现明显异常。无创 DNA 检查无异常发现。妊娠晚期未进行产科方面的检查。

【问题1】根据病史描述,还应该补充什么?考虑可能的诊断有哪些?

思路1　首发症状为呕吐,必须要考虑外科和内科因素,还包括生产过程中的相关因素。外科因素中消化道畸形多见;出生后2日的新生儿,还应该考虑与产程相关的因素,如羊水吞入、羊水污染等,病史中未提到羊水的量和性质,应需追问;病史中有部分患儿母亲孕期的检查内容,结合母亲孕史为孕2产1,病史中还应该追问第1胎的孕期、出生史,以及第1胎的健康状况,排除可能存在的遗传性疾病的问题。

知识点

新生儿肠梗阻有外科和内科因素

新生儿外科性肠梗阻的原因多与先天结构发育异常有关,如肠闭锁、胎粪性腹膜炎、肠旋转不良等,通常出生1~3日较早出现症状,多伴有呕吐、排便异常。

新生儿内科性肠梗阻多与感染、肠道功能紊乱、缺氧、电解质紊乱、甲状腺功能减退、羊水吞入、羊水污染等有关,发病时间相对晚,数日到数周,通常胎粪排出正常,开塞露通便后有正常大便排出。单纯的新生儿呕吐还需排除喂养不当、新生儿自然出血症、新生儿颅内出血、新生儿脑水肿等。

思路2　出生后第1日即出现的胆汁性呕吐,胎粪量少,性质非正常的胎粪,腹部平片提示高位肠梗阻,多与先天性消化道畸形有关,即存在消化道梗阻的可能性,如先天性肠闭锁、先天性肠狭窄、肠旋转不良等。

思路3　胆汁性呕吐,伴胎粪量少,性质非正常的胎粪,腹部平片示上腹部宽大液平面,首先考虑先天性肠闭锁。

知识点

新生儿肠闭锁的临床特点

1. 呕吐　多于第1次喂奶后或出生后第1日出现。肠闭锁位置越高,呕吐出现越早,末端回肠闭锁出生后2~3日才出现。呕吐呈进行性加重。高位肠闭锁呕吐物为奶块,多含有胆汁,较晚时低位闭锁呕吐物可呈粪便样并带臭味。

2. 腹胀　高位闭锁的腹胀仅限于上腹部,大量呕吐后或胃管抽出胃内容物后,腹胀明显减轻或消失。低位闭锁的病例,全腹呈一致性膨胀,并进行性加重,大量呕吐或抽出胃内容物后,腹胀仍无明显改变,往往可见肠型。

3. 肠狭窄　与肠闭锁很难区别。多数为不完全性肠梗阻,可以吃奶,但反复多次呕吐,呕吐物为奶块及胆汁。少数患儿表现为慢性不完全性肠梗阻,有时要到出生后几个月时才就诊和确诊。

4. 羊水过多　胎儿吞咽羊水障碍导致孕期羊水过多,与闭锁位置相关,高位闭锁羊水量偏多,中低位闭锁羊水量可正常。

5. 产前检查异常　部分患儿在产前检查时即可发现胎儿肠管扩张,合并穿孔、胎粪性腹膜炎时可发现胎儿腹腔内高回声团。

6. 肺部感染　频繁呕吐容易发生吸入性肺炎,全身情况迅速恶化。

思路4　患儿出生后半日出现呕吐,呕吐物由胃液逐渐转变为胆汁样液体,大便逐渐转变为透明黏液样,考虑小肠中高位闭锁的可能性较大。

体 格 检 查

T 36.7℃,HR 157次/min,R 40次/min,血氧饱和度99%,一般情况可,神志清楚,精神反应佳,呼吸平稳,口唇无青紫;皮肤、巩膜轻度黄染;无脱水貌;胸廓平坦,三四征阴性,双肺呼吸音清,未闻及啰音,心音有力,律齐,未闻及明显杂音;上腹部膨隆,可见胃肠型,无腹壁静脉显露,肠鸣音5次/min,触诊腹软,无压痛,无肌卫,肝肋下1.5cm,质地软,边界清,脾肋下未触及,叩诊无移动性浊音;肛门、生殖器未见异常;生理反射存在。

【问题2】体格检查需注意哪些方面?

思路1　观察腹胀是上腹胀还是全腹胀、有无胃型肠型、有无腹部包块样表现、腹部有无过度凹陷等体征,容易遗漏的是会阴部肛门的检查,通过体格检查及肛门指诊检查鉴别是否存在肛门闭锁或肛门狭窄。同时需要注意先天性巨结肠的较为特征性的肛门指诊检查特点。

思路2　除腹部体征,频繁呕吐容易出现脱水、电解质紊乱、酸碱平衡紊乱等,注意有无脱水貌,哭时有无眼泪,皮肤有无花纹,囟门是否凹陷等。

思路3　呕吐容易导致吸入性肺炎,应注意呼吸情况、口唇色泽、心律、血压、有无呼吸费力、肺部有无湿啰音等。

思路4　出生后2日逐渐出现黄疸,呕吐的患儿更容易出现病理性黄疸。

【问题3】首先需要考虑做的辅助检查有哪些?

思路1　辅助检查首先考虑拍摄腹部立位平片,可以判断有无肠梗阻,完全性肠梗阻还是不完全性肠梗阻。根据液平的位置初步判断梗阻部位,必要时可4~6小时后复查腹部立位平片。腹部游离气体提示消化道穿孔。偶尔可见到钙化区,即存在"胎粪性腹膜炎"的可能性,是较为典型的宫内肠穿孔的表现。

知识点

不同部位肠闭锁的腹部立位平片表现

腹部立位平片显示上腹部双气泡征是十二指肠降部存在病变的典型X线表现,其中包括十二指肠闭锁和狭窄、环状胰腺和肠旋转不良。这是由于十二指肠降部梗阻导致胃和十二指肠第一段内显著扩张,气体和液体潴留形成的液平面。如梗阻在十二指肠远端,有时可见三气泡征。小肠低位闭锁或结肠闭锁显示较多的扩张肠袢和多数液平面。有时可见一个大的液平面,为最远的肠袢极度扩张所致。

思路2　消化道造影对明确诊断意义重大,考虑十二指肠及空肠起始部梗阻可行上消化道造影。部分低位肠梗阻则可考虑行灌肠造影检查,可以根据胎儿型结肠确定肠闭锁或结肠闭锁的诊断,还可以除外先天性巨结肠或肠旋转不良。

思路3　腹腔超声可明确有无高回声影和腹水,鉴别有无合并胎粪性腹膜炎。同时除对原发病的检查和明确外,对于可能存在的合并症也不能遗漏,如腹部超声检查肠系膜上动静脉的相对位置和有无漩涡征表现有助于排除肠旋转不良。

思路4　需要注意肠闭锁畸形的呕吐等临床症状导致的相关临床问题,如误吸导致的肺部感染,水、电解质和酸碱平衡异常等,需进行全面检查如血常规明确有无感染、贫血,血生化评估目前内环境情况等。

实验室及影像学检查

血常规:RBC 4.13×10^{12}/L,PLT 220×10^9/L,WBC 22.36×10^9/L,中性粒细胞百分比65.5%,C反应蛋白<8mg/L。

肝肾功能:ALT 18.0U/L,AST 127.0U/L,TBIL 62.6μmol/L,CB 2.0μmol/L,总蛋白60g/L,白蛋白36g/L,尿素氮4.1mmol/L,肌酐80.1μmol/L,尿酸457.3μmol/L。

电解质:Na^+ 127.0mmol/L,K^+ 4.20mmol/L,Cl^- 96.0mmol/L,Ca^{2+} 2.29mmol/L。

血气分析:pH 7.52。

凝血常规:凝血酶原时间12.1秒,部分凝血活酶时间48.4秒,纤维蛋白原1.51g/L,凝血酶时间12.70秒。

心脏超声:房间隔缺损(Ⅱ度),动脉导管未闭,三尖瓣反流(轻度)。

腹部超声:肝、胆、脾、双肾未见明显异常,胰腺显示不清。

胸片:右肺纹理稍模糊。

腹部立位平片:上腹部三泡征,首先考虑肠闭锁(图6-4-1A)。

泛影葡胺灌肠造影:显示所有结肠和部分远端回肠,结肠细小(图6-4-1B)。

上消化道造影:胃、十二指肠、空肠扩张,空肠起始部远端明显扩张,对比剂通过后因受肠液稀释,显示不清。十二指肠框形态、位置正常(图6-4-1C)。

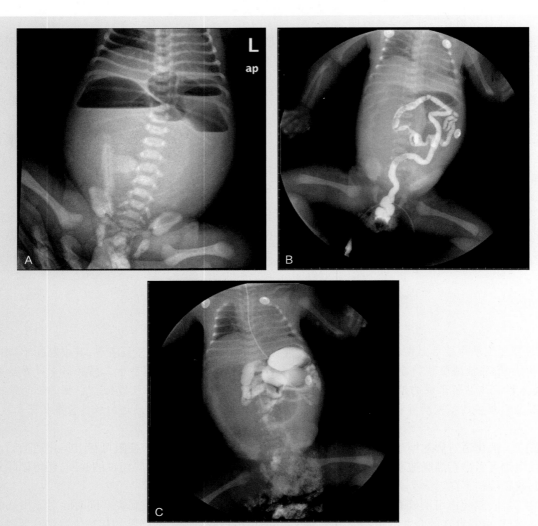

图 6-4-1　影像学检查

A. 腹部立位平片；B. 泛影葡胺灌肠造影；C. 上消化道造影。

【问题 4】如何分析辅助检查结果？

思路 1　腹部立位平片见上腹部三泡征，明确提示存在上消化道梗阻，空肠闭锁可能。

思路 2　根据造影，十二指肠框完整显示，基本排除肠旋转不良。结肠造影见胎儿型结肠，进一步明确小肠闭锁诊断。

思路 3　血常规提示 WBC、中性粒细胞百分比增高，可能存在感染。胸片提示右肺纹理稍模糊，不能排除吸入性肺炎。

思路 4　血钠和血 pH 异常，提示存在由于呕吐造成的水、电解质、酸碱平衡紊乱，表明呕吐已经造成患儿一定程度上的内环境紊乱。

思路 5　肝功能显示 TBIL 升高，提示存在生理性黄疸。

思路 6　心脏超声提示患儿同时存在先天性心脏结构发育异常，为先天性心脏病。

【问题 5】该患儿首先考虑的诊断是什么？

思路 1　患儿临床表现为出生后短期内出现胆汁性呕吐；结合影像学检查腹部立位平片显示上腹部三泡征，而且远端肠管未见充气；消化道造影检查可见结肠为胎儿型，小肠扩张，考虑为空肠闭锁可能性大。

> **知识点**
>
> **肠闭锁诊断要点**
>
> 　　空肠闭锁中约 24% 病例伴母体羊水过多,羊水过多及消化道扩张是产前诊断肠闭锁的依据之一,但远端空肠及回肠远端闭锁羊水增多可不明显。新生儿出生时胃容量<15ml,如果胃液>20ml 或带有胆汁均提示有消化道梗阻可能,含有胆汁提示梗阻部位在肝胰壶腹远端。部分患儿胎粪排出延迟,或排出 1 次胎粪后即无排便,或排出白色胎粪,可明确肠闭锁的存在。体格检查发现的腹部体征可以因梗阻部位不同而不同,如为近端空肠闭锁,体格检查时患儿可以上腹部较膨隆,下腹部则塌陷,如为空肠远端和回肠闭锁,则可见患儿腹胀、腹壁静脉显露、肠型明显、肠鸣音亢进,偶可因横膈抬高出现呼吸困难。
>
> 　　辅助检查主要依赖腹部 X 线平片。高位肠闭锁可出现几个上腹部气液平面,即双泡征和三泡征,小骨盆无充气阴影,较低位肠梗阻临床腹胀明显,出现多个极度扩张肠袢。如有穿孔可形成膈下游离气体。偶尔可见到钙化区,即存在"胎粪性腹膜炎",是典型宫内肠穿孔的表现。通过消化道造影可进一步明确闭锁可能的位置,并鉴别是否合并肠旋转不良。消化道造影提示闭锁近端肠管极度扩张,若高位梗阻可见到对比剂通过突然中断。钡剂造影可见结肠细小,呈胎儿型结肠,需与全结肠型巨结肠鉴别。

　　思路 2　各种原因引起的新生儿肠梗阻的临床表现与肠闭锁十分相似,如肠旋转不良、腹内疝、胎粪性肠梗阻、全结肠型巨结肠等。但结合典型的临床表现和造影检查,多可明确诊断。对于低位肠闭锁与全结肠型巨结肠难以鉴别时,可通过术中表现及病理明确诊断。

　　思路 3　在得到原发病诊断的同时,应考虑可能合并的诊断,该患儿合并新生儿黄疸、先天性心脏病等。

　　【问题 6】入院后该患儿的处理要点是什么?

　　思路 1　该患儿 Na^+ 127.0mmol/L,血气分析中 pH 7.52,提示异常,考虑可能因为频繁呕吐造成的胃酸大量丢失导致代谢性碱中毒和低钠血症,需补充生理盐水和高浓度氯化钠等积极予以纠正。

　　思路 2　予胃肠减压,避免反流误吸。评估是否存在吸入性肺炎,并给予吸氧、抗感染等对症治疗。

　　思路 3　完善术前准备,了解重要脏器的功能情况,包括心电图、心脏超声检查和肝、肾功能等,对重要脏器功能作出判断,评估手术可能存在的风险,并发现可能存在的合并畸形。

　　思路 4　根据检查结果判断有无手术禁忌证,或是否存在对手术安全性可能造成影响的其他因素。

> **知识点**
>
> **术 前 准 备**
>
> 　1. 环境温度适宜。
> 　2. 经鼻放置合适管径的胃管进行胃肠减压,观察胃内容物的颜色和量。
> 　3. 完善各项实验室检查、开放静脉、液体复苏、给予适当补液治疗,注意出入量的计算和平衡,注意胃肠减压等丢失液体的补充和电解质的补充,调整酸碱平衡状态。
> 　4. 与麻醉医师和手术室密切联系,沟通病情和治疗方案,并做全面准备。
> 　5. 术前 30 分钟预防性使用抗生素。

　　思路 5　患儿诊断基本明确,术前积极调整后符合急诊手术探查指征。

　　【问题 7】肠闭锁的手术方法有哪些?

　　思路 1　肠闭锁手术治疗以恢复肠管的连续性和保证吻合后的肠管通畅为原则,其中需要考虑如何使肠道蠕动功能尽快恢复,避免吻合口狭窄和吻合口瘘的出现。

　　思路 2　应避免对多发性肠闭锁的遗漏,因此需要自第 1 处闭锁的肠管远端用注射器注入气体或生理盐水,使远端肠管完全充盈,以排除多发性肠闭锁。需要探查全部小肠和结肠。

知识点

手 术 要 点

术中根据探查情况决定手术方式。Ⅱ型、Ⅲ型肠闭锁容易辨认,Ⅰ型肠闭锁肠管相连,肠系膜完整,肠管近远端扩张、狭窄交界处即为闭锁位置。Ⅰ型肠闭锁可选择切除隔膜、纵切横缝。Ⅱ型、Ⅲ型肠闭锁需切除近远端肠闭锁断端后吻合。闭锁近端若肠管极度扩张,呈无张力状态,或部分扩张肠管缺血坏死,需切除部分肠管至张力相对正常处。近端和远端直径相差悬殊者可将近端作对系膜缘裁剪,形成椎状,有效减小扩张肠管直径,对远端系膜缘可适当裁开形成斜面,有利于扩大吻合口,减少术后吻合口狭窄、梗阻。

术中需在闭锁远端肠管内注射生理盐水了解远端小肠有无多发性闭锁和狭窄,避免遗漏多发性肠闭锁,尤其是肠腔内隔膜样闭锁的情况。结肠不易全部探查清楚,故术前应通过造影评估。

存在严重腹膜炎或肠管活力差时需作暂时性小肠造瘘术,回肠末端闭锁的患儿如具有一个完整的回盲瓣比切除回盲瓣具有更好的吸收能力和更高的存活率,故应尽量保留此瓣。距离回盲瓣较近时,可行 bishop 造瘘,降低吻合口张力,肠管愈合后关瘘。

治疗方法的选择、术中探查结果和处理方法

取上腹部横切口逐层解剖进腹,术中见十二指肠及近端空肠明显扩张(图 6-4-2),直径 4cm,距十二指肠悬韧带 60cm 处,为Ⅱ型肠闭锁,远端肠管细小,直径 4mm,向远端肠管内灌注生理盐水,距十二指肠悬韧带 80~90cm 范围内 4 处肠闭锁,其中 3 处为Ⅰ型,1 处为Ⅱ型,将该多发闭锁的 10cm 肠管切除,Ⅱ型肠闭锁近端切除 15cm,并予裁剪成形呈椎状后予远端吻合。温盐水冲洗腹腔,吸净渗液,查无活动性渗血,逐层关闭切口。

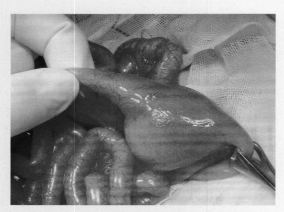

图 6-4-2　肠闭锁近远端粗细交接外观图

【问题 8】肠闭锁的好发部位有哪些?

任何部位都可以发生肠闭锁,但最多见于回肠,其次是空肠和十二指肠,结肠闭锁较少见。肠狭窄以十二指肠最多,回肠较少。另有 10%~15% 的病例为多发性肠闭锁。

【问题 9】先天性肠闭锁的病理类型有哪些?

根据肠管外观连续性有无中断、肠系膜有无缺损及肠管形态进行分类。

(1)Ⅰ型:肠管外形连续性未中断,仅肠腔内有一个或多个隔膜使肠腔完全闭锁(图 6-4-3A)。

(2)Ⅱ型:闭锁两侧均为盲端,之间有一条纤维索带连接,其毗邻的肠系膜完整。

(3)Ⅲ型:闭锁两盲端完全分离,无纤维索带相连,毗邻的肠系膜有一"V"形缺损,此为Ⅲa型(图 6-4-3B)。Ⅲb 型的两盲端系膜缺损广阔,远侧小肠如刀削下的苹果皮样呈螺旋状排列(apple-peel 闭锁;图 6-4-3C)。小肠系膜缺如,小肠长度明显短缩。

（4）Ⅳ型：为多发性闭锁，各闭锁段间有索带相连，酷似一串香肠；部分闭锁肠系膜有"V"形缺损（图 6-4-3D）。

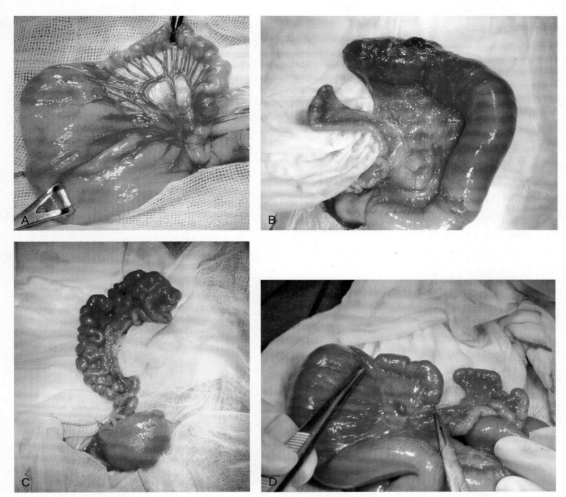

图 6-4-3　常见的几种肠闭锁类型
A. Ⅰ型；B. Ⅲa型；C. Ⅲb型；D. Ⅳ型。

【问题 10】术后的处理要点有哪些？

思路 1　术后应留置胃肠减压管，并保持通畅，使胃内容物能够被充分抽吸出来，以减轻消化道的负担，有利于肠道功能的恢复；同时避免过多的胃肠道内液体通过吻合口，因其在一定程度上可能影响吻合口的愈合；同时每日注意观察胃肠减压的量和颜色，听诊肠鸣音的存在与次数，判断胃肠道功能的恢复情况，为拔出胃管提供可靠的依据；注意水、电解质和酸碱平衡的调整，适当补液。

思路 2　注意术后患儿营养状况的调查和调整，部分肠闭锁患儿宫内可能存在某种程度的营养状况较差，出生后的血清总蛋白、白蛋白、前白蛋白等指标低下，因此需要注意营养状况的调整，给予胃肠外营养支持，必要时给予静脉营养、维生素和微量元素的补充，以保障患儿术后呈正氮平衡状态，有利于术后各种创面的愈合。根据肠功能恢复情况逐步过渡到肠内营养，静脉营养逐渐撤离。

思路 3　部分患儿可出现喂养不耐受的情况，应使用低渗、少量、易吸收的配方奶，如各种深度水解奶粉等，以后逐步增加奶量及渗透压。

思路 4　如合并短肠综合征，则可按需增加肠内营养或长期肠外营养补充，注意肠外营养相关并发症。

【问题 11】肠闭锁和肠狭窄术后的并发症有哪些？

思路 1　肠粘连和肠梗阻。肠切除肠吻合后针对吻合口可能出现的并发症有吻合口狭窄和吻合口瘘；肠道开放手术后可能导致的腹腔内感染。

思路2　与新生儿肠闭锁的发生部位和严重程度相关的并发症,如术后肠功能恢复延迟、功能性肠梗阻等。有些病例甚至需要施行二次手术。

思路3　与其他腹部手术一样,切口相关的并发症有切口出血和感染;由于新生儿腹壁各层组织发育薄弱,可因术后腹腔内肠管蠕动尚未恢复引起腹胀并可能导致切口裂开,需后期进一步处理和再次手术修复。一旦切口完全裂开导致腹腔内容物暴露于腹腔外,则需急诊手术治疗。

【问题12】导致新生儿肠闭锁和肠狭窄死亡的原因有哪些?

思路1　与疾病本身相关的原因有肠坏死、肠穿孔、腹膜炎等。

思路2　与手术相关的原因有吻合口瘘、术后肠梗阻肠坏死、短肠综合征。

思路3　与疾病本身无关的原因有感染如肺部感染、呼吸窘迫、败血症、硬肿症等;术中麻醉的风险和意外等。

附:空肠营养管放置与注意事项

对于长期不能经口进食的患儿,相对于使用肠外营养,通过胃肠道提供肠内营养是一种具有营养价值并且成本更低的手段,且能够有效地避免长期使用静脉营养可能导致的多种因素的感染、胆汁淤积等肝功能受损,以及其他相关的一些并发症。鼻空肠营养管是一种不透X线的聚氨酯管,可在内镜帮助下通过幽门、十二指肠。肠内营养直接由空肠营养管提供营养物质,有助于促进肠道运动,维护肠道完整性,减少细菌移位,维持机体正常的能量代谢水平。

【问题1】常见的空肠营养管种类有哪些?

知识点

空肠营养管种类

1. 直型空肠营养管和螺旋型空肠营养管(附图6-4-1)

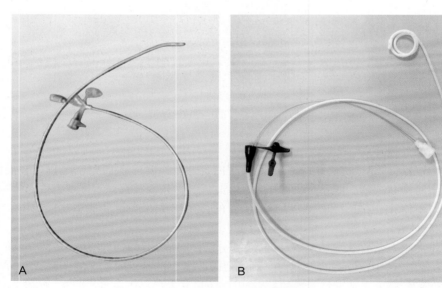

附图6-4-1　空肠营养管
A.直型空肠营养管;B.螺旋型空肠营养管。

2. 重力空肠营养管(附图6-4-2):导管头端内含多个金属铁球,增加导管头部的重力。

3. 空肠穿刺造瘘管(附图6-4-3):术中经皮穿刺置入空肠内,导管固定于腹壁上。

4. 经皮内镜下空肠造口管(附图6-4-4)。

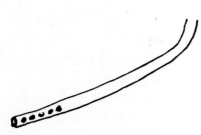

附图 6-4-2　重力空肠营养管示意图

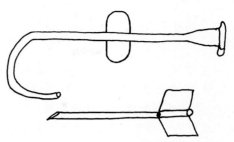

附图 6-4-3　空肠穿刺造瘘管示意图

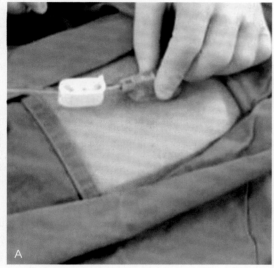

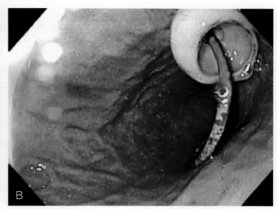

附图 6-4-4　空肠穿刺造瘘管
A.腹壁外观；B.胃内。

【问题2】哪些疾病适合使用空肠营养管？

知识点

1. 肠道功能基本正常而食管、胃功能障碍。
2. 吸入风险高的患儿，如严重胃食管反流。
3. 急性胰腺炎。
4. 上消化道术后（食管闭锁、食管气管瘘、胃切除手术、十二指肠闭锁、环状胰腺等），或存在食管瘘、胃瘘的患儿。

【问题3】哪些情况下不能使用空肠营养管？

知识点

1. 食管静脉曲张、食管出血。
2. 严重肠道吸收障碍。
3. 肠梗阻。
4. 急腹症。

【问题4】空肠营养管放置方法有哪些？具体如何操作？各有什么特点？

知识点

目前临床上常用的空肠营养管置管方法包括 DSA 引导下置管、胃镜辅助置管、盲插法、电磁导航系统引导下置管、术中置管/空肠穿刺置管、经皮内镜下空肠造口置管术。

1. DSA 下空肠营养管置管　如此法操作得当可迅速地建立肠内营养通道，创伤及患儿的痛苦明显小于胃镜下放置鼻空肠营养管，并且对于存在食管及胃损伤、狭窄或术后胃肠麻痹或解剖结构改变等患儿，此方法更具有优势。

患儿经静脉麻醉或镇静后，平卧于 DSA 操作平台，经其一侧鼻孔置入曲头导管，导引钢丝引导下将导管置入患儿胃腔，造影显示胃窦部后在导引钢丝引导下交换置入螺旋型鼻空肠管于胃腔，退出导引钢丝，将标准配置的鼻空肠管钢丝内芯置入鼻空肠管，引导空肠管头部在胃大弯支撑下抵达幽门管开口处，经由钢丝内芯及空肠管退、顶操作逐渐将空肠管头部经幽门置入十二指肠并辗转抵达空肠起始部，退出钢丝内芯，再次造影确认空肠管头部位于空肠起始部后，将鼻空肠管固定完成操作，同时用生理盐水冲洗空肠管。

DSA 下空肠营养管置管

胃镜下置空肠营养管

2. 胃镜辅助置管　将鼻空肠营养管经鼻插入胃腔，行常规胃镜检查，将活检钳沿活检孔送至胃腔，夹住鼻空肠营养管的头端，推送胃镜及活检钳，将其送至十二指肠悬韧带以下后松开活检钳，退胃镜至胃腔，调整并确定鼻空肠营养管位置合适后退出胃镜即可拔出鼻空肠营养管内置导丝，接管进行鼻饲。

3. 盲插法　患儿采取半卧位，用生理盐水浸泡鼻空肠营养管，测量并预估鼻空肠营养管置入鼻腔后和鼻腔到胃的长度（鼻尖到耳垂再到剑突）。将空肠营养管经鼻插入，到达预定位置后，回抽胃液，同时通过胃部听诊是否听到气过水声判断是否置入胃内。营养管到达胃后，患儿采取右侧半卧位，将空肠管内导引钢丝抽出约 5cm，便于营养管通过幽门，并在抽动时旋转管道。当营养管通过幽门后（以回抽到胆汁为依据），继续推送营养管至回抽时无分泌物，且推注空气有回抽阻力，表明营养管置入小肠。将 20ml 左右生理盐水注入营养管，冲洗管腔，退出导引钢丝，将鼻空肠营养管固定好。

判断空肠营养管到位的方法。

（1）气过水声法：听诊器置于空肠部位进行听诊。

（2）抽吸肠液法：回抽肠液为碱性，胃液为酸性，可以用 pH 试纸测试。

（3）X 线摄片：是确定导管位置的最好方法。

4. 电磁导航系统引导下置管　该方法需采用特定的空肠营养管和电磁导航系统引导完成，操作时间短，可在床旁直视下完成，较传统的方法可以减少 X 线辐射剂量、避免麻醉，并具有较高的操作成功率。操作手法及过程与 DSA 引导下置管方法一致。

5. 术中置管/空肠穿刺置管　上消化道手术中，可在术中留置鼻空肠营养管或空肠穿刺造瘘管作为术后早期肠内营养的通道。术中置管留置更为简便，操作快速，导管位置确切。一般认为，在其他途径和置管方式不能完成肠内营养时均可采用空肠造口的方式。空肠穿刺造口目前是腹部手术后肠内营养最常用的置管方法。

6. 经皮内镜下空肠造口置管　经皮内镜下空肠造口（percutaneous endoscopic jejunostomy，PEJ）是近年来兴起的一种新的肠内营养置管技术。如不能或不适应经皮内镜下胃造口（percutaneous endoscopic gastrostomy，PEG）直接胃内喂养时，PEJ 是一种代替 PEG 的有效营养供给方法。但技术难度较大，要求营养管经皮直接或经 PEG 导管间接置放入小肠。

其具体方法有两种：①直接法。基本方法与 PEG 相似，不同点是造口位置位于小肠。将内镜插入至小肠（一般在十二指肠悬韧带下 10cm 左右），选择最佳位置，直视下用特制的器具直接穿刺空肠，置入导管。本法技术难度较大。②间接法。首先行 PEG，然后通过胃造口管将营养管放入胃内，通过胃镜活检孔插入异物钳，抓住营养管前端，使导管随同胃镜一起通过幽门后松开异物钳，缓慢退回胃镜至胃腔。胃镜下观察，再次钳夹导管，与胃镜一起通过幽门，反复多次操作，可使导管插至近端空肠。

【问题 5】使用空肠营养管的并发症有哪些？如何预防？

> 知识点
>
> 1. 机械并发症
> (1)包括置管操作过程中发生鼻腔、食管、胃、肠管摩擦导致的出血、穿孔等直接损伤。
> (2)置管后导管位置移位或滑脱，导致注入液体进入十二指肠、胃，甚至食管进而发生如呛咳、吸入性肺炎、窒息等并发症。
> (3)导管使用不当发生导管堵塞。
> 2. 肠道并发症　空肠营养管使用不当可发生肠道相关并发症，如腹泻、腹胀、肠炎等。
> 原因：①灌注速度过快；②温度太低；③浓度太高；④污染。
> 预防和治疗：①灌注速度由低到高，使用泵推注；②加温；③用水稀释配方，维持合适的浓度和渗透压；④注意操作规范，喂养前后冲洗管道。
> 3. 代谢性并发症　通过空肠营养管给予肠内营养支持需根据患儿病情及时调整营养液配方。输注营养液不当时，可发生水、电解质紊乱和酸碱失衡。

【问题 6】管饲喂养选择原则是什么？如何选择置管方式？

> 知识点
>
> 管饲途径的选择原则应包括：①满足肠内营养需要；②置管方式尽量简单、方便；③尽量减少对患儿损害；④患儿舒适和能利于长期带管。在具体选择时应特别注意：①肠道能否安全使用；②肠内营养支持时间的长短；③胃排空功能及发生误吸的危险性。
> 中华医学会肠外肠内营养学分会关于肠内营养管饲途径的临床应用有以下推荐意见：①鼻胃管适用于接受肠内营养时间少于 3 周的患者，管饲时头部抬高 30°~45° 可以减少吸入性肺炎的发生；②接受腹部手术且术后需要较长时间肠内营养的患儿，建议术中放置空肠造口管；③在施行近端胃肠道的吻合后，通过放置在吻合口远端的空肠营养管进行肠内营养；④非腹部手术患儿，若需要接受大于 4 周的肠内营养，推荐经皮内镜下胃造口置管或空肠造口置管作为管饲途径。

（王　俊）

第五节　环　状　胰　腺

环状胰腺（annular pancreas）指胰腺组织在十二指肠呈环状或钳状压迫的先天畸形，发病率为 1/6 000，是先天性十二指肠梗阻的原因之一，占十二指肠梗阻性疾病的 10%~30%。手术是治疗环状胰腺的唯一方法。

临 床 病 例

患儿孕 39⁺³ 周剖宫产，出生体重 2 840g。母孕 2 产 1，孕 38 周超声提示羊水过多，胎儿胃泡扩张，上腹部可见双泡征（图 6-5-1）。产程顺利，Apgar 评分 10 分，羊水尚清，无窒息抢救史。暂未进食，予胃肠减压，为黄绿色液体，2 小时后少量排便，为正常胎粪。体格检查：发育良好，精神可，呼吸平稳。腹部平软，未见胃肠型和蠕动波，无包块，肠鸣音 2 次 /min。

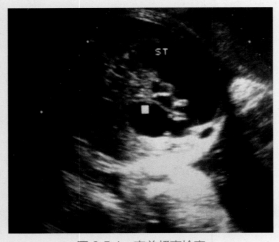

图 6-5-1　产前超声检查

胎儿胃（ST）和十二指肠扩张。

【问题 1】通过上述病史描述，能够强烈提示疾病诊断的病史特点有哪些？初步考虑什么诊断？

思路 1　根据患儿母亲的孕期检查结果描述，孕期超声检查发现羊水过多，且胎儿上腹部双泡征，提示为胃泡扩张和十二指肠第一段扩张（仔细阅片看是否胃泡与第二个泡是否延续，能够明确十二指肠第一段扩张），提示胎儿可能存在十二指肠梗阻。

思路 2　出生后胃肠减压为黄绿色液体，进一步支持新生儿消化道畸形存在的可能，且梗阻部位位于肝胰壶腹远端。

思路 3　出生后体格检查发现患儿发育良好，腹部平软，未见胃肠型和蠕动波，且肠鸣音无亢进，提示绝大部分肠管应该没有肠液或气体的充盈而处于萎瘪的状态。

思路 4　十二指肠梗阻主要考虑十二指肠闭锁、环状胰腺、肠旋转不良等疾病。

【问题 2】为进一步明确诊断，尚需进行的辅助检查有哪些？

思路 1　首选腹部立位平片，从肠腔气体和液平面的分布情况可以判断是否存在肠梗阻及梗阻的大致部位。

思路 2　消化道造影对明确诊断意义重大，考虑十二指肠梗阻可行上消化道造影，明确梗阻情况，如完全性梗阻或不完全性梗阻。若造影剂到达十二指肠悬韧带，可以通过观察十二指肠框的走行路径及十二指肠悬韧带的确切位置，如在脊柱中线的左侧或右侧等情况，对肠旋转不良的鉴别具有重要意义。结肠造影也有助于鉴别肠旋转不良，需要明确显示回盲部的确切位置，如果回盲部不位于右下腹，临床需考虑肠旋转不良的诊断。

思路 3　血生化检测有助于明确是否存在水、电解质和酸碱平衡等内环境紊乱。

辅 助 检 查

血电解质和肝肾功能：Na^+ 140.0mmol/L，K^+ 4.30mmol/L，Cl^- 105.0mmol/L，总蛋白 71g/L，白蛋白 39.7g/L；血常规：CRP<8mg/L，WBC 18.78×10^9/L，中性粒细胞百分比 78.1%，淋巴细胞百分比 12.20%，Hb 154g/L，PLT 249.00×10^9/L。

腹部立位平片：胃及十二指肠第一段扩张，即双泡征（图 6-5-2）。

上消化道造影：对比剂为 50% 泛影葡胺，十二指肠降部近端肠管明显扩张，对比剂未进入远端肠管（图 6-5-3A）。

结肠造影：结肠无明显狭窄，回盲部位于右下腹（图 6-5-3B）。

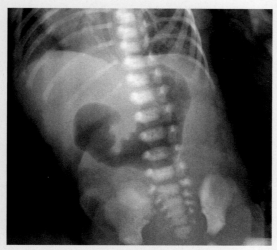

图 6-5-2　腹部立位平片

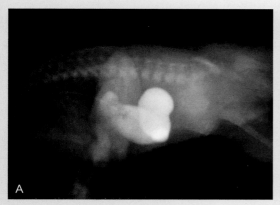
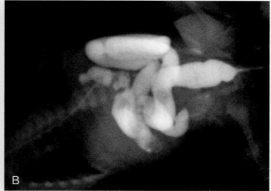

图 6-5-3　上消化道及结肠造影
A. 上消化道造影；B. 结肠造影。

【问题 3】如何分析检查结果？

思路 1　腹部立位平片和上消化道造影均明确十二指肠降部梗阻。

思路 2　结肠造影显示回盲部位于右下腹，位置无异常。

思路 3　目前血生化检查未见明显电解质紊乱。

【问题 4】初步考虑的诊断和诊断依据是什么？鉴别诊断有哪些？

思路 1　母孕期超声检查发现羊水过多，且胎儿胃泡扩张，十二指肠第一段扩张，提示胎儿可能存在上消化道梗阻。胃肠减压为黄绿色液体，提示梗阻部位位于胆总管十二指肠开口以下。腹部立位平片未见腹腔内肠管积气，也提示梗阻部位在近端空肠以上。综合上述两点可以判断该患儿为先天性十二指肠降部以下近端空肠以上部位的畸形，即明确为十二指肠降部梗阻。

思路 2　十二指肠的内源性因素或外源性压迫均可以表现为十二指肠梗阻的表现，十二指肠降部梗阻的主要疾病有环状胰腺、十二指肠闭锁或狭窄及肠旋转不良，且有些情况下，上述畸形可以合并存在，少见情况如十二指肠前门静脉、肠系膜上动脉综合征等。

思路 3　术前诊断十二指肠梗阻并不困难，但在新生儿病例要在短时间内区别环状胰腺和十二指肠闭锁有一定难度。因为这两种畸形在 X 线上表现相似，而且又常同时并存。患儿结肠造影提示结肠直径基本正常，考虑有消化液进入远端肠管，故环状胰腺可能更大。最终诊断仍需通过手术探查明确。

知识点

新生儿环状胰腺的特点

1. 胎儿期即可发现羊水过多,胃泡和十二指肠第一段表现出不同程度的扩张,且超声检查可以发现此双泡呈现延续性表现,可明确为十二指肠第一段扩张,而非其他肠管扩张,从而对临床诊断有强烈的提示作用。

2. 因为上消化道梗阻,患儿会出现频繁呕吐。因为患儿产前超声检查提示十二指肠梗阻,因此出生后即可置入胃肠减压管抽吸胃液,可以有效避免呕吐可能导致的误吸等并发症,胃内和肠道无大量的气体和液体进入,表现为腹部平坦。

3. 腹部立位平片可以看到胃泡扩张,碘油或水溶性对比剂行造影检查显示梗阻部位。

4. 有时候当环状胰腺压迫胆总管下端引起胆道梗阻,使肝内胆汁淤积,发生黄疸,血清中结合胆红素(CB)上升。

5. 胃、十二指肠溃疡,可能的原因为环状胰腺位于壶腹部近端时,胆汁和十二指肠内碱性液量减少,削弱了对胃酸的中和作用,致胃、十二指肠黏膜受胃酸侵蚀而发生消化性溃疡及溃疡出血,这种症状在年龄较大儿童中可以见到。

【问题5】环状胰腺的病因是什么?

常见病因学说有:①炎症导致胚胎期背侧始基头部和腹侧始基的胰腺组织增生肥大,并从十二指肠的两侧围绕肠壁融合成环形;②腹侧始基右叶尖端固定于十二指肠肠壁,在十二指肠向右旋转时,始基右叶被牵拽绕过十二指肠右侧面,与背侧始基融合而形成环状胰腺;③腹侧始基左叶存留,两叶始基环绕十二指肠的前面和后面而形成环状胰腺;④潜在胰腺始基融合停滞,而在稍晚时期在同一平面的腺体再进行环形融合,则形成环状胰腺。

知识点

环状胰腺的胚胎发育

胰腺起源于胚胎第4周原始十二指肠背侧和腹侧的胰腺始基(胰芽),背侧始基在十二指肠后方向左侧生长,发育成胰腺体尾部。腹侧胰芽右叶在胚胎6~7周经十二指肠前方并与十二指肠一同向右后旋转,与背侧始基融合,形成胰腺头部,同时形成胰管和副胰管,左叶逐渐萎缩消失。若原始腹背侧胰芽发育异常和/或旋转和融合过程停滞,胰腺环绕十二指肠降段形成环状胰腺,导致不同程度的十二指肠梗阻。

【问题6】患儿入院后需要进行哪些初步处理? 如何进一步观察?

思路1　患儿入院后必须置入胃管,行持续性胃肠减压,将胃液引出,减轻腹部膨隆,减轻对膈肌造成上抬的压力,利于治疗后肠功能的迅速恢复。同时减少呕吐可能造成的吸入性肺炎发生的可能。

思路2　患儿容易出现水、电解质和酸碱平衡紊乱。因此,必须进行血钠、血钾、血氯和血气分析监测,同时常规检查肝、肾功能和血常规、凝血常规,备血交叉试验等,为可能施行的手术做准备。

思路3　通过上述处理,需对患儿进一步观察,包括患儿通过胃肠减压抽出的胃液量和颜色、患儿反应、脸色、肢体活动力,以及患儿的排便情况。

思路4　排除手术禁忌后需短时间内施行手术探查。

【问题7】如何进行术前准备?

思路1　新生儿病例频繁呕吐伴脱水者,需迅速补充液体和电解质,按血生化检查结果纠正酸碱失衡和电解质紊乱。

思路2　胃肠减压,防止误吸。如果已经存在肺部感染则需经静脉应用抗生素。

思路3　注射维生素K和维生素C,预防术后出血。

思路4　术前30分钟预防性使用抗生素。

【问题8】手术方法的选择?

手术以恢复肠管连续通畅性为原则,目前常规施行的手术方式为十二指肠-十二指肠菱形吻合术。

手 术 方 法

1. 十二指肠-十二指肠菱形吻合术　是目前国内外最常用的手术方法。将近端扩张的十二指肠游离后做横行切口打开肠管,远端肠管沿纵轴纵行切开肠管,做菱形吻合。切开肠管后注意仔细寻找胆总管十二指肠开口,大多位于近端肠管一侧,做菱形缝合时需注意避免损伤或误将此开口缝合导致胰胆管梗阻。缝合后吻合口呈菱形开放,吻合口通畅。此手术方法适用于环状胰腺较狭小的新生儿病例,手术操作简便,恢复十二指肠连贯性,符合肠道生理。

2. 结肠后十二指肠-空肠 Roux-Y 吻合术　适用于环状胰腺宽厚或年龄较大患儿,在菱形吻合术时需分离环状胰腺的上、下缘组织,否则易发生出血或胰腺损伤。

3. 胃-空肠侧侧吻合　可导致十二指肠近端盲端综合征和空肠边缘性溃疡,现已很少使用。

【问题 9】术中是否还有其他必须考虑到的问题?如何处理?

环状胰腺主要表现为十二指肠梗阻,十二指肠闭锁或狭窄、肠旋转不良等疾病也是同样的临床表现,且上述畸形可以同时合并存在。故术中需要探查全部肠管是否通畅,肠系膜的解剖情况是否存在异常,以及是否存在肠腔外的压迫造成肠梗阻。在远端肠腔切开后需要插入合适型号的胃管,注入生理盐水,探查所有肠管的扩张情况,以排除可能合并存在的肠闭锁或肠狭窄。如有发现,需一并手术解决。

十二指肠梗阻可能合并的畸形

可能约 50% 的十二指肠梗阻(环状胰腺、十二指肠闭锁或狭窄)患儿合并其他异常或畸形,如唐氏综合征、先天性心脏病、肠旋转不良、食管闭锁和/或食管气管瘘、泌尿生殖系统畸形、肛门直肠畸形、其他肠道闭锁和其他一些畸形。部分合并畸形在手术时需一并处理解决,使全消化道保持解剖学通畅。

手术治疗情况

麻醉成功后,将患儿置仰卧位,常规消毒铺巾。取右中腹部横切口,逐层解剖进腹,打开腹膜后见十二指肠降部有胰腺组织包绕(图 6-5-4A),近端扩张,直径 3cm,远端狭窄,直径 0.5cm,探查空肠起始部的位置正常。分别于十二指肠近、远端预计的肠管切开处两侧缝合牵引,近端肠管横行切开适当长度,远端肠管纵行切开相应长度,远端置入胃管,灌注生理盐水后探查整个小肠,未见闭锁。将十二指肠近远端行侧侧菱形吻合(图 6-5-4B),浆肌层包埋,吻合口直径 1.2cm。留置胃管过吻合口。吸净渗液,查无活动性渗血,清点器械、敷料无误,依次可吸收缝线关闭腹壁各层。

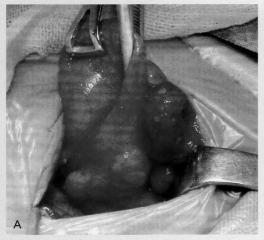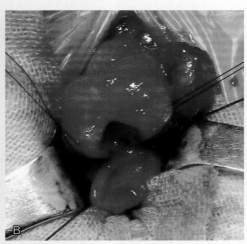

图 6-5-4　手术所见
A. 术中见胰腺呈环状包绕十二指肠;B. 术中行十二指肠菱形侧侧吻合。

【问题10】术后胃肠减压的目的是什么？有哪些注意点？

思路1 术后放置胃肠减压管抽吸胃内容物,避免胃肠道的扩张,有利于吻合口愈合,同时有利于肠蠕动的恢复。通过观察吸引出的胃内容物量和颜色判断胃肠道功能的恢复情况,确定拔出胃肠减压管和经口喂养的时机。

思路2 注意液体和电解质的补充,以防胃肠减压导致体液丢失过多,而引起水、电解质和酸碱平衡紊乱。全身情况差或营养不良者,术后给予5~7日短期静脉营养支持以促进吻合口愈合。

思路3 注意喂养方案的循序渐进。当胃肠减压引流液颜色变清,量少于1ml/kg,可拔出胃管,开始经口喂养,一般需数日,有时需2周甚至更长时间。新生儿先试喂少量糖水,如无不良反应再喂奶,逐渐增加食量,切忌操之过急。

【问题11】术中放置胃管至吻合口远端的目的是什么？

思路1 闭锁近端肠管和胃体均扩张,动力恢复需较长时间,且吻合口需3~5日愈合,术后短期内不能经口喂养。待远端肠管功能恢复即可通过空肠管进行肠内营养。同时胃管可以对吻合口有一定的支撑作用。

思路2 空肠营养在输注时需注意营养液的温度、渗透压、输注速度等,应循序渐进,建议用静脉输注泵进行空肠营养液的推注。

知识点

长期静脉营养的并发症

静脉营养可能出现中心静脉穿刺可能导致的机械性并发症和感染性并发症。长期使用可能发生代谢性并发症,主要有高血糖症、低血糖症、高脂血症、低磷血症、静脉营养相关的胆汁淤积和肝脏损害等。

【问题12】环状胰腺术后主要并发症有哪些？

思路 环状胰腺手术通过肠肠吻合重新建立肠道的通畅,主要并发症与吻合相关,包括吻合口狭窄、吻合口瘘、吻合口位置过高等。

(1)吻合口狭窄:往往需再次手术。

(2)十二指肠盲端综合征:经常呕吐含胆汁胃内容物。需要再次手术。

(3)吻合口瘘:一旦发生吻合口瘘应立即置胃肠减压,开腹置双套管腹腔引流,必要时行胃造口置管于十二指肠腔内引流和空肠造口放置营养管滴注营养液,加强支持疗法或TPN治疗。

(王 俊)

第六节　坏死性小肠结肠炎

坏死性小肠结肠炎(necrotizing enterocolitis,NEC)是新生儿重症监护室(neonatal intensive care unit, NICU)早产儿、低体重出生儿常见消化道疾病之一。NEC早期采取内科非手术治疗,但50%需要外科干预。以往文献报道NEC术后死亡率可在20%~50%,累及全小肠的NEC死亡率甚至可高达100%。但随着NICU母乳喂养的推广、重视早产儿早期喂养策略和对NEC早期识别与干预措施等的实施,目前NEC治疗成功率明显上升,也有了累及全小肠NEC救治成功的病例。因此,认识NEC临床表现、明确诊断标准、掌握治疗原则,是对小儿外科住院医师规范化培训的基本要求。

临 床 病 例

患儿,出生后2小时,女,双胎之一,因母亲妊娠高血压剖宫产,孕32^{+1}周早产,出生体重1 350g。出生后2小时因"早产、极低出生体重儿"收入NICU。出生后第2日开始配方奶肠道喂养,逐渐加量过程中,出生后9日出现腹胀伴食欲缺乏,肠鸣音减弱,胃肠减压引流出黄色液体,出生后10日出现血便2次,脓血便,暗红色。要求小儿外科医生会诊。

【问题1】通过上述情况,对该患儿初步考虑什么诊断？

思路 1 患儿出现喂养不耐受、腹胀、便血,均为消化道症状;而在新生儿消化道疾病中以消化道梗阻最常见。

知识点

消化道梗阻分为机械性和动力性因素

新生儿机械性肠梗阻原因多与先天结构发育异常有关,如肠闭锁、胎粪性腹膜炎、肠旋转不良等,通常出生 1~3 日较早出现症状,多伴有呕吐、排便异常。

动力性肠梗阻的原因可能与感染、缺氧、早产、肠道功能紊乱、甲状腺功能减退等有关,发病时间相对晚,数日到数周,可仅表现为腹胀不伴有呕吐,而感染严重者可发生血便,如 NEC、巨结肠合并结肠炎等。

思路 2 新生儿便血排除口、鼻腔出血或吞咽母血等因素后,胃肠减压引流出黄色液体,排除上消化道出血;非鲜血便,排除低位结肠、直肠出血。新生儿、早产儿小肠中低位、回盲部、升结肠常见出血的原因包括 NEC、肠扭转、肠系膜裂孔疝等。

思路 3 采集病史需要包括有无 NEC 发病高危因素。为与其他常见先天性消化道畸形疾病鉴别,需补充产前检查资料。

知识点

坏死性小肠结肠炎发病高危因素

1. 早产儿、低出生体重儿 多见,与肠道屏障功能不成熟有关。
2. 可能存在的缺氧病史 孕妇妊娠高血压、胎盘功能减退、胎儿宫内发育迟缓、胎儿宫内窘迫、新生儿窒息等。
3. 肠道喂养因素 喂养时间、喂养成分及喂养量等。
4. 感染因素 孕期宫内感染、新生儿感染、肠道异常菌群定植或全身感染。
5. 其他因素 发绀型先天性心脏病、糖尿病、甲状腺功能减退孕妇胎儿、特殊药物使用等。

思路 4 该患儿母亲孕期患妊娠高血压综合征(简称妊高征)、患儿早产、极低出生体重、早期配方奶喂养,均为 NEC 发病高危因素,结合患儿在母乳喂养 1~2 周后出现腹胀、食欲缺乏、肠鸣音减弱、便血等相关临床症状,初步考虑诊断 NEC。

知识点

坏死性小肠结肠炎的主要临床表现

喂养过程中出现喂养不耐受、食欲减退、体温波动或间歇性呼吸暂停、腹胀、呕吐,进而血便。体格检查可见腹部膨隆,伴肠型;有时腹壁、脐周红肿伴触痛等;感染局限时腹部可触及包块。晚期出现脉搏细弱,四肢冷,血压下降,皮肤花纹。

患儿体格检查与实验室检查

体格检查:T 37.8℃,HR 180 次/min,呼吸浅促,口唇无青紫;皮肤、巩膜轻度黄染;无脱水貌,前囟平;腹胀,腹壁无水肿,右下腹触之有不适感并伴右下肢回缩,未扪及包块,肠鸣音弱,棉签代替肛门指诊检查见染血,呈暗红色、黏冻样,量较前略增多,移动性浊音阴性。血常规:WBC 3.4×10^9/L,Hb 88g/L,PLT 56×10^9/L,CRP 126mg/L,pH 7.214,BE −9.4mmol/L。腹部平片(图 6-6-1)提示肠壁积气,肠道充气不均匀,局部肠管扩张,肠壁间隙增宽。

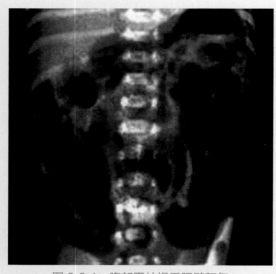

图 6-6-1　腹部平片提示肠壁积气

【问题 2】小儿外科医生会诊如何分析体格检查和辅助检查结果？

思路 1　体格检查：重点是腹部体征，最主要判断有无腹膜炎，同时观察全身情况包括有无黄疸、脱水（尿量、囟门、足背动脉搏动）、贫血或缺氧、口唇色泽、心率、血压、神志等，特别是重症新生儿还需考虑有无休克、感染及颅内情况（脑膜炎、颅内出血）。

知识点

坏死性小肠结肠炎腹膜炎特点和观察方法

新生儿腹膜炎很少表现为肌紧张，腹部触痛不表现为压痛或反跳痛，多表现为触摸腹部后的四肢缩回、抽动或惊醒。腹壁水肿、脐部红肿（图 6-6-2）、触摸后不适、哭闹，已提示腹膜炎可能。有时可触及腹部包块，提示固定的肠袢或局部炎症肠管包裹成团。观察、记录大便色泽与性状，对 NEC 患儿很重要。

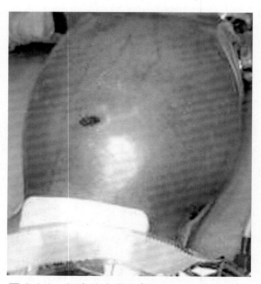

图 6-6-2　新生儿腹膜炎（腹壁水肿、脐周红肿）

思路 2　辅助检查重点是血常规、血生化检查。

> **知识点**
>
> ### 实验室检查结果异常的意义
>
> 1. WBC 发病之初升高,减少也常有发生,约 37% 严重 NEC 患儿 WBC 低于 $1.5×10^9/L$。
> 2. PLT 减少也很常见,严重的 PLT 减少($<100×10^9/L$)常提示预后不良。
> 3. CRP 非特异性升高,持续性升高常提示并发症的发生,如脓肿、肠道狭窄或提示需要手术干预。50% 的患儿可出现菌血症。
> 4. 血生化检查,如酸中毒和电解质异常提示病情加重。

思路 3　腹部正侧位片与腹部超声检查有助于确诊。门静脉积气、肠壁积气常提示 NEC,且肠壁积气是 NEC 的特异性表现,而气腹是手术探查绝对指征。另外,超声可以提示肠壁增厚、肠腔内液体积聚、腹腔内游离气体或门静脉积气。

> **知识点**
>
> ### 腹部平片异常表现的意义
>
> 1. 肠管扩张、充气是 NEC 早期非特异性表现。间隔数小时随访的平片中肠袢固定,肠管不随位置和时间改变,常提示肠壁发生全层坏死。
> 2. 肠壁积气是 NEC 腹部平片特异性表现,而非手术指征。
> 3. 30% 的早产儿 NEC 表现为门静脉积气,主要是由于肠壁积气经静脉吸收所致。

> **知识点**
>
> ### 其他检查的意义
>
> 1. **超声检查**　提示肠壁增厚,还可看到肠腔内液体积聚,其敏感性高于腹部平片。超声也可以评估肠腔气体存在形式,如肠壁内积气、腹腔内游离气体、门静脉积气。
> 2. **肠道造影检查**　没有证据表明 NEC 诊断初期需要造影检查,但对曾经有 NEC 病史,后出现肠梗阻征象的患儿,需要造影检查评估有无肠道狭窄。

【问题 3】这种情况下,小儿外科会诊后的诊断是什么?

思路 1　结合患儿发病高危因素、临床症状与体征、实验室检查结果(WBC、PLT 下降和肠壁积气),首先诊断 NEC,同时根据其表现考虑ⅡB 级。

> **知识点**
>
> ### 坏死性小肠结肠炎的诊断要点
>
> 　　存在本病危险因素的新生儿,如未成熟儿、有围产期抢救窒息史、脐部插管、休克、呼吸窘迫、贫血、喂养问题等,一旦出现相关的临床表现和 X 线检查改变,即可作出较肯定的诊断。对于早期病例,仅存在轻度腹胀、呕吐,X 线检查只有胃肠道动力性改变,不能立即除外本病,应给予禁食,并严密随访。

知识点

坏死性小肠结肠炎 Bell 分级修正版

Ⅰ 可疑病变
　Ⅰ A:轻度全身性症状(呼吸暂停、心动过缓、体温波动)
　　　轻度肠道症状(腹部扩张、胃潴留、大便隐血)
　Ⅰ B:轻度全身性症状(呼吸暂停、心动过缓、体温波动)
　　　轻度肠道症状(腹部扩张、胃潴留、大便隐血)
　　　非特异性或正常影像学检查结果
Ⅱ 明确病变
　Ⅱ A:轻度全身性症状(呼吸暂停、心动过缓、体温波动)
　　　其他肠道症状(肠鸣音消失、腹部触痛)
　　　特异性影像学检查结果(肠壁积气或门静脉积气)
　　　实验室检查异常(代谢性酸中毒、血小板减少)
　Ⅱ B:中度全身性症状(呼吸暂停、心动过缓、轻度代谢性酸中毒、轻度血小板减少)
　　　其他肠道症状(肠鸣音消失、腹部触痛)
Ⅲ 严重病变
　Ⅲ A:严重全身性症状(同Ⅱ B,再加血压降低和休克)
　　　肠道症状(腹胀加剧、腹壁色泽改变、腹膜炎、无肠穿孔)
　　　严重影像学检查结果(腹水明确)
　　　进行性恶化的实验室检查结果(代谢性酸中毒、DIC)
　Ⅲ B:严重全身性症状(同Ⅱ B,再加血压降低和休克)
　　　肠道症状(较大的腹部脓肿、腹壁颜色改变、腹膜炎、肠穿孔)
　　　严重影像学检查结果(明确性腹水及气腹)
　　　进行性恶化的实验室检查结果(代谢性酸中毒、DIC)

思路 2　新生儿 NEC 需要进行鉴别诊断。

知识点

需要与坏死性小肠结肠炎相鉴别的常见疾病

1. 中毒性肠麻痹　原发病为腹泻或败血症时,可发生腹胀、肠道动力性改变,通常无便血,X 线片上无肠壁间隔积气。

2. 机械性小肠梗阻　腹部正侧位 X 线片中液平面的跨度较大,肠壁较薄,无肠壁间隔增宽、模糊,无肠壁积气,再结合临床病史则易区别。

3. 先天性巨结肠　有便秘史,伴有小肠结肠炎者表现为腹胀伴腹泻和呕吐等,通常经温盐水灌肠可好转,必要时钡剂灌肠,了解 24 小时钡剂残留情况。

4. 新生儿出血症　便血但腹部不胀,X 线片无肠腔充气和肠壁积气,维生素 K 治疗有效。

5. 肠旋转不良伴中肠扭转肠坏死　腹胀、呕吐、便血,同时存在腹膜炎体征,X 线片示腹部致密、肠道充气分布不均,但无肠壁积气,钡剂灌肠显示回盲部位于中上腹或左上腹。

6. 局灶性肠穿孔　也常见于极低出生体重儿,常发生于合并有慢性肺部疾病及有症状的动脉导管未闭的极低体重早产儿。

思路 3　考虑全面完整的诊断,特别是重症患儿。该患儿全面诊断为:①双胎之一、早产儿、极低出生体重儿;②新生儿 NEC 伴肠坏死可能,腹膜炎,Ⅱ B 级;③败血症可能;④病理性黄疸。

思路 4　小儿外科医生会诊的要点。

(1)是否明确诊断 NEC,排除一些鉴别诊断的要素。

(2)判断 NEC 是否需要外科急诊干预。

(3)会诊必须掌握的技术:平片阅读能力,腹腔穿刺技术。

(4)外科处理前相关准备。任何有创操作前(腹腔穿刺、手术探查),都需与家属沟通,取得家属理解并签字后进行。

【问题 4】对患儿的处理原则是什么?

思路 1　Bell 分期中,ⅠA、ⅠB 和ⅡA 期多数保守治疗可治愈;部分患儿可能出现治愈后并发症(肠狭窄),可检查明确后择期手术;ⅡB、ⅢA 和ⅢB 期 NEC 患儿多数需要外科干预。

思路 2　患儿属于ⅡB 级,可先积极内科保守治疗,并在 4~6 小时后复查腹部正侧位片,随访血常规及腹部体征,同时完善术前准备,及时与家属沟通,告知有急诊手术探查可能。

知识点

坏死性小肠结肠炎内科治疗要点

1. 轻者禁食 5~7 日,一般为 8~12 日。腹胀消失、肠鸣音正常、X 线平片和大便隐血转阴后 3 日可试喂糖水,由少逐渐增加,再喂稀释奶。如恢复饮食后症状又恶化,则应再禁食。

2. 胃肠减压。

3. 抗感染治疗　由于 NEC 菌血症的发病率高,仍需要进行广谱抗生素治疗。怀疑为肠道感染引起发病或血培养阳性者,抗生素的选用应根据培养阳性菌的抗生素敏感类药物而定。

4. 补充水、电解质。

5. 营养支持　禁食期较长,要注意营养补充,全静脉营养。

6. 纠正低血容量　大多数患儿因脓毒症而出现低血容量,积极液体复苏十分重要。根据病情的严重程度,患儿可能会需要呼吸机通气支持或升压药物的血流动力学支持。恰当的液体复苏可以纠正酸中毒,相应血制品输注,可以纠正凝血功能异常及血小板减少。

7. 其他　多巴胺 5~15μg/(kg·min)增加心排血量,治疗休克。PLT 低于 $15×10^9$/L,提示 DIC 的可能,可给予肝素,治疗剂量 100U/kg,1 次 /4h。

患儿内科保守治疗后病情进展

经内科治疗 4~6 小时后,复查腹部正侧位片,肠壁积气吸收消失,但肠管固定、肠袢僵硬,肠壁间隙增宽明显,右下腹变致密,少量腹水伴腹腔游离气体(图 6-6-3)。体温仍有波动,腹胀不缓解,再次要求小儿外科医生会诊。

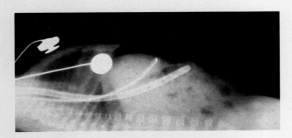

图 6-6-3　脐部下方腹腔游离气体

【问题 5】如何进一步治疗?

该患儿第一次会诊时诊断为 NEC,Bell 分期ⅡB 期,经保守治疗,临床症状无改善,腹部平片出现腹腔游离气体,提示病情进展伴气腹、肠穿孔,需要外科积极干预。

【问题 6】术前准备包括哪些?

　　思路 1　患儿腹胀严重同时存在大量腹水或大量腹腔游离气体时,可进行腹腔穿刺缓解腹胀。腹腔穿刺前必须告知家属相关风险并签署同意书。穿刺液体送涂片、细菌培养及药物敏感试验。涂片快速染色常显示革兰氏阴性杆菌,培养常为大肠埃希菌、阴沟杆菌等。可根据药物敏感试验临床选择抗生素运用。腹胀严重不伴有腹水、游离气体患儿,腹腔穿刺不能缓解症状,除呼吸机辅助通气外,需要尽早手术缓解腹胀。

　　思路 2　术前由上级医生组织讨论,对诊断进一步核实,特别注意患儿术前复苏状况和手术条件,如血压、血氧、pH、电解质、四肢循环、每小时尿量、凝血功能等,补充维生素 K、纠正酸中毒、纠正电解质、交叉配血,并完成输血同意书签字;快速扩容,争取 2~3 小时内手术。

　　思路 3　术前需与家属沟通,谈话中需要着重指出术中风险(休克、出血、死亡)、手术方式(手术以挽救生命为前提进行造瘘、二期再手术等相关风险)、术后并发症(瘘口并发症、肠道狭窄、败血症、颅内感染),勿遗忘早产儿本身并发的问题(颅内出血、视网膜病变等)。取得家属充分了解、签字后,急诊手术。

　　【问题 7】NEC 患儿外科手术方法包括哪些?

　　思路 1　体重>1 500g、发生肠穿孔的 NEC 患儿,最好的外科处理方式是开腹手术切除坏死肠段,尽可能保留多的有活力的肠管以避免术后短肠综合征。对于病灶累及范围广,为尽可能保留小肠长度的情况下,多数学者支持采取近端肠造瘘术。对于病灶仅发生在节段性肠管及局灶性或孤立穿孔的病例,是切除病变肠管一期缝合,还是切除病变肠管行造瘘,仍存在争议。

　　思路 2　体重<1 000g 或血流动力学不稳定、伴有肠穿孔的 NEC 患儿,提倡采用腹腔引流术(peritoneal drainage,PD),待全身情况稳定后,再行开腹手术以根治。

　　思路 3　全肠道或广泛型 NEC,死亡率高,预后差,不同医生提出不同手术方法。主要包括坏死肠段切除的同时多处造瘘,近端分流的同时和 / 或二次探查,以及由 Vaughan 等于 1996 年提出的钳夹与放回(clip and drop-back)技术。

　　知识点

坏死性小肠结肠炎外科手术原则

1. 术中尽可能保留有活力的肠段,减少术后短肠综合征的发生。
2. 尽可能去除坏死组织,减少腹腔污染或感染源。
3. 适当腹腔冲洗与引流。

患儿手术探查与术后恢复情况

　　小儿外科医生第 2 次会诊后,协助内科医生完善术前准备后,积极手术探查。术中见腹腔污染,末端小肠 20~30cm 及回盲部、升结肠多发病灶。以肠壁积气为主,末端小肠局部肠壁发黑、菲薄、弹性消失,几近坏死穿孔。于末端小肠 10cm 处发现一穿孔,直径约 1cm,部分肠内容物外渗、部分黏稠粪便阻塞在穿孔处。术中切除末端小肠病变最严重、明确坏死组织约 15cm,分别行近端、远端小肠造瘘。术后将病情详细告知家属,患儿带气管插管返回 NICU,进行生命体征监护、禁食、胃肠减压、静脉营养,针对腹腔穿刺液培养药物敏感试验结果选择抗生素,输少浆血,改善贫血,纠正凝血功能等相关治疗。

　　术后 3 日患儿拔气管插管;术后 1 周,患儿开始少量肠道喂养,造瘘口排便通畅;术后 2 周依据临床症状及实验室感染类检查指标情况,停用抗生素;术后 3 周肠道喂养达全量;术后 4 周,行造瘘远端肠管造影检查,提示造瘘远端小肠及升结肠两处狭窄,开始经肛门灌注林格液和无糖藕粉治疗以避免远端废用;术后 6 周,患儿体重 2 150g;出院随访。

　　【问题 8】外科手术后 NEC 感染性并发症包括哪些?

　　NEC 感染性并发症包括脓毒血症、脑膜炎、腹膜炎,偶尔也有腹腔内脓肿形成。产生的炎症反应可以导致凝血功能障碍或弥散性血管内凝血(DIC)、呼吸或心血管功能缺陷及代谢性并发症,如低血糖和酸中毒。了解并发症,有助于进一步观察和治疗,更便于与家属沟通及知情同意记录。

　　【问题 9】NEC 肠造瘘术后的远期并发症包括哪些?

　　远期并发症包括肠狭窄,大于 30% 接受内科或外科治疗的 NEC 患儿可发生肠狭窄,以及 10% 接受外科治疗的 NEC 患儿发生短肠综合征。当 NEC 病变肠管切除后,剩余功能性肠管不能充分吸收液体及营养物质时,可发生短肠综合征。

【问题 10】什么情况下 NEC 患儿可以带造瘘出院?肠造瘘关闭二期再手术条件是什么?

通常行低位小肠造瘘或结肠造瘘的患儿,待感染控制后,能耐受喂养,全部经口、胃肠道营养、造瘘口丢失少、体重增加情况下,可出院随访。多数小肠中高位造瘘的 NEC 患儿,因造瘘口丢失多,虽能经口、胃肠道喂养,但不能耐受或体重不增加,则不能带造瘘出院。

造瘘术后能耐受肠道喂养、体重增加、出院随访者,可在肠造瘘术后 3 个月、体重增加至 5kg 以上后返回再手术,行造瘘关闭术,其间可进行远端肠管灌注。如小肠中高位造瘘,或患儿不能完全耐受肠道喂养,3~4周体重不增加,可在造瘘术后 4~6 周提早关闭造瘘。

知识点

坏死性小肠结肠炎肠狭窄的特点

1. NEC 后肠狭窄好发部位在末端小肠和结肠,尤其以结肠更好发。

2. 造瘘近端肠管狭窄少见,近端肠管因进展性病变发生狭窄,通常表现为肠梗阻。

3. 造瘘远端肠狭窄多见,但由于没有临床症状,很难从临床上诊断,关闭造瘘前行远端肠管造影检查显得十分重要,有助于评估手术方法及预后。

4. NEC 内科保守治疗后出现的肠梗阻,怀疑肠狭窄患儿,首选影像学检查是采用水溶性对比剂进行灌肠检查(图 6-6-4)或上消化道造影检查。任何部位的肠狭窄都需要外科切除(图 6-6-5)。

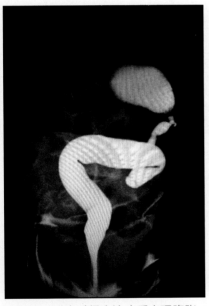

图 6-6-4　内科保守治疗后出现腹胀,
行碘海醇灌肠检查提示结肠狭窄

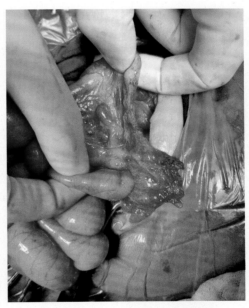

图 6-6-5　术中所见结肠狭窄情况

患儿出院后随访

出院后患儿经口喂养耐受,按需喂养,造瘘口 24 小时排便量在 60ml 左右,体重增加满意,同时坚持经肛门灌注远端肠管。出院 2 个月,体重增至 5kg,再次入院行造瘘关闭术。术中证实造瘘远端小肠、升结肠两处狭窄,行狭窄肠管切除、小肠结肠吻合。术后恢复良好,术后 9 日出院。随访 1 年,生长发育同正常同龄儿童。

【问题 11】NEC 患儿总体预后如何?

NEC 患儿总体存活率已得到明显提高,但不同地区及医疗中心的治愈率仍有很大差异。NEC 存活患儿中,特别是极低出生体重儿,神经系统发育迟滞的危险增加。特别在接受外科干预的患儿中概率更高,可能与更严重的病情有关。

【问题12】有关 NEC 的预防研究包括哪些?(知识扩展或问题延伸)

思考1　母乳。临床试验与动物实验均提示母乳对肠道有保护作用,可降低早产儿 NEC 发病率。但其机制尚不明确,需要更深入研究。

思考2　喂养量与方式影响 NEC 发病。建议对早产儿肠道喂养采取限制措施,微量喂养,2~24ml/(kg·d),并不增加 NEC 发病风险。但早产儿出生后 10 日内,超过微量喂养值,将显著增加 NEC 发病风险。

思考3　益生菌。最近的一些临床研究发现服用益生菌可降低 NEC 发病率。

知识点

NEC 临床诊疗流程见图 6-6-6。

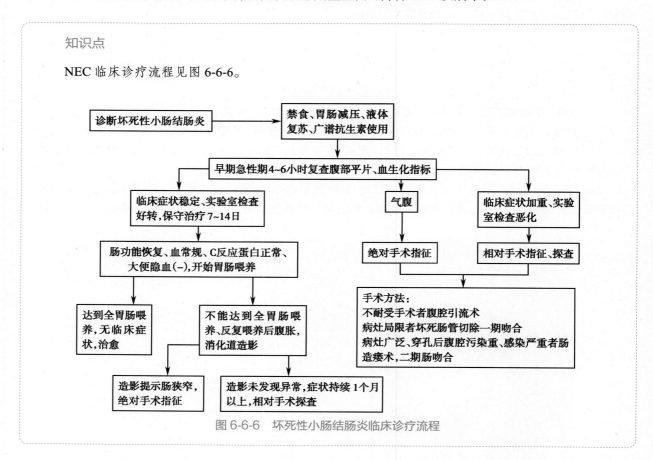

图 6-6-6　坏死性小肠结肠炎临床诊疗流程

（沈　淳）

第七节　肛门直肠畸形

先天性肛门直肠畸形(congenital ano-rectal malformation)是小儿最常见的消化道畸形之一,新生儿发病率为 2/10 000~5/10 000,男女性别比大致相等,以男性稍多。该畸形病因尚不清,病理类型复杂,外科手术虽能挽救大多数患儿的生命,但患儿术后易遗留便秘、便失禁、性功能障碍等并发症。

临床病例

患儿,男,2 日,出生时体重 2 510g。母孕期无异常,足月剖宫产第 1 胎。出生后第 1 日开始母乳喂养,出现呕吐,初为胃内容物,第 2 日仍未排胎粪,呕吐加重,呕吐物含胆汁并混有粪样物,腹胀明显。以呕吐、腹胀和不排胎粪到儿科急诊就诊,并急请小儿外科会诊。

【问题1】经小儿外科会诊,初步考虑诊断是什么?

思路1　根据患儿临床表现,出生后无胎粪排出,呕吐粪样物伴腹胀进行性加重,应注意下消化道畸形或胎粪栓引起的低位肠梗阻。

思路 2 小儿外科会诊首先要完善临床体格检查,特别注意有无肛门,如有肛门,应行肛门指诊,以除外胎粪栓引起的肠梗阻。

知识点

先天性肛门直肠畸形的临床表现

1. 出生后无胎粪排出或仅有少量胎粪从尿道或会阴部瘘口排出。
2. 出生后早期即有呕吐,呕吐物初为胆汁,以后为粪便样物。
3. 全腹胀,进行性加重。
4. 正常肛门位置无肛门开口。

体 格 检 查

小儿外科会诊时体格检查,T 37.1℃,HR 140 次/min,呼吸浅促,口唇无青紫;皮肤、巩膜轻度黄染;前囟平;腹胀明显,可见肠型。无腹壁水肿,未触及包块,肠鸣音亢进;肛穴处无正常肛门,局部无色素沉着,哭闹无膨隆,刺激肛穴有轻微收缩反应。排尿时尿中混有粪便。小儿外科会诊后转入小儿外科病房。

【问题 2】该患儿正常肛穴处无肛门开口,故先天性肛门直肠畸形诊断成立。该患儿还需要完善哪些检查?

腹部倒置位 X 线检查的判断对诊断非常重要。其他检查包括尿道膀胱造影和瘘管造影、超声检查、盆底 MRI 等。

知识点

先天性肛门直肠畸形伴发畸形

肛门直肠畸形往往伴发其他畸形,最多见的为泌尿生殖系统畸形,其次为脊柱畸形,再次为消化道、心脏及其他各种畸形。

1. 泌尿系统伴发畸形中以膀胱输尿管反流、肾积水和肾缺如多见,其他上尿路畸形包括肾发育不良、孤立游走肾、融合异位肾、马蹄肾、巨输尿管等,下尿路畸形包括神经源性膀胱、膀胱外翻、尿道狭窄、隐睾、尿道下裂等。女性生殖系统畸形有阴道积水、阴道或宫颈闭锁、双角子宫、双子宫和阴道子宫缺如等。

2. 脊柱畸形常见腰骶椎畸形,如半椎体、脊柱侧凸、半骶骨畸形、隐性脊柱裂和腰椎融合等,脊髓畸形常见的有脊髓栓系、脊膜膨出、脊髓空洞症等。

3. 心血管系统畸形有房间隔缺损、动脉导管未闭、法洛四联症、室间隔缺损和大动脉转位等。

4. 消化道系统畸形有食管气管瘘、肠闭锁、环状胰腺、消化道重复畸形、肠旋转不良和先天性巨结肠等。

总的来说,肛门直肠畸形患儿可伴发其他脏器畸形,甚至几种畸形同时存在。有的伴发畸形可直接影响预后,甚至危及患儿生命。因此,对肛门直肠畸形患儿应进行全面检查,以免遗漏伴发畸形。

知识点

先天性肛门直肠畸形的会阴部检查

1. 无瘘管畸形 肛门闭锁位置较低者,如肛门膜状闭锁在原肛门位置有薄膜覆盖,通过薄膜隐约可见胎粪存在,啼哭时隔膜向外膨出。闭锁位置较高者,正常肛门位置略有凹陷,色泽较深,啼哭时局部无膨出。

2. 有瘘管畸形

(1) 直肠会阴瘘:皮肤凹陷处无肛门,但在会阴部、阴囊根部附近或阴唇后联合之间有细小裂隙,有少量胎粪排出。瘘口外形细小,位于中线。

(2) 直肠尿道瘘或直肠膀胱瘘:有胎粪从尿道排出。

(3) 直肠前庭瘘:瘘口宽大,瘘管短,出生后数月内无排便困难,畸形短期可不被发现,但会阴部反复发生红肿。改变饮食,粪便干结后,大便很难经瘘管排出时才被家长发现。细小瘘管可造成排便困难,腹部多可触得硬结的粪块。

知识点

先天性肛门直肠畸形的辅助诊断

1. 倒置位 X 线检查　出生后 12 小时以上,头低臀高位 5~10 分钟,用手轻柔按摩腹部,使气体充分进入直肠。在会阴部相当于正常肛门位置的皮肤上固定一金属标记,再提起患儿双腿倒置 1~2 分钟,X 线中心与胶片垂直,射入点为耻骨联合。患儿吸气时曝光,进行侧位和前后位摄片。盆腔气体阴影与金属标记间的距离即代表直肠末端的高度。在侧位片上,从耻骨中点向骶尾关节划一线为耻尾线(PC线),再于坐骨嵴与耻尾线划一平行线为 I 线(图 6-7-1)。直肠气体影高于耻尾线者为高位畸形,位于两线之间者为中间位畸形,低于 I 线者为低位畸形。若在 X 线平片上同时发现膀胱内有气体或液平面,或在肠腔内有钙化的胎粪影等改变,是诊断泌尿系瘘简便而可靠的方法。

2. 尿道膀胱造影和瘘管造影　对比剂充满瘘管或进入直肠,对确诊有重要价值。有外瘘的患儿,采用瘘管造影,可以确定瘘管方向、长度和直肠末端的水平。

3. 超声显像　新生儿时期使用经耻骨上、经会阴和经尾骨下超声检查对确定先天性肛门直肠畸形分型有很大帮助,主要基于瘘管位置、直肠盲端与正常肛门距离及耻骨直肠肌与直肠盲端之间的关系三个因素,每个因素都有不同的最优检查时机;超声检查也可以评估伴发的泌尿系统和心血管系统畸形。

4. 盆底 MRI　MRI 能很好地显示盆底肌肉发育情况,直观清晰地显示直肠盲端与肌肉系统,显示瘘管内外口及其与肛门直肠肌群的关系,从而准确地判断畸形的程度和类型,为手术术式的选择、手术的成功及减少术后并发症提供重要的信息。盆底 MRI 对术后排便功能评价是其主要价值之一,可以评估盆底肌肉状况、判断术后肛管直肠是否位于横纹肌复合体中央和进行 MRI 排便造影等。盆底 MRI 还可以同时发现其他伴发畸形,如脊柱畸形和泌尿生殖系统畸形等。

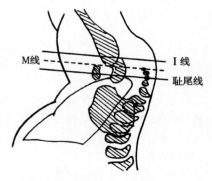

图 6-7-1　先天性肛门直肠畸形患儿的倒立位示意图
显示 I 线及 PC 线。

影像学检查

X 线倒置侧位片:患儿直肠盲端气体影低于 PC 线。逆行性尿道造影:直肠尿道球部瘘。

【问题 3】通过患儿的病史、临床表现和客观检查,患儿诊断为先天性肛门闭锁、直肠尿道瘘。如何判定先天性肛门直肠畸形的类型,以便制订下一步治疗方案?

思路 1　先天性肛门直肠畸形的诊断在临床上并不困难,但重要的是需要明确肛门闭锁的类型,直肠盲端有无瘘管及瘘管性质,还要注意有无伴发畸形等。

思路 2　外科医生需准确判定畸形类型,以便更合理地采取治疗措施。

知识点

先天性肛门直肠畸形的分类

传统分类以直肠末端与耻骨直肠肌关系分为高位、中位和低位三型。直肠盲端终止于肛提肌之上者为高位;位于耻骨直肠肌中者为中位;穿过该肌者为低位。

2005 年,德国 Krinkenbeck 举行的先天性肛门直肠畸形诊疗分型国际会议上,提出了新的分型标准,取消了原有的高位、中位、低位分型,根据瘘管不同进行分类,并增加了罕见畸形(表 6-7-1)。

表 6-7-1 先天性肛门直肠畸形国际诊断分型标准(Krinkenbeck,2005)

主要临床分型	罕见畸形
会阴(皮肤)瘘	球形结肠
直肠尿道瘘	直肠闭锁 / 狭窄
前列腺部瘘	直肠阴道瘘
尿道球部瘘	"H"瘘
直肠膀胱瘘	其他畸形
直肠前庭(舟状窝)瘘	
一穴肛(共同管长度<3cm、>3cm)	
肛门闭锁(无瘘)	
肛门狭窄	

与 Winspread 分类法相对应,上述分型中的会阴(皮肤)瘘、直肠前庭(舟状窝)瘘和肛门狭窄属于低位畸形,尿道球部瘘、肛门闭锁(无瘘)和多数直肠阴道瘘属于中位畸形,前列腺部瘘和直肠膀胱瘘为高位畸形。

【问题 4】通过上述标准判定,患儿为先天性肛门直肠畸形合并直肠尿道瘘,正确治疗是什么?

思路 1 在选择手术术式前,首先对该患儿进行术前评估,目的在于掌握患儿一般状态,能否耐受手术,有无合并畸形等情况。

知识点

先天性肛门直肠畸形外科治疗方案遵循的原则

术前综合评估:①患儿的发育情况及其对手术的耐受能力;②直肠盲端的位置及肛周肌肉发育情况;③瘘管的开口部位;④合并畸形对身体生长发育的影响。

手术原则:①挽救患儿生命;②术中尽量保留耻骨直肠肌和肛门括约肌,尽可能减少对盆腔神经的损伤,避免损伤尿道、会阴体,以最大限度保留原有的排便控制功能;③对早产儿、未成熟儿及有严重心脏血管畸形的患儿要简化手术操作,争取分期手术,先做结肠造瘘;④重视肛门直肠畸形的首次手术。

思路 2 该患儿为出生后第 2 日,中位先天性肛门直肠畸形,一般状态良好,经过相应检查,已经除外其他合并畸形,可根据畸形类型设计手术方案。

知识点

先天性肛门直肠畸形治疗方法及其适应证

1. 肛门扩张 适用于肛门狭窄。对于出生后未进行扩肛,或肛门开口极其狭小者,应选用会阴肛门成形术。

2. 会阴肛门成形术　适用于会阴瘘、肛门闭锁(低位无瘘)和直肠前庭瘘。一般须在出生后 1~2 日内完成手术,直肠前庭瘘因瘘孔较大,在一段时间内尚能维持正常排便,可于 3~6 个月后施行手术。

3. 后矢状入路肛门直肠成形术(posterior sagittal anorectal plasty,PSARP)　又称 Peña 术式。适用于直肠尿道瘘、阴道瘘、一穴肛和较高位置无瘘的肛门闭锁。该手术的主要优点是操作在直视下进行,并且符合生理、解剖关系,直肠末端通过耻骨直肠肌中心拖出较准确,且对括约肌组织损伤较小。

4. 腹腔镜肛门成形术　适用于直肠膀胱瘘、直肠前列腺部尿道瘘和部分一穴肛畸形。近年来,随着腔镜外科的迅速发展,腹腔镜肛门成形术日趋成熟,成为重要的治疗手段。

思路 3　患儿经过术前相关检查,除外并发畸形,可以进行手术。该患儿出生后第 2 日,发育良好,可以耐受根治性手术。经过商议,决定采用腹腔镜肛门成形术。

知识点

腹腔镜肛门成形术

手术种类:①腹腔镜三期肛门成形术,即新生儿期行结肠造口术,3~6 个月时行肛门成形术,然后关瘘;②腹腔镜二期肛门成形术,即新生儿期行结肠造口术,3~6 个月时肛门成形和关瘘手术同时完成;③腹腔镜新生儿一期肛门成形术。可根据患儿的一般状态和病情、综合考虑医院的设备条件和术者的经验,酌情选择一期、二期或三期腹腔镜肛门成形术。

腹腔镜能在直视下分离直肠尿道或膀胱(阴道)瘘及其周围组织以避免损伤尿道或阴道,充分游离直肠,准确地将肠管从横纹肌复合体中央穿过,减小了对盆底肌肉的损伤,减小了会阴部切口,降低了术后感染率,术后便秘的发生率也较低。

腹腔镜肛门成形术已在世界各地开展,但其应用的时间尚短、术后长期随访效果尚不明确,需进一步研究其远期治疗效果。

患儿手术情况和随访情况

患儿手术实施过程中,肛门括约肌复合体发育较差,刺激收缩反应弱。直肠尿道瘘结扎切断,直肠盲端经会阴肌肉复合体中心穿过,并成功拖出至拟成形肛门外口处。术后第 2 日拔出肛管,2 周后去除留置尿管,可正常排尿,但大便污便并伴失禁。

【问题 5】先天性肛门直肠畸形术后常见的并发症有哪些?

(1)肛门失禁:高位畸形多见,轻者腹泻时有肛周污粪,重者排便不能控制。失禁原因有些属先天性发育缺陷,有感觉和运动功能障碍,也有手术带来的后遗症。

(2)肛门狭窄:术后感染、直肠回缩,使肛门瘢痕愈合,又未及时扩肛,严重者继发巨结肠。故肛门成形术后,需要常规扩张肛门,一般术后 2 周开始,持续 3 个月至半年。

(3)直肠尿道瘘复发:原有瘘管缝扎不牢、直肠回缩和术后局部感染缝线脱落,尿液与粪液共同排出。直肠尿道瘘一旦复发,应采用手术修补,修补瘘管后应留置尿管,必要时行膀胱造瘘,使尿流通畅,保证局部在无张力下愈合。

(4)直肠黏膜脱垂:可能与会阴切口过大、肛门括约肌功能受损或直肠游离过多肛门不能完全闭合等有关。应根据情况采用直肠固定或脱垂肠管切除术。

(5)便秘:早期多因手术创伤、疼痛引起。术后肛门狭窄和直肠、乙状结肠扩张是术后便秘的主要原因。部分便秘、粪块嵌塞可造成潴留性便失禁。可采取扩肛、洗肠、调节饮食和排便训练等保守治疗。症状严重、保守治疗无效者,应再次手术切除扩张的直肠和乙状结肠。

【问题 6】先天性肛门直肠畸形经手术治疗后,术后排便功能障碍的问题如何解决?

先天性肛门直肠畸形术后排便功能障碍(便秘、便失禁)是最常见并且严重影响患儿生活质量的并发症。该患儿需要术后进行长期随访。随访中注意指导术后扩肛和肛门护理等后续治疗措施的正确实施。定期进行肛门功能检测,评估排便功能障碍的程度和改善情况。根据患儿排便功能障碍的病理类型和生活质量情况,进行针对性地治疗和康复。

知识点

术后便失禁的主要原因

1. 肛门外括约肌损伤。
2. 肛门切口过大或遗留黏膜较多,出现黏膜外翻。
3. 肛门切口感染哆开,直肠回缩,形成厚而硬的瘢痕,使肛门明显狭窄及闭合不全。
4. 高位畸形肛门成形术时,直肠盲端未能通过耻骨直肠肌环。
5. 在会阴部及盆腔分离直肠时,损伤神经,引起肛提肌或肛门外括约肌收缩无力。
6. 肛门直肠畸形伴有盆腔组织结构及神经发育的异常。
7. 肛门直肠畸形伴有结肠动力功能的异常。

【问题7】先天性肛门直肠畸形预后总体情况如何?

先天性肛门直肠畸形总病死率由过去的 25%~30% 降至 10% 左右,手术死亡率已降到 2% 左右。但由于先天性肛门直肠畸形的病理改变复杂,常合并泌尿系统等其他畸形,又处于排便控制系统发育逐渐完善时期,部分并发症症状直到青春期乃至成人期才表现出来,包括便秘、便失禁和性功能障碍等。因此,先天性肛门直肠畸形术后短时间的随访很难全面反映治疗的实际效果,术后远期随访至关重要。目前,国内多为单中心小样本短期随访的临床回顾性研究,尚需肛门直肠畸形患者大样本多中心的术后远期随访研究。

(白玉作)

第八节　脐膨出和腹裂

脐膨出(omphalocele)和腹裂(gastroschisis)均为先天性腹壁发育异常,是新生儿外科重症疾病之一。脐膨出是指腹壁发育不全,在脐带周围发生缺损,腹腔内脏由此膨出体外的先天畸形。腹裂是以腹腔内脏通过脐环的一侧(绝大多数为右侧)腹壁缺损脱出腹腔外为特征的先天畸形。

临床病例

患儿,男,孕 37^{+5} 周剖宫产,出生体重 2 300g。出生后 2 小时,因"脐部肿块"转诊,收治入 NICU。在孕 28^{+2} 周时,外院产检发现胎儿脐带根部肿块,大小约 3cm×2.5cm×2.5cm,疝入脐带,肿块内容物见肠管回声,肿块有包膜。2 小时前因"胎儿宫内窘迫"行剖宫产,出生后见脐带根部肿块突出,大小约 6cm×5cm×5cm,膨出的内脏表面覆有一层半透明、无血管的囊膜。囊膜略带白色,半透明。囊膜内可见肠管(图 6-8-1)。

出生后未母乳喂养,排尿 1 次,未排胎粪。

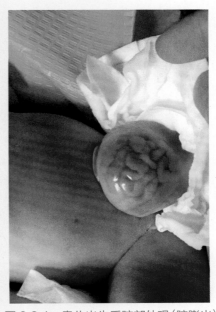

图 6-8-1　患儿出生后脐部外观(脐膨出)

【问题1】针对患儿产前检查结果,应进行哪些方面的思考?

思路1　妊娠12周后,如发现胎儿仍存在位于腹腔外的肠管,可诊断为病理性腹壁缺损。孕28周后,超声发现的胎儿脐根部肿块,有包膜,而不是见肠管漂浮在羊水内,应首先考虑诊断脐膨出。产前超声诊断脐膨出的阳性率75%。

思路2　产前诊断的脐膨出胎儿,需要注意测量胎儿腹围和疝出脏器的容量,检测胎儿生长发育,脐膨出胎儿容易出现宫内发育迟缓。产前检查及随访有利于指导分娩和出生后的治疗。

【问题2】产前诊断的脐膨出,除常规超声检查外,还需进行什么检查?

思路1　活产婴脐膨出发生率为1/5 000~2.5/5 000,脐膨出合并畸形率可达约80%,其中心脏占20%,法洛四联症和房间隔缺损最常见。

思路2　脐膨出胎儿较多、较严重者可合并心脏发育异常或染色体异常,为排除严重合并畸形,提高婴儿出生后救治率和生活质量,产前需要进行胎儿评估。

知识点

产前诊断脐膨出的评估项目

1. 产前超声　孕14周后,如肠管仍未还纳入腹腔内可以诊断脐膨出。
2. 染色体核型检查　妊娠早期羊水穿刺或胎儿绒毛取样查染色体畸形。
3. 胎儿标记物　检测母体血清甲胎蛋白和羊水乙酰胆碱酯酶。
4. 胎儿心脏超声　了解是否合并心血管畸形。

思路3　产前诊断的脐膨出合并染色体异常或明确综合征,可建议优生引产。产前诊断脐膨出合并严重心脏结构畸形或多发畸形,需要向家属充分交代病情,告知相关预后及出生后的生活质量,由家属选择是否引产。脐膨出不合并其他严重畸形的胎儿,孕期需要密切随访,评估分娩方式与时间,出生后积极治疗。

【问题3】患儿目前诊断考虑什么?需要与什么疾病相鉴别?

思路1　患儿出生后所见与产前超声图像符合,膨出内容物见肠管,故诊断为脐膨出。同时患儿孕37^{+5}周分娩,足月,体重小于2 500g,为足月小样儿、低体重出生儿。

思路2　脐膨出主要需要与腹裂(图6-8-2)鉴别(表6-8-1)。

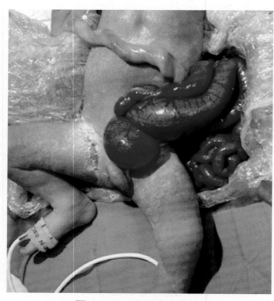

图6-8-2　腹裂患儿外观

表 6-8-1　脐膨出与腹裂的鉴别要点

鉴别要点	腹裂	脐膨出
位置	脐带右侧	脐环
缺损大小	小（2~4cm）	大（2~10cm）
脐带	正常	位置异常
包囊	无	有
膨出内容	多数肠管、胃，极少肝脏	多数肠管、部分肝脏，极少胃
肠管外观	可无光泽、水肿僵硬	颜色正常光润
肠旋转不良	存在	存在
腹腔容量	减小	减小
肠管功能	差、肠梗阻	正常
合并异常	10%~15% 消化道畸形，如肠闭锁 小于胎龄儿、早产儿	常见（30%~70%）合并其他系统畸形 脐膨出 - 巨舌 - 巨体综合征 13、15、18 三体综合征

思路 3　孕早期超声下很难区分腹裂与脐膨出，到孕中期以后，可通过以下方面鉴别两者。腹裂胎儿表现为：①正常发育的脐带；②腹腔疝出物无囊膜；③疝出脏器是否为肝脏或胃；④不含腹水；⑤肠壁增厚；⑥不合并其他畸形；⑦胎儿腹围停止增长。产前脐膨出破裂时两者鉴别困难。

【问题 4】腹壁缺损患儿的分型和病理特点有哪些？

脐膨出：根据膨出物分为小型和巨型（含肝脏）。小型腹壁缺损小于 5cm；巨型腹壁缺损直径大于 5cm，腹腔容积相对很小，此型通常伴有中肠不旋转或肠旋转不良。肝脏呈球形发育。

腹裂：脱出于腹腔外的脏器主要为胃、肠管，偶尔有生殖腺脱出。由于在胎儿早期肠管暴露在羊水中，脱出的肠管及肠系膜水肿增厚，肠管长度明显变短，运动及营养吸收功能障碍。

【问题 5】腹壁缺损（脐膨出和腹裂）处理原则是什么？

思路 1　对于产前诊断的腹部缺损不主张宫内修补。大多数腹部缺损患儿可以等到足月分娩。分娩方式的选择：巨型脐膨出应采用剖宫产术以免损伤膨出的肝脏；小型脐膨出和腹裂除有其他产科剖宫产指征外，应采用阴道分娩。

思路 2　产后脐膨出术前处理要点与腹裂相似。

知识点

腹壁缺损患儿术前处理要点

1. 仔细检查膨出囊膜是否完整，并立即用无菌纱布包裹。
2. 内脏暴露，体液蒸发，丢失水分和热量，应将患儿置于温暖、潮湿的环境中。
3. 一旦囊膜破裂，躯干及暴露内脏可用干净保鲜膜包起来。
4. 确保暴露肠管在腹壁开口水平不发生扭转。
5. 出生后即刻胃肠减压，减少呕吐和吸入性肺炎发生，防止肠胃道充气膨胀。
6. 静脉补液，补充水及电解质。腹裂患儿液体需要量是正常足月儿的 2~3 倍，输等张液体。一旦液体补足，中心静脉置管进行胃肠外营养。
7. 预防性应用抗生素。
8. 通过超声、放射学等辅助检查，进一步诊断或除外合并的畸形。
9. 腹裂患儿术前灌肠用温生理盐水，便于手术还纳肠管。

思路 3　腹部缺损的处理主要是回纳脏器入腹腔。

知识点

腹壁缺损手术方法的选择

1. 一期修补术　适用于小型缺损。腹内压力不超过 20mmHg，腹壁一期缝合。缝合前仔细检查肠管，如确认肠闭锁且肠管血运良好，则行一期吻合；条件不允许时，则进行肠造瘘。腹裂术中用温盐水清洗暴露肠管。麻醉下尽可能将肠道内胎粪自肛门挤出。必要时延长缺损裂口，以便肠管还纳。目前有麻醉下不缝合一期回纳复位术，主要适用肠管相对健康、早期接受手术的患儿。

2. 延期修补术　巨大腹壁缺损、腹腔压力明显增高者，置 silo 袋。悬吊 silo 袋顶部，利用膨出脏器自身重量使其回落。在患儿耐受情况下，每 12~24 小时挤压 silo 袋 1 次，将脱出脏器慢慢回纳入腹腔，7~10 日可回纳脱出脏器，二次手术缝合腹壁。术后如腹压高影响呼吸，可适当给予呼吸支持。

3. 二期修补术　先形成腹壁疝，12~24 个月后行二期手术。

4. 保守治疗　适用于巨大脐膨出同时合并严重肺发育不良或早产、合并严重畸形，不能耐受手术治疗者。目前常使用磺胺嘧啶银涂抹，使囊膜形成一层干痂，周围皮肤上皮细胞向中央生长，形成缺损皮缘覆盖整个囊膜，在患儿其他问题改善后择期修补腹壁疝。

入院后治疗

患儿入院后完善各项检查，血气正常，凝血功能正常。腹部超声、心脏超声检查未发现其他严重合并畸形，腹部平片提示脐膨出外，肠道充气未见异常。

体格检查：无特殊面容，皮肤、巩膜无黄染，呼吸稳定，脐部体征同前，囊膜由透明变浑浊，略显干燥，未破裂。无呕吐。检查过程中患儿排胎粪 1 次，量多。

患儿在入院后 6 小时，进行了手术治疗。术中检测膀胱压力，维持在 15~18mmHg，检查肠管合并肠旋转不良，因不引起梗阻，未进行处理，未合并肠闭锁。手术进行了一期回纳修补。术后胃肠减压至引流量减少、色变白，静脉营养支持至经口喂养量达需要量一半，抗生素使用 1 周，于术后 26 日出院。出院时患儿达到完全经口喂养，体重略有增加。腹壁伤口愈合可。出院后随访，体重增加，进食好，大小便正常。

【问题 6】腹壁缺损的术后处理应注意些什么？

(1) 注意呼吸管理，必要时给予呼吸机支持。

(2) 禁食、持续胃肠减压；当胃肠功能恢复时可以开始喂养。

(3) 静脉营养支持，补充血浆白蛋白。

(4) 如为一期手术，短期内应用抗生素；如为分期手术，需长期应用；使用广谱抗生素，并应注意预防真菌感染。

【问题 7】腹部缺损术后的相关并发症包括哪些？

思路 1　共同的并发症：①呼吸困难，因原合并有肺发育不良或由于将大量脱出物还纳于狭小的腹腔，引起腹压升高，横膈的位置提高而造成的呼吸障碍，应及时给予呼吸支持；②全身水肿，因膨出脏器还纳后下腔静脉受压。因此，治疗大型脐膨出时要循序渐进，不要急于关闭腹腔缺损。

思路 2　腹裂相关的特殊并发症：①坏死性小肠结肠炎；②短肠综合征；③耐受肠道喂养时间延迟。

【问题 8】腹壁缺损疾病的总体预后怎样？

思路 1　脐膨出的存活率为 70%~95%。预后主要取决于是否合并畸形及合并畸形的严重程度，合并危及生命的结构或染色体异常者预后差，在进行任何进一步治疗前都要与新生儿病学专家及家长进行讨论。如无染色体异常、严重的肺或心脏畸形，绝大多数患儿存活并能正常生长发育。

思路 2　腹裂患儿的预后取决于肠管的条件。在临床应用肠外营养以后，目前发达国家存活率可高达 90% 以上。腹裂由于短肠综合征需要长期应用 TPN，或尽管肠管长度正常但是不能耐受肠道喂养的患儿在出生后前 2 年的死亡率为 50%。此类患儿多数需要另外的手术，通常是粘连性肠梗阻，少部分短肠综合征或长期肠动力功能紊乱患儿，最终需要肠移植术。

【问题 9】影响腹裂患儿的预后因素有哪些？（拓展思考）

分娩的时间、分娩方式和地点可以影响腹裂患儿的结果。

分娩时间：有学者提出对腹裂患儿可以提前分娩以减少肠管暴露于羊水造成的损伤。虽然仍存在争议，很多医院或中心选择在孕37周分娩，此时肺发育成熟。但也有提出反对意见者。

分娩方式：很多回顾性研究比较剖宫产和阴道分娩，大多数证明剖宫产没有益处。实际上腹裂胎儿平均到孕37周就自然分娩。

分娩地点：产前诊断有助于孕妇选择分娩医院，应该在有新生儿和小儿外科专家的医院分娩。使得腹裂胎儿一旦出生即可得到及时、正确的治疗和护理。

知识点

腹壁缺损患儿的产期诊断及处理流程见图6-8-3。

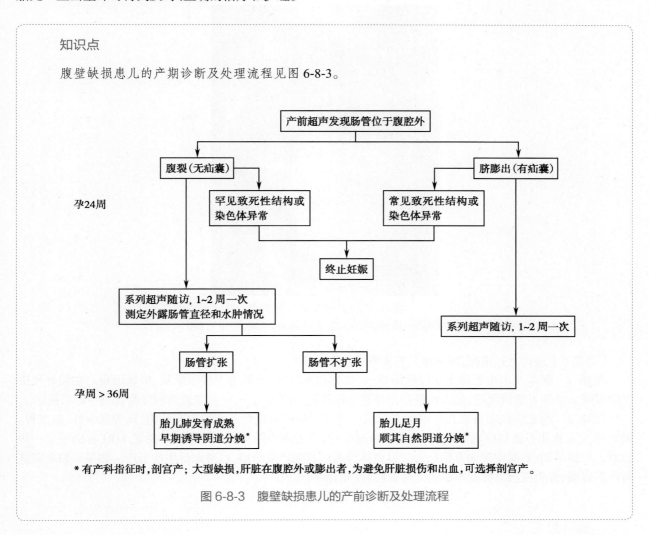

图6-8-3　腹壁缺损患儿的产前诊断及处理流程

（沈　淳）

第九节　膈肌缺损性疾病

一、先天性膈疝

先天性膈疝这里主要指后外侧膈疝，是由于胚胎发育异常，后外侧膈肌缺损、部分腹腔脏器进入胸腔，导致同侧及对侧肺泡、支气管及肺血管发育不良。它不仅是一种解剖关系异常，而且由于胚胎早期始动因素和早期解剖关系异常的压迫因素所共同导致的呼吸、循环等多个系统异常。尽管近年来膈疝的诊断、监护及治疗水平取得了长足进步，许多中心重症膈疝的死亡率仍有30%~60%。因而先天性膈疝仍是摆在小儿外科医生面前极具挑战性的疾病。

临床病例

患儿，男，孕 37 周早产，出生体重 2.8kg，其母孕 2 产 1。患儿出生 1 分钟 Apgar 评分 8 分，出生后 2 小时出现呼吸急促，口唇青紫，经吸氧、吸痰后好转，后反复发热、呼吸急促，并伴有呕吐入院。体格检查：患儿口唇略紫，血氧饱和度在吸氧浓度 40% 时可波动于 85%~95%，左侧胸腔未闻及呼吸音，拟诊吸入性肺炎。实验室检查：血 pH 7.21，BE −10mmol/L，PO_2 58mmHg，PCO_2 55mmHg。床旁胸部 X 线检查见图 6-9-1。要求小儿外科医生会诊并提出治疗意见。

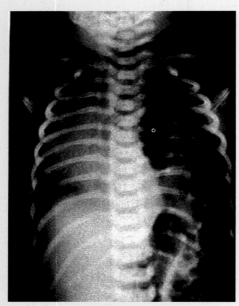

图 6-9-1 床旁胸部 X 线检查

左侧膈肌缺损，胸腔内大量充气肠道，纵隔、心脏右移。

【问题 1】通过上述情况，对该患儿初步考虑什么诊断？

思路 1 新生儿出生后即出现呼吸困难、血氧饱和度降低，首先考虑呼吸受限、摄氧困难。在除外气道梗阻及吸入性肺炎的情况后，先天性膈疝是外科比较常见的原因之一，一般常规的胸腹联合摄片即可提示。

思路 2 病史应该完善患儿产前检查情况。当孕期超声发现胎儿胸腔内有肿物，且表现为肝、肠或胃，同时可发现胎儿心脏移位到对侧，腹腔内容物减少时，需考虑诊断为先天性膈疝。胎儿 MRI 有助于进一步诊断。妊娠早期、妊娠中期胎儿膈疝合并染色体异常或其他严重畸形，可考虑优生性引产。如果孕妇来院进行产前咨询，医生应该掌握基本的先天性膈疝的产前诊断知识。

知识点

先天性膈疝产前会诊要点

1. 超声典型的特征是腹部脏器进入胸腔并产生压迫。

2. 胎儿超声测量的肺 - 头比（LHR）是决定患儿预后的最关键因素，孕 24~26 周时 LHR>1.4 预后较好，LHR<1.0 时，属高危。左侧膈疝，右肺 LHR 为四腔心水平右肺最大长径乘以最宽横径除以胎头周长，最后除以预期 LHR［LHR=−2.218 4+（0.268 4×孕周）−（0.003 2×孕周^2）］，该修正比值将更为客观。

3. 肝脏疝入胸腔及确诊时胎龄小于 25 周，也被列为高危因素。

4. 当超声检测出现困难时，超高速 MRI 可以准确测量胎儿肺容积。

思路 3 患儿出生后 2 小时出现呼吸急促，口唇青紫，并伴有呕吐。左侧胸腔未闻及呼吸音。这些都是先天性膈疝的典型症状。

> 知识点
>
> **先天性膈疝常见症状**
>
> 1. 新生儿期　①呼吸系统症状:出生后数小时即出现阵发性呼吸困难、呼吸急促、发绀;②消化系统症状:脏器位置改变会出现呕吐;③循环系统症状:持续性肺动脉高压可出现呼吸短促、酸中毒、低氧血症、高碳酸血症、低体温、低血钙、低血镁等;④体征:患侧胸部呼吸运动减弱,心脏向健侧移位;胸壁叩诊可呈浊音或鼓音,无呼吸音,有时有肠鸣音。当疝入胸腔脏器较多时会出现舟状腹。
>
> 2. 婴幼儿及儿童期　往往膈肌缺损较小,对肺的发育影响较小,表现为反复的上呼吸道感染,有时无明显症状,仅在胸部 X 线检查时偶尔发现异常。部分患儿有明显的慢性消化道症状和反复的咳嗽、发热。
>
> 部分患儿突然出现呼吸急促,明显的呼吸困难和发绀,辗转不安并伴有胸骨后疼痛和腹痛,常伴有呕吐咖啡色胃内容物,并有肠梗阻表现,考虑疝嵌顿。

【问题2】患儿目前的诊断是什么?

思路1　根据病史、体格检查及胸片,诊断为新生儿先天性膈疝(后外侧膈疝)。

> 知识点
>
> **先天性膈疝胸片诊断要点**
>
> 1. 摄片应包括胸廓和上腹部,以便观察膈肌进行胸腹部对比。
>
> 2. X 线上表现为膈肌横行边界中断、不清或消失;胸腔内含有液气平面或蜂窝状积气肠管影像与腹腔相连。
>
> 3. 患侧肺萎缩,纵隔向健侧移位。可行上消化道造影,由胃管内注入少许含碘对比剂,观察是否有胸腔内消化道影像。

思路2　对于该患儿还应该了解其伴发畸形。先天性膈疝往往伴发心血管系统畸形,其他畸形还包括泌尿生殖系统畸形、神经管发育缺陷、肺隔离症等。

思路3　患儿口唇青紫实际是外周血氧合较差的表现,这是先天性膈疝的病理生理特点所致。

> 知识点
>
> **先天性膈疝的病理生理要点**
>
> 1. 肺发育不良　肺重量和体积减小,肺泡及支气管数目减少,肺泡成熟度明显降低,同时肺泡间隔厚度增加,进一步影响气体交换。
>
> 2. 肺血管发育不良　肺动脉肌层增厚,肺血管分支明显减少,功能上出现肺血管反应性增加,阻力增高,最终出现肺动脉高压。
>
> 3. 胎儿循环　肺动脉压力增高,血流通过未闭的动脉导管或卵圆孔出现右向左分流,而分流所导致的缺氧则进一步加重肺动脉高压状态。
>
> 4. 表面活性物质的缺乏及 Ⅱ 型肺泡细胞的功能不全。
>
> 5. 血管内皮细胞生长因子、胰岛素生长因子等分子缺乏。

思路4　该患儿鉴别诊断需要考虑一些先天性肺部畸形。

知识点

先天性膈疝的鉴别诊断

1. 膈膨升　有膈肌组织,但较薄弱,X 线透视或动态超声可观察到反常运动的膜状膈肌。有疝囊的膈疝常很难与之区分,膈疝疝囊内通常不含肌性成分。

2. 胸骨后疝　患儿多无症状,X 线检查偶然发现,需要 CT 协助判断疝入脏器的位置,有嵌顿时需要急诊手术。

3. 肺部囊性病　胸片示患侧肺囊性病变导致肺不张,纵隔、气管移位。

4. 隔离肺　X 线为密度不均匀增强的阴影,边界清楚,胸部增强 CT 和 MRI 可清晰显示异常供血动脉进入隔离肺区域,部分隔离肺可延伸到腹腔。

5. 肺发育不良　一侧肺不发育在 X 线胸片上见患侧胸腔密度均匀致密,其内缺乏充气的肺组织及支气管影和血管纹理的痕迹,心脏和纵隔结构均移向患侧,对侧正常肺呈不同程度的代偿性肺过度充气,CT 或 MRI 可明确诊断。

【问题 3】目前对该患儿应如何进行治疗?

思路 1　先天性膈疝治疗分为产前治疗和产后治疗两方面,产前治疗目前多数还处于试验阶段,主要包括产前糖皮质激素的治疗和产前手术。

思路 2　产前干预手术是重要的研究方向,目前开展的先天性膈疝胎儿干预研究主要是针对肝脏疝入胸腔、LHR<1.0 的膈疝胎儿,进行短期、可逆性胎儿气道堵塞治疗。通常可在孕 24~26 周放置气道球囊堵塞气道,在孕 32~34 周取出球囊解除气道梗阻,等待接近足月分娩,但其长期效果尚未确定,临床不宜推广。

思路 3　患儿出生处理是必须掌握的要点。病例资料中,目前患儿生命体征平稳,应注意保温、预防感染、心脏超声监测肺动脉高压。血气分析结果显示氧合不足、二氧化碳潴留导致酸中毒,所以首先应改变体位(斜坡卧位),胃肠减压以减少肺部受压,吸氧并考虑是否进一步呼吸机辅助呼吸,吸氧尽可能避免面罩吸氧以防止胃肠道压力升高增加胸腔压力。而呼吸机辅助通气,减少气压伤是其主要原则。患儿 PO_2 低于 60mmHg,PCO_2 大于 40mmHg,碱剩余 −10mmol/L,可给予以 5% 碳酸氢钠(ml)$[(|BE|-3)\times 0.5 \times$ 体重(kg)$]$,先半量使用,并每隔 6 小时检测其变化。

知识点

出生后膈疝的处理要点

1. 保温、适当斜坡卧位。
2. 胃肠减压。
3. 吸氧,需尽可能避免面罩吸氧以防止胃肠道压力升高增加胸腔压力。
4. 监测血气分析指标、纠治酸中毒。
5. 预防感染。
6. 呼吸机辅助呼吸、心脏超声监测肺动脉高压等。

思路 4　可等待血流动力学及血气指标相对稳定后进行手术,通常可适当延期 24~72 小时,但当各种辅助手段均无法稳定病情时,需急诊手术。

知识点

延期手术的概念

"延期手术"是延长术前准备时间,尽可能先改善患儿内环境并保持血流动力学稳定再手术,适当的术前稳定和多种呼吸辅助手段的应用,可以给手术提供更充分的准备时间,但延期并无统一的时间标准,且等待期间需注意有无消化道症状,以免发生嵌顿。

思路5　该患儿具备手术修补膈肌的指征,需要进行术前准备。

思路6　目前患儿存在低氧血症,应该立即进行呼吸道管理和辅助呼吸以改善缺氧,纠正血氧饱和度及酸中毒情况。

知识点

膈疝呼吸机辅助呼吸原则

最初采用控制通气模式(CMV),维持呼吸频率30~60次/min,呼吸压峰值20~30cmH$_2$O,呼吸末正压通气(PEEP)3~5cmH$_2$O,定容呼吸气流总量控制在6~8L/min。有效时,限制吸气峰压在14.7mmHg(1.96kPa)左右,允许PaCO$_2$适当上升,即允许性高碳酸血症,导管前血氧饱和度(SaO$_2$)>90%,保持PaCO$_2$<60mmHg(8kPa)即可,避免引发不必要的气道损伤。

【问题4】该患儿目前如何选择手术方式?

先天性膈疝手术为膈肌修补术,入路可选择经腹手术或经胸手术,目前操作大多选择包括腹腔镜和胸腔镜的微创操作。经腹膈肌修补的开放手术最为常用,经胸腔镜的微创操作则更容易操作。对于较大的膈肌缺损可以考虑补片或皮瓣修补。

知识点

各种手术方法的适应范围

1. 开腹手术　适用于新生儿和婴幼儿的左侧膈疝及部分肝脏疝入较少的右侧膈疝。可同时纠正肠旋转不良等伴发畸形。

2. 经胸手术　较大患儿常有肺部反复感染,疝入脏器形成与肺和胸壁炎性粘连。此外,右侧肝脏疝入较多的患儿肝脏会嵌闭疝环,经胸手术相对方便。

3. 腹腔镜、胸腔镜手术　胸腔镜膈疝修补术近年已成为主流,其优势是手术视野比较清晰,胸腔正压有利于回纳肠管,但少数可能存在的肠道畸形容易被忽略。

4. 膈肌缺损较大的膈疝修补　较大的膈疝难以直接进行修补,可采用Gore-Tex补片或腹横肌带蒂肌瓣、背阔肌瓣用来修补膈肌。

膈肌缺损大小的分级(图片)

5. 膈肌缺损大小的判断　膈肌缺损大小分为4个级别:A级,膈肌缺损周围均有肌肉组织附着;B级,膈肌缺损<50%胸壁;C级,膈肌缺损>50%胸壁;D级,单侧几乎全部膈肌缺损。如此分级有助于对患者分层分析。

【问题5】目前如何进行术前谈话和家属沟通?

先天性膈疝特别是重症膈疝是新生儿外科严重的疾病,死亡率非常高,并发症也很多,此时及时、认真、全面和不断地沟通非常重要,既要说明疾病的严重性,又要给予家长信心,这是临床需要掌握的技巧。

思路1　首先要充分了解术后并发症,也就是家属通常要问的后遗症。

知识点

膈疝术后常见并发症

(1)肺功能异常。

(2)胃食管反流。

(3)膈疝复发。

(4)生长发育障碍及神经功能异常。

思路 2　谈话前做好充分的准备。

1. 作图告知家长目前孩子的解剖异常。
2. 详细告知术前准备工作及目的。
3. 详细告知手术操作原则和可能的并发症及意外。
4. 详细告知术后处理的主要方法,特别是辅助呼吸问题。
5. 告知不同程度膈疝住院费用与住院治疗时间有较大差别。
6. 最好同时告知今后随访的必要性和随访的周期。

患儿围手术期监护及手术探查情况

患儿入院后将其置入暖箱,取斜坡位,进行胃肠减压并予以预防感染,补液,碳酸氢钠纠正酸中毒。术前心脏超声显示患儿有室间隔缺损,直径约 2mm,可见双向分流,肺动脉流速偏高,肺动脉高压,患儿吸氧浓度 40% 时血氧饱和度约 90%,但不稳定,改为高频通气后,患儿血氧饱和度可维持在 92%,情况稍稳定,且各项准备工作就绪后,于入院 18 小时,行急诊手术。手术采用左肋缘下切口:①找到缺损后,将 12 号导尿管经缺损插入胸腔,注入少量空气将胃、小肠、结肠与脾脏逐一回纳;②游离膈肌边缘,切除部分囊皮样结构;③修补关闭膈肌缺损,缺损两边采用不吸收 7 号丝线做间断缝合,缝合最后一针时向胸腔插入排气管,加压膨肺,同时抽气,打结,未放置胸腔引流管。

术后患儿返回 NICU,第 1 日血氧饱和度在常规通气下可达到 99%,但第 2 日出现血氧饱和度下降,经改为低压高频通气后逐渐好转,术后 4 日顺利拔管,开始喂养,术后 8 日出院。

【问题 6】为何术后解除了肺部压迫仍会再次出现氧合下降?

术后早期解除压迫,可获得较好氧合,但术后经过"蜜月期"会再次出现由于肺血管发育不良,肺动脉高压,肺循环阻力增加导致的肺部氧合再次障碍,这是患儿术后死亡的重要原因。

【问题 7】术后重点应监护哪些项目?

术后监护的重点仍是对肺发育不良的监护,常规继续机械辅助通气,注意气胸的发生,有气胸时胸腔内应置入引流管,低负压吸引。胃肠减压、补液及抗生素治疗。对于未成熟儿(孕<34 周)、颅内出血或合伴严重畸形等不但要进行头颅超声监护,注意是否有再活动性出血,是否加用肝素治疗外,还需进行心电监护。

【问题 8】有关先天性重症膈疝的研究包括哪些? (知识拓展)

1. 先天性膈疝的病因目前尚不清楚,有待基础胚胎学及分子生物学研究的突破。
2. 延期手术的终点设定,需要更多病例的随机对照研究来证实。
3. 如何采用合理的生物材料修补膈肌缺损,有待进一步细化研究。
4. 高频振荡通气大大加速了气体的弥散过程,有效地降低了气道及肺损伤的发生率。
5. ECMO 一方面可以缓解患儿呼吸功能不全的低氧合状态,另一方面可以切断持续性肺动脉高压的恶性循环状态,使用指征包括:①肺泡 - 肺小动脉氧张力差(AaO_2)>610mmHg 长达 8 小时或 AaO_2>605mmHg 长达 4 小时同时吸气峰压(PIP)>3.8kPa;多次血气分析氧合指数(OI)>40。②急性呼吸状况恶化,PaO_2<40mmHg 或 pH<7.15 达 2 小时,以及纠正酸中毒治疗后 pH<7.40 和 PaO_2<50mmHg 长达 3 小时。③有气压伤症状。禁忌证:出生体重<2 000g,妊娠时间<34 周;机械通气>10 日;主要脑血管出血及血液高凝状态;严重的先天畸形等。
6. 产前膈疝 LHR 的评估需要标准化。
7. 先天性膈疝可根据膈肌缺损的大小分层研究。

二、先天性膈膨升

先天性膈膨升发生率约为 4%,由于膈肌膨升的程度不同,其临床症状出现的早晚也不同,临床发病率约 1/10 000。先天性膈膨升一般左侧比右侧多见。而部分性膈膨升则右侧多见,有少数为双侧膈膨升。

在胚胎第 8~10 周,中胚层的肌颈节长入胸膜腹膜皱褶,最终发育成为横膈。如果肌层不能顺利长入横膈,将形成一侧或双侧完全性膈膨升,如果仅部分长入横膈引起肌发育不良或肌纤维消失则形成局限性膈膨升。病理上根据膈肌的肌化程度分为三种类型,包括完全性膈膨升、部分性膈膨升和双侧型膈膨升。

临床资料

患儿，男，2岁。因"咳嗽伴发热"入院。门诊检查发现左侧肠管在胸腔，因此收住入院。既往患儿曾多次呼吸道感染，予以门诊抗感染治疗，口服药物好转，无传染病病史及家族遗传性疾病，按序预防接种。患儿左侧胸腔叩诊呈浊音，左侧胸部听诊呼吸音低，右下肺可闻及少量湿啰音及哮鸣音，心浊音界右移，腹部无压痛。实验室检查：RBC 3.9×10^{12}/L，BLP 115×10^{9}/L，WBC 9.0×10^{9}/L，CRP 12mg/L。血气分析：动脉血pH 7.35，BE 1mmol/L，K^+ 3.9mmol/L，Na^+ 145mmol/L，Cl^- 99mmol/L，PO_2 70mmHg，PCO_2 30mmHg。胸部X线检查：左侧膈肌抬高，部分胃及肠管向胸腔突出，纵隔向右侧移位，透视下可见纵隔摆动（图6-9-2）。

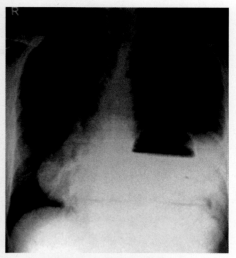

图6-9-2　胸部X线检查
左侧膈肌抬高，部分胃及肠管向胸腔突出，
纵隔向右侧移位。

【问题1】通过上述情况，对该患儿初步考虑什么诊断？

患儿因呼吸道感染多次发作，体格检查左肺呼吸音低，叩诊呈浊音，应该考虑胸部先天畸形可能。患儿胸片显示左侧膈肌抬高，胃和肠管进入胸腔，上方可见隔膜样结构。诊断应为膈肌病变，膈膨升或有疝囊的膈疝。如果透视下可见纵隔摆动，多数为膈膨升。

【问题2】哪些膈膨升需要手术治疗？

患儿呼吸困难或反复感染，X线发现膈肌位置抬高达第3~4肋间，双侧膈肌有矛盾呼吸运动时需要安排择期手术。临床症状是重要的手术参考依据，对于膈肌抬高仅2~3个肋间，但有明显临床症状也需早期手术。心脏病术后引发的膈膨升，如无明显临床症状，可密切随访6个月，部分患儿有恢复的可能。手术目的是消除矛盾呼吸，稳定纵隔摆动，恢复膈肌正常位置，从而增加肺潮气量。

【问题3】术前谈话重点是什么？

患儿往往肺部受压，肺部感染，所以肺功能存在问题，谈话重点是术中麻醉安全问题，术后复发也是较为常见的谈话要点。

知识点

先天性膈膨升临床表现

1. 多数为胸片偶然发现，常在新生儿期及婴幼儿期出现症状，以呼吸困难及反复呼吸道感染为主。

2. 体格检查可见发绀，胸壁活动减少，叩诊出现浊音，患侧呼吸音减弱或消失，有时可听到肠鸣音。

3. 胸片见患侧膈肌抬高，其下方为充气胃肠道影。透视下可见患侧膈肌膨升部分与健侧膈肌有"矛盾呼吸"现象，有时可见肺不张。

4. 肺功能检查可显著异常。肺被压缩，肺容量和肺活量均明显减少。

诊治经过

患儿入院后经化痰对症治疗，肺部感染情况明显好转，入院第3日胸腔镜辅助下予以膈肌折叠，术后复查胸片显示膈肌恢复到腋前线第9肋间水平。术后随访1年，患儿恢复良好，其间无呼吸道感染，检查胸片膈肌维持在第9肋间水平。

【问题4】先天性膈膨升和膈疝有什么区别？

膈膨升和先天性膈疝在影像学上有时很难区分，膈疝通常为膈肌的缺损或膈肌仅一层上皮细胞构成的膜性结构；膈膨升的膈肌则有完整的肌层，只是膈肌张力较弱。

【问题5】先天性膈膨升一般选择何种手术方式？

临床研究证明，不管哪种手术方式，膈肌折叠修补后，患儿肺功能都会一定程度得到恢复，胸腔镜是目前的首选，膈膨升术后复发率1%~2%。

知识点

膈肌折叠的手术及缝合方式

1. 经胸开放手术　选择第6~8肋间进胸，将膨升的膈肌提起，间断或连续缝合，然后将膈肌多出部分反折覆盖（可带垫片）。

2. 胸腔镜手术　肩胛下角水平腋中线放目镜，操作钳在上下两肋间，缝合方式同开放手术，通常类似折扇多重折叠缝合较为便捷。

3. 腹腔镜手术　其优势是可以防止缝合损伤腹部器官，且trocar活动范围不受肋骨限制，但由于胸腔负压，常需要刺破膈肌造成气胸，并松解肝镰状韧带，才便于牵拉膈肌进行缝合。

膈肌带垫片多重折叠缝合（图片）

【问题6】先天性膈膨升术后处理原则是什么？并发症如何防治？

患儿术后早期复查胸片观察气胸吸收情况。常见并发症有感染、气胸及腹部脏器损伤，为避免气胸，术中操作避免损伤脏层胸膜，术后需麻醉医生配合膨肺的同时予以抽气，减少气体残留。术中缝合尽可能提高膈肌，缝合深度适中。

三、食管裂孔疝

通常膈肌从T_{10}水平包绕食管下段形成膈食管裂孔，由于先天性原因导致膈肌食管裂孔、膈下食管段、胃之间的结构发生异常，出现膈下食管、贲门、胃底随腹压上升而进入纵隔，以及胃内容物向食管反流，称之为先天性食管裂孔疝。本病欧美地区发病率高达0.5%，但出现症状者仅占其中的5%。

临床病例

患儿，男，11个月，足月产，体重6.5kg。母孕1产1。因"反复呕吐及呼吸道感染，喂养困难"就诊。患儿呕吐与进食无明显关联，呕吐物偶有咖啡色物质，呼吸道感染平均1~2个月发作1次。门诊胸部X线侧位片检查发现纵隔后方含气阴影（图6-9-3）。

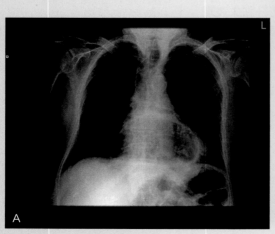
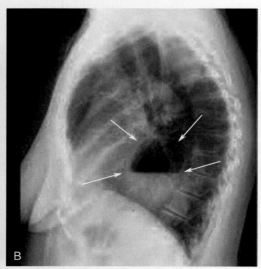

图6-9-3　胸部X线检查
纵隔后方含气阴影，提示食管裂孔疝。

【问题1】通过上述情况,对该患儿初步考虑什么诊断?

思路1　患儿出生后反复呕吐合并呼吸道感染,且11个月体重明显低于同年龄段正常儿童,胃食管反流是最为常见的原因,而食管裂孔疝是其重要的基础疾病之一。结合侧位胸片,心影后方含气影,高度怀疑是消化道向上疝入胸腔。

> 知识点
>
> ### 食管裂孔疝的主要临床表现
>
> 1. 消化道症状　①呕吐:轻微者仅溢奶,严重者呈喷射性,平卧或夜间比较频繁;②呕血、便血:反流性食管炎,可有慢性呕血和便血,导致贫血和发育不良;③吞咽困难:反复食管炎,肌层纤维化,导致食管短缩、狭窄,出现吞咽困难。
> 2. 呼吸道症状　反流多见于夜间,可造成误吸,上呼吸道反复感染,近一半患儿以此前来就诊。部分患儿诱发哮喘。

思路2　频繁呕吐及反复的呼吸道感染,影响患儿生长发育,需考虑食管裂孔疝,进一步X线钡餐、食管内镜、食管压力及pH测定可协助确定诊断。

> 知识点
>
> ### 食管裂孔疝常用的辅助检查方法
>
> 1. X线检查　可以明确解剖结构异常。
> 2. 胃镜　食管黏膜充血、水肿、糜烂、狭窄及贲门松弛,见胃黏膜疝入。
> 3. $^{99}Tc^m$核素显像　核素显像反映胃食管反流,动态观察判断食管清除率及食管的排空情况。
> 4. 食管pH动态24小时监测　记录标记进食、睡眠、体位、呕吐的起止时间,pH<4定为反流,反流持续时间、次数是指导治疗的依据。
> 5. 食管压力的测定　食管下段高压区,在食管裂孔疝时压力下降。观察食管下段的压力及胃、食管压力差,对手术方案及疗效的评价有一定意义。

患儿辅助检查

患儿食管吞钡及胃镜检查结果见图6-9-4;24小时pH测定结果为中重度反流。胃镜检查发现食管下端轻度炎症,未见明显的瘢痕狭窄,由胃部向上见贲门附近及胃底向上方突入,食管下端测压显示压力下降。

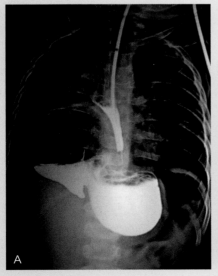
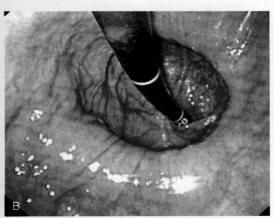

图6-9-4　食管吞钡(A)和胃镜检查(B)

【问题2】应如何分析食管裂孔疝各项检查结果?

思路1　从 X 线消化道造影结果来看,患儿大部分胃向上疝入胸腔,为巨大疝,两侧膈肌完整,考虑为食管裂孔疝;从类型上由于胃食管连接处结构均移位,且膈肌缺损较大,故考虑为混合型,食管 pH 测定进一步证实了反流的程度。

知识点

先天性食管裂孔疝的分型

1. 滑动型食管裂孔疝　膈食管韧带、膈肌角、胃悬韧带发育不良、松弛,食管裂孔开大,腹压增大时,腹腔食管、贲门和胃底依次滑入膈上,平卧后回纳。

2. 食管旁疝　当胚胎早期食管两侧隐窝持续存在时,食管裂孔后方膈肌出现缺损,胃大弯及部分胃体沿贲门及幽门长轴突向食管后方,形成食管旁疝。

3. 混合型　随着病情发展,食管裂孔扩大明显,膈食管韧带松弛,贲门、胃底可在食管裂孔上下滑动,胃底疝入胸腔并可扭转,临床常表现为巨大疝。

思路2　患儿胃镜检查也可以清晰地显示胃底及贲门周围有胃组织向上方膨出。食管下段测压压力下降,说明胃底折叠重建食管下段高压区的必要性。

【问题3】该患儿的治疗原则有哪些?

思路1　治疗目的主要是消除反流、缓解压迫、预防食管炎症及胃扭转嵌顿。对于食管旁疝和混合型疝由于有胃出血、穿孔、梗阻、扭转危险及呼吸系统症状,通常主张手术治疗;而滑动性食管裂孔疝需根据反流程度及临床症状轻重进行决定,可先保守治疗,2~3 个月复查 1 次,观察疝形状变化,如反流严重,食管炎症明显且临床症状难以消除时可考虑手术。

知识点

先天性食管裂孔疝保守治疗

1. 将患儿置于 60°~90° 半坐卧位。
2. 给予少量多次稠厚食物。
3. 适当使用 H_2 受体拮抗剂或质子泵抑制剂。
4. 疗程通常为 3 个月左右。

思路2　食管裂孔疝常用的手术方法为经胸腹联合手术和经腹手术两大类,多数食管裂孔疝可通过经腹手术,游离食管下端,修补膈肌裂孔,同时行胃底折叠(图 6-9-5);食管粘连严重可胸腹联合手术,必要时可行胃底修整手术延长食管。

思路3　腹腔镜手术在食管裂孔疝治疗中有着不可替代的作用,且技术基本成熟,已逐步从多孔腹腔镜手术向单孔腹腔镜手术发展。

知识点

不同方法胃底折叠术示意图见图 6-9-5。

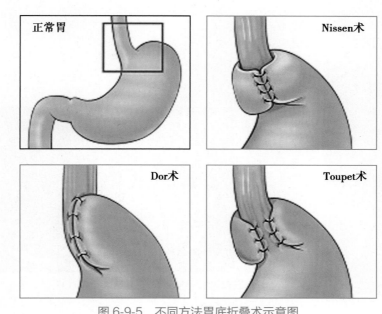

图 6-9-5　不同方法胃底折叠术示意图

【问题 4】如何进行术前谈话?

该病术前谈话要点是食管裂孔疝治疗方法,如果胃底折叠过紧,容易引起吞咽困难,需要术后扩张,如果过松,则复发机会比较大。术前需要交代复发的可能,即有可能再手术。

患儿术中探查结果及术后随访

患儿完成入院检查后于入院第 5 日行腹腔镜手术。术中充分游离食管下段 2.5cm,注意避免损伤迷走神经,用纱条向下牵拉食管,食管内插入 12 号左右较粗胃管,以免食管狭窄,修补膈肌角裂孔 2 针后将胃底绕食管后方 360°(Nissen 术)在前壁汇合,缝合 3 针,包绕食管下端约 2cm。检查无出血,关闭手术切口。患儿术后 3 日进食,1 个月后随访膈肌及食管包绕较好,无症状;半年随访食管吞钡仍无相关症状。

【问题 5】食管裂孔疝术中有哪些需要注意的问题?

游离食管时防止损伤食管并保护迷走神经;术中缝合膈肌缺损须确认,缝合可适当保留 1 指尖左右的间隙;食管裂孔疝除修补膈肌裂孔外,均需要进行胃底折叠才能切实减少反流,各种胃底折叠术中,包绕 360° 的 Nissen 术,抗反流效果最为确切,但当食管下端有明显狭窄时可考虑其他半包围的手术方式,严重狭窄反复扩张无法缓解的患儿,需要切除狭窄段。Nissen 术包绕的松紧以通过术者示指为度,包绕长度,婴幼儿为 1~2cm,儿童为 2~3cm,谨防吞咽困难。有幽门梗阻或迷走神经损伤者可行幽门成形术。

【问题 6】食管裂孔疝术后复发的相关因素有哪些?

食管裂孔疝再手术原因主要包括胃底折叠部疝入胸腔、胃底折叠部下滑或包绕位置错误、膈肌脚破裂或过于松弛、食管狭窄、过度腹胀等。

四、先天性胸骨后疝

先天性胸骨后疝临床相对少见,占先天性膈疝的 4%~5%。

临 床 资 料

患儿,女,1 岁。因“近期反复呕吐,逐渐加重”就诊。体格检查:双肺呼吸音粗,上消化道造影及 CT 表现见图 6-9-6。

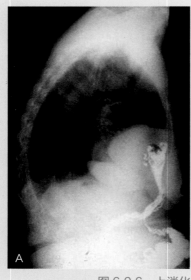
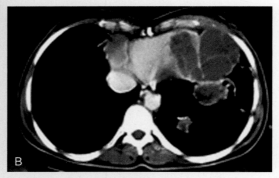

图 6-9-6　上消化道造影（A）及 CT 显示胸骨后疝（B）

【问题 1】通过上述情况，对该患儿初步考虑什么诊断？

患儿，1 岁，反复呕吐，应考虑消化道的问题，通常 X 线胸腹联合摄片是第一步诊断，常能发现一些异常情况。

> 知识点
>
> **胸骨后疝的主要临床表现**
>
> 1. 多数无临床症状，有时会有胃肠道梗阻，少数小肠嵌顿，可出现呕吐、腹胀、肛门停止排气、排便。
> 2. 反复的肺部感染，随着患儿哭闹、仰卧，可出现随腹压变化的阵发性呼吸困难、呼吸急促、发绀等。
> 3. 极少数患儿由于心、肺受压，会有"心脏压塞征"。

【问题 2】胸骨后疝的主要检查方法有哪些？

思路 1　X 线正位胸片见右侧心膈角处有边缘清楚的圆形阴影，侧位片阴影则位于心膈角和胸骨后方，疝囊内有肠管则可见气体阴影，钡剂造影能帮助确诊。

思路 2　对于胸膜渗出、心包囊肿、纵隔肿瘤、膈肿瘤、胸腺瘤、前胸壁肿瘤、膈膨升、食管裂孔疝等疾病的鉴别，CT 和 MRI 有一定价值。

【问题 3】胸骨后疝的治疗方法是什么？

诊断明确后，由于疝入内脏有发生嵌顿和绞窄的危险，故无论患儿有无症状，均应考虑手术。疝内容物可以有大网膜、结肠和肝脏，部分病例可以是胃和小肠。

患儿术中所见及随访

患儿入院心脏超声检查发现房间隔缺损、卵圆孔未闭。入院第 5 日手术，腹腔镜下发现胸骨后方膈肌缺损，疝入部分小肠及网膜组织，予以回纳脏器后，将膈肌缺损用疝囊钩针缝合于胸骨后方及腹壁肌肉。术后患儿 1 个月、3 个月、6 个月随访，恢复良好。

【问题 4】胸骨后疝的预后如何？

本病术后多预后良好，复发率及手术死亡率均低。但常与先天性心脏病、21 三体等疾病并存，故其预后主要取决于伴发畸形。

（郑　珊　陈　功）

第十节　唇、腭裂

一、唇裂

唇裂(cleft lip)是儿外科中的常见疾病。了解和认识患儿的临床表现、体征非常重要。因此,要掌握它的诊断和治疗方法,学习和进一步明确诊断标准、掌握治疗原则,是对小儿外科住院医师规范化培训的基本要求。

临 床 病 例

患儿,男,出生1个月12日。因"出生后发现上唇裂开"于门诊就治。患儿出生后即被家人发现右侧上唇裂开,无破溃出血,无青紫,无呕吐,上腭部完整,出生后母乳喂养,无呛奶,要求小儿外科医生治疗。

【问题1】通过上述情况,对该患儿初步考虑什么诊断?

患儿出生后即被发现右侧上唇完全裂开,无破溃出血,比较容易得出右侧唇裂的初步诊断,需要注意有无合并面部其他畸形可能。需要询问家中三代有无同类疾病发生。另外,要通过体格检查来确定唇裂的程度和类型。

知识点

唇裂初步诊断的确立

通过病史可以准确得出唇裂的初步诊断。

知识点

唇裂的病因

一般认为与遗传因素、环境因素有关。

唇裂患者的直系亲属或旁系亲属中也可能有类似的畸形发生,因而认为唇裂畸形与遗传有一定的关系。遗传学研究还认为唇裂属于多基因遗传性疾病。

环境因素包括:①机械性外因,如羊膜粘连、舌的异常压迫;②妊娠早期发生病毒感染或有高烧;③孕期母体有内分泌失调,或服用可能致畸的药物,如类固醇激素、氨基比林等;④母体因呕吐或患其他疾病而致营养障碍,如缺乏维生素A、D、E等;⑤其他因素,如有放射线照射、精神过度紧张等。

患儿体格检查

T 36.8℃,HR 120次/min,体重5kg,呼吸平稳,口唇无青紫;皮肤、黏膜无黄染;头颅无畸形,前囟平;面部发育对称,右侧上唇可见从唇红处至鼻底部0.2cm处完全裂开,鼻底部有皮桥相连,右侧上唇裂隙最宽约1.0cm,右侧鼻孔较对侧宽大塌陷畸形,未及牙槽裂,上腭部完整(图6-10-1),心音有力,律齐,听诊未及杂音,双肺呼吸音清,未及啰音,腹略膨胀,未及包块。四肢无畸形,可见自主活动。

血常规:WBC $8×10^9$/L,淋巴细胞百分比77.7%,中心粒细胞百分比15.3%,单核细胞百分比4.8%,嗜酸性粒细胞百分比2%,嗜碱性粒细胞百分比0.2%,RBC $4.07×10^{12}$/L,Hb 122g/L,PLT $420×10^9$/L。

凝血常规:凝血酶原时间(PT)10.4秒,国际标准化比值(INR)0.89,部分凝血活酶时间(APTT)36.4秒,纤维蛋白原(Fbg)2.11g/L,凝血酶时间(TT)16.9秒。

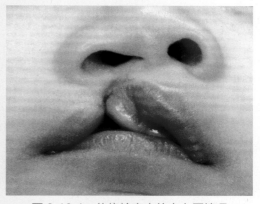

图6-10-1　体格检查中的右上唇情况

【问题2】结合体格检查,该患儿唇裂是哪一种类型?

患儿体格检查发现右侧上唇部分裂开,鼻底部有一约0.2cm皮桥相连,属于右侧Ⅱ度唇裂,未合并腭裂及其他面部畸形。有些疾病常合并唇裂,在诊断中不能以偏概全,忽视了其他合并畸形。

知识点

唇裂的分类

按单双侧分类。

(1)单侧唇裂:Ⅰ度唇裂仅为唇红裂;Ⅲ度唇裂是唇红到鼻底完全裂开;介于两者之间者为Ⅱ度唇裂。

(2)双侧唇裂:分为部分裂、完全裂及混合裂。部分裂为两侧都裂开到唇白未到鼻底。完全裂为两侧同时裂到鼻底。混合裂是一侧为部分裂,另一侧为完全裂。

(3)上唇正中裂。

【问题3】该患儿的术前检查有哪些? 什么年龄可以手术?

思路1　患儿确诊后要进行术前检查,包括血常规、血型、凝血常规、胸片、心电图和全套血生化检查。

思路2　如果同时合并其他畸形,应该进行CT、超声检查等排除头颅畸形和心脏畸形。

思路3　一般出生后3个月就可以手术,但现在年龄可以提前到出生1个月以后。

知识点

唇裂手术的年龄

传统上手术时间多建议在出生后3~6个月为宜,但目前临床上手术时间有逐渐提前的趋势,甚至于出生后即刻进行手术,可以明显减轻上唇瘢痕。对于合并其他严重先天畸形或合并症、体重低、一般情况差的患儿不建议早期手术,等待一般情况平稳后再行唇裂修补术。

【问题4】该患儿能否进行手术治疗?

患儿1个多月,体重5kg,血常规、凝血常规正常。无呼吸道感染、免疫疾病及口周皮炎。故可以手术治疗。

知识点

需要谨慎进行手术的情况

1. 患儿存在营养不良。
2. Hb低于10g/100ml。
3. WBC高于$10^4/mm^3$或凝血功能异常。
4. 患儿有急性感染、上呼吸道感染。
5. 面部、口周及耳、鼻、咽喉部有炎性疾病。
6. 有免疫缺陷者和胸腺肥大者应谨慎进行唇裂修复术。

【问题5】该患儿的治疗方法有哪些?

手术是治疗唇裂的唯一方法。唇裂的术式较多,经典的手术方式有三角瓣法、Milard法、鬼冢法,临床上比较常用依Milard法改进的术式和唇鼻一期修复术(Salyer法)。各种类型的手术方式均有相应的优缺点,主要体现在唇裂术后继发畸形的严重程度,如鼻孔的不对称、上唇瘢痕、患侧唇峰上翻,需要术后多次随访和二期修复手术。随着手术理念的更新,唇裂术后的效果亦逐渐好转。该患儿采用的是唇鼻一期修复术(Salyer法)。

患儿的手术治疗和术后护理

患儿入院完善术前准备后,进行手术。选择唇鼻一期修复术。首先进行手术设计,1 点、2 点、3 点为唇峰和正中点,定两鼻翼点,确定干湿唇线。再沿患唇皮肤和黏膜交界部画弧线至鼻甲前,在健侧做鼻底三角瓣,沿患唇交界部分的设计线切开皮肤,充分分离鼻中部和患侧鼻翼的软骨部分,完全松解鼻翼软骨。在骨膜上松解患侧鼻翼到眶下平面。用涤纶片固定鼻小柱、患侧鼻翼上和旁边三处,再从两侧鼻翼点悬吊鼻底。手术示意图见图 6-10-2。

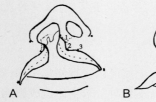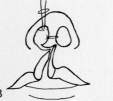

图 6-10-2 手术示意图

A. 手术设计(虚线为干湿唇线分界线);B. 手术过程;C. 对合好的唇部形态。

术后将手术情况详细告知家属,返回病房,生命体征监护 2 小时。4 小时后进水,给予静脉营养、选择抗生素进行抗炎治疗 24~48 小时。缝合的伤口暴露,用氯霉素酒精清洗,3 次/d,术后 6 日移除涤纶片。术后 1 周,拆线出院;出院 1 周后随访。

【问题 6】唇裂手术要注意哪些因素?

外科治疗应注意定点、画线要精确。切开皮肤要整齐、垂直,切口方向由下向上,以免垂直切断红唇。一切操作要求精细,使损伤达到最低程度。

【问题7】唇裂手术有哪些并发症?

唇裂手术的并发症有出血、呼吸道阻塞、感染、伤口裂开和瘘管形成。

【问题8】术后如何喂养?如何护理?

思路1　按正常孩子的喂奶量,用勺子喂养6周。喂完后用消毒液体(氯霉素酒精等)清洁暴露的伤口。

思路2　尽量避免让孩子哭闹和舔舌,可用腭裂特制勺放入口内稍压下唇,让孩子舔勺。可抱起孩子减少哭闹。

知识点

唇裂的术后护理

1. 术后伤口采用暴露疗法。
2. 对张力大的伤口在术后唇弓固定6~8日,以减小缝合线的张力,保证切口愈合,减轻瘢痕。
3. 用消毒液体(氯霉素酒精等)清洁暴露的伤口,4~6次/d。
4. 术后5~7日间断拆线,6~8日拆除全部缝线。
5. 如有上唇与鼻孔的畸形可嘱其父母1~2年后二次修复畸形。

【问题9】如何处理伤口裂开?

思路1　伤口裂开分完全裂开和部分裂开。首先要分析原因,主要包括张力的原因、营养的原因、感染的原因。如果是张力和营养的原因,可用皮肤拉合器减张拉合固定。如果完全裂开,创缘感染不严重,可急诊再次缝合修复。

思路2　如果感染严重,一般先行换药。等待完全愈合后3个月,再次行唇裂修复手术。

患儿出院后随访

出院后患儿仍需用勺子经口喂养,体重增加满意,上唇出现瘢痕,有上提的表现。术后恢复良好。随访1年,患儿生长发育同正常同年龄儿童。

【问题10】唇裂患儿的总体预后如何?

唇裂是可以治愈的。单侧唇裂患儿在出生1个月以上就可以进行修复手术,双侧唇裂因手术较复杂,宜在3~6个月进行修补手术,修补术能够有效地改善面容,不会对将来生活造成影响。修补手术可以帮助患儿恢复唇、鼻的正常外形和功能,从而帮助患儿重获信心,正常生活。

知识点

唇裂术后再裂开的概率一般为1%~3.7%。

知识点

唇裂手术的并发症

1. 早期并发症有伤口出血、感染、伤口裂开、组织瓣坏死、呼吸道受损和损伤面部重要结构。
2. 中期并发症有唇白继发畸形、唇缘弓继发畸形和红唇继发畸形。
3. 晚期并发症有唇裂鼻畸形、软组织畸形、软骨畸形、骨畸形和唇腭裂颌骨畸形。

【问题11】如何指导家长抗瘢痕治疗?

思路1　使用抗瘢痕的硅凝胶药物外涂切口瘢痕,3次/d,连用3个月。

思路2　训练上唇运动。

【问题12】用勺子喂养需要多久?

避免用奶头喂养,一般使用勺子喂养 6 周。6 周后恢复正常喂养。

二、腭裂

腭裂(cleft palate)是外科中的常见疾病。了解和认识患儿的临床表现、体征及分型很重要。因此,掌握腭裂的诊断和治疗方法,学习和进一步明确诊断标准、掌握治疗原则,是小儿外科住院医师规范化培训的基本内容。

临床病例

患儿,男,8 个月。因"出生后发现上腭裂开"于门诊就治。患儿出生后有时呛奶,在哭闹时被家人发现上腭裂开,遂到当地医院就诊,当地医院嘱要合理喂养,但患儿调整喂养后仍无改善,仍有时呛奶。呛奶时无青紫,严重时会出现呕吐,再次要求小儿外科医生治疗。

【问题 1】通过上述情况,对该患儿应该再做哪些检查?

患儿张嘴时发现上腭裂开,比较容易得出腭裂的初步诊断,但需要进一步询问有无呼吸困难的病史,需要注意有无合并面部其他畸形可能。

知识点

收集病史时要注意询问患儿有无呛咳和呼吸困难。通过病史可以得出初步诊断,通过体格检查可以确诊腭裂,同时需要和一些小下颌综合征鉴别。

【问题 2】通过上述病史,需要与哪些疾病鉴别?

思路 1 有咳奶和吐奶症状的患儿需要与消化道疾病鉴别,同时需要与合并腭裂的综合征鉴别。

知识点

常见的合并腭裂的综合征

1. 缺指 / 趾畸形 - 腭裂综合征 腭裂伴有缺指 / 趾的畸形。
2. 腭 - 心 - 面部综合征 腭裂,心脏疾病和下颌后缩鼻突出畸形。
3. 鳃裂 - 眼 - 面综合征 腭裂伴有眶距宽和鳃裂畸形。
4. Robin 序列征 腭裂同时伴有小下颌,会有呼吸困难。

患儿体格检查

T 36.8℃,HR 120 次 /min,体重 9kg,口唇无青紫;皮肤、黏膜无黄染;头颅无畸形,前囟平;面部发育对称,上腭部不完整,可见由悬雍垂裂开,直到硬腭。裂隙宽度 1.5cm,透过裂隙可见鼻中隔,双侧下鼻甲充血(图 6-10-3)。呼吸平稳,心音有力,律齐,听诊未及杂音,双肺呼吸音清,未及啰音,腹略膨胀,未及包块。肝、脾未及,四肢无畸形,可见自主活动。

血常规:WBC 6.36×10^9/L,淋巴细胞百分比 51.6%,中性粒细胞百分比 40%,单核细胞百分比 5.7%,嗜酸性粒细胞百分比 2.5%,RBC 4.82×10^{12}/L,Hb 131g/L,PLT 325×10^9/L。

凝血常规:PT 10.3 秒,INR 0.88,APTT 32.4 秒,Fbg 2.17g/L,TT 15.6 秒。

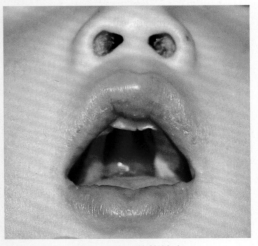

图 6-10-3 体格检查

【问题3】结合体格检查,该患儿的诊断是什么?

患儿体格检查发现右侧上腭部分裂开,直至硬腭,未合并其他面部畸形。因此,诊断应该为腭裂。有时腭裂常合并唇裂,在诊断中不能以偏概全,忽视了其他合并畸形。

【问题4】该患儿的腭裂的分度如何?最后的诊断是什么?

该患儿裂口裂至硬腭,未出现硬腭裂。因此,应该为Ⅱ度。透过裂隙可见鼻中隔,双侧下鼻甲。应该诊断为双侧Ⅱ度腭裂。

知识点

腭裂的分类和分度

腭裂一般分类为单侧腭裂、双侧腭裂和隐裂。

腭裂分度分为Ⅰ度、Ⅱ度、Ⅲ度。

Ⅰ度:只是腭垂裂。

Ⅱ度:部分腭裂,裂未及切牙孔;根据裂开部位又分为两种。①浅Ⅱ度裂,仅限于软腭;②深Ⅱ度裂,包括一部分硬腭裂开(不完全性腭裂)。

Ⅲ度:全腭裂开,由腭垂到切牙区,包括牙槽突裂,常与唇裂伴发。

【问题5】该患儿需要做哪些术前检查?

常规需要查胸片、血常规、出血时间、凝血时间、APTT或PT和心电图。

知识点

腭裂患儿的术前准备

首先要对患儿进行全面的检查:体格检查主要检查患儿的生长发育、体重、营养状况、心、肺、有无其他先天畸形及上呼吸道感染等全身器质性疾病;实验室检查主要是胸片、心电图、血常规、出血时间、凝血时间、APTT或PT。值得一提的是,部分腭裂患儿可同时伴有全身其他部位脏器或肢体畸形,不应忽略这方面的检查。

对于胸腺增大患儿,由于其应激反应能力较差,麻醉、手术等刺激易发生心搏骤停等意外,建议最好推迟手术;如不推迟手术,则术前3日需应用激素,预防意外发生。上呼吸道感染和面部、口周及耳鼻咽喉部有炎症存在时,需先予以治疗,扁桃体过大可能影响术后呼吸者,应请耳鼻喉科医生先予以摘除;要保持口腔和鼻腔清洁,术前清除口腔病灶。治愈上呼吸道感染,方可进行手术,否则应推迟手术。

【问题6】术前要注意哪些会影响手术结果的因素?

术前需要注意患儿是否存在低体重、低Hb、WBC升高、急性感染、感冒、上呼吸道感染、腹泻、小下颌综合征者等情况,这些因素可能影响手术。

知识点

腭裂手术需要慎做的情况

(1)患儿的体重小于5kg。

(2)Hb低于10g/100ml。

(3)WBC高于104/mm^{3}或凝血功能异常。

(4)患儿有急性感染、感冒、上呼吸道感染。

(5)患儿有消化道疾病。

(6)面部、口周及耳、鼻、咽喉部有炎性疾病。

（7）扁桃体过大可能影响术后呼吸者。

（8）患儿胸腺肥大。

（9）患儿有小下颌综合征并夜间有鼾声者。

患儿的手术治疗和术后护理

患儿在入院后，医生完善术前准备后，进行手术。选择双瓣后退法进行矫正手术。首先进行手术设计，沿切口设计线切开黏膜。剥离粘骨膜瓣，小心游离腭大动脉血管。待两侧的肌黏膜瓣完全松弛后，分3层缝合，即鼻黏膜、肌层和口腔黏膜。口腔两侧压碘仿纱条。术后将手术情况详细告知家属，返回病房，进行生命体征监护2小时，术后4小时进水，给予静脉营养，选择抗生素进行抗炎治疗1周。口腔内用生理盐水清洗，3次/d。

患儿术后1周出院；出院2周后随访。

【问题7】腭裂手术要注意哪些因素？

思路　选择自己熟悉的术式，按操作步骤常规操作。防止离断腭大动静脉，防止分破鼻黏膜。术中止血要彻底。

知识点

腭裂的手术方法

腭裂的手术方法有 Von langenbeck 法（双瓣法）、Dorrance 氏法（单瓣法）、Wardill 法（四瓣法）、Millard 氏法（岛状瓣法）和 Furlow 氏法（Z 成形瓣法）。

知识点

腭裂手术注意事项

1. 在做切口前应以含肾上腺素的局部麻醉药或生理盐水作局部浸润注射，以便分离粘骨膜瓣时可减少出血。在两侧腭黏膜上做切口时，切口应距牙龈缘约2mm，前端起于侧切牙或尖牙腭侧黏膜，后端止于上颌结节后方并微偏外侧。

2. 剖开裂隙边缘要用11号刀片由前向后直至悬雍垂尖端剖开裂隙边缘，软腭边缘特别是悬雍垂部分剖开时要格外小心，因为这部分组织小且脆弱，极易造成撕裂。

3. 游离血管神经束主要是为了恢复软腭的足够长度和解除缝合后的张力。因此，要解剖出血管神经束 1~1.5cm。

4. 拔断翼突钩主要是为了消除腭帆张肌对组织瓣的牵拉。

5. 分离真腔黏膜时勿分离破，用骨膜剥离器沿裂的边缘向前剥离，使鼻腔黏膜与腭骨分离，以便能将两侧松弛的鼻腔黏膜在中央缝合，消灭鼻腔创面。

6. 要剪断腭腱膜，在硬软腭交界处，将粘骨膜瓣拉向外后侧，暴露腭腱膜，沿腭骨后缘切断腭腱膜。

【问题8】腭裂的伤口如何管理？

思路　每日清洗口腔，每次进食后用开水冲洗上腭。鼓励患儿进食后多饮水，以保持口腔卫生及创口清洁。

【问题9】患儿术后如何喂养？饮食的要求有什么？

患儿完全清醒后4小时，可喂少量糖水，观察30分钟如无呕吐，可开始给予流质饮食。流质饮食应维持至术后4周，再改半流质饮食2周，1个半月后可进普通饮食。

知识点

腭裂术后注意事项

1. 维持呼吸道通畅　术后待患儿完全清醒后才能拔出气管插管；拔管后应使患儿平卧，头偏向一侧，严密观察患儿的呼吸、体温、脉搏等生命体征。

2. 注意口内创面出血情况　如口内有血液或分泌物聚积，应及时用吸引器吸出，确保呼吸道通畅。昏睡阶段，可发生舌后坠，影响呼吸甚至窒息，应及时用舌钳或缝线将舌牵出。如发生轻度缺氧，应给予吸氧；如发现患儿声音嘶哑，说明有喉头水肿，应及时给予激素并严密观察呼吸，发现有呼吸困难应及时行气管切开术，以防窒息。

3. 注意术后出血　手术当日唾液内带有血水而未见明显渗血或出血点，无须特殊处理。如口内有凝血块，则应注意检查出血点，并及时处理。

4. 饮食　完全清醒后4小时，可喂少量糖水，如观察30分钟无呕吐，可开始给予流质饮食。流质饮食应维持至术后4周，再改半流质饮食2周，1个半月后可进普通饮食。

5. 注意自我保护和口腔卫生　严禁患儿大声哭叫，严禁患儿将手指、玩具等放入口中，以防创口复裂。每日应清洗口腔，鼓励患儿进食后多饮水，以保持口腔卫生及创口清洁。

6. 抗生素的应用　口腔为污染环境，腭裂术后应常规应用抗生素7日，预防创口感染。

7. 局部创口处置　创口愈合良好，术后每日用温开水冲洗上腭；术后8~10日抽除两侧松弛切口内填塞的碘纺纱条。对于不配合的患儿，也可让缝线自行脱落。

患儿出院后随访

出院后患儿仍需用勺子经口喂养，体重增加满意，未见有口内出血的情况。术后恢复良好。随访1年，患儿生长发育同正常同年龄儿童。

【问题10】腭裂患儿的总体预后怎样？再裂开的概率是多少？

腭裂腭瘘发生率报道不一，一般认为是18%。腭裂患儿总体预后良好，但有时存在发音障碍及中面部发育不全。

知识点

腭裂手术并发症

1. 一般并发症　腭部穿孔与复裂，耳痛及慢性分泌性中耳炎，鼻腔通气不畅或睡眠时打鼾，腭咽闭合不全，语音障碍。

2. 特殊并发症　植骨失败，牙周骨组织及软组织支持不足，牙萌出障碍，术后继发感染，术后颌骨畸形。

【问题11】如何指导家长语音治疗？

语音障碍是腭裂畸形主要症状之一，也是腭裂患儿最苦恼的问题和产生心理障碍的主要因素，严重地影响患儿的学习、生活、社会交往和身心健康。语音训练是语音治疗的最关键内容，也是最困难的内容。学龄前的小年龄组主要通过促进语音发育，提高腭咽闭合功能的训练，诱导正确的沟音等。家长应该尽量用一些能吸引幼儿注意力的语言，反复让患儿进行认真模仿练习，从简单的发声-单音-词-短句进行反复训练，注意循序渐进，切勿操之过急。

腭裂术后语音训练的内容

诱导正确构音或称"语音训练"必须在医院或有关的设施下,由专业从事语音病理学者承担。

1. 语音不良习惯矫正训练 腭裂患儿到了应该说话的年龄,由于发音器官的结构异常,术后仍可有语言条件反射不易建立,需要矫正不良习惯。

2. 腭咽闭合功能训练 腭咽闭合功能的训练一般在术后 3~4 周开始,具体方法包括局部软腭按摩,以使瘢痕软化;作干呕、打呵欠和高声发"啊"音,以训练软腭的抬高运动;唇、舌和下颌作多方运动,以训练唇、舌和下颌在语音活动中的协调性;口腔内鼓气以训练增加口腔内气压。

3. 语音呼气节制训练 应通过吹蜡烛、吹气球乐器等方法进行训练。

4. 语音技能发育训练 语音是一个复杂的功能系统,语音缺陷的个体差异极大。

对语音技能的发育缺陷,有关语音病理医生应有针对性地给予技能指导并矫正。

5. 语音基本要素的训练 学发辅音时,有些话音病理学家主张根据塞音、鼻音、边音、擦音和塞擦音的顺序,先发塞音,最后学塞擦音。最好按照正常婴儿开始发音的生理次序,即[m]、[b]、[p]、[w]、[h]、[n]、[i]、[d]、[k]、[g]、[ng]、[j]、[ch]、[f]、[l]、[r]、[sh]、[z]、[s]的次序进行训练。

6. 单词和语句训练 在患儿掌握了拼音字母和单字拼音等语音基本要素之后,便可开始单词和语句的训练,并逐渐加长句子、加快速度。患儿可练习唱歌、诵诗、读拓、读报等。另外,还应给患儿尽可能多地创造交谈的机会。

【问题 12】上颌骨发育不全需要如何处理?

上颌骨后缩畸形也就是上颌骨发育不全,一般 8~12 岁后做 Le Fort I 型截骨延长术,延长上颌骨。

唇、腭裂诊断治疗流程见图 6-10-4。

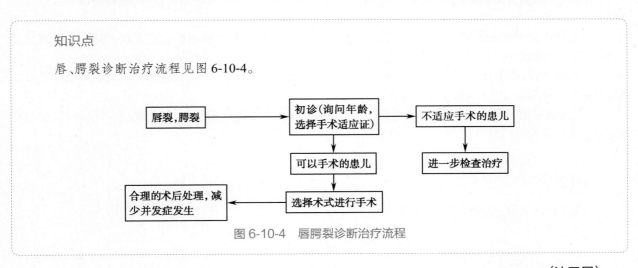

图 6-10-4 唇腭裂诊断治疗流程

(沈卫民)

第十一节 产 伤

产伤是指分娩过程中因机械因素对胎儿或新生儿造成的损伤。随着产科监护技术和产前诊断技术的进步,产伤总体发生率已经明显下降。阴道分娩头先露和剖宫产中产伤发生率分别是 2% 和 1.1%。分娩、产程中或产后,尤其是产房中需要复苏的新生儿,均可发生产伤。产伤的危险因素包括巨大儿、早产、器械分娩、臀位、第二产程长和急剧分娩等。产伤的疾病谱广,既可是微小的、自限性疾病(如青肿或瘀点),又可是可以引起新生儿发病或死亡的严重创伤(如脊髓损伤)。

一、头皮血肿、硬膜下血肿

临 床 病 例

患儿,女,4日。母亲孕40⁺³周经阴道分娩。因"宫内窘迫"产钳助产,出生体重3 580g,出生后10分钟Apgar评分10分,无窒息。因"发现右侧头顶部肿胀2日"转入儿科。一般情况良好,已经开始母乳喂养,无呕吐,大小便正常。体格检查:精神、反应佳,哭声响亮,右侧头顶部头皮明显肿胀,不超过骨缝,中央有波动感,无红、肿及触痛;双侧瞳孔等大等圆,对光反射灵敏。其余体格检查未见异常。

【问题1】患儿右侧头顶部头皮明显肿胀、不超过骨缝及中央波动感,提示什么?
思路1　患儿头皮肿胀,结合患儿产钳助产史,应考虑患儿为产伤性头皮血肿。

知识点

头皮血肿分类

头皮血肿按出现于头皮内的具体层次,可分为皮下血肿、帽状腱膜下血肿和骨膜下血肿。

皮下血肿:一般体积小,因血肿周围组织肿胀隆起,中央反而凹陷,需要通过X线片与凹陷性颅骨骨折鉴别。

因帽状腱膜组织有输送作用,故帽状腱膜下血肿可蔓延至全头部,新生儿可导致休克或贫血。

骨膜下血肿,亦称头血肿,特点是局限于某一颅骨范围内,以骨缝为界,见于颅骨受损之后,如产伤等。

思路2　右侧头顶部头皮明显肿胀、不超过骨缝及中央有波动感,考虑为头血肿,需要与以下疾病鉴别诊断。

(1)头皮水肿和帽状腱膜下血肿:两者的范围均可超越骨缝,头皮水肿出生时即发现,界限不清,压之柔软且可凹陷,无波动感,局部皮肤可呈红色或紫色。

(2)头颅血肿:位于枕骨部位者需与脑膜膨出鉴别,后者随呼吸有起伏感,头颅X线片可见局部颅骨有缺损,而头颅血肿颅骨完整,偶见颅骨有线样骨折。

一般头血肿边界清楚,且不超过骨缝范围,血肿吸收时先在血肿周围机化、钙化变硬,有硬环感,中心有波动感,易误诊为凹陷性骨折,X线摄片可鉴别。

知识点

头血肿与头皮水肿的鉴别见表6-11-1。

表6-11-1　头血肿与头皮水肿的鉴别

鉴别要点	头血肿	头皮水肿
部位	顶骨骨膜下	先露部皮下组织
范围	不越过骨缝	不受骨缝限制
出现时间	产后2~3日最大	娩出时存在
消退时间	3~8周	产后2~3日
局部特点	波动感	凹陷性水肿

思路3　患儿诊断头血肿(骨膜下血肿)。产钳助产同时要考虑头血肿是否合并颅骨骨折,以及血液是否通过颅骨骨折线或颅骨裂隙进入颅内形成颅内血肿。通过头颅CT检查可明确诊断及鉴别诊断。

知识点

常见产伤相关的颅脑损伤疾病

1. 颅脑外损伤

(1)先锋头:多发生在头部先露部位,边界不清且不受骨缝限制,头皮红肿,柔软、压之凹陷、无波动感,出生2~3日即可消失,不需要治疗。

(2)头血肿(骨膜下血肿):出生后数小时或2~3日出现,以后逐渐吸收。界限清楚不越过骨缝,有波动感。部分可形成钙化或成骨,如出现颅骨形态异常,可手术治疗。

(3)帽状腱膜下血肿:出血量多时肿胀范围逐渐扩大;出血严重可致贫血或低血容量休克。头颅CT/MRI有助于诊断及鉴别诊断。以纠正凝血功能、纠正贫血等对症治疗为主。

2. 颅内血肿

(1)硬脑膜下血肿:出生后24~48小时出现症状,常见呼吸抑制、窒息和/或癫痫发作。超声、CT和MRI能诊断。

(2)蛛网膜下腔出血:临床表现为24~48小时出现窒息、呼吸抑制、癫痫发作。头颅CT可明确诊断。保守治疗为主。大量蛛网膜下腔出血可引起出血后脑积水。

(3)硬膜外血肿:颅内压增高和/或EDH变大,需要手术干预。血肿厚>1cm、长>4cm、凹陷性颅骨骨折、脑积水和/或中线移位均需要手术治疗。

(4)脑室内出血:以颅内压增高为主要表现。头颅超声、CT或MRI可诊断。有形成脑积水的风险。明确的脑积水需要手术治疗。

患儿辅助检查

头颅CT平扫(图6-11-1、图6-11-2):右侧顶骨骨折并右侧顶部头皮血肿形成;右侧顶部硬膜下少许积血。诊断明确后给予患儿密切观察,监测生命体征稳定。患儿进食可,无呕吐等不适,无颅内压增高表现,血肿在住院期间逐渐吸收、缩小。1周后病情稳定。给予出院随访。

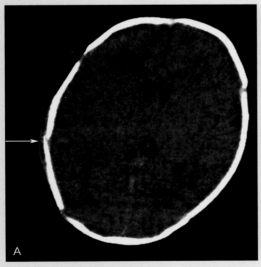 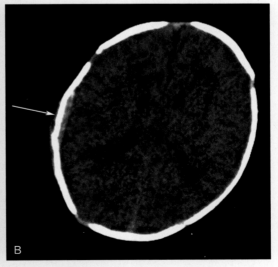

图6-11-1　头颅CT平扫

A.右侧顶骨骨折并右侧顶部头皮血肿形成(箭头);B.右侧顶部硬膜下少许积血(箭头)。

【问题2】依据入院后检查结果,目前患儿诊断什么?

依据患儿产钳助产史、出生后临床表现及体格检查,结合入院后检查(CT),目前诊断:①新生儿产伤;②右侧顶骨骨膜下血肿伴颅骨骨折;③硬膜下血肿。

【问题3】该患儿的治疗原则是什么?

头血肿多可自行吸收,无须特殊治疗。出血较多引起贫血时可适量输血;引起高胆红素血症时需进行光疗。为避免感染不应抽吸血肿,若2个月后头颅血肿仍巨大,可手术清除。

颅骨骨折深度<1cm,无任何颅内损伤者可进行保守治疗,密切随访。合并颅内病变,骨折深度超过1cm者,经常需要手术干预。

硬膜下血肿的治疗取决于病变位置和出血范围,大部分可用保守治疗而非手术干预。

【问题4】新生儿产伤的总体预后如何?

新生儿产伤,无论颅脑损伤还是骨折,无严重并发症,如臂丛神经损伤或脑实质损伤,总体预后良好。

二、骨折(锁骨骨折、股骨骨折)

临 床 病 例

患儿,男,2日,出生孕周39^{+2}周,肩难产、顺产娩出,出生体重4 300g。因"发现右锁骨区、右大腿肿胀伴右上肢、右下肢活动减少2小时"转诊。出生后Apgar评分10分,无窒息。患儿出生后一般情况良好,进食好,无呕吐,大小便正常。2小时前由家属发现患儿右锁骨区、右大腿肿胀伴右上肢、右下肢活动减少。

体格检查:右锁骨中段肿胀,伴轻触痛,右上肢肌力好,无上举活动,左上肢活动正常。右大腿中段肿胀,触痛,右下肢活动减少。左下肢活动正常,未见软组织肿胀。腹部平软,肠鸣音正常。

【问题1】患儿右锁骨区、右大腿肿胀伴右上肢、右下肢活动减少,提示什么?原因是什么?

思路1　患儿出生后2日出现右锁骨区、大腿肿胀伴活动减少,应怀疑骨折伴活动障碍。患儿右上肢肌力正常,倾向不合并臂丛神经损伤。患儿有产钳助产史,应考虑产伤造成。

知识点

产伤发生的高危因素

1. 巨大儿。
2. 母亲肥胖。
3. 胎儿先露部位异常。
4. 器械辅助经阴道分娩。
5. 剖宫产。
6. 其他母体因素。

思路2　发现有锁骨骨折伴活动障碍,需要排除患儿是否合并臂丛神经损伤。

知识点

臂丛神经损伤的分型

1. C_5、C_6神经根损伤(Erb麻痹)。
2. $C_{5～7}$神经损伤。
3. $C_5～T_1$损伤。
4. 严重的所有$C_5～T_1$神经根损伤。
5. C_8、T_1损伤(Klumpke麻痹)。

【问题2】新生儿产伤性锁骨骨折的诊断、处理及预后如何？

思路1　移位骨折产后体格检查即可发现，体征包括捻发音、肿胀、患侧缺少活动、被动活动时患儿哭闹和骨骼轮廓不对称；非移位性骨折一般无症状和体征，数日或数周后直到看到或触到骨折处结节才发现。胸部和上肢X线可明确诊断。

思路2　新生儿锁骨骨折可自然愈合。为舒服起见，患侧肢体可穿长袖衣服，肘部屈曲90°，贴于胸壁。出生后2周复查X线，以评估是否有骨骼愈合。锁骨骨折不合并臂丛神经损伤时，预后良好，无远期后遗症。

【问题3】锁骨骨折合并臂丛神经损伤时，如何处理？预后如何？

思路1　诊断臂丛神经损伤，主要依靠临床表现和辅助检查。临床表现肌力异常、肌肉麻痹。由于臂丛神经损伤的大部分患儿出生后1~3个月可自愈，20%~30%的患儿留有长期功能障碍。

思路2　臂丛神经损伤的处理在新生儿期为保守治疗，进行周期性物理治疗和观察。如果3~9个月功能未恢复，则需要手术干预。患儿3个月后，如肱二头肌功能无恢复，则术前进行肌电图和肌肉CT检查，建议手术探查和修复臂丛神经。

【问题4】新生儿产伤性股骨骨折的诊断、处理及预后如何？

新生儿产伤致股骨骨折非常少见，多为螺旋形骨折，常见部位为股骨近端1/2处。最初表现为活动患肢远端时疼痛增加，某些患儿患肢可表现为局部肿胀。平片检查可明确诊断。Pavlik支具可用于治疗新生儿股骨骨折。支具固定7~10日、3~4周复查平片确认骨折对位情况和骨痂形成愈合情况。新生儿股骨骨折多为非解剖复位，可以告知父母新生儿的骨折成角可在成长过程中自行纠正。

患儿辅助检查

患儿入院后行X线片检查提示右锁骨中外1/3骨折（图6-11-2A），右股骨骨折（图6-11-2B）。诊断明确后给予患儿密切观察，监测生命体征稳定。患儿进食可，无呕吐，无哭闹等不适。给予右上肢适当制动，右股骨Pavlik支具固定。8日后复查X线片，提示右锁骨骨折骨痂形成（图6-11-3A）和股骨骨折处骨痂形成（图6-11-3B），病情稳定。给予出院随访。

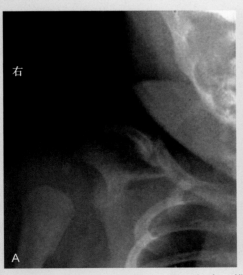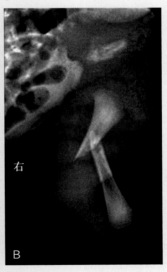

图6-11-2　入院X线片检查
A. 右锁骨中外1/3骨折；B. 右股骨骨折。

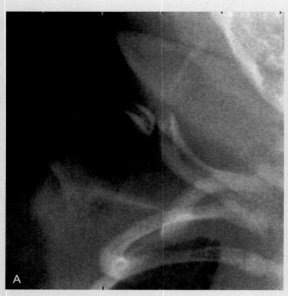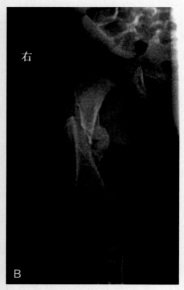

图6-11-3　8日后复查X线

A. 右侧锁骨骨痂形成期；B. 右侧股骨骨痂形成期。

【问题5】依据入院后检查结果，目前患儿的诊断是什么？

依据患儿产钳助产史、出生后临床表现及体格检查结合入院后检查（X线片），目前诊断：①新生儿产伤；②右锁骨骨折；③右股骨骨折。

【问题5】在新生儿产伤中，除锁骨骨折、股骨骨折外，还有哪些常见骨折？

1. 肱骨骨折　是新生儿最常见的长骨骨折。临床表现为患肢活动减少，拥抱反射降低，局部肿胀，捻发音，触摸移动患肢疼痛。上肢平片检查明确诊断。治疗将患肢肘部屈曲90°，固定于胸壁，以防止旋转畸形，固定时为维持稳定性可用弹性套或长袖衬衫辅助，7~10日后复查平片，伤后3~4周复查平片，确认骨折愈合。告知患儿父母，骨折成角可在新生儿成长过程中自行纠正。

2. 颅骨骨折　包括线性骨折和压缩性骨折。头颅平片检查可明确诊断。合并颅内病变，骨折深度超过1cm时，需神经外科医生会诊。颅骨骨折经常需要手术干预。负压吸引可将骨折复位，但不应作为常规。

（钟　微）

第十二节　新生儿外科感染

一、脐炎和脐部蜂窝织炎

脐炎是围产儿最常见的并发症之一，是脐部炎症反应的总称，通常由脐部护理不当或院内感染引发。断脐后，脐带残端逐渐干枯变细，一般在出生后3~7日脐带脱落。脐带脱落前伤口很容易感染而发生脐炎，脐炎是新生儿特有的一种软组织炎症，如不及时处理，可发展为蜂窝织炎、腹膜炎和败血症等。

临 床 病 例

患儿，男，16日。因"脐部红肿3日，发热1日"入院。患儿家属3日前发现脐部红肿，1日前出现发热，热峰38.8℃，无咳嗽、咳痰、气促，无寒战，无恶心、呕吐，无腹胀、腹泻。体格检查：足月新生儿貌，皮肤黄染，精神反应好，哭声响亮，腹部膨隆，腹软，以脐部为中心腹壁潮红、肿胀，局部有压痛，脐部可见黄色分泌物。

【问题1】患儿脐部红肿的原因是什么？

思路1　脐部的生理特点：新生儿脐部有三条血管和淋巴管，并富含明胶样物质，如处理不当，残留的脐带不能正常僵化脱落，或在脱落过程中，脐带血管收缩不完全，留有一些血性分泌物，脐部暴露在空气中，明胶样物质和血性分泌物是细菌极好的培养基,易发生炎症。

思路2　护理不当。在外科门诊中,常见的家庭护理错误如下。

1. 有些家属认为包裹越严密,越卫生安全。用纱布将脐带包裹起来,不仅起不到保护作用,相反不通风、脐带不易干燥、不脱落、容易感染。

2. 家属怕碰脐带引起出血,不清洁、不护理。

3. 脐带未脱落之前受到沾湿和污染。

4. 家属把爽身粉等异物撒在脐窝部,清洁不及时,造成污染。

【问题2】患儿脐部红肿3日后,出现发热的原因的是什么?

思路1　患儿无呼吸道、消化道、泌尿道等感染的迹象,脐部红肿3日后出现发热,考虑炎症来源于脐部。

思路2　早期脐炎处理不当,致周围皮肤红肿,脐部有脓性分泌物或局部脓肿,形成脐部蜂窝织炎,病情严重时可引起腹膜炎并有全身中毒症状。

知识点

正常新生儿脐部常见病原菌

最常见的是金黄色葡萄球菌,其次还有大肠埃希菌、溶血性链球菌、表皮葡萄球菌、肺炎克雷伯菌等。

患儿辅助检查

超声:脐下深部见一稍低回声,范围30mm×15mm×22mm,边界不清,内回声不均匀,周围皮下软组织增厚,回声增强,各层结构模糊,局部见液性暗区。未见脐尿管残迹。

血常规:WBC $17.5×10^9$/L,CRP 31.10mg/L。

【问题3】患儿目前诊断是什么?

新生儿脐部黄色分泌物伴发热,依据患儿病史及体格检查,可以判断感染来源于脐部,并引起全身症状,诊断为脐炎并蜂窝织炎。

知识点

脐炎的诊断

1. **急性脐炎**　多数新生儿急性起病,脐部渗液,脐轮红肿。炎症可迅速扩散,炎症未及时控制可沿脐部扩散至周围、深部,形成脐部或腹壁蜂窝织炎及脐源性腹膜炎。脐静脉未完全闭合,合并感染后,可上行感染至门静脉、肝静脉及下腔静脉。

2. **慢性脐炎**　脐部不愈合,可见黏液及脓性分泌物。

3. 持续不愈的感染,要注意除外合并脐部异常窦道及瘘管的可能。常见有脐窦、脐尿管瘘。可行超声检查以除外。

【问题4】本病如何治疗?

思路1　清洁脐部:消毒棉签或棉球蘸取消毒液轻柔擦拭患处,去除脓性分泌物。适用于单纯性脐炎或其他脐部感染。

外敷药物:如果脐根部伤口未愈,有少量分泌物,在清洁后,可局部涂抹康复新液、表皮生长因子等加速愈合。

外用药物:脐部脓性分泌物较多,可于局部涂抹莫匹罗星软膏,严重者可局部外涂鱼石脂软膏,外敷时间不宜过长,一般不超过6小时。

思路2　如感染扩散,需加强治疗。本例患儿腹壁感染,需静脉应用广谱抗生素。在应用抗生素之前,留取局部分泌物及血液标本送检。

知识点

脐炎的治疗

1. **急性、局限感染**　注意清理局部分泌物，外用消毒抗生素。

2. **严重感染**　常见为金黄色葡萄球菌。外用药物的同时，在药物敏感试验结果出来前，及时应用广谱抗生素；有试验结果后，更换有效抗生素治疗。

3. **如形成脓肿**，则可行脓肿切开引流。凡在脐周或腹壁软组织形成脓肿者，应积极引流脓液，脓液量多或脓液稠厚切开引流后，需坚持换药，更换引流条，保持引流通畅，促进脓腔愈合。

4. **慢性感染**　可行扩创清理。

5. **脐部的感染**　要注意除外合并脐部其他先天性异常的可能。

【问题 5】治疗中需要注意的问题是什么？

思路 1　留取脐部分泌物送培养，明确病原菌，并进行药物敏感试验。

思路 2　合并全身中毒症状者，需除外败血症及菌血症。应抽取血培养送检。

二、新生儿皮下坏疽

皮下坏疽是细菌经皮肤损伤处侵入，炎症沿皮下组织间隙迅速扩散，导致皮肤和皮下血管内血栓形成，出现皮肤及皮下组织坏死。本病进展迅速，诊断、治疗不及时会导致严重后果。

临 床 病 例

患儿，男，5 日。因"拒食、精神差、腰臀部皮肤发红伴发热 1 日"入院。患儿入院前 1 日出现腰臀部皮肤发红，初为臀上，迅速扩展至腰背部。体格检查：足月新生儿貌，反应差，哭声无力。腰臀部皮肤充血、肿胀、压痛，无明显波动感，皮肤有漂浮感；中央区色泽稍暗。

【问题 1】通过上述情况，对该患儿初步考虑什么诊断？

思路 1　依据患儿目前病史及体格检查，考虑为新生儿软组织感染。患儿存在特征性改变：感染出现在腰臀部，皮肤肿胀、发红、有压痛，皮肤有漂浮感。病情进展迅速，合并全身症状重，考虑诊断为新生儿皮下坏疽。

知识点

新生儿皮下坏疽的临床表现

1. **局部症状和体征**　以臀部和背部多见（图 6-12-1A），枕部、骶部、颈部、腿部和会阴部亦可发生。受累皮肤广泛红肿，皮下组织坏死、液化，皮肤与皮下组织分离，皮肤有漂浮感。随着疾病进展，受累皮肤可出现缺血、坏死（图 6-12-1B）。

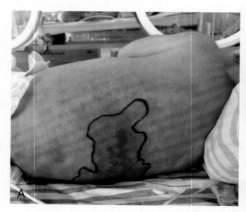 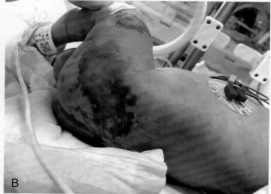

图 6-12-1　新生儿皮下坏疽
A. 多见于臀部和背部；B. 病变累及皮肤出现缺血、坏死。

2. 全身症状　患儿精神、反应差,高热,嗜睡。病情严重者体温不升,出现脓毒症休克,因呼吸衰竭和肾衰竭而死亡。

知识点

皮下坏疽分型

皮下坏疽根据病变区域分为 4 型。

1. 坏疽型　为典型的皮下坏疽表现,约占 65%。病变边缘红肿,炎性浸润明显,中央区为软化漂浮区,局部皮肤由于血供减少,逐渐发黑坏死。早期切开有稀薄浑浊渗液,晚期呈黄褐色脓液及多量坏死组织。

2. 蜂窝织炎型　占 15%,在皮下坏疽早期出现,即感染发生后的 1~2 日内出现,皮肤及皮下组织广泛充血及炎性浸润,颜色均匀,边界不清,病变中心无液化。

3. 脓肿型　占 15%,感染局限,病变界限清楚,皮肤红肿发亮,张力较高,波动感明显,切开后有黄色脓液及坏死组织。

4. 坏死型　较为罕见,约占 5%。早期呈猩红状,很快变为紫红色,皮肤、皮下组织广泛坏死,无渗出。局部组织硬,坏死组织呈黑色焦痂。

思路 2　皮下坏疽应与尿布皮炎相鉴别。

尿布皮炎是婴儿臀部受尿液、粪便及不洁尿布刺激、摩擦后,引起皮肤发红,重者可出现皮肤糜烂及表皮剥脱,为婴儿肛门周围及臀部等尿布遮盖部位发生的接触性皮炎。尿布皮炎具有明显接触性皮炎的特点,不接触刺激的部位皮肤无改变。如果后期合并感染,范围可有扩大,皮损形态会有改变。但病史较长,可以区分。

【问题 2】对患儿如何进行治疗?

思路 1　本病为皮下感染的迅速扩散,治疗的关键为尽快切开引流减轻皮下张力,及时应用抗生素,并须辅以支持治疗。

知识点

新生儿皮下坏疽切开引流指征与方法

1. 切开引流的手术指征　局部有漂浮感,皮肤坏死,尽管无漂浮感,但红肿范围大,应用抗生素仍不能控制范围,病变范围逐渐扩大。

2. 切口引流的方法　先在病变中央做 1~2cm 切口,伸入小弯止血钳向四周探查,并在边缘做多个小切口,长 1~2cm,各切口间距离 2~3cm,外围切口应超越病变与健康皮肤 0.5~1cm(图 6-12-2)。

切口内放纱条止血并引流,根据创面情况每日换药 1~2 次,换药时先用盐水冲洗再放入纱条。

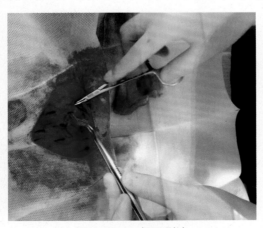

图 6-12-2　切开引流

知识点

全身综合治疗

1. 选择广谱抗生素,有细菌培养结果后,更换敏感抗生素治疗。

2. 患儿一般情况差,随创面渗出体液丢失较多,注意补充全血、血浆、白蛋白、免疫球蛋白,增加患儿抵抗力。

思路2　随着疾病进展,后期可出现皮肤坏死,如果皮肤坏死面积较大,须及时植皮消除创面。

【问题3】新生儿皮下坏疽如何预防?

本病进展迅速,对新生儿生命威胁大,既往死亡率极高,随着医疗水平的提高,该病治疗效果明显改善;随着卫生条件的改善,该病目前已经成为罕见病。应注意环境及生理卫生,保护新生儿皮肤不要破损受压;尿布力求松软,防止皮肤擦伤;及时更换被尿、粪污染的尿布,粪后清洗臀部皮肤;注意产房、婴儿室及婴儿用具的消毒;呼吸道感染人员(家长、工作人员)应暂时避免与新生儿接触,保护新生儿健康。

(钟　微)

第七章 小儿肿瘤

第一节 血管瘤

血管瘤(hemangioma)是婴幼儿最常见的一种良性肿瘤,发病率高达 10%,低出生体重儿及早产儿的发病率可以更高。过去传统教科书上一直将血管瘤分为毛细血管瘤、海绵状血管瘤、蔓状血管瘤及混合性血管瘤,但由于这种分类难以真正反映血管瘤的生物学特征和临床特点。1982 年,Mülliken 和 Glowacki 根据血管瘤内皮细胞特征提出了新的血管瘤和脉管畸形生物学分类观点,1993 年,Jackson 在此基础上又进一步提出血管瘤分为增殖期、消退期,以及脉管畸形有低流量病变和高流量病变等观点,从而对血管瘤和脉管畸形的类型作出了科学定义。1996 年国际脉管异常疾病研究协会(International Society for the Study of Vascular Anomalies,ISSVA)主要根据 Mülliken 和 Young 提出的对血管瘤分类方法进行一定的修订后,正式采纳了血管瘤和血管畸形的分类标准(表 7-1-1),现在该分类标准已逐渐被认同、接受。

表 7-1-1 血管异常疾病分类标准——国际血管异常疾病研究协会(ISSVA,1996)

血管瘤	血管畸形
婴儿血管瘤	单纯性畸形
表浅型(草莓状)	毛细血管畸形
深部型(海绵状)	静脉畸形
混合型	淋巴管畸形
先天性血管瘤	微囊型
快速消退型	囊状水瘤
不能消退型	动静脉畸形
卡波西型血管内皮瘤	混合型畸形
簇状血管瘤	毛细血管淋巴管静脉畸形(包括 Klippel 综合征)
化脓性肉芽肿	毛细血管静脉畸形(包括轻型 Klippel-Trenaunay 综合征)
血管外皮瘤	毛细血管静脉畸形伴动静脉短和 / 或瘘(Parkes-Weber 综合征)
	先天性大理石花纹样扩张畸形

临床病例

患儿,男,6 个月。因"面部皮肤出现红团并明显增大 5 月余"就诊。

现病史:正常足月产男婴,出生体重 3 100g。出生时面部无任何异常,出生后 2 周左右,左面部皮肤出现一小红点,当时家长以为是蚊虫叮咬的反应,未加特别注意,但此后逐渐增大,在出生前 3 个月左右时间内增大速度明显,并且逐渐高出皮肤,以后继续增大,但增大速度逐渐变缓,颜色也逐渐由比较鲜红转变为暗红色。在 5 个月左右,红团外观再未明显变化,曾在多处就诊,考虑为血管瘤,并提出了不同治疗方案,但因病灶位于面部正中,顾虑治疗可能带来对面部的影响,未接受特别处理,目前面部血管瘤面积已经比较大(4~5cm,稍高出皮肤),再次就诊(图 7-1-1、图 7-1-2)。

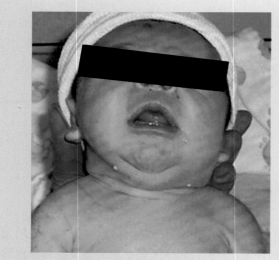

图 7-1-1　刚刚出生时面部无异常

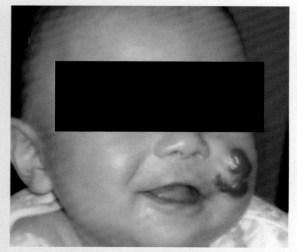

图 7-1-2　6 个月左面部血管瘤

【问题 1】通过上述病史,对该患儿的诊断(血管瘤)是否成立?

思路 1　根据了解的病史、症状、血管瘤的诊断基本可以成立:出生后 1~2 周出现皮肤红团,逐渐增大,3 个月内增大速度最快,5 个月左右变化则基本停止,此为婴幼儿血管瘤的典型临床表现。

思路 2　该患儿符合血管瘤的典型临床表现,因此临床诊断婴幼儿血管瘤无误。在临床上一般根据典型病程,瘤体外观即可进行诊断和鉴别诊断。仅对深部组织血管瘤、某些诊断有困难或疑问的病例,有时需要借用超声、CT、MRI 等辅助检查,个别甚至需要进行瘤体活检。

知识点

血管瘤和血管畸形的概念和鉴别

1. 血管瘤　主要病理特点是存在血管内皮细胞的异常增殖,典型的真性血管瘤在临床上常呈现比较明显的增生期、静止期(或称消退前期)、消退期的典型过程,约 80%(60%~90%)婴幼儿血管瘤均可以有此表现,即可能自然消退。病理上血管瘤有内皮细胞的异常增生,表达 Glut1 抗原。

2. 血管畸形　是胚胎发育过程中因血管、淋巴管的发育失常,血管、淋巴管过度增长导致的脉管畸形。血管畸形无增生期、消退期的临床表现,其一般随时间延长逐渐缓慢加重,随人体的生长而增大,如果没有干预,可终生存在,不会自然消退。血管畸形 Glut1 不表达。

【问题 2】患儿属于血管瘤的哪种类型?

思路 1　血管瘤属于真性血管性肿瘤,可分为三大类。从该患儿的临床特征来看,属于婴儿性血管瘤。

知识点

血管瘤的分类

1. 婴儿性血管瘤　包括单纯性和复杂性血管瘤。复杂性血管瘤包括累及重要脏器(肝脏、消化道)血管瘤、造成容颜外观问题血管瘤、血管瘤综合征(PHACE 综合征、相关尾侧腹侧畸形)和多发性婴儿血管瘤。

2. 先天性血管瘤　包括快速消退型、不消退型和部分消退型。

3. 其他类型的血管瘤　包括卡波西型血管内皮瘤、簇状血管瘤等。

思路 2 是否所有的婴儿性血管瘤都是所说的"草莓状血管瘤"？

需要指出的是,临床经常用"草莓状"来形容累及浅表皮肤的血管瘤,但是并不是所有的血管瘤看起来都像草莓,如深部的血管瘤位于皮下,其表面皮肤可以是正常外观。静止性血管瘤并不经历典型的增殖期,而是很早出现了迟滞及消退,包括瘤体扁平,毛细血管扩张样斑,苍白晕,可有周边和结合部的红色小丘疹。网状血管瘤是婴儿性血管瘤的变异类型,该血管瘤的 Glut1 阳性,它并不是毛细血管畸形,容易发生溃疡和心力衰竭且对常规治疗无效,需要栓塞治疗。

另外,也并不是所有的"草莓状"病变都是血管瘤。如其他血管肿瘤性病变,包括卡波西型血管内皮瘤、其他各类血管内皮瘤、鼻胶质瘤、青少年黄色肉芽肿、婴幼儿肌纤维瘤病,皮肤淋巴样组织增生、孤立性组织细胞瘤、巨细胞性成血管细胞瘤和钙化上皮瘤等。其他类似婴儿性血管瘤的恶性肿瘤还有横纹肌肉瘤、骨外尤因肉瘤、原始神经外胚层瘤、髓外白血病的皮肤损害等,均会造成混淆,误认为血管瘤。

【问题 3】婴儿性血管瘤的自然病程如何？该患儿处在病程的何种阶段？

从患儿疾病发生、发展的特征来看,目前患儿尚处于增生期向静止期的转换过程。

知识点

血管瘤的自然病程

增生期:出生后到 5~6 个月,肿瘤能从针尖大小的肿块或丘疹,逐渐或迅速增大,可见隆起皮片,颜色鲜红。在组织学上表现为大量的内皮细胞分裂增生、肥大细胞浸润及基底膜层的增厚,一般无明显的血管腔。

静止期:一般 6 个月以后,血管瘤增大的趋势停止,颜色也由鲜红色逐渐转变为暗红色。静止期长短不一。

消退期:一般从出生后 1 岁开始,一直持续到 10 岁之前,50%~60% 在 5 年内完全消退;75% 在 7 年内消退完毕;10%~30% 的患儿可持续消退至 10 岁左右,但也可为不完全消退。

【问题 4】对于该年龄段的患儿,如何处理比较恰当？

思路 1 对于血管瘤的处理方式,可以有手术、药物治疗和随访观察几种,但需根据病情给予最恰当的个体化治疗。由于患儿目前处于增生期向静止期的转换,且对位于面部的肿瘤,各种处理选择如果涉及一定的损伤,如手术治疗,可能会造成毁容等后果,所以药物治疗和继续观察可以成为首选的治疗方案。

知识点

血管瘤治疗的基本原则

由于半数以上的血管瘤可能自行消退,各种治疗方法可能会产生比其自行消退更严重的后遗症,因此除非严重或增生特别迅速的血管瘤,在血管瘤早期一般可持观望和姑息态度。当血管瘤的生长危及患儿生命或脏器功能或产生严重的心理影响时,则需适当干预,治疗方法的选择应根据上述原则综合考虑。

知识点

血管瘤的治疗方案

1. 随访观察,等待其自然消退。

2. **手术切除** 一般不推荐在增生期进行。因肿瘤血供丰富,容易出血,尤其对面部等特殊部位的病灶,与肿瘤消退后再切除残迹相比,医源性损伤美观效果差,选择更应特别慎重。必须切除增生期血管瘤的指征包括:①对药物治疗不敏感;②病灶局限,解剖部位安全;③不需要复杂的重建技术;④日后无法避免切除,瘢痕相似。

3. 局部注射 可以用在小的、局限性的阻挡视轴或鼻道，或可能造成毁容的敏感部位（如眼睑、嘴唇、鼻部等），采用激素、平阳霉素、聚桂醇等药物，但需要注意注射不当容易造成局部缺血、坏死、破溃。但对于某些眼眶周围的血管瘤，尤其在新生儿期增长迅速，有使眼睛不能睁开趋势者，需要及时选择注射治疗来控制血管瘤，以防视力受损。

4. 口服药物 全身性应用皮质激素可用于体积大或多发性血管瘤患儿，但激素存在副作用，目前采用普萘洛尔治疗面积较大的增殖期血管瘤已经成为首选的一线治疗被列入共识。

5. 激光 属局部治疗方法，但脉冲激光治疗增生期血管瘤是禁忌证，可用于血管瘤消退期，治疗残留的血管扩张。但是激光治疗血管瘤对面部及一些特殊部位要特别慎重，以防发生可能的"医源性"损害。

思路2 由于全身性皮质激素的应用有较大的副作用，如痤疮、肥胖、水钠潴留和感染等，因此仅对比较严重的多发性或巨大血管瘤使用，对局部病灶，则可以选择性采用局部注射（皮质激素）的方法，而目前提倡采用普萘洛尔治疗血管瘤，在部分病例中取得了很好的效果，但一般用于新生儿期严重的（巨大、增长非常迅速）的血管瘤。目前，普萘洛尔已替代糖皮质激素成为婴儿性血管瘤治疗的一线用药。

知识点

普萘洛尔治疗血管瘤

1. 治疗剂量 一般 2mg/kg/ 次，1 日 2 次，口服。

2. 可能副作用 心动过缓、低血压、低血糖、皮疹、胃肠道不适及上消化道反流、疲乏、支气管痉挛等，少见，多出现于高剂量使用后 [$>2mg/(kg \cdot d)$]。

3. 注意事项 使用前，需要详细地询问病史及体格检查，在确保心脏及呼吸道功能良好的前提下可选择普萘洛尔治疗血管瘤。一般建议在用药前行超声心动图检查，首次用药 48 小时内监测生命体征及血糖水平。

【问题 5】在随访过程中需要注意哪些问题？

血管瘤最常见的并发症发生在增生期，如果有并发症出现，则应及时中断观察，及时给予相应的治疗。

知识点

婴儿性血管瘤增生期的并发症

1. 溃疡 通常出现在 4~6 个月，即血管瘤增殖的高峰期。经常摩擦的部位常见，如唇、会阴、颈部和耳后沟。

2. 出血 婴儿性血管瘤不会引起凝血功能障碍，自发出血并不常见，多是溃疡所伴发。

3. 阻塞 包括视轴阻挡、气道阻塞、外耳道阻塞等。

4. 骨骼变形 瘤体的占位效应可造成骨的轻度变形，很少引起严重变形。

5. 心脏负荷过大 肝脏血管瘤多见，通过血管内的血管短路回流至心脏的血液增多，导致高输出量的心力衰竭。

6. 甲状腺功能减退 肝脏血管瘤产生的 3 碘甲状腺原氨酸脱碘酶，加速甲状腺激素的分解，超过婴幼儿甲状腺素合成的速度，从而导致甲状腺功能减退。

第二阶段就诊情况

患儿家长考虑后选择暂时继续观察，在此期间与经治医生保持密切联系。

患儿 1 岁半左右再次到门诊复诊，此时观察面部血管瘤，与半年前比较，颜色已经明显变淡，体积稍缩小（图 7-1-3）。

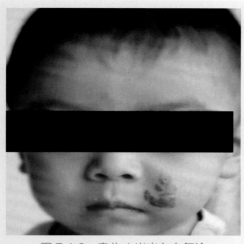

图 7-1-3 患儿 1 岁半左右复诊
原血管瘤已明显变淡、变小。

【问题 6】此时对该患儿应如何处理？

思路 1 由于此时血管瘤已经开始逐渐变淡、变小，处于消退早期，鉴于前期观察证实血管瘤病灶已开始出现消退迹象，可能会继续自行消退，建议继续随访观察。

知识点

婴儿性血管瘤消退特点

1. 约 50% 婴儿性血管瘤可能在 2 岁左右基本消退，但也有不到 1 岁即消退者，还有不少 2 岁以后才消退者，一般认为超过 10 岁，则不会自行消退。

2. 在消退期可观察到瘤体部分区域颜色逐渐变淡或褪色，肿块表面皮肤皱缩，体积开始变小，最后可以完全消退而不留任何痕迹，也有部分在病灶局部的皮肤皮下残留不同程度的纤维脂肪组织。

3. 大面积的血管瘤完全消退后可能遗留局部色素沉着，浅瘢痕，皮肤萎缩下垂等体征。

4. 某些解剖部位的血管瘤，消退后会造成一些可预测的永久性改变，如头发密度下降，眼球突出，眼睑下垂，鼻尖膨大，唇部肥大，毛细血管扩张，罕见情况下可发生深部的局限溃疡。

随 访 结 果

患儿 5 岁左右面部血管瘤完全自行消退而未留任何痕迹（图 7-1-4）。

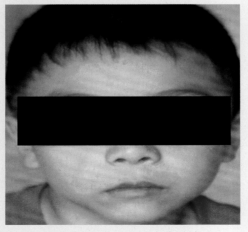

图 7-1-4 患儿 5 岁左右随访
面部血管瘤已经完全消退而无任何痕迹。

思路2　如果血管瘤最终没有完全消退,可以考虑在消退期采用不产生明显瘢痕、不影响美容的激光来消除残留的痕迹。

知识点

血管瘤消退期的手术处理原则

消退期行血管瘤切除相对安全,可以减少出血和重建的难度,亦可以行分期手术切除。

分期手术指征:①血管瘤溃疡后遗留的瘢痕,皮肤松弛,明显的纤维脂肪残留;②患者要求切除而且现今切除的瘢痕与日后切除的瘢痕比较不增大或更小。

(李　凯)

第二节　淋巴管畸形

淋巴管瘤(lymphangioma)又称淋巴管畸形(lymphatic malformation),属于低流量脉管畸形,是儿童最常见的脉管畸形,表现为有大的和/或微小囊肿组成的肿块样病变,其特征性的病理改变是淋巴管的异常扩张及连通,仅有淋巴管管腔直径的变化而无淋巴管内皮细胞数量的增加。淋巴管瘤好发于儿童的头面部、颈部和腋下。目前已摒弃诸如"囊性水瘤""淋巴管瘤"等不规范的术语,统一将上述畸形命名为"淋巴管畸形"。约50%的患者出生时即发现患有淋巴管畸形,其可以发生在身体具有淋巴管网的任何部位,约75%的病变发生在头颈部,其次为腋窝、纵隔及四肢。其发病率为1/4 000~1/2 000,无性别和种族差异。

临 床 病 例

患儿,男,1岁2个月。因"右上肢出现包块并逐渐增大1年"就诊。

临床表现:患儿出生时无任何异常,约3个月开始,逐渐发现患儿右前臂稍微丰满,之后局部出现"包块",并逐渐增大。门诊体格检查见患儿右前臂腹侧明显有包块突起,大小约3cm×5cm,表面皮肤颜色无异常,包块稍活动、质韧、似有波动感,无压痛(图7-2-1)。超声检查提示包块位于右前臂软组织内,囊性,包块直径大于2cm,且内部有分隔。

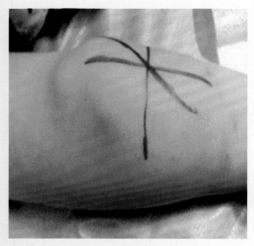

图 7-2-1　右前臂淋巴管畸形

【问题1】通过上述情况,对该患儿初步考虑什么诊断?

知识点

淋巴管异常和淋巴管畸形

1. 淋巴管畸形属于淋巴管异常。

2. 淋巴管异常可分为3大类:①淋巴管和淋巴结异常,导致淋巴液清除不足,表现为淋巴水肿;②淋巴管畸形,表现为由大的和/或微小囊肿组成的肿块样病变;③中枢传导淋巴管内的淋巴循环障碍。

---

3. 很多病变为包括几种类型的混合型淋巴管异常。

4. 淋巴管异常可能伴发毛细血管畸形、静脉畸形和 / 或动脉畸形,如 Klippel-Trenaunay 综合征和 Parkes-Weber 综合征。淋巴管异常还广泛累及内脏、骨骼、胸腹膜和软组织等,造成骨骼破坏或胸腔积液、腹水、出血的广泛性淋巴管异常(generalized lymphatic anomaly,GLA)、卡波西淋巴血管瘤样病(Kaposi form lymph angiomatosis,KLA)及大块骨溶解综合征(Gorham-Stout disease,GSD)。

思路 1　根据患儿病史、症状,淋巴管畸形的诊断基本可以成立,诊断依据为出生后 3 个月左右右前臂局部出现"包块",并逐渐增大;表面皮肤颜色无异常,包块有一定的波动感,无压痛;超声提示包块为囊性,并且内部有分隔。

知识点

淋巴管畸形的胚胎与病因

1. 淋巴系统的形成　胚胎 5~8 周时,原始淋巴管从两侧颈内静脉外侧各突出一个囊形成颈囊;随后肠系膜静脉发出腹膜后囊;最后从左右髂静脉各形成一个髂静脉囊,以这 5 个原始淋巴囊向胸腹腔及四肢扩展,逐渐相互连接形成全身淋巴系统。

2. 淋巴管畸形的形成　根据以上淋巴管形成学说,当原始淋巴囊部分孤立分隔时就会形成淋巴管畸形,如多次分隔则可形成多囊性淋巴管畸形。

思路 2　患儿的淋巴管畸形需进行分类,以指导治疗。临床根据发病年龄、部位、临床表现和体格检查,再加上超声检查的结果,可作出初步判断。该患儿为"混合型淋巴管畸形"可能性大。

思路 3　该患儿还应该考虑进行 CT、MRI 辅助检查。

知识点

淋巴管畸形的分类及病理

根据国际血管异常疾病研究协会确定的分类方法,将病变分为大囊型、微囊型和混合型三型。

1. 大囊型淋巴管畸形是由一个或多个直径 ≥ 2cm 的囊腔构成。

2. 微囊型淋巴管畸形则由一个或多个直径 <2cm 的囊腔构成。

3. 两者兼而有之的则称为混合型淋巴管畸形。

知识点

淋巴管畸形的辅助检查

1. 超声检查　可以确定部位,鉴别囊性还是实性肿块,彩色多普勒超声还可显示囊内血供以便与血管瘤鉴别。近年来,产前超声可以对妊娠小于 30 周的胎儿囊性淋巴管畸形作出诊断。

2. CT、MRI　在确诊淋巴管畸形时还可以了解肿块内部结构及分隔,以及畸形与周围组织、器官的关系。

3. 必要时还可以空针穿刺抽出液体观察 / 检查。

思路 4　告知家长淋巴管畸形的常见并发症。

> 知识点
>
> ### 淋巴管畸形的常见并发症
>
> 1. 囊内出血(多见)。
> 2. 感染(少见)。
> 3. 压迫邻近器官造成如气道梗阻、吞咽困难。
> 4. 疼痛及肢体变形、功能受损、容貌毁损。

【问题 2】对该患儿该如何治疗?

思路 1　根据病变的部位、深度、范围及大小、分类、是否有功能障碍、治疗方法的有效性等进行选择。考虑患儿右前臂淋巴管畸形囊内有分隔,且肿块未涉及关节、面部美容等问题,因此选择手术治疗。

> 知识点
>
> ### 淋巴管畸形手术原则
>
> 1. 部分淋巴管畸形与重要的组织、结构密不可分,强求完整切除非常困难,此时允许有残留。
> 2. 尽可能切除或破坏畸形的囊壁,使其形成单房的"囊腔"。
> 3. 对残留囊腔或创面进行药物注射或涂擦,适当引流,避免切口积液,必要时还可以术后经此引流管注入药物辅助综合治疗。

思路 2　需要了解淋巴管畸形手术切除的一些严重并发症,以便术前和家长充分交流。

> 知识点
>
> ### 淋巴管畸形手术并发症
>
> 1. 出血。
> 2. 邻近受累组织器官的损伤、局部变形等,如面颈部淋巴管畸形切除,可能会有较大比例的面神经、交感神经和舌下神经损伤等。腋窝淋巴管瘤切除,有臂丛神经受损的可能。
> 3. 切口积液　残留的囊壁或毛细淋巴管分泌淋巴液会造成切口积液,术中可放置负压球引流,或术后发现及时抽液后加压包扎。淋巴漏的时间会比较长,许多需要药物灌注治疗或等待其侧支循环建立后才好转。
> 4. 复发　对于微囊型淋巴管畸形,常虽反复手术切除,仍然可能复发,有时需要多次矫形,效果并不理想,所以现将微囊型淋巴管畸形专门列为一种类型,显示其治疗预后的特殊性。

思路 3　对于复发的病灶,可以考虑再次手术或注射治疗。

附:淋巴管畸形注射治疗主要指征与注意事项

淋巴管畸形是常见的一种先天性脉管畸形。根据淋巴管囊腔的大小,可将其分为巨囊型、微囊型和混合型三种类型。巨囊型淋巴管畸形由一个或多个直径 ≥2cm 的囊腔构成;微囊型淋巴管畸形则由一个或多个直径<2cm 的囊腔构成;二者兼而有之的则称为混合型淋巴管畸形。

淋巴管畸形注射治疗主要指征与注意事项(视频)

1. 注射治疗

(1)适应证

1)临床诊断为淋巴管畸形的患儿:对于巨囊型和混合型淋巴管畸形疗效满意;对微囊型淋巴管畸形则疗效稍差。

2)可以多次注射,也可以作为手术治疗残留病灶的补充治疗。

3)全身一般状态良好,无发热、咳嗽等表现。

4)病变部位无感染炎症表现。

(2)术中注意事项

1)进行分部位、多次囊腔内注射治疗时,建议在超声引导下进行,避免损伤重要神经、腺体等。

2)一般应抽尽或接近抽尽每个囊腔中的淋巴液,再注入合适剂量与浓度的硬化剂。一般来说,博莱霉素的注射剂量不超过 $15mg/m^2$,浓度 0.5~1mg/ml,多次注射总量不超过 300mg。

3)对于侵犯口底、咽旁、气道周围的病例,为避免治疗后肿胀引起的气道阻塞,治疗前需争取行气管切开术。若气管切开区域有病灶,可先行治疗。

(3)术后注意事项

1)术后注射部位可能出现肿胀、疼痛,少量渗血为术后正常反应。

2)注意保持注射部位清洁干燥,避免感染、破溃。

3)注意有无发热、呼吸困难、呕吐等情况。

2. 硬化治疗

(1)禁忌证

1)对硬化剂过敏。

2)严重的心、肝、肾功能障碍。

3)严重的凝血功能障碍。

4)重度全身性感染或局部炎症性病变。

(2)硬化治疗优点

1)创伤小,不易损伤重要神经、血管、腺体、肌肉等组织结构。

2)巨囊型效果良好、治愈率高、不易复发。

3)操作简便,比较安全。

4)恢复良好,无明显瘢痕。

5)可多次反复注射。

3. 目前认可的淋巴管畸形手术切除指征

(1)病灶较小,位置较好,可完全切除。

(2)有症状的微囊型淋巴管畸形。

(3)硬化治疗后仍有症状的巨囊型及混合型淋巴管畸形。

(4)注射后可能会发生危及生命的并发症。

(5)影响外观需要整形者。

(李　凯)

第三节　神经母细胞瘤

神经母细胞瘤是源自神经嵴的胚胎性肿瘤,可发生于交感神经系统的任何部位,包括脑、颈(3%)、纵隔(20%)、主动脉旁的交感神经节(24%)、盆腔(3%)、肾上腺髓质(50%),是发生率仅次于脑肿瘤的儿童和婴儿最常见的实体肿瘤。超过 25% 的患儿诊断时小于 1 岁,2 岁诊断占 50%,8 岁诊断占 90%。神经母细胞瘤的发生率男孩高于女孩(1.2∶1)。据报道,神经母细胞瘤发病率为每年 8/100 万 ~10/100 万。该肿瘤显示高度恶性,发展迅速,早期转移。

临 床 病 例

患儿,男,3 岁。因"家长在无意中发现患儿右上腹有肿块"而于当地医院就诊。经超声初步检查,发现为右肾上腺区 15cm 实性占位。患儿无发热,无咳嗽,无腹泻,无外伤史。平时胃纳可,无明显体重减轻。

【问题1】通过上述情况,对该患儿初步考虑什么诊断?

思路 1　右上腹肾上腺区占位以肿瘤、炎症、先天畸形、外伤四个方面为思考方向。肿瘤考虑为腹膜后肿瘤,包括神经母细胞瘤、畸胎瘤、肾母细胞瘤等;炎症可考虑非特异性感染和结核等特异性感染;畸形可考虑重复肾畸形等;外伤可考虑血肿等。

思路2 患儿无发热,无外伤史,不考虑炎症和外伤,3岁患儿应重点考虑腹膜后肿瘤。

知识点

腹膜后主要肿瘤的鉴别诊断要点见表7-3-1。

表7-3-1 腹膜后主要肿瘤的鉴别诊断要点

诊断要点	肾胚胎瘤	神经母细胞瘤	畸胎瘤
病史特点	无症状上腹部肿块,血尿,贫血	发热、贫血、疼痛	无痛性肿块
肿瘤部位	肾区	肾上腺或脊柱前	身体中线部位
形状、质地	球状、实质	多结节、硬	囊性或实性
常见转移部位	无	肺、骨、肝、皮下	恶性者可肺转移
血尿	+	−	−
尿香草扁桃酸(VMA)	−	+	−
血甲胎蛋白(AFP)	−	−	+
腹部平片钙化影	−	+	++
静脉肾盂造影(IVP)肾盂变形	+	±	

思路3 需注意完整地对肿瘤进行评估,包括患儿的一般情况、肿瘤解剖位置、转移情况、肿瘤代谢、肿瘤内分泌及预后指标等。因此,辅助检查包括血常规、血乳酸脱氢酶(LDH)、神经特异性烯醇化酶(NSE)、铁蛋白、24小时尿VMA检查、骨髓穿刺检查、放射性核素骨显像或四肢长骨+头颅X线平片、增强CT或MRI(腹部)、平扫CT或MRI(头部、胸部)。

知识点

儿童神经母细胞瘤的临床特征

1. 儿童神经母细胞瘤的症状因原发部位及有无转移而各异,最常见的转移部位为骨髓、骨皮质、肝脏、皮肤,而肺和脑转移较少,区域和远处淋巴结转移亦较常见。

2. 原发于肾上腺或脊柱旁的肿瘤,50%以上可在腹部扪及。肿块往往体积大、质地硬,呈结节状,有时张力高。

3. 纵隔病变可引起呼吸道症状,霍纳综合征提示肿瘤侵及星状神经节,眼球突出和双侧眼眶淤血(熊猫眼)提示有眼眶转移。

4. 全身症状如发热、贫血、体重减轻、营养不良及骨关节疼痛等,常见于进展期病例。下肢骨转移时因腿疼而不能行走。

5. 由于释放儿茶酚胺,高血压占35%。

6. 截瘫或马尾综合征是由于肿瘤侵入椎间孔进入硬膜外腔所致。盆腔肿块还可压迫膀胱和直肠。少见症状包括小脑共济失调和眼肌阵挛(肌阵挛反射和眼球震颤,也称眼球舞蹈综合征),这可能是因为抗神经母细胞瘤抗体与小脑浦肯野细胞发生交叉反应所致,而不是肿瘤转移引起。

7. 有些新生儿肿瘤释放血管活性肠肽(VIP)可致水样腹泻,幼小婴儿可因肿瘤浸润导致肝大、多个皮下肿瘤结节。

8. 晚期患儿因肝大、横膈上升致使呼吸窘迫、胃食管反流和凝血性疾病。有的神经母细胞瘤在产前经超声检查中意外发现。

患儿检查结果

上腹部增强 CT(图 7-3-1)提示右肾上腺区巨大肿瘤,大小约 20cm×25cm×23cm,肿瘤内部有粗砂粒样钙化,腔静脉向左前方推移,肾门血管部分被肿瘤包绕,肾门周围淋巴结肿大。24 小时尿 VMA 65mmol/L,血 NSE 64mmol/L,铁蛋白 912mmol/L。放射性核素骨显像示双侧髂骨、左侧股骨远端有浓集。骨髓穿刺显示有 40% 的肿瘤细胞。

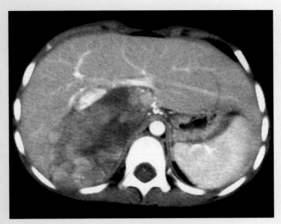

图 7-3-1　腹部增强 CT
右肾上腺区巨大肿瘤。

【问题 2】对检查结果如何进行分析判断?

思路 1　根据患儿肿瘤影像学检查、尿 VMA 阳性、血铁蛋白和 NSE 升高及骨髓穿刺和骨扫描结果初步可以诊断为右肾上腺神经母细胞瘤伴有骨和骨髓转移。

思路 2　肿瘤需要进一步病理检查,可行穿刺活检或行活检手术。

知识点

神经母细胞瘤的病理学特征

1. 显微镜下,典型的神经母细胞瘤为小圆细胞,细胞核染色质丰富、胞质少,核仁不清。约有不到半数的肿瘤可见神经母细胞围绕嗜酸性神经纤维网,形成 Homer-Wright 假性玫瑰花结。

2. 通过免疫组化染色和电镜技术,神经母细胞瘤可与儿童期的其他"小圆、蓝细胞"肿瘤相鉴别。还可根据一些免疫组化指标,如波形蛋白(VIM)、白细胞共同抗原(LCA)、NSE 和 S-100 等进行鉴别诊断。

3. 电镜的典型图像为浓且密的细胞核、含有膜结合性神经分泌性颗粒、神经纤维网内的微丝和平行排列的微管。

4. Shimada 组织学分级的依据为施万基质的含量、细胞分化程度和有丝分裂 - 核破裂指数(MKI),该分级系统与年龄结合可很好地预测预后。肿瘤血供增加也与肿瘤播散、组织学不良型和 *MYCN* 基因扩增相关。

思路 3　根据骨髓穿刺报告、放射性核素骨显像和 X 线检查结果,肿瘤分期为 4 期。

知识点

神经母细胞瘤的临床分期

国际神经母细胞瘤分期系统(international neuroblastoma staging system,INSS)(表 7-3-2)对术前手术标准及淋巴结病理进行综合评估,近年来又结合神经母细胞瘤的生物学特性来进行分组,主要依据 *MYCN* 基因扩增、DNA 指数、临床分期和患儿年龄。依据患儿的预后将肿瘤分为低度危险、中度危险和高度危险三组。血清和细胞学标志物的测定可用来修订治疗方案,并成为治疗新策略的依据。Shimada病理分型系统建立了病理形态标准,对预后判断有重要价值。

表 7-3-2　国际神经母细胞瘤分期系统(INSS)

分期	临床表现
Ⅰ期	肿瘤局限于原发器官,肉眼完全切除肿瘤,淋巴结镜下阴性
Ⅱa期	肿瘤肉眼切除不完全,同侧淋巴结阴性
Ⅱb期	肿瘤肉眼切除完全或不完全,同侧淋巴结阳性
Ⅲ期	肿瘤超越中线,同侧淋巴结镜下阴性或阳性;肿瘤未超越中线,对侧淋巴结镜下阳性;中线部位肿瘤,双侧淋巴结镜下阳性
Ⅳ期	远处淋巴结、骨、骨髓、肝或其他脏器转移
Ⅳs期	原发肿瘤Ⅰ期、Ⅱ期,仅有肝、皮肤或骨髓(<10%)转移(婴儿年龄<18个月)

知识点

神经母细胞瘤的危度分组

在 INSS 的基础上,运用各种独立预后评估因子,将神经母细胞瘤分成 3 个危度组,即低危、中危和高危组。一般说来,Ⅰ期、Ⅱ期和Ⅳs期的神经母细胞瘤中,年龄<1岁、DNA指数为高倍体、良性组织学类型、*MYCN* 扩增小于 1 倍、Trk-A 表达增高和无 1p 染色体缺失的患儿预后较好。相反,患儿年龄≥1岁、肿瘤为进展期(Ⅲ期、Ⅳ期)、*MYCN* 基因拷贝 >10 倍、Trk-A 表达减低、1p 染色体缺失及不良组织学类型则预后不良。见表 7-3-3。

表 7-3-3　神经母细胞瘤的风险分组

INSS 分期	年龄	*MYCN* 状态	Shimada 组织学	DNA 倍数	危度
Ⅰ期	0~21 岁	任何	任何	任何	低危
Ⅱa/ Ⅱb 期	<1 岁	任何	任何	任何	低危
	≥1~21 岁	不扩增	任何	–	低危
	≥1~21 岁	扩增	良好	–	低危
	≥1~21 岁	扩增	不良	–	高危
Ⅲ期	<1 岁	不扩增	任何	任何	中危
	<1 岁	扩增	任何	任何	高危
	≥1~21 岁	不扩增	良好	–	中危
	≥1~21 岁	不扩增	不良	–	高危
	≥1~21 岁	扩增	任何	–	高危
Ⅳ期	<1 岁	不扩增	任何	任何	中危
	<1 岁	扩增	任何	任何	高危
	≥1~21 岁	任何	任何	–	高危
Ⅳs	<1 岁	不扩增	良好	>1	低危
	<1 岁	不扩增	任何	=1	中危
	<1 岁	不扩增	不良	任何	中危
	<1 岁	扩增	任何	任何	高危

注:INSS,国际神经母细胞瘤分期系统。

知识点

神经母细胞瘤治疗前风险分期系统

近年国际上对于神经母细胞瘤治疗的分期逐渐从术后的国际神经母细胞瘤临床分期(INSS)模式改进为术前的国际神经母细胞瘤危险度分级协作组(international neuroblastoma risk group,INRG)分期(表 7-3-4),即以影像学危险因素(image danger risk factor,IDRF)为标准对肿瘤的手术风险进行判断,以达到提高手术肉眼完整切除率、降低手术并发症的效果。其优势在于不过分依赖外科医生的主观判断(技术水平、态度),而基于诊断时影像学判断(更强调重要器官受侵、大血管被包绕程度),使得手术风险判断更为精准。

表 7-3-4 术前的国际神经母细胞瘤危险度分级协作组分期

分期	描述	风险
L1	肿瘤局限于身体一侧局部,无影像学定义上的重要结构侵犯	局部瘤体影像学风险因子为 0
L2	肿瘤局限,具有一项或多项影像学危险因素	局部瘤体影像学风险因子 ≥1
M	肿瘤有远处转移(除外 MS 期)	转移
MS	患儿<18 个月,肿瘤远处转移但限于皮肤、肝脏、和/或骨髓	转移限于肝、皮、骨髓(<10%),<18 个月

注:影像学危险因素见下表。具有多灶性的患儿分期以最大病变的分期为准。

影像学危险因素(IDRF):①肿瘤累及一个体间隔以上的部位,如颈-胸部、胸-腹部、腹-盆部。②肿瘤完全包绕大血管,如主动脉及其大分支、下腔静脉、侵及肝门部、一侧或两侧肾蒂为 IDRF(+)。仅与肿瘤接触中,动脉周边与肿瘤接触<50%,静脉受压变扁,属于 IDRF(−)。部分包绕中,动脉与肿瘤接触 50%;静脉受压闭塞,属于 IDRF(+)。③肿瘤包绕主要的神经丛或主要的神经根。④侵入椎管>1/3,脊髓旁、脊膜间隙被占据导致脊髓移位,或脊髓 CT 密度/MRI 信号异常。⑤肿瘤压迫气管或主支气管。⑥肿瘤浸润邻近脏器或结构,如心包、膈肌、肾脏、肝脏。

【问题 3】如何制订该患儿的治疗方案?

思路 1 本例患儿虽经影像学和肿瘤标志物可获得较为明确的临床诊断,但神经母细胞瘤评估尚需获得肿瘤病理 Shimada 分类、*MYCN* 基因扩增及 DNA 指数等信息,对于肿瘤危度分组和治疗方案选择有决定意义,故仍然需肿瘤活检,可行穿刺活检或手术活检。

知识点

活检手术要点

1. 一般采取开腹方式,以取得足够量肿瘤活组织,或通过微创技术进行操作。

2. 活检切口要考虑化疗后择期手术和可能二次探查手术。

3. 打开肿瘤假被膜,用垂体咬钳取肿瘤组织比较便利,既可取到足够量肿瘤组织,也可避免损伤血管和挤压瘤组织。

4. 活检处用明胶海绵等可吸收止血材料填塞,并利用切开的肿瘤假被膜作包裹缝合,可有效止血,有时还可用明胶海绵等可吸收止血材料加强止血效果。

5. 取得足够的符合病理检查质量的瘤组织对诊断和预后评估至关重要,瘤组织一般不少于 1cm³。

6. 活检手术的同时还可植入化疗用管道。

思路 2 本例为Ⅳ期病例,肿瘤原发灶不能一期切除,可先按高危组进行化疗 3~4 疗程,待病理 *MYCN*

基因检测结果明确,可再调整化疗方案。

知识点

按危度分组的治疗选择

1. 对低危患儿可仅行肿瘤切除。IVs 期可行观察和支持疗法,以期待肿瘤的自然凋亡。IVs 期的患儿已有肝、皮肤或骨髓转移,仅作肾上腺原发灶的切除并不能提高生存率。如 IVs 期病例存在 *MYCN* 扩增、Shimada 组织学不良型和二倍体性等预后不良因素,可给予化疗。对于出生后 3 个月内作出诊断的小婴儿,如肝脏因肿瘤转移而快速增大,可用化疗或肝脏照射来控制。

2. 中危患儿均需接受 4 药联合化疗,一般在 4 个疗程后评估肿瘤的切除可能性。如此时肿瘤有完全切除的可能,则安排探查术,切除肉眼可见的所有瘤组织。如估计无法完全切除,则再给予 4 个疗程的化疗(共 8 个疗程),其后再评估切除肿瘤的可能性。

3. 高危患儿需在活检明确诊断后接受大剂量高强度化疗,在 5 个疗程后安排切除术。无论是否达到肉眼下完整切除,患儿均需在骨髓灭活后接受自体骨髓或造血干细胞移植。其后给予放疗和 13- 顺式维 A 酸。

4. 中危、高危患儿伴有硬膜外肿瘤侵犯、出现脊髓压迫症状时,一般进行化疗。虽然化疗、放疗和椎板切除术都能有效地消除对脊髓的压迫,但是后两者有导致脊柱侧弯等并发症的缺点,应避免选用。

思路 3 对于该患儿,可待肿瘤原发灶明显缩小,转移灶控制后进行手术,切除原发灶和腹膜后的淋巴结转移灶,力争达到肉眼完整切除。

手 术 经 过

患儿经 4 个疗程化疗后肿块明显缩小,经术前准备后行右肾上腺肿瘤切除术。术中见肿瘤大小约 4cm×5cm×5cm,来自右肾上腺,下缘部分包绕肾门血管,内侧将下腔静脉推向前方(图 7-3-2A)。游离下腔静脉,切开肿瘤下缘剥离肾动脉、肾静脉,结扎并切断右肾上腺中静脉,沿肿瘤边缘游离肿瘤并完整切除(图 7-3-2B)。

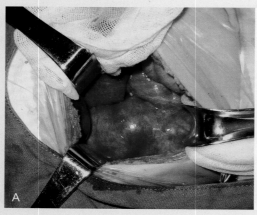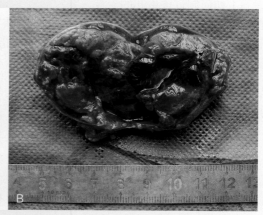

图 7-3-2 手术经过
A. 术中见肿瘤来自右肾上腺;B. 完整切除肿瘤。

【问题 4】儿童神经母细胞瘤切除范围如何界定? 如何达到根治效果?

知识点

神经母细胞瘤的手术时机和切除范围

1. **手术时机** 对于中危组、高危组的患儿,术前化疗是重要的治疗措施,也为根治性肿瘤切除术创造了尽可能好的条件。化疗后体积缩小呈下降的曲线,一般在第 3 个疗程后达到平台期。此时的肿瘤组织学表现为大量基质,其间散在分布着岛状的恶性神经母细胞及神经节细胞,该特征对于手术时机的选择有指导意义。因此,肿瘤切除术一般安排在第 4 个疗程结束之后。

2. **肉眼完整切除的概念** 神经母细胞瘤常与椎骨、大血管粘连,可包绕主动脉、腔静脉及其分支,切缘镜下无瘤的根治性手术实际上是达不到的。因此,"完全切除"的概念应为切除肉眼可见和可触及的所有肿瘤组织,称肉眼完整切除。

3. **手术切除范围** 神经母细胞瘤是一种特殊的需要综合治疗的肿瘤,手术并不是唯一的治疗手段,追求肿瘤切除而不顾手术风险和可能带来的并发症并不值得提倡。尤其对于高危组神经母细胞瘤,切除肾脏和脾脏带来的肾功能代偿不全和感染风险会使患儿根本无法接受高强度的化疗和放疗,最终影响治疗效果,无益于生存率的提高。对于低危组患儿,目前的观点认为这类肿瘤生物学活性不高,残留的肿瘤并不会向远处转移,如果一味地追求根治损伤重要脏器或影响脊髓,破坏椎管,反而影响了患儿的生存质量。

思路 1 该患儿完成手术,术后仍然需继续按前述方案进行规范化化疗 + 放疗 + 干细胞移植治疗 + 维A 酸治疗。

知识点

进展期神经母细胞瘤治疗的新进展

1. **免疫治疗** NB 细胞大量表达神经节苷脂(GD2),这种表面糖脂抗原成已成为免疫治疗的理想靶点。目前应用的有鼠单克隆抗体 3F8、人鼠嵌合的抗体 ch14.18 及 ChCE7。3F8 对骨髓转移灶有较好的活性。ch14.18 有抗肿瘤活性,联合运用粒细胞巨噬细胞集落刺激因子(GM-CSF)或白细胞介素 2(IL-2)可增强抗体依赖细胞介导的细胞毒作用(ADCC)。COG 的 3 期临床试验已证实,患儿的 2 年 EFS 明显高于单独使用异维 A 酸。

2. **^{131}I-mIBG** ^{131}I-mIBG 治疗即利用间碘苄胍与去甲肾上腺素的相似性,使其被肿瘤细胞摄取,从而起到杀伤 / 灭肿瘤细胞的作用。COG 的临床试验也证实对原发难治性神经母细胞瘤患儿有较好的效果。

3. **抗肿瘤血管生成治疗** 神经母细胞瘤的生长和转移也依赖于血管,且神经母细胞瘤为胚源性,血管分布较许多成人实体瘤更为丰富。研究发现,肿瘤血管生成与神经母细胞瘤转移、MYCN 基因扩增及预后密切相关,多种血管生成因子及血管原抑制因子被证实参与了神经母细胞瘤血管生成的调控。目前,血管内皮细胞生长因子(VEGF)的特异性中和抗体贝伐单抗已经用于成人实体瘤的临床治疗,但其抗神经母细胞瘤的临床疗效尚待进一步证实。

4. **基因靶向治疗** 间变性淋巴瘤激酶(anaplastic lymphoma kinase,ALK)在神经母细胞瘤发病过程中的作用也受到重视,约 8% 神经母细胞瘤的 ALK 表达阳性,故 ALK 抑制剂克唑替尼也被用来治疗神经母细胞瘤,目前证实存在短期疗效。

其他可期待的分子靶向治疗尚有 MYCN 基因及 BCL2 基因高表达的细胞株,可用反义核酸技术或RNA 干扰技术抑制此类基因扩增;胰岛素样生长因子 -1(IGF-1)受体拮抗剂;神经营养因子受体 TrkB 在未分化的神经母细胞瘤细胞中高表达,其 BDNF/TrkB 信号通路与神经母细胞瘤细胞的自分泌密切相关,针对其信号通路中 Trk 酪氨酸激酶的药物靶向治疗;丝氨酸 / 苏氨酸蛋白激酶 6(AK-A)是 NB 细胞周期G2-M 的关键性调控子,对其抑制剂能阻碍细胞的进一步增殖。目前相应的临床试验仍在进行中。

思路2 随访要求。

1. 治疗期间随访（表7-3-5）。

表7-3-5 治疗期间随访方案

检查项目	治疗前	每个疗程前	术前	术后	治疗结束时
病史、体格检查	×	1日	×	×	×
血常规	×	2次/周	2次/周	2次/周	×
肝肾功能	×	1日	×	×	×
肌酐、尿素氮	×	×	×	×	×
血电解质	×	×	×	×	×
血镁、磷、钙	×	1日	×	×	×
24小时尿VMA,血LDH、铁蛋白、NSE	×	(1)			×
胸腹X线、四肢长骨片	×	(1)	×	(1)	×
MRI	×	(1)	×	(1)	×
放射性核素骨显像	×	(1)	×	(1)	×
CT（胸腹）	×	(1)	×	(1)	×
骨髓穿刺/活检	×	×			×
Echo/ECG	×	(2)	(2)	(2)	(2)
GFR	×	×	×	×	×
听力评估	×	×			×
功能评估				×	×

注:(1)为治疗期间每2~3个月1次;(2)为每次用阿霉素前。VMA,尿香草扁桃酸;LDH,乳酸脱氢酶;NSE,神经元特异性烯醇化酶;MRI,磁共振成像;CT,计算体断层成像;Echo,超声心动图;ECG,心电图;GFR,肾小球滤过率。

2. 治疗后长期随访（表7-3-6）。

表7-3-6 治疗后随访方案

随访项目	2年内每3个月	3~4年每6个月	5~10年每12个月
体格检查	×	×	×
血常规	×	×	×
胸片、四肢长骨片	每6个月	×	×
尿VMA,血LDH、铁蛋白、NSE	×	×	×
MRI或CT	×	×	
放射性核素骨显像	每6个月	×	
骨髓穿刺/活检	每6个月		
听力评估	每年	每年	×
肝功能	每6个月	×	×
肾功能	每6个月	×	×

注:VMA,尿香草扁桃酸;LDH,乳酸脱氢酶;NSE,神经元特异性烯醇化酶;MRI,磁共振成像;CT,计算体断层成像。

知识点

影响预后的指标

①年龄＞1岁;②疾病分期为Ⅲ期、Ⅳ期;③组织学不良分型;④1号染色体短臂异常;⑤肿瘤细胞DNA含量为二倍体、近二倍体或四倍体;⑥*MYCN*拷贝数＞10;⑦血清铁蛋白≥150mg/L;⑧血清LDH≥1 500U/L;⑨NSE≥100ng/ml。

综合这些因素将肿瘤分为低危、中危和高危三组可较好地预示疾病的转归。目前,低危患儿的生存率＞90%,中危患儿为70%~75%,高危患儿仅为25%~30%,而3年的总生存率为50%。

神经母细胞瘤的基础研究和影响预后的因素如下。

(1)染色体:等位染色体缺失或易位。1号染色体的杂合性缺失,包括其短臂的缺失或易位,该现象在70%~80%的近双倍体肿瘤中可见。低分级的肿瘤常为高倍体或三倍体的表型,而少有染色体缺失或易位。尽管不同肿瘤的染色体1p的缺失片段长短可以不同,但1p36通常都缺失,提示这一区域可能存在肿瘤抑制基因,这一缺失或易位可能导致恶性肿瘤的生长。染色体1p36缺失与*MYCN*原癌基因扩增明显相关。其他相关基因包括染色体17q、14q和11[p和/或q]。在神经母细胞瘤中还可见双微染色体(dmins)和同源染色区,可能是基因扩增的基础。

DNA指数(倍性):神经母细胞瘤的DNA指数(DI)可由流式细胞仪测定,可反映化疗效果并提示预后。DI＞1(高倍体表型)常为早期病变,并常有良好预后,而DI=1(二倍体)常与进展期病变和差的预后相关。

(2)癌基因表达:*MYCN*扩增。2号染色体短臂远端含有*MYCN*原癌基因。*MYCN*的蛋白质产物在神经母细胞瘤中可能控制某种未知基因,如果不加调控则可能导致肿瘤形成。未经治疗的原发性神经母细胞瘤中30%存在*MYCN*基因的扩增,该扩增与肿瘤进展、肿瘤快速生长和差的预后明显相关,而是否扩增与诊断时患儿年龄或分期无关。*MYCN*基因扩增可激活肿瘤血管形成、肿瘤播散和PGY1启动子,并可能与肿瘤凋亡相关。虽然不是所有预后差的患儿都有*MYCN*基因扩增,但所有有该基因扩增的患儿在经传统的治疗后病情都迅速进展而死亡。早期和Ⅳs期神经母细胞瘤中仅5%~10%有*MYCN*基因扩增,而进展期肿瘤则高达40%。危险因子中DI和*MYCN*扩增的作用有叠加效应。*MYCN*基因扩增与否在肿瘤的病程中一般不会改变,因此这一指标可用来早期确定肿瘤类型并预测预后。

其他癌基因:近来*MYCN*基因扩增与多药耐药蛋白基因(*MRP*)的高表达相关,*MRP*对生存率更有预测价值。神经元和成纤维细胞均可表达*c-src*原癌基因,其产物为pp60c-srcN和pp60c-src。pp60c-srcN可能对神经母细胞瘤有特异性诊断价值,但婴儿分化良好的肿瘤中pp60c-src水平高于pp60c-srcN常为神经母细胞瘤有高度侵袭性的特征。婴儿pp60c-srcN的高表达常提示高危病例可获得长期生存。

神经母细胞瘤株和手术标本中几乎都有*TP53*基因表达,但神经上皮瘤株或分化性节细胞神经母细胞瘤及节细胞神经瘤中都没有*TP53*基因表达。

(3)蛋白质组学:应用蛋白质组学研究技术能够动态、整体、定量地观察肿瘤发生过程中蛋白质种类和数量的变化,通过比较肿瘤细胞和正常细胞的蛋白质表达情况,可以鉴定出肿瘤特异性标记或特异性抗原,以及药物治疗靶点,为诊断和治疗提供线索。

(董岿然)

第四节 畸 胎 瘤

畸胎瘤是一种胚胎性肿瘤,来源于原始胚芽细胞,肿瘤内含有3个胚层来源的组织(内胚层、中胚层、外胚层)。畸胎瘤可发生于身体的任何部位和任何器官,最常见于躯体中线部位或中线两侧,从头部大脑到骶尾部都可以见到,肿瘤可表现为实性或囊性,有的可呈混合性。畸胎瘤约80%为良性,20%为恶性。畸胎瘤发生的位置与患儿年龄相关,婴幼儿畸胎瘤常发生在性腺外组织,骶尾部、颈部、口咽部、前纵隔、腹膜后为常见的好发部位,大龄儿童则以性腺畸胎瘤多见。

临 床 病 例

患儿,女,22日,足月剖宫产,出生体重3 150g。因"出生后发现骶尾部肿块"入院。体格检查:T 36.8℃,HR 110次/min,R 32次/min。无贫血貌,神清,反应可,前囟张力不高。心脏听诊无明显杂音,两肺呼吸音清晰,无啰音。腹部平软,腹部未及明显肿块,腹水征阴性,无明显尿潴留。骶尾部见一巨大肿块,大小约10.0cm×8.0cm,质软,呈囊性感,肿块表面有正常皮肤,皮温不高,无破溃,局部皮肤有瘀斑,肛门稍向前推移,无松弛,大便呈扁平状。双下肢活动自如,无畸形。

【问题1】通过上述情况,对该患儿初步考虑什么诊断?

思路1 骶尾部肿块应考虑畸胎瘤、脊膜膨出、脂肪瘤、淋巴管瘤和骶尾部皮下脓肿。患儿肿块巨大,呈囊性感,肿块表面有正常皮肤,皮温不高、肛门稍向前推移等,均提示骶尾部畸胎瘤可能。

知识点

常见的骶尾部肿块

1. 骶尾部畸胎瘤 肿块是本病最常见症状,大小不等,为圆形或椭圆形,质地呈囊性、实性或囊实性,如肿块压迫直肠、膀胱,可导致排便、排尿障碍。

2. 脊膜膨出 多位于腰骶部或腰背部正中,一般不大,按压后可缩小同时前囟饱满,哭闹时肿块可稍增大,常伴有下肢畸形、功能障碍和大小便功能异常。

3. 脂肪瘤 肿块质地均匀、质软,一般体积不大。

4. 骶尾部淋巴管瘤 较少见,肿块体积不定,与囊性结构为主的畸胎瘤较难鉴别,甚至需术中病理才能加以确定。

5. 骶尾部皮下脓肿 可有红、肿、热、痛的典型感染症状,肿块一般不大,有波动感,触痛明显,骶尾部畸胎瘤继发感染时临床症状较为相似。

思路2 体格检查时应注意哪些问题?

应注意全身情况,是否有贫血貌、心率过快、心脏杂音,腹部检查有无肿块、尿潴留,观察肿块形状、皮温、与骶尾骨关系、肛门外观、大便形状、下肢活动情况。恶性畸胎瘤具有与其他恶性肿瘤相似的生物学特性,可向周围组织浸润破坏,若骶神经丛受浸润可产生大小便失禁,骶骨被浸润破坏,可发生局部疼痛。肿瘤随淋巴或血流向远处转移,腹膜后淋巴结、肺、骨骼是其常见转移部位。

思路3 体格检查和辅助检查还需要注意包括可能的骶尾部巨大畸胎瘤的伴发症状,主要有:①巨大肿瘤可因肿瘤窃血导致新生儿贫血,出现贫血貌和心率增快,严重者可出现高输出性心力衰竭;②除骶尾部肿块外还需注意有无盆腔肿块,是否因肿瘤压迫直肠尿道导致排便困难和尿潴留;③需注意双下肢活动情况,有无肌力下降,如恶性畸胎瘤侵及椎管内可导致下肢瘫痪。

思路4 还需注意有无其他伴发畸形,20%的骶尾部畸胎瘤有伴发畸形,肌肉骨骼异常较为多见,也可出现肾脏发育异常及中枢神经、心脏、消化系统、泌尿生殖系统畸形。

知识点

Currarino 综合征

Currarino 综合征是骶骨发育不良、直肠肛门畸形、骶前肿物三者的总称,亦称为 Currarino 三联征。

【问题2】除常规检查外还需做哪些特殊的辅助检查?

血 AFP、β-HCG 测定,超声、MRI 或 CT 检查对于判断肿瘤性质、内部结构及肿瘤在盆腔、腹腔内的范围和它们邻近组织的解剖关系很有帮助。X 线检查可见骶骨前后的肿瘤软组织影,可见钙化灶或骨骼影。

患儿辅助检查结果

血常规:WBC 5.95×10^9/L,中性粒细胞百分比 28.3%,Hb 124g/L,PLT 192×10^9/L,血清 AFP 20 338ng/ml。MRI 检查(图 7-4-1):骶尾部巨大软组织肿块,约 6.8cm×11.0cm×9.1cm,肿块向上延伸至骶前间隙,大部分突出体外;T_1WI 呈不均匀低信号,局部呈结节状及条状高信号,T_2WI 呈不均匀高信号,内见脂肪信号;增强扫描明显不均匀强化;实性部分 DWI 呈高信号;余所示腰椎生理曲度可,内信号未见明显异常信号。考虑骶尾部畸胎瘤。

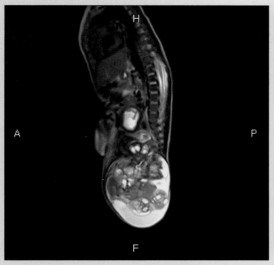
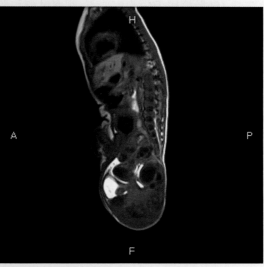
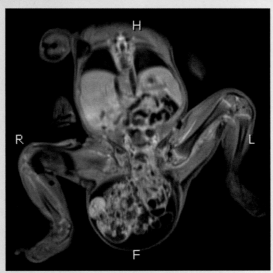

图 7-4-1　骶尾部畸胎瘤 MRI 图像

【问题 3】如何分析体格检查和辅助检查结果?

思路 1　正常新生儿出生时 AFP 可达 5×10^4ng/ml,对于<6 个月的婴儿 AFP 升高需考虑到生理因素,该患儿为新生儿,AFP 为 20 338ng/ml,应属于正常范围。

知识点

肿瘤标志物的意义

1. 血清 AFP 意义　AFP 的含量测定是诊断恶性畸胎瘤的一种常用方法,2/3 的恶性畸胎瘤 AFP 增高。畸胎瘤患儿若 AFP 增高,表明该肿瘤是由原始胚胎的内胚层和中胚层分化而来,所以并非所有恶性畸胎瘤 AFP 均增高。手术切除肿瘤可使血清 AFP 恢复到正常,术后检测 AFP 有助于早期发现肿瘤复发。

2. 血清 β-HCG 意义　β-HCG 常由睾丸肿瘤和妊娠期的滋养层分泌,绒毛膜癌、精原细胞瘤、无性细胞瘤患儿 β-HCG 异常增高。肿瘤切除后 β-HCG 很快下降,术后检测该指标有助于判断肿瘤是否残存或复发。

思路 2　畸胎瘤影像学观察要点:观察肿瘤与骶尾骨关系,判断骶尾部畸胎瘤分型,以及肿瘤是否浸润椎管。MRI 能清晰显示肿块是囊性还是实性,以及钙化灶、骨骼影等,为判断肿瘤性质提供依据。

【问题 4】根据病史、症状、体征及辅助检查可否给出进一步诊断及分型?

新生儿,骶尾部肿块,无发热,血清 AFP 在正常范围,血清 β-HCG 在正常范围,MRI 提示肿瘤为囊实性。考虑为骶尾部良性畸胎瘤,属于骶尾部 II 型畸胎瘤。骶尾部畸胎瘤诊断时应与其他骶尾部肿块相鉴别,如脊膜膨出、脊髓栓系、淋巴管瘤、直肠脓肿和脂肪瘤等。而直肠指诊及骶尾部 MRI 检查是鉴别诊断的关键手段。

> 知识点
>
> ### 骶尾部畸胎瘤 Altman 分型
>
> I 型:肿瘤显著外露于骶尾部,仅有极小部分位于骶前。
>
> II 型:肿瘤的主要部分位于骶骨外,骶前也有部分肿瘤。
>
> III 型:肿瘤的主要部分位于盆腔和腹腔,骶骨外有少部分肿瘤。
>
> IV 型:肿瘤完全位于骶前,体表无外露的肿瘤。
>
> 分型的意义在于指导手术方案选择,判断预后。

【问题 5】如何确定该患儿的治疗方案?

思路 1　骶尾部畸胎瘤一经确诊,即应尽早施行手术切除。

新生儿畸胎瘤 90% 为良性,但随着年龄增长,恶变的发生率上升。如将肿瘤早期完整切除,多能获得治愈。因此,畸胎瘤患儿应尽量在出生后 1 周内手术切除肿瘤。

思路 2　手术要点:骶尾部倒"V"形切口,完整切除肿瘤,并将尾骨一并切除。

手术与术后恢复记录

患儿全身麻醉,取臀部抬高俯卧位,作臀部皮肤弧形切口,分离至肿瘤包膜,沿肿瘤边缘游离肿瘤,见肿瘤大小约 10cm×10cm×7cm,瘤体与尾骨相连,部分肿瘤进入骶前并压迫直肠后壁,沿肿瘤包膜游离,完整切除肿瘤,并切除尾骨尖 1cm,逐层缝合,骶前放置 1 根引流管。切除标本送病理检查。术后患儿恢复良好,给予静脉营养,术后 3 日少量饮水,术后 4 日拔出引流管,术后 7 日半流质饮食,并停止静脉营养。术后 14 日患儿出院。

术后病理报告:骶尾部畸胎瘤,组织分化成熟,其中含软骨、脂肪、肌肉腺体及脑组织。

【问题 6】骶尾部畸胎瘤术中注意点有哪些?

肿瘤应完整切除,避免肿瘤破裂种植伤口或囊膜残留伤口导致术后复发。应将尾骨随肿瘤一起切除,未切除尾骨的患儿术后肿瘤复发率高达 37%。

> 知识点
>
> ### 畸胎瘤按细胞组织成熟度的病理分级
>
> 0 级:均为成熟组织,细胞核无有丝分裂。
>
> I 级:少量未成熟组织,没有或仅有少量外胚叶上皮。
>
> II 级:中等量未成熟组织,少量外胚叶上皮。
>
> III 级:大量未成熟组织,伴有较多的外胚叶上皮。
>
> 0~II 级临床表现为良性肿瘤,III 级临床表现为恶性。

【问题 7】骶尾部畸胎瘤的预后如何?

骶尾部畸胎瘤长期预后很好,大多数良性畸胎瘤术后可获治愈。新生儿肿瘤切除后的长期生存率达 92%~95%,其中最常见的死亡原因是伴有其他先天畸形和术中失血。术后需注意患儿排便、排尿情况。成熟畸胎瘤的肿瘤复发率为 11%,未成熟畸胎瘤的复发率为 4%。成熟畸胎瘤复发后应再次手术,未成熟畸胎瘤、卵黄囊瘤复发后给予手术 + 化疗,仍能取得较好疗效。

【问题 8】骶尾部畸胎瘤术后随访应注意哪些问题?

临床随访中要强调血清 AFP 的监测和直肠指诊,以期尽早发现可能的肿瘤复发。当 AFP 没有出现应有的下降时,应进行腹部超声检查,甚至盆腔、腹腔 CT 或 MRI。

【问题 9】如为恶性畸胎瘤,术后进一步的治疗措施有哪些?

思路 1 恶性畸胎瘤术后常规应用联合化疗,目前认为最有效的化疗药物包括博来霉素、长春新碱、顺铂和 Vp16。

思路 2 放疗仅限于恶性畸胎瘤局部残留或因肿瘤破裂行腹腔保护性照射。

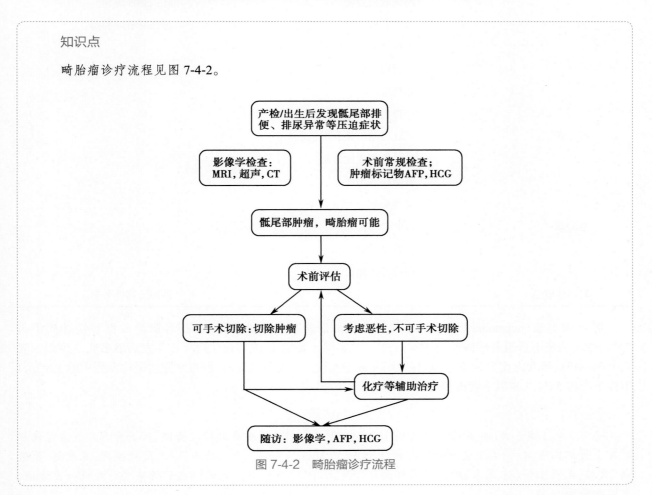
(吕 凡)

第五节 肝 脏 肿 瘤

小儿原发性肝脏肿瘤占小儿肿瘤总体发生率的 1%~4%,其恶性肿瘤则占全体小儿恶性实体肿瘤的第 3 位,类型较多(表 7-5-1),其中良性肿瘤约占 40%,主要以血管瘤、肝脏错构瘤、肝细胞腺瘤等为主。肝脏肿瘤以恶性肿瘤为多,约占 60%,常见的有肝母细胞瘤、肝细胞癌、恶性肝脏间叶瘤和横纹肌肉瘤。肝脏肿瘤 1 岁以下占 36%,3 岁以下占 77.5%,在 7 岁、8 岁有一个小的发病高峰;男女之比约为 5:3。本节以肝母细胞瘤为例,介绍肝脏肿瘤的诊治。

表 7-5-1 小儿肝脏肿瘤和瘤样病变的分类

项目	良性肿瘤和瘤样病变	恶性肿瘤
上皮性	肝细胞腺瘤	肝母细胞瘤
	肝内胆管腺瘤	肝细胞癌
	肝内胆管囊腺瘤	胆管细胞癌
		纤维板层型癌
非上皮性	血管瘤	血管肉瘤
	血管内皮瘤	未分化肉瘤
	海绵状血管瘤	胚细胞性肿瘤
	淋巴管瘤	恶性肝脏畸胎瘤
	上皮样血管内皮瘤	
	肝脏畸胎瘤	
	脂肪瘤	
	纤维瘤	
瘤样病变	局灶性结节性肝增生	
	结节性再生性肝增生	
	腺瘤样肝增生	
	炎性假瘤	
错构瘤	间叶性错构瘤	
	胆管错构瘤	
	混合性错构瘤	
转移性肿瘤		各种转移性肿瘤

肝母细胞瘤(hepatoblastoma)是小儿最常见的肝脏原发性恶性肿瘤,在肝脏原发性恶性肿瘤中占 50%~60%,占所有肝脏肿瘤病变的 25%~45%。其多见于婴幼儿,尤以出生后 1~2 年发病最多见,3 岁以下者占 85%~90%;男女之比为 3:2~2:1,男性明显多于女性。一组研究提示,肝母细胞瘤平均发病年龄 1.6 岁,1 岁以下者占 54%,3 岁以下者占 88%。

临 床 病 例

患儿,男,2 岁。因"发现右上腹肿块 1 周"就诊。1 周前,无明显原因及诱因,家长为患儿洗澡时偶然发现上腹部膨隆明显,右上腹可触及一肿物,大小约 10cm×8cm。患儿伴有恶心、食欲缺乏,无发热,无腹痛、腹泻,无腹胀等。1 周来,肿物逐渐增大。外院上腹部 CT 检查示肝右叶占位性病变。为进一步诊治,于医院就诊。

【问题1】通过上述情况,对该患儿初步考虑什么诊断?

思路1　患儿2岁,右上腹巨大肿块,首先考虑常见的源于右肝的肿瘤,如肝脏良性肿瘤、肝脏恶性肿瘤、肝脏转移瘤,较为少见的有巨大胆总管囊肿、肝囊肿、右侧肾母细胞瘤和右肾上腺肿瘤等。

思路2　结合上腹部CT检查:肝脏右叶占位性病变,患儿诊断为肝脏占位,考虑恶性可能性大。

知识点

良性肿瘤与恶性肿瘤的主要区别

1. 生长方式　良性肿瘤呈膨胀性生长,边界清楚,大多有包膜。恶性肿瘤呈浸润性,破坏性生长,边界不清,无包膜形成。

2. 生长速度　良性肿瘤生长缓慢。恶性肿瘤一般生长迅速,多呈显著的无休止性,常有坏死、溃烂。

3. 复发　良性肿瘤术后不复发。恶性肿瘤术后容易复发。

4. 转移　良性肿瘤不发生转移。恶性肿瘤可经淋巴液、血液等转移至身体其他部位。

5. 分化程度与组织结构　良性肿瘤瘤细胞分化形态与正常组织相似,组织结构亦与原正常组织近似。恶性肿瘤瘤细胞分化程度不一致,常呈不同程度的间变。组织结构与原来的正常组织不同。

6. 对人体的影响　良性肿瘤主要为局部压迫作用,一般影响小(在某些特殊部位时,压迫重要脏器,影响其功能,可造成严重的后果)。此外,某些内分泌器官的肿瘤可引起功能亢进。恶性肿瘤除局部压迫作用外,常破坏和浸润邻近器官、组织,引起坏死、破溃、出血、感染及远处转移,或引起恶病质,对生命危害很大。

患儿体格检查与辅助检查

体格检查:T 37.3℃,HR 116次/min,口唇无青紫,皮肤、巩膜无黄染,心、肺未见明显异常。腹部不对称,右侧腹部明显膨隆,可见腹壁静脉曲张,未见胃肠型及蠕动波,右上腹触诊有不适感,可触及一包块,大小10cm×8cm,肿物左侧边缘超越腹中线,质硬,表面呈结节状,边界尚清楚,不活动,脾脏触诊无明显异常,上腹部叩诊呈实音,下腹部叩诊呈鼓音,肠鸣音正常,移动性浊音阴性。

血常规:WBC 13.58×10⁹/L,Hb 127g/L,PLT 525×10⁹/L。

血生化:总胆红素(TBIL)17.2μmol/L,结合胆红素(CB)9.0μmol/L,非结合胆红素(UCB)8.2μmol/L,ALT 32.0U/L,AST 34.0U/L,AFP 464 788ng/ml。

腹部增强CT(图7-5-1):肝脏增大,肝右叶巨大肿块影,动脉期不均匀强化,静脉期及平衡期呈相对低密度。病变最大截面积约102.5mm×81.1mm,边界欠清,病变周围肝右叶见多个软组织密度结节影,轻度强化。肝内胆管未见扩张。胆囊体积不大,壁不厚。脾脏、双肾未见明显异常。腹膜后未见明显肿大淋巴结。肝右叶占位性病变,考虑恶性肿瘤,肝母细胞瘤并肝右叶转移瘤可能性大。

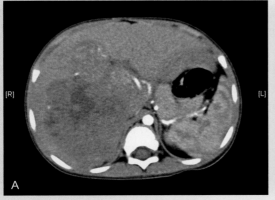 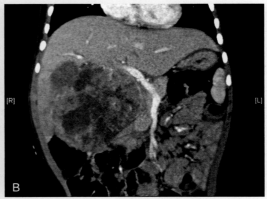

图7-5-1　腹部增强CT示肝右叶巨大占位
A.轴位;B.冠状位。

【问题 2】结合上述检查,最终考虑什么诊断?

患儿,2 岁,右上腹肿块 1 周,伴恶心、食欲缺乏。体格检查:右侧腹部明显膨隆,可见腹壁静脉曲张,右上腹触诊有不适感,可触及一包块,大小 10cm×8cm,肿物左侧边缘超越腹中线,质硬,表面呈结节状,边界尚清楚。WBC 升高,AFP 极度升高,结合上腹部增强 CT,考虑为肝母细胞瘤。

知识点

肝母细胞瘤主要临床特点

1. 发病初期多不典型,偶然发现右上腹肿块。

2. 后期会出现上腹部或全腹膨隆、恶心、呕吐、食欲缺乏、体重减轻、腹泻、腹壁静脉曲张、发热、黄疸等表现。

3. 因肿瘤迅速增大使包膜张力加大而出现腹部胀痛。

4. 部分患儿肿瘤向胸腔方向生长,以致腹部肿块不明显,而主要表现为呼吸困难。

知识点

肝母细胞瘤体格检查特点

1. 肝脏呈弥漫性或结节性肿大,肿块高低不等,质硬。有时伴脾大,腹壁静脉显露或曲张。

2. 全身情况,包括口唇色泽、心率、血压、意识,有无贫血、发热、黄疸等。

3. 晚期病情进展迅速,出现恶病质,另外一个临床特点为伴有发热,体温可达 39~40℃。

4. 典型的肉眼黄疸不常见,但胆红素增高的患儿不少。

5. 少见的表现形式是因肿瘤而产生明显的骨质疏松,其机制可能是形成骨基质的蛋白质合成障碍或胆固醇过多,以致在较轻微的外力下即可能发生病理性骨折,极个别病例伴有杵状指或半身肥大。

知识点

甲胎蛋白和肝母细胞瘤

甲胎蛋白(AFP)是一种糖蛋白,主要由胎儿肝细胞及卵黄囊合成。AFP 在胎儿血液循环中具有较高的浓度,出生后则下降,至出生后 2~3 个月 AFP 基本被白蛋白替代,血液中较难检出,故在成人血清中含量极低。AFP 与肝癌及多种肿瘤的发生发展密切相关,在多种肿瘤中均可表现出较高浓度,可作为多种肿瘤的阳性检测指标。目前临床上主要作为原发性肝癌的血清标志物,用于原发性肝癌的诊断及疗效监测。血清 AFP 含量正常参考值为<25ng/ml。儿童期血清 AFP 升高常见于肝癌、肝母细胞瘤、性腺畸胎母细胞瘤、肝炎等。

肝母细胞瘤中 90%~100% 患儿血清 AFP 明显增高,对于本病的诊断有特异性价值,并与肿瘤的增长呈正相关,是临床上作为诊断和术后随访检测的重要指标。其阳性率与肿瘤的组织病理学类型有关,以胎儿细胞肿瘤产生的 AFP 更多。分析 AFP 含量的临床意义时,必须考虑年龄因素。新生儿 AFP 平均 62.7ng/ml,出生后 1 个月达到高峰,平均值为 1 200ng/ml,3 个月后降至 3.15ng/ml 达到正常成人水平。

【问题 3】常用的影像学检查方法有哪些?

消化系统超声、上腹部 CT 和增强 CT、MRI 检查有助于明确诊断肝母细胞瘤。

知识点

肝母细胞瘤常用的影像学检查方法

1. CT 检查　可见肝实性肿块，多由数个结节聚合成大块状，其边缘为高密度或等密度，中心呈低密度或高低不等密度；增强扫描见肝脏增大，肝肿块影动脉期不均匀强化，静脉期及平衡期呈相对低密度。多数肿块边界欠清，病变周围见多个软组织密度结节影，轻度强化。肝内胆管不扩张（图 7-5-2~图 7-5-4）。

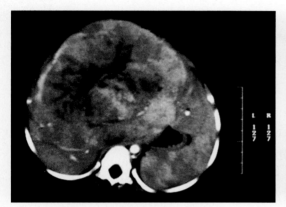

图 7-5-2　肝右叶肝母细胞瘤的 CT 表现

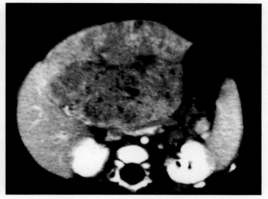

图 7-5-3　肝右叶肝母细胞瘤的 CT 表现

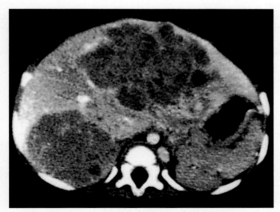

图 7-5-4　肝左叶肝母细胞瘤合并肝内转移

2. 超声检查　可明确肿块的部位和性质，区别实性或囊性。较好地判断门静脉或肝静脉内是否存在瘤栓。另外，可以作为是否有肾脏、脾内转移的简便、易行的检查手段。

3. MRI 检查　诊断价值与 CT 相仿，但其三维成像的影像对肿瘤与肝脏血管和周围器官、组织关系的了解具有重要的意义。

4. 其他检查　胸部的 X 线平片检查可以了解有无肺转移和横膈抬高。肝脏穿刺活检及腹腔镜在诊断不明或肿瘤巨大不能切除者可以应用。

肝左叶肝母细胞瘤破裂 CT 表现（视频）

【问题 4】应与肝母细胞瘤相鉴别的其他疾病有哪些？

思路 1　首先需与良性肿瘤加以鉴别，有时较难鉴别。还需要与肝脏转移瘤和邻近部位的肿瘤进行鉴别。

知识点

肝母细胞瘤鉴别诊断

1. 肝内良性肿瘤 患儿一般情况良好,肿块增长缓慢,血清 AFP 阴性等。对于新生儿及小婴儿的肝脏错构瘤,有时较难鉴别。

2. 肝内转移瘤 根据存在原发瘤或有患恶性肿瘤的既往史,容易想到肝内转移瘤的可能,小儿神经母细胞瘤有恶性程度高、转移早的特点,往往原发性肿瘤很小、尚未引起注意时,已出现较大的肝脏转移瘤。根据血及尿中儿茶酚胺代谢产物的增高,可以进行鉴别。

3. 肝脏附近器官的肿瘤 特别是右侧肾母细胞瘤,压迫肝脏,使肝脏变薄,肝后方形成陷窝,临床表现、超声检查、CT、放射性核素显像所见均与肝脏肿瘤类似。少数肝脏后的腹膜后肿瘤也可出现上述类似肝肿瘤的现象。

三维重建显示右侧肾上腺肿瘤压迫肝脏(视频)

【问题5】患儿诊断明确后,临床分期是什么?

思路 患儿肝脏肿瘤巨大,有肝内转移,CT 观察可以完整切除,淋巴结及大网膜未见转移,术前考虑患儿肝母细胞瘤分期为 I ~ II 期,准确分期需联合术中情况和病理结果综合判断。

知识点

小儿肝脏恶性肿瘤的临床分期(POG/CCG 国际分类法)见表 7-5-2。

表 7-5-2 小儿肝脏恶性肿瘤的临床分期(POG/CCG 国际分类法)

分期	手术与病理
I A 期	完整手术切除,仅含胎儿型组织
I B 期	完整手术切除,同时含其他类型组织
II A 期	肉眼完整切除,镜下残留肿瘤组织,残留组织仅限于肝脏
II B 期	肉眼完整切除,镜下残留肿瘤组织,肝外发现残留肿瘤组织
III 期	肿瘤有肉眼残留;或肿瘤基本切除伴淋巴结阳性;或肿瘤破裂或腹膜内出血
IV 期	不论原发病灶是否完全切除,发生远处转移

准确的临床分期对肿瘤治疗方案的确定、预后评估有重要意义。

【问题6】患儿的下一步治疗方案是什么?

首选手术治疗,术后化疗的治疗方案。能否完整切除肿瘤是肝母细胞瘤治疗的决定性因素。不能手术完整切除肿瘤或仅做活检的患儿几乎不能长期存活。

知识点

肝母细胞瘤的处理原则

手术完整地切除肿瘤仍是最重要、最有效的治疗手段。现代治疗原则应为根治性切除肿瘤,确保肝功能的有效代偿,达到治愈或延长生存期、提高生存率的目的。许多以往被认为无法手术切除的病例,通过术前化疗及介入治疗使肿瘤缩小,可以手术治疗。

知识点

肝母细胞瘤的治疗方案

1. 可一期手术切除 肝脏肿瘤切除,术后化疗持续6~8个月。
2. 不能一期手术切除的巨大肿瘤 术前化疗5~6个疗程(4~6个月),肿瘤缩小进行延期手术切除。
3. 肿瘤巨大弥漫至全肝或侵犯严重,无法手术切除 积极准备,实施原位肝移植。

【问题7】患儿决定行手术治疗,术前准备包括哪些?

思路1 肝脏切除手术较为复杂,术中生命体征的维持尤为重要,应与麻醉医师进行细致的术前讨论,制订缜密的麻醉与手术方案并保证手术期间的生命体征稳定。

思路2 术前应详细检查肝脏肿瘤患儿全身情况及肝功能,包括血清蛋白、胆红素、凝血功能及各项酶学指标。

思路3 根据影像学检查结果进行手术可行性的判断。现代肝脏肿瘤治疗原则应为根治性切除,确保肝功能的有效代偿,达到治愈或延长生存期,提高生存率的目的。术前全面了解肝脏血管结构是巨大肝脏肿瘤和复杂部位肿瘤外科切除的先决条件,能缩短手术时间,增加手术的准确性,对手术方案的选择、制订及术中的具体处理有重要影响。

思路4 术前与家长沟通,谈话中需要着重指出术中风险(出血、死亡)、手术方式的选择、术后并发症等。确保家长充分了解后签字。

【问题8】计算机辅助手术的术前三维重建、精准手术规划如何进行?

将CT图像DICOM文件(图7-5-5)导入计算机辅助手术系统进行三维重建,获得个体化三维模型(图7-5-6A),可全方位显示肝内立体解剖关系和血管变异情况,准确计算血管走行角度和引流肝脏体积等传统CT无法获取的信息。通过虚拟手术(图7-5-6B),判断功能性残肝体积,结合患儿的基本情况,判断一期手术切除或化疗后行延期手术切除,通过对手术方案进行筛选和优化,系统评估手术风险并制订对策。

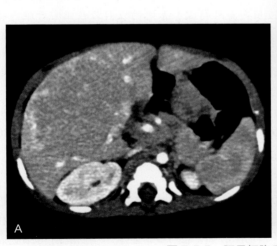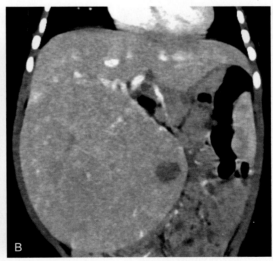

图7-5-5 肝母细胞瘤患儿化疗前二维CT
A.轴位;B.冠状位。

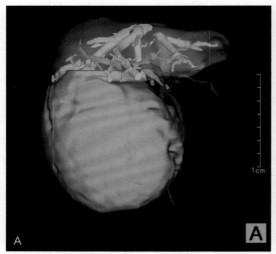
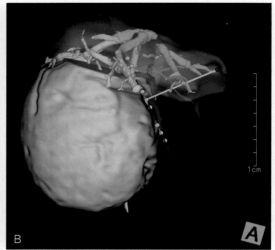

图 7-5-6　CT 图像处理
A. 三维重建；B. 虚拟手术规划。

肝母细胞瘤患儿化疗
前二维 CT（视频）

肝母细胞瘤三维重建
图像（视频）

CAS 术中辅助肝
母细胞瘤精准切除
（视频）

患儿的手术及术后恢复情况

术中分离、结扎、切断右肝管、肝右动脉和门静脉右支。仔细分离肝短静脉，逐一结扎、切断肝短静脉后，分离粘连的下腔静脉。规划肝脏切线，行肝门阻断后应用超声外科吸引系统的吸引刀在正常肝脏内将肿瘤完整切除。缝扎肝脏创面血管及胆管。

术后对患儿进行生命体征监护、禁食、禁水、胃肠减压、静脉营养、选择使用抗生素、止血、雾化等相关对症支持治疗。术后第 4 日，复查上腹部 CT 检查无异常，拔出腹腔引流管，患儿开始少量肠道喂养，逐渐正常饮食，术后 8 日拆线，出院随访。

术后病理诊断：上皮型肝母细胞瘤（胎儿型和胚胎型混合）。送检大网膜组织未见肿瘤累及，肝门淋巴结呈反应性增生。免疫组化结果：AFP（+），GPC-3（+），Hepatocyte（+），CD147（+），Arg-1（+），CEA（−），HCG（−），EMA（−），VIM（−）。

【问题 9】术中的手术要点是什么？

术中根据肿瘤的大小、部位选择式式，可以视情况进行肿瘤切除、肝叶切除、半肝切除或扩大的肝脏多叶切除。对于巨大肝脏肿瘤，先精细解剖第一、第三和第二肝门，预先完全处理相关的门静脉分支、二级和三级肝动脉、肝短静脉、肝静脉及胆管，然后阻断第一肝门开始切除肿瘤。图 7-5-7 显示术中所见肝母细胞瘤外观及肿瘤剖开情况。

【问题 10】肝母细胞瘤患儿术后注意的问题有哪些？

首先保证生命体征的监护和营养支持，纠正贫血、低蛋白血症和水、电解质紊乱，最为重要的是注意观察各种并发症的发生，及时处理。

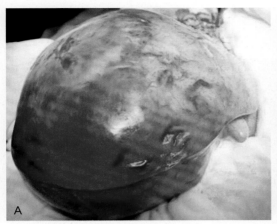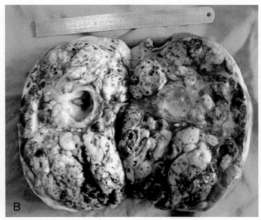

图 7-5-7 肝右叶肝母细胞瘤(6 个月,男婴)
A. 肿瘤位于肝右叶;B. 肿瘤剖开图片。

知识点

肝母细胞瘤术中、术后并发症

1. 心搏骤停 搬动或牵拉肝脏、扭曲下腔静脉而突然减少回心血量,致血压剧降,心搏骤停。一旦出现,应立即暂停手术,置肝脏于原位,积极对症处理,在度过险情后再继续手术。

2. 气栓 肝静脉破裂,特别是下腔静脉破裂,易吸入空气,形成气栓,可致心搏骤停。手术操作精确无误,是预防气栓形成最有效的措施。

3. 低体温 与环境温度低及输入大量库存血有关。小婴儿及新生儿多见,应引起高度重视。

4. 出血 术后进行性失血症状,腹腔引流管引流血性液体。术后出血明显,经止血、输血治疗不能控制者,及时手术探查。

5. 术后黄疸 只要残存 15%~30% 左外叶肝组织,术后即迅速增生,黄疸可很快消失。如果误扎或误断被肿瘤挤压移位、变形的肝管,则黄疸进行性加重。

【问题 11】肝母细胞瘤患儿的其他治疗方法?

近年来,随着对肿瘤生物学特性了解的深入及化疗和血管介入治疗技术的进步,小儿肝母细胞瘤的长期存活率有了明显的提高。目前,肝母细胞瘤患儿 2 年存活率已达 80% 以上。

知识点

肝母细胞瘤其他治疗方法

1. 全身化疗 一般术前辅助化疗 4~6 个疗程。手术切除肿瘤后,一般化疗 4~6 个疗程。

2. 肝动脉栓塞治疗 适用于巨大难以手术切除的肝母细胞瘤。

3. 免疫治疗。

4. 高强度聚焦超声治疗。

5. 肝移植 适用于不能切除的肝母细胞瘤。

【问题 12】肝母细胞瘤的患儿预后如何?

小儿原发性肝母细胞瘤病程进展快,未经治疗者一般生存期为 5 个月。病灶累及左右肝叶、病变广泛及有转移者疗效差、预后不良。早期治疗、单发、胎儿型、容易完全切除的肝母细胞瘤预后好。

知识点

影响肝母细胞瘤预后的因素

1. 能否完整切除肿瘤。
2. 胎儿型肝母细胞瘤的预后好。
3. 肿瘤切除后 AFP 明显下降或已达到正常标准,提示预后较好。
4. 不能一期切除肿瘤,化疗后能二次切除提示预后较好。

知识点

肝母细胞瘤诊疗流程见图 7-5-8。

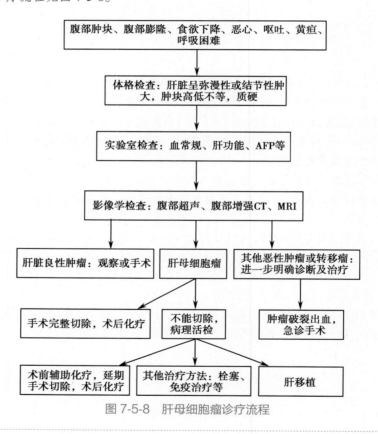

图 7-5-8 肝母细胞瘤诊疗流程

(董 蒨)

第六节 胰 腺 肿 瘤

小儿胰腺肿瘤十分罕见,仅占儿童肿瘤的 0.6%~0.8%,发病率位于胰管畸形引起的胰腺炎和胰腺外伤之后,居小儿胰腺疾病的第 3 位。肿瘤多发生于学龄期或青春前期儿童,在诊断时平均年龄为 (7.9 ± 4.6) 岁;男孩略少于女孩,男女之比为 1∶1.2。

临 床 病 例

患儿,女,12 岁。因"左上腹部闷痛伴发现肿物 3 日"入院。体格检查:消瘦、贫血外观,左上腹膨隆,触诊可及大小 12cm×10cm×8cm 的肿物,质地较硬,表面光滑,轻度压痛。

【问题1】通过上述情况,对该患儿初步考虑什么诊断?

患儿左上腹闷痛伴消瘦、贫血,体格检查发现左上腹肿块,该部位的肿块来源可能有胃壁、胰腺、脾脏、左肾上腺及其他腹膜后肿块,可进一步行影像学检查明确患儿诊断。

患儿影像学检查

CT检查(图7-6-1):肿块位于胰体尾部,大小约11.7cm×9.1cm×13.6cm,呈囊实性改变。增强后明显不均匀强化,内见多发大小不等斑片状不强化的水密度影,其内见丰富血管影。

超声检查:左上腹不均质回声团块,大小11.8cm×8.7cm×14.9cm。

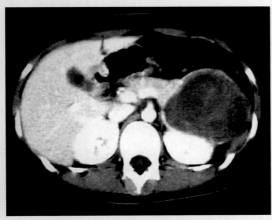

图7-6-1 腹部增强CT
胰腺体尾部占位。

【问题2】小儿可能有哪些胰腺肿瘤?

思路1 根据CT和超声结果,患儿可以明确为胰腺的肿瘤性病变。

知识点

小儿胰腺肿瘤的临床表现

由于小儿胰腺肿瘤多数发生于胰腺的体部或尾部,所以临床症状很少,常无黄疸。如果是内分泌性的肿瘤,可因激素分泌异常而出现相关症状。此外,小儿胰腺肿瘤临床表现多样,缺乏特异性,最常见的主诉为腹痛。家长或体格检查时发现有腹部肿块、黄疸及消化道症状,如食欲差、腹泻和呕吐,部分患儿还可有贫血、便血与呕血,甚至一开始即主诉发热、体重下降。

思路2 复习文献,胰腺肿瘤可按病理学类型进行分类。

知识点

胰腺肿瘤的分类

1. 根据肿瘤组织学特性分类

(1)原发肿瘤

1)外分泌胰腺肿瘤:①良性;②交界性;③恶性。

2)内分泌胰腺肿瘤:①良性;②交界性;③低度恶性;④高度恶性。

(2)非上皮性肿瘤:①良性;②恶性。

(3)继发肿瘤。

(4)外分泌胰腺肿瘤样缺损。

(5)内分泌胰腺肿瘤样缺损。

2. 根据临床表现分类

(1)外分泌型(非功能性)胰腺肿瘤

1)导管细胞癌。

2)非导管细胞癌:腺泡细胞癌和胰母细胞瘤。

(2)内分泌型(功能性)胰腺肿瘤

1)无功能性胰岛细胞瘤。

2)功能性胰岛细胞瘤:胰岛素瘤、胃泌素瘤和高血糖素瘤。

3)肠血管活性肽瘤。

4)生长抑素瘤。

患儿实验室检查

Hb 110g/L,肝功能、肾功能指标正常,血清甲胎蛋白(AFP)、癌胚抗原(CEA)正常,红细胞沉降率32mm/h,碱性磷酸酶249U/L。

【问题3】为明确诊断还需要做哪些检查?

一般性检查包括三大常规、肝功能和肾功能,水、酸碱、电解质等。影像学检查包括通过超声、CT、MRI 等检查,充分了解肿瘤大小、部位及对周围器官、血管的影响等,以便术前制订精准的手术方案,避免周围重要器官、组织的损伤。肿瘤相关的特殊检查包括有 AFP、CEA 等。因为涉及胰腺手术后的功能评估,还必须检查与胰腺代谢有关的检查,包块血糖、血胰岛素、胃泌素等。如果需明确病理,对于较大的肿瘤还可考虑细针穿刺活检。

【问题4】根据上述检查结果和影像学表现,患儿可能的胰腺肿瘤是什么?

CT 检查见肿块位于胰体尾部,呈囊实性改变,增强后明显不均匀强化,内见多发大小不等斑片状不强化的水密度影,其内见丰富血管影。超声检查提示左上腹不均质回声团块。考虑为胰腺囊性实性瘤的可能。

知识点

小儿胰腺肿瘤的影像学特点

1. 浆液性囊腺瘤　X 线平片中可能有钙化点。CT 可见一分叶状的囊肿,有时可见星状中心。大多数该型肿瘤发生在胰腺头部和体部。

2. 腺泡细胞癌　超声和 CT 显示一中等大小的肿块影,境界清楚,可有一些坏死的低密度区。

3. 胰母细胞瘤　超声和 CT 可见一境界清楚、实性、常为分叶的肿瘤,可见中央低密度影。在 MRI 表现中,与其他胰腺肿瘤相比,T_2WI 为高信号,T_1WI 的信号变化很大。钆对比剂增强扫描对鉴别胰母细胞瘤和其他胰腺肿瘤有实用价值。

4. 胰腺囊性实性瘤　超声检查肿瘤为低回声占位性病变,内部回声不均;CT 见肿瘤边界清晰,内部密度不均,形成囊实相间的结构,为该肿瘤的影像学特征。瘤体尚可见不同范围的钙化。ERCP 显示胰管受压、移位乃至中断。

【问题5】该患儿的治疗方案如何选择?

知识点

儿童胰腺肿瘤手术原则

手术切除是主要的治疗手段。手术原则是根治性切除肿瘤、保持胃肠道连续性和最大限度保留胰腺功能。胰十二指肠切除术后胰腺内、外分泌功能不足可引起多种不适,严重影响生活质量。保持消化道连续性、脾免疫功能和胰腺内、外分泌功能对小儿生长发育至关重要,从术后长期生活质量考虑,应缩小切除范围,尽可能维持消化道连续性,保留脾和较多的正常胰腺组织。

根据肿瘤部位可行胰头十二指肠切除术或胰体尾切除术。术后根据病理结果再制订下一步治疗方案。

对于胰母细胞瘤、胰腺癌等恶性肿瘤,病变位于胰腺体部与尾部可作尾端部胰腺部分切除术,但如病变累及到头部则进行胰十二指肠切除术,即 Whipple 手术,主要切除胰腺、十二指肠及进行胰腺、胆道、胃的重建。

患儿手术结果

对患儿行肿瘤完整切除并胰体尾部切除术。用大量灭菌温蒸馏水多次冲洗腹腔,留置硅管引流,关腹。术后病理报告:神经内分泌肿瘤,符合胰腺实性假乳头状瘤(图 7-6-2)。免疫组化诊断支持胰腺实性假乳头状瘤(肿瘤大小 14.0cm×10.0cm×9.0cm,包膜基本完整,局部血管壁累犯,核分裂象 6 个/HP,Ki-67 指数达 25%),低度恶性。术后第 6 日正常进食后拔出腹腔引流管。

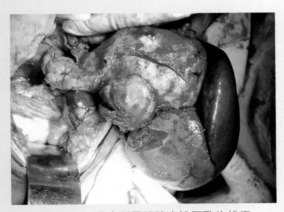

图 7-6-2　术中所见胰腺实性假乳头状瘤

【问题 6】胰腺肿瘤患儿术后如何进行处理?

注意观察和记录腹腔负压引流液的颜色和量;注意观察有无出血倾向,如出现脉细弱、血压下降、面色苍白、腹腔引流液量多且呈鲜红色时,提示腹腔内有出血,需及时处理。术后加强营养支持,使患儿在禁食的情况下,维持机体正氮平衡,促进蛋白质合成,减少胰液分泌,促进吻合口愈合,并减少并发症的发生。

患儿术后并发症和诊疗经过

术后第 6 日正常进食后拔出腹腔引流管。2 周后发现腹腔肿物进行性增大并淀粉酶持续性上升。CT检查见左中上腹不规则囊样低密度影,大小 18.7cm×6.8cm×7.8cm。血清淀粉酶 1 643.5U/L,考虑胰漏并假性囊肿形成。予以禁食、抑酸及抑制胰液分泌,将螺旋型胃肠营养管置入空肠、鼻饲肠内制剂,并在超声引导下行腹腔囊肿穿刺引流术。置入 2 根深静脉管进行冲洗和引流。开始每日引流量 200~300ml,引流液淀粉酶 15 760U/L。经加强营养支持治疗 1 周后引流液淀粉酶水平正常,患儿恢复正常饮食。囊腔经生理盐水冲洗,通畅引流 2 个月后开始夹管,确定未见积液后拔出,患儿痊愈出院。随访中,患儿腹腔未再出现积液及肿瘤复发。

【问题 7】胰腺肿瘤术后常见并发症是什么?

胰漏是术后常见的并发症。本例患儿出现胰漏后,形成巨大的假性囊肿,经超声引导下腹腔穿刺细管引流,按急性胰腺炎治疗后痊愈出院。

(董岿然)

第七节　肾母细胞瘤

肾母细胞瘤（nephroblastoma）亦称 Wilms 瘤，是小儿最常见的恶性肾脏肿瘤。近 20 年来，由于手术、化疗和放疗等综合治疗措施的开展，以及美国肾母细胞瘤研究组（National Wilms' Tumor Study Group，NWTSG）和欧洲国际儿童肿瘤协会（International Society of Pediatric Oncology，SIOP）等多中心研究成果的推广应用，疗效显著提高，低危患者并发症逐步减少，高危患者的长期生存率进一步得到提高。

临床病例

患儿，男，2 岁。因"偶然发现腹部肿块 2 日"入院。患儿母亲 2 日前无意中触及患儿左侧腹部包块。患儿无腹痛、呕吐、腹泻，无发热。

【问题 1】通过上述情况，对该患儿初步考虑什么诊断？

思路 1　患儿为偶然发现的腹部肿块，且表现为左侧腰部膨隆，应考虑有肾母细胞瘤的可能，但还需要进行相关的检查进行鉴别诊断。

知识点

肾区常见的肿物

1. 肾母细胞瘤。
2. 中胚层肾瘤。
3. 肾积水。
4. 肾结核。
5. 神经母细胞瘤。
6. 畸胎瘤。
7. 淋巴瘤肾侵犯。

思路 2　对于怀疑腹部肿瘤的患儿，还需要详细询问母亲在怀孕期间是否接触过特殊的环境污染物，如油漆、皮革、化工染料、电离辐射和药物等。要详细询问父母的工作，询问孕期检查的情况，询问父母的年龄及家族史。因为孕期的化学、物理和病毒等因素可能会造成对胚胎发育的影响，父母高龄也是高危因素。对于一些胚胎性肿瘤，孕中期可以检查发现。一些肿瘤与某些遗传性疾病和一些先天畸形相关，成为特殊的综合征。

思路 3　患儿需要进一步行体格检查和辅助检查。

体格检查除了描述肿块的部位、大小、质地、光滑程度、移动度以外，还需要补充面容，有无体表红色斑记、皮下瘀斑、皮下结节及有无虹膜缺如、眼球突出，有无肢体不对称，有无浅表淋巴结肿大等。

辅助检查主要包括血清肿瘤标志物检测、超声、CT、MRI、同位素骨扫描、骨髓穿刺、分肾功能、心脏超声。血清学肿瘤标志物包括甲胎蛋白（AFP）、神经特异性烯醇酶（NSE）、血清铁蛋白（SF）、乳酸脱氢酶（LDH），涵盖了对肿瘤标志物和肿瘤预后标志物的检测。

知识点

影像学检查在后腹膜肿瘤中的应用

1. 超声　可以分辨囊性或实性肿块，易与肾积水、多囊肾等鉴别，同时也可明确对侧肾脏及肝脏是否受累。超声可对肾静脉、下腔静脉进行评估，了解有无瘤栓。

2. CT、MRI　可以判断肿块的性质、成分、钙化类型和程度、原发瘤的侵犯范围，判断肿瘤与周围组织、器官和血管的关系，有无肝脏转移，有无后腹膜淋巴结的肿大。对于头颅和胸部 CT 可以了解肿

瘤有无肺部和头颅的转移。

3. 同位素骨扫描 了解肿瘤有无骨转移。

4. 骨髓穿刺 了解肿瘤有无骨髓转移和浸润。

5. 分肾功能 了解双肾功能是否受肿瘤的影响出现了滤过率的下降。

6. 心脏超声 了解有无心房内瘤栓。

患儿体格检查与实验室检查

患儿面容正常,脸色略苍白。躯干、四肢皮下未扪及结节,未见瘀点、瘀斑。肢体对称,活动如常。浅表淋巴结未扪及肿大。左侧腰部膨隆,左侧腹部触及 8cm×7cm×6cm 的肿块,表面光滑,质地中等,无压痛,略可活动。

实验室检查:WBC 3.4×10^9/L,Hb 88g/L,PLT 56×10^9/L,CRP <8mg/L;肝、肾功能正常;NSE 16.3ng/ml,SF 92.1ng/ml,LDH 251U/L,AFP 0.9ng/ml。

影像学检查:①超声示左侧肾脏形态和结构失常,左侧腹膜后实质不均质占位,大小 114mm×73mm×95mm,内部回声不均,边界不清,内及血流信号。②腹部 CT 示左肾巨大占位(图 7-7-1),大小 104mm×83mm×85mm,混杂密度,伴坏死灶。强化明显。左肾上方可见残余肾脏组织。肿块周围血管受压,腹膜后未见肿大的淋巴结影。③肺部 CT 未见明显异常。④头颅 CT 未见明显异常。⑤ DTPA 示左肾灌注可,功能受损,排泄受阻。右肾灌注和排泄正常。⑥同位素骨扫描未见明显骨质破坏性病变。⑦骨髓穿刺未见明显异常。⑧心脏超声未见心内结构异常,未见占位性病变。

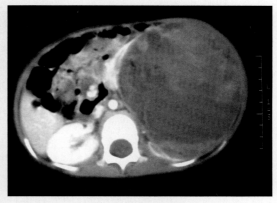

图 7-7-1 腹部增强 CT
左肾区巨大占位。

思路 4 患儿左侧后腹膜占位性病变,腹部 CT 示肿瘤来源于左侧肾脏,破坏肾脏的结构和功能,腹膜后可见肿大的淋巴结,未见肺、头颅、骨髓和骨质的转移。故考虑此腹膜后肿瘤为"左侧腹膜后肿瘤(肾母细胞瘤,Ⅰ期?)"。

知识点

肾母细胞瘤的流行病学特征

肾母细胞瘤在婴幼儿的发病率(1~2)/100 万,好发于 1~3 岁的婴幼儿。肿瘤起源于后肾胚基,为发生于残留的未成熟肾脏的胚胎性肿瘤,可合并泌尿生殖系统畸形、肢体畸形或智力障碍。

知识点

肾母细胞瘤的常见临床表现

1. 腹部肿块 最常见,可偶然发现,95%首诊时触及肿块,位于上腹季肋部一侧,表面光滑,中等硬度,无压痛,早期可有一定的活动度。肿瘤迅速增大/巨大时可产生压迫症状,患儿可有气促、食欲缺乏、消瘦、烦躁不安等表现。

2. 腹痛 约 1/3 患儿出现腹痛,程度从局部不适、轻微疼痛到剧烈疼痛,如伴有发热、贫血、高血压常提示肿瘤包膜下出血,也有肿瘤破裂导致的急腹症。

3. 血尿 约 25% 患儿有镜下血尿,10%~15% 有肉眼血尿。血尿多半由于轻微外伤累及肿大的肾诱发，或与肿瘤侵入肾盂有关，不代表肿瘤晚期。

4. 高血压 约30%患儿出现血压增高，可能由于肿瘤细胞产生肾素，或由于肾血管栓塞或肾动脉受压造成高肾素 - 血管紧张素。

5. 并发症 可合并急性肾衰竭（AFR）、精索静脉曲张、低血糖等。红细胞增多症罕见，原因可能与肿瘤产生红细胞生成素有关。合并肾病综合征时，称为 Wilms 肾炎。

6. 转移症状 下腔静脉梗阻可导致肝大及腹水，如侵入右心房可致充血性心力衰竭，血行转移可播散至全身各部位，以肺转移最为常见。

7. 其他全身症状 包括发热、疲劳、烦躁、食欲缺乏及体重下降等。

知识点

肾母细胞瘤的 CT 表现

1. 较小的肿瘤 CT 表现为局限于肾实质内或稍突出于肾轮廓之外的等密度或稍低密肿块。增强扫描可见明显强化的肾实质内有强化不明显的病灶。

2. 较大的肿瘤 CT 表现为肾区甚至一侧腹部的混杂密度肿块，内部常见低密度坏死囊变区，少数见高密度的出血灶，有时可见肿块周边细小钙化灶。增强扫描见肿块不均匀强化，受压迫的肾实质强化明显，与肿瘤对比形成"新月形"征象。

3. 肿瘤巨大时侵蚀整个肾脏，正常肾脏结构消失。静脉瘤栓时可以看到增强时管腔内的充盈缺损。

【问题2】该患儿可以采取何种治疗手段？

思路1 腹膜后的肿瘤，在对原发灶进行常规检查和远处可能转移灶进行常规筛查后，要认真进行评估，包括对侧肾脏是否正常、肿瘤是否已有远处转移、肿瘤能否切除。

知识点

肾母细胞瘤的术前评估内容

1. 对侧肾脏是否正常。手术需要切除患肾，而肾母细胞瘤又常合并泌尿系统畸形，故术前必须了解对侧肾脏的功能。

2. 肿瘤是否有远处转移。主要了解肾母细胞瘤常见的转移部位，如肝、肺、脑、骨是否有肿瘤的转移性病变。肺是最常见的转移部位。

3. 肿瘤能否切除。必要时进行肾动脉数字减影血管造影（DSA），了解肿块和肾血管分布情况，帮助评估手术切除的可能性。

思路2 如果对侧肾脏正常，肿瘤无远处转移，针对该患儿，肿块来源于肾脏的情况下，要再次仔细阅读 CT 片，了解肿块的大小、内部结构及与周围脏器的毗邻关系，同时还要仔细检查有无肾静脉、下腔静脉内瘤栓及腹膜后有无肿大的淋巴结。判断肿瘤是否能一期切除和进行腹膜后的淋巴结清扫。

【问题3】该患儿经术前评估，认为可以行一期肿瘤切除术，需要如何进行术前准备？采用何种手术方式？术中需要注意什么？

肾母细胞瘤患儿一般情况下不需要特殊的术前准备，但在肿瘤巨大，特别是下腔静脉被肿瘤包绕者，考虑术中可能发生大出血，因此术前必要时需进行中心静脉插管、桡动脉插管和留置导尿。

手术不仅要完整地切除肿瘤，还要对肿瘤的播散范围作出准确地评估，以便为术后进行适当的综合治疗提供必要的依据。术中首先应仔细探查肿瘤的累及范围，如邻近器官的粘连情况，探查肝脏有无肿瘤转移，查看主动脉旁和肾门周围有无肿大的淋巴结。

采用的手术方式是根治性肾切除 + 腹膜后淋巴结清扫。

> 知识点
>
> **根治性肾切除术 + 淋巴结清扫术**
>
> 1. 根治性肾切除术基本范围包括肾周筋膜内的所有组织,肿瘤靠近肾上极时尽可能保留肾上腺。暴露范围内的输尿管应尽量切除。淋巴结的清扫范围包括髂血管分叉至肾门水平的脂肪组织和淋巴结,尤其是肾动脉、肾静脉旁的淋巴结,在靠近主动脉处的根部切断肾动脉和靠近下腔静脉处的根部切断结扎肾静脉。
>
> 2. 依据肿瘤手术的基本原则,应争取早期结扎肾动脉、肾静脉,以防止手术过程中血源性转移的可能性。在处理肾静脉前,要仔细触摸肾静脉和下腔静脉内有无瘤栓,以免瘤栓脱落形成转移或肺栓塞。

【问题4】该患儿可以采用保留肾单位的肿瘤切除术吗?

一般来说,保肾手术适合于特殊的患儿,包括双侧肾母细胞瘤、孤立肾肾母细胞瘤、马蹄肾肾母细胞瘤及肾母细胞瘤病。原因在于这些患儿存在肾皮质功能储备不足的问题,以及对侧异时性肾母细胞瘤发生的可能。目前,并未推荐对侧正常的单侧肾母细胞瘤使用保留肾单位的手术,但也不反对在个别选择性病例中使用,但必须严格掌握手术适应证:①肿瘤限于肾的一极且肾脏被占据的部分少于1/3;②患肾有功能,集合系统和肾静脉无肿瘤侵犯;③肿瘤、肾脏和周边结构清楚。值得注意的是,化疗后的延期手术会使适合保肾手术的患儿从4.6%增至8.8%。

> **患儿手术发现**
>
> 患儿在完善术前准备下接受了开腹探查,根治性左肾切除 + 腹膜后淋巴结清扫术。术中见肿瘤来自左肾的中下极,为实性,大小 10cm×8cm×9cm,包膜完整。局部组织无浸润。腹膜后见肿大的淋巴结,直径 2~12mm,行淋巴结清扫。术后病理"左侧肾母细胞瘤,良好组织学类型(FH),腹膜后未见淋巴结转移。患儿的临床病理分期为肾母细胞瘤Ⅰ期"。

【问题5】该患儿术后的临床病理分期和病理分类是什么?

根据术前检查和术中所见,以及病理检测结果,患儿的临床病理分期为"肾母细胞瘤,FH,Ⅰ期"。

> 知识点
>
> **美国肾母细胞瘤研究组(NWTSG)-5临床病理分期**
>
> Ⅰ期:肿瘤局限于肾内,被完全切除;肾包膜未受侵犯;肿瘤被切除前无破溃或未做活检(细针穿刺除外);肾窦的血管未受侵犯;切除边缘未见肿瘤残留。
>
> Ⅱ期:肿瘤已扩展到肾外但被完全切除。肿瘤有局部扩散如浸润穿透肾包膜达周围软组织或肾窦被广泛侵犯;肾外(包括肾窦)的血管内有肿瘤;曾做过活检(细针穿刺除外),或术前、术中有肿瘤溢出但仅限于胁腹部而未污染腹腔;切除边缘未见肿瘤残留。
>
> Ⅲ期:腹部有非血源性肿瘤残留,可以有以下任何情况之一。①活检发现肾门、主动脉或盆腔淋巴结有肿瘤累及;②腹腔内有弥漫的肿瘤污染,如术前或术中肿瘤溢出到胁腹部以外;③腹膜表面有肿瘤种植;④肉眼或镜检可见切除边缘有肿瘤残留;⑤肿瘤浸润局部重要结构,未能完全切除;⑥肿瘤浸润穿透腹膜。
>
> Ⅳ期:血源性肿瘤转移如肺、肝、骨、脑转移等;腹部和盆腔以外的淋巴结有转移。
>
> Ⅴ期:诊断为双肾肾母细胞瘤,应按上述标准对每一侧进行分期。

肾母细胞瘤的病理分类

不良组织学类型(UH):间变型肾母细胞瘤,肾横纹肌样瘤和肾透明细胞肉瘤。间变型肾母细胞瘤是指:①间变细胞的细胞核直径比同类肿瘤细胞核大3倍以上;②细胞核染色质明显增多,核染色明显加深;③有多极核分裂象。根据范围可分为局灶间变型和弥漫间变型。

良好组织学类型(FH):无间变的肾母细胞瘤和其他小儿高级分化的肾肿瘤,包括肾多房性囊肿和囊性部分分化性肾母细胞瘤、肾横纹肌肉瘤、先天性中胚层肾瘤。

【问题6】该患儿术后的治疗方案如何制订?

思路1　由于肾母细胞瘤是一种需要综合治疗的小儿恶性实体肿瘤,除手术切除外,化疗和放疗是目前被认为提高其生存率的其他重要手段。在没有化疗、放疗的阶段,肾母细胞瘤的总体生存率仅为20%~40%,而随着综合治疗的开展,总体生存率可达85%~90%。对于该患儿,因为是FH,Ⅰ期,故只要接受为期18周的EE-4A方案进行治疗即可,药物主要包括长春新碱和放线菌素D。

知识点

肾母细胞瘤的综合治疗方案

1. Ⅰ期,FH或UH;Ⅱ期,FH。采用为期18周的EE-4A方案,无须放疗。
2. Ⅲ、Ⅳ期,FH;Ⅱ~Ⅳ期,UH(局灶间变型)。采用为期24周的DD-4A方案,术后尽快放疗。
3. Ⅱ~Ⅳ期,UH(弥漫间变型);Ⅰ~Ⅳ期,肾透明细胞肉瘤,Ⅰ方案,术后尽快放疗。

思路2　在综合治疗结束后,对患儿进行随访。

在治疗结束的1年之内,每3个月随访超声和腹部CT、肺部CT,了解肿瘤有无复发和转移,随访尿常规和肾功能,了解有无慢性肾功能损害。1年后改半年1次,2年之后,改1年1次,直至5年。

思路3　肾母细胞瘤的预后及影响患儿预后的因素。

肾母细胞瘤总体预后很好,FH病理类型的患儿总体生存率可达94%~100%,而UH病理类型的患儿总体生存率也可达70%左右。预后主要与疾病的分期和病理类型有关。

知识点

影响肾母细胞瘤预后的不良因素

1. 弥漫间变型。
2. 新辅助化疗后仍存留大量有活力的肿瘤细胞。
3. 肿瘤包膜浸润。
4. 肿瘤侵犯血管。
5. 无法进行根治性切除。
6. 淋巴结转移。
7. 肿瘤破裂。
8. 远处转移。
9. 肿瘤体积巨大。
10. 肾横纹肌样瘤。
11. 有1p、11q、16q和22q染色体杂合性缺失者和有 *TP53* 突变者。

思路4　对复发的肾母细胞瘤和肾母细胞瘤远处转移的处理。

复发的 FH 肾母细胞瘤预后不同,取决于原来的分期、复发的部位、从诊断到复发的时间及原治疗的情况。有利因素包括原来化疗未用过多柔比星、复发时间在 6 月以上、复发部位在膈下而且未接受腹部放疗。对于这类患儿可以更换化疗方案,采用强度和攻击力较大的方案。复发前已使用过多柔比星或曾腹部放疗但仍有腹部复发的患儿预后差。

对于原位复发的肿瘤主张手术切除,可减轻化疗的肿瘤负荷,还有助于明确肿瘤的组织学类型。肺部复发的肿瘤如为单个,则可考虑手术切除,如为多发,则手术切除无益。

(李 凯)

第八节 肾上腺肿瘤

肾上腺肿瘤(adrenal tumor)来源于肾上腺皮质或髓质,包括多种疾病,如神经母细胞瘤、肾上腺皮质腺瘤、嗜铬细胞瘤、畸胎瘤等。由于肾上腺皮质与髓质具有重要的内分泌功能,故肾上腺肿瘤临床表现各异,包括儿茶酚胺、醛固酮、性激素等异常分泌导致的高血压、电解质紊乱、库欣综合征、性早熟等;肿瘤也可无内分泌功能。尤其应注意,在嗜铬细胞瘤(pheochromocytoma)围手术期有发生恶性高血压、肾上腺危象可能,如无充分的术前准备可致休克、死亡,应引起高度重视。

临 床 病 例

患儿,男,12 岁。因"间断头痛 2 月余,呕吐伴精神不振 7 小时"入住神经内科。患儿无明显诱因出现间断头痛,伴心前区不适、大汗及肢端发凉,能自行缓解。体格检查:血压 80/50mmHg~180/137mmHg,血压升高时伴有头晕、胸闷、呕吐等不适。门诊脑电图及头颅 CT 未见明显异常,心脏超声提示左心房、左心室及右心房增大。腹部 CT 提示左上腹实性占位病变,动脉期强化明显。

【问题 1】通过上述情况,对该患儿初步考虑什么诊断?
根据患儿主诉、高血压病史及腹部 CT 检查,应高度怀疑嗜铬细胞瘤可能。
思路 1 患儿为男性学龄期儿童,无相关家族病史。

知识点

嗜铬细胞瘤发病情况

嗜铬细胞瘤多发生在肾上腺髓质(80%~90%),也可发生在其他组织脏器,如腹部交感神经链(如主动脉分叉部)、膀胱、颈部等,大多数为良性病变。小儿病例多发生在 10 岁左右,青春期前以男孩多见,青春期后男女发病率无差异。约 10% 患儿有家族病史。

思路 2 患儿的临床表现主要为不明原因阵发性高血压发作,发作时伴头痛、心悸、出汗等不适。

知识点

嗜铬细胞瘤的临床表现

嗜铬细胞瘤能分泌过多的儿茶酚胺(主要是肾上腺素与去甲肾上腺素),导致高血压,约占儿童高血压的 10%,发病以心血管症状为主,兼有代谢紊乱等。患儿起病急,表现为大汗淋漓、面色苍白,头痛、心动过速、心律失常,恶心、呕吐等。高血压为本病主要特征,收缩压可高达 180~250mmHg,舒张压可高达 120~160mmHg,约 90% 的患儿表现为持续性高血压,少数为阵发性高血压。持久的高血压使心脏肥大,以左心室肥厚明显;眼底可出现视神经乳头水肿、出血;基础代谢增高,同时伴体重减轻、血糖升高等异常。

患儿体格检查及实验室、影像学检查

体格检查:T 36.6℃,R 26 次/min,HR 86 次/min,BP 105/80mmHg,心、肺无特殊,腹部外观平坦,全腹无压痛。

24 小时尿香草扁桃酸(VMA)测定值为 24.4mg(参考值 0~13.6mg),血醛固酮、肾素及血管紧张素均不同程度升高。

心脏超声:左心房、左心室及右心房稍增大,左心室后壁活动度未见明显异常。心电图:窦性心动过速,ST-T 段改变,下壁心肌梗死可能。腹部彩色多普勒超声:左肾上方异常回声包块,大小约 3.6cm×3.0cm×2.8cm,血流信号丰富。腹部 CT(图 7-8-1):左上腹实性占位病变,动脉期强化明显。眼底检查提示视神经盘水肿。

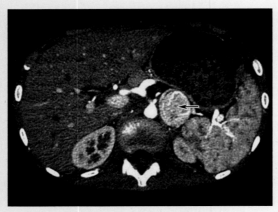

图 7-8-1 腹部 CT
左上腹实性占位病变(箭头),动脉期强化明显。

【问题 2】如何分析目前的辅助检查结果?需要完善哪些辅助检查?

思路 1 24 小时尿 VMA 及血醛固酮、肾素及血管紧张素测量值升高支持嗜铬细胞瘤诊断(定性诊断)。腹部超声及 CT 检查用于肿瘤定位诊断。心脏超声、心电图及眼底检查均提示高血压所致心血管病变。如果 24 小时尿 VMA 结果不可靠,临床高度疑诊嗜铬细胞瘤,可行酚妥拉明试验。

知识点

体格检查、实验室辅助检查意义

由于挤压嗜铬细胞瘤能促进儿茶酚胺入血,因此,有时屈曲体位、按压腹部或肾区、术中分离瘤体时可引起高血压发作,体格检查时应注意手法轻柔。心脏超声、心电图及眼底检查有助于评估高血压对脏器的损害程度。

由于嗜铬细胞瘤能分泌过多的儿茶酚胺,导致儿茶酚胺的代谢产物(如 VMA)增加,以及血醛固酮、肾素、血管紧张素升高。

酚妥拉明试验:酚妥拉明为 α-肾上腺素受体拮抗剂,可阻断儿茶酚胺的 α 受体效应,因此可用于鉴别高血压是否因嗜铬细胞瘤分泌过多的儿茶酚胺所致。试验结果阳性者(阳性结果判断:血压高于 170/110mmHg 时开始试验,在用药后 2~3 分钟内血压下降 35/25mmHg 且持续 3~5 分钟或更长时间),应高度怀疑嗜铬细胞瘤。

思路 2 儿童常见的肾上腺肿瘤还包括神经母细胞瘤(neuroblastoma)和肾上腺皮质瘤(corticosuprarenaloma)等,需与之鉴别。

知识点

肾上腺肿瘤的几种常见类型

1. 神经母细胞瘤　此瘤高度恶性,是儿童肾上腺肿瘤中最常见类型。肿瘤生长迅速,浸润周围组织及器官,可早期发生骨髓、颅骨、肝脏等转移。患儿常以贫血、消瘦、腹部包块就诊,约90%患儿尿VMA增高。少数病例可有高血压、多汗、心悸等症状。

2. 肾上腺皮质瘤　包括肾上腺皮质腺瘤(良性)与肾上腺皮质癌(恶性),二者在儿童肾上腺肿瘤发生率中仅次于神经母细胞瘤。由于肿瘤分泌性激素与糖皮质激素,最常见的临床表现是肾上腺性征异常(同性或矛盾性外周性性早熟),其次是库欣综合征或混合表现。故对外周性性早熟,尤其是矛盾性性早熟或矛盾性青春发育,应高度警惕肾上腺皮质瘤。儿童非医源性库欣综合征80%以上是由于肾上腺皮质瘤所致。

3. 其他类型肿瘤　神经节神经母细胞瘤、畸胎瘤、内胚窦瘤等。

围手术期管理及手术情况

患儿术前查血常规:Hb 82g/L;血电解质:K^+ 3.0mmol/L,Na^+ 125mmol/L;血压95/60mmHg~170/125mmHg。予补钾补钠。术前1周予酚苄明(α受体拮抗剂)口服,术前3日予普萘洛尔(β受体拮抗剂)口服。术前2日用生理盐水静脉滴注扩容。

在充分术前准备的同时,请麻醉科医生会诊,共同制订手术方案及抢救预案。术中见肿瘤位于左侧肾上腺,包膜完整,大小约3.5cm×3.0cm×3.0cm,对肾脏、膈肌等组织脏器无浸润。肿瘤切面为实性黄褐色。手术顺利,术后转入ICU病房,测得血压为86/48mmHg,Hb 74g/L,立即给予红细胞悬液200ml、万汶(羟乙基淀粉130/0.4氯化钠注射液)及生理盐水各200ml、去甲肾上腺素0.06μg/(kg·min)静脉滴注;血压维持在105/56mmHg左右,尿量增加。术后第2日,去甲肾上腺素逐渐减量并停用,血压稳定在98/60mmHg左右,生命体征平稳,遂转回普通病房,直至病情稳定出院,定期随访。

【问题3】肾上腺肿瘤的围手术期管理有哪些内容?
思路1　肾上腺肿瘤均应手术切除。

知识点

肾上腺肿瘤手术注意点

手术时宜轻柔,以免过度挤压瘤体造成肿瘤破溃或促使嗜铬细胞瘤中儿茶酚胺入血而致血压急剧增高。对于无内分泌活性的较小肾上腺肿瘤,也可行腹腔镜下肿瘤切除。

思路2　纠正内环境紊乱、补液扩容。

知识点

嗜铬细胞瘤围手术期扩容的意义

嗜铬细胞瘤所分泌的大量肾上腺素与去甲肾上腺素使整个血管床长期处于紧缩状态,当肿瘤切除后,高儿茶酚胺状态撤出,血管床突然松弛扩张,从而发生恶性低血压,有生命危险。应用全血、血浆、生理盐水等适当扩容可避免血压骤降。

思路3　积极预防肾上腺危象的产生,补充皮质激素。

> 知识点
>
> ### 肾上腺危象和激素的补充
>
> 肾上腺危象是指在原发或继发的、急性或慢性的肾上腺皮质功能减退基础上,患儿处于应激状态时不能相应地增加皮质醇的分泌,因此产生一系列肾上腺皮质激素缺乏的急性临床表现,如高热、胃肠功能紊乱、循环虚脱、神志淡漠、谵妄甚至昏迷等。该症病情凶险,进展急剧,如不及时救治可致休克、昏迷、死亡,是小儿危急重症之一。
>
> 由于具有内分泌功能的肾上腺皮质瘤抑制垂体功能,可导致对侧肾上腺萎缩,故术前、术中及术后应用皮质激素。术前可肌内注射氢化可的松(2mg/kg),术中静脉滴注氢化可的松($100mg/m^2$),术后第 1 日静脉滴注氢化可的松($100mg/m^2$,分 3 次),术后第 2 日氢化可的松减半使用;以后可改口服 9α- 氟氢可的松 9 个月,逐渐减量停药,并密切监测电解质、血压等指标。

(何大维)

第九节　甲状腺肿瘤

甲状腺肿瘤(thyroid tumor)是儿童及青少年较常见的内分泌肿瘤,约占儿童实体肿瘤的 1.5%,年龄 10 岁以上年长儿童及青少年甲状腺肿瘤发病率逐渐增加。女孩发病率较高,男女比为 1:3。儿童甲状腺肿瘤发病率虽然不高,但在甲状腺结节病例中,恶性比例较高,儿童甲状腺结节约 40% 为恶性肿瘤,儿童甲状腺癌在确诊时约 70% 伴有周围组织浸润及局部淋巴结浸润,20% 伴有远处转移,该比例也明显高于成人甲状腺癌。

甲状腺良性肿瘤包括滤泡状腺瘤(follicular adenoma)、胚胎型腺瘤(embryonal adenoma)、胎儿性腺瘤(fetal adenoma)、单纯性腺瘤(simple adenoma)、未分化癌(undifferentiated cancer)、胶样腺瘤(colloid adenoma)、嗜酸性细胞腺瘤(acidophilic adenoma)、乳突状腺瘤(papillary adenoma);甲状腺恶性肿瘤包括乳头状腺癌(papillary adenocarcinoma)、滤泡状腺癌(follicular adenocarcinoma)、髓样癌(medullary cancer)。甲状腺乳头状癌(papillary carcinoma of thyroid gland)在甲状腺恶性肿瘤中最常见,恶性程度也最低,发病率约占儿童甲状腺癌的 70%,发病年龄偏小,分化良好。肿瘤生长缓慢,可数年无变化,肿瘤可经甲状腺内淋巴管自原发部位扩散至腺体的其他部位和颈部淋巴结,容易被忽视。目前,甲状腺乳头状癌的发病率呈逐年增加趋势。

在过去 10 余年,儿童甲状腺疾病的诊断、治疗取得重大进展,新的促甲状腺激素(TSH)试验、细针穿刺活组织检查及高分辨率超声检查的应用,极大地促进了甲状腺结节的临床诊断、鉴别诊断及治疗。本节以甲状腺乳头状腺癌为代表,介绍甲状腺肿瘤的诊治。

临床病例

患儿,女,12 岁。因"颈前肿物 8 个月"就诊。8 个月前,无明显原因及诱因,患儿无意间发现颈前有一肿物,大小约 0.5cm×0.5cm。患儿无发热,无疼痛,无呼吸不畅及吞咽困难,未出现声音嘶哑,无心慌及胸闷,无怕热及多汗,无情绪改变,未予以特殊处理。近 1 个月来,肿物增大较快,就诊时大小约 2cm×2cm。

【问题 1】通过上述情况,对该患儿初步考虑什么诊断?

思路　颈前肿物包含甲状腺结节及甲状腺外肿物。详细询问病史,包括年龄、性别、家族史等。甲状腺结节患儿家族史对评价肿瘤的性质、协助诊断有重要意义。

> 知识点
>
> ### 常见颈前肿物
>
> 1. 甲状腺结节　甲状腺癌、甲状腺腺瘤、甲状腺囊肿、桥本甲状腺炎、亚急性甲状腺炎、甲状腺多发性结节。
>
> 2. 甲状腺外肿物　甲状旁腺囊肿或腺瘤、甲状舌管囊肿、淋巴管瘤、血管瘤、颈淋巴结肿大等。

知识点

颈部疾病的病史采集

采集病史需要包括肿物生长速度,有无疼痛及发热,有无呼吸不畅、吞咽困难及声音嘶哑,体重有无明显改变等。

知识点

甲状腺疾病的临床表现

1. 颈部肿块 生长缓慢,较长时间内患儿无自觉症状。当包块进一步发展,可压迫气管和咽部出现呼吸不畅,甚至呼吸困难。压迫食管可出现异物感或吞咽困难,肿块累及喉返神经和颈交感神经节可出现声音嘶哑及霍纳综合征。

2. 甲状腺功能异常 毒性弥漫性甲状腺肿(Graves 病)和慢性淋巴细胞性甲状腺炎都可发展为甲状腺癌。早期临床上可表现为甲状腺功能亢进。

3. 转移 儿童及青少年甲状腺癌确诊时 70% 已有局部组织浸润及淋巴结转移,其中 20% 有以肺为主要脏器的远处转移。临床表现为淋巴结肿大的症状和体征,远处转移灶早期无症状。

【问题 2】为了明确诊断,下一步应该怎样处理?

思路 1 大多颈部肿块是由儿科医生常规体格检查时发现。体格检查非常重要。

思路 2 为了与其他疾病相鉴别,还需进一步完善实验室和影像学检查。

患儿体格检查和辅助检查

体格检查:T 36.2℃,HR 70 次 /min,无突眼,颈部正中偏右侧甲状腺部位触及大小 2cm×2cm 的肿物,质地软,肿块表面触及结节,固定,无压痛,随吞咽活动,颈部及锁骨上未触及肿大淋巴结。

颈部超声:甲状腺右叶结节,考虑甲状腺癌。

颈部 CT 平扫:右侧甲状腺叶增大,内见类圆形低密度肿块,密度欠均匀。印象:甲状腺癌可能性大(图 7-9-1)。

颈部 MRI:甲状腺右侧叶见 T_1WI 等信号、T_2WI 高信号软组织肿物,边界欠清,大小约 1.4cm×2.0cm。印象:甲状腺右侧叶占位(图 7-9-2)。

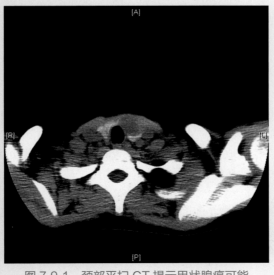

图 7-9-1 颈部平扫 CT 提示甲状腺癌可能

305

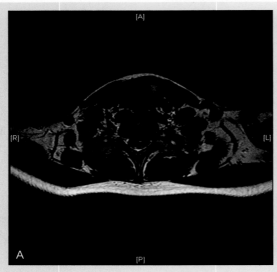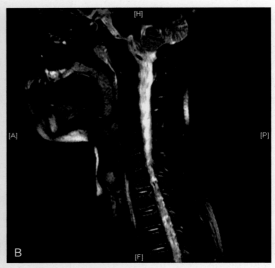

图 7-9-2　颈部 MRI 提示右侧甲状腺叶占位
A. 轴位；B. 矢状位。

【问题 3】如何分析体格检查及辅助检查结果？

思路 1　体格检查：甲状腺触诊可触及单个或多个结节，压痛不明显，包块随吞咽上下移动，质地硬，表面不光滑，固定，常有淋巴结肿大。

知识点

甲状腺的位置及形态

1. 儿童左侧甲状腺上极平甲状软骨中部，右侧上极平甲状软骨中部，峡部上缘平环状软骨，约一半儿童有锥状叶。

2. 儿童甲状腺分为三型。Ⅰ型（50%）：两个侧叶和峡部；Ⅱ型（47%）：两个侧叶、峡部及锥状叶；Ⅲ型（3%）：没有峡部及锥状叶。

思路 2　实验室检查：T_3、T_4、TSH 检查不能诊断甲状腺腺瘤和甲状腺癌，但在甲状腺肿瘤的鉴别诊断中有一定的价值。

思路 3　常用的影像学检查有甲状腺高分辨率超声检查、颈部 CT 及 MRI 检查和核素显像。

知识点

甲状腺肿瘤常用影像学检查

1. 高分辨率超声检查　超声是检查甲状腺形态异常最敏感的方法之一，能精确检测甲状腺的形态、大小，确认甲状腺腺体的结构，评估恶性肿瘤细胞在甲状腺浸润、扩展的变化。对体格检查不易发现的微小病灶都可通过超声检查发现。

2. CT、MRI 检查　可以精确地描述结节的数量、大小、形态，甲状腺组织结构特点，肿瘤界限，肿瘤组织在甲状腺及周围组织的浸润与转移。同时了解甲状腺肿瘤向胸骨后、纵隔、舌骨及食管周围是否有扩张或浸润。

3. 核素显像　采用放射性 ^{131}I、^{125}I 和 $^{99}Tc^m$ 扫描，是甲状腺肿瘤诊断、鉴别诊断的重要工具，可判断甲状腺的位置、异位甲状腺、肿瘤转移及残留肿瘤组织部位，判断是热结节还是冷结节。总体放射碘扫描可以显示肺部肿瘤转移灶及受累的淋巴结。

思路4 细针穿刺活组织检查(FNAB)为诊断甲状腺疾病提供了可靠的细胞学、病理学、免疫组化诊断依据,是最终评估甲状腺结节良恶性的精确方法,特别是对微小甲状腺结节和复杂混合性甲状腺结节诊断的阳性率显著提高。超声引导下的 FNAB(US-FNAB)为甲状腺结节的诊断、鉴别诊断提供了一种简便、快捷、精细的方法。

【问题4】这种情况下,患儿可能的诊断是什么?

思路1 患儿为女孩,12 岁,发现颈前肿物 8 个月,体格检查触及右侧甲状腺部位大小 2cm×2cm 的肿物,质地硬,肿块表面有结节,固定,无压痛,随吞咽活动。结合甲状腺超声、CT 及 MRI 检查,初步诊断甲状腺癌。

思路2 诊断同时应考虑临床分期,该患儿肿瘤直径 2~4cm,局部无淋巴结转移,无远处转移,应属于 $T_2N_0M_0$。

知识点

儿童甲状腺癌 TNM 分期

T(肿瘤)

T_0:无原发肿瘤的证据。

T_1:肿瘤局限在甲状腺,任何方向直径小于 2cm。

T_2:肿瘤局限在甲状腺,直径大于 2cm 且小于 4cm。

T_3:肿瘤局限在甲状腺,直径大于 4cm 或肿瘤侵犯胸锁乳突肌或周围软组织。

T_{4a}:肿瘤侵犯对侧甲状腺叶包膜或皮下组织、喉、气管、喉返神经。

T_{4b}:肿瘤侵犯椎骨前筋膜、主动脉或纵隔血管。

N(淋巴结)

N_0:无局部淋巴结转移。

N_1:局部淋巴结转移。

N_{2a}:淋巴结转移到气管前、气管旁、喉返神经。

N_{2b}:淋巴结转移到两侧淋巴结及上纵隔淋巴结。

M(远处转移)

M_0:无远处转移。

M_1:有远处转移。

【问题5】明确诊断后,患儿的下一步治疗原则是什么?

思路1 结合患儿情况,首选手术切除,根据病理结果,决定下一步治疗方案。

知识点

术前评估与治疗方案

1. 术前应有完整临床资料,包括病史、体格检查、影像学资料、实验室检查资料及细胞学诊断。在全面评估基础上确定肿瘤的分期。

2. 外科手术治疗与其他治疗的配合与衔接。

3. 根据肿瘤个体化治疗原则,选择恰当的手术方法。

4. 对多数甲状腺癌而言,可选择甲状腺全切或次全切手术。

> **知识点**
>
> **手术方式选择依据**
>
> 长时期以来,各型甲状腺癌手术治疗方式和手术切除范围一直存在争论。国外部分学者和多数国内学者主张进行甲状腺大部分切除手术。主要依据:①根据大样本10~20年随访研究,术后恶化率32%,但病死率却很低,329例儿童甲状腺癌11年随访仅2例因肿瘤复发死亡;②甲状腺手术并发症与切除范围有关,甲状腺全切除术中喉返神经损害最高可达20%,甲状腺次全切除术为11%。难治性低血钙症在甲状腺全切除术中发生率17%,甲状腺次全切除术的发生率明显降低。

> **知识点**
>
> **目前推荐的手术原则**
>
> 1. 病变位于甲状腺峡部,又无淋巴结转移者,行双叶次全切除+峡部切除,只保留双叶上极少量腺体。
> 2. 病变位于甲状腺的一侧腺叶,必须行该侧腺叶全叶切除,如果病变远离甲状腺峡部,则将峡部切除即可;如果病变靠近峡部,则将峡部和对侧腺叶次全切除。
> 3. 甲状腺的双侧叶内均有癌变结节,则应行全甲状腺切除。
> 4. 对于颈淋巴结肿大的患儿应行功能性颈清扫(保留胸锁乳突肌、颈内静脉及副神经);如双侧颈淋巴结均转移,则行双侧功能性颈清扫。
> 5. 对于未发现颈淋巴结肿大的患儿,只切除喉前淋巴结、气管前淋巴结、气管旁淋巴结(颈淋巴结第Ⅳ区)。
> 6. 如果有远处转移,不论结节情况如何均应行全甲状腺切除。
> 7. 如果癌肿侵犯到颈内静脉及邻近肌肉神经,则应行标准颈清扫。

> **知识点**
>
> **其 他 治 疗**
>
> 1. 放射性碘治疗。
> 2. 内分泌治疗是甲状腺全切及次全切除术后不可缺少的治疗措施。

手术记录、术后恢复情况及病理诊断

手术探查甲状腺肿瘤大小4cm×3cm,实性肿物。游离并切取部分送活检,提示甲状腺乳头状癌。处理甲状腺血管,切除甲状腺右腺叶。甲状腺血管处理后,牵引甲状腺暴露甲状腺背面。在处理甲状腺下动脉时仔细辨认喉返神经,并予保护。注意暴露甲状旁腺,勿损伤。分离切断峡部,分离甲状腺背侧结缔组织,在气管前游离甲状腺峡部及对侧相邻甲状腺大部,切除甲状腺峡部及左侧大部,缝扎残端,彻底止血。放置引流管后,逐层止血。术后将病情详细告知家长。

患儿返回病房,进行生命体征监护、暂禁食和禁水等。术后3日,拔出颈部引流管,术后7日拆线,切口愈合好;患儿无声音嘶哑,喝水无呛咳。

术后病理:多处包膜侵犯,细胞有明显异型,可见核分裂象,病理诊断为甲状腺乳头状癌。

患儿出院后无声音嘶哑,喝水无呛咳。给予口服左甲状腺素治疗。随访1年,超声检查未发现甲状腺肿物复发迹象,生长发育同正常同年龄儿童。

【问题6】甲状腺癌的病理分型有哪些?

甲状腺癌的病理分型有4种,包括乳突状甲状腺腺癌、滤泡状甲状腺腺癌、髓样癌、未分化癌。

知识点

甲状腺癌病理分型

1. 乳突状甲状腺腺癌　为分化型甲状腺腺癌,低度恶性,常见,约占甲状腺癌的70%,可分为隐匿型、甲状腺内型及甲状腺外型。

2. 滤泡状甲状腺腺癌　为分化型甲状腺腺癌,中度恶性,约占甲状腺癌的20%。

3. 髓样癌　儿童少见,约占甲状腺癌的10%,但病死率高,肿瘤起源于滤泡上皮细胞以外的滤泡旁细胞(C细胞),恶性程度中等。肿瘤细胞间质丰富,有淀粉样物质及钙盐沉淀。C细胞分泌降钙素是其主要生物学标记。还可分泌ACTH、组胺、前列腺素等。临床可表现为多发性内分泌肿瘤综合征(multiple endocrine neoplasia syndrome)。

4. 未分化癌　罕见,分化程度低,恶性程度高,肿瘤细胞呈多形态化。根据不同细胞成分比例,可分为梭形细胞型、小细胞型和巨细胞型。常早期发生远处转移。

【问题7】甲状腺癌术后可能的并发症包括哪些? 怎么预防?

患儿术后可能出现多种并发症,术前与家长沟通,术中、术后要进行积极防治。

知识点

甲状腺癌术后并发症

1. 出血　可形成血肿,严重可压迫气管出现呼吸困难、发绀、窒息。出现血肿时应床旁抢救,拆线清除血肿(床旁常备拆线包),止血。

2. 术后低钙血症　手术时甲状旁腺被误切是主要原因,表现为神经肌肉应激性增高,术后1~3日可出现手足抽搐,面部和四肢麻木感,针刺感,严重时四肢强直、痉挛。处理措施是症状出现即补钙,症状轻者可口服补钙,症状较重者可静脉滴注10%葡萄糖酸钙。预防措施是保护甲状旁腺不被切除。如发现切除的甲状腺内有甲状旁腺应将甲状旁腺移植于胸锁乳突肌周围结缔组织。

3. 喉返神经损伤　包括切除或结扎引起的永久性损伤及钳夹、撕裂、组织水肿、血肿压迫引起暂时性损伤,约10%。术后一旦发现喉返神经严重损伤甚至断裂,应采用手术桥接,神经吻合手术有肯定疗效。

【问题8】甲状腺癌的预后怎样?

儿童甲状腺肿瘤的预后较成人好,主要原因是:①儿童甲状腺肿瘤中分化良好的病理类型高达90%;②儿童肿瘤骨转移发生率低,不到总数的5%;③由辐射诱发的甲状腺癌在儿童期少见,即使儿童期受到辐射,多数发病时已进入成年;④儿童甲状腺癌有较高的局部和远处转移发生率,但儿童期对各种治疗反应敏感而快速,致使疗效好。儿童甲状腺癌总的长期生存率为92%~100%。

知识点

甲状腺癌诊治流程见图7-9-3。

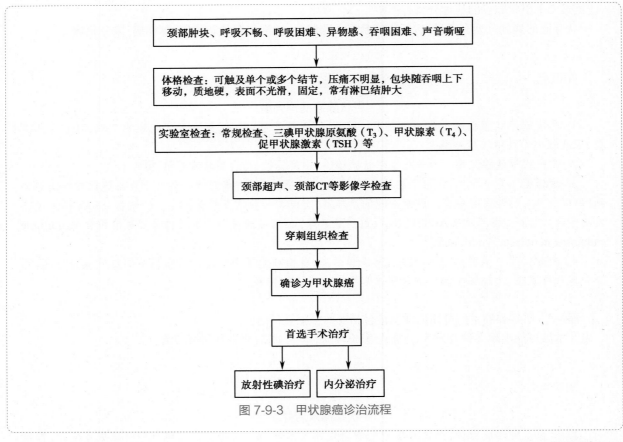

图 7-9-3　甲状腺癌诊治流程

（董　蒨）

第十节　卵　巢　肿　瘤

小儿卵巢肿瘤（ovarian tumor）并不多见,大多发生于较大的儿童,偶见于新生儿和婴幼儿。80% 为良性肿瘤,畸胎瘤为常见的儿童卵巢肿瘤。恶性卵巢肿瘤生长迅速,容易发生淋巴转移和血行转移。

临床病例 1

患儿,女,7岁。因"腹痛1周,发现腹部膨隆2日"入院。患儿1周前无明显诱因出现腹部疼痛,以下腹部为主,隐痛,不伴恶心、呕吐、腹泻,无发热。因腹痛不能缓解,父母发现其下腹部膨隆明显,似有肿块,2日前至医院检查。体格检查:上腹部平软,下腹部膨隆,可扪及 10cm×9cm×7cm 的肿块,质地偏硬,轻压痛,略可推动。

【问题1】通过上述情况,对该患儿初步考虑什么诊断?

思路1　患儿出现腹痛,下腹部盆腔肿块。从肿块触诊的质地看,为实性肿块,触痛不明显,且肿块位于下腹部,略可推动。该肿块为肿瘤的可能性较大,炎性的可能性较小。

知识点

下腹部实性肿块的鉴别诊断

1. 卵巢来源的肿瘤。
2. 膀胱来源的肿瘤。
3. 回肠末端、右半结肠或乙状结肠来源的肿块。
4. 后腹膜来源的肿块。
5. 骶尾部肿块的盆腔部分。

思路2 采集病史需要包括既往类似发作史,有无外伤史和疫水接触史。注意有无性早熟的症状,并要询问家族史。

思路3 患儿还需要补充的体格检查和辅助检查:①移动性浊音,肛门指诊;②三大常规;③血生化和肿瘤血清学指标;④超声和腹部增强CT。

临床病例1 病史补充及体格检查

患儿无类似发作史,无外伤史,无疫水接触史,无性早熟的表现,家族史无殊。

体格检查:T 36.8℃,HR 90次/min,呼吸平稳;浅表淋巴结未扪及明显肿大;两肺呼吸音清。腹软,未见浅表血管扩张,下腹部略偏右隆起,可扪及一大小10cm×9cm×7cm的肿块,质地偏硬,轻压痛,略可推动。移动性浊音(−)。肠鸣音正常。肛门指诊示直肠前壁距肛门口8cm可及肿块底部,边界清楚,光滑,质地偏硬,无触痛。双合诊扪及盆腔肿块,可推动。

血常规:WBC $4.4×10^9$/L,Hb 118g/L,PLT $138×10^9$/L,CRP<8mg/L。

肝、肾功能:均在正常范围。

血生化:NSE 12.5ng/ml,SF 79.8ng/ml,LDH 238U/L,AFP 6 750ng/ml,CEA 0.5ng/ml,HCG 3.1U/L。

超声:肝、脾、胰未见占位性病变;双肾结构清晰,未见占位,右侧输尿管轻度扩张;盆腔内探及大小103mm×98mm×85mm的实质不均质占位,右侧卵巢未探及,左侧卵巢大小22mm×13mm×15mm,可见卵泡。盆腔少量积液,深度15mm。

腹部增强CT:盆腔右侧附件区不均质实质占位,增强明显强化。

思路4 结合患儿的临床症状、体格检查,以及超声和CT所见、AFP增高的结果,高度考虑肿块来源于右侧卵巢,为卵巢来源的实性肿瘤。

知识点

卵巢肿瘤的分类

卵巢肿瘤可以分为良性肿瘤和恶性肿瘤。卵巢良性肿瘤比较常见,主要包括卵巢囊肿和成熟畸胎瘤。

儿童卵巢恶性肿瘤的发生率相对较低,约占儿童所有恶性肿瘤的1%,主要包括3个重要的细胞类型:①生殖细胞来源,占70%;②性索/基质来源肿瘤,占10%~15%,这类患儿往往有青春期早熟的症状;③15%为上皮来源。

在生殖细胞来源的肿瘤中,根据细胞分化程度和来源不同,可再分为3个亚类:①无性细胞瘤属于未分化生殖细胞来源的肿瘤;②畸胎瘤和胚胎癌属于胚胎细胞来源的肿瘤;③内胚窦癌和绒毛膜癌属于胚胎外细胞来源的肿瘤。

思路5 对于AFP增高的怀疑卵巢恶性肿瘤的患儿,因为诊断不仅要明确肿瘤的部位、来源、性质,还需要了解疾病的分期、进展的程度。因此,对于该患儿还需要做肺部CT了解有无肺部转移,关注有无肝脏转移、腹膜后淋巴结肿大和纵隔淋巴结肿大。一般来说,卵巢恶性肿瘤骨和骨髓转移少见,可以根据病情酌情考虑是否需要检查。

知识点

卵巢恶性肿瘤的常见临床表现

1. 卵巢恶性肿瘤的患儿表现为腹胀、腹部疼痛、无意中扪及的腹部包块。

2. 在肿块为性索/基质来源时可表现为早熟的症状。

3. 肿块引起腹水和转移时会有腹胀、恶心、呕吐、发热等症状,引起肺部转移和胸腔积液形成会出现气急、胸闷、咳嗽和消耗性表现。这种情况下,甲胎蛋白(AFP)的检测、胸腔积液和腹水查找肿瘤细胞对于诊断和鉴别诊断非常有用。

> 知识点
>
> ### 卵巢恶性肿瘤的常见并发症
>
> 1. 肿瘤扭转。
> 2. 肿块内出血。
> 3. 肿瘤破溃。
> 4. 肿瘤压迫所导致的梗阻症状。

临床病例 1 辅助检查

患儿肺部 CT 未见明显转移灶,肝脏超声未见转移灶,腹膜后淋巴结未见肿大。所以目前患儿的术前分期为 Ⅰ~Ⅱ 期。但最终的临床分期需要根据手术情况而定。

【问题 2】对该患儿的处理方式是什么?

思路 患儿的盆腔实性肿块,考虑卵巢来源,但具体的性质和来源待定,目前无远处转移,应手术探查。对于该患儿不合适腹腔镜手术,因为实性肿块且伴 AFP 的升高,考虑为恶性肿瘤,故需要根治性切除 + 淋巴结清扫 + 大网膜切除,腹腔镜下无法完成,故建议行开腹探查术。

> 知识点
>
> ### 卵巢恶性生殖细胞肿瘤的 COG 分期系统
>
> Ⅰ期:限于卵巢(腹水或腹腔灌洗液脱落细胞学检查无恶性肿瘤细胞),无临床、影像学或组织学的证据表明肿瘤超出了卵巢范围。
>
> Ⅱ期:显微镜下有残留,腹水或腹腔灌洗液脱落细胞学检查无恶性肿瘤细胞。
>
> Ⅲ期:累及淋巴结;肉眼残留或仅行活检;累及邻近脏器(网膜、小肠、膀胱);腹水或腹腔灌洗液脱落细胞学检查有恶性肿瘤细胞。
>
> Ⅳ期:远处转移,如肝脏、肺、脑等。

> 知识点
>
> ### 卵巢恶性肿瘤的处理原则
>
> 任何年龄段的小儿卵巢恶性肿瘤,一经确诊,都需要行标准的卵巢肿瘤根治术。推荐的手术切除范围包括同侧卵巢切除 + 同侧附件切除 + 大网膜切除。
>
> 术中需要收集盆腔积液和腹水,离心查找肿瘤细胞,必要时进行腹腔的灌洗收集盆腔积液和腹水,以了解肿瘤的分期。

临床病例 1 手术结果

术中见肿瘤来源于右侧卵巢,为实性肿块,大小约 10cm×9cm×8cm,表面有结节样突起(图 7-10-1),同侧卵巢组织未探及。左侧卵巢大小约 2.2cm×1.5cm×1.5cm,光滑,无占位性病变。双侧输卵管及其伞端未见占位,未见扭转。腹腔内未见明显血性腹水,盆腔内见少量清亮黄色液体。腹膜、大网膜和直肠壁、子宫直肠陷窝未见明显结节。腹膜后未探及肿大的淋巴结。腹水收集离心沉渣未找到肿瘤细胞。行右侧卵巢肿块切除 + 右侧附件切除 + 大网膜切除。术后病理提示"(右侧卵巢)内胚窦瘤"。

患儿术后诊断:(右侧卵巢)内胚窦瘤,Ⅰ期。

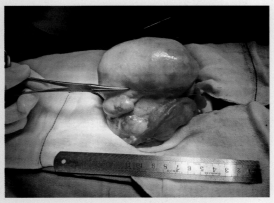

图 7-10-1 术中所见

右侧卵巢实性肿块,表面结节样突起。

【问题3】该患儿还需要做哪些进一步治疗?

思路 卵巢恶性肿瘤需要综合治疗,除了手术,患儿还要接受化疗。常见的化疗方案为 JEB,包含卡铂、依托泊苷(VP16)和博来霉素(BLM)。依据分期不同,疗程不定。放疗作用不大,一般不考虑应用。

知识点

JEB 方案

卡铂:600mg/m²,静脉滴注,d1;VP-16:120mg/m²,静脉滴注,d1~d3;BLM:15mg/m²,静脉滴注,d2。博来霉素有肺纤维化的毒副作用,使用前需了解肺功能。

知识点

卵巢肿瘤危险度分组和化疗疗程见表 7-10-1。

表 7-10-1 卵巢肿瘤危险度分组和化疗疗程

危险度分组	治疗方案
低危组 Ⅰ 期	手术和观察,如果发现复发,JEB 方案补救
中危组 Ⅱ~ Ⅲ期	手术和 JEB 方案,4 个周期
高危组 Ⅳ期	手术和 JEB 方案,6 个周期

知识点

放疗在卵巢恶性肿瘤中的作用

1. 放疗一般无用。
2. 对于巨大肿块的精原细胞瘤/无性细胞瘤可采用中等剂量的放疗(20~40Gy)。
3. 手术无法切除的肝、肺转移灶及终末期患儿骨痛的姑息治疗可采用放疗。

临床病例 2

患儿,女,5岁。因"常规体格检查,超声发现左侧卵巢肿块"入院。患儿常规体格检查中,超声发现左侧卵巢区实性占位性病变。入院体格检查:全腹平软,左侧下腹部可及一大小 8cm×7cm×7cm 的包块,界清,质地中等,无压痛,可推动。

【问题 1】通过上述情况,对该患儿初步考虑什么诊断?

无意中发现的盆腔肿块,从肿块触诊的质地看,为实性肿块,触痛不明显,且肿块位于下腹部,略可推动。患儿起病无症状,在诊疗过程中无腹痛,无发热,体格检查无压痛,故炎性的可能性基本排除。

临床病例 2 病史补充、体格检查及辅助检查

患儿无类似发作史,无外伤史,无疫水接触史,无性早熟的表现,家族史无特殊。

体格检查:T 36.8℃,HR 90 次/min,呼吸平稳;浅表淋巴结未扪及明显肿大;两肺呼吸音清。腹软,未见浅表血管扩张。左侧下腹部可及一大小 8cm×7cm×7cm 的包块,界清,质地中等,无压痛,可推动移动性浊音(−)。肠鸣音正常。

血常规:WBC $5.4×10^9/L$,Hb 127g/L,PLT $155×10^9/L$,CRP<8mg/L。

肝、肾功能:均在正常范围。

血生化:NSE 17.3ng/ml,SF 88.3ng/ml,LDH 136U/L,AFP 3.5ng/ml;CEA 0.1ng/ml,HCG 2.1U/L。

超声:肝、脾、胰未见占位性病变;双肾结构清晰,未见占位,双侧输尿管未见扩张;盆腔内探及大小 83mm×75mm×71mm 的囊性部分实质占位,其内可见强回声,后方伴声影。左侧卵巢未探及,右侧卵巢大小 25mm×15mm×17mm,可见卵泡。盆腔未见积液。

腹部增强 CT:盆腔内以囊性为主,部分实质占位,可见钙化和少量脂肪影。增强肿块强化不明显(图 7-10-2)。

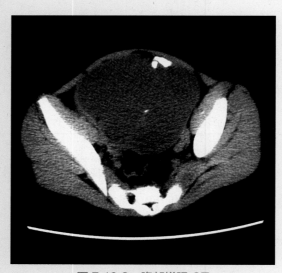

图 7-10-2 腹部增强 CT
可见盆腔内囊性为主的占位。

【问题 2】如何分析检查结果并进行临床分级?

结合患儿的临床症状、体格检查、超声和 CT 所见,在盆腔有一个囊性为主的占位,并含有脂肪和钙化影,左侧卵巢未探及,高度考虑卵巢成熟畸胎瘤。

知识点

卵巢畸胎瘤的分类和分级

1. 卵巢畸胎瘤可以是成熟的、未成熟的或恶性的。

2. 虽然未成熟畸胎瘤并非真正的恶性肿瘤,但有复发倾向。根据未成熟的神经上皮或其他未成熟组织成分的数量,未成熟畸胎瘤可分为Ⅰ~Ⅲ级。

3. Ⅲ级的未成熟畸胎瘤需视为恶性畸胎瘤,术后应给予化疗。Ⅰ~Ⅱ级可仅手术,术后密切随访观察。

【问题3】对该患儿的处理方式是什么?

患儿的盆腔囊实性肿块,考虑卵巢来源的成熟畸胎瘤,应该手术。目前多数均在腹腔镜下完成。术中尽可能保留卵巢,切除肿瘤,以保护卵巢的功能,避免对患儿的青春发育和生育能力造成影响。

(李 凯)

第十一节　软组织肿瘤

软组织肿瘤是起源于间叶组织位于软组织内的肿瘤,主要是运动系统的软组织(如肌肉、韧带、骨膜、脂肪、神经、血管等)肿瘤。良性者为瘤,恶性者为肉瘤。儿童常见良性软组织肿瘤包括血管瘤、淋巴管瘤、神经纤维瘤、脂肪瘤和错构瘤等。儿童常见恶性软组织肿瘤包括横纹肌肉瘤、滑膜肉瘤、神经纤维肉瘤、恶性纤维组织细胞瘤和纤维肉瘤等。

横纹肌肉瘤(rhabdomyosarcoma,RMS)是来源于原始骨骼肌细胞的恶性肿瘤,是儿童软组织肉瘤中最常见的类型,男女患病比例为 1.3∶1~1.5∶1。RMS可发生在除骨骼之外的任何组织,常见部位有头颈部、躯干、四肢、盆腔、泌尿生殖系统。RMS患儿 5 年生存率在 20 世纪 90 年代末已达 70% 以上。

临 床 病 例

患儿,女,7 岁。于 2 个月前无明显诱因出现左下肢肿胀,于当地诊所就诊,建议观察。后左下肢肿胀逐渐加重,伴有行走疼痛;洗澡时家长触及下腹部肿块,遂至上级医院就诊,行 CT 检查,提示下腹部、盆腔及左侧臀部、股骨周围大片软组织密度影,右侧腹股沟区淋巴结增大。患儿排便、排尿无明显异常。为进一步治疗来医院就诊,门诊以"腹腔、盆腔、左下肢肿瘤"收入院。

【问题1】儿童腹部肿块应考虑有哪几类疾病?

儿童腹部肿块应考虑:①先天畸形,如胆总管囊肿、肾积水;②良性肿瘤,如卵巢囊肿、畸胎瘤,淋巴管瘤等;③恶性肿瘤,如肾母细胞瘤、神经母细胞瘤、RMS 等;④炎性包块。

患儿体格检查与实验室检查

体格检查:T 36.8℃,HR 105 次/min,神志清楚,营养中等,呼吸平稳。全身皮肤、巩膜无黄染,无淤血、瘀斑;腹部膨隆,未见胃肠型,腹壁未见浅表静脉曲张,腹部可触及一实性肿块,肿块质硬,活动度差,无明显触痛。左下肢明显肿胀,无破溃、渗出,右下肢无明显异常。左下肢肌力Ⅱ级,肌张力基本正常,余肢体肌力及肌张力基本正常。正常生理反射存在,病理反射未引出。

【问题2】对于儿童腹部肿块,体格检查时应注意哪些问题?

思路 1　应注意患儿全身营养情况,有无黄疸、有无恶病质表现、有无腹水。

思路 2　应注意肿块的部位、质地、范围、活动度、边界是否清晰,有无触痛,排空膀胱后肿块有无变化,以及肛门指诊情况。该患儿为无痛性实性肿块,范围广,活动性差,触痛不明显,无肠梗阻表现,肛门指诊可及盆底肿块,质地较硬。

【问题3】对于该患儿应进行哪些必要的辅助检查?

除血、尿系列常规检查外,需查血中系列肿瘤标志物及 24 小时尿 VMA,如怀疑神经母细胞瘤需进行骨髓穿刺、超声、CT 或 MRI 检查。

患儿辅助检查

实验室检查:血常规、肝功能和肾功能、凝血常规及血电解质正常,AFP、CEA、CA125、CA19-9、NSE 正常。24 小时尿 VMA、HVA 正常。骨髓穿刺涂片及神经母细胞瘤 MRD 检测阴性。

CT(图 7-11-1):下腹部、盆腔及左侧臀部、股骨周围见大片混杂密度影,形态不规则,内部见多发囊变坏死区,增强后呈明显不均匀强化。病变包绕血管,直肠和膀胱受压推移,子宫及附件显示不清。周围软组织水肿。左侧髋关节在位,髋关节及股骨形态尚可,未见明显骨质破坏。右腹股沟区多发肿大淋巴结。

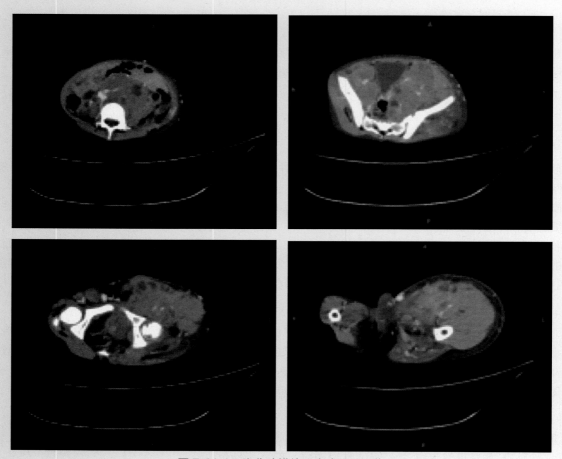

图 7-11-1 腹盆腔横纹肌肉瘤 CT 图像

下腹部、盆腔及左侧臀部、股骨周围大片软组织密度影,符合横纹肌肉瘤改变;右侧腹股沟区淋巴结增大。

【问题 4】如何分析辅助检查结果?

思路 1 通过血常规、凝血功能、肝功能、肾功能及血电解质了解肿瘤患儿的全身情况,通过一些肿瘤标志物排除某些特异性肿瘤。超声和 CT 可了解肿瘤的具体部位和性质。

思路 2 本患儿肿瘤的特点:血 AFP(−),血 NSE(−)、24 小时尿 VMA(−),CT 提示下腹部、盆腔及左侧臀部、股骨周围大片软组织密度影,符合 RMS 改变;腹腔主要脏器与肿瘤关系不大,受肿瘤推压。

知识点

不同肿瘤血标志物与相对应肿瘤关系

1. 血 AFP 升高 卵黄囊瘤、恶性畸胎瘤、肝母细胞瘤。

2. 血 β-HCG 升高　绒毛膜癌。

3. 24h 尿 VMA 或血 HVA 升高　神经母细胞瘤。

【问题5】此时能否对肿瘤的性质作出具体诊断，并提出进一步诊治的思路？

思路1　仅依靠上述病史、体格检查和辅助检查，首先考虑 RMS 可能，但尚不能对肿瘤作出明确的定性诊断。

思路2　如综合分析影像学检查，可完整切除肿瘤者先行手术切除，如无法一期切除肿瘤者，可先进行肿瘤活检术，获得病理学恶性肿瘤的诊断后先行化疗和/或放疗，待肿瘤缩小后再行二期肿瘤原发灶切除术。

知识点

需要与横纹肌肉瘤相鉴别的常见疾病

(1) 外伤：可产生巨大软组织肿块，特别是肢体、面部和躯干。通常有触痛和表面皮肤瘀斑、瘀点，对症治疗有效。

(2) 局部炎症：尤其是发生在肢体的早期骨髓炎，抗感染治疗有效。

(3) 某些良性肿瘤：脂肪瘤、横纹肌瘤、神经纤维瘤等，需通过影像学和病理检查鉴别。

(4) 其他恶性肿瘤：如非霍奇金淋巴瘤、神经母细胞瘤和尤因肉瘤。

治疗过程（手术描述和病理报告）

外科对患儿进行腹股沟区肿大淋巴结活检，切取组织快速冷冻活检提示恶性肿瘤，肿瘤标本病理石蜡报告胚胎型 RMS。术后转血液肿瘤科化疗，2 个疗程后腹腔、盆腔肿块明显缩小。再行手术探查切除肿瘤。术中见肿瘤为实性，边界不清，肿瘤基底源于盆底，与膀胱底部、腹壁、小肠、结肠、大网膜及附件粘连，膀胱底部、部分肠壁受浸润。分离粘连后将肿瘤近乎完全切除，盆底、膀胱底有肿瘤肉眼残留。术后再转血液肿瘤科化疗和放疗科放疗。

【问题6】RMS 常用的分类方法是什么？

RMS 常用病理组织学分类和按预后与病理关系分类。

1. 按病理组织学分类

(1) 胚胎型 RMS（embryonal RMS）：占 RMS 的 53%~64%，好发于眼眶、头颈部、腹膜后、泌尿生殖道等部位。镜下主要由原始小圆细胞或具有中心核与嗜酸性细胞质的梭形或带状的横纹肌母细胞组成，约 30% 的病例中可看到骨骼肌横纹特征。

(2) 腺泡型 RMS（alveolar RMS）：约占 RMS 的 21%，好发于四肢，组织学表现为偶伴空泡的呈嗜酸性细胞质的小圆细胞、多核巨细胞，罕见横纹，肿瘤细胞群被纤维隔分离形成腺泡结构。

(3) 多形型 RMS（pleomorphic RMS）：约占 RMS 的 1%，儿童少见，好发于四肢。组织学显示为未分化的肌肉组织，含嗜酸性细胞质和多形细胞核的梭形细胞，核分裂象多见，常见横纹，形成束状排列结构。

(4) 未分化亚型（undifferentiated subtype）：约占 RMS 的 8%，为没有肌肉特异性基因蛋白的亚型。

2. 按预后与病理关系分类

(1) 预后良好型：包括葡萄状和梭形细胞胚胎型 RMS。

(2) 预后中等型：包括一般胚胎型和多形型 RMS。

(3) 预后不良型：包括腺泡型和未分化亚型。

【问题7】根据该患儿术前、术中情况，应判断属于 RMS 的哪一期的临床分期？

该患儿肿瘤应属于 RMS 临床病理分期Ⅲ期。临床 TNM 分期 $T_2N_1M_0$ 期。

知识点

横纹肌肉瘤的两种常用临床分期标准

1. IRS 分期

Ⅰ期:局限性病变,肿瘤完全切除,且病理证实已完全切除,无区域淋巴结转移(除头颈部病灶外,需要淋巴结活检或切除以证实无区域性淋巴结受累)。Ⅰa 期为肿瘤局限于原发肌肉或原发器官;Ⅰb 期为肿瘤侵犯至原发肌肉或器官以外的邻近组织,如穿过筋膜层。

Ⅱ期:肉眼所见肿瘤完全切除,肿瘤已有局部浸润或区域淋巴结转移。Ⅱa 期为肉眼所见肿瘤完全切除,但镜下有残留,区域淋巴结无转移;Ⅱb 期为肉眼所见肿瘤完全切除,镜下无残留,但区域淋巴结转移;Ⅱc 期为肉眼所见肿瘤完全切除,镜下有残留,区域淋巴结有转移。

Ⅲ期:肿瘤未完全切除或仅活检取样,肉眼有残留肿瘤。Ⅲa 期为仅做活检取样;Ⅲb 期为肉眼所见肿瘤大部分被切除,但肉眼有明显残留肿瘤。

Ⅳ期:有远处转移,肺、肝、骨、骨髓、脑、远处肌肉或淋巴结转移(脑脊液细胞学检查阳性,胸腔积液或腹水及胸膜或腹膜有瘤灶种植等)。

注:局部转移指肿瘤浸润或侵犯原发部位邻近的组织。区域转移指肿瘤迁移至原发部位引流区的淋巴结。远处转移多指肿瘤进入血液循环转移至身体其他部位。

2. 临床 TNM 分期

(1)T 表示原发肿瘤,T_1 为无浸润,T_2 为浸润;T_a 为肿瘤直径 ≤5cm,T_b 为肿瘤直径 >5cm。

(2)N 表示淋巴结,N_0 为区域淋巴结阴性,N_1 为淋巴结阳性。

(3)M 表示肿瘤转移,M_0 为诊断时无远处转移,M_1 为有远处转移。

临床分期:1 期,$T_1N_0M_0$;2 期,$T_2N_0M_0$;3 期,$T_1N_1M_0$;4 期,T_2N_0 或 N_1M_1。

知识点

RMS 危险度分组见表 7-11-1。

表 7-11-1 横纹肌肉瘤危险度分组

危险组	病理亚型	TNM 分期	IRS 分期
低危	胚胎型/多形型	1	Ⅰ~Ⅲ
低危	胚胎型/多形型	2~3	Ⅰ~Ⅱ
中危	胚胎型/多形型	2~3	Ⅲ
中危	腺泡型	1~3	Ⅰ~Ⅲ
高危	胚胎型/多形型/腺泡型	4	Ⅳ
中枢侵犯组*	胚胎型/腺泡型	3~4	Ⅲ~Ⅳ

注:*,指同时伴有颅内转移扩散、脑脊液阳性、颅底侵犯或脑神经麻痹中任意一项。

知识点

横纹肌肉瘤的预后及影响预后的因素

RMS 患儿 5 年生存率为 64%,其中年龄 <5 岁为 79%,5~9 岁为 68%,10~19 岁为 45%。影响预后

的因素如下。

1. 预后良好因素　①年龄：婴幼儿及儿童；②眼眶、泌尿生殖系统（除膀胱、前列腺外）；③肿瘤直径≤5cm；④病理类型为胚胎型、葡萄状或梭形细胞亚型；⑤Ⅰ、Ⅱ期病例；⑥首次手术，完整切除肿瘤。

2. 预后不良因素　①年龄＞18岁；②肿瘤位于头颈部（除眼眶外）、脊柱旁、腹部、会阴及四肢；③肿瘤直径＞5cm；④腺泡型；⑤DNA双倍体；⑥首次不能完整切除肿瘤；⑦Ⅲ、Ⅳ期病例；⑧术后复发病例。

【问题8】RMS常用的化疗药物有哪些?

常用药物有长春新碱、环磷酰胺、阿霉素、放线菌素D、顺铂等。目前认为VCR+ADM+CTX方案是RMS联合治疗的金标准化疗方案，应于术后7日内开始。

【问题9】对RMS如何进行放疗?

RMS对放疗敏感，需根据患儿的肿瘤分期、分组及危险度决定放疗与否及放疗方案。除极少数低危组患儿（1~3期，Ⅰ期，胚胎型）外，均应接受36~50.4Gy剂量的放疗，具体放疗时机及总剂量可根据患儿的病情及正常组织的放射线耐受剂量作个体化调整，但放疗应以最低剂量、最有效作用及对生命与正常组织损伤最小为原则。

【问题10】哪些可作为该患儿预后评估的因素?

该患儿相关预后良好因素：年龄（19个月）；胚胎型病理类型。该患儿的相关预后不良因素：肿瘤巨大（直径＞5cm）；首次未能完整切除肿瘤；Ⅲ期病例；术后肿瘤复发生长。

知识点

RMS诊疗流程见图7-11-2。

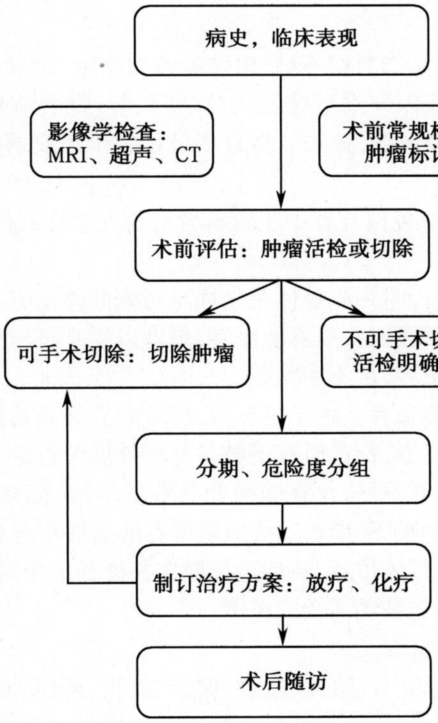

病史，临床表现

影像学检查：MRI、超声、CT　　术前常规检查；肿瘤标记物

术前评估：肿瘤活检或切除

可手术切除：切除肿瘤　　不可手术切除：活检明确诊断

分期、危险度分组

制订治疗方案：放疗、化疗

术后随访

图7-11-2　横纹肌肉瘤诊疗流程

（吕 凡）

第八章 骨科常见疾病的诊断、治疗原则和处理要点

第一节 小儿骨科检查要点

小儿骨科是骨科的一个分支,运动系统的体格检查应按顺序进行。小儿需按照检查部位充分暴露,对极小的细节也应认真检查,其基本的检查方法包括望(眼看)、触(手摸)、动(活动)、量(测量)。主要从以下几个方面进行。

1. 站立的姿态 应从背后、前面和侧面观察其站立姿势和身体外貌,观察脊柱和四肢有无明显畸形,骨盆有无倾斜。

2. 步态 步态即人体行走时的姿态,是人体结构、功能、行为及心理活动在行走时的外在表现。正常步态包括触地相与跨步相两个阶段,前者占步态周期约60%,后者占40%。当人体某部位产生病变时,可产生不同的异常步态。步态异常的原因有肌肉无力、骨与关节畸形、神经病变、心肺疾病等。常见典型异常步态有剪刀步态、共济失调步态、摇摆步态、跨阈步态、跛行步态(如升降式跛行、避痛性跛行、臀中肌跛行)、间歇性跛行等。

【步态异常】

(1)肢短步态:肢体短缩在2cm以内时,由于骨盆倾斜代偿而无跛行。肢体短缩在2cm以上时,患者常以患侧足尖着地或健肢屈膝行步。

(2)疼痛步态:当患肢负重疼痛时,步态急促不稳,患肢触地相缩短,而双足触地相延长。

(3)强直步态:由于创伤、炎症等原因导致下肢髋关节、膝关节、踝关节强直时,可产生各种不同的强直步态,如髋关节强直呈鞠躬步态或足尖步态,膝关节强直多呈足尖步态或划弧步态,踝关节强直多呈鞠躬型跛行。

(4)摇摆步态:多见于先天性髋关节脱位与臀中肌瘫痪者。若发生在双侧,行走时躯干交替向左右倾斜,又称鸭步。

(5)剪刀步态:多见于脑瘫患者,步行时一侧肢体总是插至对侧肢体前方,前后交叉移动。

(6)压腿步态:多见于脊髓灰质炎后股四头肌麻痹患者,患者以手掌按压患膝上方才能行走。

(7)跟行步态:多见于胫神经麻痹患者,足不能跖屈。

(8)跨阈步态:多见于腓总神经麻痹患者。由于足下垂,行走时必须高抬患肢才能跨步,以免跌倒。

(9)外八字步态:多见于臀肌挛缩患者,行走时双下肢呈外旋外展位行走。

(10)痉挛性步态:各种脑部、锥体束、脊柱及脊髓病变导致的偏瘫、截瘫、脑瘫等都可产生痉挛性步态。偏瘫多呈划圈步态(割草步态),严重者呈跳跃步态。截瘫呈特有的摇摆步态(公鸡步态)。

3. 畸形 首先确定畸形的类型及具体位置,然后进行肢体长度与成角畸形的测量。

4. 关节活动范围 包括主动活动与被动活动的范围。

5. 其他 肌肉力量与肌肉张力的检查。

骨科专科检查包括躯干、四肢的骨关节、肌肉、肌腱、韧带、筋膜、神经、血管、皮肤及皮下组织,这些组织的损伤和疾病,往往需要系统体格检查、局部检查及某些特殊辅助检查,综合分析方能得出正确诊断。

一、骨科物理学检查的原则

骨科患儿均需结合病史、临床症状、体征、物理检查等得出初步诊断,再申请特殊检查,而物理检查是诊

断骨关节病的基础。要做好物理检查,先要熟悉各骨、关节及其周围软组织的解剖生理力学关系和临床表现。

1. **爱伤观念**　检查动作轻柔,切忌粗暴,以免增加患者痛苦或使病情加重。

2. **系统全面**　要处理好全身和局部的关系,注意有无休克、重要脏器合并伤及重要全身性疾病。关节部位的检查应包括引起该关节运动的肌肉和神经。

3. **认真细致**　要仔细地检查,有时需反复检查,如实地反映客观情况,并做好记录。

4. **检查有序**　按照视诊、触诊、叩诊、动诊、测量和其他特殊检查的顺序进行。先健侧后患侧,先健处后患处,先主动活动后被动活动。

5. **充分暴露**　检查上肢或腰背部时应脱去上衣,检查下肢时应脱去长裤,以免因衣服的遮盖而遗漏重要体征。

6. **两侧对比**　许多体征只有在两侧对比之下才能显示出来,如肢体的长度、周径、关节活动度等。如两侧均有伤病,可与正常人对比。

二、一般检查内容

病史询问包括姓名、性别、年龄、籍贯、职业、地址等。

(一) 主诉

主诉有三要素,即症状、部位、经过时间。症状可分为畸形、运动功能障碍及疼痛三类。

(二) 现病史

1. **病因分析**　①应详细询问疾病的发生、发展及处理经过,如为损伤,应了解暴力的大小、方向及作用部位,有无伤口,出血多少,有无神志、呼吸改变;②起病时有无全身症状,如畏寒、发热、不适、消瘦等。

2. **症状分析**　骨科临床上常见的症状是疼痛,应详细了解如下情况。

(1)疼痛发生时情况、发病前有无诱因(如外伤、扭伤等)、是否伴其他症状。

(2)疼痛的部位:是一处疼痛还是全身多处疼痛。

(3)疼痛的性质:针刺痛、放射痛或游走痛。

(4)疼痛发生的时间:白天或夜间。

(5)影响疼痛的因素:与季节、气候有无关系。

如有畸形,应了解畸形的性质、发展、与损伤或疾病的关系,以及引起畸形的病变过程。

如有神经症状,应了解:①神经症状出现的形式,即松弛性或痉挛性;②有无知觉紊乱,有无感觉异常、迟钝、过敏、消失;③有无肌萎缩、无力,括约肌功能有无变化;④了解病残程度;⑤排尿、排便功能。

(三) 既往史

既往史包括手术史,有无化脓感染、结核、肿瘤等病史。

(四) 个人史

个人史包括个人经历、饮食习惯、特别嗜好等。

(五) 家族史

对结核、肿瘤、畸形、血友病等患者,应询问家庭成员中有无类似疾病。

(六) 体格检查

1. **视诊**　皮肤有无擦伤、皮疹、瘀斑、水肿、浅静脉怒张、瘢痕、溃疡、窦道等;有无肌萎缩;骨关节有无畸形、短缩,两侧是否对称;观察四肢躯干的姿势、活动度及步态。

2. **触诊**　皮肤温度、张力、弹性、毛细血管充盈反应、压痛点及有无凹陷性水肿;有无肌肉痉挛和萎缩;有无皮下捻发音及关节腔积液;骨性标志是否正常,有无骨擦音及异常活动度;包块的大小、质地、活动度、压痛否,与周围组织的关系,有无波动,周围淋巴结是否肿大。

3. **叩诊**　是否有局部叩击痛、放射痛及轴向叩击痛。

4. **动诊**　检查关节的活动度及肌力分级,观察有无主动活动及活动范围,然后进行被动检查。

5. **测量**　肢体长度、周径、轴线及关节主动、被动活动度(关节活动度见关节检查部分)。

(1)肢体长度

1)上肢:全长自肩峰至尺骨茎突或中指尖。上臂由肩峰至肱骨外上髁。前臂自尺骨鹰嘴至尺骨茎突,或自肱桡关节至桡骨茎突。

2）下肢：全长自髂前上棘至内踝尖。大腿长度为股骨大转子至膝关节外侧间隙；小腿长度为膝关节外侧间隙至外踝尖。

（2）肢体周径：选择肌肉萎缩或肿胀明显的平面，双侧同一水平测量对比。如髌上 10cm 处测量大腿周径。测量时使用软尺。

（3）肢体轴线测量

1）上肢轴线：上肢伸直、前臂旋后位，肱骨头、肱骨小头、桡骨头和尺骨小头 4 点连成一条直线。上臂与前臂的轴线相交形成一向外偏斜角度（5°~15°）称提携角，如该角度增大或减少称肘外翻或肘内翻。

2）下肢轴线：患者仰卧或立位，双足伸直并拢，正常时两膝内侧和两内踝可同时接触，髂前上棘、髌骨中点与第 1 趾和第 2 趾之间连成一条直线。膝内翻：双踝并拢时两膝之间有距离；膝外翻：两膝并拢时两侧内踝间有距离（图 8-1-1）。

三、神经系统检查

（一）感觉

一般检查痛觉和触觉即可，必要者进一步检查温度觉、两点辨别觉和实体觉。常用棉花签测触觉，用注射针头测痛觉；记录障碍边界，了解病损部位及程度，观察疾病进展状况及治疗效果。

（二）运动

检查步态、肌力及肌张力。肌力用 6 级分类法记录。

0 级：无肌肉收缩。

1 级：肌肉稍有收缩。

2 级：不对抗重力，能达到关节完全活动度。

3 级：对抗重力，能达到关节完全活动度，但不能对抗阻力。

4 级：对抗重力并加一定阻力，能达到关节完全活动度。

5 级：正常。

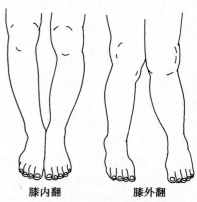

膝内翻　　　膝外翻
图 8-1-1　膝内翻和膝外翻示意图

（三）反射

检查各种深、浅反射，两侧对比，观察有无减弱、消失或亢进，并检查有无病理反射。

（四）神经营养和括约肌功能检查

检查皮肤有无出汗、萎缩，毛发和指甲情况；大小便有无失禁，肛门括约肌收缩力。

四、关节检查

（一）四肢主要关节的活动度和肌肉神经支配

了解正常关节的活动范围，以识别关节活动的异常；了解肌肉的神经支配，根据肌肉运动功能来判断某一神经是否损伤及损伤程度。

（二）各关节的检查

1. 肩关节

（1）肩部外形：肩关节脱位、三角肌瘫痪，呈"方肩"畸形，副神经损伤导致斜方肌萎缩，表现为垂肩；高肩胛症及脊柱侧弯，表现为肩部高低不对称。

（2）压痛点：肱二头肌腱鞘炎在结节间沟处压痛；冈上肌损伤多在肱骨大结节上压痛；肩峰下滑囊炎在肩峰下方稍内侧压痛；肩部骨折处局部压痛。

（3）肩关节主动和被动活动度检查示意图见图 8-1-2。

（4）特殊体征

杜加斯征（Dugas sign）：正常屈肘位时，手能触及对侧肩部，肘部可同时贴胸，为阴性。当肩关节脱位时，手和肘不能同时接触对侧肩部及贴胸，为阳性。

疼痛弧：肩关节运动时，当冈上肌腱有病损时，肩外展在 70°~120° 能引起疼痛，疼痛最常见的部位在肩峰下，在此范围内肌腱与肩峰下面摩擦撞击，在此范围外无疼痛。

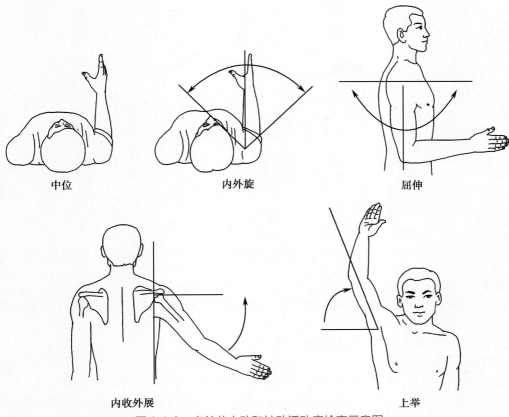

中位　　　　　　　内外旋　　　　　　　屈伸

内收外展　　　　　　　　　　　　上举

图 8-1-2　肩关节主动和被动活动度检查示意图

2. 肘关节

(1)肿胀、畸形和压痛点：肘部骨折、脱位时，局部可有肿胀、畸形及压痛点。

(2)提携角的改变：正常提携角为 5°~15°；>15° 为肘外翻；<5° 为肘内翻(图 8-1-3)。

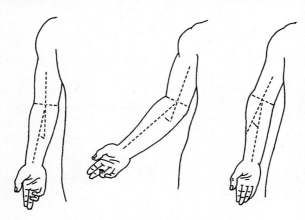

图 8-1-3　肘关节提携角示意图

(3)肘关节主动、被动活动度的检查(图 8-1-4)。

3. 前臂(上下尺桡关节)

(1)旋转活动度检查。

(2)前臂伸肌紧张试验：又称 Mills 征。患肢伸直肘关节，握拳、屈腕，然后将前臂旋前时，诱发肘外侧疼痛为阳性，见于肱骨外上髁炎或称网球肘。

(3)肘部骨性标志：正常肘关节伸直时，肱骨内、外上髁和尺骨鹰嘴突三个骨性标志应在一条直线上，肘关节屈曲时呈一等腰三角形，称为肘后三角(图 8-1-5)。肘关节后脱位时，肘后三角关系改变。

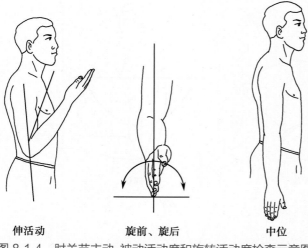

伸活动   旋前、旋后   中位

图 8-1-4　肘关节主动、被动活动度和旋转活动度检查示意图

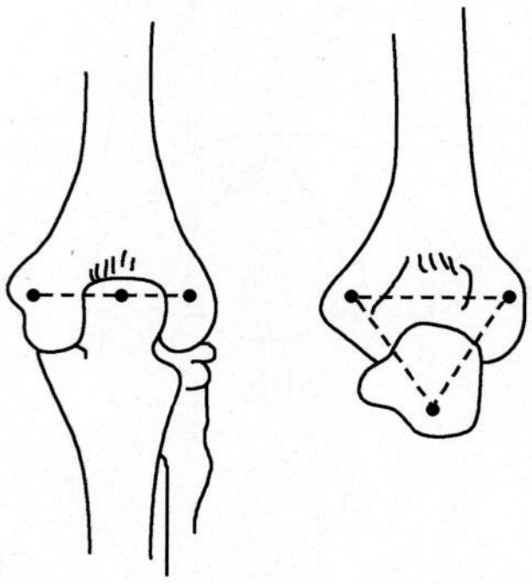

图 8-1-5　肘后三角关系

4. 腕关节

（1）肿胀、畸形和压痛点：桡骨远端 Colles 骨折，呈"餐叉"或"枪刺"畸形，局部肿胀、压痛；腕舟骨骨折时，鼻烟窝处肿胀和压痛。

（2）腕关节主动和被动活动度的检查（图 8-1-6）。

5. 手部掌指关节和指间关节

（1）肿胀、畸形和压痛点：手部骨关节损伤、骨关节炎、类风湿关节炎等有畸形、肿胀及压痛。

（2）掌指关节主动和被动活动度的检查（图 8-1-7），拇指掌指关节主动和被动活动度检查（图 8-1-8）。

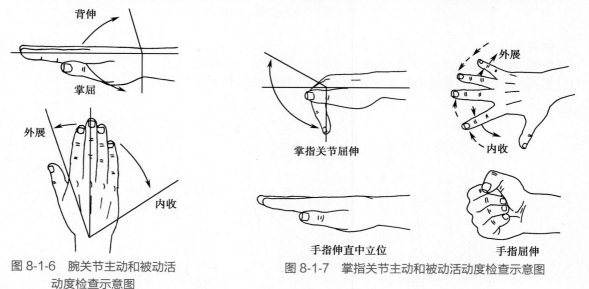

图 8-1-6　腕关节主动和被动活动度检查示意图

掌指关节屈伸

手指伸直中立位　　　手指屈伸

图 8-1-7　掌指关节主动和被动活动度检查示意图

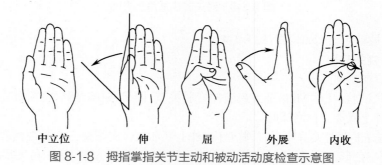

中立位　　伸　　屈　　外展　　内收

图 8-1-8　拇指掌指关节主动和被动活动度检查示意图

6. 髋关节

(1) 步态:髋关节外伤、感染、各种关节炎等可引起步态改变。

(2) 压痛点及叩击痛:关节感染、结核、股骨颈骨折等,在关节前方均有压痛,纵向叩击肢体远端或叩击大转子可出现疼痛。

(3) 髋关节主动和被动活动度检查(图 8-1-9)。

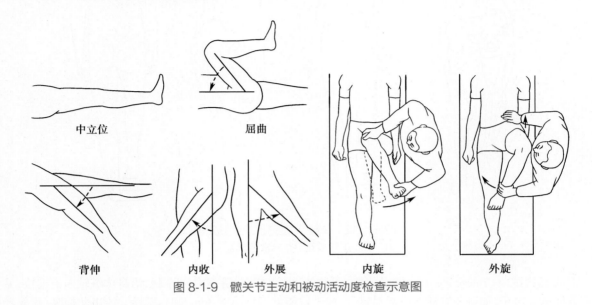

图 8-1-9　髋关节主动和被动活动度检查示意图

(4) 大转子位置的测量:股骨颈骨折、髋关节后脱位时,大转子向上移位。

1) 髂坐线(Nelaton 线):髂前上棘至坐骨结节的连线。患儿侧卧,髋关节半屈曲或伸直位时,正常时大转子顶点在髂坐线上。股骨颈骨折、髋关节后脱位时,大转子上移超出此线之上(图 8-1-10)。

2) 髂股三角(Bryant 三角):患儿仰卧,从髂前上棘向地平面画一条垂直线作为三角形底边,再自髂前上棘与股骨大转子顶端画一条连线,最后自大转子顶端画一条垂直于底边的线,为三角形水平边,比较两侧水平边的长度。股骨颈骨折或髋关节后脱位时,水平边变短。

3) Shoemaker 线:自两侧大转子顶端与同侧髂前上棘连线的延长线,正常时相交于脐或脐上中线。当一侧大转子上移时,延长线相交于脐下且偏离中线。

(5) 特殊体征

1) 托马斯征(Thomas sign):患儿平卧,健侧髋膝关节尽量屈曲,双手抱健膝,使腰部贴于床面,如患髋不能伸直,或虽能伸直但腰部出现前突,则托马斯征阳性。见于髋关节病变或髂腰肌痉挛(图 8-1-11)。

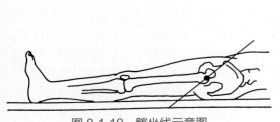

图 8-1-10　髂坐线示意图

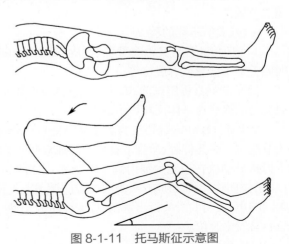

图 8-1-11　托马斯征示意图

　　2)单腿站立提腿试验:又称特伦德伦堡试验(Trendelenburg test)、臀中肌试验。患儿站立,患侧下肢负重,提起健肢髋关节且膝关节屈曲,观察健侧臀皱襞,如健侧皱襞下垂,躯干向患侧倾斜为阳性,见于髋关节脱位或臀中肌、臀小肌麻痹,反之则为阴性(图 8-1-12)。

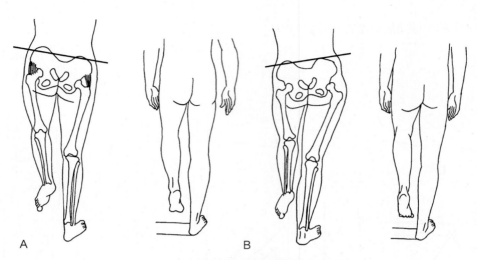

图 8-1-12　单腿站立提腿试验示意图

A. 正常表现;B. 异常表现。

　　3)望远镜试验(Telescope test):患儿平卧,下肢伸直,检查者一手握住其小腿,沿身体纵轴向上推拉,另一手摸着同侧大转子,如触及有活塞样活动感觉,即患肢能上下移动 2~3cm,则为阳性。或患儿仰卧,检查者一手固定其骨盆,另一手抱住患肢大腿或环抱患肢膝下,使髋、膝关节稍屈曲,将大腿上推下拉,反复数次,如有股骨上下过度移动之感,亦为阳性。此试验阳性见于髋关节不稳或脱位,尤以幼儿体征更为明显。

　　4)奥伯(Ober)试验:又称髂胫束挛缩试验。患儿侧卧,健肢在下并屈髋、屈膝,减少腰椎前凸。检查者站在患儿背后,一手固定骨盆,另一手握患肢踝部,屈膝到 90°,然后将髋、关节外展后伸,再放松握踝的手,让患肢自然下落,正常时应落在健肢后方。若落在健肢前方或保持上举外展姿势,即为阳性。此试验阳性说明髂胫束挛缩或阔筋膜张肌挛缩,并可在大腿外侧触及挛缩的髂胫束,如脊髓灰质炎后遗症髂胫束挛缩,有此体征。

　　5)臀肌挛缩征:患儿站立,两足、两膝靠拢,嘱其屈髋、屈膝下蹲,正常儿童臀部可触及足跟。当臀肌挛缩时,患儿不能完全屈髋、屈膝下蹲,并可在臀部触及紧张束条。

　　6)艾利斯(Allis)征:又称下肢短缩试验。患儿仰卧,双髋、双膝屈曲,两足跟并齐平放于床面上,正常者两膝顶点应该在同一水平。如一侧膝低于另一侧膝,即为阳性,说明患肢有短缩(股骨或胫、腓骨短缩)或有髋关节脱位。

　　(6)髋关节不稳的检查

　　1)望远镜试验:又称套叠征、迪皮特伦(DuiJuytren)征、巴洛夫(Barlove)试验。方法同前。试验阳性说明髋关节不稳定或有脱位等。

　　2)单腿站立提腿试验:方法同前。此试验用于检查关节负重、关节不稳或臀中肌、臀小肌无力,任何臀中肌无力的疾病这一体征均可出现阳性。

　　3)巴洛(Barlow)试验:为奥尔托兰尼(Ortolani)试验改良方法,亦用于检查 1 岁以内婴儿有无先天性髋关节脱位。患儿仰卧,检查者首先使患儿双侧髋关节屈曲 90°,双膝关节尽量屈曲。双手握住患儿双下肢,双手拇指分别放在患儿大腿内侧小粗隆部,中指置于大粗隆部位,轻柔地外展双髋关节,同时中指在大粗隆部位向前内推压,如听到响声,表明脱位的髋关节复位,股骨头滑入髋臼。然后拇指在小粗隆部位向外推压,若听到响声,表明股骨头滑出髋臼,即为此试验阳性。如果拇指放松压力股骨头即复位,说明髋关节不稳定,以后容易发生脱位。

　　(7)髋关节脱位的检查

1）奥尔托兰尼（Ortolani）试验：患儿仰卧，髋关节、膝关节各屈曲90°，检查者手掌扶住患侧膝及大腿，拇指放于腹股沟下方大腿内侧，其余手指放在大粗隆部位，另一手握住对侧下肢以稳定骨盆。检查时先用拇指向外侧推并用掌心由膝部沿股骨纵轴加压，同时将大腿轻度内收。如有先天性髋关节脱位，则股骨头向后上脱出并发出弹响。然后再外展大腿，同时用中指向前内顶压大粗隆，股骨头便复位，当它滑过髋臼后缘时又出现弹响，此试验阳性。适用于6个月~1岁以内的婴儿先天性髋关节脱位的早期诊断。

2）蛙式试验：又称双髋外展试验，用于婴儿。患儿仰卧，检查者扶持患儿两侧膝部，将双侧髋关节、膝关节均屈曲90°，再做双髋外展外旋动作，呈蛙式位，如一侧或双侧大腿不能平落于床面即为阳性，说明髋关节外展受限。先天性髋关节脱位患儿此试验阳性。

7. 膝关节

1）观察有无跛行，下蹲和起立动作有无困难，两侧对比。有无膝内翻（O形腿）；有无膝外翻（X形腿）。

2）关节有无红、肿，皮肤温度情况。

3）压痛点内外侧间隙及侧副韧带处是否有压痛。

4）膝关节主动和被动活动度的检查（图8-1-13）。

5）特殊体征

浮髌试验：膝关节伸直，检查者一手掌按压髌上囊，使关节液集中于髌骨下，另一手示指以垂直方向挤压髌骨，如感觉髌骨浮动或有撞击股骨髁的感觉，即为阳性。该试验阳性见于关节腔积液、积血。

髌骨摩擦试验：膝关节伸直，股四头肌放松，检查者一手压住患儿髌骨并使其在股骨髁关节面上、下、左、右摩擦移动，如有粗糙摩擦感或患儿感觉疼痛，即为阳性。该试验阳性见于髌骨软化症、骨关节炎患者。

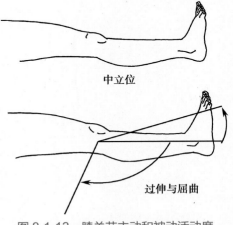

中立位

过伸与屈曲

图8-1-13 膝关节主动和被动活动度
检查示意图

麦氏（McMurray）征：患儿仰卧，检查者一手握住其踝部，另一手按住患膝，使患儿膝关节完全屈曲，当小腿于内收、外旋位，同时伸直膝关节时，如引起疼痛或响声为阳性，表明内侧半月板损伤。反之，小腿外展、内旋，同时伸直膝关节，如有弹响或疼痛，表明外侧半月板损伤。

侧方挤压试验：膝关节伸直位，强力被动内收或外展膝部，一侧半月板受挤压，而另一侧副韧带承受张力。此试验既可检查半月板有无损伤，也可检查侧副韧带有无损伤。

重力试验：患儿侧卧，患肢在上，检查者托住患儿大腿，并嘱其做膝关节主动屈伸活动，检查者可于患儿小腿向下施加一定压力，如引起内侧痛说明内侧半月板损伤，如引起外侧痛表明外侧副韧带损伤。反之，当患肢在下侧卧位做重力试验时，出现内侧痛表示内侧副韧带损伤，出现外侧痛，表明外侧半月板损伤。

Apley试验（研磨试验）：患儿俯卧，屈膝90°，检查者一条腿压在患儿大腿上，双手握住足部，向下挤压并作内外旋转，如出现一侧疼痛，表明该侧半月板损伤。向上提起并作内外旋转，出现一侧疼痛，表明该侧副韧带损伤。

抽屉试验：患儿仰卧，屈膝90°，足平放于床上，检查者握住患儿小腿上部作前拉后推动作，正常时前后有少许活动度。如前拉活动度加大，表明前交叉韧带断裂。如后推活动度加大，表明后交叉韧带损伤（图8-1-14）。

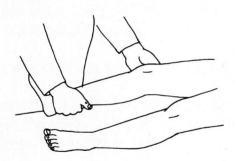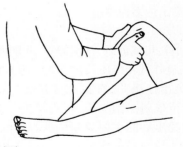

图8-1-14 抽屉试验

关节内响声：盘状半月板、关节内游离体等，在膝关节屈伸活动时常有响声，有时伴有疼痛或不适感。

8. 踝关节与足

1）足部畸形：常见有扁平足、马蹄足、内翻足、外翻足、仰趾足、拇外翻、弓形足等。

2）肿胀：创伤、关节炎等均可出现肿胀。

3）压痛点：创伤及各种关节炎可有局限性压痛或较广泛的压痛。

4）足踝部关节主动和被动活动度的检查：踝关节中立位为足与小腿间呈90°。应检查跖屈、背屈、内翻和外翻角度。跖趾关节、趾间关节以伸直为中立位（图8-1-15）。

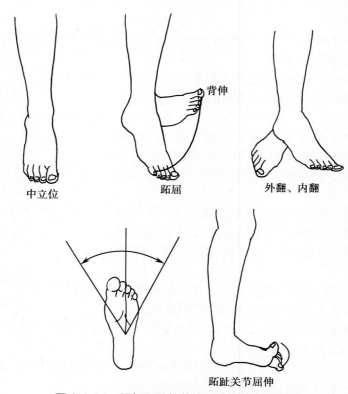

图 8-1-15　踝与跖趾关节的活动度检查示意图

9. 脊柱骨盆的检查法

1）步态：跛行可反映骨盆倾斜、脊柱侧弯、肢体疼痛、关节病变及下肢不等长等情况。

2）脊柱畸形：先天性发育畸形、特发性脊柱侧弯均可出现脊柱侧弯畸形；腰椎间盘突出症亦可出现脊柱侧弯；强直性脊柱炎可引起驼背畸形；脊柱结核或椎体压缩骨折，多有后凸畸形。

3）脊柱活动度：患儿站立，伸直两膝，作前屈、后伸、侧弯及旋转动作，观察其活动度及有无疼痛。各种原因的疼痛及腰肌痉挛均可使脊柱活动度受限。脊柱活动度检查见图8-1-16。

4）局部压痛：患儿俯卧肌肉松弛时检查，局部压痛部位大多是病变所在。如腰肌劳损时竖脊肌大多有压痛。腰骶关节和骶髂关节劳损时，腰骶间及骶髂关节有局限性压痛。棘突压痛常见于棘上韧带损伤或棘突骨折；腰椎间盘突出症多在突出平面的棘突间旁侧（患侧）压痛，并可引起小腿及足跟部放射痛。

5）特殊体征

直腿抬高试验：患儿仰卧，两腿伸直，分别进行直腿抬高。正常两侧抬高幅度相等（＞70°）且无疼痛。若一侧抬高幅度明显降低和疼痛，即为阳性（图8-1-17）。

腰椎间盘突出症患儿，直腿抬高受限，并有向患侧小腿和足放射痛。在直腿抬高试验阳性时，缓慢放低患肢高度，待放射痛消失后，再将踝关节被动背屈，如再度出现放射痛，则称为直腿抬高加强试验阳性，为腰椎间盘突出症的主要诊断依据。腰骶劳损、急性骶髂劳损时，患侧抬高受限，但无小腿或足部放射痛。

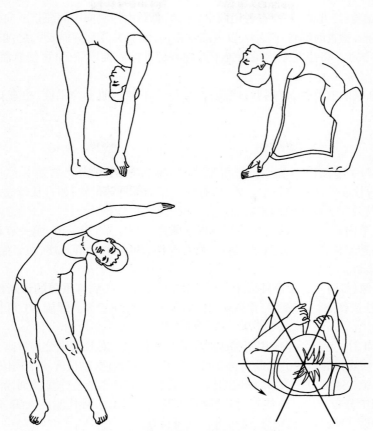

图 8-1-16　脊柱活动度检查示意图

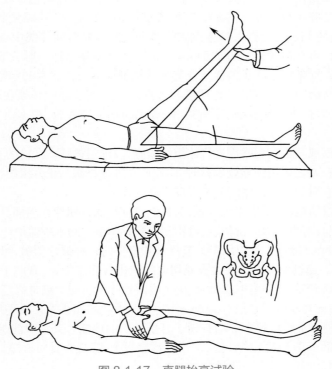

图 8-1-17　直腿抬高试验

颈静脉压迫试验:腰椎间盘突出症时,压迫患儿两侧颈静脉约 1 分钟,可引起患侧下肢放射痛和麻木感,咳嗽、打喷嚏、用力解大便时也可引起类似症状。

骨盆分离及挤压试验：患儿仰卧，检查者用两手将其髂骨翼由两侧向中间压挤或向两侧分离。如有骨盆骨折，则引起骨折处疼痛，检查时动作应轻柔，以免加重损伤；骶髂关节有劳损或病变，亦可引起患部疼痛。

跟膝试验（"4"字试验）：将患儿患侧足跟置于对侧膝部并向后推压膝部，可使骶髂韧带紧张，如有病变可引起疼痛。

拾物试验：患儿拾取地上物件，仅屈膝、屈髋，而腰挺直不能弯曲者为阳性（检查脊柱有无屈曲运动障碍），多见于胸腰椎病变。

五、特殊检查

1. X线检查 骨与关节损伤、炎症、退变、肿瘤、瘤样病变、先天畸形等，常需X线摄片检查。一般摄正侧位，手足摄正斜位，脊柱必要时加摄斜位。此外，有的还需拍摄特殊位置，如舟状骨放大位片，跟骨、髌骨的轴位片，C_1、C_2的张口位片等。必要时两侧对照。

2. 造影检查 关节内病变可通过造影协助诊断。常用于肩关节、腕关节、髋关节和膝关节。对比剂有气体及有机碘剂两种，造影前需进行碘过敏试验。血管损伤、动脉瘤、动静脉瘘、血管瘤、静脉栓塞等可通过动脉或静脉造影协助诊断。

3. 计算机体层成像（CT） 已在骨科临床广泛应用，它对许多疾病有重要的诊断价值，如骨肿瘤、椎间盘突出、椎管狭窄、脊柱损伤、骨折、炎症、骨坏死、先天畸形、退行性变等。螺旋CT可快速重建骨骼的三维图像。

4. 磁共振成像（MRI） 是近年来应用于临床的重要检查技术。对软组织分辨率高，尤其对脊柱脊髓、关节、肢体骨与软组织的疾病具有重要的诊断价值。可作矢状位、冠状位、轴位等多维成像。

5. 放射性核素显像 通常应用$^{99}Tc^m$标记的磷酸化合物和有机磷酸盐作显像剂，静脉注射后，在血供丰富、代谢活跃的骨组织中分布浓聚。该检查对骨肿瘤、骨髓炎、骨坏死、骨代谢性疾病、骨移植术后成活情况具有较重要的诊断价值。可进行局部检查，也可进行全身检查。

6. 关节穿刺 关节因创伤积血、关节内感染、慢性创伤性炎症或其他关节炎而致的关节肿胀，为了诊断和治疗，常需作关节穿刺抽液，检查液体颜色、比重、细胞，必要时涂片染色查找细菌，作细菌培养及药物敏感试验。最常穿刺的是膝关节，其次为髋关节、肩关节、腕关节、肘关节、踝关节。膝关节穿刺点可在髌骨内下、外下、内上、外上约1cm处。髋关节穿刺点在髂前上棘与耻骨间连线中点、股动脉外侧1cm处，垂直进针。肩关节穿刺途径可在肩关节前方或侧方，常在三角肌前缘进针。肘关节穿刺点一般在肘后鹰嘴与肱骨外上髁之间。腕关节穿刺点可在腕背尺骨茎突的桡侧或拇长伸肌键与示指固有伸肌键之间。踝关节穿刺点可在胫前肌腱与内踝之间或趾长伸肌腱与外踝之间。关节穿刺必须在严格无菌条件下进行，穿刺点先行局部麻醉，穿刺时边进针边穿刺，不宜过深，以免损伤关节软骨；根据疾病不同可注入抗生素、肾上腺皮质激素等。

7. 病理检查 在肿瘤或其他病变常需进行体组织检查，以确定诊断。活检的方法有穿刺活体组织检查和手术切取活体组织检查；在活体组织检查取材时，要选择在肿瘤组织与正常组织交界处、骨破坏处、软组织浸润处；要有足够大小。它对肿瘤和某些病变具有最终确诊意义。

8. 电生理检查 通过肌电图、诱发电位检查，对神经源性疾病或肌原性疾病具有鉴别意义，对周围神经损伤及修复后的恢复情况具有重要诊断价值，也可用于脊柱脊髓手术的术中监护。

9. 关节镜（arthroscopy）检查 是应用于关节疾病和损伤的一种诊疗器械，可用于肩、肘、腕、髋、膝、踝关节，最常用的是膝关节。通过关节镜直观检查或切取组织进行病理检查，有助于诊断，还可借助关节镜进行一些手术，如游离体摘除、半月板修复或切除术、关节滑膜切除术及交叉韧带修复术等。

10. 骨密度测定 目前对于骨质疏松（osteoporosis）的检测手段很多。X线平片、单光子吸收法、双光子吸收法、双能X线吸收法、定量CT、超声等均有助于骨质疏松的诊断。其中双能X线吸收法是目前较先进的检测方法，测量结果若低于正常成人峰骨量2.5个标准差以上，应视为骨质疏松。双能X线吸收法测量部位主要为腰椎和股骨近端，也可进行全身测量。

（王达辉）

第二节　先天性肌性斜颈

肌性斜颈又名"先天性斜颈""胸锁乳突肌挛缩性斜颈"。先天性肌性斜颈(congenital muscular torticollis)是儿童较常见的一种颈部先天畸形,是一侧胸锁乳突肌缩短或发生纤维性挛缩所致。新生儿往往在出生 1 个月内发现,早期诊断、早期治疗,效果好。否则畸形和继发性改变随年龄增大而加重,面部的不对称和视觉不在一个水平难以改变。

临床病例

患儿,女,15 日。以"出生后 2 周发现右颈部肿块"于门诊就诊。患儿无痛,无哭闹,胃纳可,大小便正常,无外伤史。产检时发现胎头不正,脐带绕颈,足月行剖宫产,过程顺利。会诊体格检查:T 36.7℃,HR 130 次/min,颈软,无颈蹼,右胸锁乳突肌中段可及鹌鹑蛋大小梭形质韧、无痛性肿块(图 8-2-1),局部无压痛,边界清楚,与皮下无粘连,不可活动,局部皮肤无红热,无凹陷,波动感(−),透光试验(−),锁骨区无压痛,未及肿块。右上肢肩和手活动无异常。超声提示右侧胸锁乳突肌中下段有边界清晰的异常回声,无血流信号,考虑肌源性实质不均质包块。

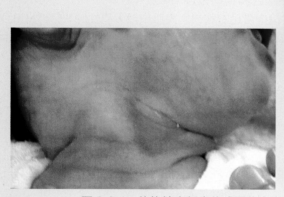
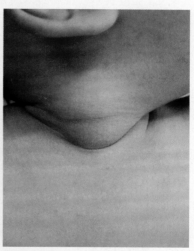

图 8-2-1　体格检查新生儿或婴儿右胸锁乳突肌中段可及包块

【问题 1】通过上述情况,对该患儿初步考虑什么诊断?

患儿颈部无痛性肿块,首先要考虑软组织肿块,包括淋巴管瘤、肌源性肿块、纤维瘤等结缔组织肿瘤及炎症性包块,也可能为锁骨骨折后骨痂包块。体格检查时应与其他疾病如锁骨骨折、先天性颈椎畸形、炎症性包块相鉴别。新生儿出生后出现的无痛性肿块,有胎位不正史,出生时正常,无外伤情况,初步考虑诊断先天性肌性斜颈。

知识点

先天性肌性斜颈病因

发病原因是患侧胸锁乳突肌纤维化和挛缩。主要有血肿学说、静脉受阻学说、动脉受阻学说、遗传学说、过度伸展学说等。此外还有胎内负荷学说、炎症学说、胎儿运动学说等,肌肉的血液循环障碍为直接的发病原因,但不能排除先天性致病因素。

知识点

婴幼儿先天性肌性斜颈的主要临床表现

婴儿多于出生后 7~10 日发现一侧胸锁乳突肌中部出现一梭形质硬、无痛的肿块,右侧较多见。一般在 2 个月后开始缩小,4~6 个月后消失,变为无弹性的纤维索带。

知识点

新生儿先天性肌性斜颈的诊断要点

1. 横位或臀位产等胎位不正史,但出生时正常。
2. 出生 7~10 日后出现颈部肿块,质硬,表面不红,无压痛,可活动。
3. 患侧手和肩外观、活动均无异常。
4. X 线或 CT 检查提示颈椎骨骼无异常。
5. 超声提示患侧胸锁乳突肌中下段有边界清晰的异常回声。

【问题 2】小儿外科医生会诊如何分析体格检查和辅助检查结果?

思路 1　胎位不正史,出生后 2 周发现,体格检查可见右胸锁乳突肌中段无痛性肿块,无外伤性病史,超声检查排除了炎症性包块、其他软组织肿瘤及骨性畸形,就要考虑右胸锁乳突肌的肌源性肿块,先天性肌性斜颈的诊断。

思路 2　辅助检查主要有超声检查肿块性质,X 线或 CT 检查颈椎骨骼无异常。

【问题 3】该患儿目前的处理原则是什么?

思路　患儿 1 岁以内应采用非手术治疗,手法按摩,多数可获得矫正。

知识点

先天性肌性斜颈的非手术治疗原则

1. 适合于 1 岁以内的患儿。
2. 白天行病变局部按摩、推拿、手法矫治,牵拉患肌,防止挛缩。
3. 晚上睡眠时用沙袋或定制的定型枕保持颈部在矫正位置。
4. 平时注意用光线、玩具、卧位姿势诱使患儿头颈向患侧旋转。
5. 手法治疗一般需坚持 6 个月 ~1 年。

知识点

手法按摩参考手法(具体在康复科医生指导下)

1. 患儿仰卧位,头向家长,用滑石粉做介质。家长坐于床前,一手托住患儿颈枕部,用另一手拇指按揉患侧的胸锁乳突肌 5 分钟。
2. 拿捏患侧胸锁乳突肌的肿块 2 分钟,拇指、中指、示指仔细拿捏。稍微加大力量,但需与轻揉相交替,以免患儿剧烈哭闹。
3. 一手扶住患侧肩部,另一手扶住患儿头顶,使患儿头部渐渐向健侧肩部倾斜,再按住健侧,将头转向患侧(图 8-2-2),使胸锁乳突肌拉长,反复操作 5 次。
4. 再用按揉法放松局部 5 分钟。
5. 可配合局部温热或红外线等理疗,促进血液循环,帮助肿块吸收。

6. 生活调理。家长在日常给患儿哺乳、视物、怀抱及睡眠时有意使患儿头向健侧转动以帮助矫正畸形。

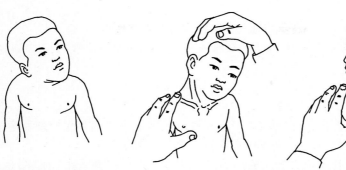

A.斜颈的外观（右侧）   B.手法治疗之一：先按住   C.手法治疗之二：按住肩
　　　　　　　　　　　　　右肩，将头拉向左侧   膀，将头转向右侧

图 8-2-2 斜颈手法治疗示意图（右侧为例）

患儿随访结果

　　患儿出院后未按医嘱进行治疗，3 岁时因为头颈歪斜来院就诊，要求治疗。检查见患儿头偏向右侧，面部及下颌转向左侧，患侧面部自上而下缩小，扁而短，健侧圆而长，两侧不对称（图 8-2-3）。外眦与口角间的距离两侧不等长；眼与耳不在一个水平上；头颈向患侧旋转和向健侧倾斜活动受限。

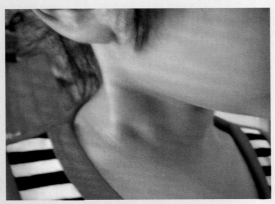

图 8-2-3 斜颈外观照及右胸锁乳突肌紧张、挛缩

【问题 4】通过既往病史和目前情况，对该患儿初步考虑什么诊断？
患儿病史典型，临床表现和检查均提示先天性肌性斜颈。

知识点

先天性肌性斜颈远期临床表现

1. 主要表现为患侧胸锁乳突肌挛缩和头的歪斜。
2. 头面颈部发育畸形(继发性畸形)出现。头偏向患侧，面部及下颌转向健侧。患侧面部自上而下缩小，扁而短，健侧圆而长，两侧不对称。外眦与口角间的距离两侧不等长；眼与耳不在一个水平上；颈胸段脊柱侧凸，凹侧指向患侧。
3. 头颈向患侧旋转和向健侧倾斜活动受限。

【问题 5】斜颈的可能原因有哪些？
除了先天性斜颈，还可能有外伤性、炎症性、眼源性、耳源性、骨性及习惯性斜颈等。

知识点

先天性肌性斜颈的常见鉴别疾病

先天性肌性斜颈需要与锁骨骨折、先天性颈椎畸形、寰枢椎旋转性半脱位,以及眼源性、耳源性、炎症性及习惯性斜颈相鉴别。

【问题6】对患儿的处理原则是什么?

思路1 非手术原则和手术原则:及早诊断,尽早治疗,效果好,手法按摩治疗斜颈适用1岁以内者。如能及早坚持手法治疗,多数可获得矫正。手术一般应在学龄前完成为佳。

思路2 手术治疗适用于1岁以上的儿童,手术方法是切断挛缩的胸锁乳突肌(图8-2-4)。术后可用颈托或头颈胸石膏固定于过度矫正位,4~6周后拆除。

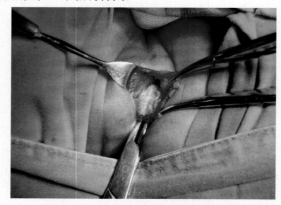

图8-2-4 右胸锁乳突肌切断术中见纤维化挛缩的胸锁乳突肌

(王达辉)

第三节 狭窄性腱鞘炎

狭窄性腱鞘炎可分为扳机指和扳机拇。扳机拇畸形的发生率是扳机指畸形的10倍。扳机拇畸形在1岁儿童的发生率为3.3/1 000。

临床病例1

患儿,18个月。因"发现右手拇指屈曲畸形"来诊。患儿家长诉发现拇指畸形无明显原因,之前局部情况未予特殊关注,发现时右手拇指表现为指间关节固定性屈曲畸形。体格检查:右手拇指掌指关节掌侧可触及小结节,拇指指间关节固定性屈曲畸形,被动伸直不能。患病后未行特殊治疗,直接来诊。

【问题1】通过上述情况,对该患儿初步考虑什么诊断?

患儿家长偶然发现其拇指屈曲畸形,伸直受限,局部无红肿,无压痛,考虑首先排除外伤性疾病,倾向于生长发育疾病可能。在儿童期最常见的拇指疾病为狭窄性腱鞘炎(扳机拇)。

知识点

狭窄性腱鞘炎的病因及分期

狭窄性腱鞘炎(扳机拇)并非"先天性",应该是获得性疾病,与屈肌腱鞘紧张和拇长屈肌增大有关。Sugimoto将扳机拇畸形分为4期:Ⅰ期(肿物期)表现为局部的Notta结节,但指间关节屈伸活动没有弹响;Ⅱ期(主动弹响期)表现为指间关节主动背伸时发生弹响;Ⅲ期(被动弹响期)表现为指间关节不能主动伸直,被动伸直时存在弹响;Ⅳ期(僵硬期)表现为指间关节不能被动伸直(即存在固定屈曲畸形)。

【问题 2】患儿确诊后,应采取何种治疗方案?

扳机拇的治疗方法可以分为保守治疗和手术治疗。

> 知识点
>
> ### 关于扳机拇的自然史和非手术治疗
>
> 1. 30% 的扳机拇畸形在患儿 1 岁前自发缓解,扳机拇的自发缓解率略高于 50%,长期观察,儿童扳机拇有自愈的可能性。
>
> 2. 非手术治疗,目前存在争议,采用被动屈伸关节治疗和支具治疗可能有一定的疗效。

【问题 3】患儿保守治疗后仍有固定屈曲畸形,如何采取手术治疗的时机?

> 知识点
>
> ### 手术治疗的影响因素
>
> 一般临床 3 岁左右进行手术不会对患儿造成负面影响,所以适当观察一段时间是合理的。大于 1 岁的Ⅳ期患儿需要手术,Ⅱ期和Ⅲ期的患儿可以采用保守治疗和手术治疗的方式。所以推荐对持续存在弹响的 1 岁以上患儿可以采用手术治疗。

【问题 4】扳机拇手术治疗的方式。

> 知识点
>
> ### 扳机拇的手术治疗原则
>
> 掌指关节处沿皮纹切口,钝性分离皮下组织,保护指神经,松解第一环形滑车,暴露拇长屈肌腱,过伸拇指,指间关节活动灵活,关闭切口。

【问题 5】扳机拇术后治疗措施。

> 知识点
>
> ### 扳机拇术后治疗措施
>
> 扳机拇术后需要定期换药并可以在术后 2 周拆线,术后 24~48 小时内被动活动拇指关节 1 次,以防止发生粘连。同时配合功能锻炼。

临床病例 2

患儿,3 岁。因"发现右手环指伸直时有弹响"就诊。患儿家长诉发现环指伸直时有弹响,并会出现伸直不能的情况,需辅助外力伸直。体格检查:环指掌指关节掌侧可触及小结节,指间关节固定性屈曲位畸形,被动伸直有弹响。患病后未行特殊治疗,直接来诊。

【问题 1】通过上述情况,对该患儿初步考虑什么诊断?

患儿家长偶然发现其环指伸直时有弹响,并会出现伸直不能的情况,需辅助外力伸直,局部无红肿,无压痛,考虑首先排除外伤性疾病,倾向于生长发育疾病可能。骨性结构正常,可考虑肌腱腱鞘类疾病,儿童期可见狭窄性腱鞘炎(扳机指)。扳机指较扳机拇少见。

【问题 2】患儿确诊后,应采取何种治疗方案?

扳机指的治疗方法可以分为保守治疗和手术治疗。保守治疗效果不肯定。可暂时观察。

【问题3】患儿保守治疗后仍有屈曲畸形固定,如何采取手术治疗的时机?

知识点

手术时机

推荐对持续存在弹响的1岁以上患儿可以采用手术治疗的方法。

【问题4】扳机指手术治疗的方式是什么?

知识点

扳机指的手术原则

掌指关节处沿皮纹切口,钝性分离皮下组织,保护指神经,松解第一环形滑车,同时探查A3滑车。被动屈伸指间关节活动灵活,关闭切口。

【问题5】扳机指术后治疗措施是什么?

知识点

扳机指术后治疗措施

扳机指术后需要定期换药并可以在术后2周拆线,建议24小时后换药时被动活动指间关节1~2次,以防止粘连发生。

(王达辉)

第四节　马蹄内翻足

先天性马蹄内翻足(congenital talipes equinovarus,CTEV)是最常见的肌肉骨骼系统的出生缺陷(birth defect)。其发病率约为1‰,其中约一半为双侧发病,通常男孩居多。马蹄内翻足可单独存在,也可伴有其他畸形,如神经管的缺陷,泌尿和消化系统的畸形及其他肌肉骨骼的畸形。不治疗的马蹄内翻足可以产生严重的残疾。足背外侧的皮肤变成了负重的区域,形成胼胝,行走困难。手术治疗后的马蹄内翻足常会出现足部的僵硬、力量羸弱,可能残余内翻。到成人时,这些问题将导致一定程度的残疾。本节主要介绍特发性马蹄内翻足的诊治过程。

临床病例

患儿,男,首次就诊为出生后42日。主诉为"出生后发现右足内收内翻畸形"。经当地产院推荐,来医院骨科门诊就诊。进入诊室后,家属解开患儿衣被,暴露其双足(图8-4-1)。

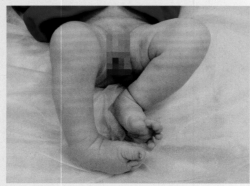

图8-4-1　患儿首次就诊时双足外观

【问题1】通过上述情况,患儿初步诊断是否可以明确?如何鉴别诊断?

思路1 进一步询问病史:是否出生后立即发现足部畸形;产前检查是否发现相关异常;患儿是否有家族史;是否存在早产等相关神经系统高危因素。

知识点

先天性马蹄内翻足的病史特点

1. 产前超声检查可以提示部分病例。

2. 需要注意排查分娩因素,早产儿、孕期明确的重度缺氧、分娩困难等问题,均可能影响患儿的神经系统发育,因此,具有脑瘫高危因素的患儿,需要请神经内科医生进一步风险评估。

思路2 对整体营养及发育情况作出初步判断;四肢及脊柱检查有无伴发其他的肌肉骨骼系统的畸形;足踝部检查以明确诊断并评估畸形严重程度。

知识点

马蹄内翻足畸形体格检查描述

1. 马蹄畸形 由于距骨的跖屈,踝关节囊(后侧部分)的挛缩和跟腱挛缩。

2. 高弓 由于跖筋膜的挛缩,伴有后足向前足的跖屈。

3. 后足内翻 由于距下关节的内翻。

4. 前足内收和内旋 由于距骨颈向内偏移,距舟关节向内侧移位,以及距骨的内收。通常还伴有胫骨内旋。

5. 足部畸形僵硬程度 对马蹄内翻足的全面评估具有重要的意义。

患儿病史及体格检查情况

患儿母亲孕1产1,孕38^{+5}周出生,顺产,出生体重3 125g,Apgar评分在正常范围(家属不能详述)。生后当即发现畸形。产前检查孕18周超声提示右侧马蹄内翻足可能。出生后,家属自行按摩足部,未进行其他特殊治疗。患儿所在家庭否认阳性家族史。

专科体格检查:营养发育情况良好,排除其他伴发肌肉骨骼系统畸形。

右足外观见图8-4-2。

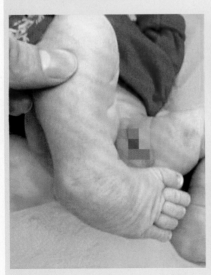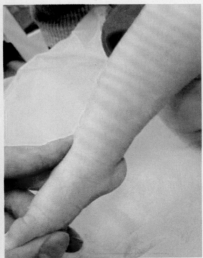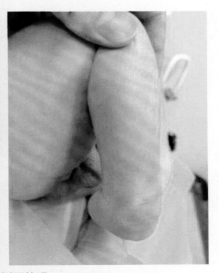

图8-4-2 患儿首次就诊,右小腿及足部正面及侧面外观

【问题2】该患儿的目前诊断及分类如何界定?

产前检查超声提示右侧马蹄内翻足可能,出生后立即发现畸形,结合目前临床体格检查,未发现明确的伴发肌肉骨骼系统畸形,故目前诊断先天性马蹄内翻足:右侧,特发性。

知识点

马蹄内翻足的病因学分类

1. 姿势性马蹄内翻足 足是柔韧的,由于妊娠后期子宫内的胎位导致。通过手法按摩或石膏矫形,该畸形很快恢复,通常不需要手术干预。

2. 特发性马蹄内翻足 经典类型,僵硬程度通常为中等,其病因不明,与诸多因素有关。

3. 畸形性马蹄内翻足 通常伴有关节挛缩、脊髓脊膜膨出和其他全身性疾病。这类足内翻往往非常僵硬,且很难治疗。

【问题3】该患儿的右足畸形如何评估?是否需要影像学评估?

患儿目前为出生后42日,此时足部的骨化尚不完全,因此,X线检查的价值有限的。单纯足部的超声和MRI检查对特发性马蹄内翻足患儿的临床治疗意义不大。临床医生通过体格检查就可以全面评估马蹄内翻足的严重程度,常用的方法为采用Pirani评分和Dimeglio评分。

知识点

Pirani评分方法

Pirani评分方法广泛应用于临床,基于三个中足特征和三个后足特征,采用数字化的评分标准:正常为0分;中度异常为0.5分;严重异常为1分。

该评分法可以在治疗过程中定期评估,以了解治疗进展。评分示意图见图8-4-3。

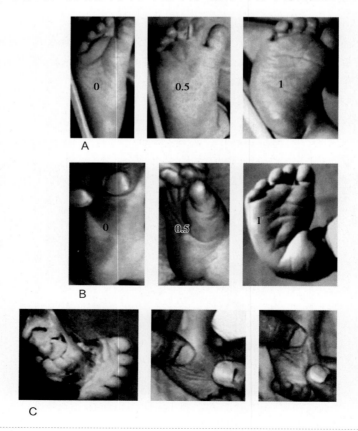

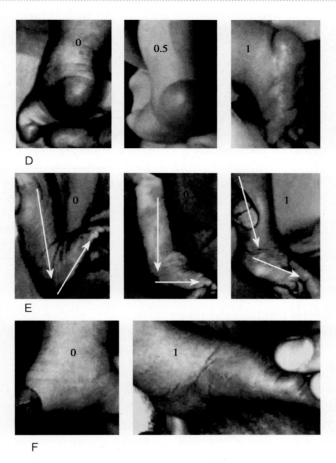

图 8-4-3　Pirani 评分法示意图（A~F）

中足的评分：侧边缘的情况、内侧皮肤皱褶和距骨头的覆盖情况。

后足的评分：皮肤皱褶，马蹄的僵硬程度和足跟的形态。

知识点

Dimeglio 评分方法

该方法根据足的僵硬程度来分类。根据马蹄、内收、内翻和内旋运动的范围予以评分，用评分总和来评估其严重程度（图 8-4-4）。总分为 20 分：0~5 分为轻度；6~10 分为中度；11~15 分为重度；16~20 分为极重度。

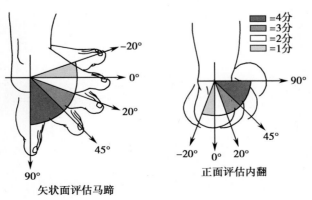

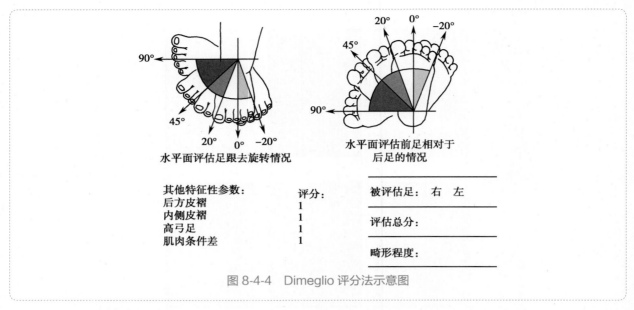

水平面评估足跟去旋转情况　　　　水平面评估前足相对于后足的情况

其他特征性参数：	评分：	被评估足：　右　左
后方皮褶	1	
内侧皮褶	1	评估总分：
高弓足	1	
肌肉条件差	1	畸形程度：

图 8-4-4　Dimeglio 评分法示意图

【问题4】该患儿的矫正目标如何？矫正计划如何制订？治疗的并发症有哪些？

思路 1　该患儿的治疗目标是矫正畸形，并且保留其活动度和肌力。获得柔软的跖行足，有正常的负重区。此外，能穿正常的鞋，有相对满意的外观。但需要特别提醒家属注意的是马蹄内翻足不可能完全矫正，与正常侧的足相比，可能残留不同程度的僵硬、短小及畸形。

思路 2　特发性马蹄内翻足应当尽早予以治疗，且以非手术治疗为首选。非手术治疗的选择主要有 Ponseti 治疗法和法式方法。传统的治疗方法为早期进行石膏矫正，待出生后 6 个月左右进行软组织松解手术。长期随访的文献报道再手术比例约为 50%，且僵硬、疼痛等后遗症亦很常见，故目前不推荐家长选择。对于伴有多关节挛缩的畸形性马蹄内翻足，需要根据个体情况给予个性化的治疗。

知识点

Ponseti 治疗方法（目前的标准治疗方法）

1. 按照一定顺序用手法和石膏来矫正畸形。首先矫正高弓，从距骨下旋转足，最后矫正马蹄畸形。

2. 通常还需要进行经皮跟腱切断术以有利于马蹄畸形的矫正。

3. 部分病例在儿童早期需要进行胫前肌转移手术。

4. 旋转支具是预防畸形复发的重要手段，患儿通常需要佩戴到至少 4 周岁。

治疗流程见图 8-4-5。

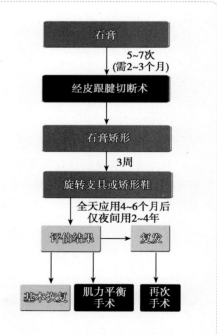

图 8-4-5　先天性马蹄内翻足患儿
Ponseti 治疗方法常规流程

思路3　马蹄内翻足矫正并发症常见,主要分为早期并发症和晚期并发症。畸形复发是最主要的早期并发症。

知识点

马蹄内翻足矫正并发症

1. 畸形复发　曾经实现畸形的完全矫正,但随访过程中发现畸形的再出现,矫形支具使用不良是主要的原因,初始畸形严重程度也可能与畸形复发相关。早期发现的畸形复发,可尝试再次石膏矫形,部分石膏矫形失败的病例需要软组织松解手术,在生长接近停止阶段者运用骨性矫形手术。

2. 残余畸形　通过各种手段均无法完全矫正的畸形。常见跟骨内翻及前足内收,原因不明,畸形性马蹄内翻足患儿多见,矫正困难。

3. 过度矫形　后足外翻在后内侧软组织松解术后相对常见,往往伴有关节松弛,其矫形有挑战性。摇椅足畸形往往在非手术治疗后相对常见,主要是因为距舟关节尚未完全复位时及强力背屈踝关节造成,处理上需要重新手法复位距舟关节,必要时再次手术切断或延长跟腱。

4. 僵硬　后内侧软组织松解术后相对常见,可能与手术瘢痕的挛缩相关,临床处理困难。

5. 无力　三头肌无力将影响活动功能,过度延长及反复延长肌腱手术都增加了该并发症的风险。

6. 其他　约30%的马蹄内翻足患儿可见足部动态旋后畸形,对于年龄超过3~4岁的患儿,可能需要进行胫前肌外移术。对于单侧马蹄内翻足的患儿,需要告知家属,由于病变范围包括足部及小腿,因此,今后整个小腿及足部与对侧相比要纤细且短小。

患儿治疗及随访情况

患儿经过4次石膏矫形后,入院行经皮跟腱切断术并给予第5次石膏矫形,术后3周拆除石膏,畸形完全矫正。拆除石膏当日立即给予矫形支具佩戴,23h/d,佩戴3个月,复查时足部外观见图8-4-6。

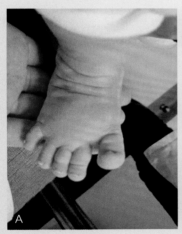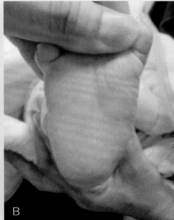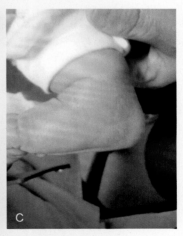

图8-4-6　患儿完成治疗后,佩戴矫形支具3个月早期随访外观(A~C)

【问题5】先天性特发性马蹄内翻足总体预后如何?

先天性特发性马蹄内翻足经过及时有效的矫正,能够实现畸形矫正的总体目标,即良好的足部灵活性及肌力情况,远期生存质量良好。通过Ponseti治疗方法矫正的特发性马蹄内翻足目前国内中长期的随访报道少见,最长随访时间约为5年,大部分患儿结果良好。

【问题6】该患儿的矫形支具使用计划如何?远期随访计划如何?

该患儿为特发性马蹄内翻足,经Ponseti治疗方法矫正畸形成功,目前矫形支具佩戴23h/d,共计3个月。现有的随访结果提示畸形矫正良好,未见明显畸形复发,可以根据患儿情况,调整为仅睡眠时佩戴矫形支具。Ponseti治疗方法操作指南明确指出,2周岁为使用矫形支具的底线年龄,推荐使用至4周岁。因此,建议患儿在 2 岁以内每 3 个月复诊 1 次,2~4 周岁每 6 个月复诊 1 次,4~7 周岁每年复诊 1 次,7 周岁以后每 2 年复诊 1 次直至 18 周岁。

知识点

有关先天性马蹄内翻足目前的临床研究热点

1. 病因学基因研究仍然是目前研究的主要方向。目前的国际研究提示,该病系多因素作用的结果,*HOX* 基因家族相关,但具体通路机制不明。

2. 在特发性马蹄内翻足的临床治疗中,畸形复发的原因及相关机制仍然不清,目前比较公认的研究共识是矫形支具使用依从性不佳,但也有研究提示畸形的初始严重程度也可能与此相关。

3. 医用材料的快速发展,使得新型的石膏及新型矫形支具成为临床医生的选择,但是,新型材料是否能够在改善患儿治疗体验的同时兼顾治疗的有效性,仍然需要严格设计的临床研究来证实。

（王达辉）

第五节　发育性髋关节发育不良／髋关节脱位

发育性髋关节发育不良(developmental dysplasia of the hip,DDH)／髋关节脱位(dislocation of hip joint)是小儿下肢最常见畸形,目前病因不明,可能是多因素作用引起的疾病,其危险因素包括女孩、头胎、激素、遗传因素(家族史)和宫内因素(臀位、羊水过少、头胎、高出生体重、伸膝位)及出生后体位等。DDH 的发病率不同地域、种族之间存在差异,在我国的发病率为 1‰~4‰。及早诊断和治疗,通过闭合复位达到正常发育的比例可达 80%,治疗目的是实现并维持髋关节复位,为髋关节的生长发育提供最优环境,即股骨头对准髋臼窝,又称为"头臼同心"。

临床病例

患儿,女,3.5 岁。以"发现步态异常 2 年"来诊。患儿 16 个月开始独立行走,发现行走时胸腰部明显前凸,步态摇摆,未做特殊处理。3 日前患儿家长无意中发现患儿双侧髋部较宽。家属否认患儿有外伤史,否认肢体活动受限及感染病史。

【问题 1】通过上述情况,对该患儿初步考虑什么诊断？需要注意什么？

思路 1　患儿步态特征,腰部明显前凸、臀部后凸(图 8-5-1),步态摇摆;此步态首先考虑髋关节病变。

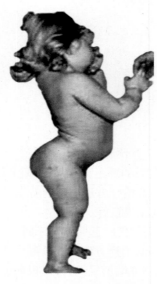

图 8-5-1　患儿腰椎前凸臀后凸外观

思路2　需要进一步了解相关病史,如自独立行走起即出现步态异常,否认外伤史,排除外伤性步态异常;否认曾有感染及肢体活动受限病史,排除化脓性关节炎的后遗畸形。

思路3　采集病史需要包括有无髋关节发育不良/髋关节脱位的危险因素。

知识点

髋关节发育不良/髋关节脱位的危险因素

1. 遗传因素(家族史)。

2. 宫内因素　臀位、羊水过少、头胎、伸膝位。髋臼生长异常、关节囊松弛、股骨头前倾等,部分由遗传因素决定,同时也与机械刺激有关,其中尤以胎儿时期的体位与 DDH 的关系最为密切。

患儿体格检查与辅助检查

专科体格检查:胸腰部前凸,摇摆步态。双下肢等长,双侧臀部扁、宽;双股骨大转子均位于 Nelaton 线上方;双侧髋关节外展实验(+),双髋 Trendelenburg 试验(+),Allis 征(−),末梢循环良好,足趾活动正常。

骨盆正位像(图 8-5-2A)及骨盆三维 CT 重建(图 8-5-2B):双侧股骨头位于髋臼外上方,双侧股骨头发育落后;双侧髋臼浅平,双侧 Sheton's 线不连续。

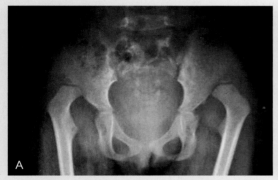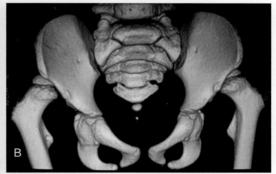

图 8-5-2　双侧髋关节脱位
A. 骨盆片;B. 骨盆三维 CT 重建。

【问题2】何为 Nelaton 线? 如何进行 Allis 征检测? 如何进行 Trendelenburg 征检测?

思路1　Nelaton 线:患儿侧卧,髋关节屈 90~120°,自坐骨结节至髂前上棘的连线称为 Nelaton 线。正常时该线恰通过股骨大转子尖,当髋关节脱位时,大转子可移位于此线上方。

思路2　Allis 征:双下肢并拢,双髋屈曲 90°,双膝屈曲 90°,观察双侧膝关节是否在同一水平面。单侧髋脱位患者,患侧膝关节平面低于健侧为阳性(图 8-5-3)。

思路3　Trendelenburg 试验(单腿站立提腿试验):在正常情况下,用单足站立时,臀中肌、臀小肌收缩,对侧骨盆抬起,才能保持身体平衡。如果站立侧患有先天性髋关节脱位时,因臀中肌、臀小肌肉松弛,对侧骨盆不但不能抬起,反而下降(图 8-5-4)。

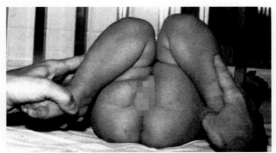

图 8-5-3　Allis 征(Galleazzi 征)阳性

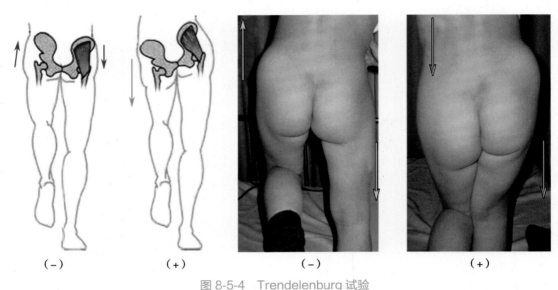

图 8-5-4　Trendelenburg 试验

知识点

髋关节脱位常用的体格检查方式及不同年龄阶段主要的体征

1. 新生儿时期

（1）观察双下肢皮纹及长度,异常者表现见图 8-5-5A、图 8-5-5B。

（2）髋关节屈曲外展试验（图 8-5-5C）：双髋关节和膝关节各屈曲 90° 时,正常新生儿及婴儿髋关节可外展 80° 左右。外展受限在 70° 以内时应疑有髋关节脱位。检查时若听到响声后即可外展 90° 表示脱位已复位。

（3）Ortolani 及 Barlow 试验（"弹进"及"弹出"试验）

1）Ortoani（"弹进"）试验（图 8-5-5D）：新生儿仰卧,助手固定骨盆。检查者一手拇指置于股内侧上段正对大转子处,其余指置于股骨大转子外侧。另一手将同侧髋、膝关节各屈 90°,并逐步外展,同时置于大转子外侧的四指将大转子向前、内侧推压,此时可听到或感到"弹跳",这是脱位的股骨头通过杠杆作用滑入髋臼而产生。如为阳性,就可诊断为髋关节脱位。

2）Barlow（"弹出"）试验（图 8-5-5E）：在上述体位,使髋关节逐步内收,检查者用拇指向外、后推压,若股骨头自髋臼脱出,可听到或感到"弹响"。当解除推压力时,股骨头可滑回髋臼内,亦可出现"弹跳",即为阳性。阳性结果表示髋关节不稳定。

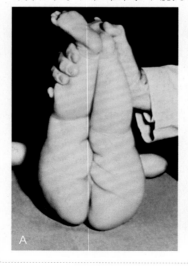

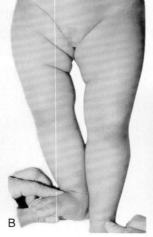

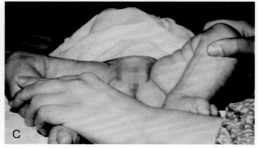

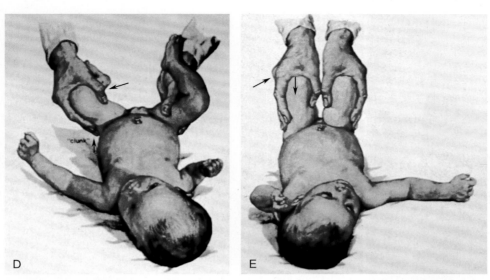

图 8-5-5 发育性髋关节发育不良常用的体格检查方式以及不同年龄阶段主要的体征
A. 臀纹不对称;B. 肢体不等长;C. 外展实验;D. Ortolani 试验;E. Barlow 试验。

(4)Allis 征。

2. 婴幼儿时期

(1)步态。

(2)双下肢长度、皮纹。

(3)髋关节屈曲外展试验。

(4)Allis 征。

(5)Trendelenburg 试验。

【问题 3】何为髋臼指数,骨盆正位片中如何测量?

髋臼指数是指"Y"形软骨相交处连线并向两侧延长,与"Y"形软骨、髋臼外缘作连线,之间的夹角即是髋臼指数(图 8-5-6)。

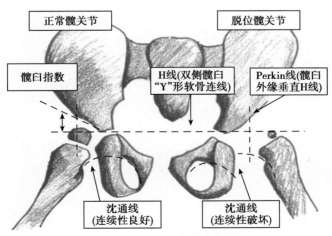

图 8-5-6 髋臼指数示意图

知识点

髋关节脱位中通过骨盆正位可得到的常用信息

1. 股骨近端与骨盆对位关系。

2. 髋臼指数　正常为 20°~25°，至 12 岁时基本恒定于 15°，异常时 >30°。

3. 中心边缘角（centre edge angle）　即股骨头中心到髋臼外上缘连线与髋臼外上缘垂线的夹角，又称 CE 角。正常值 4 岁为 +15° 以上，15 岁为 +20° 以上。

4. Perkin's 方格　是在骨盆正位上，过双侧髋臼"Y"形软骨中心引一条横线，再过髋臼外上缘引垂线，将髋部分为四个区，正常时股骨头位于内下区，发育性髋关节脱位时股骨头超出此范围。

5. Shenton 线　是指正位骨盆 X 线片中耻骨下缘弧形线与股骨颈内侧弧形线连成的弧度。连续性良好表示髋关节对位良好。

知识点

髋关节脱位与诊断相关的辅助检查

1. 年龄不同辅助检查不同，6 个月以下一般可选用超声。

2. 超声检查国际常用方法是 Graf 法，主要测量 α 角和 β 角。α 角（骨顶角）是指骨顶线（BD）和基线（AB）相交而成的夹角；β 角（软骨顶角）是指软骨顶线（BC）和基线（AB）相交而成的夹角（图 8-5-7）。根据 Graf 法测量结果将髋关节分为 4 型。

Ⅰ型：α 角 >60°、β 角 <55°，属正常髋关节，骨性髋臼发育良好。

Ⅱ型：α 角为 43°~60°，β 角为 55°~77°，即髋关节发育不良。

Ⅲ型：α 角 <43°，β 角 >77°，即髋关节半脱位。

Ⅳ型：完全脱位。

3. 骨盆 X 线正位像为诊断金标准（图 8-5-8）。

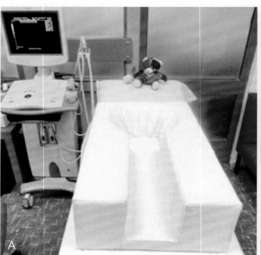
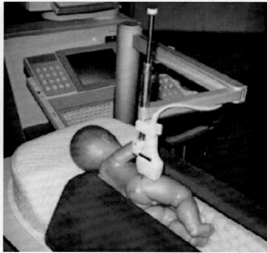

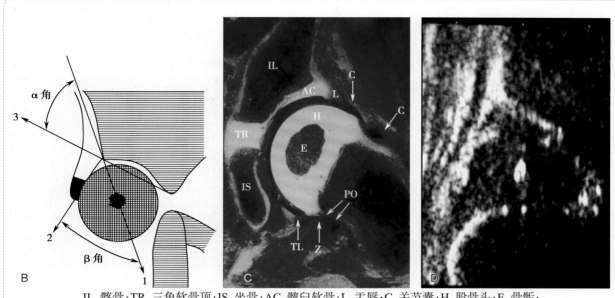

IL. 髂骨；TR. 三角软骨顶；IS. 坐骨；AC. 髋臼软骨；L. 盂唇；C. 关节囊；H. 股骨头；E. 骨骺；
TL. 髋臼横韧带；PO. 骨膜；Z. 轮匝带。

图 8-5-7 超声检查示意图

A. 特殊检查床、患儿体位及超声探头放置位置；B. 超声 Graf 法中各定线及测量 α、β 角示意图；
C. 髋关节解剖与对应超声影像；D. 髋关节超声影像。

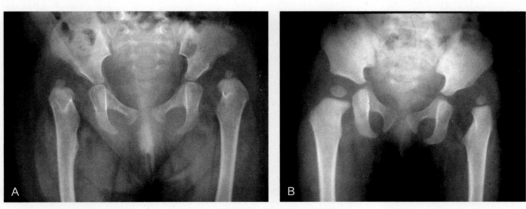

图 8-5-8 骨盆 X 线正位片
A. 双侧髋脱位；B. 左侧髋脱位。

【问题 4】DDH 的鉴别诊断有哪些？

1. **化脓性髋关节炎**（图 8-5-9） 婴儿化脓性髋关节炎可以引起病理性髋关节脱位，X 线片有时显示有骨破坏，髋臼发育可以较好。

2. **麻痹性髋脱位** 小儿麻痹引起，主要依据病史及臀肌麻痹无力，X 线片髋关节发育尚属正常。

3. **先天性髋关节内翻**（图 8-5-10） 多为 3~4 岁以上跛行患儿，望远镜试验阴性，X 线片示股骨头在髋臼内，股骨颈干角变小，大粗隆位置高，使患髋外展受限。

4. **脑瘫**（图 8-5-11） 因内收肌紧张髋关节不能外展，没有肌张力高、腱反射亢进的特点，也可有智力差的表现。

5. **软骨营养障碍** X 线片显示髋关节位置正常，但骨发育不正常。

6. **多发性关节挛缩症** 为多发畸形，使下肢不能外展，但有其他关节挛缩征象，本症可合并有髋关节脱位，治疗较困难。此外，新生儿的髋关节、膝关节都不易完全伸直，髋关节外展也仅 20° 左右，这些属于正常现象，要注意鉴别。

发育性髋关节发育不良（DDH）

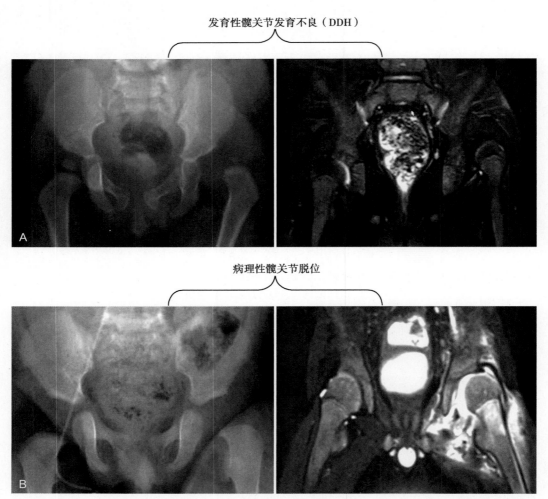

图 8-5-9　发育性髋关节发育不良（DDH）（A）与化脓性髋关节炎（B）的鉴别（X 线平片与 MRI）

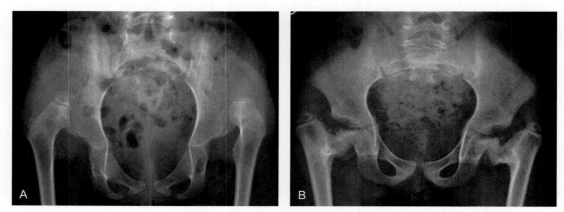

图 8-5-10　发育性髋关节发育不良（DDH）（A）与髋关节内翻（B）的鉴别

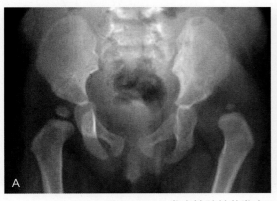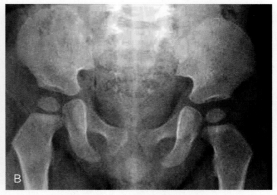

图 8-5-11　发育性髋关节发育不良（DDH）（A）与脑瘫（B）的鉴别

患儿治疗方式

完善各项术前检查后，对患儿双侧髋关节脱位分别进行治疗，先行双下肢水平牵引 1 周后，行右侧髂腰肌松解＋右侧股骨短缩旋转截骨内固定＋右髋关节切开复位＋髋臼成形术。

【问题 5】DDH 的治疗原则是什么？治疗方式有哪些？

患儿 3 岁，应采用手术治疗。

知识点

髋关节脱位的治疗

1. 新生儿（0~6 月）治疗选择 Pavlik 挽具，目的是稳定髋关节（图 8-5-12）。Pavlik 挽具使患儿髋关节屈曲和外展，达到髋关节的自然复位，同时使紧张的内收肌得到牵拉，应用连衣挽具后根据脱位类型确定治疗方案：向上脱位增加屈髋；向下脱位减少屈髋；向外脱位持续观察；向后脱位常伴有内收肌紧张，在后侧触摸到大粗隆可以作出诊断，改为其他方法。持续佩戴 2~4 周一般获得髋关节的稳定性，全程治疗 6~12 周，全天佩戴挽具的时间为髋关节稳定后再加 2 个月。Pavlik 挽具禁忌证为硬脊膜膨出。并发症为缺血性股骨头坏死、股神经损伤、皮肤破溃。

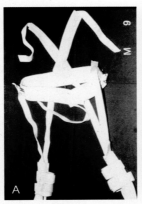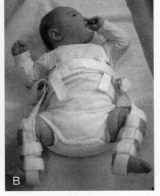

图 8-5-12　Pavlik 挽具（A）与固定模式（B）

2. 婴儿(6~24个月) 闭合复位石膏固定术,通常在闭合复位之前进行皮肤牵引1~2周,主要是避免股骨头坏死。对于闭合复位失败、复位后不能维持、复位后不稳定者选择切开复位石膏固定术,去除妨碍复位的因素。

3. 大于2岁 髂腰肌松解+右髋关节切开复位+股骨短缩旋转截骨内固定+髋臼成形术。

知识点

影响复位的因素

1. 髂腰肌的挛缩。
2. 盂唇肥厚,阻塞了髋臼而影响股骨头的复位。
3. 头、臼不称,通常是髋臼过小过浅。
4. 髋臼内间质物过多,如脂肪等。
5. 圆韧带过长、增宽在髋臼内形成阻挡。
6. 关节囊的挛缩等。

知识点

髋关节脱位治疗的基本原则(髋关节发育的基本条件)是保持头、臼同心。

【问题6】发育性髋关节脱位常用的骨盆截骨方式有哪些?

单纯骨盆截骨或与切开复位联合应用是增加或保持术后髋关节稳定的措施,骨盆截骨包括:①Salter髂骨截骨;②Pemberton/Dega髋臼成形术;③游离髋臼截骨(Steel三联截骨适用于7岁以上,髋臼发育极度不良者);④Staheli造盖术;⑤Chiari髋臼内移截骨。

患儿出院后随访

患儿右下肢髋"人"字石膏固定。术后复查X线片提示股骨头对准髋臼,股骨截骨端对位对线良好,内固定可靠(图8-5-13)。髋臼对股骨头包容良好,髋臼截骨内填充物固定确实。予以出院。出院后密切观察病情变化,2个月复查骨盆正位像,提示右股骨头对准髋臼,股骨及骨盆截骨处愈合中,骨痂形成良好,内固定确实。左髋关节脱位。拆除石膏,避免负重,康复锻炼。4周后复查X线片提示截骨处愈合良好,逐渐负重、功能锻炼。术后6个月行左侧手术治疗。

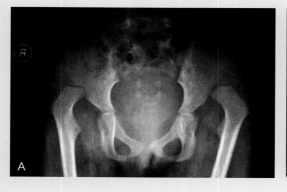
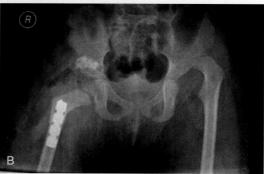

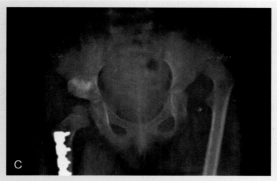

图 8-5-13 患儿右髋关节切开复位 + 股骨短缩旋转截骨内固定 + 髋臼成形术
A. 术前；B. 术中；C. 术后。

【问题 7】DDH 治疗后的常见并发症有哪些？

治疗的 DDH 患儿可发生与治疗相关的并发症。

知识点

髋关节脱位治疗后常见并发症

1. 股骨头缺血性坏死 主要是机械性压力致动脉缺血所致。

2. 术后再脱位 可发生股骨头坏死和关节僵硬，应尽力预防。原因为关节囊紧缩不理想、前倾角过大，还有头、臼不对称等。一旦发生，及早手术处理。

3. 髋关节运动受限或僵硬 较为常见，年龄越大，发生率越高；术后长期应用髋人字石膏固定者易发生，加强术后的早期关节功能锻炼，采取髋关节外展石膏支架固定，也可采用双下肢皮牵引维持髋关节稳定，术后采用持续性被动活动（CPM）进行关节功能锻炼。

【问题 8】DDH 患儿总体预后情况如何？

DDH 的自然病程有四种转归，分别为正常髋关节、髋关节脱位、髋关节半脱位、髋关节发育不良。所有出生时明确是髋关节不稳定的患儿均需治疗。大量证据表明，多数异常的髋关节如果在新生儿时期发现并给予干预是可逆的，Palvik 挽具和 Von Rosen 支具对于早期发现的疾病治疗成功率可达 95%。因此，早期诊断、早期治疗是 DDH 的诊治宗旨。

未治疗的完全性髋关节脱位的自然病程依赖于两个因素，包括是否为双侧及是否假臼形成。双侧完全性髋关节脱位位置较高可能终生不发生退行性改变（骨关节炎）。这些患儿晚期可能表现为背痛而不是骨关节炎。对于半脱位或全脱位但有假臼形成的患儿，退行性改变更可能发生并存在临床症状。单侧脱位可出现双下肢不等长而引起同侧的膝关节问题。

知识点

DDH 诊治流程见图 8-5-14。

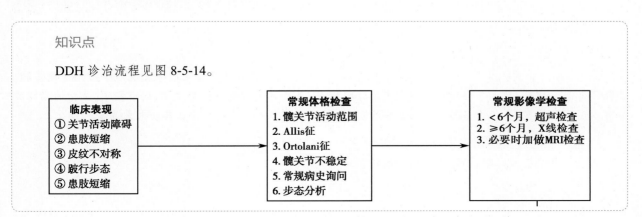

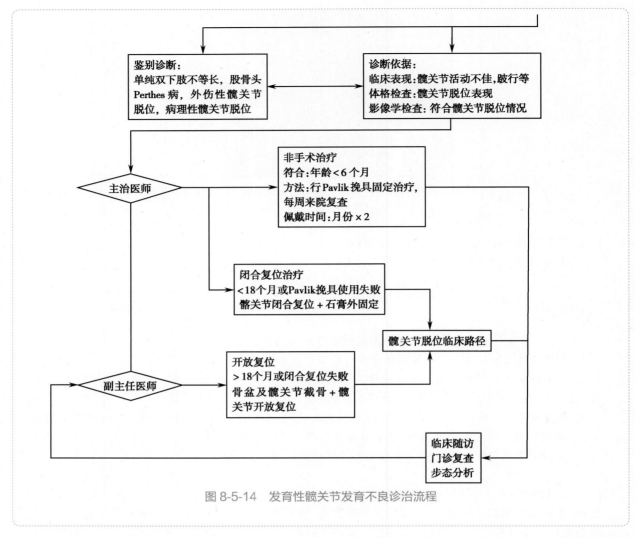

图 8-5-14　发育性髋关节发育不良诊治流程

（王达辉）

第六节　多指／趾、并指／趾畸形

一、多指／趾

多指是小儿手部常见的先天畸形，根据多指发生的部位不同可分为桡侧（轴前）多指、尺侧（轴后）多指和中央型多指。

临 床 病 例

患儿，男，6 个月。因"出生后发现右手多余拇指"来诊。家长诉患儿出生后即发现右手拇指桡侧多指，其余各方面均健康，且无手部畸形的家族史。体格检查：患儿右手拇指桡侧赘生指，均有指甲，主指的指间关节可以屈曲和伸直，多指的指间关节无自主活动，尺侧拇指掌指关节可以屈伸。其余未见异常。

【问题 1】通过上述情况，对该患儿初步考虑什么诊断？
结合患儿病史及体格检查，患儿可以确诊为多指畸形。

知识点

桡侧多指的流行病学

多指畸形可发生于肢体轴前(桡侧)和轴后(尺侧)。轴前型多指更多见于白种人儿童,大多数患儿为单侧、散发、不伴有系统性疾病。

知识点

桡侧多指的分型

根据骨骼异常程度分为不同类型(Wassel 分型)(图 8-6-1)。

Ⅰ型:远节指骨分叉

Ⅱ型:远节指骨完全重复

Ⅲ型:近节指骨分差

Ⅳ型:近节指骨完全重复

Ⅴ型:掌骨分叉

Ⅵ型:掌骨完全重复

Ⅶ型:包含三指节拇成分

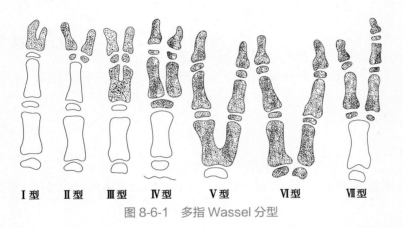

图 8-6-1　多指 Wassel 分型

【问题 2】患儿已明确诊断,需手术治疗,手术时机如何选择?

多指需要手术治疗,不需要急诊手术,手术时间多安排在 1 岁左右,在患儿开始发展拇指、示指对捏动作前进行。

知识点

多指手术的目的

尽可能重建出具有正常力线和功能的拇指。理想的重建拇指的状态是拇指长轴呈一直线、稳定关节、平衡肌力、形成足够大且无畸形的指甲,重建足够大小的拇指外形,源于关节面的畸形,关键是重建或保存侧副韧带。

【问题 3】患儿已 1 岁,来院手术治疗,需进行哪些术前检查? 如何进行畸形的评估? 采用的手术方案包括哪些?

患儿多指畸形,常规术前体格检查、评价主指及多指的功能,并进行 X 线检查了解多指情况,桡侧多指手术方案的制订依据多指的类型决定。

术前体格检查示右手拇指桡侧多指,多指发育较小,基底部位于第一掌指关节水平,拇指轻度尺偏,指间关节及掌指关节活动灵活,多指指间关节无自主活动。

术前患儿进行手及拇指 X 线检查,X 线片显示右手拇指多指畸形,于掌指关节水平近节指骨及远节指骨完全重复,第一掌骨远端增粗。结合体格检查及 X 线检查,患儿为 Wassel Ⅳ 型多指。属最常见型(图 8-6-2)。

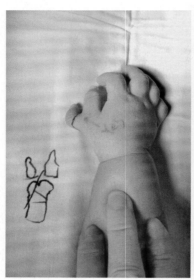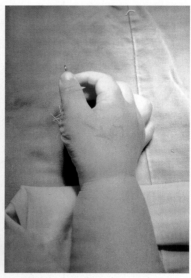

图 8-6-2　Wassel Ⅳ 型右手拇多指切除术前(A)、术后(B)表现

知识点

根据不同多指分类采取的手术方案

通过 Wassel 分型,Ⅳ 型桡侧多指为最常见,占 40%~45%;Ⅱ 型次之,为 15%;占第三位的是 Ⅶ 型。

手术方案:

1. 保留优势拇指,切除较小的拇指。

2. 若两拇指发育大小相同,保留尺侧拇指,从而保留尺侧副韧带以利于对捏。

3. 切除拇指侧的软组织可用于加强保留侧的拇指。

4. 常规检查掌骨头关节面,若关节面与多指形成关节面,需切除该关节面。该关节重塑可以纠正拇指的力线并可以防止进行性的成角畸形。

5. 关节外的残余成角畸形,可以通过截骨矫形来纠正。

【问题 4】多指术后常见的并发症有哪些?

1. 重复拇指通常小于正常拇指。

2. 成角畸形。

3. 关节不稳定、活动受限。

4. 瘢痕挛缩。

5. 对于 Wassel Ⅳ 型的多指,掌指关节增大是术后晚期并发症。

知识点

中央型多指

1. 此型多指较其他类型多指少见,发生率依次为环指、中指、示指。可以单独发生,或为某种综合征的一个临床表现。多指也可能伴发在并指中。

2. 中央型多指若为发育较好且具有功能的手指,没有必要为了达到恢复正常手指数量对其进行切除。独立但活动受限的多指可以进行截除,恢复正常的指间距离。并指多指的治疗包括并指的分离和多指的切除,但往往手术效果不佳。

二、并指/趾

先天性并指是指相邻手指的软组织或骨(或两者同时)发生的病理性融合,通常是由于正常手指分化和指蹼间隙形成不良引起。并指畸形是手部常见的畸形,发病率约为1:2 000,其中50%为双侧发病,10%~40%有家族史,通常为常染色体显性遗传。并指也可为其他手畸形和畸形综合征的表现之一。

临 床 病 例

患儿,男,1个月。因"右手中环指间皮肤相连"就诊。患儿家长提供病史:出生后即发现患儿右手畸形,生后未行特殊治疗,直接来诊。

【问题1】通过上述情况,对该患儿初步考虑什么诊断?

家长于患儿出生后发现其右手中环指间皮肤相连,患儿手指屈伸活动灵活,长度与对侧手指相同,根据临床表现,考虑先天性并指畸形。

知识点

先天性并指的定义及分类

定义:先天性并指是指相邻手指的软组织或骨(或两者同时)发生的病理性融合,通常是由于正常手指分化和指蹼间隙形成不良引起。并指也可为其他手畸形和畸形综合征的表现之一。

分类:根据异常组织自指蹼连续到指尖的长度分为完全性并指和部分性并指。仅有皮肤软组织相连的称为单纯性并指;骨性相连的称为复合性并指,通常为远节指骨粗隆水平的骨融合,可表现为甲融合。

【问题2】目前诊断明确,患儿何时可以进行手术? 手术如何安排? 通常采取何种术式?

思路1　并指手术一般在患儿18个月左右进行,并指对于同一手指两侧需分次进行。
思路2　并指分离手术基本原则是重建指蹼、分离并指和皮肤覆盖。

知识点

并指的手术原则

手术时机:出生后18个月左右,但如果出现骨性偏斜或畸形进行性加重,可提前手术治疗。需在学龄前完成所有外科手术的治疗,多指并指需分次手术。同一手指两侧手术间需间隔3个月以上。

手术方案:

1. 指蹼分离　利用局部皮瓣重建是并指分离的基本原理。常用的皮瓣方案有以近侧为蒂的并指背侧矩形皮瓣、背侧梯形皮瓣、带两侧翼的皮瓣(图8-6-3),其他类型的皮瓣包括手背岛状V-Y推进皮瓣、单纯掌侧皮瓣、掌背侧三角形相对皮瓣等。良好的设计近端推移皮瓣可以减少甚至避免游离取植皮。

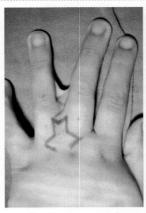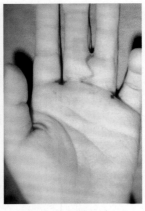

图 8-6-3　中环指部分性并指分离皮瓣设计

2. 并指分离　多选用手指侧方为基底的三角形或长方形切口,注意避免跨关节的线性瘢痕。

3. 皮肤覆盖　皮肤缺损区需进行植皮治疗。取皮区一般为下腹部、腹股沟区、上臂内侧、肘窝、腕部和小鱼际等。植皮处需加压包扎。

【问题3】患儿18个月来院手术时,术前向患儿家长常规的交代内容包括什么? 如何预防术后并发症的发生?

术前谈话主要是向患儿家长交代手术风险和可能出现的并发症。

知识点

术后并发症

早期并发症包括血液循环障碍、感染、伤口裂开及移植物坏死等。晚期并发症包括瘢痕增生、瘢痕挛缩和甲畸形等。

避免术后并发症发生的方法:①分离两指间软组织时,需保护指固有血管,防止损伤,同时缝合不宜过紧,防止出现血供障碍;②术中注意无菌操作,植皮加压包扎;③术中设计皮瓣时注意避免线性瘢痕,早期进行功能锻炼,防止瘢痕挛缩。

（王达辉）

第七节　膝内翻和膝外翻

膝内翻(genu varum)和膝外翻(genu valgum)在婴幼儿、儿童及青少年中较为常见,多数为生理性的下肢发育过程。新生儿存在明显膝内翻(一般不超过15°),1岁左右恢复正常轴线,以后又开始逐渐出现外翻成角(一般不超过12°),至7岁逐渐趋向正常,青少年和成人存在4°~6°的膝外翻。病理性膝内翻、膝外翻多来自佝偻病、外伤、炎症、Blount病、骨骺发育不良或软骨病变等。有下列情况者需要手术治疗,包括单侧发病、严重膝内翻和膝外翻(膝间距、踝间距大于10cm)。手术干预的方法有截骨矫形内固定术、截骨矫形外固定术,永久性骨骺阻滞术及临时性骨骺阻滞术,即生长引导技术,以生长引导技术更受到推崇。

临床病例

患儿,女,7岁。因"左膝关节外翻成角"就诊。家属叙述患儿2年前曾经发生左胫骨近端骨折,经保守治疗后骨折愈合。目前走路时间长时会感到膝关节疼痛。体格检查:左膝关节与机械轴外翻成角16°。右下肢轴线正常。患儿的X线表现见图8-7-1。

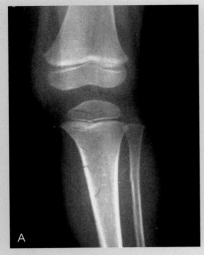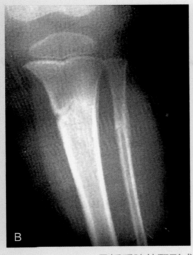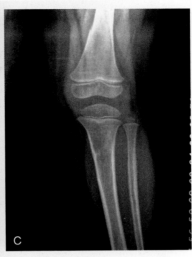

图 8-7-1　Cozen 骨折后膝外翻形成

A. 胫腓骨近端骨折；B. 骨折后 1 个月；C. 骨折后 2 年外翻成角 16°。

【问题 1】根据上述情况，对该患儿初步考虑什么诊断？

思路 1　患儿单纯左膝关节向外成角，2 年前发生过胫骨近端骨折，考虑是由于骨折后出现的单侧膝外翻畸形。

知识点

膝内翻、膝外翻概念

1. 生理性膝内翻、膝外翻　新生儿及 1 岁以内的婴幼儿均存在膝内翻，1~2 岁下肢逐渐变直，2~3 岁又逐渐出现膝外翻，4 岁左右膝外翻最明显，后逐渐变直，至 7 岁时接近成年人水平（平均外翻 7°）。

2. 病理性膝内翻、膝外翻　病理性膝关节成角畸形多来自佝偻病、外伤、炎症、骨骺发育不良或软骨病变、Blount 病等。

思路 2　儿童胫骨近端骨折并发膝外翻是一种常见的现象，临床称为 Cozen 现象，或 Cozen 骨折。胫骨近端骨折并发膝外翻的原因尚不清楚，可能与胫骨内侧骺板过长、外固定不稳、膝内侧副韧带或鹅足腱损伤、及过早负重有关，但更多的观点认为是胫骨相对于腓骨过长，腓骨起到了栓系的作用，而导致膝外翻。

知识点

机械轴与解剖轴

机械轴是股骨头的中心与踝关节的中心连线经过膝关节的中心，这一直线为下肢的机械轴。

解剖轴是股骨干或胫骨干的中心线。股骨干机械轴与解剖轴正常有平均 7° 的夹角。

【问题 2】诊断为外伤骨折后的膝外翻如何治疗？

思路 1　该患儿外伤后已经 2 年，膝外翻已经固定。单纯通过观察难以恢复左下肢轴线，由于长期较为严重的膝外翻会影响膝关节功能，不利于膝关节的发育，而且外观难以被接受，所以考虑手术干预。通过胫骨近端内侧骨骺暂时性阻滞可以达到治疗目的。

知识点

"8"字钢板治疗膝内翻、膝外翻适应证

"8"字钢板可用于治疗具有生长潜能的患儿,患有一个或多个下肢成角畸形,或肢体过度生长,预计成角或肢体不等长的程度在生长发育停止前有完全矫正的潜力,见图 8-7-2。

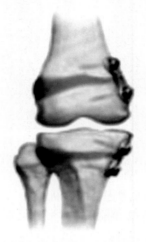

图 8-7-2　临时半骨骺阻滞术治疗膝内翻、膝外翻畸形示意图

如果患儿已经发育成熟,则不适于"8"字钢板治疗,而应该采用胫骨近端或股骨远端截骨矫形术。通过骺板一侧"8"字钢板固定可以达到导向生长、矫正畸形的目的。

思路 2　应进行术前准备,必要的实验室检查,尤其是钙、磷代谢检查。

患儿手术及术后恢复情况

全身麻醉下,患儿仰卧位手术。细克氏针在 X 线 C 臂机监测下经皮外胫骨近端内侧骺板中心定位,于骺板近远端皮肤切口 2cm,分离皮下组织,注意保持骨膜的完整。将"8"字钢板中央定位孔紧贴骨膜套入克氏针。再于钢板的两个螺钉孔分别平行钻入导针,注意避免损伤骺板。确定导针的位置良好后用空心螺钉进行固定(图 8-7-3)。

术后 8 个月随访,轴线接近正常。

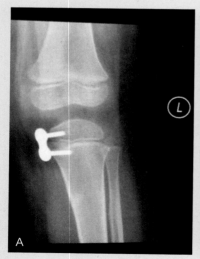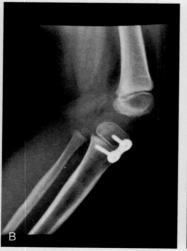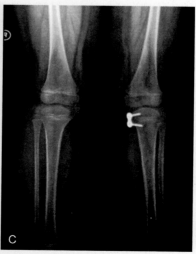

图 8-7-3　胫骨近端内侧"8"字钢板固定及随访

A、B.胫骨近端内侧"8"字板固定术 X 线片;C.术后 8 个月,轴线已接近正常。

【问题3】术后并发症有哪些？如何进行随访？

思路1 术后护理：鼓励患儿术后尽快下地活动，或进行被动关节活动；对于术后活动恢复慢的患儿，可以辅助进行下肢行走或关节功能康复锻炼；帮助患儿消除术后恐惧心理，鼓励术后尽快恢复活动。如果能够忍受，建议尽快恢复学习和日常生活，包括体育活动。

知识点

"8"字钢板治疗的并发症

可出现骺板早闭，矫正过度，畸形复发，伤口迟发性深层感染，螺丝钉断裂，钢板或螺丝移位、外凸等。钢板很少会出现断裂，螺丝钉断裂偶有发生，原因在于矫正角度过大后，螺丝会张开而承受过大的张力，出现断裂。

思路2 术后随访：术后每3个月复查1次；每次复查要进行X线检查评估；如果下肢机械轴线恢复正常，或略微矫枉过正，即可取出"8"字钢板；控制下肢过度生长的"8"字钢板，原则上不超过1~1.5年，以避免对骺板造成损伤；"8"字钢板取出后6~12个月，要拍摄负重位双侧下肢全长前后位X线片，以评估矫形效果；在患儿完全发育成熟之前，应每年定期复查。

思路3 如果膝内翻或膝外翻较重，可以在安置"8"字钢板后1年再次手术，取下螺丝，再次平行骺板安置。一般严重的膝内翻和膝外翻角度在30°以上，甚而达40°的患儿，可以考虑两次安置螺丝的方法矫形。因为1次手术可能不会达到目的，而且还增加了螺丝断裂的危险。目前已经出现"8"字钢板的改进型，即"8"字钢板中间有折页，更加符合导向生长的生理要求，可减少或避免螺丝断裂。

（李连永）

第八节 脊柱侧弯

脊柱侧弯（scoliosis）是脊柱正常中心轴线的侧向弯曲，同时伴有不同程度的生理曲度丧失和椎体水平旋转。脊柱侧弯又分先天性脊柱侧弯和特发性脊柱侧弯。本文重点介绍特发性脊柱侧弯（idiopathic scoliosis）。特发性脊柱侧弯即出生后脊柱正常，随发育出现但原因不明的脊柱弯曲，由于大部分患儿青春期发病，所以又称为青春期特发性脊柱侧弯。特发性脊柱侧弯发病率较高，欧美发达国家达2%~3%（Cobb角大于10°），Cobb角大于30°可达2‰~3‰。特发性脊柱侧弯国内普查发病率约1‰，女性发病尤为多见，男女之比为1∶7~1∶10，甚至更高。由于是原因不清、症状隐匿，患儿就诊时往往畸形已经较重，所以目前国际上提倡在中小学校进行普查（图8-8-1），以早期发现该病，控制其发展，降低手术率和致残率，提高生命质量。

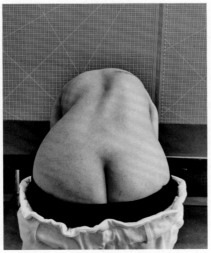

图8-8-1 脊柱前弯试验检查方法
患儿双膝并拢站立，脊柱向前弯曲，如双侧背部不等高则为阳性。

临床病例

患者,女,10岁。偶然发现背部不对称半年,不伴有其他症状。月经初潮未出现。父母无类似现象。体格检查:C$_7$棘突下垂线偏离臀沟1cm,胸背右侧略高,前屈试验,右侧明显高,倾斜角度5°,脊柱胸段向右凸。周身无咖啡斑。全脊柱直立正侧位X线片显示脊柱胸段向右侧凸,侧弯Cobb角24°,上下中立椎范围:T$_4$~L$_1$,顶椎:T$_9$。顶椎椎体旋转1°,Risser征0级。无椎体畸形。

【问题1】通过上述情况,对该患儿初步考虑什么诊断?

患儿10岁发病,影像学显示无椎体畸形,考虑青春期特发性脊柱侧弯。

【问题2】诊断为特发性脊柱侧弯,如何治疗?

思路　患儿年龄10岁,未出现月经初潮,即仍然在青春成长发育期,Cobb角24°,适宜支具治疗。支具穿戴时间:24h/d,4~6个月复查1次,摄片,调节支具,穿戴至生长结束(至少月经初潮后2年)。

知识点

脊柱侧弯的分型(Lenke分型)

基本分型:根据主弯的部位和次弯的结构性特征,分为6型。

1型,胸主弯:上胸弯和胸腰弯为次弯,非结构性弯。

2型,双胸弯:上胸弯是结构性次弯,胸腰弯是非结构性次弯。

3型,双主弯:主胸弯和腰弯是结构性,上胸弯是非结构性弯。

4型,三主弯:上胸弯、主胸弯和腰弯均为结构性。

5型,胸腰弯/腰弯:腰弯是结构性主弯,上胸弯及主胸弯均是非结构性次弯。

6型,胸腰弯/腰弯-主胸弯:胸腰弯/腰弯是主弯,其角度至少比主胸弯大5°,主胸弯是结构性次弯,上胸弯不是结构性的。

腰椎侧弯分型:根据脊柱正位片上骶骨中垂线(CSVL)与腰椎位置分为3型。

A型:CSVL位于稳定椎以下两侧椎弓根之间。

B型:顶椎凹侧椎弓根内侧缘与顶椎椎体内侧缘之间。

C型:CSVL位于顶椎凹侧面的内侧以外。

胸椎矢状面分型(-,N,+):以正常胸椎后凸角度为标准,对胸椎进一步分型。正常胸椎后凸(T$_5$~T$_{12}$)平均为+30°(10°~40°)。测量T$_5$椎体上缘至T$_{12}$椎体下缘的矢状面后凸角度小于10°为负型(-);+10°~+40°为正常型(N);大于+40°,为正型(+)。

对特发性脊柱侧弯分型时,先做Lenke基本分型,然后区分腰椎弯分型及胸椎矢状面后凸角分型。最终获得的完整分型为三种分型的组合,如1A-、1AN、6CN等。

知识点

脊柱侧弯Risser征分级

为准确读取Risser征,所有患儿拍摄前后位骨盆X线片。将髂骨翼由前至后四等分,然后根据髂骨次级骨化中心出现的范围进行分级(图8-8-2)。

0级:未出现髂骨骨骺。

Ⅰ级:开始出现髂骨骨骺。

Ⅱ级:髂骨骨骺出现一半。

Ⅲ级:髂骨骨骺出现3/4。

Ⅳ级:骨骺全部出现但未与髂骨融合。

Ⅴ级:骨骺与髂骨融合。

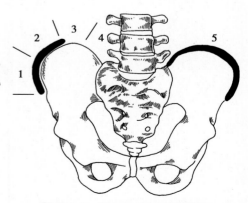

图8-8-2　Risser征分级示意图

　　脊柱侧弯的保守治疗:保守治疗(非手术疗法)最有效的方法是支具治疗,目的是控制弯曲、预防进展、延缓或避免手术。适用于 Cobb 角 20°~45°,月经初潮后 2 年以内,Risser 征 4 级以内的患者。支具治疗有效率为 68%,没有应用支具治疗的患者 70% 会进展。支具穿戴时间:24h/d,4~6 个月复查 1 次,摄片,调节支具,穿戴至生长结束。

知识点

脊柱侧弯治疗原则见表 8-8-1。

表 8-8-1　脊柱侧弯治疗原则

脊柱弯曲		Risser 征		
弧度	初潮前 /0 级	1~2 级	3~5 级
<25°	观察	观察	观察
30°~40°	支具(超过 25°)	支具	观察
>45°	手术	手术	手术(超过 50°)

随访后病史

　　患儿通过 3 年保守治疗后脊柱侧弯仍然在继续发展,13 岁复诊时胸弯 Cobb 角 54°,月经初潮已出现 1 年,要求治疗再次就诊。

　　【问题 3】针对侧弯角度已经 54°,如何治疗?

　　思路 1　患儿年龄 13 岁,月经初潮已经 1 年,生长发育已经基本结束,目前 Cobb 角 54°,如果不治疗,其侧弯会继续进展,并由此带来畸形进一步加重,甚至会带来一定的残疾。所以对该患儿适宜采取手术治疗。

　　思路 2　由于是胸椎侧弯,所以手术采取后路矫形。采用钉棒系统进行内固定治疗。与家属进行术前沟通,包括手术的必要性(通过矫形,恢复身体外观,恢复自信心)、不做手术的危害性(会继续发展,平均进展约 30°)及术后的不足(固定的节段会出现脊柱僵硬,给日常生活带来不便等)。

　　思路 3　进行术前评估和准备。

　　(1)直立正侧位及双向脊柱侧弯片(bending 片)。确定病变节段、侧弯类型及侧弯程度。记录 Cobb 角和椎体旋转度,患儿的发育程度通过髂骨骨骺的发育判断等。

　　(2)MRI 脊髓扫描,以了解脊髓是否存在病变。

　　(3)自体血回输机,并备血 500~1 000ml。

　　(4)选择合适的内固定系统,常用 TSRH 脊柱内固定系统。

　　(5)术中脊髓监测。有条件者应用脊髓监测,以减少或避免脊髓损伤,但术中唤醒试验更加可靠。

患儿手术及术后恢复情况

　　准确定位和选择融合节段;小关节融合:切除小关节软骨及部分软骨下骨,其间用碎松质骨材植骨。这一步骤是骨融合的关键;安置椎弓根螺丝,可以考虑在 X 线 C 臂机监测下进行;充分松解椎板与横突;预弯安置凹侧矫形棒,尽可能按脊柱正常生理弯曲预制矫形棒,去旋转以恢复脊柱的生理弯曲。安装凸侧棒;两个固定棒之间安置横联。植骨:整个暴露的骨面植骨融合,尤其是主弯的凹侧,植骨应充分。放置引流,闭合切口。

　　术后处理:术后监护 24 小时。记录血压、脉搏、呼吸、引流量等;术后 48 小时或 72 小时后拔出引流管;根据情况术后 1~2 周可以离床下地。

　　【问题 4】患儿术后并发症有哪些? 应该如何随访?

　　该患儿术后恢复良好,术后 2 周负重行走。术后半年、1 年、2 年及 5 年复查手术效果良好。脊柱侧弯矫正效果基本稳定,但还是要了解术后可能出现的并发症以便术前与家属沟通。

知识点

术后并发症

1. 术中失血 术前切口注射肾上腺素生理盐水、术中控制性低血压、自体回输血均是减少失血的有效方法。

2. 硬膜囊破裂 避免粗暴操作;旋棒和矫正侧弯时应适度。

3. 神经系统损伤 并不多见,多在过度矫正或旋棒过程中椎板钩或椎弓根螺丝突入椎管时发生。

4. 脊柱失平衡 与矫正融合节段不当有关。

5. 术后感染 术后晚期感染率较高,尤其是应用 CD 系统的患者,术野易留有无效腔,造成感染。另外,固定物外凸也容易引起感染。

6. 曲轴现象 应用第四代矫正系统产生的曲轴现象较轻。

7. 假关节形成 应用近代矫正内固定系统很少发生假关节。假关节形成的主要征象是疼痛,矫形丢失和断棒。

8. 其他 胃肠功能紊乱和压疮等。

(李连永)

第九节 先天性胫骨假关节

先天性胫骨假关节(congenital pseudoarthrosis of the tibia,CPT)是一种少见的小儿肢体畸形,双侧罕见,腓骨可以同时受累。病因不明,约有 50% 的患儿同时罹患神经纤维瘤病。因 CPT 治疗复杂、复发率高,效果不理想,是骨科领域一个十分棘手的疾病。

临床病例

患儿,男,5 岁。因"左小腿前弓畸形,伴有短缩"就诊。父母叙述,患儿出生后并未发现小腿异常,1 岁时外伤导致左小腿中远端骨折,石膏固定治疗后一直未愈合,现在需要穿戴支具才能行走。体格检查:左小腿中下 1/3 向前弯曲畸形,局部有异常活动,无压痛。X 线片显示(图 8-9-1)左胫骨中下段骨不连接。断端变细,有明显的硬化。

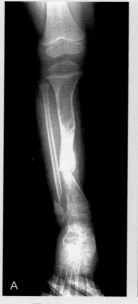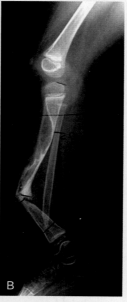

图 8-9-1 左胫骨中下段胫腓骨假关节
A. 正位片;B. 侧位片。

【问题 1】通过上述情况,对该患儿初步考虑什么诊断?

思路 1　患儿左小腿需要支具固定、支撑身体走路已经 4 年,考虑是由于先天性胫骨发育前弓畸形、骨折后出现的胫骨假关节。

知识点

胫骨假关节主要临床特征

1. 多数患儿进行出生检查时,并不能发现明显的畸形,只有在胫骨中、下 1/3 处出现向前外侧轻微凸出,或伴随神经纤维瘤病体征,如软组织痉挛、局部肿胀、四肢及躯干常有咖啡牛奶斑时才会被注意。

2. CPT 在男女、左右肢体中发病率相当,通常以单侧多见,多可累及腓骨,双侧同时发病罕见,或可表现为一侧先天性胫骨假关节,另一侧为先天性胫骨弯曲,或出生时伴有先天性胫骨前弓畸形,因外伤后骨折不愈合或由于认识不足进行单纯截骨矫形术后不愈合形成假关节。

思路 2　首先应与家属沟通治疗的利与弊,家属接受后,对患儿进行 X 线摄片及局部 CT、MRI 检查。通过影像学检查结果,预测手术疗效。做手术治疗的术前准备。

知识点

胫骨假关节的影像学表现

1. X 线片表现为胫骨中、下 1/3 向前或前外侧成角,继发骨量的严重丢失,并有骨小梁破坏,骨皮质变薄、变脆,形成假关节。在胫骨发生变异后 6 周~1 年,或伴随出现囊性病变、骨髓腔狭窄或完全闭塞,腓骨常有不同程度的累及,出现弯曲、变细。

2. MRI 能为诊疗 CPT 提供更有价值的信息,通过对假关节周围软组织、骨膜及血管缺损度的详细分析,能够帮助术者准确地确定切除范围。此外,MRI 还可以通过评价假关节术前的整体状况,对术后患肢的愈合、功能及长度作出预测。

知识点

胫骨假关节的 Crawford 分型

Ⅰ型是在畸形的顶点能够观察到骨髓腔通畅、骨皮质增厚。这种类型的患儿通常有较好的预后,一些甚至可能不会发生骨折。

Ⅱ型的特点是骨髓腔变窄和骨皮质增厚或伴有骨小梁缺失。

Ⅲ型的特点是囊性病变,这种类型的患儿可能早期就会发生骨折,因此需要早期治疗。

Ⅳ型表现为胫骨假关节和可能的腓骨不愈合。

Crawford 分型是目前文献中使用最广的分型。

【问题 2】先天性胫骨假关节如何进一步治疗?

思路 1　患儿保守治疗已经 4 年,如继续保守治疗,成功的可能性不大。目前认为,可以早期手术治疗,甚至 2 岁即可以手术治疗。因为手术越晚,小腿发育越差,小腿越短,足越小,畸形越严重。若能在年幼时获得愈合,在支具保护下负重,可以最大限度地减少生长异常和下肢短缩,使下肢发育得更好。

思路 2　先天性胫骨假关节手术预后不理想,应该向家属讲述清楚失败的可能性很大,甚至数次手术后仍然不愈合。手术需要取自体骨,以髂后上棘处为好,该处骨质丰富。取骨可能会有一定量的失血,需要术前备血。准备不同直径的髓内钉于假关节处骨髓腔内固定。

思路3　手术关键点：将假关节周围的病变组织彻底切除，将假关节上下骨端的硬化骨切除，开通骨髓腔，创建正常的新鲜骨折断端；进行有效的髓内固定或外固定架固定；同时行自体髂骨植骨或带血管蒂的腓骨移植。

知识点

胫骨假关节的手术治疗

1. 髓内钉固定，自体骨移植。该方法由 Charnley 于 1956 年首次提出，该原理是基于彻底切除假关节区域病变组织后进行髓内针固定，最后采用腓骨截骨移植进行表面覆盖。

2. 带血管蒂的腓骨移植。由 Judet 于 1978 年首次进行描述和临床应用。该方法是基于切除全部病变骨组织，并代之强度较大的带血管腓骨。腓骨的移植可为同侧移植或对侧移植。

3. Ilizarov 环形外固定架。该环形外固定装置可以进行多样式组合，采用克氏针在不剔除病变组织的情况下，对病变区域进行多方向直接压力固定，再配合环形支架的组合效应，可以对不同类型的假关节进行有效调节。此种方法可以有效固定断端游离小骨片，同时进行近端胫骨牵引延长，能充分完成残余畸形的纠正和肢体长度的恢复。

4. 四合一手术。胫腓骨近远端融合一起，胫腓骨断端中间植骨，近端延长应用外固定支架固定。

患儿手术操作过程及术后恢复情况

于假关节前方切口，切除假关节处纤维组织，切除硬化的骨端，一般会切除、短缩胫骨 1~3cm，开通骨髓腔，置入髓内钉：远端打入，摆正踝关节，足底打出，再逆向打回，直至胫骨近端，远端固定至跟骨。髂后上棘外侧骨板及骨松质取骨植骨：骨板包绕假关节，其内植骨松质，可吸收线缝合固定——桶状固定。闭合切口：敞开深筋膜，以免发生间室综合征。术后单髋石膏固定 3 个月，之后改为膝上石膏固定 3~9 个月至骨质愈合，最后改为膝、踝、足支具固定至骨骼成熟。

【问题3】患儿术后并发症有哪些？应该如何处理？

该患儿治疗后可能会出现骨延迟愈合及不愈合、植骨吸收、再骨折、踝外翻、肢体短缩等并发症。多次手术失败可以考虑截肢。

知识点

胫骨假关节的预后

1. 胫骨假关节治疗的难点是成功率低，平均愈合率 31%~56%，平均手术次数 2.8~4.7 次，再骨折发生率接近 50%。

2. 踝关节外翻畸形十分常见（近 45%），所有的病例几乎都会发生肢体短缩畸形。

3. 最严重的并发症是手术失败，截肢往往是最终结局。有学者提出 3 次手术仍失败者，肢体短缩明显，双下肢相差超过 5cm，假关节远端有严重的足畸形，肢体无负重功能者均可以考虑截肢。

4. 截肢后安装假肢可获得良好的行走功能，对患者生活和心理是有益的。

胫骨假关节仍然是最难以处理的疾病，其生理病理及发病因素尚未完全明确，治疗方法、手术介入时间和病变区域的切除范围也存在较大争论。治疗以髓内钉固定为主，次选为外固定架治疗，带血管蒂腓骨移植有条件的可以考虑，再次手术时可以考虑胫腓骨融合固定。如果三次手术仍然失败，下肢短缩 5~7.5cm 以上，可以考虑截肢。早期安装假肢的患儿会获得良好的行走功能。应认真地与家属沟通，因为总体上手术成功率低于 50%，即便是术后假关节已经愈合，仍然有很高的再骨折发生率。

对于某些特殊的病例，如神经纤维瘤病合并胫骨假关节的患儿，早期截肢是明智的选择。截肢后配用高质量义肢的患儿会有较高的生活质量。

（李连永）

第十节　胭窝囊肿

胭窝囊肿(popliteal cyst)又称 Baker's cyst,由 Baker 于 1877 年描述而命名。囊肿位于胭窝,一般不与膝关节相通。胭窝囊肿属于非关节内病变,临床上多无症状,通常有自愈的倾向。超声检查可以确定其内容物是否为液体,如果疑是实性肿物,应做 MRI 检查,以明确诊断,考虑是否及时手术。

临 床 病 例

患儿,女,8 岁。3 个月前偶然发现左膝后肿物,逐渐长大,不伴有任何临床症状,也未影响膝关节功能。曾经到当地医院就诊,超声检查后,确认为囊性肿物,未予治疗。入院体格检查:膝后胭窝内侧可见有一明显外凸的肿物,伸膝时明显,质地较硬,难以确定是囊性还是实性。肿物表面光滑,不活动,无触痛。膝关节屈伸活动不受限。

【问题 1】通过上述情况,对该患儿初步考虑什么诊断?

根据前述的病史,初步诊断为左胭窝肿物,但需要同其他胭窝肿物相鉴别。

知识点

胭窝软组织肿物的鉴别诊断

1. 胭窝囊肿是最常见的孤立性良性肿物。
2. 胭窝软组织的慢性炎症性疾病也可以表现为胭窝肿物。
3. 绒毛结节性滑膜炎也可以表现为胭窝肿物。
4. 其他肿瘤,如淋巴瘤、动脉瘤、增大的淋巴结、滑膜肉瘤,甚至骨肉瘤也可以表现为胭窝肿物。

【问题 2】依据病史,需通过哪些体格检查或辅助检查明确诊断?

软组织肿物除肿瘤体格检查特有的位置、大小、硬度、活动度、压(触)痛、皮肤温度和表面静脉是否显露外,胭窝部肿瘤还有其特征性的检查方法。

知识点

胭窝内软组织肿物的诊断方法

1. 简单易行的诊断手段是透光试验,胭窝囊肿透光试验为(+),实体肿瘤为(−)。
2. 超声检查也被通常用于鉴别实体肿物,如能通过超声明确囊肿起源于半膜肌和腓肠肌内侧头之间,则更有诊断意义。
3. 对于病史和体格检查均不典型的病例,应行 X 线和 MRI 检查。MRI 能明确诊断,并对排除其他侵袭性的软组织肿瘤更有意义。

【问题 3】该患儿胭窝肿物透光试验(+),超声及 MRI 见图 8-10-1。患儿是否需要手术治疗? 手术时机如何选择?

思路 1　了解胭窝囊肿的手术适应证。

知识点

胭窝囊肿的治疗原则

1. 绝大多数病例不需要治疗,囊肿通常在数月或数年内自行消失。对 120 例胭窝囊肿病例的随访研究发现,70% 以上囊肿平均在 20 个月内消失。

---

2. 外科手术行囊肿切除的适应证仅限于临床症状严重并伴有关节活动受限,且症状持续数月无缓解的病例。

3. 术中如果发现囊肿内有任何实性肿物,均需行术中冷冻病理检查。

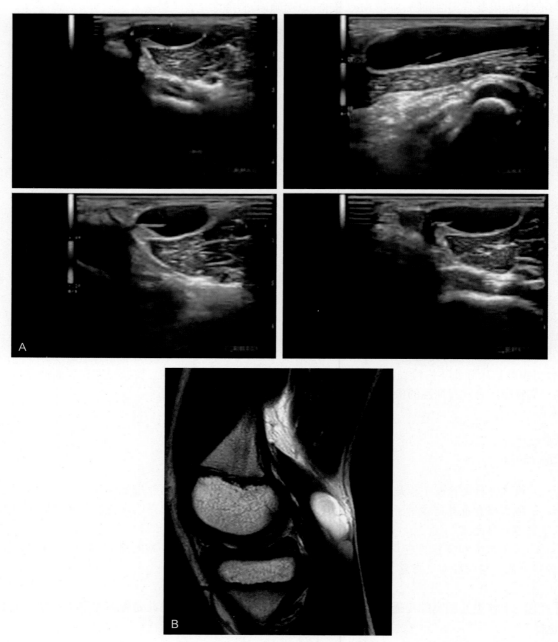

图 8-10-1　腘窝肿物超声及 MRI 检查
A. 超声;B. MR T$_2$WI。

思路 2　患儿在随访中囊肿体积持续增大,并出现压痛及屈膝受限,继续随访半年无缓解,行囊肿切除术。

患儿手术及术后恢复情况

手术在气囊止血带下进行,止血带使用时间 1 小时。患儿俯卧,于膝后囊肿上方"S"形切口,于腓肠肌内侧头与半膜肌腱之间暴露并分离囊肿,在分离至腓肠肌内侧头肌腱处切开囊肿,吸出囊液,探查囊肿是否与关节腔相通。本病例不与关节腔相通。完全切除粘连在肌腱上的囊壁,并将腓肠肌腱与半膜肌腱缝合,避免复发。完整切除囊壁是避免复发的关键。术后半个月即可以负重行走并逐渐恢复正常活动。

【问题 4】术后并发症有哪些?应该如何处理?

腘窝囊肿术后复发率较高,约半数以上。需严格掌握手术适应证。术中需完整切除囊壁以降低复发概率。切除囊膜时应探查是否与膝关节相通,如果相通则应在其根部缝合、修补关节囊。其他并发症如血管神经损伤较为少见。

腘窝囊肿为非膝关节内病变。透光试验是同实体肿瘤相鉴别的简单易行的体格检查方法。超声是临床常用的辅助检查方法,MRI 检查可以明确是否是实性肿物。囊肿有自行消失趋势,绝大多数病例无须手术治疗。术后复发率较高,手术治疗时需完整切除囊壁,缝合关闭与关节囊相通的部位。

(李连永)

第十一节　骨软骨瘤

骨软骨瘤(osteochondroma)是最常见的良性骨肿瘤,又称外生骨疣,分单发性和多发性两种。单发性骨软骨瘤(solitary osteochondroma)多见,是骨的一种错构瘤。约有 50% 的单发性骨软骨瘤发生在股骨远端、胫骨近端及肱骨近端,在踝关节周围较少见。多发性骨软骨瘤(multiple osteochondromatosis)具有遗传倾向,属于常染色体显性遗传,多累及踝关节。骨软骨瘤恶变率低,文献报道单发性为 1%,多发性约 5%。儿童及青少年骨软骨瘤发生恶变罕见。骨软骨瘤增大时可产生临床症状,如位于腓骨近端的骨软骨瘤可以压迫腓总神经,导致足踝不完全性瘫痪;发生于膝关节周围的多发性骨软骨瘤可以引起骨骼发育障碍,导致肢体短缩或膝内翻、膝外翻畸形。

临床病例

患儿,女,10 岁。2 年前发现右小腿近端内侧肿物,到当地医院就诊,诊断为骨软骨瘤,由于肿物较小,处理意见是观察。以后随发育逐渐长大,患儿不伴有任何临床症状。现因病变区域疼痛来诊。患处疼痛已经 1 个月,影响行走,膝关节屈伸时疼痛加重。体格检查:右胫骨近端内侧可见 1 个外凸的肿物,触摸时质地较硬。屈曲膝关节时疼痛。膝关节正侧位 X 线片见图 8-11-1。

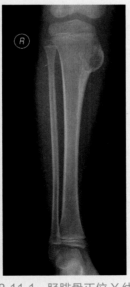

图 8-11-1　胫腓骨正位 X 线片
胫骨近端内侧 1 个骨样肿物,
广基底,背向关节生长。

【问题1】通过上述情况,对该患儿初步考虑什么诊断?

思路1　根据病史、体格检查及 X 线检查,初步诊断为右胫骨近端内侧骨软骨瘤。

> **知识点**
>
> **骨软骨瘤病理**
>
> 1. 骨软骨瘤主要由骨性基底与软骨帽构成。
> 2. 骨软骨瘤为软骨内化骨,位于靠近骺板的干骺端,背离骺板方向生长。
> 3. 骨软骨瘤分为带蒂和宽基底两种类型。
> 4. 病变的生长与患儿的发育同步,当骨骼发育成熟后骨肿物将停止生长。
> 5. 肿物可发生于股骨近端、远端,胫骨近端、远端,肱骨近端、腓骨近端、尺骨远端,同时可以发生于不规则骨,如骨盆、肋骨、椎体骨、指/趾骨、肩胛骨等。

思路2　需要检查左侧膝关节、双侧髋关节及双侧肱骨近端,了解是否有多发性骨软骨瘤的可能。对该患儿其他部位检查,未扪及肿物,追问病史家族中无多发性骨软骨瘤的病例。临床诊断为右胫骨近端内侧单发性骨软骨瘤。

【问题2】诊断明确后如何治疗?

思路　患儿已经有临床症状,病变部位疼痛已经1个月,疼痛的原因考虑是由于骨软骨瘤向外生长,诱发了瘤体周围的滑囊炎所致。另外,患儿常出现膝关节屈伸时疼痛,考虑是瘤体影响了膝关节内侧缝匠肌、股薄肌、半膜肌或半腱肌肌腱的滑动所致。由于瘤体在长大,并且出现了临床症状,可以考虑手术切除。

患儿手术与病理结果

对患儿进行全身麻醉或硬膜外麻醉,手术在止血带下进行。右胫骨近端内侧纵向切口,避开大隐静脉,勿损伤缝匠肌、股薄肌、半膜肌或半腱肌腱。暴露肿瘤,肿瘤基底部上下长 3cm,宽 2cm,外凸 2cm,上方有软骨帽。从肿瘤基底部四周正常骨组织开始完整切除肿瘤,残基应用骨蜡止血。切除瘤体送病理检查,结果回报为骨软骨瘤。

【问题3】患儿术后并发症有哪些? 应该如何处理?

思路　单纯手术切除骨软骨瘤效果较好,很少复发,但邻近骺板处的广基型骨软骨瘤容易复发,应引起注意。术中切除的范围应大一些,以减少复发。患儿术后3个月、半年、1年复诊时摄片,见骨质愈合良好,未出现并发症。

骨软骨瘤随骨骼发育而生长,骨骼发育停止后生长也停止。一般认为骨软骨瘤患儿无症状,不需要治疗或推迟到青春期再行手术。出现疼痛或压迫血管神经而引起肢体功能障碍、骨骼发育畸形或肿块较大影响关节功能活动等为手术指征。

(李连永)

第十二节　骨　囊　肿

骨囊肿(bone cyst)分为单房性骨囊肿(unicameral bone cyst)和动脉瘤样骨囊肿(aneurysmal bone cyst),本节以单房性骨囊肿为例阐述骨囊肿的临床特点及诊断与治疗。单房性骨囊肿儿童及青少年多见,多发生于肱骨近端(约占50%)和股骨近端(约占20%),其他包括跟骨、腓骨、桡骨、骨盆、距骨、脊柱等骨质均可以发生。单房性骨囊肿病因不清,有几种推测,如局部骨化失败,骨内的滑膜囊肿及静脉回流受阻等。囊腔内为淡黄色或血清样液体,呈单房样结构,病理性骨折后可以出现多房样病变。虽然有学者认为骨折后有自愈的倾向,但很少发生(低于5%)。因囊肿远离骺板生长,会有逐渐愈合的趋向,故临床上根据囊肿距离骺板的位置分为活动性骨囊肿(距离骺板≤0.5cm)和静止期骨囊肿(距离骺板>0.5cm)。骨囊肿一般无临床症状,2/3的患儿以病理性骨折后就诊而发现病变。

临 床 病 例

　　患儿，男，9岁。因"轻度外伤（10小时前）致左上臂疼痛、肿胀，活动受限"就诊。以往无任何症状。体格检查：左上臂近端肿胀，活动受限，桡动脉搏动良好，患侧手指活动自如。影像学检查显示左肱骨近端病理性骨折，病变距离骺板小于0.5cm（图8-12-1）。

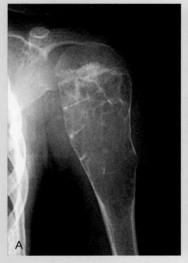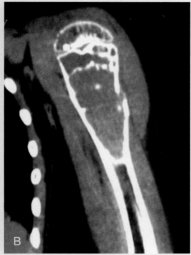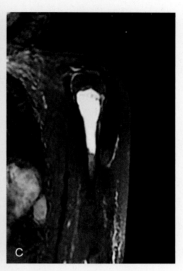

图 8-12-1　左肱骨近端骨囊肿影像学检查
A. X线；B. CT重建；C. MRI。

　　【问题1】通过上述情况，对该患儿初步考虑什么诊断？
　　思路1　患儿轻微外伤导致肱骨近端病理性骨折，以往无任何临床表现。X线显示为单腔骨质破坏，破坏囊腔边缘有明显边界，无骨膜反应。首先考虑最为常见的单房性骨囊肿。需要进一步与动脉瘤样骨囊肿和骨的嗜酸细胞肉芽肿区别。

知识点

动脉瘤样骨囊肿与骨囊肿的区别
　　动脉瘤样骨囊肿在发生的部位、临床表现上与单纯性骨囊肿基本相同，不同的是动脉瘤样骨囊肿在影像学上表现为多房样结构，明显的膨胀性生长特征和其囊腔内为血液。通过X线平片和骨穿刺可以区别（图8-12-2）。

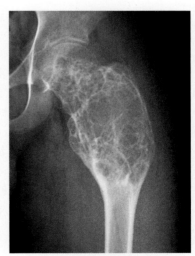

图 8-12-2　动脉瘤样骨囊肿
X线片
表现为膨胀性生长，多囊性分隔。

思路 2　该患儿初步诊断左肱骨近端单房性骨囊肿,伴病理性骨折。

【问题 2】对该患儿如何进一步治疗?

思路 1　(1)由于骨囊肿合并病理性骨折,治疗方法首先考虑保守治疗,待骨折愈合后,如果骨囊肿没有愈合的趋势,则再行手术治疗。

(2)直接手术治疗,因为骨囊肿几乎很少有可能在病理性骨折后发生愈合,所以可以考虑直接手术干预。

知识点

骨囊肿治疗方法

1. 骨囊肿治疗方法较多,效果并不理想,虽然是良性病变,但治疗后复发率非常高,有报道称复发率高达 50% 以上。

2. 目前较为广泛接受的是病变内刮除植骨,同时应用 2 根弹性髓内钉固定(弹性髓内钉可以起到引流的作用,有利于骨囊肿的愈合,同时又会起到骨折或病变端骨质的固定支撑作用)。

思路 2　因为手术结果并不理想,复发率较高,应该向家属讲述清楚再次手术的可能性仍然很大,需要家属理解。手术需要植骨,取自体骨,自体骨可来自髂骨及腓骨,亦可应用同种异体骨,需向家属陈述利弊,由家属选择。准备不同直径弹性髓内钉,做病变处的引流、支撑固定。

知识点

手术方法

1. 糖皮质激素腔内注射　成功率 40%~80%,常需要多次腔内注射。
2. 囊腔减压引流　通过多个克氏针留驻囊腔与骨质外相通,达到囊内液体引流、促进成骨的目的。
3. 囊肿刮除植骨　复发率较高,甚至可以达到 50% 以上。
4. 自体骨髓移植　需要 2~3 次甚至更多次的治疗,仍然有较高的失败率。
5. 多种方式联合治疗　目前认为采用囊壁刮除植骨同时糖皮质激素骨髓腔内注射、弹性髓内钉固定等多种方式联合治疗会取得更为理想的治疗效果。

患儿手术与术后复查记录

取患儿肱骨近端三角肌前缘切口,避开头静脉,保护好肱二头肌长头肌腱,暴露病变。16 号针头穿刺抽吸囊腔内容物为淡黄色液体,开窗,窗宽 2cm(窗开得大一些,有利于引流和术后病变愈合),将腔内壁膜性结构反复刮除、冲洗干净。肘关节外侧切口,由肱骨远端外侧确定入针点,逆向置入预先弯好的第 1 枚髓内钉,在 C 臂机监测下送至病变的近端。置入第 2 枚髓内钉,针尾略折弯,保留长 0.5cm 的尾端。病变处充分植入自体或同种异体骨,逐层闭合切口。术后石膏托固定 2 个月。复诊时摄片,见骨质愈合良好,去除外固定,但需要注意保护上肢。半年后复诊,骨质进一步愈合。1 年后复诊,骨质有直径 0.5cm 的囊性病变区数处,处理意见:观察。2 年后复诊,病变区消失(图 8-12-3),临床愈合。

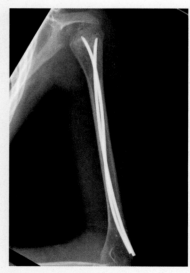

图 8-12-3　术后 2 年肱骨 X 线片
肱骨病灶完全愈合,肱骨塑形正常。

【问题3】患儿术后并发症有哪些？应该如何处理？

思路 单纯手术刮除病变植骨复发率高，结合髓内钉固定，疗效会明显提高。如果复发，病变区直径大于1cm，或皮质骨成骨不明显，骨质承重力弱，可以考虑再次手术。

单房性骨囊肿多发生于肱骨近端和股骨近端，囊腔内为淡黄色或血清样液体，呈单房样结构，病理性骨折后可以出现多房样病变。临床分为活动性骨囊肿和静止期骨囊肿。一般无临床症状，2/3 的患儿以病理性骨折后就诊而发现病变。依据 X 线平片或 CT 和 MRI 可以诊断，局部穿刺抽吸囊腔内液体可以简化诊断。单房性骨囊肿需要与动脉瘤样骨囊肿相鉴别。单房性骨囊肿治疗方法较多，复发率高，以囊腔内容物刮除植骨、骨髓腔内髓内钉固定及骨髓腔内糖皮质激素注射联合治疗疗效较好。

（李连永）

第十三节 臀肌挛缩症

臀肌挛缩症（gluteal muscle contracture，GMC）是由多种原因引起的臀肌及其筋膜纤维变性、挛缩，引起髋关节功能受限所表现的特有步态、体征的临床综合征。本病自 1978 年国内首次报道以来，致病原因通过深入研究，已经取得了较大进展。该病与遗传因素、体质原因及儿童易感性有关，但大多数学者认为与婴儿期臀部反复注射药物有关，故临床也被称作注射性臀肌挛缩症。

临 床 病 例

患儿，男，7 岁。因"步态欠佳，双下肢跛行6年"就诊。入院前6年（1 岁会走后）家长发现患儿步态欠佳，下蹲困难，无外伤及感染史，当地医院诊断为 O 形腿，未治疗。后跛行症状渐加重，来院就诊，以"双侧臀肌挛缩"收入院。患儿平素一般情况无特殊。

【问题1】通过上述情况，对该患儿初步考虑什么诊断？

思路1 患儿1岁时刚会行走即出现步态欠佳、下蹲困难等症状；后跛行症状逐渐加重，需要考虑常见的步态异常疾病。

知识点

常见步态异常可能的因素

1. 炎症 滑膜炎、感染性髋关节炎、骨髓炎。
2. 外伤 骨折、关节损伤等。
3. 先天性发育异常 髋关节发育不良、Perthes 病、双下肢不等长。
4. 其他 脑瘫、臀肌挛缩等。

思路2 患儿1岁会走后被家长发现步态欠佳、下蹲困难，且逐年加重，患儿无外伤及感染史，故排除感染性髋关节炎、骨髓炎、滑膜炎、外伤及骨折，常见跛行的原因包括臀肌挛缩症、髋关节发育不良、Perthes 病、双下肢不等长、脑瘫等。

思路3 采集病史需要包括有无臀肌挛缩发病高危因素，如反复臀部注射等。

知识点

臀肌挛缩症发病因素

1. 注射性臀肌挛缩 臀部肌肉反复注射史，在1岁左右学步时发现步态异常或双下肢坐位时不能并拢。
2. 特发性臀肌挛缩 发病前无外伤和肌内注射史，无其他肌肉挛缩及家族病史。
3. 先天性髋关节脱位术后并发臀肌挛缩 髋关节手术史。
4. 感染性臀肌挛缩 多有臀部软组织或肌肉组织感染病史。
5. 其他因素 臀肌筋膜间室综合征后遗症、多发性肌筋膜挛缩症表现的臀肌挛缩和臀部肿瘤等。

思路4　该患儿为行走后出现行走步态异常,后跛行症状逐年加重,结合患儿站立或行走时双侧下肢明显呈"外八字"步。跑步时步幅较小,如同跳跃前进。坐位时双膝分开,不能并拢及下蹲不同程度受限等相关临床症状,初步考虑诊断为双侧臀肌挛缩症。

> 知识点
>
> **臀肌挛缩症的主要临床表现**
>
> 本病发病率男多于女,主要好发于儿童,且多为双侧。
>
> 1. 臀部外上1/4处皮肤凹陷,该部位可触及与臀大肌纤维走行方向一致的挛缩索带,当髋关节被动内收、内旋和屈曲时,挛缩索带更为明显。
>
> 2. 步态异常,患儿多数为双侧臀肌挛缩,行走时双下肢呈外展、外旋状,"外八字"步态,跑步时可呈现"跳步征";如为一侧臀肌挛缩,站立或行走时一侧下肢明显外展外旋,呈"外八字"步。
>
> 3. 跑步时步幅较小,如同跳跃前进。
>
> 4. 坐位时双膝分开,不能并拢;并膝下蹲的动作不同程度受限,需外展外旋髋关节才能蹲下,呈典型的蛙式位。
>
> 5. 少数患儿(单侧病变)表现为骨盆倾斜,双下肢并拢时骨盆向一侧倾斜,伴跛行,双下肢外观不等长。

患儿体格检查与实验室检查

体格检查:患儿站立时,双下肢不能完全靠拢,轻度外旋。臀部肌肉容积缩小,相对显现出臀部尖削的外形。坐位时,双膝分开,不能靠拢,不能做跷"二郎腿"样动作。在下蹲过程中,屈髋受限,不能完全蹲下。屈伸髋关节时,在股骨大粗隆表面有索带滑过并产生弹响。双侧臀部可触及一条与臀大肌纤维走行方向一致的挛缩束带,当髋关节内旋、内收时更为明显,其宽度为5~7cm。

骨盆X线提示双髋外旋位,似"假性双髋外翻",股骨颈干角>130°(图8-13-1)。臀部MRI显示变性的臀部肌肉组织(图8-13-2)。

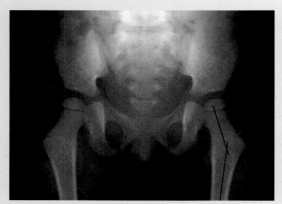

图8-13-1　臀肌挛缩骨盆X线片
双髋外旋位,"假性双髋外翻",股骨的颈干角>130°。

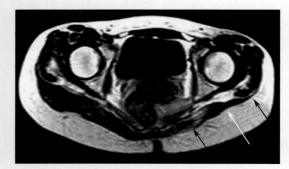

图8-13-2　MRI显示变性的臀部肌肉组织
两个黑色箭头显示臀大肌起止点,白色箭头显示挛缩的臀大肌。

【问题2】如何分析体格检查和辅助检查结果?

思路1　体格检查重点是跛行,下蹲受限。站立时,双膝不能完全靠拢,下肢轻度外旋;坐位时,双膝分开,不能靠拢,不能完全下蹲。

知识点

臀肌挛缩症体格检查特点

1. "尖臀征"　站立时,患侧臀部呈现尖削的外形。

2. "二郎腿试验"阳性　坐位时,双髋外展,双膝不能靠拢,搭腿试验阳性。

3. "划圈试验"阳性　双下肢并拢下蹲,当髋关节屈曲近90°时,屈髋受限,不能完成下蹲动作,只有双膝向外摆动,划一弧圈后,才能再次并拢完成下蹲动作。

4. "弹跳症"　在下肢并腿被动屈髋屈膝或伸髋伸膝时,紧张的挛缩索带滑过大转子表面,摩擦产生弹响或弹跳。

5. 交腿试验　患儿双下肢并腿平卧,分别将一下肢抬高作内收交架于另一下肢上,不能交架于膝关节髌骨以上水平为阳性。

6. 其他　患侧臀部欠丰满,局部皮肤凹陷,可以触及硬结或索带。

臀肌挛缩症体格检查特点见图8-13-3。

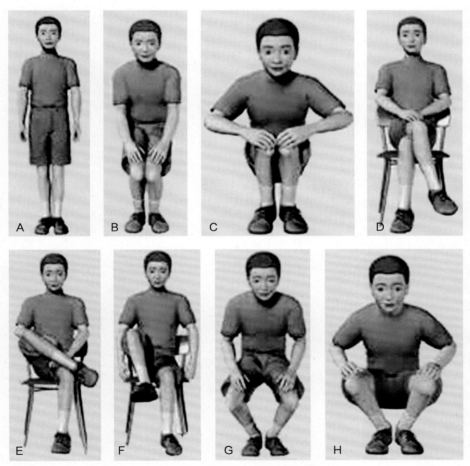

图 8-13-3　臀肌挛缩症体格检查特点

正常儿童的站立、双下肢并拢下蹲和二郎腿姿势(A~D);臀肌挛缩症儿童体格检查时异常姿势(E~H),
"二郎腿试验"阳性(E、F);"划圈试验"阳性(G、H)。

思路2　辅助检查包括臀部软组织超声、骨盆X线片和MRI。

知识点

臀肌挛缩症辅助检查

1. 重点是臀部软组织超声,可发现肌肉结构异常。

2. 骨盆 X 线显示骨质无异常改变。双侧病变可出现"假性髋外翻",表现为股骨的颈干角>130°,股骨小转子明显可见。单侧病变患儿可见骨盆倾斜,患侧髋外翻畸形,肢体假性增长;健侧可出现髋内收畸形、股骨头假性半脱位等。

3. MRI 可详细检查臀部软组织及肌肉情况,以及与周围组织有无关联,可排除臀部肿瘤特别是臀部侵袭性纤维瘤及其他因素。

【问题3】该患儿诊断是什么?

思路1　结合患儿临床症状与体征、实验室检查结果(骨盆 X 线、臀部软组织超声)首先诊断臀肌挛缩症。

思路2　臀肌挛缩症需要进行鉴别诊断,特别是臀部侵袭性纤维瘤。MRI 可排除臀部肿瘤。

知识点

臀肌挛缩症的诊断

1. 根据患儿病史及特有的体征,一般可作出诊断。

2. 单侧臀肌挛缩者,应与臀部硬纤维瘤和髋外展肌挛缩相鉴别,臀部硬纤维瘤者,臀部饱满,可触及硬性包块;髋外展肌挛缩者没有弹响髋。

【问题4】臀肌挛缩症如何治疗?

思路1　手术彻底松解挛缩索带是治疗本病的最好疗法。

思路2　传统的开放手术由于暴露良好,松解彻底,并发症少(图 8-13-4)。可采用关节镜手术及微创手术,由于切口隐蔽,外观良好。

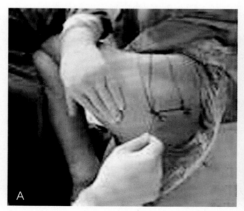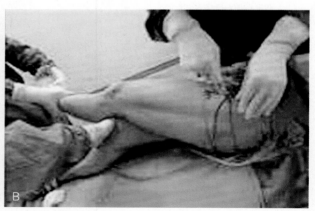

图 8-13-4　臀肌挛缩手术

A. 开放手术切口定位(屈髋屈膝位);B. 术中挛缩松解后检测髋关节内收的改善情况(伸髋伸膝位)。

知识点

臀肌挛缩症的治疗

臀肌挛缩症一旦作出诊断,保守治疗无效,只有通过手术彻底松解臀肌挛缩索带才能改善髋关节活动功能。

1. 开放手术治疗 大粗隆后上方斜形切口,暴露臀大肌挛缩索带后,在大粗隆的上方 2cm 处用大弯钳将挛缩索带挑起并切断,然后将大粗隆表面的挛缩索带切除,防止术后复发。随着髋关节内收和屈曲活动,进一步将深层的挛缩索带松解,尤其松解臀中肌和臀小肌内的挛缩索带,直到髋关节内收和屈曲活动无受限为止。如果术中发现臀肌挛缩严重,应在大粗隆和坐骨结节之间先暴露坐骨神经,然后松解挛缩索带,可防止损伤坐骨神经。有时需要在大粗隆处切断阔筋膜,才能达到彻底松解。对于关节囊和梨状肌挛缩者,一般不主张彻底松解,防止术后髋关节不稳定。术后双下肢并膝伸直位 3 日,然后开始下地活动,2 周拆线后开始锻炼髋关节屈曲活动;传统的开放手术松解彻底,并发症少。

2. 关节镜下手术 在开放手术中,由于手术切口较大,术后切口瘢痕增生,使外形美观受影响,随着近年来关节镜技术的发展,可以借助关节镜来完成臀肌挛缩索带松解手术,术后第 2 日开始下地活动,获得满意的治疗效果。

【问题5】臀肌挛缩症的预后情况如何?

本病病理改变明确,手术松解挛缩索带可以明显地改善功能,总体预后良好。

知识点

臀肌挛缩症的预后

臀肌挛缩索带彻底松解后,预后良好,很少复发,术后早期鼓励患儿下蹲并辅以理疗或体育疗法。术后 1~3 个月内即可恢复髋关节内收和屈曲活动。

(张学军)

第十四节 脑瘫后遗症

脑性瘫痪(cerebral palsy,CP)简称脑瘫,是一组异质性临床综合征,指发生在未成熟大脑的非进展性缺陷或损害引起的姿势和运动障碍,其严重程度不一,特征为肌张力、姿势和运动异常。发育中的脑组织自我修复失效,遗留固定性、解剖性的病损,引起了肌力的持续不平衡,进而导致发育中的儿童或青少年进行性畸形加重。该病是由多种原因所致的发育期脑异常,脑损害可发生于产前和围产期。在治疗中,骨科医生的责任是通过提供支具和重建肌力平衡来改善功能和防止畸形发展。

临 床 病 例

患儿,男,7 岁。因"跛行,双足行走足跟不能着地 5 年余"就诊。异常步态随年龄增长逐渐加重。同时患儿还有全身"紧、不灵活"等症状。一直未予治疗。患儿无外伤病史,出生时胎龄 32 周,出生后有缺氧窒息,后经抢救并在新生儿 ICU 治疗 4 周后出院。

入院体格检查:上肢各关节活动度正常,右侧上肢肌张力较左侧略高,上肢活动协调性差。跛行,双膝关节、髋关节活动不受限。双下肢肌张力增高。双足下垂,无明显内、外翻畸形,右足活动跖屈 30°~60°,左足活动跖屈 20°~60°,双侧跟腱均紧张。双髌腱反射亢进,双髌、踝阵挛阳性。巴宾斯基征阳性。睡眠中检查双下肢诸关节活动范围正常。

【问题1】通过既往病史及目前检查情况,患儿活动受限考虑什么原因?

思路1　患儿为早产儿,有围产期缺氧病史,应考虑脑瘫。

知识点

脑瘫的病因

1. 产前因素　宫内感染和 TORCH 感染;缺氧;高凝状态、血管病、血管的异常发育,以及继发于影响胎盘或胎儿疾病的栓子;母亲乙醇和药物依赖。

2. 产中因素　产程中的创伤和窒息、脐带脱垂及臀先露是引起脑瘫的高危因素;早产和低出生体重也与脑瘫有关。

3. 产后因素　脑炎、脑膜炎;车祸及虐待儿童;溺水或陷于封闭空间引起窒息;严重高胆红素血症核黄疸。

思路2　患儿右侧上肢肌张力较左侧略高,双下肢肌张力增高,双侧跟腱均紧张,双髌腱反射亢进,双髌、踝阵挛阳性,巴宾斯基征阳性,提示患儿为痉挛型肢体功能障碍。

知识点

脑瘫根据运动障碍特征分类

1. 痉挛型　牵拉肢体时肌张力增高,快速牵拉时更为明显,即所谓的牵扯反射亢进。约占发病的2/3。痉挛型综合征有多种表现,可能是对称的或非对称的,可累及单一或多个肢体。受累患儿的肘部和膝部有不同程度屈曲,髋部也会出现屈曲、内收和内旋。患儿可能有马蹄外翻足或仰趾内翻足畸形。手指伸展、拇指外展、腕关节伸展和前臂旋后可能受限。这些特点可能会导致较差的抓放动作和不自主运动或伴随运动。

2. 手足徐动型　一种不由自主动作,约占脑瘫患儿的1/4,又分痉挛性手足徐动型、低肌张力手足徐动型和舞蹈性手足徐动型。手足徐动包括涉及远端肌肉的缓慢、平滑、扭动的动作。舞蹈性手足徐动型脑瘫儿童存在对抗肌群的协同失调(拮抗动作),如屈曲和伸展,或旋前和旋后。情绪、姿势改变,或有意向运动都可能会加重或诱发这异常运动。手足徐动在要触及目标时最为显著,此时手指伸展且外展。应激、兴奋或发热可能会加剧手足徐动。在一些病例中,发热可能会导致投掷症,这是一种严重、粗大的手足徐动。

3. 共济失调型　临床表现多种多样,肌肉失去协调动作和平衡。运动发育里程碑和语言技能通常延迟,共济失调通常会随着时间推移而改善。一般来说,运动障碍严重程度越大,相关残疾越严重。言语与智力相关,言语通常是缓慢、忽动忽停和暴发性的。共济失调型脑瘫较为罕见,应将其与进展性神经变性疾病相区别,后者也可能会表现出一些相同的特征。

4. 强直型　仅约 5%。在被动牵拉时阻力增大,而与牵拉的速度无关。强直可表现为均匀的,即铅管状僵硬;也可为间断性,即钝齿轮样僵硬。常伴有智力低下。

5. 弛缓型　一般是痉挛型或手足徐动型早期过度现象,多在婴儿期或新生儿期存在,患儿长大后多转为痉挛型或手足徐动型。

6. 混合型　约占1/10,兼有两种以上类型的特点。

思路3　患儿跛行,双膝、髋关节活动无受限,双足下垂,无明显内、外翻畸形,右足活动跖屈 30°~60°,左足活动跖屈 20°~60°,提示患儿肢体功能障碍主要累及双下肢远端肢体。

知识点

脑瘫根据运动障碍肢体情况分类

1. 单瘫　仅一个上肢或下肢受累，以痉挛型多见；挛缩好发于肢体远端，常可见尖足或马蹄内翻足畸形。

2. 截瘫　双侧下肢受累，为痉挛型；髋关节屈曲、内收、内旋，膝关节屈曲，马蹄内翻畸形。

3. 偏瘫　一侧上下肢受累，多为痉挛型、手足徐动型；一般上肢功能障碍较下肢严重，以手功能障碍最为显著。

4. 三肢瘫　四肢中三体受累，多为双下肢及一上肢功能障碍，多为痉挛型。

5. 双侧瘫　两侧上下肢不对称或交叉受累，多为痉挛型。

6. 四肢瘫　四肢均受累，可累及躯干，为最严重类型；一般上肢功能障碍较下肢重，四肢远端比近端重，多为手足徐动型，其次为混合型。

【问题2】依据患儿的临床表现，其脑瘫属于哪个类型？

根据检查，该患儿表现为痉挛型双下肢瘫，合并双足马蹄足畸形。

知识点

脑瘫的主要临床表现

1. 运动功能发育落后　主动运动少，粗大动作启动困难，一旦启动难以停止，精细动作协调差。患儿行走年龄延迟，或根本无法独自端坐、站立、行走、奔跑等。如为单侧受累则表现受累一侧的肢体动作明显少于正常侧。

2. 肌张力及神经反射异常　典型的上运动神经元损伤改变，即肌张力增高，腱反射亢进，病理反射阳性。新生儿期肌张力低下，随月龄增长，肌张力逐渐增高，至1~2岁达到高峰。被动活动关节时，阻力增大，一经外界刺激，常可诱发痉挛，表现为异常的姿势，如肩关节内收、内旋及屈肘、屈腕、拇指握于四指之中，髋关节屈曲、内收、内旋及屈膝、足马蹄内翻或外翻等。

3. 肌肉挛缩和关节改变　长期肌肉痉挛时关节处于屈曲位，导致肌肉挛缩及至关节挛缩，表现为放松状态关节仍不能完成被动全程活动。久之会导致关节半脱位或脱位。常见于髋关节及足跗骨间诸关节。

4. 特殊体征　由于痉挛存在产生典型体征。

(1)折刀征：嘱患儿尽量放松肢体，被动活动其关节，在初始时可感到阻力，作用力持续时阻力突然消失，关节被动活动完成。最常见于痉挛型患儿的膝关节屈曲过程中。

(2)铅管征：检查方法同上，关节阻力贯穿被动活动全程。见于僵直型患儿。

(3)齿轮征：检查方法同上，被动活动全程感到连续顿挫感。见于僵直型患儿。

(4)混清试验：即屈肌回缩试验(flexor withdrawal)，嘱患儿椅坐位，抗阻力屈髋，踝关节放松为正常，踝关节同时背伸为异常。用于检查轻微的痉挛。

【问题3】诊断脑瘫的依据与内容包括哪些？

疑似脑瘫患儿的评估从详细的病史询问和体格检查开始，应包括以下要素。

1. 回顾出生前和出生时病史，借此可识别脑瘫的危险因素。

2. 回顾新生儿筛查结果。

3. 回顾家族史。

4. 评估生长情况。

5. 评估运动发育。

6. 评估运动性肌张力。

7. 评价适合其年龄的运动控制。

8. 评估姿势。

9. 评估协调性。

10. 筛查伴随损害(如视力或听力障碍,注意力、行为、沟通和/或认知缺陷)。

11. 评估功能性能力方面的任何限制。

病史询问和体格检查的目的在于:①识别脑瘫的诊断性特征并对其进行分类,这可提供潜在病因的线索,且可能提示相关疾病的可能性;②确定患儿的病况为静止性,而不是进行性或神经变性;③确立治疗目标和优先顺序。

虽然脑瘫的病损是静止的,但临床体征会随着神经系统的成熟而出现演变。因此,评估脑瘫患儿时需要进行连续检查。

脑瘫的诊断是在临床上作出的,没有特异性检查可确定脑瘫的诊断。但应对所有脑瘫患儿进行诊断性评估,以识别脑瘫的潜在病因并排除其他疾病。

脑瘫婴儿和儿童的诊断性评估包括:①对所有疑似脑瘫患儿进行脑部 MRI 检查(如果先前未进行过);②对疑似有癫痫发作活动的患儿行脑电图(EEG)检查;③对难治性癫痫发作或运动障碍(如共济失调-痉挛步态或运动障碍)患儿行腰椎穿刺;④如果患儿存在非典型症状或 MRI 显示脑畸形,或如果通过临床病史和神经影像学检查未确定病因,则进行代谢和遗传检查;⑤对于偏瘫型脑瘫或 MRI 显示有脑梗死证据的患儿,应筛查易栓症。

知识点

脑瘫的诊断

脑瘫的诊断是基于一系列临床发现作出的,包括运动发育迟缓、持续存在原始反射及姿势反应异常。对于大多数儿童,脑瘫的诊断是在出生后 2 年内作出的,但在轻度症状的儿童中诊断可能延迟。

诊断脑瘫的关键特征包括:①运动发育和姿势异常;②运动障碍为永久性、非进行性;③运动障碍由发育中的胎儿或婴儿脑部出现损伤引起;④运动障碍导致功能性能力和活动受限;⑤运动障碍常伴有继发性肌肉骨骼问题、癫痫和/或感觉、知觉、认知、沟通与行为障碍。

不应仅根据一种异常就作出诊断。对于存在轻度张力过高或反射亢进但其他方面功能性发育正常的婴儿,应进行观察。如果仅存在这种异常,大多数情况下其会在婴儿满 9 个月后逐渐消失。

【问题 4】脑瘫需要与何种疾病鉴别?

鉴别诊断脑瘫是一种排除性诊断,包括神经变性疾病、遗传性代谢病、脑或脊髓的发育性或创伤性损伤、神经肌肉障碍或运动障碍及肿瘤。通过神经影像学检查、代谢检查及临床病程可区分这些疾病与脑瘫。

【问题 5】脑瘫的治疗原则是什么?

1. 系统康复治疗　教育和功能训练。越早开始越好,根据不同年龄不同功能状况有针对性地实施,目的在于通过康复,充分发掘潜在的脑残余功能,建立代偿,最大限度地改善患儿的运动功能并预防并发症,而脑功能发育完善之前是最有利的时机。

2. 外科治疗　作用在于通过手术为康复训练创造更好的条件(如使肌张力减低);预防或治疗并发症(如使脱位的关节复位);对无法改善功能的患儿(如全身受累的极重型)实施手术改善护理条件(如通过手术使强迫体位变为被动体位)。

知识点

手术治疗

1. 神经手术　选择性脊神经后根切断术和外周神经肌支切断术。目的在于通过手术直接降低肌张力。适用于痉挛范围相对广,没有发生肌肉挛缩和关节脱位的患儿。

---

2. 骨科手术　包括肌腱延长、肌肉起点切断、关节复位术、关节融合术等，目的在于通过延长肌肉、减少牵拉刺激，达到降低肌张力的目的。同时可直接解决关节挛缩，关节不稳定等继发病理改变。适用于痉挛范围局限或晚期的患儿。

无论何种手术，术后必须辅以相应的功能训练，否则虽然解除了痉挛或畸形，但并不能直接改善患儿的功能，使手术失去改善功能的意义。

【问题6】该患儿适于何种手术治疗？

根据患儿病史，该患儿适用双足跟腱延长术并石膏固定。

患儿手术治疗与随访

患儿接受双足跟腱延长术并石膏固定治疗。3个月后复查，双足可达中立位，活动度背屈10°~20°，跖屈60°。行走时足跟可着地。

【问题7】此时治疗是否完成？

患儿治疗没有完成，需要佩戴矫形支具维持矫形效果，以及长期神经康复功能锻炼。

知识点

骨科手术在脑瘫治疗中的地位和作用

脑瘫患儿就诊于骨科的主要原因是肢体功能障碍，但其病因原发于神经系统，故病理损害不只限于运动系统。以目前对于脑瘫的认识，骨科医生仅能对脑瘫中一部分痉挛患儿进行干预。由于目前尚无治疗神经系统损害的有效手段，脑瘫的基本治疗仍然以系统康复为主，外科手术治疗只能为肢体功能康复创造或改善条件。脑瘫患儿功能的改善有赖于新的代偿性神经反射的建立，最有效的途径是通过肢体功能训练反复刺激神经系统。通过训练能解决的问题就没必要手术，且手术的并发症可能破坏康复效果。如痉挛性马蹄足，通过被动牵拉跟腱和主动屈伸踝关节、交替蹬踏等训练，达到步态支撑期足平踏的效果，就不一定为解决下蹲时足平踏而行跟腱延长术。如跟腱延长过度，很可能造成跟足步态，使行走能力下降。在一个脑瘫患儿身上找局部手术适应证并不难，难点在于时机的选择和掌握局部手术与全身康复的关系。

脑瘫的治疗绝非单靠骨科医生就可以独立完成，必须与神经内科、康复科、特殊教育工作者和社会康复工作者充分合作，才可使治疗得到最佳优化。

（张学军）

第十五节　肢体不等长

肢体不等长（anisomelia）是小儿矫形外科的常见问题，即由于一侧肢体短缩或过度生长导致双下肢不对称性发育。除造成外观异常外，肢体不等长带来的主要问题还包括躯干倾斜、不稳及背部疼痛，甚至下肢各关节的慢性损害。导致肢体不等长的原因有很多，如肢体短缩可由先天发育不全、肿瘤、创伤和感染等所致，而肢体过度生长则可由先天异常、血管畸形、外伤或感染后刺激所致。

由于造成肢体不等长的病因复杂，临床诊治中存在很多难点，需要较有经验的小儿矫形骨科医生来完成，对于参加小儿外科规范化培训的住院医师而言，重点在于学习如何分析及判断引起肢体不等长的病因、初步掌握治疗原则。

临 床 病 例

患儿，男，10岁6个月。其母亲孕1产1。患儿出生体重21kg。4年前主因"跛行1年余"至医院骨科门诊就诊。

【问题 1】什么是跛行？引起跛行的常见原因有哪些？

思路 1　跛行是患儿下肢出现的运动功能障碍，在小儿骨科门诊较为常见。要明确跛行的原因，首先要了解跛行出现的时间，是否与外伤有关，是逐渐出现的还是突然出现的，是否自婴儿期即出现跛行。

思路 2　根据患儿跛行步态不同，可以分为避痛步态、外展肌步态、马蹄步态和划圈步态。

知识点

几种常见跛行步态及其特点

1. 避痛步态　顾名思义，即为疼痛导致的跛行。常继发于下肢创伤、感染及炎症。典型特征为患肢站立相负重时间缩短，在经历短暂的负重后，迅速将重心调整至健侧肢体。可通过询问及体格检查来确定疼痛具体部位，髋关节常受累。

2. 外展肌倾斜　亦可称为特伦德伦堡步态（Trendelenburg's gait）。由于髋关节脱位或神经肌肉病，导致患侧髋外展肌无力。行走时外展肌无法通过收缩保持骨盆水平，故出现患侧站立相时骨盆倾向健侧，肩部向患侧倾斜。

3. 马蹄步态　为跟腱挛缩所致，站立及行走时常以"足趾 - 足跟"顺序着地，见于先天性马蹄足、脑瘫及特发性尖足患儿。

4. 划圈步态　常见于肢体不等长或足踝疼痛患儿，通过划圈行走，可减少行走时由于一侧肢体较长造成的躯干倾斜及不稳，同时可有效减少踝关节活动。

知识点

常见跛行步态的病程、体格检查特点及相关疾病

常见跛行步态的病程、体格检查特点及相关疾病见表 8-15-1。

表 8-15-1　常见跛行步态的病程、体格检查特点及相关疾病

步态类型	避痛步态	外展肌倾斜	马蹄步态	划圈步态
病程	急性	慢性	慢性	急 / 慢性
体格检查	疼痛，活动受限	"特伦德伦堡步态"实验(+)	跟腱紧张，神经系统检查(+)	活动受限，下肢不对称
常见疾病	外伤，青枝骨折，劳损综合征，感染，炎症	发育性髋关节脱位，脑瘫	脑瘫，先天性马蹄内翻足，特发性尖足	足踝疼痛，肢体不等长

知识点

小儿跛行常见病因及患儿易受累年龄段

小儿跛行常见病因及患儿易受累年龄段见表 8-15-2。

表 8-15-2　小儿跛行常见病因及患儿易受累年龄段

疾病	易受累年龄段
骨髓炎	0~6 岁
化脓性关节炎	0~8 岁
外伤	0~1 岁；>11 岁
毒素性滑膜炎	1~6 岁

续表

疾病	易受累年龄段
Perthes 病	5~10 岁
股骨头骺滑脱	>9 岁
骨肉瘤	>10 岁
髋关节脱位	1~5 岁
肢体不等长	>1 岁
脑瘫	>1 岁

思路3　根据上述常见跛行原因及临床特点,应进一步追问患儿病史,进行仔细体格检查,并进行必要的影像学、实验室检查。

病史及既往史

患儿出生后发现左腹壁、腹腔内、左腹股沟、阴囊及左下肢皮下肿物,于医院整形外科门诊就诊,初步诊断为"淋巴血管混合瘤"。考虑患儿年龄小、病变范围广,予以穿戴左下肢弹力绷带保守治疗。后因左下肢疼痛,于外院皮肤科行左下肢局部硬化剂注射治疗。后为进一步治疗,于患儿2岁时(8年前)至医院肿瘤科就诊,予以收入院。行左腹壁、腹腔内、阴囊及腹股沟肿瘤切除术,术后病理证实为"淋巴血管混合瘤",当时发现患儿双下肢发育明显不对称。5年前患儿逐渐出现跛行,为进一步诊治来医院矫形骨科门诊就诊,门诊予以收入矫形骨科病房。

【问题2】从患儿病史初步判断,该患儿跛行的原因是什么?

思路1　患儿出生后即发现左下肢肿物,考虑为淋巴血管混合瘤,保守治疗期间于外院行介入治疗,最终行肿瘤切除手术,考虑可能为造成跛行的根源。

思路2　由于软组织淋巴血管瘤可以刺激患侧肢体过度生长,故可造成患儿肢体不对称发育,继而出现下肢不等长。分析常见跛行原因,结合该患儿特点,考虑下肢淋巴血管瘤造成的下肢不等长是患儿跛行的直接原因。

思路3　对于肢体不等长患儿,判断病变肢体尤为重要,临床上除先天肢体肥大或因疾病导致肢体过度生长外,还应考虑到因先天肢体发育不全或疾病引起的肢体发育迟滞,此类疾病亦可导致肢体不等长。

知识点

引起肢体过度生长的常见原因

1. 先天异常　先天性半侧肢体肥大;不伴有血管畸形的局限性肢体肥大。
2. 肿瘤或其他　神经纤维瘤病;血管 - 骨肥大综合征;血管瘤 / 淋巴血管瘤;动静脉瘘。
3. 感染 / 炎症　骨干 / 干骺端骨髓炎;类风湿性关节炎;血友病关节积血。
4. 创伤　骨干 / 干骺端骨折;外伤性动脉瘤 / 动静脉瘘;长骨骨干 / 干骺端手术;骨膜过度剥离;植骨融合 / 骨移植术后。

知识点

引起肢体短缩的常见原因

1. 先天异常　股骨近端发育不良;先天性短股骨;先天性膝关节脱位;腓骨缺如;先天性半侧肢体萎缩;足部先天畸形,如马蹄内翻足。

2. 骨发育性疾病或肿瘤　骨纤维异样增殖（Albright综合征）；内生软骨瘤（Olier病）；遗传性多发骨疣；骨骺点状发育不良；神经纤维瘤病。

3. 骨/关节感染　骨髓炎；关节结核；化脓性关节炎。

4. 创伤　损伤骺板致骺早闭；骨折对位不良、断端重叠；严重烧伤。

5. 神经肌肉病　非对称性下肢麻痹；脊髓灰质炎；脑瘫；脊髓脊膜膨出/脊髓栓系；脑/脊髓肿瘤或脓肿；周围神经损伤。

6. 其他　股骨头骺滑脱；股骨头缺血坏死；长期制动免负重；放疗；骨骺阻滞术后。

专科体格检查

患儿轻度跛行。腹部可见长约20cm弧形手术瘢痕，左腹股沟区可见长约3cm手术瘢痕。左下肢外侧从髋至踝可见皮下粗大静脉分布，膝关节周围可及弥漫分布的囊性肿物，质软，局部皮肤有瘀斑，左踝关节内侧可及一宽基底隆起，质韧，表面淤青。左腹股沟区可及弥漫分布的肿物，质软，左大腿前外侧可见面积较大淤青。患儿骨盆倾斜，左髂嵴较高，双下肢不等长，Allice征(+)，左下肢全长67cm，右下肢全长64cm。左小腿周径25cm（距左髌骨下缘8cm），左大腿周径29cm（距左髌骨上缘1cm）；右小腿周径21cm（距右髌骨下缘8cm），右大腿周径24cm（距右髌骨上缘1cm）。

【问题3】如何从临床体格检查发现并准确测量下肢不等长？

思路1　通过患儿站立位时骨盆是否保持水平，即可判断患儿是否存在真性或固定性功能性下肢不等长。同时，站立位下，通过垫高短侧肢体调整骨盆水平的方法，可以测得下肢长度差（即垫高高度）（图8-15-1）。

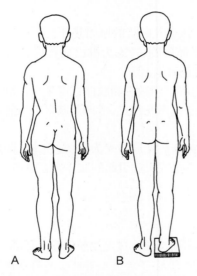

图8-15-1　垫高法测量下肢长度差（A、B）

思路2　通过测量尺直接测量双下肢长度，从而得出双下肢长度及差值。

知识点

测量下肢长度时常用的概念及其临床意义

测量下肢长度时常用概念及其临床意义见表8-15-3、图8-15-2。

表 8-15-3 测量下肢长度时常用概念及其临床意义

名称	定义	结构性不等长	功能性不等长
脐 - 踝间距	双下肢伸直状态下,从脐部到双侧内踝的直线距离	双侧不等长	双侧不等长
髂 - 踝间距	双下肢伸直状态下,从髂前上棘到同侧内踝的直线距离	双侧不等长	双侧等长

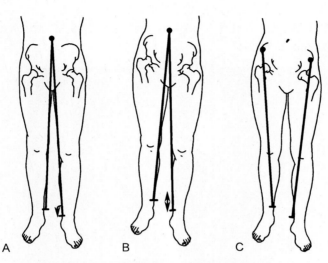

图 8-15-2 测量下肢长度方法及其临床意义

A.结构性双下肢不等长时,双侧脐 - 踝间距不等长;B.功能性双下肢不等长时,双侧脐 - 踝间距不等长;
C.功能性双下肢不等长时,双侧髂 - 踝间距等长。

思路 3 通过分别测量下肢各段长度,得出下肢总长度和长度差。即患儿平卧于检查床,屈髋、屈膝 90°,分别测量大腿、小腿长度(图 8-15-3)。

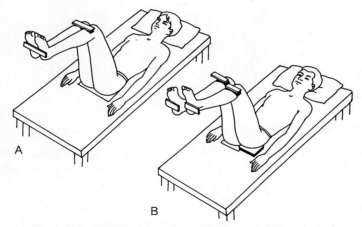

图 8-15-3 测量下肢大腿、小腿长度的方法及示意图(A、B)

知识点

检 查 要 点

1.注意观察患儿跛行特点,仔细鉴别跛行原因,了解下肢不等长是否是造成下肢跛行的直接原因。

2. 双下肢的长度测定及长度差的计算,对疾病的诊断及治疗有非常重要的意义,临床体格检查时一定要详尽仔细,争取大龄患儿的配合,对于小年龄患儿,确有必要时可行镇静下体格检查。

3. 对于骨盆倾斜患儿,在做垫高调平后要注意观察患儿脊柱是否存在结构性侧弯,继而出现躯干失平衡,如实记录并向上级医生反映,避免后期过度矫治肢体不等长而造成的躯干失平衡。

影像学检查

双下肢 X 线:右股骨长 29.6cm,左股骨长 30.4cm;右胫骨长 23.5cm,左胫骨长 26cm。双下肢骨性长度差 =30.4+26−29.6−23.5=3.3cm(图 8-15-4)。

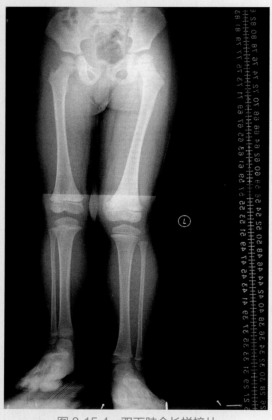

图 8-15-4 双下肢全长拼接片

【问题 4】针对双下肢不等长患儿应做哪些影像学检查?注意事项有哪些?

思路 1 针对双下肢不等长患儿,影像学检查的首要任务是协助明确诊断,了解不等长的原因,如下肢平片可以发现骨折、骨骼畸形等,CT 可用于了解有无骨肿瘤、骨纤维结构异常等,而超声、MRI 检查则可用于了解有无下肢血管异常、软组织占位及骨骺开放情况等。

思路 2 拍摄带标尺的双下肢站立负重位全长正位片,对于下肢不等长的诊断及测量尤为重要。在摄片前要用合适的垫高垫将骨盆调整至水平,并保证在摄片时双侧髌骨始终正对前方。全长摄片能直观地看到双侧髋关节、膝关节、踝关节的情况,以及双下肢不等长的情况。

思路 3 对合并下肢重度膝外翻的患儿建议拍摄髌骨的轴位片,以观察是否合并髌骨移位、半脱位或脱位。对合并下肢矢状位成角畸形的患儿还需要拍摄下肢侧位片。

手 术 治 疗

患儿完善术前常规实验室检查,于全身麻醉下行左胫骨近端临时骨骺阻滞术,分别于左胫骨近端内外侧,跨左胫骨近端骺板,放置临时骨骺阻滞钢板("8"字钢板)各 1 枚。术中摄片示临时骨骺阻滞钢板放置良好(图 8-15-5)。

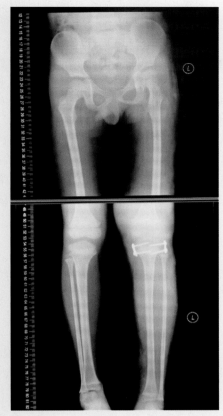

图 8-15-5　术中摄片显示骨骺阻滞钢板放置良好

知识点

"8"字钢板临时骨骺阻滞手术方法、操作步骤及注意事项

1. 患者仰卧位,使用驱血带(可选)、C 臂机。

2. C 臂机下定位骺板体表位置,并以此为中心,做 2~3cm 切口。为减少术中放射线检查的次数,可以多个切口同时进行。

3. 逐层切开皮肤、皮下组织,分离至骨膜外,保护骨膜不受破坏。

4. 骺板位置插入克氏针,位置以侧方正中最好,切忌过于靠前(避免术后造成反曲现象)和靠后(术后螺钉容易脱落),并用 C 臂机检查正侧位,调整和确认克氏针的位置正确。

5. 从克氏针针尾,通过"8"字钢板的中间孔将其套入。在套入"8"字钢板前,可以根据置入钢板位置骨骼的曲度,预弯"8"字钢板,使其和骨骼更贴合。

6. 通过"8"字钢板两端孔,插入 1.6mm 光滑的导针,导针要避开骺板,避免进入关节腔,并用 C 臂机确认导针的位置和方向适当。

7. 将空心钻头通过导针,用电钻钻开皮质骨(控制在 5mm 深度)。

8. 拧入直径 4.5mm、自攻型空心螺钉。目前为止,螺钉长度尚无严格规定。如果导针脱落,无法利用导针拧入空心螺钉,可以改用实心螺钉。

9. 逐层缝合切口。

【问题 5】该患儿为何选择临时骨骺阻滞手术治疗?

思路 1　双下肢长度差<0.5cm,步态无明显表现的患儿,往往不需要临床治疗。下肢长度差 ≤2cm 的患儿,可以通过垫增高垫儿等方法进行修正,改善平衡及步态。当双下肢长度差>2cm 时,需要考虑手术治疗。

思路 2　因肢体短缩造成的肢体不等长可以用骨延长术治疗；因肢体过度生长造成的肢体不等长，可以通过阻滞下肢生长或直接截骨来进行矫形。

思路 3　对于处于生长发育期，骨骺尚未闭合的患儿而言，骨骺阻滞术可以延缓或完全阻止下肢的生长发育，其中临时骨骺阻滞技术由于可在不伤及骺板的情况下延缓下肢生长速度，近些年得到越来越广泛的应用。

思路 4　该患儿左下肢多发淋巴血管瘤，导致左下肢过度生长，双下肢不等长，年龄较小，下肢平片示骨骺尚未闭合，故首选临时骨骺阻滞技术控制下肢过度生长。

【问题 6】骨骺阻滞的原理是什么？常用骨骺阻滞方法有哪些？

1933 年，Phemister 提出了骨骺阻滞技术（epiphysiodesis），这是一项永久骨骺阻滞方法，通过完全破坏刮除骺板，达到阻止下肢生长的目的。因此，采用这种方法的患儿需要准确确定实施手术的年龄，否则可能出现畸形矫正不足或矫正过度。虽然通过 Moseley 直线图预测法和 Paley 乘数预测法可以帮助预测下肢长度及不等长的可能发育趋势，但是，目前在预测小儿骨骺生长潜能方面还无法做到十分精确。

知识点

常用治疗下肢过度生长的骨骺阻滞方法

1. 骨骺固定术　通过破坏刮除患侧肢体骺板，完全阻止肢体继续生长。适用于仍有生长发育潜力，下肢长度差 >8cm 的患儿。缺点是术前预测常存在误差，导致术后矫正效果不尽如人意，且手术完全破坏了骨骺板，致使无再进行调整。

2. U 型钉（或称 Blount 钉）　通过跨越骺板置入的弹性钉阻滞骺板生长，达到临时阻滞的目的。但实际应用中发现 U 型钉缺少弹性张力，对骺板产生持续的压力，有可能导致骨骺永久性闭合，且发生脱出、断裂的并发症较多。

3. 骺板空心螺钉　设计同样基于通过阻滞骨骺达到控制肢体生长的理念，但空心螺钉穿过骺板，对骺板直接产生损伤，缺少弹性张力，所以临床应用已经很少。

4. "8"字钢板（或称两孔钢板）　具有弹性张力，2 枚空心螺钉可以随着骺板的生长逐渐张开，因此不容易发生钢板、螺钉的移位和断裂，不穿过骺板，不会对骺板产生直接损伤，不易引起骺板永久闭合。近年来得到较广泛应用。

知识点

临时骨骺阻滞手术治疗下肢不等长的适应证和禁忌证

1. 适应证　肢体过度生长导致的双下肢不等长；下肢长度差 2~5cm；患儿骨骺尚未闭合，畸形仍在进一步加重；同时合并有下肢成角畸形；无其他系统疾病，可耐受手术治疗。

2. 禁忌证　肢体短缩导致的双下肢不等长；下肢长度差 <2cm，或 >10cm；生长发育成熟，或因其他原因，骨骺已闭合；其他系统疾病，无法耐受手术治疗患儿。

【问题 7】骨骺闭合、生长发育成熟的下肢不等长患儿应采取何种治疗方法？

思路 1　骨骺闭合患儿可采用截骨短缩手术治疗下肢不等长。

知识点

截骨短缩手术注意事项

1. 截骨短缩手术适用于生长发育成熟，或各种原因导致骨骺闭合后仍留有双下肢不等长的患儿。

2. 截骨矫形治疗中，保持双侧膝关节同水平十分重要。

3. 考虑到足踝、小腿肌力及胫骨血供问题，胫腓骨截骨术应慎用，截骨一般不超过 3cm。

---

4. 股骨截骨短缩可到 5~7cm,充分达到截骨矫形的目的。

5. 常用的股骨截骨方法有斜行截骨、截骨后重叠固定、横断截骨、粗隆下截骨等。

【问题 8】如何治疗因下肢短缩而造成的肢体不等长?

思路 1 对于因一侧肢体短缩造成的肢体不等长,可以通过延长患侧肢体达到矫形的目的。

知识点

肢体延长术的适应证

1. 因一侧肢体短缩而造成的下肢不等长。

2. 双下肢长度差>5cm,且出现明显的不稳定步态、生活不能自理,或肢端因自身代偿已出现明显畸形。

3. 延长骨的上下关节要求稳定。

4. 肢体无神经、肌肉、皮肤及软组织异常,肢端血运良好。

5. 骨质正常。

6. 有接受长期反复延长心理承受能力的患儿及家长。

7. 年龄应 ≥6 岁。

知识点

肢体延长术的禁忌证

1. 延长肢体远近端关节不稳定,延长过程中可能造成脱位。

2. 肢体麻痹合并肢体短缩。

3. 骨质异常。

4. 无法接受长期反复延长心理承受能力的患儿及家长。

5 应用于年龄<6 岁患儿要格外慎重。

思路 2 肢体延长的具体方法。

知识点

常见的肢体延长手术

1. Wagner 技术(图 8-15-6) 通过 Shanz 螺钉(一种较粗的螺纹半针)打入需延长肢体的骨干,双皮质固定,并于骨干中部截骨,通过外固定器将 Shanz 螺钉分别向肢体远近端延展,每日 1mm,达到预计长度后再通过手术向间隙内填充松质骨,并以钢板固定,待骨质愈合,骨髓腔贯通后拆除钢板。

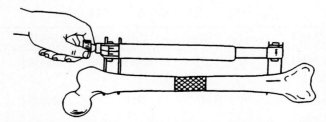

图 8-15-6 Shanz 螺钉打入延长肢体骨干,双皮质固定,骨干中部截骨

2. Wasscrstcin 技术　截骨后按照 Wagner 技术方法延长,达到预计长度后,在间隙中填充植骨块,髓内钉固定,并用外固定器加压,使骨块稳定,待骨质愈合后拆除固定。

3. De Bastiani 技术(图 8-15-7)　即软骨痂牵开法。通过螺纹半针双皮质固定,截骨后待早期软骨痂形成(10~14 日)即开始延长,达到预计长度后停止延长,待骨质形成良好后去除固定。

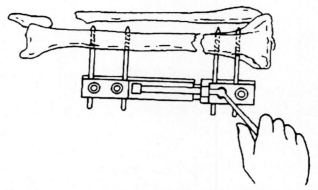

图 8-15-7　De Bastiani 技术采用 orthofix 骨外固定延长器进行延长

4. Ilizarov 技术(图 8-15-8)　亦为软骨痂牵开法。采用交叉克氏针双皮质固定待延长骨,锁定于环形外固定架,金属杆连接,截骨后待早期软骨痂形成(10~14 日)即开始延长,达到预计长度后停止延长,待骨质形成良好后去除固定。此外,Ilizarov 技术的重要优势是可在延长肢体的同时,矫正肢体其他畸形(如成角畸形等)。

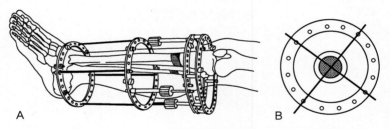

图 8-15-8　Ilizarov 技术采用克氏针及外固定环进行固定、延长
A.外观;B.断面。

知识点

儿童常见骨延长手术的特点对比

儿童常见骨延长手术的特点对比见表 8-15-4。

表 8-15-4　儿童常见骨延长手术的特点对比

手术	固定针/钉	固定架	植骨	作用	开始时间
Wagner 技术	Shanz 螺钉 钢板＋螺钉	单臂外固定	松质骨	肢体延长	术后立即
Wasscrstcin 技术	Shanz 螺钉、髓内钉	单臂外固定	骨块	肢体延长	术后立即

续表

手术	固定针/钉	固定架	植骨	作用	开始时间
De Bastiani 技术	Shanz 螺钉	orthofix 单臂外固定架	无	肢体延长、单一平面成角畸形	术后 10~14 日
Ilizarov 技术	克氏针	外固定环	无	肢体延长、成角畸形及多种复杂畸形	术后 10~14 日

术后护理及康复

患儿术后抬高下肢，术后第 1 日复查左膝关节正侧位显示临时骨骺阻滞钢板（"8"字钢板）固定良好，嘱其可在平卧状态下活动左膝关节。术后 3 日嘱患儿坐立位活动膝关节，并予以换药出院。嘱其术后 1 周下地行走。

【问题 9】临时骨骺阻滞术后患儿护理及康复应注意哪些事项？

1. 术后次日即可在避免负重条件下活动相应关节。
2. 术后 1 周内可下地活动，不配合的患儿可采取被动关节活动。
3. 对于术后活动恢复慢的患儿，可以辅助进行下肢行走或关节功能康复锻炼。
4. 帮助患儿消除术后恐惧心理，鼓励其术后尽快恢复活动。如果患儿能够忍受，建议尽快恢复学习生活和日常生活活动，包括体育活动。

【问题 10】以 Ilizarov 技术为例，肢体延长术后患儿护理及康复应注意哪些？

1. 术后 7~10 日内免负重，抬高患肢。
2. 注意针道护理及消毒，可用酒精或苯扎氯铵等，3~5 次/d。
3. 术后 7~10 日以截骨处为中心拍摄 X 线片，了解截骨情况及软骨痂形成情况。
4. 术后 10~14 日开始延长肢体，每日 1mm，分为 3~4 次延长。
5. 消除患儿术后恐惧心理，鼓励患儿带伊氏架活动患肢。
6. 鼓励患儿带支架负重行走。

随　访

患儿术后 3 个月随访示骨骺阻滞钢板固定良好。术后半年随访示右股骨长 30.5cm，左股骨长 32.0cm；右胫骨长 25.7cm，左胫骨长 27.5cm；双下肢骨性长度差 3.3cm（32.0cm+27.5cm−30.5cm−25.7cm）。术后 3 年随访右股骨长 34.4cm，左股骨长 36.3cm；右胫骨长 28.5cm，左胫骨长 31.6cm；双下肢骨性长度差 5.0cm（36.3cm+31.6cm−34.4cm−28.5cm）。予入院更换左胫骨近端骨骺阻滞钢板并于左股骨远端骺板内外侧各置入 1 枚临时骨骺阻滞钢板（图 8-15-9）。随后进一步进行随访。

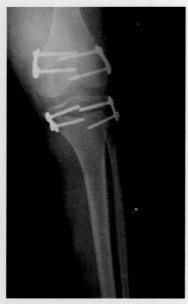

图 8-15-9　左股骨远端骺板内外侧各
置入 1 枚临时骨骺阻滞钢板

【问题 11】对于临时骨骺阻滞术后患儿,随访需注意哪些事项?

1. 术后每 3 个月复查 1 次。

2. 每次复查要进行 X 线检查评估。

3. 如果下肢机械轴线恢复正常,或略微矫枉过正,即可取出"8"字钢板。

4. 控制过度生长下肢的"8"字钢板,原则上不超过 1~1.5 年,以避免对骺板产生损伤。

5. "8"字钢板取出后 6~12 个月,要拍摄一张负重位双侧下肢全长前后位 X 线平片,以评估矫形效果。

6. 及时向家长介绍手术矫正效果。

7. 在患儿完全发育成熟之前,每年定期复查。

【问题 12】以 Ilizarov 技术为例,对于肢体短缩延长术后患儿,随访应注意哪些事项?

1. 术后每 3 个月复查 1 次。

2. 每次复查要进行 X 线检查评估。

3. 待骨质愈合良好后,可拆除克氏针及 Ilizarov 固定架。

4. 如延长过程中远近端关节活动及稳定性受到影响,应尽早处理。

5. 髋关节矫形患儿,拆除后应积极开始关节功能锻炼。

6. 拆除之后 6~12 个月,要拍摄一张负重位双侧下肢全长前后位 X 线平片,以评估矫形效果。

7. 及时向家长介绍手术矫正效果。

8. 在患儿完全发育成熟之前,每年定期复查。

知识点

肢体不等长临床诊疗流程见图 8-15-10。

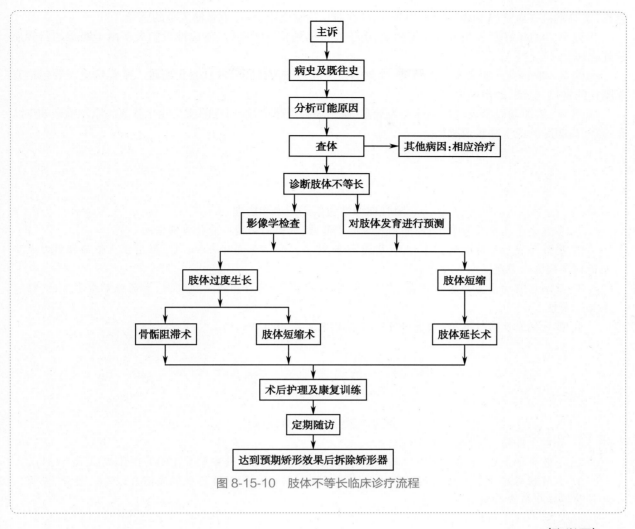

图 8-15-10 肢体不等长临床诊疗流程

（张学军）

第十六节 急性、慢性血源性骨髓炎

一、急性骨髓炎

急性血源性骨髓炎（acute hematogenous osteomyelitis，AHO）也称急性骨髓炎，是由化脓细菌经血液循环引起的骨的急性化脓性感染。少数从邻近软组织感染扩散而来或继发于开放性骨折。若不及时治疗，会使骨结构破坏发生残疾，甚至感染扩散，危及生命。有些患儿可转成慢性病变，病程冗长，影响儿童骨骼生长发育。儿童血源性骨髓炎根据发病时间、临床表现特征和治疗反应分为四种不同的类型，分别为 AHO、亚急性骨髓炎、慢性骨髓炎和慢性复发性多灶骨髓炎（CRMO）。

临 床 病 例

患儿，男，7 岁。平素体弱，易感冒，突发高热 3 日，体温 39~40℃，伴寒战，头痛，食欲差、右大腿下段持续剧痛，患肢不愿活动。体格检查：急性病容，右大腿下段肿胀，局部红肿，皮温高，触痛明显，膝关节活动受限。血常规：WBC 18.0×10⁹/L，中性粒细胞百分比 85.9%，CRP 98mg/L，Hb 110g/L，PLT 120×10⁹/L。X 线检查：右大腿远端软组织肿胀，右股骨远端未见明显异常。

【问题 1】通过上述情况，对该患儿初步考虑什么诊断？为什么？

思路 1 患儿抵抗力低，有发热，出现右大腿肿痛，体格检查见明显的红、肿、热、痛体征，X 线检查未见骨折,实验室检查血常规 WBC、CRP 均升高,存在肢体活动受限,应考虑骨骼关节的感染。

思路 2　AHO 好发于儿童骨骺干骺端,由于血供的独特解剖结构,血源性骨髓炎多由干骺端的营养血管处起病。

思路 3　骨髓炎一般为血源性感染,少数由体外刺入细菌或因开放性骨折所致。采集病史需要包括有无既往的发热、感染、外伤病史。

思路 4　病原菌以金黄色葡萄球菌为最多,偶尔为肺炎球菌、沙门杆菌或其他化脓菌。原发感染如皮肤脓疱疹、齿龈脓肿或上呼吸道感染。

知识点

急性血源性骨髓炎病因和病理

1. 多发生于儿童及青少年,起始于长骨的干骺端,成团的细菌在此处停滞繁殖。

2. 病灶形成后脓肿的周围为骨质,引流不好,多有严重的毒血症表现,以后脓肿扩大依局部阻力大小而向不同方向蔓延。

3. 致病菌常为金黄色葡萄球菌,偶尔可见肺炎球菌、沙门杆菌或其他细菌,大部分对青霉素、链霉素有抗药性。

4. 常见的原发病灶有外伤、上呼吸道感染或败血症。

知识点

急性血源性骨髓炎好发部位

1. 长骨干骺端,占骨髓炎的 75%。

2. 下肢多于上肢,下肢中股骨(27%)、胫骨(22%)、腓骨(5%),上肢中肱骨(12%)、桡骨(4%)、尺骨(3%)。

3. 非管状骨感染包括骨盆(10%~11%)、跟骨(7%~8%)、手部(5%)及椎体或间盘(2%)。骶骨、髌骨和锁骨感染也有少数报道。

知识点

骨骺和骺板为儿童特有的组织结构

1. 骨骼骨骺与干骺端血供分别走行,支配干骺端的营养动脉最后分支转回呈一袢状,注入窦状静脉系统。此处血流速度减慢,细菌可沉积干骺端血管袢中。

2. 小儿约 1/3 长骨骨髓炎并发邻近关节的化脓性关节炎,因为婴儿早期生长板形成之前存在经骺板的血管,这可能是引起化脓性髋关节炎的原因。

知识点

感　染　途　径

骨髓炎大多数为血源性感染,偶尔由体外侵入细菌或因开放性骨折所致。原发的感染部位有耳、口咽、呼吸道、胃肠道和泌尿生殖道。因为血管独特的解剖结构,新生儿及婴儿干骺端骨髓炎可以扩散到邻近关节。骨骺和骺板为儿童特有的组织结构:早期在生长板形成之前存在经骺板的血管,这可能是引起化脓性髋关节炎常发生的原因。

患儿体格检查与辅助检查

体格检查：T 39.5℃，HR 110 次 /min，R 26 次 /min，BP 110/70mmHg。痛苦面容，呼吸稍促。右大腿远端皮肤发红、肿胀、皮温增高、压痛(+)、皮下无波动感；右膝关节活动受限(图 8-16-1A)，右膝关节无压痛、无红肿、浮髌试验(−)，右足背动脉搏动好，足趾活动良好。余肢体活动好，无红、肿、热、痛。

血常规：WBC $18.0 \times 10^9/L$，中性粒细胞百分比 85.9%，CRP 98mg/L，Hb 110g/L，PLT $120 \times 10^9/L$。X 线检查(图 8-16-1B)：右大腿软组织肿胀，右股骨骨质未见明显异常，膝关节未见明显异常。

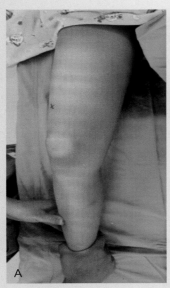 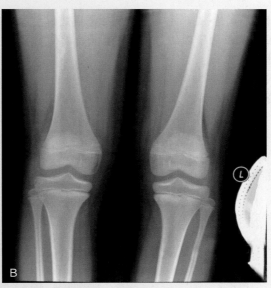

图 8-16-1 体格检查及 X 线检查
A. 右膝关节肿胀伴活动受限；B. 右大腿软组织肿胀，右股骨骨质未见明显异常，膝关节未见明显异常。

【问题 2】如何鉴别软组织感染和骨髓炎？

思路 1 体格检查重点是红、肿、疼痛的范围，软组织感染均为局部红、肿、压痛，而骨髓炎表现为环周的红、肿、压痛。

知识点

急性血源性骨髓炎的临床表现

典型的表现有发热、萎靡、疼痛、红斑、肿胀、患肢环周样的压痛，其中患处疼痛是典型的症状，其他症状还包括患肢活动减少(假性麻痹)、邻近关节肌肉保护性痉挛、关节屈曲。

思路 2 还需要进行进一步实验室和影像学检查。特别是 MRI 检查，鉴别是否有骨髓炎。

知识点

急性血源性骨髓炎辅助检查

一、实验室检查

1. 血常规 WBC 及中性粒细胞百分比均明显增高，伴有贫血、红细胞沉降率增快及 CRP 升高。

2. 细菌培养 包括血、关节液、伤口和活检脓液的组织培养。血培养阳性率为 50%~75%，感染后 24 小时即可获得血液阳性培养结果。骨膜下穿刺可及早明确诊断，抽吸出的血性浆液或脓液应做涂片和培养查找致病菌，结合药物敏感试验选择敏感的抗生素，同时帮助确定手术引流及切开引流部位。

二、影像学检查

1. X线检查　病程早期数日，只可见局部深层软组织肿胀，与对侧相同位置X线片对比至关重要；发病5~10日骨骼很少能显示肌肉肿胀、肌间隔影消失；发病10~14日，30% X线片显示骨密度降低，干骺端骨髓腔模糊、密度增加，当微小的骨脓肿合并成较大脓肿时才会在X线片上出现骨骺区散在性虫蚀样骨破坏。随后几日出现骨膜下新骨形成，其后死骨形成，死骨密度增加。死骨可大可小，小死骨表现为密度增高的阴影，位于脓腔内，与周围骨组织完全游离；大死骨可为整段骨坏死，密度增高而无骨小梁结构可见。患儿有病理性骨折。

2. CT、MRI检查　CT可以较X线片更清楚地显示骨破坏情况，但对骨髓情况观察不佳。MRI可以更早期地发现在长骨干骺端与骨干内有炎性异常信号，还可以显示出骨膜下脓肿。协助确定脓肿部位和外科手术引流入路。

3. 骨扫描　对受累区定位常有帮助，对疾病的早期诊断有意义，发病24~48小时即能作出诊断，一般表现为温区或热区。X线无表现者，骨扫描有助于确定病变部位、穿刺和引流定位，且同时可以发现多发病灶。

4. 超声检查　有经验的超声医生对诊断髋关节渗出有帮助，对长骨周围骨膜下脓肿定位也很有指导意义，还可以观察有无下肢动静脉血栓情况，当下肢出现血栓时，往往提示致病菌多为耐甲氧西林金黄色葡萄球菌（MRSA）引起的重症感染。

患儿 MRI 检查结果

MRI检查示右股骨中下段长骨干骺端与骨干内有炎性异常信号，还可以显示少量骨膜下脓肿（图 8-16-2）。

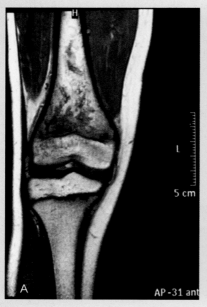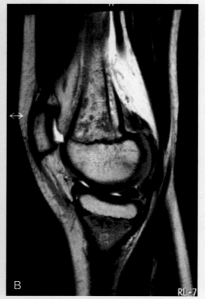

图 8-16-2　MRI 检查

右股骨中下段长骨干骺端与骨干内有炎性异常信号，少量骨膜下脓肿（A、B）。

【问题3】考虑诊断是什么？还需要与哪些疾病鉴别？

结合患儿病史、临床症状与体征、实验室检查结果（WBC、CRP升高）、MRI检查结果，首先诊断右股骨中下段 AHO。

知识点

鉴 别 诊 断

1. 软组织炎症 早期 AHO 应与早期蜂窝织炎、丹毒等软组织炎症鉴别。

2. 急性化脓性关节炎 肿胀压痛在关节间隙而不在骨端,关节活动度几乎完全消失。有疑问时,行关节穿刺抽液检查可明确诊断。

3. 风湿免疫疾病 起病缓慢,全身情况(如发热)和局部症状(关节肿痛)均较轻,常为多关节游走性,红细胞沉降率、抗链球菌溶血素"O"等血液检查常呈阳性。

4. 恶性骨肿瘤 特别是尤因肉瘤,常伴发热、WBC 增多、X 线示"葱皮样"骨膜下新骨形成等现象,须与骨髓炎鉴别。

患儿手术与术后恢复情况

患儿入院后经 MRI 检查结果确诊为 AHO,经第 2 代头孢菌素抗感染治疗后 2 日无明显好转,急诊行骨髓炎钻孔引流术,术中见股骨远端骨膜下陶土样脓液,股骨远端钻孔放置引流管,石膏托固定。术后持续生理盐水冲洗。术后脓培养结果为金黄色葡萄球菌,根据药物敏感试验调整抗生素为万古霉素。术后 1 周患儿体温恢复正常,术后 3 周血常规、CRP、红细胞沉降率等恢复正常,拔出引流管,清创、缝合并出院。出院后口服抗生素 2 周,血常规、CRP、红细胞沉降率等仍正常,停止口服抗生素。随访 1 年,患儿右侧股骨未发生病理性骨折,骨质恢复正常,无股骨内外翻畸形,股骨生长无障碍。

【问题 4】AHO 如何治疗?

思路 1 AHO 的治疗要根据病程所处在的阶段及患儿的年龄,治疗主要分为抗生素治疗和外科手术治疗。

思路 2 针对脓液涂片、培养或血培养结果,查找病原菌,选择敏感、有效抗生素,杀灭细菌,抗生素治疗要坚持足量、有效、联合、广谱、足够疗程的原则。

思路 3 骨髓压力高,骨膜下脓肿均需要外科手术干预治疗,对 AHO 采用穿刺抽吸、切开引流均可起到减压引流的目的。

知识点

骨髓炎的药物治疗

1. 全身治疗 加强全身支持疗法。给予易消化、富于蛋白质和维生素的饮食。

2. 药物治疗 及早采用足量而有效的抗生素。

(1)青霉素类:青霉素对链球菌和肺炎球菌感染为首选,对厌氧菌感染也有良好的效果。半合成青霉素如甲氧西林等能抵抗葡萄球菌 β - 内酰胺酶的作用,在检出对甲氧西林敏感的金黄色葡萄球菌时使用。

(2)头孢菌素类:具有抗菌谱广,杀菌力强,对胃酸及 β - 内酰胺酶稳定,过敏反应少等优点。第 1 代头孢菌素常用于治疗葡萄球菌感染,包括骨髓炎,其半衰期较长,血清浓度较高;第 2 代头孢菌素抗革兰氏阳性菌的作用较第 1 代稍差,但抗革兰氏阴性菌的作用优于第 1 代;第 3 代头孢菌素对革兰氏阳性菌均有作用,但抗革兰氏阳性菌的作用不如第 1 代,对肠杆菌的作用则远胜于后者;对除绿脓杆菌外的多数革兰氏阴性菌有作用;对 β - 内酰胺酶有高度抵抗力。

(3)万古霉素:万古霉素主要用于青霉素、头孢菌素治疗无效的骨关节感染,尤其是 MRSA 感染,但有一定的耳毒性及肾毒性,使用前需有细菌学检查指征。类似的抗生素还包括夫西地酸、利奈唑胺等。

骨髓炎抗生素治疗的时间有争议,根据感染的严重性、致残的可能性及针对治疗的反应速度、红细胞沉降率和 CRP 的测定等具体情况作出调整。一般先 7~14 日静脉滴注,静脉或口服抗生素 4~6 周全疗程或至红细胞沉降率正常。

> **知识点**
>
> **急性血源性骨髓炎的外科治疗指征与技术**
>
> 外科治疗指征：抗生素透入感染病灶的能力下降，骨穿刺有脓液或骨髓腔脓肿形成宜尽快引流。脓肿可以通过临床检查、超声、CT 或 MRI 检查、穿刺或抗生素治疗失败来证实。抗生素治疗失败表现为发热、疼痛、局部炎性表现不缓解，应用抗生素 48~72 小时 CRP 未下降。对少数患儿需要警惕非有效抗生素或先天免疫缺陷所致。
>
> 外科治疗技术：切开引流时减压多通过骨皮质开一小窗引流脓肿，轻刮骨髓腔保证引流彻底。如果脓肿靠近骺板，注意防止损伤骨骺和骺板。放置引流的同时有限地关闭切口。近来有报道采用持续冲洗结合负压封闭引流治疗儿童 AHO 的报道，可缩短治疗时间、减少换药及手术次数，临床效果满意。患肢应采用有衬垫石膏或支具制动，防止病理性骨折。

【问题 5】可能出现的并发症是什么？

1. 化脓性关节炎。
2. 病理性骨折。
3. 肢体生长障碍，如骨骺破坏、肢体生长长度受影响、患肢变短。有时因骨骺部分受累，形成畸形生长，如膝内翻或膝外翻等。
4. 深静脉血栓。
5. 骨髓炎常因感染而有骨折延迟连接和不连接，以及关节活动受限等。
6. 若在急性期未能进行及时有效的治疗，或细菌毒力强，可并发败血症或脓毒血症，严重者可危及患儿生命。
7. 骨髓炎复发的危险性与感染的部位及发病后是否得到及时有效的治疗等因素有关。

【问题 6】AHO 的预后及转归如何？

思路 1　AHO 的预后与以下几个因素相关：治疗时机和疗程是否充分；患儿的年龄和健康状况；致病菌的种类和毒力。儿童慢性骨髓炎也常可治愈，但未经治疗的骨髓炎可能导致危及生命的支气管肺炎、脑脓肿和化脓性心包炎等全身感染。

思路 2　AHO 另一典型所见为干骺端的化脓性渗出和坏死。因渗出增多而导致骨内压力升高，感染通过哈佛系统和伏克曼管扩散并有血栓形成而导致局部骨的血液循环障碍。骺板限制了炎症向骨骺扩散，通过伏克曼管到达骺板部的骨膜下，推开及穿破骨膜，环绕骨面上下扩散，进入关节腔而导致化脓性关节炎。死骨形成，新生骨包绕死骨形成骨包壳，产生窦道排脓，形成慢性骨髓炎。

> **知识点**
>
> **骨髓炎的转归**
>
> 1. 感染自愈　宿主抵抗力超过了细菌的毒力，大部分自然消退。
> 2. 亚急性骨髓炎　宿主抵抗力和细菌毒力相当，病灶局限，骨脓肿可在其周围形成反应性硬化骨壁，少见。
> 3. 典型的骨髓炎或化脓性关节炎　强毒力细菌和正常宿主间作用的结果，患儿有全身症状，如果不积极治疗，感染可能发展成败血症并导致死亡，或可能出现广泛局部骨坏死而形成慢性骨髓炎。
> 4. 宿主抵抗力低　一些条件致病菌或相对毒力低的细菌形成骨与关节的感染。

二、慢性骨髓炎

慢性骨髓炎主要发生于创伤后或术后感染，也可继发于 AHO。病程迁延超过 4 周，即成为慢性骨髓炎。

慢性骨髓炎多数是由 AHO 治疗不彻底发展而来的。AHO 转入慢性阶段的原因：①急性感染期未能彻底控制，反复发作演变成慢性骨髓炎；②低毒性细菌感染，在发病时即表现为慢性骨髓炎；③有死骨或弹片等异物和无效腔的存在。

知识点

慢性骨髓炎的临床表现

1. 感染骨表面的软组织溃疡缺损是慢性炎症的重要表现，有多处瘢痕，稍有破损即引起经久不愈的溃疡。或有窦道口，长期不愈合，窦道口肉芽组织突起，流出臭味脓液。

2. 慢性骨髓炎很少表现为全身不适，但急性发作可引起全身症状。

3. 骨失去原有的形态，肢体增粗及变形。皮肤菲薄、色泽暗；因肌肉的纤维化可以产生关节挛缩。

4. 急性感染发作时疼痛，表面皮肤转为红、肿、热及压痛。体温可升高 1~2℃。原已闭塞的窦道口可开放，排出多量脓液，有时排出死骨。在死骨排出后窦道口自动封闭，炎症逐渐消退。急性发作约数月、数年 1 次。在患儿体质不好或身体抵抗力低的情况下可以诱发急性发作。

5. 长期多次发作使骨骼扭曲畸形，增粗，皮肤色素沉着，因肌肉挛缩出现邻近关节畸形，窦道口皮肤反复受到脓液的刺激会癌变。

6. 儿童往往因骨骺破坏而影响骨骼生长发育，使肢体出现缩短畸形。偶有发生病理性骨折、骨缺损和感染性骨不连。

知识点

慢性骨髓炎的诊断依据

1. 创伤后、术后感染或继发于 AHO。病程迁延超过 4 周。
2. 感染骨表面的软组织溃疡缺损，有多处瘢痕，有经久不愈的溃疡或窦道。
3. 影像学改变主要为骨内膜、骨皮质和骨膜下新骨形成而产生的溶骨和骨硬化的混合改变。

知识点

慢性骨髓炎的治疗

手术指征：有死骨形成，有无效腔及窦道流脓。

手术解决的问题：①清除病灶；②消灭无效腔；③闭合伤口。

手术过程包括彻底清创、摘除死骨、清除增生的瘢痕和肉芽组织、去除无效腔、再通骨髓腔。消灭无效腔可采用肌瓣填塞、闭式灌洗、庆大霉素 - 骨水泥珠链填塞和二期植骨等方式，同时注意保留骨的连续性，术后用冲洗和吸引装置，并争取缝闭伤口。术后选用敏感、有效的抗生素，一旦病变复发，需要重复手术和药物治疗。

（张学军）

第十七节　急性化脓性关节炎

急性化脓性关节炎（acute pyogenic arthritis）是化脓菌引起的一种关节炎症。化脓性关节炎可发生在任何年龄，但常见于新生儿、婴儿及 2~3 岁的幼儿，男孩发病率比女孩高 2~3 倍。任何关节均可发病，以髋关节最常见，其次为膝关节、肘关节，偶见两个关节同时发病。

临床病例

患儿，女，15日。因"右下肢无自主活动3日"收入骨科。入院前3日，家长发现患儿右下肢无明显自主活动，被动活动右下肢，患儿哭闹明显而带患儿至当地医院就诊。X线片检查提示右髋关节脱位，遂转院就诊。

【问题1】通过上述情况，考虑哪方面疾病？需要做哪些检查？

思路1　患儿出现右大腿无自主活动，被动活动时哭闹明显，应考虑骨折、软组织损伤可能。

思路2　当地医院X线片检查提示患儿右髋关节脱位，不排除伴有DDH可能，但DDH不能解释患儿右下肢自主活动减少和被动活动后哭闹。

思路3　采集病史需要包括有无既往的发热、感染病史。

思路4　患儿右下肢无自主活动，需要与中枢神经系统疾病导致的瘫痪鉴别。

思路5　需要进一步进行实验室检查以鉴别感染、外伤和发育异常。

患儿体格检查与辅助检查

体格检查：T 37.5℃，HR 104次/min，右臀部、腹股沟区稍肿胀，右大腿屈曲，轻度外展外旋位，右下肢活动受限，被动伸直时哭闹明显，双侧臀纹不对称。

实验室检查：WBC 16.9×10^9/L，中性粒细胞百分比82.5%，CRP 68mg/L，Hb 105g/L，PLT 132×10^9/L，红细胞沉降率42mm/h。

X线片：右臀部稍肿胀，右股骨头向外上方稍移位，Shenton线不连续（图8-17-1）。超声检查：右髋关节周围组织肿胀，右股骨头向外上方移位，关节间隙增宽、关节腔积液。超声定位下关节穿刺行关节液常规检查见脓细胞及白细胞，细菌培养阴性。血培养阴性。

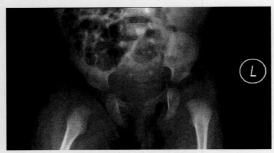

图8-17-1　骨盆X线片
右股骨近端向外上方稍移位，Shenton线不连续。

【问题2】小儿外科医生如何分析体格检查和辅助检查结果？

新生儿化脓性关节炎的临床体征少，疼痛是本病主要的症状。最常见的表现是肢体缺少自主活动和处于静止不动的体位。髋关节位置常屈曲、外展和有些外旋。新生儿全身症状可不明显，可不发热，表现为哭闹、拒乳和患肢拒动，往往没有病容。体格检查关节活动受限更有意义。

知识点

细菌侵入关节的途径

1. **血源性**　致病菌通过血液从远处的感染灶如疖肿、擦破伤感染、上呼吸道感染或中耳炎等，侵入血流，又在滑膜处停留致病。

2. **直接扩散**　由邻近的病灶直接扩散入关节引起化脓性关节炎，如婴儿股骨干骺端位于髋关节内，当发生骨髓炎时，常污染髋关节导致化脓性关节炎。肱骨近端干骺端亦有类似情况，脓液可直接扩散至肩关节。

3. **直接污染**　关节穿刺、探查手术或外伤，使致病菌直接污染关节；股静脉穿刺时穿入关节，也可引起化脓性关节炎。

知识点

致 病 菌

在婴儿和 1 个月 ~3 岁幼儿中流感嗜血杆菌是引起化脓性关节炎的主要致病菌。流感嗜血杆菌占 31%,链球菌占 12%,金黄色葡萄球菌占 11%,革兰氏阴性细菌占 10%,不肯定者占 35%。

3 岁以上儿童化脓性关节炎致病菌多与成人相同,其中金黄色葡萄球菌占 33%,溶血性链球菌占 18%,淋球菌占 7%,不清楚者占 34%。

【问题 3】如何鉴别化脓性关节炎和骨髓炎?

两者表现可相似,患儿均有发热等表现,患肢均肿胀,触痛明显,并且可能伴发。股骨骨髓炎以股骨触痛为主,而化脓性髋关节炎以关节活动受限伴疼痛为主要表现。影像学检查中 MRI、超声可协助诊断。

【问题 4】患儿还需要做哪些实验室和影像学检查?

思路 1 根据目前检查结果,已基本可以诊断为化脓性髋关节炎,可进一步行 MRI 检查了解右髋关节感染的范围,有无伴发关节周围骨髓炎,周围肌肉组织受累情况。

思路 2 需排除结缔组织疾病、结核感染等可能情况,进行类风湿因子、抗核抗体、结核菌素试验等相关检查。

知识点

影像学检查

X 线检查:早期关节囊膨胀,透光度降低,关节周围脂肪和肌肉阴影移位。软组织层次消失。髋关节受累时,股骨头向外移位,甚至半脱位。膝关节、踝关节和肘关节显示关节间隙增宽,可与健侧对比检查。晚期可造成干骺端骨化中心破坏和消失,髋关节在牵引下摄片,关节间隙显示清晰的透明影,可排除关节渗液。

超声:是探测关节积液最好的方法,可准确指导关节穿刺的位置,对分隔小脓腔的关节积脓的穿刺抽吸颇有价值。

放射性核素显像及 MRI 检查。

【问题 5】化脓性关节炎还需要与哪些疾病鉴别?

1. 骨髓炎。
2. 急性暂时性滑膜炎和外伤性滑膜炎。
3. 类风湿关节炎。
4. 风湿热。
5. 疏松结缔组织炎。
6. 关节出血。

患儿手术与术后恢复情况

患儿入院后经 MRI 检查结果确诊为右侧化脓性髋关节炎,予以第 2 代头孢菌素抗感染治疗,并急诊行右髋关节切开冲洗 + 负压封闭引流治疗,术中见右髋关节囊肿胀,关节囊内灰白色脓液约 10ml,关节囊内放置负压封闭引流装置,术后持续生理盐水冲洗。术后脓培养结果为大肠埃希菌,调整抗生素为头孢哌酮舒巴坦。术后 1 周体温恢复正常,复查血常规、CRP、红细胞沉降率等恢复正常,拆除负压封闭引流,拔除引流管清创缝合并出院。

【问题 6】化脓性关节炎的治疗目标和方法是什么?

思路 髋关节感染一旦确诊均应切开关节引流。髋关节位置深,对无机械性损伤的股骨头抽吸很困难。脓毒症状数日后,即可形成稠厚的脓块,抽吸非常困难。髋关节不切开减压,关节压力高,至网状血管阻塞,引起股骨头缺血坏死。通过关节镜引流困难且关节囊肿胀,如此会增加血管阻塞或股骨头坏死的危险。

知识点

化脓性关节炎的治疗目标

1. 选用合适的抗生素,控制全身中毒症状和局部炎症。
2. 关节充分引流,清除感染的纤维素、脓块和细菌产物。
3. 保护关节,减轻疼痛,防止因肌肉痉挛所致的肢体畸形。
4. 恢复关节正常功能和解剖结构。

知识点

化脓性关节炎的治疗方法

1. 化脓性关节炎因病情严重应按急症处理,用石膏或牵引制动。牵引患肢能缓解肌肉痉挛,减轻疼痛,保持关节间隙,防止玻璃样关节软骨面受压及预防和矫正畸形。
2. 抗生素治疗目的是消灭致病菌和控制感染,早期抗生素治疗,细菌培养结果出来之前经验性使用抗生素,后期根据血液或脓液的细菌培养结果调整用药。最好在采血、关节抽吸物培养及革兰氏染色前不给药,以免影响病菌分离培养结果。
3. 早期的化脓性关节炎,关节液为浆液性。在该阶段可行关节穿刺并进行脓培养,根据脓培养结果调整抗生素使用。
4. 第 1 次诊断性关节穿刺时已有浓稠的脓液或对保守治疗无效者行手术引流。手术方法有麻醉下反复穿刺抽吸和灌洗、关节镜冲洗或闭式吸引治疗,如负压封闭引流。

【问题 7】化脓性关节炎可能出现的并发症是什么?

化脓性关节炎可能出现一系列并发症,将影响今后的关节功能,需及时发现,并采取措施预防和治疗。

知识点

化脓性关节炎的并发症及治疗

1. 股骨头缺血坏死　应尽早治疗,避免负重,保护患髋。进行髋人字石膏或外展支具固定等。
2. 巨髋症　股骨头骨骺生长板破坏,股骨大粗隆或大转子持续生长,股骨头增大,股骨颈相对短缩,股骨大粗隆接近髂骨外板,髋关节外展受限。
3. 髋内翻　化脓性髋关节炎可以并发髋内翻,严重者可行股骨近端外展截骨矫正畸形。
4. 下肢不等长　常见并发症,在适当年龄进行对侧较长肢体骨骺固定术或行患侧短肢延长术治疗。
5. 病理性脱位　宜在感染控制半年后行切开复位或其他矫形治疗。

患儿出院后随访

患儿出院后每日坚持佩戴 Pavlik 挽具,口服抗生素 2 周。复查 X 线片示右股骨头仍向外上方移位,但关节肿胀较前减轻,血常规、CRP、红细胞沉降率正常,停止口服抗生素。

【问题 8】影响化脓性关节炎预后的因素有哪些?

1. 发病至初期治疗的时间　应强调早期诊断,脓液在关节闭合腔中的压力,可导致透明软骨坏死,引起关节不能恢复的破坏。

2. 受累的关节　髋关节感染后预后不良,1/3患儿并发骨髓炎和关节脱位,预后更差。

3. 患儿年龄　婴儿比年龄大些的儿童预后差,因为髋关节受累多见,并缺乏全身性感染的症状,容易导致诊断延误。

知识点

适合关节镜治疗的关节

关节镜引流适用于表浅的大关节,如膝、踝、肘和肩关节。通过关节镜能够全面观察和灌洗关节,打破小脓腔,脓块可完全排出,也可进行滑膜活检,需要时可行滑膜切除。通过关节镜还可向关节内插管引流,关节镜引流手术瘢痕小,患儿及家属易接受,并发骨髓炎者,要求切开关节的同时探查和引流骨髓炎病灶。

（张学军）

第十八节　股骨头无菌性坏死

儿童股骨头无菌性坏死(aseptic necrosis of the femoral head)是一种自限性疾病,其特征是股骨头缺血及不同程度的坏死,而骨的坏死与修复同时进行。1910年,由Legg(美国)、Calvé(法国)和Perthes(德国)发现并相继报道,故又称为Legg-Calvé-Perthes病(LCPD;简称Perthes病),是一种特发性儿童股骨头无菌性坏死。这种疾病自18个月的婴儿到骨骼成熟之前均可出现,最常见于4~12岁,男女比例为4:1或5:1。双侧受累患儿占10%~12%。LCPD确切病因不明,但可能与凝血功能障碍有关。认识LCPD临床表现、明确诊断标准、掌握治疗原则,是对小儿外科住院医师规范化培训的基本要求。

临 床 病 例

患儿,男,10岁11个月。因"反复左下肢疼痛伴跛行1月余"就诊。患儿主要表现为左髋部、左大腿内侧及左膝部疼痛,多于玩耍后出现疼痛并伴有左下肢跛行,休息后可缓解,症状逐渐加重。患儿近期无上呼吸道感染病史,无发热、盗汗,饮食、大小便正常。患儿3个月前有摔伤史,当时髋部X线平片检查无异常,休息后行走正常。否认结核病史。

【问题1】通过上述情况,为获得诊断还需要进行哪些检查?

思路1　患儿主要表现为左髋部、左大腿内侧及左膝部疼痛,活动后加重并伴跛行,休息后可缓解,有外伤史。患儿左髋部及左膝部均有疼痛症状,涉及这两个关节的疾病均有可能,如滑膜炎、化脓性关节炎、关节结核、创伤骨折等。患儿无发热、盗汗,食欲正常,与化脓性关节炎、关节结核症状不符。虽然患儿有3个月前摔伤史,但当时髋部X线平片检查未见骨折,休息后行走正常,故创伤骨折基本可排除。

思路2　这一年龄段患儿还应考虑到LCPD的可能,本患儿病史、症状有此病特点,应进一步进行体格检查及辅助检查鉴别。

知识点

LCPD 的发病及症状特点

1. 发病时间　18月龄到骨骼成熟之前均可发病(4~8岁最常见)。
2. 患病率　男孩的患病率是女孩的4~5倍。
3. 双侧受累　见于10%~12%的患儿。
4. 既往史　可能的既往创伤史。
5. 症状　活动加重跛行,休息后跛行减轻;疼痛位于腹股沟、大腿近侧、膝关节及大转子周围。

思路3　采集病史需要包括有无LCPD发病高危因素。为与其他常见髋关节疾病鉴别，需仔细体格检查。

知识点

LCPD 可能的病因

1. 生长发育迟缓，患儿的手、足和前臂均较正常儿童小和短，骨龄较生理年龄晚 2~3 年。
2. 宫内营养缺乏。
3. 父母吸烟致胎儿营养供应与吸收障碍。
4. 凝血功能异常致血管闭塞。
5. 基因和遗传方面因素。

体 格 检 查

体格检查：左下肢跛行，脊柱生理弯曲正常，双侧下肢等长，手足发育良好，双侧髋部无肿胀；左腹股沟中点下方约 2cm 处压痛明显，皮温正常；左股骨大转子轻微叩痛；左膝关节无肿胀、无压痛，膝关节活动良好；左髋部活动受限，以屈曲、外展和内旋明显：屈曲 90°，外展 30°，内旋 10°；左髋"4"字试验（+），左侧 Trendelenburg 试验（+），余肢体关节无异常体征。

【问题2】如何分析体格检查结果？

思路1　经专科体格检查发现患儿以左侧髋关节活动受限为主要体征，基本可排除膝关节疾病。要考虑到的髋关节疾病有滑膜炎、化脓性关节炎、儿童股骨头骨骺滑脱、髋关节结核、创伤骨折等。

知识点

LCPD 的体征特点

1. 跛行步态（Trendelenburg 征）。
2. 患侧腹股沟中点稍下方（约 2.0cm）压痛明显。
3. 可出现大转子叩痛。
4. 髋关节活动范围减小，特别是在外展和内旋位（患病早期髋关节活动范围暂时性减小，之后持续存在）。
5. 屈伸活动影响较小。
6. 患髋"4"字试验（+）。

思路2　LCPD 的典型步态即臀中肌步态。随病程发展，患侧股骨头塌陷，大转子上移，导致臀中肌无力。在健侧下肢非负重状态下，由于患侧臀中肌无力无法平衡骨盆，导致健侧骨盆下降，即出现 Trendelenburg 征。

思路3　该患儿为男性（性别因素）、10 岁 11 个月（年龄因素）；反复左下肢疼痛伴跛行 1 月余，主要表现为左髋部、左大腿内侧及左膝部疼痛，多于玩耍后出现疼痛并伴有左下肢跛行，休息后可缓解，症状逐渐加重；有创伤史（既往史）。体格检查：左腹股沟中点下方约 2cm 处压痛明显，皮温正常；左股骨大转子轻微叩痛；左髋部活动受限，以外展和内旋位明显，左髋"4"字试验（+），左侧 Trendelenburg 试验（+）；左膝关节无肿胀、无压痛，膝关节活动良好（排除膝关节疾病）；初步考虑诊断 LCPD。需要辅助检查进一步证实。

【问题3】该患儿需要进行哪些辅助检查？

思路1　需要完善基本辅助检查除三大常规外，还应包括红细胞沉降率、双侧髋关节 X 线片、双侧髋关节超声等。

思路2　进一步检查有胸片、类风湿因子滴定、抗链球菌溶血素"O"抗体滴定、HLA-B27、结核菌素试验、CT、MRI、关节造影，而血管造影、核素显像等检查相对较少应用。

辅 助 检 查

血常规:WBC $5.4×10^9/L$,Hb 118g/L,PLT $256×10^9/L$,CRP 6mg/L;尿常规:正常;红细胞沉降率 12mm/h。类风湿因子滴定(−);抗链球菌溶血素"O"抗体滴定:156IU/ml;HLA-B27(−);结核菌素试验(−)。

髋关节超声:左髋关节有少量关节积液,无滑膜增厚。胸片:正常。

骨盆 X 线片:左侧关节间隙较右侧稍有增宽,左侧股骨头稍显致密(图 8-18-1)。

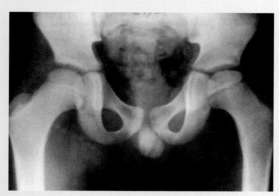

图 8-18-1　骨盆 X 线片
左侧关节间隙较右侧稍有增宽,左侧股骨头稍显致密。

【问题 4】如何分析辅助检查结果? 结合病史、症状及体征应与哪些疾病鉴别?

思路 1　血常规、CRP 正常,结合患儿无寒战、发热、脉率快等急性感染中毒症状,局部无红肿,皮温不高,基本可排除急性炎症疾病,如化脓性髋关节炎、骨髓炎。

思路 2　胸片、红细胞沉降率正常,结核菌素试验(−),结合患儿无食欲减退,无消瘦,无低热、盗汗等症状,基本可排除关节结核。

思路 3　超声提示左髋关节有少量关节积液,X 线片提示左侧关节间隙较右侧稍有增宽,结合症状、体征考虑到有髋关节滑膜炎可能,与 LCPD 的早期临床表现难以鉴别,但患儿起病较缓,病程较长,X 线片提示左侧股骨头稍显致密。关节滑膜炎不会出现骨质异常,X 线片无阳性表现,故可排除髋关节滑膜炎。

思路 4　类风湿因子滴定(−)、抗链球菌溶血素"O"抗体滴定:156IU/ml,HLA-B27(−),结合患儿单侧发病、体格检查无其他关节异常体征,基本可排除类风湿性关节炎、强直性脊柱炎。

思路 5　骨盆 X 线片未见骨折、股骨头骨骺滑脱,可排除这两种损伤。

思路 6　结合病史、症状、体征及辅助检查,特别是影像学表现,诊断为 LCPD。

【问题 5】LCPD 的鉴别诊断有哪些?

股骨头缺血性坏死的其他原因:①镰状细胞病;②其他血红蛋白病(如重型地中海贫血);③慢性粒细胞性白血病;④类固醇药物;⑤外伤性髋关节脱位的后遗症;⑥ DDH 的治疗合并症;⑦化脓性关节炎。

骨骺发育不良:①多发性骨骺发育不良;②脊椎骨骺发育不良;③糖胺聚糖症;④甲状腺功能减退。

【问题 6】LCPD 分几期?

LCPD 的分期以影像学为依据(表 8-18-1)。

表 8-18-1　LCPD 的 Waldenström 分期(基于股骨头的影像学表现)

分期	特征	影像学改变
Ⅰ期	缺血坏死期	骨化核最初较小;股骨头变得均匀致密;可见软骨下骨折
Ⅱ期	碎裂期	骨骺出现多种形态透亮区;股骨头被分割成多个片段;股骨头变扁、变宽;干骺端囊性变;髋臼轮廓可能会改变
Ⅲ期	修复期	股骨头逐渐再骨化新骨形成;骨骺变得均匀
Ⅳ期	愈合期	股骨头完全再骨化重塑完成;髋臼也重塑

【问题 7】该患儿处于 LCPD 的哪一阶段？

思路 1　该患儿骨盆 X 线片提示左侧股骨头稍显致密，左侧关节间隙较右侧稍有增宽，根据 Waldenström 影像学分期，处于 I 期（缺血坏死期）。

思路 2　LCPD 的不同阶段会有不同的影像学改变及临床表现（表 8-18-2）。

表 8-18-2　不同分期临床表现与影像学表现

分期	临床表现	影像学表现
I 期	偶尔出现轻微、间歇性跛行和疼痛	股骨头密度增加，有或无软骨下骨折
II 期	疼痛和跛行加重；活动受限	股骨头碎裂，可能侧方移位和扁平化
III 期	疼痛和跛行逐渐减轻；活动范围增加	股骨头逐渐再骨化；扁平化可能加重
IV 期	偶尔跛行；偶尔关节绞锁和弹跳感	可发展为骨软骨病变

【问题 8】影响 LCPD 预后的因素有哪些？

思路 1　发病年龄与性别：发病时年龄越大，预后越差。女孩生长发育成熟的时间较男孩早，潜能小，故患此病的女孩较男孩预后差。

思路 2　股骨头受累的程度、范围：股骨头受累范围小于 50% 较全部受累者预后好。股骨头塌陷超过 50%，预后不佳。病变累及股骨近端骺板（生长板），干骺端有骨突长入骺板（锯齿征），影响股骨颈纵向生长，愈合后出现股骨颈的变短增宽，大转子上移。

思路 3　股骨头凸出至髋臼外或半脱位：非正常的应力，集中作用在髋臼外缘，传导至凸出到髋臼以外的股骨头部分，是导致病程进入愈合期时股骨头畸形呈扁平状、蘑菇形，股骨颈变短增宽，大转子上移，头臼不相称的重要因素。

思路 4　关节功能受限：持续存在或反复出现的髋关节功能受限是预后不良的因素。

【问题 9】对 LCPD 如何进行治疗？

思路 1　目前认为，短期卧床适于有明显疼痛和跛行，处于 LCPD 早期，尤其是 X 线片显示有软骨下骨折的患儿，有助于改善髋关节的刺激症状，恢复功能。既往打开关节囊行滑膜切除、股骨头钻孔减压手术已不再用于儿童股骨头坏死的治疗。

思路 2　给予任何治疗之前，首先要恢复并维持髋关节的外展和旋转活动，可采用卧床和皮牵引 2 周。

思路 3　卧床和皮牵引一般维持牵引时应保持屈髋 30°~45°、轻度外旋位，这样可使由于滑膜炎导致的关节内压增高降至最低，是使关节功能恢复的理想体位。当髋关节功能恢复至屈曲大于 100°，外展可达 40°、内旋至少 20° 后，即可根据患儿年龄及股骨头受累程度给予手术或非手术的包容治疗。

知识点

缺血坏死期首选治疗方法

1. 患儿发病早期或 8 岁前主要是对症治疗。

2. 对于开始发病或 8 岁前就出现了髋关节外展受限和股骨头侧方移位的患儿，采取非手术或手术包容治疗。

3. 8 岁后发病的患儿，如果处于初期阶段并且 50% 的股骨头受累，考虑手术治疗。

治 疗 进 展

经过 2 周卧床和皮牵引治疗，患儿髋部疼痛明显缓解，右髋部活动度改善：屈曲 105°，外展达 40°，内旋 25°。双下肢外展支具治疗，复查 X 线片（图 8-18-2）。

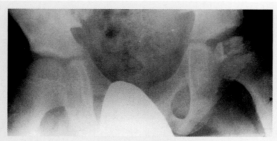

图 8-18-2　骨盆 X 线片

骨骺出现多种形态透亮区；股骨头被分割成多个片段；股骨头变扁变宽；关节间隙扩大。

【问题 10】患儿是 LCPD 的哪一阶段？用于指导临床治疗的 X 线分型方法是什么？

思路 1　患儿股骨头进入碎裂期，相对于股骨头的外侧部分（外侧柱），中央片段仍然致密且已经塌陷，外侧柱透光但无塌陷，被列为外侧柱分类系统中的 B 型，关节间隙进一步扩大。

思路 2　既往常用的分型方法是 Catterall 法。近年来，Herring 外侧柱分型法已成为临床常用的指导治疗和估计预后的常用方法。研究显示，外侧柱分型在观察者之间的一致性较好，与 Catterall 法比较，外侧柱分型法简单、易行、可重复性强，能更好地评价远期疗效。

思路 3　Herring 外侧柱分型法是根据骨盆正位 X 线片上，病变进入碎裂期后股骨头外侧部分的高度变化进行分型。病变进入碎裂期后股骨头通常分成内侧、外侧和中央三个区域即柱的概念，根据外侧柱的变化分为 4 型（表 8-18-3、图 8-18-3）。

表 8-18-3　LCPD 的外侧柱分类系统

分型	外侧柱放射学改变（X 线正位平片）
A 型	无密度变化、无高度丢失
B 型	密度改变、高度≥50%、中央柱塌陷
B/C 型	外侧柱变薄、高度介于 B 型、C 型之间
C 型	高度<50%

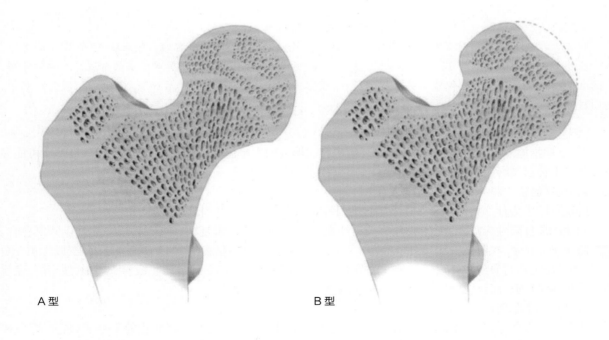

A 型　　　　　　　　　　　　　B 型

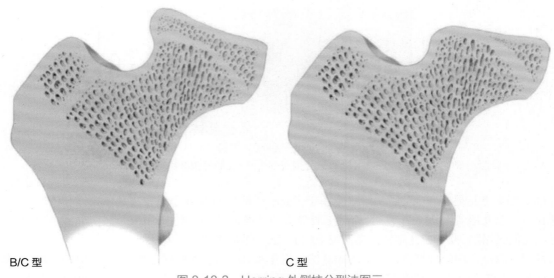

B/C 型　　　　　　　　　　　　　　C 型

图 8-18-3　Herring 外侧柱分型法图示

A 型:外侧柱无高度丢失;B 型:外侧柱局部塌陷(<50%);B/C 型:介于 B 型、
C 型之间,外侧柱变薄、不规则、塌陷约 50%;C 型:外侧柱塌陷 ≥50%。

> **知识点**
>
> ### 碎裂期首选治疗方法
>
> 1. 8 岁后发病,外侧柱分型为 A 型者,对症治疗。
> 2. 8 岁后发病,外侧柱分型为 B 型、B/C 型者,手术治疗。
> 3. 8 岁后发病,外侧柱分型为 C 型者,非手术包容治疗。
> 4. 非手术治疗的选择　长时间不负重,皮特里管型,宽绑架(A 型架)支撑。
> 5. 手术选择　股骨内翻截骨术,Salter 骨盆截骨术,两者联合截骨(9 岁后发病)。

患儿后续治疗与随访

对患儿继续下肢外展免负重支具治疗,疼痛和跛行逐渐减轻,活动范围增加。发病后 17 个月 X 线检查:股骨头早期再骨化。发病后 22 个月,X 线检查:关节间隙仍然扩大,而髋臼具有双隔室的外观。发病后 4 年,X 线检查:股骨头病变稳定,但残留关节间隙增宽,股骨头与髋臼不匹配。发病后 6 年,X 线检查:股骨头扁平,髋臼覆盖股骨头不良。

【问题 11】LCPD 后期(修复及愈合期)如何治疗?

1. 后期措施　可采用股骨外翻截骨术,适于已经形成的扁平髋、髋内翻、肢体缩短步态;也适于可能导致大转子上移、骨软骨受撞击和盂唇发育不良的髋关节脱位术后。

2. 机械症状　髋关节镜去除骨软骨碎片。

【问题 12】为什么要治疗 LCPD?治疗的目标是什么?

LCPD 是自限性疾病,坏死的股骨头经历缺血坏死期、碎裂期、修复期、愈合期,最终都可以修复愈合。长期随访研究显示,在股骨头坏死愈合后患儿发育成熟时,若股骨头呈扁平状、头臼关系不匹配、股骨颈变短增粗、大转子上移将导致成年后早发骨性关节炎。因此,LCPD 治疗的目标是防止股骨头畸形,使塌陷、受累的股骨头在修复愈合后呈圆形,头臼相称,避免或推迟骨性关节炎的发生。

【问题 13】如何理解包容的理念?

思路 1　多数学者认为 LCPD 股骨头的修复应在髋臼的包容下进行。将病程处于早期(密度增高、碎裂早期)并有向外侧半脱位的股骨头置于髋臼内,增加头臼间的接触面积,使髋关节承载的应力平衡,以促进股骨头的塑形,使患儿在生长发育成熟时,股骨头修复成圆形,头臼匹配关系相称,进而避免远期发生骨性关节病。

　　思路 2　包容治疗的时机:患儿发病年龄>6 岁,股骨头的密度增高或在塌陷碎裂早期并有向外的半脱位时,是手术包容治疗的关键时机。通过包容手术,使股骨头凸出于髋臼外的部分还纳入髋臼,为其修复成圆形,创造良好的生物力学环境。当病程进入愈合期及后遗症期时,股骨头、股骨颈的畸形与髋臼发育不良及头臼不称已经形成,手术治疗已无效果。术前,需通过 2 周左右的皮牵引改善髋关节功能,在此基础上通过手术实现对股骨头的包容。术后石膏裤外固定 6 周,然后进行系统的康复锻炼。

　　思路 3　患儿 11 岁发病,年龄较大,X 线分型为外侧柱分型中的 B 型,建议手术包容治疗,但患儿家长选择非手术治疗。给予双侧下肢外展支具治疗。

(张学军)

第十九节　外伤与骨折治疗

一、总则

　　外伤是儿童生活的一部分,每个儿童在其成长过程中从简单的软组织损伤到骨折或大或小都经历过。婴儿、儿童和青少年会经历到不同的损伤,正确地评价这种差异从而给其提供最佳的处理至关重要。

(一) 儿童运动系统的独特性

　　儿童的运动系统是不断生长和变化的,骨骺和骺板决定了肢体和躯干的生长速度和比例。外伤或骨折损伤了骺板的生长潜力时会产生肢体短缩或成角畸形,进而严重影响患儿的功能。小儿骨科医生的职责就是通过合理的治疗尽可能地避免或减少这种畸形的产生,更重要的是避免因为医生的治疗方式而导致或加重骺板的损伤从而产生更严重的畸形。

　　【问题 1】骨骺的生长形式是什么? 生长的部位和形态差异的意义是什么?

　　骨骺和骺板为儿童所特有的组织结构,按照其所处的不同部位和形状发挥着不同的生理特性。了解儿童骨骺的生理特点、生长特性及作用是每个从事儿童骨科医生必须做到的。儿童骨折因骨骺损伤与成人完全不同,不能用治疗成人骨折的方法治疗儿童骨折,否则可能导致严重的、不可挽救的后果。

知识点

骨骺的分类

骨骺位于长骨一端或两端,出生时由软骨构成。按照解剖部位和功能不同有如下分类。

1. 压迫骨骺　位于四肢长骨的骨端,构成关节的一侧,承受从关节传递来的压力,起着纵向生长作用。

2. 牵拉骨骺　位于肌肉的附力点,承受肌肉的牵拉应力,既不构成关节,也不参与骨的纵向生长。

知识点

骺板的分类

骺板是骺生长板的简称,是出生前后软骨内化骨的主要结构。主要分类如下。

1. 盘状骺板　大多数长骨的骺板均为盘状骺板,位于骨干骺端与骨骺之间,控制着骨的纵向生长。

2. 球状骺板　位于短管状骨的骨端,随生长发育而形成球状关节软骨。

> 知识点
>
> ### 不同部位的骨骺生长速率差别较大
>
> 股骨近端骨骺占 30%,远端占 70%。
>
> 胫腓骨近端骨骺占 60%~75%,远端占 25%~40%。
>
> 肱骨近端占 80%,远端占 20%。
>
> 尺桡骨近端占 20%~25%;尺桡骨远端占 75%~80%。
>
> 生长比例差异有助于理解膝关节周围骨骺损伤很容易造成肢体不等长,而肘关节周围骺损伤很少产生明显的双上肢长度差异。

(二)儿童外伤与骨折诊断和治疗特点

1. 病史　儿童外伤过程的描述非常不准确,同时也很不可靠,有各种原因,如低龄无法正确叙述、伤痛导致不愿描述、害怕家长责备而故意隐瞒受伤的真实过程等。

【问题2】如何获得可靠、可信的病史?

儿童的年龄是关键,受伤的性质需要考虑,包括是自己受伤,还是他人致伤,患儿的年龄和智力是否具备了"隐瞒病情"的能力。若由患儿家长代为表述病史需要注意是否存在严重的倾向性,特别是在意外伤害病例中此点非常重要。医生应在安慰患儿情绪的同时,结合体格检查所见有目的地询问可能的受伤情况。如坠落伤时可以询问从何处掉下及坠落时物体的高度;交通事故受伤的孩子可以询问被何种车辆撞击,从什么方向被撞击;压砸伤的患儿可以询问被何种重物砸伤,何时被砸伤。尽可能多地获得信息可以分析致伤暴力的程度,外力冲击时的受伤类型,为确切的诊断提供非常重要的证据支持。

> 知识点
>
> ### 儿童骨折病史采集的特点
>
> 1. 患儿因外伤而就诊,病史采集需及时、迅速、准确,为诊断和治疗提供宝贵的时机,切勿拖延。
> 2. 需要分析和判断病史的真实性和可靠性。
> 3. 若遇车祸等危重病例,需边询问、边检查、边采取抢救措施,此点非常重要。

2. 体格检查　严格、细致、全面地体格检查对明确诊断和制订正确的治疗方案至关重要,是骨科医生基本功的体现。体格检查应注意肿胀的程度和部位、有无压痛和关节活动受限;若发现肢体成角畸形、异常活动、骨擦音或骨擦感则可以明确诊断骨折。

【问题3】对于因外伤而处于疼痛、恐惧中的患儿怎样开始专科检查?

儿童已经受伤甚至骨折了,处于痛苦状态中,此时绝对不可能顺利地接受医生的检查,因为大部分专科检查会加重疼痛症状,或是重复损伤机制来验证诊断。此时迅速地鉴别软组织损伤或骨折就十分重要。

> 知识点
>
> ### 骨折的诊断依据
>
> (1)成角畸形。
>
> (2)假关节活动。
>
> (3)骨擦音或骨擦感(只要发现其中一项即可明确诊断)。可以伴发的软组织损伤症状有压痛、肿胀、活动受限(不能仅凭此而作出骨折诊断)。

【问题4】如何获得患儿的信任?

获得患儿的信任方法有直接接近和迂回接近。对于较大的儿童和青少年可以直接告知骨折的危害性,要求其配合检查。而对于年幼儿童可以通过病史询问和大致观察初步确定损伤部位,先不要针对损伤部位进行检查,而是首先检查其他部位,排除可能的合并损伤;同时也转移了患儿的注意力,随后在极短的时间内完成对损伤部位的检查。

3. 影像学资料的判读　小儿骨科医生应具备自行阅读X线片、CT片的能力,不单纯依赖放射科医生的报告,在不违反医疗常规的前提下,尽量与放射科医生多沟通,尽早掌握此技能对临床工作帮助极大。这样可以争取宝贵的治疗时间,尽早作出明确诊断,尽快制订出合理的治疗方案并立即实施,以期获得最佳的治疗效果。

4. 治疗方法选择　外伤所导致的儿童骨折大部分可以采用手法整复、闭合复位、外固定的方法治疗。少数闭合性骨折、开放性骨折则需要手术切开复位、内固定治疗。病理性骨折则根据性质、部位和类型的不同采取相应的治疗方法。总体而言,骨干及干骺端骨折争取手法整复、闭合复位外固定方法,接受骨折断端的非解剖复位,期待儿童特有的塑形能力对骨折端的改造,可以减少损失并获得满意的疗效。而发生在骨端的关节内骨折即骨骺骨折或称骺板损伤若有移位则多需要手术切开以获得解剖复位关系,防止或减少继发畸形,固定方式多采用内固定以确保位置稳定不发生再移位。

5. 儿童存在骨骺,年龄越小骨骺的生长能力越强。此种骨骺的生长能够矫正骨折对位不良,通过骨骺的生长塑形能力也可以矫正一定程度的对线不良和短缩畸形。例如,新生儿股骨干骨折向前成角45°时不需要治疗,仅做可靠的外固定即可,随着生长发育股骨干骨折可以顺利愈合并塑形至正常外观。但是必须强调骨折复位后的旋转畸形无法得到塑形。当骨骺和骺板本身损伤后,若未获得解剖复位而形成畸形愈合,则会产生骨桥,妨碍肢体的正常生长,形成短缩或严重的成角畸形。此时患儿年龄越小,畸形发展越重,对肢体功能的影响越大。

> **知识点**
>
> **儿童骨骼具有强大的塑形能力**
>
> 临床医生了解和利用此塑型能力,可以避免为获得骨干和干骺端的解剖位置而多次手法复位甚至切开复位。有时这种操作所造成的损伤比原始骨折还要严重。

6. 相对于成人骨折而言,儿童骨折的愈合能力强、愈合时间短、骨折不愈合等合并症较少,塑形能力强大,预后结果较满意。

7. 由于特殊的组织结构和生理特点,儿童软组织损伤及骨折的病情进展快,肿胀迅速而明显。需要及时诊断和处理,避免延误伤情而导致不佳的治疗效果。同时,因为患儿往往不能准确地描述伤情和变化,骨折治疗后需严密监视和观察,避免发生骨筋膜室综合征而导致的肢体功能严重受损。

二、桡骨头半脱位

很多教科书及文章中误将此病命名为"桡骨小头半脱位",而解剖学上根本没有"桡骨小头"的描述,正确的命名应为"桡骨头半脱位"。此病多发生于幼儿及学龄前儿童,平均发病年龄为 2~3 岁,超过 7 岁后极少发生此损伤。桡骨头半脱位是一种很常见的损伤,多为伸肘位时突然被牵拉前臂而致伤。常见于大人领小儿上台阶或帮小儿脱衣服时,牵拉手腕后出现;也可因幼儿翻身时上臂被压在躯干下引起此病。患儿表现为哭闹、患肢处于伸直位或轻度屈曲位、因肘部疼痛而拒绝活动。桡骨头半脱位治疗方法简单而有效,分散患儿注意力后轻柔地屈曲患侧肘关节,同时旋转前臂即可解除症状获得复位。

临床病例

患儿,男,2 岁。因"右上肢疼痛、活动受限 2 小时"就诊。患儿约 2 小时前下楼梯时奔跑其母亲牵拉右手欲阻止而突发右上肢疼痛,活动受限,休息观察半小时症状不缓解而于急诊室就诊。体格检查:患儿哭闹,拒绝触碰检查,右上肢下垂,不能上抬,右肘部无肿胀,右手腕屈伸活动可,手指活动正常。

【问题 1】通过上述情况,对该患儿初步考虑什么诊断?是否须行摄片检查?

思路 1　患儿病史可靠,本例中患儿母亲一直陪伴在现场,而且是当事人,不可能有意隐瞒真实情况。

思路 2　病史为右上肢的牵拉后出现症状,结合患儿体格检查右上肢下垂,不能上抬,右肘部无肿胀,右手腕屈伸活动可,手指活动正常,初步考虑为桡骨头半脱位。

思路 3　患儿没有跌倒及其他外伤史,仅有右上肢的牵拉外力,而单纯的牵拉外力绝大多数情况下不会造成骨折。对于本例病史明确,且真实可靠,可不行 X 线检查,先行手法复位整复,如手法复位确有弹响感,复位后患儿不再哭闹,屈肘上抬能摸到患侧耳朵,即表示诊断明确为桡骨头半脱位,治疗也有效,不需再行摄片检查。

> **知识点**
>
> **桡骨头半脱位病理基础**
>
> 幼儿的上肢被突然纵向牵拉时,肘关节内瞬时形成的负压将环状韧带嵌压在桡骨头与肱骨小头之间,导致疼痛症状。其病理机制类似于"滑膜嵌顿综合征",而此时肱桡关节并未发生真正的脱位。

【问题 2】桡骨头半脱位正确的手法整复方法是什么?

清晰了解此种损伤的病理改变后,手法复位的方法就非常重要了。即如何使环状韧带解除嵌压,其关键是改变肘关节内压力。

桡骨头脱位手法复位要点

1. 肘关节从伸直到屈曲位的过程中旋转前臂,当听到弹响声音或感觉到轻微的弹跳感时,可以确认操作已经成功。

2. 对于初次受伤的患儿,手法整复成功后可简单使用颈腕吊带制动,待所有症状均消失后即可恢复正常活动。

3. 为避免再次受伤应嘱家长尽量不再做突然的牵拉动作。

桡骨头脱位手法复位(组图)

三、寰枢椎半脱位

寰枢椎半脱位(atlantoaxial rotatory subluxation)是一类临床上不同原因导致的突发性斜颈、疼痛和头颈活动受限,影像学上表现为寰枢椎脱位或半脱位和/或旋转移位的疾病总称。其临床诊断要点是,在无明显诱因或轻微的头颈部外伤、头颈部感染等情况下,出现特有的颈部活动受限和头颈旋转偏斜,好发于 10 岁以下儿童。

临 床 病 例

患儿,男,8 岁。因"颈部疼痛伴活动受限 1 周"就诊。患儿 1 周前放学途中,回头看同学时出现颈部疼痛,伴歪斜,无外伤史,未见自行好转,家属带其至医院门诊就诊。经详细询问,患儿出现颈部疼痛前 1 周有上呼吸道感染病史,流涕、咳嗽、低热,经内科治疗后好转,现无发热,无咳嗽、咳痰,大小便正常。体格检查:头颈部偏向左侧,下颌转向右侧,颈椎向右偏屈活动不能,左偏活动基本正常,颈椎左旋活动不能,右旋活动基本正常,颈部未及明显压痛,四肢感觉正常,肌力、肌张力正常,末梢循环正常。

寰枢椎半脱位临床表现(组图)

【问题 1】该患儿于门诊就诊,考虑是什么疾病? 需要做哪些检查? 需与哪些疾病鉴别? 下一步治疗方案是什么?

思路 1　患儿无外伤史,近期出现过上呼吸道感染,但已好转,现无发热,颈部疼痛,头颈部出现特有的固定歪斜,患儿处于寰枢椎半脱位的好发年龄,初步考虑为寰枢椎半脱位。

思路 2　给予患儿张口位颈椎正位片和常规颈椎侧位片检查,如 4 岁以下年幼儿童张口位摄片检查不能配合,通常需 CT 检查。要排除颈椎的嗜酸性肉芽肿、结核、咽后壁脓肿等;先天或发育畸形如先天性齿突缺如、游离齿突骨、枕颈融合和先天性寰椎后弓缺如;全身性疾病如唐氏综合征、糖胺聚糖病、神经纤维瘤病等。

思路 3　初步诊断寰枢椎半脱位,建议患儿住院牵引治疗,患儿家长选择返家卧床休息。考虑儿童的寰枢椎半脱位经休息后大部分能够自行愈合,预后较好,予以回家去枕平卧休息 1 周及佩戴颈托 3 周治疗,平卧休息时也可肩部垫置高约 5cm 的枕头,使头部后仰,帮助复位,如 1 周未自行复位,则住院牵引治疗。向其详细交代病情后,患儿离院。

寰枢椎半脱位的病因

1. 颈部腺样体感染及上呼吸道感染被列为首要因素,咽部腺样体所处位置紧邻寰枢椎水平,所以此部位腺样体的水肿和体积增大会直接影响寰枢椎的位置,并造成旋转性移位。

2. 外伤史仅为次要因素。

【问题 2】如何通过 X 线平片诊断此病? 是否需要行 CT 及三维重建检查?

思路　拍摄 X 线平片是最快速、简单的诊断方法,适合急诊迅速作出诊断。若患儿因疼痛和年幼无法配合摄片可以考虑进行 CT 检查并进行三维重建,但不应将 CT 检查作为常规诊断方法使用。

知识点

影像学诊断特点

1. 目前尚无公认的 X 线平片确切诊断标准,主要以寰椎前弓与齿状突间距大于 3mm,诊断寰枢椎半脱位。有学者提出寰枢椎正位片(开口位)上若齿状突与两侧块间的距离差大于 50% 即可诊断。此外,还可以测量侧块间距离的变化来判断治疗效果。

寰枢椎半脱位颈椎
X 线片(图片)

2. 标准的上颈椎 X 线片具有鉴别诊断的重要意义,可排除颈椎的先天性发育畸形或后天性疾病,如先天性齿状突缺如、嗜酸细胞肉芽肿、结核等。

3. 患儿因颈部疼痛检查常不配合,很难获得具有诊断价值的 X 线片。此时,CT 检查特别是三维重建影像资料对诊断和确定治疗方式就有很重要的意义。

【问题 3】寰枢椎半脱位的治疗方法如何选择?

首先需要除外寰枢椎的先天畸形及骨性病变如结核破坏,此后的治疗相对简单。可以去枕平卧位休息,也可以住院行水平位的枕颌牵引以促进复位,出院后继续颈托保护 4 周。同时需要积极地治疗上呼吸道感染以利病情及早恢复。

知识点

寰枢椎半脱位治疗方法及选择

平卧位水平牵引可以缓解寰枢关节部位压力及炎性反应,有利于齿状突的复位。多用于发病时间已超过 1 周,症状较明显且无改善的患儿。

四、肱骨髁上骨折

肱骨髁上骨折(supracondylar fracture of humerus,SFH)是肱骨远端内外髁上方的骨折,是最常见的儿童肘部骨折。多数 SFH 是由于跌倒后肘关节过伸所致的间接暴力引起。根据移位的方向分为伸直型和屈曲型,伸直型多见。骨折急性期可伴有血管、神经损伤等并发症,远期可出现 Volkman 缺血挛缩、肘关节畸形等并发症。临床上根据骨折的移位程度选择不同的治疗手段。

临 床 病 例

患儿,男,6 岁。因“左肘部跌倒后肿痛、活动受限 3 小时”就诊。患儿玩耍时不慎跌倒,双手支撑后向左侧倒地,左肘剧痛,迅速肿胀,不能活动而紧急转运到急诊室。体格检查:左肘部明显肿胀,压痛,肘前可见 2cm×2cm 皮下瘀斑,可触及骨擦音。左肘关节正侧位片(图 8-19-1):肱骨髁上骨折,骨折端完全分离,近骨折端位于肘前皮下,远骨折端向后侧、尺侧移位。

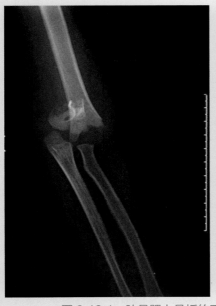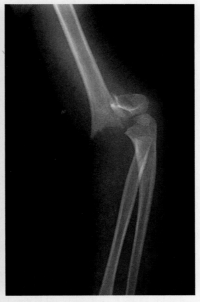

图 8-19-1　肱骨髁上骨折的正侧位 X 线片(伸直尺偏型)

【问题 1】通过上述情况,对该患儿初步考虑什么诊断?

思路 1　患儿外伤史明确,骨科检查发现肿胀、压痛、皮下出血和瘀斑,特别是存在骨擦音,骨折的诊断可以成立。

思路 2　X 线片已经显示骨折,下一步需要接诊医生迅速通过 X 线片作出骨折的具体分型。此患儿可以明确地诊断为"肱骨髁上骨折,伸直尺偏型"。确定分型可以指导医生手法整复、闭合复位的方法。

知识点

儿童肱骨髁上骨折的分型

1. 按照骨折移位方向临床上多简单地分为伸直型和屈曲型,其中伸直型占 97.7%,屈曲型很少见,仅占 2.3%。

2. 根据远骨折端的移位方向又分为伸直尺偏型和伸直桡偏型。

3. Gartland 分型被小儿骨科医生所公认。Ⅰ型:骨折无移位和成角;Ⅱ型:可发生成角畸形,但后侧骨皮质及软组织合页保持完整;Ⅲ型:骨折端完全分离。整复骨折前必须了解骨折的分型。

【问题 2】开始手法整复前,还需要考虑什么问题?

思路 1　迅速完成病史询问、受伤部位检查和影像学检查后,不要急于立即整复。首先要确定患肢的血运状况及是否合并神经损伤,若存在血运障碍需要寻找原因并相应地调整治疗方案。同时避免整复后再发现存在神经损伤而被误认为是手法整复后导致的医源性损伤。

知识点

肱骨髁上骨折合并神经损伤

肱骨髁上骨折合并神经损伤发生率高达 7%,其中桡神经损伤较为多见。损伤机制为近骨折端前侧断端突起对桡神经直接挑起或嵌压(图 8-19-2A);尺神经损伤较为少见,多发生在屈曲型肱骨髁上骨折(图 8-19-2B)。

骨折端可以压迫血管和 / 或神经,导致前臂缺血改变。骨折复位的目的是解除骨折端对血管、神经的压迫,应特别注意复位的操作不能加重血管和神经的损伤。

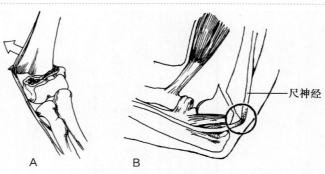

图 8-19-2 肱骨髁上骨折合并神经损伤
A. 肱骨髁上骨折合并桡神经损伤示意图,肱骨髁上骨折伸直尺偏型,桡神经被近骨折端的外侧尖锐端损伤;B. 肱骨髁上骨折合并尺神经损伤示意图,肱骨髁上骨折屈曲型,近骨折端的远侧尖锐端可损伤尺神经。

思路 2 确定有无同侧肢体其他部位的骨折,如锁骨骨折及桡骨远端骨折,若体格检查有怀疑则再次摄片确认,避免漏诊而贻误治疗及造成不必要的纠纷。

思路 3 注意儿童肱骨髁上骨折的鉴别诊断。儿童肘部损伤后往往会出现较为严重的肿胀,同时患儿肘部疼痛必然拒绝医生多次触摸检查。此时肘后三角关系无法触摸清楚,以诱发骨擦音的检查来确定骨折和肘关节脱位也是极不妥当的做法。

知识点

儿童肱骨髁上骨折的鉴别诊断

1. 3 岁以下幼儿需要与肱骨远端全骺分离相鉴别。

2. 青少年需要与肘关节脱位鉴别。

3. 还需要与肱骨内上髁骨折Ⅳ度(骨折伴脱位)鉴别,因为内上髁骨折伴脱位的患儿大多数需要切开复位手术治疗。

拍摄标准体位和清晰的肘关节正侧位 X 线片非常重要。根据肱桡关节、肱尺关节是否改变及相互关系可以区别以上骨折。

患儿治疗过程

对患儿手法整复闭合复位后长臂石膏后托屈肘 90° 位制动,立即摄片观察骨折位置,发现远骨折端尺偏移位未完全纠正。与患儿家长交代病情后,送手术室于臂丛 + 全身麻醉下行闭合复位、经皮穿针固定。"C"臂透视下确认骨折端无侧方移位、无成角畸形后石膏后托制动,患儿安返病房。

【问题 3】整复闭合的手法技巧是什么?

整复前需明确骨折的类型,以最常见的伸直尺偏型为例,远骨折端存在三种畸形,分别为后侧移位、尺侧偏斜和水平位旋转。整复时需要在伸肘位持续牵引下,分别矫正旋转、尺偏移位,维持牵引下屈曲肘关节的同时纠正后侧移位。

知识点

儿童肱骨髁上骨折的治疗

1. 首选闭合复位、外固定方法,若复位成功并且制动可靠,不发生骨折端的再次移位,则功能恢复结果是非常满意的。

2. 治疗时间短、费用低、愈合时间快。

3. 不要轻易采取切开复位等手术方法。

【问题4】整复闭合后肘关节的位置？

理论上讲应将肘关节置于极度屈曲位,利用肱三头肌的力量来稳定复位后的骨折端。但是临床上此位置是非常危险的。极度屈曲位可以影响走行于肘部前方的肱动脉、肱静脉,导致前臂肌肉群的血流灌注障碍,严重时可造成前臂骨筋膜室综合征,肌肉缺血后形成肌挛缩将严重影响前臂及手部功能。

【问题5】对该患儿为什么不进行尺偏移位？

理论上讲,任何骨折均期待获得解剖复位,但是临床上并不容易做到,特别是采取手法整复闭合复位时,患儿往往不能配合医生的操作,实际工作中也不可能反复、多次地尝试手法复位。某些非解剖复位若骨折愈合后通过塑形而对功能和外观没有影响时可以接受。如肱骨髁上骨折整复后存在轻微的桡侧移位不会产生外观畸形,仅仅是肘关节携物角的增加。而远骨折端的尺偏移位会造成肘内翻畸形,对肢体外观影响较大。

知识点

肘　内　翻

以往认为肘内翻仅仅是肢体外观畸形,对肘关节功能没有影响。而大量临床实践证明,肘内翻改变了肢体的力线,使得肘部承重关系改变,当患儿跌倒时非常容易发生肱骨外髁骨骺骨折,进而严重影响肘关节的功能。

【问题6】为什么采取麻醉下闭合复位经皮穿针技术？而不采用切开复位内固定治疗方法？

思路1　当手法整复位置不佳时,反复多次试行闭合复位是不可取的。患儿及家长均无法接受,而且多次复位可加重局部损伤,严重者甚至引发肘部的异位骨化而严重影响肘关节活动度。此时,获得复位最简单、最有效、损伤最小的方法就是麻醉下闭合复位、经皮克氏针固定。

思路2　儿童肱骨髁上部位的解剖结构非常特殊,前方为冠状突窝,后方为鹰嘴窝,其间为极薄的骨质,甚至仅有坚韧的膜状结构,整体为扁平状。若术者不了解儿童肘部解剖结构,即使切开复位也很不容易获得解剖复位的位置。同时在如此扁平的位置交叉穿针也是难度很高的操作。而切开暴露和复位骨折端的操作对局部结构的损伤较大,为肘关节内的操作,容易导致异位骨化甚至骨化性肌炎。所以,应慎重使用切开复位方法。

知识点

麻醉下闭合复位、经皮穿针固定技术的优点

1. 处于麻醉状态下的患儿无整复时的疼痛感,肌肉处于放松状态,对于骨折复位极为有利。

2. 经皮克氏针固定可以不切开骨折端,对于局部解剖结构的损伤最小。

3. 内固定可获得的骨折端稳定性,可有效地避免骨折端的再移位风险。

4. 大量研究证明,儿童肱骨髁上骨折治疗后出现肘内翻畸形的主要原因不是骨骺损伤和原始整复位置不佳,而是原本可以接受的整复位置随着局部肿胀减退、消失出现继发性的再移位。

肱骨髁上骨折经皮穿针固定的效果见图8-19-3。

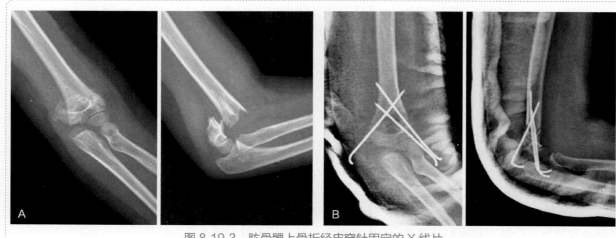

图 8-19-3　肱骨髁上骨折经皮穿针固定的 X 线片
A. 原始损伤片；B. 闭合复位交叉穿针术后摄片。

知识点

切开复位内固定的手术指征

1. 开放骨折。

2. 明确的肘部血管损伤需要探查、修补者。

3. 特别强调存在神经损伤症状并不是急诊手术探查的指征。虽然肱骨髁上骨折有约 7% 合并神经损伤，但随着骨折复位，绝大多数神经损伤症状可以自行消失。因为神经损伤的性质大多数为挫伤。

【问题 7】肱骨髁上骨折可能发生的并发症有哪些？

思路 1　肱骨髁上骨折的并发症分为早期并发症和晚期并发症两大类。相对早期出现的血管损伤及骨筋膜室综合征对患儿的危害更大，应高度重视。血管损伤可以是骨折端直接压迫或刺穿，临床上较为少见。更多情况是骨折导致的肿胀加外固定过紧，两种因素相互影响、相互加重而导致前臂肌肉血液灌注不足，若不能得到及时、确切的解决，则可以严重影响患儿的肢体功能。晚期的主要并发症为肘内翻，如前所述，此畸形为外观障碍并不导致肘关节活动受限。但是因为力线改变容易引发肱骨外髁骨折，建议在完全骨性愈合后行肱骨髁上截骨术矫正肘内翻畸形（图 8-19-4）。

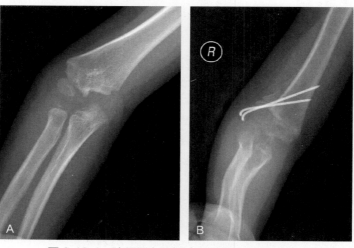

图 8-19-4　肱骨髁上骨折遗留肘内翻的手术矫正
A. 术前 X 线片表现；B. 楔形截骨矫正术后。

知识点

儿童肱骨髁上骨折的并发症

早期并发症：

1. 血管损伤 较长时间缺血改变使肌肉和神经组织产生不可逆的损伤。

2. 神经损伤 发生率为7%~10%，骨折的分型与神经损伤有直接的关系。如伸直尺偏型骨折中多见桡神经损伤；伸直桡偏型骨折中多见正中神经损伤；屈曲型则多发生尺神经损伤。

3. 骨筋膜室综合征 严重影响上肢功能的并发症，一旦造成前臂肌肉和神经的不可逆损伤，则后期无论采取何种补救方法均无法恢复至正常的功能。

晚期并发症：

1. 肘内翻 最常见的并发症，外观畸形，但多数不影响肘关节活动范围。

2. 骨化性肌炎 多数情况下是由于粗暴地反复多次手法整复、切开复位操作中的广泛剥离暴露，以及强力的被动牵拉活动所致。骨化性肌炎会严重影响患儿肘关节的活动范围（图8-19-5）。

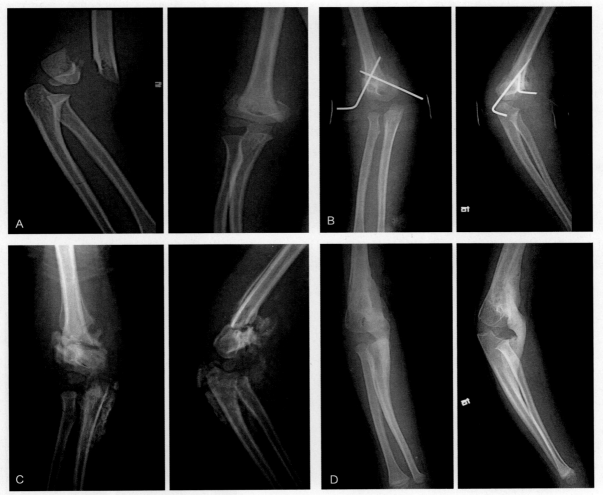

图 8-19-5 肱骨髁上骨折后发生骨化性肌炎的X线片
A.原始骨折；B.切开复位内固定；C.伤后7周，大量骨痂出现；D.伤后半年，严重骨化致骨桥形成。

思路2 骨折复位后及时复查非常重要。24小时内需密切观察患侧手指的血运情况，若出现血运不佳特别是被动伸直手指时前臂剧痛，需及时松解全部外固定石膏和敷料并减少肘关节屈曲度，解除压迫后绝大多数患儿可以得到缓解。切记:宁可丢失骨折复位后的位置也不能为了保持此位置而牺牲前臂的功能。若发生前臂缺血性肌肉挛缩,则日后对患儿肢体的功能影响巨大,并且很难补救。

五、肱骨干骨折

儿童肱骨干骨折是指胸大肌肱骨止点与肱骨髁上嵴之间发生的骨折,在儿童中比较少见。因为儿童特殊的解剖结构,在同样外伤应力下更易发生肱骨近端骺骨折和肱骨髁上骨折。据统计,肱骨干骨折仅占全部肱骨骨折的 5.8%,占儿童全部骨折的 1.78%,其高发年龄段分别在 3 岁以前和 12 岁以后。损伤机制多为直接外力如撞击、重物压砸和钝物击打,若外力轻微而产生肱骨干骨折多为病理性骨折,多见于骨囊肿部位发生的骨折,移位较小,症状轻微。

临床病例

患儿,男,13 岁。因"体育课时投掷木质手榴弹致右上臂疼痛、活动受限 2 小时"就诊。患儿在校体育课时投掷手榴弹时突感右上臂剧痛,活动受限,急来医院就诊。体格检查:右上肢半屈肘位痛性制动,右上臂中下段肿胀、压痛,可及假关节活动和骨擦感,右腕关节屈曲位,不能主动伸腕、伸指。X 线片显示右肱骨干中下 1/3 交界处短斜形骨折并移位。急诊给予牵引下手法整复闭合复位,右上臂"O"形石膏制动。再次摄片发现骨折仍有旋转和成角移位,遂与家长交代病情并签字后进入手术室。麻醉下再次闭合复位,透视下确认位置满意后给予弹性髓内钉固定。术后未行石膏制动,仅以颈腕吊带屈肘 90° 位悬吊保护。

【问题 1】为什么肱骨干骨折会出现伸腕、伸指障碍?

不能主动伸腕、伸指表示患儿存在桡神经损伤。桡神经由臂丛的上、中、下干的后束支组成,经肱骨干的内后侧下行,至肱骨干中下 1/3 交界处转向外侧,其神经主干在此部位紧贴肱骨干走行,当骨折发生移位后极可能损伤桡神经。损伤性质大多数为神经干的挫伤。

【问题 2】肱骨干骨折后诊断桡神经损伤,是否需要手术探查桡神经?

大量的文献和研究证明,肱骨干下 1/3 骨折所合并的桡神经损伤多为挫伤性,神经干的连续性存在。只要保证骨折复位且神经未嵌入骨折端,绝大多数神经挫伤可以自行恢复,不需要手术探查。

【问题 3】为什么使用弹性髓内钉(TEN)固定?

肱骨干的斜形及螺旋形骨折是不稳定骨折,不容易获得解剖复位,即使手法整复后获得满意的对位和对线也很容易发生再移位。虽然对肱骨干骨折的治疗不强求解剖复位,但允许轻度的成角和对位不良,但该患儿合并有桡神经损伤,要求骨折的复位最好是解剖复位,防止移位的骨折端对神经造成刺激,有利于神经症状的恢复。因此,对该患儿采用了不切开骨折端而获得稳定的固定方式。

知识点

弹性髓内钉是治疗儿童肱骨干骨折
非常好的内固定方式

TEN 可以稳定骨折端,防止发生移位和旋转畸形,植入时不需要切开骨折端,对局部组织损伤极小。其纵向的微动有利于骨折的愈合。

肱骨干骨折 TEN 治疗的 X 线片见图 8-19-6。

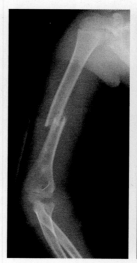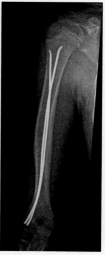

图 8-19-6　肱骨干骨折弹性髓内钉(TEN)
治疗术前、术后的 X 线片

知识点

弹性髓内钉的操作技术要点

1. 选择适当长度和直径的 TEN 是非常重要的。

2. 术前需要在肱骨全长的 X 线片上获取确切的骨干长度和骨髓腔的宽度,据此选择最恰当的髓内钉。

3. 将 2 枚髓内钉预弯以适应置入肱骨干的弧度,确保髓内钉置入后分别起到三点固定作用。

4. 使用 TEN 专用的尾帽可以使骨折位置更加稳定、可靠。

六、肱骨外髁骨折

儿童肱骨外髁骨折是指肱骨外髁带肱骨小头或肱骨外髁带肱骨小头和部分滑车骨骺的关节内骨折,多发生于 4~10 岁的儿童,在肘部骨折中,其发生率仅次于肱骨髁上骨折而居第 2 位。损伤机制是由肘关节伸直位时内翻外力所致,由于其属于关节内骨折,治疗上与肱骨髁上骨折区别很大,要求解剖复位恢复关节面平滑以避免后遗症。

临床病例

患儿,男,5 岁。因"右肘部摔伤后肿痛、活动受限 5 小时"就诊。患儿奔跑时不慎摔倒,右手撑地,随即出现右肘部迅速肿胀、活动受限。体格检查:右肘关节外侧明显肿胀,压痛,肘关节因疼痛而拒绝活动,可及骨擦感。即刻 X 线摄片显示肱骨外髁骨折,骨折移位明显(图 8-19-7、图 8-19-8)。

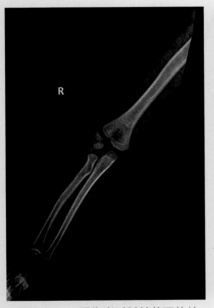

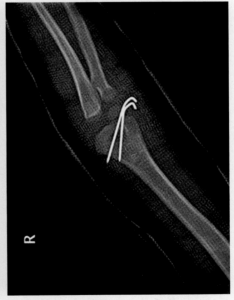

图 8-19-7 受伤当时肘关节正位片　　图 8-19-8 受伤当时肘关节侧位片

【问题 1】该患儿临床检查的特点是什么?

根据局部解剖及骨折病理改变,行骨科检查时重点应注意肿胀和压痛部位所表示出的损伤性质。在拍摄 X 线片之前,应初步判断出损伤类型。

知识点

肱骨外髁骨折与髁上骨折的鉴别

肱骨外髁骨折的损伤限于肱骨远端解剖外侧柱的断裂和移位,体格检查时外侧肿胀、压痛明显,而肘关节内侧应无压痛点。据此可以与肱骨髁上骨折相鉴别。

【问题2】如何阅读该患儿的X线片?

首先确定是否有骨折。在肘关节标准的正侧位片上确定骨折是非常容易的,关键是需要判断骨折的类型,以决定下一步治疗的方法。当临床检查高度怀疑骨折而正侧位X线片未发现骨折线时,可以拍摄肘关节斜位片。必要时可以行MRI检查,直接观察关节面软骨是否损伤,以及是否有软骨断裂,此时既可明确诊断,又可提供是否手术切开复位的确切根据。

知识点

肱骨外髁骨折分型

肱骨外髁骨折分型有两种。①按照骨折线的解剖部位和走行方向分型(Milch分型)。Ⅰ型:骨折线经肱骨小头骺进入关节;Ⅱ型:骨折线经肱骨滑车部位进入关节,可造成肱尺关节不稳定。②按照骨折的移位程度分型。Ⅰ型:原位骨折,关节面完整;Ⅱ型:关节面断裂,骨折移位≤2mm,无水平位翻转;Ⅲ型:骨折移位>2mm,明显移位和翻转。

肱骨外髁骨折分型见图8-19-9。

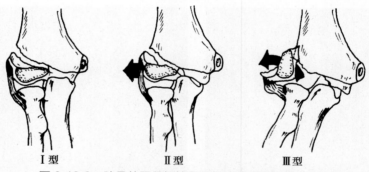

Ⅰ型 Ⅱ型 Ⅲ型

图8-19-9 肱骨外髁骨折按照骨折移位程度分型示意图

知识点

肱骨外髁骨折手术原则

1. 骨折远端发生明显移位和翻转时,尽快进行切开复位内固定手术。

2. 当骨折块无明显移位时,需要医生判断采取何种治疗方法而避免失误和延误处置。一般情况下,可以加拍肘关节应力位X线片,若发现应力位下骨折端明显移位,超过2mm,则不适合采取石膏外固定的治疗方法。此时骨折是不稳定的,可以随着肘部肿胀消退和前臂及手部的肌肉收缩牵拉作用导致骨折端发生迟发性移位,继发关节面的不完整甚至台阶状,影响关节活动并造成延迟愈合或不愈合。

3. 注意骨折线的走行方向,当发生Milch Ⅱ型骨折时,有可能发生肱尺关节的不稳定,对肘关节的功能影响很大!此时具备手术切开复位的强烈指征,不应再采取保守治疗方法。

患儿的治疗过程

　　摄片后诊断为肱骨外髁骨折Ⅲ度，无保守治疗指征，于麻醉下行切开复位、克氏针固定（图 8-19-10）。术后长臂管型石膏屈肘外旋固定制动共 4 周。患儿按期于术后 30 日时来院拆除外固定石膏，开始主动肘关节屈伸功能锻炼。术后 3 个月再次复查，肘关节活动范围已接近正常，5°~130°，X 线片示骨折端骨性愈合，骨折线消失。予麻醉下小切口进入拔出 2 枚内固定克氏针。

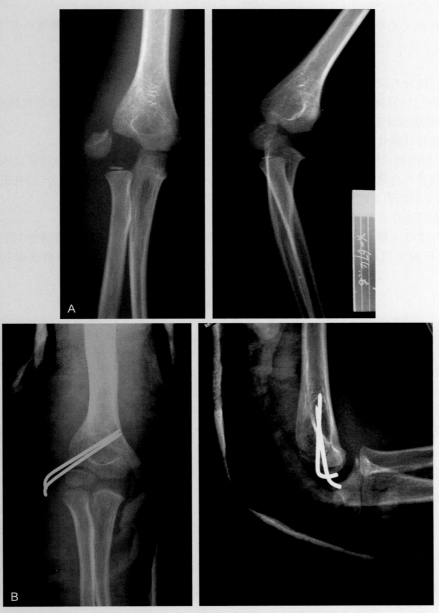

图 8-19-10　典型的肱骨外髁骨折切开复位克氏针固定 X 线片
A. 术前；B. 术后。

　　【问题 3】对该患儿为什么不选择闭合复位、石膏外固定？

　　任何骨折的治疗都包含两个方面，即获得满意的复位和有效地维持此复位位置。对于肱骨外髁骨折来讲，无论是Ⅱ度移位还是Ⅲ度翻转移位均有可能通过手法整复获得相对满意的复位。但是关键问题是外固定石膏无法有效地维持复位，前臂伸肌腱的收缩和关节部位的微动极有可能导致骨折块的再移位，从而发生延迟愈合甚至不愈合。所以，此种关节内骨折不适合采用外固定治疗而应切开复位、内固定治疗。

知识点

肱骨外髁骨折治疗

1. 骨折线是从干骺端走行进入关节内,此时关节面断裂,骨折块呈游离状。而前臂的伸肌腱起点附于肱骨外髁,该肌腱的微小收缩就可以造成骨折块的旋转和倾斜。所以,必须牢固地固定此骨折块以防止这种再移位的发生。

2. 克氏针固定是唯一选择,但该方法不属于坚强内固定范畴,所以术后仍应辅助使用石膏外固定来维持复位的位置。

【问题 4】克氏针可以维持复位吗?克氏针固定的技术要点是什么?

外髁骨折复位后可以使用 2 枚或 3 枚克氏针固定,术后辅助以石膏外固定足够抵抗伸肌腱产生的收缩力。若要获得满意的固定效果,术中需注意克氏针的入针方向和置针位置。

【问题 5】肱骨外髁骨折未得到复位的后果是什么?

此种情况包括两种可能:第一种是误诊,原始诊断错误而延误治疗;第二种是原始复位满意,因复查不及时、未能及时发现骨折再移位所致。两种情况的最终结果均为骨折不愈合或畸形愈合,随着患儿的生长发育,可产生严重的肘外翻畸形及尺神经炎,外观和功能均会受到明显的影响。

【问题 6】保守治疗外髁骨折石膏固定的时间是多久?

思路 因为肱骨外髁骨折属于关节内骨折,骨折块浸泡在关节液中,常导致骨折延迟愈合甚至不愈合可能,因此骨折固定时间要长于肱骨髁上骨折 1~2 周,最好 X 线检查明确有骨痂越过骨折线再拆除石膏。

知识点

肱骨外髁骨折并发症及处理

儿童肱骨外髁骨折的性质为骨骺损伤,游离的骨折块包括肱骨小头骨骺、滑车的外侧柱、外上髁骨骺、干骺端骨块共四部分。若未获得解剖复位,或复位过程损害了骨折块的血液供应均会产生畸形,并且会随着生长发育而渐趋明显,导致不可接受的外观障碍和功能缺陷,应尽量避免。

一旦出现肘外翻及尺神经炎症状,可以行肱骨髁上截骨矫形术矫正畸形,同时行尺神经前移手术缓解症状,防止神经功能出现不可逆的改变。

七、孟氏骨折

孟氏骨折由意大利米兰 Giovanni Monteggia 首次报道,当时对此损伤的描述为尺骨上 1/3 骨折合并桡骨头前脱位。该类损伤为复杂性关节内骨折,包括尺骨骨折和桡骨头脱位,故又称孟氏骨折脱位。临床上有多年工作经验的放射科和骨科医生也极易漏诊该类疾病,从而形成陈旧性孟氏骨折,导致临床处理更复杂。

临床病例 1

患儿,男,7 岁。因"雪地滑倒致右肘部肿痛 3 小时"就诊。骨科检查:右肘部明显肿胀、压痛,前臂上 1/3 向前成角畸形,因畸形明显未再检查骨擦感。右手伸腕力弱、伸拇及伸指受限。即刻摄片显示桡骨头前脱位,尺骨上 1/3 骨折向前成角(图 8-19-11)。

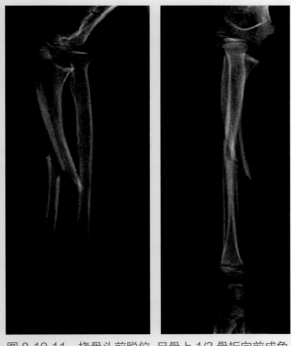

图 8-19-11　桡骨头前脱位，尺骨上 1/3 骨折向前成角

【问题 1】根据目前的病史、体格检查及 X 线片是否可以明确诊断?

孟氏骨折分型中 I 型即为桡骨头前脱位 + 尺骨上 1/3 骨折向前成角，该患儿的骨科检查特别是 X 线片已经显示出非常经典的病理改变，可以明确诊断。

知识点

儿童孟氏骨折的 Bado 分型

Jose Luis Bado 对孟氏骨折做了详细分型，目前已作为公认的标准。I 型为桡骨头前脱位合并尺骨骨折；II 型为桡骨头后脱位合并尺骨骨折；III 型为桡骨头外侧脱位合并尺骨干骺端骨折；IV 为桡骨头前脱位合并尺骨和桡骨双骨折。

Bado 还将一些类似 Monteggia 损伤的类型归类为类孟氏骨折。类 I 型为单独桡骨头前脱位；类 II 型为桡骨近端骨骺或桡骨颈骨折；类 III 型、类 IV 型为前臂骨折合并肱骨髁上或肱骨外髁骨折。

【问题 2】该患儿为什么出现伸腕力弱、伸拇及伸指受限?

伸腕力弱、伸拇及伸指受限均提示桡神经有损伤，此神经走行位置在桡骨头的外前方，当桡骨头脱位时极有可能对其形成顶压或嵌压。临床上绝大多数为神经的卡压损伤，神经的解剖连续性并未中断，随着桡骨头的复位，神经症状可很快消失。

知识点

孟氏骨折的诊断和治疗重点是注意桡神经功能

绝大多数神经损伤为挫伤性，可以随着桡骨头复位而恢复。但是若桡骨头复位后桡神经功能长时间没有恢复，则提示神经卡压很可能未被解除，甚至被已复位的桡骨头嵌压于更深层的部位，如肱桡关节之间或上尺桡关节内。此时需要行肌电图检查，如果证实为桡神经完全性损伤则需尽快手术，进行桡神经探查松解，以免延误治疗时机而致永久性神经损伤。

　　急诊行手法整复、闭合复位,C 臂机下证实尺骨骨折对线满意,肱桡关节恢复正常对位关系。屈肘 90° 长臂石膏后托制动。患儿次日上午复查血运情况,检查伸拇、伸指功能已恢复。继续按时返院复查摄片确认骨折及肱桡关节位置无异常,至伤后 4 周时拆除外固定石膏,开始主动屈伸肘关节及旋转前臂训练,于伤后 2 个月时功能完全恢复,开始正常活动。

　　【问题 3】闭合复位时的手法操作技巧是什么?

　　无论骨折还是关节脱位,治疗上均需要恢复其解剖连续性,而此过程中需要确切地了解骨折或脱位的病理改变机制。孟氏骨折包括桡骨头脱位和尺骨骨折,治疗上需要针对这两个问题采取相应的方法。

　　知识点

不同 Bado 分型孟氏骨折手法复位石膏固定技巧

　　Bado Ⅰ 型:前臂旋后位纵向牵引,尺骨成角顶点处从前方按压纠正畸形,屈肘 90° 复位桡骨头,肘关节屈曲 100°~110° 旋后位管型石膏固定。

　　Bado Ⅱ 型:前臂旋前位纵向牵引,从后方按压复位桡骨头,肘关节屈曲 60° 或伸肘位管型石膏固定。

　　Bado Ⅲ 型:肘关节伸直位纵向牵引,通过外翻应力纠正尺骨畸形,外侧按压复位桡骨头,肘关节屈曲 90° 旋后位管型石膏固定。

　　【问题 4】若闭合复位失败应该采取何种补救措施?

　　部分青少年孟氏骨折的损伤程度较重,类似成年人的骨折和脱位,因尺骨移位较大手法整复、闭合复位时可能无法成功,此时可以采用手术方法来获得满意的位置,以免遗留畸形而影响功能(图 8-19-12)。手术治疗包括尺骨切开复位和钢板螺丝钉内固定,必要时肱桡关节切开复位,修复破损的环状韧带。绝大多数情况下,尺骨位置稳定后桡骨头很难发生再脱位,手术的稳定效果是肯定的。此时不需要再使用克氏针贯穿肱桡关节固定,避免发生克氏针折断等并发症。

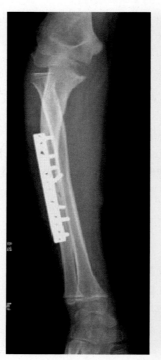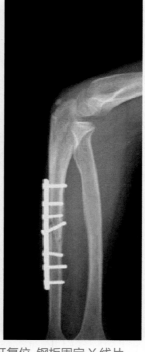

图 8-19-12　孟氏骨折切开复位、钢板固定 X 线片

手术治疗优势

青少年若长时间行石膏外固定则恢复功能的时间会很长,影响其学习和生活。切开复位内固定可以获得尺骨骨折的稳定和肱桡关节的稳定,术后可以在短时间内恢复功能活动,待尺骨愈合后可择期取出内固定钢板。相对于陈旧性孟氏骨折的截骨矫形和桡骨头复位术,新鲜损伤时的切开复位就是一个很简单的操作,手术难度和风险都相对较小。

临床病例 2

患儿,男,5岁。因"发现左肘部外观欠佳,旋转活动受限1年"就诊。患儿家长无意中发现其双侧肘关节部位外观不一致,左肘关节外侧似有凸起,左前臂旋转活动范围较右侧缩小,当地医院摄片"未见异常",遂于门诊就诊。骨科检查:左肘外侧可及骨性凸起,无压痛,前臂旋前受限,肘关节屈伸活动不受限,伸腕、伸指活动正常。追问病史,患儿2年前曾有左肘部摔伤史,当时曾摄片被告知无骨折,诊断"软组织挫伤"而保守治疗,休息约10日疼痛症状消失,未再就诊。给予肘关节X线正侧位片检查,发现尺骨近端干骺端向前、向桡侧轻度弓形弯曲,桡骨头二次骨化中心外移,肱桡关节位置异常。

【问题1】通过上述情况,对该患儿初步考虑什么诊断?

详细询问既往是否有损伤病史非常重要。该患儿有同一部位的外伤史,虽然曾经摄片,但限于经验等问题极可能发生漏诊。体格检查结果结合X线片可以确认存在桡骨头的外侧移位,尺骨近端弓形弯曲可认为是儿童青枝骨折后塑形的典型表现。据此可以明确诊断"陈旧性孟氏骨折,儿童型"。

儿童桡骨头骨化中心特点

儿童桡骨头的二次骨化中心在5岁左右出现,在男孩中甚至可在7岁时出现。这种儿童骨骺发育特点给孟氏骨折的诊断带来很大的困难,无法在普通X线片上确定肱桡关节的对应关系是否正常,极易造成漏诊。肱骨小头的二次骨化中心在出生后6个月内即已出现,在肘关节标准正侧位X线片上,沿桡骨干纵轴划线必须经过肱骨小头骨骺中点。若此纵轴线位于肱骨小头骨骺外侧即可诊断桡骨头脱位。

与软组织损伤的鉴别

骨科检查基本功很重要性。为避免漏诊需要接诊医生详细地检查患儿,注意肘关节部位是否肿胀,肘外侧是否压痛,旋转前臂时是否有避痛性活动受限。若有以上体征,至少可以提示患儿肘部极可能已经发生骨折或脱位,不要轻率地诊断"软组织损伤"。

【问题2】诊断明确后,下一步应采取什么措施?是否治疗?如何治疗?

思路1 脱位的桡骨头随着患儿生长发育会发生过度生长。虽然肘关节的稳定主要由肱尺关节的骨性结构承担,但是尺骨近端的成角畸形及肱桡关节脱位会影响肘部外观和功能。外观上呈现类似肱骨髁上骨折畸形愈合后形成的肘内翻样畸形,当患儿需要使用上肢支撑身体如倒立动作时会有影响。

思路2 儿童陈旧性孟氏骨折短期内可能不会表现出明显的功能障碍,类似于正常儿童。然而文献报道长期随访可出现旋转活动受限、进行性外翻、肘关节侧方不稳定、力弱、疼痛、关节退行性改变和迟发性神经炎等多种后遗症,甚至出现下尺桡关节的改变而影响腕关节的活动。

知识点

桡骨头脱位与肘关节功能

肘关节为复合性关节结构,由肱桡关节、肱尺关节和上尺桡关节组成。桡骨头脱位直接影响肱桡关节和上尺桡关节的稳定性,间接地影响肱尺关节的发育,甚至可导致下尺桡关节的不稳定而出现疼痛。应及时治疗桡骨头脱位以恢复肘关节的正常关系以免造成关节功能的缺陷。

思路 3　陈旧性孟氏骨折的手术治疗是非常复杂的操作,包括矫正尺骨近端的骨性畸形及重新获得桡骨头的复位两大部分。该手术需要对儿童肘部解剖有深入的了解、手术技巧娴熟、高年资的儿童骨科专业医生来完成。

知识点

陈旧性孟氏骨折的手术治疗要点

需要分别做手术切口。首先行肘关节前外侧的 Henry 切口,分离并保护好桡神经后暴露肱桡关节部位,探查剥离以最大限度地保留环状韧带的结构为修补韧带做好准备。注意清除所有嵌压于原桡骨头位置的瘢痕组织,为桡骨头复位创造条件。

另于前臂近端后侧尺骨嵴附近做切口,暴露尺骨近端,在畸形最明显处进行截骨,矫正向前及向桡侧方向成角畸形,适当延长截骨端后使用钢板螺丝钉固定。需要从 Henry 切口内观察桡骨头与肱骨小头的对应关系,确保肱桡关节处于稳定复位关系时方可固定尺骨截骨端。

该手术暴露范围大,剥离组织较多,需要仔细止血并放置引流管,防止术后渗血、肿胀而造成前臂压力增加导致的缺血性肌肉坏死。若发现缺血性改变的症状应及时松解外固定石膏和绷带以解除压力,防止更严重的后果即前臂 Volkmann 挛缩的发生。

临床病例 2　患儿后续治疗情况

经与患儿家长详细沟通,使其对病情有了充分的了解。对患儿于全身麻醉下行桡骨头切开复位、环状韧带重建,尺骨楔形截骨矫形、钢板螺丝钉内固定术(图 8-19-13)。手术历时 2 小时 10 分钟,顺利完成。术中于前臂中立位、旋后位和旋前位分别摄片证实肱桡关节对位满意,无桡骨头脱位,且内固定位置可靠。术后未出现缺血症状,术后 1 周再次摄片确认位置满意而出院。

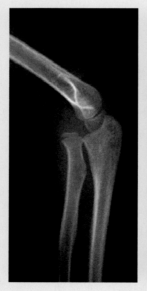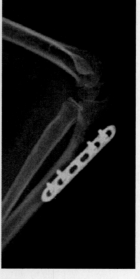

图 8-19-13　陈旧性孟氏骨折,手术前后的 X 线片

【问题3】陈旧性孟氏骨折术后可能发生的并发症有哪些？

恢复正常的肱桡关节对应关系必须解决尺骨近端的成角畸形，骨性畸形的矫正决定了手术的成败。截骨端的确定、截骨角度的调整、内固定的选择及是否稳定都影响桡骨头的复位效果。但获得满意的复位所需要的操作也极有可能带来不理想的结果，如桡骨头再脱位、尺骨截骨端不愈合、桡神经深支损伤、内固定物失效、骨筋膜室综合征、骨化性肌炎、上尺桡关节融合等。

知识点

避免并发症的关键因素

1. 精细操作，严格和彻底地止血等均可以减少术后肿胀的程度。

2. 术中必须适时地拍摄 X 线片随时了解肱桡关节的相互关系，及时调整尺骨截骨的角度和方向，确保屈伸肘关节及旋转前臂时桡骨头均无脱位后方可结束手术。

【问题4】该患儿后期需要康复训练吗？如何恢复肘关节和前臂的功能？

理论上讲，任何骨折、脱位无论采取保守治疗还是切开复位的手术治疗均需要正确的康复训练。此处强调的是"正确的康复"概念。如果不恰当地采用了粗暴的强力被动拉伸活动，则会导致肘关节功能严重受限，甚至出现骨化性肌炎。

知识点

陈旧性孟氏骨折手术后注意事项

1. 外固定时间不应超过4~5周，拆除外固定石膏后立即开始主动功能锻炼。

2. 鼓励患儿主动屈伸肘关节并旋转前臂，家长可适当地、轻柔地辅助活动，但绝对不可强力地、被动牵拉患肢。

3. 若活动量过大则会出现手术部位的肿胀，此时应立即停止活动，适当休息，待肿胀消退后继续锻炼。

八、股骨颈骨折

股骨颈骨折在儿童是一种少见的骨折类型，占所有骨折的1%，多由强大暴力导致，如车祸伤、高空坠落伤。病理性骨折中以股骨颈骨囊肿、纤维结构不良、代谢性疾病等常见。由于所受暴力较大，合并损伤多见；可因损伤到股骨近端骺板而继发生长紊乱。本病股骨头缺血性坏死发生率极高。股骨颈骨折的治疗方法多种多样，适应证掌握困难，需要临床医生高度重视。

临床病例

患儿，男，13岁。因"高处坠落后右下肢疼痛活动受限3小时"就诊。患儿在二楼教室擦窗玻璃时不慎跌落，高度7~8m，当即感左下肢剧痛、活动受限，紧急由120急救车转运来急诊室。体格检查：BP 110/60mmHg，HR 98 次/min，神志清楚，可明确回答问题，伤后无恶心、呕吐、昏迷症状，头颅颈部无血肿及压痛，挤压胸廓无痛，腹部无压痛和反跳痛，脊柱无压痛，双上肢及右下肢无肿胀和压痛点，左下肢短缩、外旋、轻度内收位，左髋部压痛、肿胀，拒触碰，左膝部及小腿无肿胀和压痛，左足跟轻度肿胀并有压痛，未及骨擦感。

【问题1】通过上述情况，对该患儿初步考虑什么诊断？下一步需要做什么？

首先该患儿的外伤暴力是非常大的，属于高能量损伤。统计数据显示，约30%的病例存在合并损伤。接诊医生第一步应立即想到是否合并颅脑损伤，是否有胸腹部脏器损伤，是否合并脊柱、肋骨及肢体的多发损伤，切记不要仅仅满足于对疼痛和肿胀部位的关注而忽略对其他重要脏器的检查。

知识点

高能量损伤注意事项

1. 高能量损伤极易导致多发骨折和多器官损伤。

2. 患儿伤后无昏迷、恶心和呕吐,可以清晰地描述受伤情况,头颅及颈部无血肿和压痛,仅说明在其跌落时不是头颈部着地,可以初步排除中枢神经系统的损伤。

3. 高处坠落冲击力非常大,需要行头颅 CT 检查以证实无颅内出血。

4. 挤压胸廓无痛,可以排除肋骨骨折,腹部无压痛和反跳痛暂时排除了肝、脾等内脏器官损伤,急诊需加做超声以明确排除内脏器官的损伤。

5. 急诊接诊时的检查结果不能完全证实没有重要器官损伤,需密切观察病情变化,意识到迟发性肝、脾破裂的可能性。若出现腹痛、腹部膨隆及压痛应及时请相关科室医生会诊,必要时腹腔穿刺,避免延误诊断而导致严重后果。

6. 对脊柱、骨盆和肢体的检查。

7. 下一步需要 X 线摄片确定有无脊柱、骨盆骨折,体格检查重点是注意右髋部及右足是否有骨折。

患儿急诊检查情况

骨科 X 线片:左股骨颈骨折,明显移位(图 8-19-14)。左跟骨骨折,侧位片及轴位片上未见移位。未见脊柱和骨盆骨折,双上肢及左下肢无肿胀和压痛、活动自如,故未进行 X 线检查。

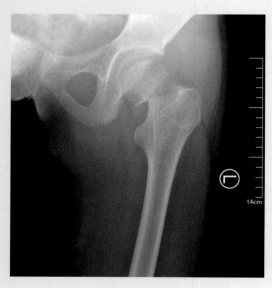

图 8-19-14　X 线片
左股骨颈骨折,明显移位。

【问题 2】该患儿目前的诊断是什么? 急诊治疗方案如何制订?

思路 1　经急诊全面检查,诊断为左下肢多发骨折,包括股骨颈骨折和跟骨骨折。需要针对骨折及时制订治疗方案。患儿跟骨骨折未发生移位,可以采取保守治疗,适当外固定以保证不出现继发移位即可以预期有满意的治疗效果。该患儿股骨颈骨折且已发生严重移位,应是该患儿治疗的重点。

思路 2　股骨颈骨折治疗方案的制订需要依赖骨折的分型,根据具体分型来决定相应的治疗方法。

知识点

儿童股骨颈骨折的分型

Delbet 和 Colonna 按照骨折的解剖部位将儿童股骨颈骨折分为 4 型（图 8-19-15）。

Ⅰ型：经骺型，类似 Salter-Harris 骨骺损伤分型中的Ⅰ型，为骨骺分离骨折。

Ⅱ型：经颈型，骨折线位于股骨颈中部，此型最常见，占 40%~50%。

Ⅲ型：基底型，骨折线位于股骨颈基底部。

Ⅳ型：经转子型，骨折位于大小转子之间。

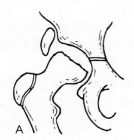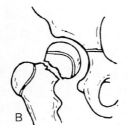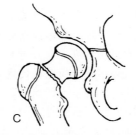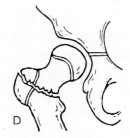

图 8-19-15 股骨颈骨折 Delbet 和 Colonna 分型示意图

思路 3 摄片后证实患儿为股骨颈骨折Ⅱ型，骨折线经股骨颈走行，骨折端明显移位呈部分重叠状。骨折位置不能接受，必须尽快处理恢复骨折端的解剖连续性，减少股骨头骨骺缺血性坏死及骨折延迟愈合、不愈合的发生率。该患儿 13 岁，Ⅱ型股骨颈骨折并有明显移位，必须手术治疗。

知识点

确定治疗方案的重要因素

1. 患儿年龄、骨折类型、移位程度及角度。最终目的是获得骨折端的解剖复位并通过相对坚强的内固定来稳定复位的位置。

2. 手术治疗包括两个方面，即骨折如何复位和复位后如何固定。从减少和尽可能避免损伤股骨头血运的角度出发，尽量采取闭合复位的方法，不要直接行骨折端的切开复位。当然，若反复试行闭合复位均失败可以采用切开复位的方法。复位获得后的固定方式首选加压螺丝钉（多枚）内固定，以确保位置稳定不发生再移位。

患儿手术治疗过程及后续处理

在急诊室约 3 小时的观察后，再次检查确认无神经系统及胸腹脏器复合伤，将患儿送入手术室。将患儿全身麻醉下置于骨科专用牵引手术床，常规消毒皮肤并铺无菌巾后，试行牵引下逐渐内旋、外展左下肢，G 臂机双相 X 线透视下观察骨折位置并做适当调整，正侧位查看骨折端已获得满意复位后适当减小牵引力，使骨折端获得嵌插应力。再次透视下确认位置满意，从股骨近端外侧大转子下方做 2cm 皮肤切口，透视下分别以 3 枚空心加压螺丝钉从外下方向内上方钻入，通过骨折线直至股骨近端骺板下方的位置（图 8-19-16）。

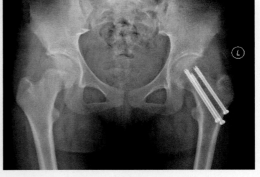

图 8-19-16 股骨颈骨折加压螺丝钉固定术后的 X 线片

【问题3】儿童股骨颈骨折最佳复位方式是什么？患儿为什么使用3枚螺丝钉？

思路1 任何骨折的复位要求均应以损伤最小的方式为最佳。对于该患儿复位方式的选择，应首选麻醉下的闭合复位，毕竟切开复位的暴露过程不可避免地要损伤股骨头骨骺的血运。如欲获得股骨颈骨折的解剖复位，则需要娴熟的复位技巧，需要时间和经验的积累。

思路2 若因为经验不足，虽经反复闭合复位尝试仍无法获得满意的复位，则不必坚持。因为反复地、暴力牵拉和对位也可以造成骨折端局部血运的损伤。需要经治医生作出正确的判断。

知识点

治疗选择与步骤

1. 年龄、体重较大患儿，普通牵引无法克服肌张力对复位的影响。必须在充分麻醉下使肌肉放松，将患儿置于骨科专用的下肢牵引床上施加纵向牵引力，按照骨折端的移位方向做反方向的牵引复位。注意牵引力不要过大，以免骨折端过度牵拉而导致血运异常。

2. 稳定骨折端的位置。尽可能选择坚强的固定类型，如使用空心拉力螺钉而获得骨折端的加压作用。为防止骨折端旋转，应使用2枚以上的螺丝钉，确保骨折端不发生移位和旋转，以利于尽早地愈合。

3. 使用3枚加压螺钉固定后位置稳定，术后不需要其他外固定。但仍需适当卧床休息等待骨折端愈合，不建议过早地负重活动，以免发生内固定折断。

4. 若患儿年龄较小，无法使用加压螺丝钉固定，可以选择多枚骨圆针贯穿骨折端固定（图8-19-17）。但是术后必须使用髋人字石膏或支具等外固定，或选择持续皮牵引，防止骨折端再移位和过多的局部微动而影响骨折愈合质量，降低骨折延迟愈合甚至不愈合的风险。

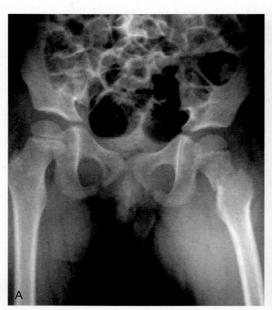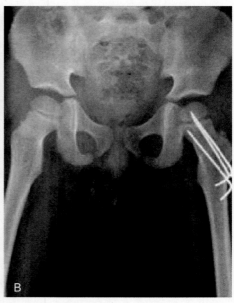

图 8-19-17 股骨颈骨折克氏针内固定的X线片
A. 术前；B. 术后。

【问题4】该患儿预后评估是否满意？可能发生的并发症风险有多大？

思路1 儿童股骨颈骨折的并发症发生率非常高，特别是大龄儿童及青少年及骨折端移位较大患儿，在接诊开始及治疗开始前均应反复向患儿家长解释清楚。

思路2 虽然闭合复位、空心拉力钉固定获得了满意的骨折位置，并不代表可以获得最终理想的预后结果。

> **知识点**
>
> **儿童股骨颈骨折并发症**
>
> 1. 最常见也是最严重的并发症为股骨头缺血性坏死,发生率 30%~50%。导致股骨头缺血性坏死的危险因素有:①骨折移位大;②分型中的Ⅰ型、Ⅱ型;③年龄大于 12 岁。
>
> 2. 髋内翻是儿童股骨颈骨折的并发症之一,主要原因有:①复位不良导致骨折端残留内翻;②复位丢失,骨折端固定失效;③骨折端延迟愈合或不愈合;④股骨近端骺早闭,大转子过度生长而导致髋内翻。预防髋内翻的方法包括最好实现解剖复位、坚强内固定、辅以可靠的外固定。
>
> 3. 骨折延迟愈合及不愈合,发生率 10%~12.5%。复位不良时存在骨折端分离,即使有内固定也可导致延迟愈合。预防的措施同样是争取解剖复位、坚强内固定、可靠的外固定。一旦发生不愈合需要骨折端局部加压、自体骨植骨、坚强内固定,必要时行转子间外翻截骨术改变承重关系以促进愈合。

九、股骨干骨折

股骨干骨折在儿科的各个年龄时期均可发生,如新生儿时期与分娩相关的新生儿股骨干骨折,婴幼儿时期的外伤性股骨干骨折和以后各个时期的意外伤害,特别是车祸伤引起的损伤。股骨干骨折大部分为单侧肢体损伤,不会引起休克等循环障碍。少数严重车祸伤或高空坠落伤,可导致双侧肢体损伤,同时伴头颅、胸腹腔脏器损伤,可伴发血压不稳、心功能和肺功能受损等危及生命的征象,需多学科协同抢救。学龄期和青少年时期轻微外伤导致的股骨干骨折,需警惕病理性骨折。

绝大多数股骨干骨折可采用保守治疗或微创手术。骨延迟愈合或骨不连多与不正确的手术干预相关。过度生长与自我塑形能力强有关,是儿童不同于成人股骨干骨折治疗的最重要生理机制。

临床病例

病例 1:患儿,男,出生后 2 小时。因"发现出生后右大腿畸形伴气促 2 小时"入院。母亲孕 2 产 2。患儿足月顺产,出生体重 4.5 kg。入院时体格检查:新生儿貌,面色红润,呼吸稍促,HR 150 次 /min,腹部稍膨隆,右侧腹股沟区沿精索方向及阴囊肿胀,右下肢短缩,右大腿可及骨擦音,双足温暖,末梢血运好。入院时查 Hb 164g/L,Hct 42%。4 小时后因腹部膨隆加重,右侧阴囊肿胀增大,同时左侧阴囊亦出现肿胀,复查 Hb 132g/L,Hct 26%。

病例 2:患儿,男,5 岁。因"高空坠落致身体多处部位受伤 1 小时"入院。患儿母亲趁其熟睡时下楼拿快递,发现患儿突然出现在三楼阳台哭喊,其母欲制止瞬间,患儿从阳台坠落,其间与二楼晾衣杆相碰稍缓冲,后落至水泥坪上,急送医院。入院体格检查:神志不清,面色苍白,耳、鼻流血,呼吸急促,两肺中部可闻及少许湿啰音,BP 78/62mmHg,HR 160 次 /min,律齐,腹软,右大腿可及骨擦音,左大腿远端肿、畸形,双足背动脉可及,四肢稍冷。急诊影像提示:①颅底骨折;②肺挫伤;③股骨干骨折(右中段,左远端)。

病例 3:患儿,女,11 岁。因"车祸致右膝部肿胀 12 小时"入院。12 小时前,患儿上学途中被一小车撞倒,急送医院。急诊影像提示:①右股骨远端骨折;②右胫骨平台骨折;③颅脑、心、肺、腹腔脏器未见明显损伤。体格检查:右大腿和腘窝部肿胀,右足背动脉搏动对比对侧弱,皮温稍低,足部可以主动背伸和跖屈。入院 BP 110/60mmHg,Hb 85g/L;血气分析提示代谢性酸中毒,出、凝血时间延长(月经期)。初步镇痛、镇静后,急诊行右单髋"人"字石膏固定,膝关节屈曲 60°,石膏固定后,足背血运好转,皮肤温暖。

【问题 1】以上 3 个病例中,引起血液循环不稳,甚至休克的主要原因是什么?

与成人不同,儿童股骨干骨折导致的失血量没有成人多和快,通常不会引起失血性休克,尤其是 10 岁以下的儿童。

1. **病例 1** 新生儿出生体重为 4.5kg,属于巨大儿。在产程中,为尽快娩出,减少母子损伤,巨大儿易出现产伤,四肢损伤易发现,但腹腔实质脏器损伤(如肝损伤)早期不容易发现,可表现为脐周淤青。该患儿腹腔内出血沿开放的腹股沟管流至阴囊是一个典型征象。刚发生腹腔内出血的新生儿,Hb 应为 180~200g/L,

150g/L 以下提示贫血,须寻找失血原因,首先处理腹腔内出血的部位并进行相应治疗。

2. 病例2 患儿属高空坠落伤,有晾衣杆缓冲,减轻了脑损伤,引起了肺挫伤。虽有双下肢股骨干骨折,但引起休克、病情危重的主要原因是颅脑损伤和肺挫伤。治疗过程中,在监测有效血容量的基础上,应避免快速补液和使用低渗液体,以免加重脑水肿和肺水肿。

3. 病例3 患儿为车祸高能量损伤,11 岁女孩,处于月经期,股骨远端和胫骨近端均有损伤,腘窝是人体除了胸腹腔外,较大的第三间隙,可储留出血数百至上千毫升,可引起失血性休克,并压迫胫后动静脉。

【问题2】对 3 个病例,股骨干骨折的治疗选择是什么?

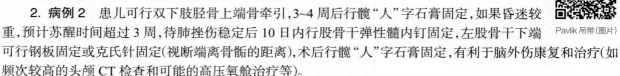

Pavlik 吊带(图片)

1. 病例1 新生儿股骨干骨折采用 Pavlik 吊带(原用于出生后 3~4 个月内 DDH 治疗),或用软石膏打成类"人"字石膏固定,2~3 周后可去除。

2. 病例2 患儿可行双下肢胫骨上端骨牵引,3~4 周后行髋"人"字石膏固定,如果昏迷较重,预计苏醒时间超过 3 周,待肺挫伤稳定后 10 日内行股骨干弹性髓内钉固定,左股骨干下端可行钢板固定或克氏针固定(视断端离骨骺的距离),术后行髋"人"字石膏固定,有利于脑外伤康复和治疗(如频次较高的头颅 CT 检查和可能的高压氧舱治疗等)。

3. 病例3 患儿需行多普勒超声检查排除胫后动脉挫伤等情况后,行髋"人"字石膏固定 1~2 周。待血压稳定,可选择麻醉下外固定架治疗:断端可在复位的基础上,行经皮克氏针固定,肢体力线由外固定架维持。如果患儿预测身高生长有限,亦可采用钢板内固定(类似成人手术)。

知识点

弹性髓内钉(Nancy 髓内钉)的适应证和禁忌证

适应证:①一般按年龄以 2~13 岁为界,5~10 岁为宜,消瘦患儿可适当放宽年龄,肥胖患儿应限制年龄;②按骨折类型适用于长骨骨干的横行骨折、螺旋形骨折、带有楔形骨折块的短斜形骨折、具有皮质接触的长斜形骨折、多段骨折、青少年骨囊肿导致的病理性骨折、肱骨骨折和尺桡骨骨折、成骨不全。

禁忌证:关节内骨折、完全不稳定的复杂前臂骨折或无任何骨皮质支持的下肢骨折。

【问题3】如何与家长有效沟通?

1. 病例1 新生儿股骨干骨折与生产分娩有关,巨大儿难产、急产时发生率高,但预后好,尚无因此骨折需手术矫正的病例;目前危及患儿生命的主要原因是腹腔内肝挫伤。

2. 病例2 患儿高空坠落,外伤危及生命的是颅脑损伤和肺挫伤;股骨干骨折中断,重叠多,远端不仅重叠多,而且成角亦多,主要是受强而有力的腓肠肌内、外头的牵拉。因此只要病情稳定,尽快在麻醉下行微创手术和石膏固定,有利于病情稳定和康复。

3. 病例3 患儿属于高能量车祸伤,形成"漂浮膝",出血量大,不仅全身血容量丢失严重,而且易导致腘窝后血管压迫引起小腿骨筋膜室综合征;同时亦应防止骨折断端移位,致胫后动脉受压和挫伤,因此早期用单髋"人"字石膏固定,待病情稳定、经期过后,尽快手术。高能量可致骨骺生长紊乱,出现肢体畸形。

知识点

股骨干不同部位骨折或成角畸形的原理

股骨干上 1/3 骨折:骨折近段因受髂腰肌、臀中肌、臀小肌及髋关节外旋肌的作用,产生屈曲、外展及外旋移位;远段则受内收肌的牵拉而向上、向后、向内移位,导致向外成角和缩短畸形。

股骨干中 1/3 骨折:骨折端移位,无一定规律性,其畸形主要是按暴力的撞击方向而成角。若骨折端尚有接触而无重叠时,骨折远段由于内收肌的牵拉作用向外成角。

股骨干下 1/3 骨折:由于膝后方关节囊及腓肠肌的牵拉,骨折远段多向后倾斜,有压迫或损伤腘动脉、腘静脉的危险,而骨折近段内收向前移位。

知识点

骨骺损伤的类型

1. **Salter-Harris Ⅰ型**　单纯骨骺分离。骨骺经骺生长板自干骺端完全分离，增殖细胞层留在骨骺一端，钙化层留在干骺端。

2. **Salter-Harris Ⅱ型**　骨骺分离伴干骺端骨折。骨折线在骺生长板内行走较长一段后，才折向干骺端形成三角形骨块。

骨骺骨折 Salter-
Harris 分型(图片)

3. **Salter-Harris Ⅲ型**　骨骺骨折。骨折线在骺生长板内行走的距离不等，然后折向骨骺并进入关节，属于关节内骨折。

4. **Salter-Harris Ⅳ型**　骨骺骨折伴干骺端骨折。骨折线起自关节面，穿过骨骺、骺生长板，延伸至干骺端。

5. **Salter-Harris Ⅴ型**　骺生长板纵向挤压伤。骺生长板部分或全部受到纵向挤压。

【问题4】各年龄段股骨干骨折的治疗方法如何选择？

1. **新生儿期**　软带或软石膏治疗。

2. **婴幼儿期**　下肢悬吊牵引。

3. **学龄前期**　股骨下端或胫骨上端骨牵引3~4周后，髋"人"字石膏固定2~4周后拆除。

4. **学龄期**　首选弹性髓内钉，亦可以用骨牵引＋髋"人"字石膏；对股骨上、下端，不适合使用髓内钉，可用钢板内固定结合髋"人"字石膏；双侧股骨干骨折，为缩短手术时间，可采用单臂外固定架临时或治疗用固定。

5. **青春期**　可用钢板内固定、骨髓腔内固定(如青少年交锁髓内钉)，但须注意防止股骨头骨骺的动静脉损伤，亦可以采用外固定架(图8-19-18)。

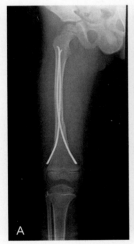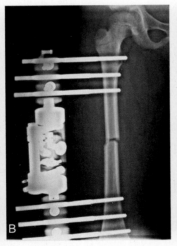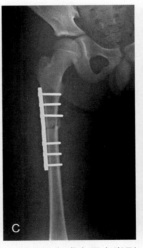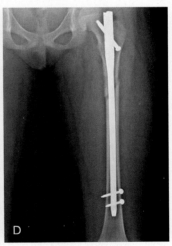

图 8-19-18　股骨干骨折 4 种不同方式内固定类型
A. 弹性髓内钉；B. 外固定架；C. 钢板；D. 带锁髓内钉。

【问题5】为什么牵引可有效治疗 10 岁前的股骨干骨折？

10 岁前的儿童能接受卧床牵引和石膏固定，具有较高的顺应性。

此年龄段的儿童成骨能力和塑型能力强。

此年龄段不会发生无关节僵硬。

"牵引＋石膏"无骨不愈合、骨不连的报道。相反，关于不恰当的手术致医源性骨愈合障碍，甚至残疾的报道很多。

手术干预，并不能加快康复。相反，再次手术取内固定增加了住院费用。

【问题6】保守治疗股骨干骨折存在哪些问题?

之所以讲问题,而不用并发症,是因为"牵引+石膏"的并发症几乎没有。

常见的问题有伤侧肢体的短缩或过度生长,过度生长较常见,通常在1~3cm内,大多数患儿在3年内可以平衡;断端重叠引起肢体的短缩,往往是一过性的,通常允许1~2cm重叠,以抵消随后的过度生长。

皮肤的水疱和溃疡亦在用胶布缠绕牵引后出现,有些可遗留类似于浅Ⅰ度烫伤的瘢痕。

【问题7】通常哪些病变可引起股骨干的病理性骨折?与创伤处理有何不同?

引起病理性股骨干骨折常见的疾病:①骨纤维异常增生症;②单纯性骨囊肿或动脉瘤样骨囊肿;③成骨发育不全(脆骨病);④良性、恶性骨肿瘤。

病理性股骨干骨折的共同特点是轻微外伤即可引起骨折,骨折处肿胀较外伤轻,有患侧肢体避痛跛行史,有夜间疼痛史,有大腿肌肉萎缩等。

与创伤性骨折选择保守和微创治疗不同,病理性骨折需去除病灶、植骨和长段钢板内固定且内固定不建议取出。

【问题8】小儿外科规培住院医师接诊股骨干骨折患儿需熟练掌握的基本操作技能有哪些?相应的要点有哪些?

1. **下肢悬吊皮牵引术** 适用于体重12kg,3周岁以下患儿。要注意胶带末端应接近骨折远端平面;臀部离床一拳,患侧高;观察血运和嘱会阴部护理,防止小儿肺炎。

2. **髋"人"字石膏固定术** 术前、术后均可应用,无禁忌证。由于该技术可快速稳定腰骶脊柱、骨盆、下肢等多发伤,有利于止痛、止血、搬运和护理,有利于会阴部损伤治疗,可用于治疗严重下肢伴骨盆、脊柱、会阴损伤。必要时,需有麻醉、护理的配合。后期穿单髋"人"字石膏患儿可鼓励其负重行走。要注意石膏内的止痒和清洁护理。

3. **股骨下端髁上骨牵引术和胫骨上端骨干骨牵引术** 术前、术后均可应用,无禁忌证。技术要点为:①股骨下端由外髁最高点处进针,使用慢速电钻,由外侧向内侧穿克氏针,取下电钻后,用力拔一下克氏针,确定是否牢靠;②胫骨上端是由内侧向外侧进针,位于胫骨结节上方一横指距离,同样需拔一下克氏针判断是否牢靠;③对股骨中下端移位明显的骨折或膝上、膝下肿胀明显者,可在C臂机透视下穿针;④选用克氏针直径以1.6~2.0mm为宜,宜粗不宜细,以免切割;⑤牵引重量为体重的1/8,初期重量重,2~3周后减轻重量,有初步骨痂后仅需维持,以免过度牵开断端,人为造成肢体延长;⑥勿用抗生素空瓶套住克氏针断端,以免残液沿克氏针流进体内,引起严重的过敏反应;⑦条件好的综合性儿童医院,建议在吸入麻醉下操作。

4. **内固定取出术** 要认真复习首次手术的时间、所用的内固定器械的型号,特别是螺钉的类型和相应的螺丝刀。如果是外院首次手术,一定要取得相应的内固定类型资料;仔细观察骨折愈合情况,有疑问时须有上级医生的明确指示;对原手术范围大,创伤大者,术后单髋"人"字石膏固定是稳妥的方法。应严格无菌操作,最大可能沿正常手术入路进行,禁切开股骨外侧肌进行暴露。

【问题9】股骨干手术入路有哪些?

1. **外侧入路** 最常用,在大粗隆与股骨外髁的连线上,以骨折为中心,做长10~12cm切口,切开皮肤、阔筋膜,暴露股外侧肌与股二头肌间隙,暴露骨折端。

2. **后外侧入路** 切口位置在外侧入路偏后,切开深筋膜后,沿股骨外侧肌间隔的前方钝性分离股外侧肌并将其拉向前方,达骨干时,确认股深动脉的2~3条穿支并予结扎止血。

3. **前外侧入路** 在髂前上棘至髌骨外缘连线上做切口,经股外侧肌与股直肌间隙进入,深层则须切开股中间肌,但可能伤及股中间肌和股外侧肌的神经支和旋股外动脉分支,故少用或不用。

十、骨盆骨折

儿童骨盆骨折是一类非常严重的损伤,绝大多数患儿存在强大暴力所导致的高能量损伤史,如高楼坠落或被高速行驶的车辆撞击等。常合并有神经血管、腹部脏器和泌尿生殖系统的致命性损伤,临床上对于合并损伤的治疗应优先于骨盆骨折本身的治疗。在解剖结构上,儿童骨盆与成年人存在很大的差异。儿童骨骼具有一定的柔韧性,并且存在大量的软骨结构,使儿童骨盆对于冲击外力有较大的顺应性。骶髂关节和耻骨联合的弹性也可以缓冲部分外力。即使发生骨折其移位也相对较小，往往可以采取保守治疗而获得较好的功能结果。但是若发生软骨性骨骺的损伤，如髋臼三角软骨骨折，最终可导致髋臼发育畸形而产生严重的后遗症，需要小儿外科医生高度警惕。

临 床 病 例

患儿，男，9岁。因"车祸致伤5小时"就诊。家长称患儿5小时前于省道上突然奔跑欲横穿公路时被高速行驶的小型汽车前部撞倒，目测被撞击出约10m的距离，短暂的意识不清约3分钟，伤后无呕吐，可哭闹，诉髋部及左下肢疼痛，无法站立及行走，被急救车急送医院，担架抬入诊室。初步体格检查：神清合作，可正确应答，胸廓无挤压痛，腹部无压痛、反跳痛。骨科检查发现双上肢及右下肢无压痛和异常假关节活动，骨盆有明确的挤压痛，左下肢因活动时髋部疼痛而拒绝检查，左腹股沟部位明显肿胀，皮下大面积淤血、瘀斑。

【问题1】接诊医生需要进行什么检查？检查的步骤是什么？

思路1　明确最关键、最重要的生命体征状况。此时应立即判断患儿的伤情和严重程度，迅速检查患儿的生命体征及全身情况。全身皮肤及软组织擦伤及挫裂伤最集中的部位往往是损伤的直接受力点，此外患儿意识是否清醒、可否回答问题，头颅有无血肿，口、鼻、外耳道处有无出血，瞳孔是否等大等圆，有无呼吸困难，胸廓有无挤压痛，腹部压痛、反跳痛，肢体是否可以自由活动及被动活动时有无疼痛，以上检查均需在极短的时间内完成。如发现可疑体征迅速请相关科室会诊。

知识点

首 诊 原 则

1. 立即入重症抢救室，开放静脉通路。

2. 连接监护仪，读取血压、脉搏、呼吸、心电图、血氧饱和度等数据。

3. 同时，简要、重点向目击者询问受伤现场情况，包括撞击方式、倒地姿势、伤后意识是否清醒、有无呕吐、有无大小便失禁等情况，初步判断伤情严重程度。

4. 边救治、边检查，及时准确地观察记录病情变化。

知识点

注意有无全身性多部位损伤

远隔损伤包括颅脑、颈椎、颜面损伤及长骨骨折、硬膜下出血、脑挫伤和脑震荡、肺挫伤、血胸、气胸即肝、脾、肾挫裂伤。

邻近损伤包括大血管出血、后腹膜出血、直肠撕裂、尿道和膀胱挫裂伤等。

由于以上合并损伤的存在，可导致很高的死亡率，文献报道为9%~18%。此时骨盆骨折的诊治可以暂时放在第2位。

知识点

注意有无迅速致死而不可逆转的严重状况

1. 通气障碍。

2. 循环障碍(低血容量、心泵衰竭和心搏骤停)。

3. 未被控制的大出血。

"CRASH PLAN"检查方法

C（circulation）代表心脏及循环系统；R（respiration）代表胸部及呼吸系统；A（abdomen）代表腹部脏器；S（spine）代表脊柱和脊髓；H（head）代表颅脑；P（pelvis）代表骨盆；L（limbs）代表四肢；A（arteries）代表动脉；N（nerves）代表神经。

知识点

基本辅助检查

血常规、血型；胸片；头颅CT；腹部超声；可疑损伤部位的X线摄片。

思路2　立即对获得的各项检查作出评估。判断损伤的严重程度，确定下一步应采取的措施。

知识点

处 理 流 程

1. 确认为高能量损伤。首先根据受伤时间已经5小时，目前神志清楚，可正确回答问题，无头颅血肿，无瞳孔不等大不等圆及口、鼻、外耳道的出血，CT检查未见颅内出血征象。可以初步判断暂时无头颅及中枢神经系统的严重损伤。

2. 腹部检查无内脏器官出血的证据，超声证实肝、脾、肾及肠管无破裂。但仍要警惕腹腔脏器包膜下出血的可能，需要间隔一段时间后再次体格检查以及时发现内脏器官迟发性出血的各种体征。

3. 详细体格检查，观察有无骨盆变形或不对称外观，双下肢是否等长，局部皮肤有无挫伤、撕裂伤、瘀斑或血肿形成，尤其会阴部和骨盆区域。髂前上棘、髂骨翼、骶髂关节和耻骨联合触诊，注意是否存在剧烈的压痛、有无骨擦感和异常活动。活动下肢时有无髋关节部位的疼痛发生。

知识点

创伤早期综合复苏的VIPC程序

1. V（ventilation）　保证气道通畅，保持正常通气和给氧。
2. I（infusion）　输液输血补充血容量和功能性细胞外液，防止休克发生或病情恶化。
3. P（pulsation）　监护心脏搏动，维护心泵功能。
4. C（control bleeding）　紧急控制明显或隐匿性大失血。

思路3　初步排除了危及生命的严重损伤后，需要对患儿主要损伤部位进行详细的体格检查并结合X和CT等影像学资料作出诊断，为制订治疗方案做好准备。对骨盆摄片要求较高，除标准的正位片外，可能需要各种特殊投照体位的拍摄，如骨盆入口位片等。必要时做CT扫描的三维重建，防止漏诊未发生移位及轻微移位的骨折。

患儿治疗过程

经全身检查后暂时排除神经外科及普外科情况，观察患儿神志清楚，生命体征平稳。X线检查（图8-19-19）：左侧髂骨骨折、双侧耻骨支骨折、股骨头未脱位，左侧骶髂关节处可疑轻度移位。其中，髂骨骨折有轻微移位，左侧耻骨支骨折移位、右侧耻骨支骨折部分呈嵌插状，坐骨支可疑骨折未出现移位。认为虽然患儿为多发骨折,但其移位均可以接受,没有导致骨折不愈合的风险。患儿虽然有多部位骨折及可疑骶髂关节移位,但是均无手术治疗的指征,遂决定采取保守治疗。将患儿收入病房,行双下肢皮牵引治疗,密切观察病情变化。1周后患儿疼痛程度逐渐减轻,未出现神经系统症状及胸腹联合伤的体征。再经短期观察后于伤后2周出院返家卧床静养。患儿4周开始不负重功能活动,X线摄片复查骨折位置满意且已有大量骨痂生长。逐渐扶双拐行走,于术后3个月时,去除双拐自由行走。

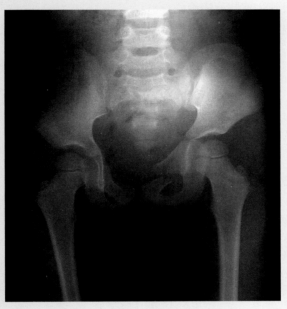

图 8-19-19　骨盆骨折 X 线片

【问题 2】患儿的确切诊断是什么?为什么决定采取保守治疗?

思路 1　骨盆骨折的诊断分型。骨盆部位的骨折种类繁多,与损伤时所受外力的程度密切相关。如运动时突然出现的髋部疼痛可能发生了髂前上棘或髂前下棘的撕脱性骨折;跳跃动作后出现臀部疼痛很可能发生了坐骨结节撕脱骨折;高处坠落会阴部重物撞击可导致双侧耻骨支或坐骨支的"骑跨骨折";车辆高速撞击或重物压砸则可以导致髂骨、耻骨、坐骨多处骨折及耻骨联合或骶髂关节的脱位。

知识点

骨盆骨折的分类

1. 无骨盆环断裂的骨折

(1)撕脱骨折:①髂前上棘;②髂前下棘;③坐骨结节。

(2)耻骨或坐骨骨折。

(3)髂骨翼骨折。

(4)骶骨或尾骨骨折。

2. 骨盆环一处断裂的骨折　①同侧双支骨折;②耻骨联合半脱位或邻近区骨折;③骶髂关节半脱位或邻近区骨折。

3. 骨盆环两处断裂的骨折　①双侧耻骨垂直骨折或脱位;②两处垂直骨折或脱位;③严重多发骨折。

4. 髋臼骨折　①小块骨折合并髋关节脱位;②线性骨折合并无移位的骨盆骨折;③线性骨折合并髋关节不稳定;④骨折继发髋臼中心性脱位。

思路 2　该患儿属于骨盆环两处断裂的骨折,虽然合并有左侧髂骨骨折,但移位轻微或未发生移位,并未影响骨盆的稳定性,其骨折的位置均可以接受,不必手术复位治疗。

【问题3】骨盆骨折本身可能出现的合并症有什么？其风险和严重程度如何？

骨盆骨折最常见、最紧急也是最严重的合并症是大出血，如处理不及时可危及患儿生命。按照失血来源分为三类：①外出血，指来自开放伤口及大面积的外在软组织损伤；②体内大出血，来自胸腹脏器损伤，如肝、脾破裂导致的出血；③骨盆骨折本身引起的出血，包括骨折端松质骨出血、盆腔内静脉和静脉丛受损出血、盆腔内动脉出血、骨盆壁软组织和盆腔内脏器出血。以上一种或多种原因均可导致患儿不同程度的休克进而危及生命，需要及时发现并迅速采取相应措施。

【问题4】患儿多处骨折是否会遗留较为严重的后遗症？

对于创伤后遗症的预估可以使治疗有针对性，也可以有目的地指导患儿的康复治疗，更为重要的是预先告知患儿可能发生的后遗症，可有效地避免患儿及家长对一旦发生问题后的怀疑和困惑，减少医患间不必要的纠纷。

知识点

骨盆骨折后遗症

骨折的愈合过程中必然会有新生骨形成，在绝大多数情况下此新生骨或称骨痂对人体是有利的。但是若新生骨过多地产生于髋关节内部的髋臼底部，则会导致髋臼底的骨性增厚，厚度增加，继而推挤股骨头向外移动，产生髋关节的不稳定甚至半脱位，失去股骨头与髋臼的同心圆关系。此结果会对患儿今后产生非常不利的影响，需要提前向患儿及家长解释清楚。特别强调，此情况的发生和进展程度都是医生无法控制，由损伤本身的性质所决定。

附：石膏固定注意事项

1. **石膏固定目的**　维持骨折复位的稳定；肢体制动，休息；肢体保护；纠正畸形。

2. **石膏种类**　普通硫酸钙石膏：易塑形，价格便宜，X线透过差，重量重，不透气，拆除粉尘，皮肤腐蚀；合成纤维石膏：可透过X线，重量轻，透气。石膏价格贵，拆除有粉尘，需工具拆除，可出现皮肤过敏。

3. **石膏固定细节**　厚度：高分子石膏，上肢3~4层，下肢4~5层。普通石膏，石膏托10~12层，管型石膏5~6层。关节部位加厚，一般放置关节于功能位。石膏边缘光滑。应放置衬垫，边缘翻折，防止皮肤直接接触石膏。

4. **衬垫放置**　防止压疮；厚度适宜，对于脑瘫或感觉障碍等疾病患儿绵纸衬垫宜厚；骨节骨突处加厚，重要神经走行处加厚；棉垫要有一定强度。

5. **复位和石膏固定前准备**　读片或理解医嘱；与家属和患儿沟通；辨别确认患肢侧别及部位；体位摆放；材料准备；对于下肢或石膏固定时间较长患儿可先在皮肤上涂抹尿素霜等，减少瘙痒及皮肤溃烂。

6. **固定的技术**　固定范围：除远端骨折外，一般选择超关节固定。需要注意固定顺序、石膏松紧、固定时有无移位、石膏有无皱褶、固定后需塑形。

7. **石膏固定后观察**　密切观察肢体远端感觉血运及运动情况，如手指或足趾肿胀、剧痛、末梢循环差或夜间不能睡眠，需将石膏完全充分松开；超固定范围或固定不足；固定薄弱；接口处松动，边缘锐利。

8. **石膏固定后嘱托**　移位风险；复查时段；固定后肿胀（骨筋膜室综合征）；防止石膏内异物；石膏无损或松动。

9. **石膏复查**　石膏有无松动；固定效用判断；石膏内有无异物；石膏松紧或压疮；复查后嘱托。

10. **更换石膏**　更换目的；更换前后摄片；更换后嘱托。

11. **石膏拆除**　掌握石膏拆除指征；拆除前查看石膏、选取拆除部位、防止切割伤、避免一刀到底。关节处避凹侧切割，骨突处谨慎，分段拆除。

12. **石膏拆除后嘱托**　防止再骨折；功能锻炼；皮肤护理；支具的运用。

（王晓东）

第九章　泌尿外科

第一节　泌尿系统体格检查要点与常用辅助检查方法

小儿泌尿外科涉及病种繁多,以治疗先天畸形为主,涉及常见的鞘膜积液、隐睾等门诊手术,以及膀胱外翻的修复重建等复杂手术。有些畸形没有临床症状,若无并发症可终生不被发现,亦不需处理。有些则引起严重后果,如肾损害,甚至威胁小儿生命。在诊治过程中,由于小儿难以正确叙述病史和症状,因此细致的体格检查及患儿父母提供的详细病史显得极为重要。

（一）体格检查

应重点关注排尿情况,如尿量、尿线粗细及射程等;注意检查腹部、盆腔及阴囊有无肿块及其性质;观察骶尾部有无小凹等皮肤标记;对排尿困难小儿应行肛门指诊,注意有无盆腔包块或结石;仔细检查男孩外生殖器发育情况及双侧睾丸位置,女孩尿道口及阴道口有无肿物脱出等异常。

（二）常用辅助检查方法

1. 尿标本检查　高质量的小儿尿液标本较难收集。取样方法按可信度由低到高依次为在会阴部放置集尿袋、清洁中段尿、导尿、耻骨上膀胱穿刺。耻骨上膀胱穿刺抽吸尿液时,样本不会被尿道或尿道周围的微生物污染,所以可信度最高,但应注意严格的皮肤消毒。

清洁中段尿离心沉渣中白细胞数 ≥ 5 个 /HPF 即可怀疑尿路感染,尿细菌培养及菌落计数是诊断尿路感染的主要依据。通常认为清洁中段尿培养菌落数 >10^5/ml 可确诊,菌落数 10^4~10^5 为可疑,菌落数 <10^3 为污染,但结果分析应结合患儿性别、尿液收集方法等,具体见表 9-1-1。

表 9-1-1　尿液标本收集方法与菌落计数判断标准

尿液标本收集方法	菌落计数 /ml	感染的可能性
耻骨上膀胱穿刺	革兰氏阴性菌任何数量	>99%
	革兰氏阳性菌 >10^3	>99%
导尿管收集尿液	>10^5	95%
	10^4~10^5	可能
	10^3~10^4	可疑,重复尿检
	<10^3	无
清洁中段尿		
男孩	>10^4	可能诊断
女孩	3 次 >10^5	95%
	2 次 >10^5	90%
	1 次 >10^5	80%
	5×10^4~1×10^5	可疑,重复尿检
	1×10^4~5×10^4	有症状:可疑,重复尿检
		无症状:无
	<10^4	无

2. 影像学检查

(1) 超声:超声检查对肾、输尿管和膀胱的积液或包块具有很好的敏感性与特异性,可帮助医生了解患儿有无肾盏、肾盂或输尿管扩张,测量输尿管直径、膀胱壁厚度及膀胱容积等情况。超声检查也可用于精确测量残余尿量,对诊断神经源性膀胱及后尿道瓣膜等原因引起的排尿梗阻具有重要作用。超声检查也常用于阴囊检查如精索静脉曲张、隐睾、鞘膜积液、腹股沟疝、睾丸肿瘤等。当怀疑睾丸扭转时,超声检查可以检出其血供情况。

(2) 静脉尿路造影(IVU):虽然目前可以应用更新的影像技术,但是 IVU 在部分病例中仍有优势。IVU 可对肾盏、肾盂、输尿管、膀胱的解剖结构及肾功能进行初步判断。

(3) 排尿性膀胱尿道造影(VCUG):用于诊断膀胱输尿管反流,评价膀胱充盈和排尿时膀胱出口的解剖,以及估测残余尿量。检查时,在膀胱排空情况下,先行 X 线平片检查,然后将对比剂经导尿管缓慢注入。该检查是膀胱输尿管反流和下尿路梗阻必不可少的,但禁用于急性尿路感染。

(4) CT:增强 CT 在很多情况下代替了静脉尿路造影而成为一线检查。增强 CT 对肾母细胞瘤和肾脏创伤的诊断,对胸腔和腹部实体瘤的诊断和分类均有重要价值。但 CT 会对人体造成一定辐射伤害,在不影响诊断的前提下可以考虑用超声或 MRI 等替代。

(5) MRI/ 磁共振尿路成像(MRU):能够提供最好的泌尿生殖道解剖信息,增强 MRI 也能准确评价肾功能。与其他影像学方法相比,MRU 的优点包括无 X 线损伤,可以用于肾功能受损的患儿,以及在各个平面上较其他显像模式有更高质量的对比度和空间分辨率。

(6) 核素显像:用 99- 锝 DTPA(二乙烯三胺五乙酰基酸)可了解分肾功能,并作为尿路梗阻的定位检查。核素膀胱显像可用于检查膀胱输尿管反流。

(7) 肾动脉造影:有创检查,用于肾血管性高血压、不易分辨的肾肿瘤与肾外伤。可同时行栓塞治疗。

(8) 膀胱镜及逆行肾盂输尿管造影:可检查膀胱内病变,对输尿管开口异位患儿可了解输尿管口位置,膀胱三角区发育情况,以及进行输尿管插管造影,但小儿须在麻醉下才能进行此操作。

(9) 经皮肾穿刺造影:对肾积水患儿,可经第 12 肋与竖脊肌的交叉点对肾盂穿刺,注入 15% 对比剂泛影葡胺,可清楚显影。适用于肾盂输尿管连接部或输尿管膀胱交界部梗阻的定位诊断。

(10) 影像尿动力:现代尿动力系统能精确测量膀胱收缩前、收缩时及收缩后的膀胱内压,并同期获得和储存膀胱尿道影像。通过这些测量能获得膀胱顺应性及膀胱出口阻力,发现膀胱输尿管反流及估计反流对顺应性的影响,且能评估膀胱储尿期压力能否维持防止肾脏损伤的低数值及是否排空良好。

附:导尿操作术

导尿操作术(视频)

1. 导尿术的目的及适应证

(1) 各种下尿路梗阻所致尿潴留。

(2) 留取无菌尿标本,作细菌培养或检查。

(3) 测量膀胱容量、压力及残余尿量。

(4) 进行尿道或膀胱造影。

(5) 膀胱内进行药物灌注或药物冲洗。

(6) 危重患儿记录出量。

(7) 泌尿系统术后引流尿液。

(8) 盆腔内器官术前排空膀胱,避免术中误伤。

2. 物品准备

(1) 无菌导尿包(其内器具视各医疗单位不同而异):内有治疗碗 1 个,小药杯 1 个,血管钳 2 把,液状石蜡棉球 1 个,洞巾 1 块,纱布数块。

(2) 会阴部消毒用物:无菌治疗碗 1 个(内盛消毒液棉球 10 余个,血管钳 1 把),清洁手套 1 只。

(3) 其他:无菌持物钳,无菌手套,消毒溶液(1% 碘附),中单,便盆。

(4) 尿管:分为单腔尿管和双腔尿管。目前多为硅胶材质,对尿道、膀胱黏膜刺激较小。

3. 操作流程（以男性患儿为例）

(1) 携用物至床旁，向病员及家属说明导尿目的，以取得合作。

(2) 根据导尿目的、患儿年龄选择合适的尿管。

(3) 护士协助洗净会阴部。

(4) 操作者站在患儿右侧，患儿仰卧，屈髋屈膝，双腿略向外展，脱去对侧裤腿，盖在近侧腿上，对侧大腿用盖被遮盖，露出会阴。

(5) 将小橡胶单及治疗巾垫于患儿臀下，弯盘置于近会阴处，换药碗与弯盘放于患儿两腿之间，右手持止血钳夹 0.1% 新洁尔灭棉球（0.1% 碘附）擦洗会阴部，由内而外，每个棉球限用 1 次。

(6) 擦洗尿道口时，在尿道口轻轻旋转向下擦洗，共 2 次，消毒范围应距尿道口 15cm 以上，将污棉球放于弯盘内，撤去换药碗，弯盘置于床尾。铺孔巾，使孔巾与导尿包包布形成一无菌区。

(7) 取一弯盘置于患儿左侧孔巾口旁，用液状石蜡棉球润滑导尿管前端后放于孔巾口旁的弯盘内。

(8) 左手握住患儿阴茎，用止血钳持导尿管对准尿道口缓缓插入尿道，注意男性尿道生理弯曲，禁用暴力。见尿液流出后，根据尿管侧孔长度，再插入数厘米，预计全部侧孔均进入膀胱后，固定导尿管，将尿液引入无菌盘。

(9) 若需做尿培养，用无菌标本瓶接取，盖好瓶盖。

(10) 导尿毕，若需留置尿管，则根据双腔尿管气囊容积指示在气囊内注入注射用水，若不需留置，则拔出导尿管，脱去手套，放于弯盘内，撤下孔巾，擦洗外阴，协助患儿穿裤。整理床铺，清理用物，做好记录后送检标本。

4. 注意事项

(1) 导尿管的粗细要适宜，0~2 岁选择 6 号，2~5 岁选择 8 号，5~10 岁选择 8~10 号，10~16 岁选择 10~12 号。对小儿或疑有尿道狭窄者，导尿管宜细。插导尿管时动作要轻柔，以免损伤尿道黏膜。

(2) 严格执行查对制度和无菌操作，预防尿路感染。

(3) 注意保护患儿隐私，并采取适当措施预防着凉。

(4) 为女性患儿导尿时，如误入阴道，应更换导尿管重新插管。

(5) 对膀胱过度充盈者，排尿宜缓慢以免骤然减压引起出血或晕厥。对膀胱高度膨胀且又极度虚弱的患儿，第 1 次导尿量不可超过 1 000ml。

（魏光辉）

第二节　包　茎

包茎指包皮口狭小，使包皮不能翻转显露阴茎头，分先天性及后天性两种。先天性包茎亦称生理性包茎，几乎见于每一个正常新生儿及婴幼儿。小儿出生时包皮口较小但皮肤正常、弹性好，包皮与阴茎头之间粘连，以后包皮口随小儿发育逐渐宽大，粘连逐渐吸收，包皮与阴茎头分离，青春期约90%男性患儿可显露阴茎头。有些小儿的包皮口非常细小，使包皮不能退缩，有时包皮口小若针孔，以致发生排尿困难，甚至继发膀胱输尿管反流。有包茎的小儿，由于分泌物积留于包皮下，经常刺激黏膜，可造成阴茎头包皮炎。后天性包茎亦称病理性包茎，多继发于阴茎头包皮炎及包皮和阴茎头的损伤，发生率0.8%~1.5%。急性阴茎头包皮炎反复感染，包皮口逐渐有瘢痕而失去弹性，包皮口有瘢痕性挛缩形成，失去皮肤的弹性和扩张能力，包皮不能向上退缩，并常伴有尿道口狭窄，这种包茎不会自愈。

临 床 病 例 1

患儿，男，7岁10个月。因"院外包皮环切术后尿线变细3个月"入院。3个月前院外行包皮环切术，术后患儿出血不止，予以加压包扎、止血等治疗，伤口愈合，但包皮口逐渐狭窄，排尿尿线变细。遂入医院。体格检查：阴茎较同龄儿童明显短小，包皮口狭窄，包皮口瘢痕挛缩，不能外翻显露阴茎头（图9-2-1）。

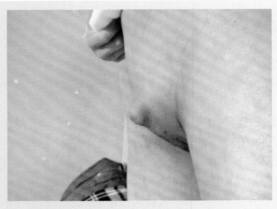

图 9-2-1　阴茎短小,包皮口狭窄,包皮口瘢痕挛缩,不能外翻显露阴茎头

【问题1】通过上述情况,对该患儿初步考虑什么诊断?

患儿有明确包皮环切病史,术后包皮口瘢痕挛缩,尿线变细,因此,初步考虑包皮环切术后包皮口狭窄。

【问题2】该患儿行"阴茎探查＋整形术",术中未探及阴茎头,仅残留部分阴茎体。阴茎皮肤与阴茎体融合(图 9-2-2)。目前考虑什么诊断?

患儿有明确包皮环切病史,结合外院手术医生描述,包皮术后阴茎损伤诊断明确。包皮环切导致阴茎严重损伤者临床少见,但后果严重。推测损伤原因:①未严格控制包皮环切手术适应证;②术中局部麻醉不当,导致包皮水肿,解剖不清。

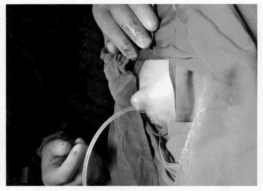

图 9-2-2　阴茎头缺失,阴茎体部分缺失

知识点

包皮环切(环扎)术操作要点

对于小儿包茎的治疗,包皮环切术为常见手术方法。在阴茎神经阻滞麻醉下或骶丛神经阻滞麻醉下切除多余包皮内外板,阴茎头在自然状态下显露一半为常见标准。可吸收线缝合内外板。包皮环扎术:于阴茎背侧切开包皮,解除包皮狭窄,应用还扎器于包皮内外加压,夹紧包皮,使包皮远端逐渐坏死脱落。环扎器自行脱落,创口自行愈合。与传统术式相比,具有手术时间短,出血少,创口愈合整齐等优点。

知识点

包皮环切(环扎)术后常见并发症

1. 包皮口狭窄　可能由于包皮残留过多或环扎器型号过小所致。
2. 包皮不对称　切除时或摆放环扎器时不平衡。
3. 伤口愈合延迟　多见于环扎术打结不紧,压力不够导致环扎器套圈脱落延迟。
4. 伤口出血　术后由于阴茎充血勃起,可能导致环扎器松动,伤口出血。
5. 阴茎头、尿道口损伤。

【问题3】包茎的手术适应证及手术年龄是什么?

小儿包茎大多为生理性包茎,随年龄增长大部分会自行好转。对于有症状者也可先反复试行上翻包皮,以扩大包皮口。大部分小儿经此种方法治疗,随年龄增长,均可自愈。故并非所有包茎患儿必须行包皮环切术。

包皮具有保护功能,可以分泌溶菌酶、免疫球蛋白、朗汉斯细胞、皮脂等物质,这些物质有助于防止黏膜组织和龟头皮肤过度角质化。在幼儿期,包皮可以保护尿道,以免发生尿道污染、外口狭窄和尿路感染。包皮可保护黏膜组织和阴茎头,以免受到损伤;保护黏膜组织和龟头部位的敏感性。但以下情况必须行包皮环切术。

1. 包茎明显,且包皮反复发炎。

2. 青春期阴茎头仍未能完全显露。

3. 病理性包茎。

4. 包皮明显过长,阴茎勃起状态下,阴茎头不能显露。

对于 5 岁以后包皮口狭窄,包皮不能退缩显露阴茎头者需要根据具体情况及家长要求掌握。

【问题 4】包皮环切(环扎)术有哪些手术禁忌证?

除了患儿有不适合手术的基础疾病外,儿童包皮过长者中,部分虽表现为包皮过长,包皮口狭窄,但不能诊断为"包茎",此部分患儿不适合行包皮环切(环扎)术。

知识点

包皮环切(环扎)术的禁忌证

1. 埋藏阴茎　阴茎皮肤,尤其是背侧皮肤不足,且与阴茎体附着异常,导致阴茎外观短小,部分阴茎体埋藏于皮下不能显露,伴有包皮口狭窄。

2. 隐匿阴茎　多由于肥胖原因,阴茎体大部甚至完全隐藏于皮下脂肪内,需推压阴茎根脂肪方可显露阴茎体。

3. 尿道下裂　部分轻型尿道下裂包皮发育外观正常,此时不建议行包皮环切(环扎)术。

临床病例 2

患儿,男,8 岁 4 个月。因"包皮上翻不能回复,肿胀 2 日"入院。患儿自幼包茎。2 日前患儿洗澡时自行将包皮上翻,未能及时复位,包皮逐渐肿胀、疼痛,无法自行复位。遂急诊入院。未诉排尿障碍。体格检查:阴茎发育良好,阴茎头外露,包皮上翻嵌顿于冠状沟,肿胀明显。

【问题】通过上述情况,对该患儿初步考虑什么诊断?

患儿自幼包茎,包皮上翻后未能及时复位导致包皮嵌顿。

知识点

包皮嵌顿的治疗

当包皮被翻至阴茎头上方后未及时复位,包皮环将阻塞静脉及淋巴循环而引起水肿,致使包皮不能复位。包皮发生水肿后,包皮狭窄环越来越紧,以致循环阻塞而水肿更加严重,形成恶性循环。临床表现主要为水肿的包皮翻在阴茎头的冠状沟上方,在水肿的包皮上缘可见到狭窄环,阴茎头呈暗紫色肿大。患儿疼痛剧烈,哭闹不止,可有排尿困难。若时间过长,嵌顿包皮及阴茎头可发生坏死、脱落。嵌顿包茎应尽早就诊,大部分患儿可手法复位。复位困难时可用针头多处穿刺包皮,挤出液体减轻水肿,也有助于复位。复位后应择期做包皮环切手术。若手法复位失败,可做包皮背侧切开术,消除狭窄环,复位包皮。情况和条件允许时也可急诊做包皮环切术。

(魏光辉)

第三节 隐匿阴茎

隐匿阴茎是一种先天性因阴茎皮肤筋膜发育异常导致的阴茎显露不良,发病率为0.3%~0.67%,阴茎外观短小常被描述呈鸟嘴状,给家长和患儿带来心理上的焦虑和自卑。患儿排尿时把持阴茎困难使尿液乱撒,严重时导致尿路感染、包皮阴茎头炎,已有发现隐匿阴茎可能影响阴茎的发育。

临床病例

患儿,男,4岁。因"阴茎短小、常尿湿裤子、阴茎没有生长"就诊。患儿自幼阴茎短小,包皮口狭小不能上翻。曾在当地医院就诊为包茎,建议行包皮环切或包皮环扎术。患儿尿痛、排尿困难,曾2次发生包皮红肿。

【问题1】通过上述情况,对该患儿初步考虑什么诊断?

可能的诊断:包茎?小阴茎?其他阴茎显露不良?

知识点

阴茎外观短小的疾病

1. 包茎 包皮口狭小使包皮不能上翻露出阴茎头。

2. 小阴茎 是一种内分泌障碍,阴茎形态正常,但细小,阴茎的牵引长度短于正常平均值2.5个标准差。

3. 阴茎显露不良 包括一组疾病,即隐匿阴茎(先天性隐匿性阴茎)、埋藏阴茎(获得性隐匿性阴茎)、蹼状阴茎和瘢痕束缚阴茎。

患儿专科体格检查

阴茎外观呈锥状,包茎(图9-3-1),阴茎皮肤未发育,阴茎阴囊有融合现象,阴茎体埋藏在耻骨前筋膜组织中,长4cm、直径1.5cm,阴茎头圆,双侧睾丸位于阴囊内,形态大小无异常。

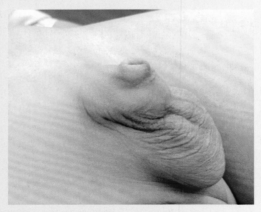

图9-3-1 隐匿阴茎(重度、完全型)

【问题2】患儿体格检查时要注意什么?

知识点

阴茎显露不良的专科体格检查注意点

1. 包皮发育情况,有无包茎。

2. 有无阴茎皮肤发育异常情况(阴茎皮肤是指腹壁阴茎交界至冠状沟下附着阴茎体的皮肤)。

---

3. 检查阴茎体的大小,检查隐匿阴茎通常是将两手指沿阴茎体两侧向耻骨推压,并检查阴茎体的大小(图 9-3-2)。

4. 观察有无阴茎阴囊转位和阴茎阴囊融合。

5. 检查阴茎头形态,如果阴茎头呈宽扁状,高度怀疑有尿道上裂的可能。

6. 检查睾丸的发育情况。

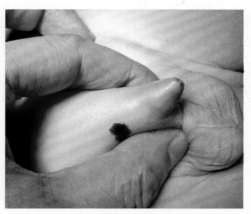

图 9-3-2　体格检查两指向耻骨推压并检查阴茎海绵体

【问题 3】该患儿的诊断是什么? 还需要进一步检查吗?

思路 1　该患儿的诊断为隐匿阴茎。

知识点

隐匿阴茎的诊断依据

1. 出生时阴茎外观短小,呈锥状(或鸟嘴状)。

2. 往往有包茎,阴茎皮肤未发育或发育很差,阴茎皮肤不与阴茎体附着。

3. 基本正常的阴茎体埋藏于耻骨前的筋膜中。

思路 2　隐匿阴茎的病因。

知识点

隐匿阴茎的病因

隐匿阴茎的发病机制并不完全清楚,还未取得统一的认识。多数学者认为隐匿阴茎发生的主要原因是,来自下腹壁的 Scarpa's 筋膜在阴茎形成的阴茎浅筋膜(Dartor's 筋膜)异常增厚纤维化并失去弹性,不是呈套状附着在阴茎体,而是呈帐篷状附着于阴茎体远侧,致使阴茎发育过程中阴茎体不能正常外伸,阴茎皮肤不能正常发育,包茎不能缓解,使阴茎体被限制于耻骨前筋膜内。

思路 3　隐匿阴茎的轻重。

知识点

隐匿阴茎可以分为轻度、重度,亦可分为部分型和完全型(图 9-3-3)。肉膜层对阴茎体的异常附着越靠近远侧病情越重,反之越靠近近侧病情越轻。有学者提出隐匿阴茎合并耻骨前脂肪沉积属重度隐匿阴茎。还有部分型隐匿阴茎合并有阴茎阴囊转位或阴茎阴囊融合,都会加重病情,增加手术矫治的难度。

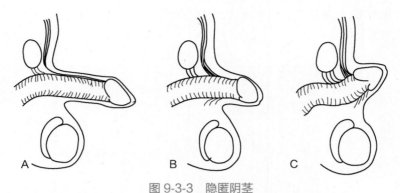

图 9-3-3 隐匿阴茎
A. 正常阴茎示意图;B. 部分型隐匿阴茎;C. 完全型隐匿阴茎。

思路4 隐匿阴茎需要特殊检查的情况。

知识点

一般隐匿阴茎的诊断不需要特殊检查,但在鉴别诊断时遇到小阴茎就需进行内分泌和基因的检查,如果合并双侧隐睾还需要排除性发育异常(DSD)。

【问题4】隐匿阴茎需与哪些疾病鉴别?
阴茎显露不良包含了一类疾病,如隐匿阴茎、埋藏阴茎、蹼状阴茎、瘢痕束缚阴茎、小阴茎,见图9-3-4。

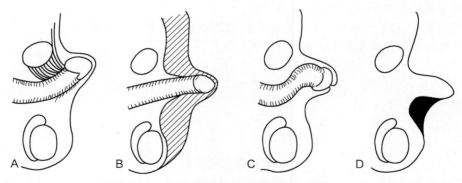

图 9-3-4 阴茎显露不良疾病的示意图
A. 隐匿阴茎;B. 埋藏阴茎;C. 束缚阴茎;D. 蹼状阴茎。

知识点

鉴别诊断

1. 先天性隐匿阴茎呈锥状外观,特点是阴茎皮肤未发育或发育很差,阴茎体基本发育正常但埋藏于耻骨前筋膜中,但一部分患儿可合并肥胖。

2. 埋藏阴茎也是阴茎外观短小,但是后天获得,患儿往往有肥胖体型。患儿出生时和婴幼儿期阴茎外观正常,阴茎皮肤发育正常,这两点可与隐匿阴茎相鉴别。

3. 蹼状阴茎的肉膜层发育正常,病变在阴茎腹侧的包皮与阴囊中缝呈蹼状相连,失去了阴茎阴囊角,体格检查时易于发现。

4. 瘢痕束缚阴茎(又称束缚阴茎)常因为包皮环切手术设计问题,导致包皮切口瘢痕增生,与阴茎头粘连形成对阴茎体的束缚;包皮口的反复感染也会形成束缚阴茎。

5. 小阴茎是严重的内分泌障碍导致的阴茎体细小,但阴茎形态结构正常,其长度应短于正常阴茎牵引长度的 2.5 倍标准差。小阴茎手术治疗无效。

【问题5】对该患儿的隐匿阴茎如何治疗?

思路1 隐匿阴茎的手术指征:①包皮外口严重狭窄,保守治疗无效;②阴茎体部皮肤严重缺失;③影响患儿站立排尿,包皮不能上翻影响阴茎头清洁,导致反复包皮炎或反复尿路感染,排尿困难;④影响美观,严重影响患儿及家长心理健康。但对于轻度或部分型隐匿阴茎的手术指征存在争议,部分患儿随着年龄增长可以缓解,建议可观察到青春期再确定是否手术,但基于外观的原因在家属要求的情况下也可以手术。

隐匿阴茎是包皮环切术的禁忌证,隐匿阴茎合并肥胖的患儿会明显影响手术效果,需慎重考虑手术时机,一般建议减肥后再手术。

思路2 隐匿阴茎的手术时机。

隐匿阴茎矫治的最佳时机目前没有形成一致的意见,多数学者认为学龄前后较为适宜,对于轻度或部分型隐匿阴茎应再晚些考虑手术。

思路3 隐匿阴茎的治疗目标和手术要点。

隐匿阴茎的治疗目标是充分恢复阴茎的长度并重建一个近似包皮环切术后的阴茎外观。矫治隐匿阴茎的手术要点:①彻底切开包皮口狭窄环;②切断异常发育的阴茎浅筋膜层,充分脱套阴茎体;③在阴茎体根部背侧海绵体白膜与对应的阴茎腹壁交界处皮下筋膜缝合固定;④利用不同的技术行包皮组织重建覆盖阴茎体,尽量恢复阴茎体长度。

患儿手术治疗情况

患儿4岁,为完全型或重度隐匿阴茎,可以手术治疗。应该选用能充分利用包皮组织重建阴茎长度的手术方法,即选用带蒂包皮瓣阴茎成形术,术后结果见图 9-3-5。

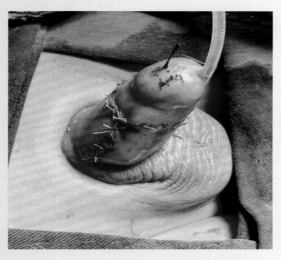

图 9-3-5 带蒂包皮瓣阴茎成形术后

【问题6】目前常用的矫治隐匿阴茎的手术方法有哪些? 优缺点是什么?

知识点

隐匿阴茎的常用手术方法

1. Devine 手术及其改良手术　优点是要求充分脱套松解阴茎体,在阴茎体根部两侧的白膜与对应的阴茎根部皮下筋膜缝合固定,防止阴茎体回缩。术后的阴茎外观近似包皮环切术后,但手术会牺牲一些包皮内板组织,在恢复阴茎长度方面有限,不适宜用于重度或完全型隐匿阴茎的矫治。

2. Borrison 手术及其改良方法　是采用阴茎腹侧纵行切开,在充分脱套阴茎体后利用部分阴囊皮肤覆盖重建阴茎腹侧的皮肤缺失,术后阴茎长度和外观较好,但阴茎腹侧的阴囊皮肤将来可能会有毛发生长问题。

3. Sugita 手术　是在阴茎腹侧切开包皮狭窄环,在包皮内外板交界处切断包皮,并在背侧正中纵行切开包皮内板至距冠状沟 1cm 处,充分松解脱套阴茎体后将背侧包皮内板旋转到腹侧成形阴茎。该手术充分利用了包皮组织,可很好地恢复阴茎体长度,但术后短期包皮内板水肿较重,阴茎外观不似包皮环切术后外观。

4. 带蒂包皮瓣阴茎成形术　是从腹侧切开包皮环,在充分松解脱套阴茎体并进行根部白膜固定后,利用带蒂包皮内板覆盖阴茎腹侧,包皮外板覆盖阴茎背侧。该手术充分利用了包皮组织恢复阴茎长度,外观较好,特别是对合并有阴茎阴囊转位或阴茎阴囊融合的病变可以同时得到部分矫正。

【问题7】对该患儿隐匿阴茎术后处理有何要求?

1. 常规饮食,根据手术方式使用抗生素 1~3 日,口服镇痛药,保留导尿 3~5 日。

2. 保留导尿管不是常规,有皮瓣转移的手术保留导尿管 3~5 日,一般要求敷料包扎 3~5 日,大龄儿童术后早期需口服雌激素对抗阴茎勃起,拆去敷料后局部需用消毒剂,并进行物理治疗(如 2.5% 温盐水坐浴)以清洁和减轻水肿。

【问题8】隐匿阴茎术后可能有哪些并发症?

常见的并发症有出血、血肿、包皮淋巴水肿,严重的有皮瓣缺血坏死,甚至出现阴茎头坏死、尿瘘,这些主要与手术损伤有关。隐匿阴茎术后复发往往与患儿适应证选择不当(主要是合并肥胖)和手术技术不当有关,严重的包皮淋巴水肿处理不及时可产生包皮臃肿影响外观。

(黄鲁刚)

第四节　睾丸下降不全

睾丸在胚胎发育过程中自腰部腹膜后间隙进入腹股沟管,随着鞘状突最终下降至阴囊。如果睾丸未能进入阴囊,而是位于腹膜后、腹股沟管内或阴囊上部,则称为睾丸下降不全,其中位于腹股沟管内最常见。睾丸下降不全属于隐睾的一种,除此之外,隐睾还包括睾丸缺如和睾丸异位。隐睾是小儿泌尿生殖系统最常见先天畸形之一,早产儿、低出生体重儿发病率约为30%,足月健康新生儿发病率约为3%,1岁发病率约为1%。如出生后 6 个月睾丸仍未下降,则睾丸自行下降的机会已经极少,即可手术治疗,建议在 1 周岁前,最晚不超过 18 个月进行手术。

临床病例

患儿,男,1岁10个月。患儿出生后即被发现右侧阴囊空虚,其内未触及睾丸样物,局部皮肤无红、肿、热、痛,无明显不适。患儿 4 个月时曾于当地医院就诊,行超声检查,结果提示右侧隐睾,于右侧腹股沟区及阴囊内未探及睾丸样物,建议患儿年长后再行手术治疗。随年龄增长,患儿右侧阴囊内始终未发现有睾丸样物。

【问题1】通过上述情况,对该患儿初步考虑什么诊断?

思路1　患儿为"出生后发现右侧阴囊内空虚至今",考虑右侧隐睾。

知识点

隐睾的定义及分类

睾丸未能按正常发育过程自腰部腹膜后下降至阴囊,称为隐睾,包括睾丸缺如、睾丸异位及睾丸下降不全。

一般临床上将小儿隐睾症分为腹腔型和非腹腔型。前者是指睾丸位于患儿腹腔内肾下极至腹股沟内环口上方;后者指睾丸位于腹股沟内环口下方位置,但尚未下降至对应侧阴囊内。临床约 80% 的隐睾为非腹腔型。

思路2 采集病史时需要注意询问患儿有无腹股沟区手术史及外伤史,排除医源性隐睾的可能。

患儿体格检查及辅助检查

体格检查: 男性幼儿外阴,阴茎发育可,双侧阴囊发育不对称。左侧阴囊发育可,左侧睾丸位于对应侧阴囊内,大小、形态正常,质地可,无触痛。右侧阴囊空虚,发育差,右侧腹股沟区未触及睾丸样物(图9-4-1)。

双侧腹股沟区超声: 于左侧阴囊内可探及该侧睾丸,大小正常。右侧阴囊内和腹股沟区均未探及睾丸样物。

左侧阴囊发育可,左侧睾丸位于右侧阴囊内,大小、形态正常,质地可,无触痛。右侧阴囊空虚,发育差,右侧腹股沟区未触及睾丸样物。

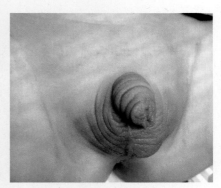

图 9-4-1 体格检查

【问题2】体格检查时应注意什么?

思路1 体格检查时,首先应注意患儿健侧睾丸的发育情况,根据经验,如果一侧睾丸缺如,则对侧睾丸往往会代偿性增大,对诊断具有一定的提示作用。

思路2 体格检查要仔细,如果反复触诊,于阴囊上部及腹股沟区均未触及睾丸样物,则高度怀疑腹腔内隐睾、睾丸发育不良甚至睾丸缺如,必要时可行腹股沟区超声检查,以辅助诊断。

思路3 耻骨前、会阴部、阴茎根部及对侧腹股沟区及阴囊内也要进行仔细检查,排除睾丸异位。

知识点

睾丸异位的定义

睾丸异位是隐睾的一种类型,指睾丸已经完成在腹股沟管的下降过程,但未能降至阴囊而位于皮下,最常见的异位是腹外斜肌腱膜与腹壁浅筋膜深层之间的浅袋,其他异位包括对侧阴囊、会阴、股部、阴茎根部。

【问题3】睾丸下降不全应与哪些疾病相鉴别?

思路1 需要与滑动性睾丸及回缩性睾丸相鉴别。前者能将触及的睾丸逐渐推入阴囊,松手后睾丸立即又缩回至腹股沟部,滑动性睾丸仍属于隐睾,需要手术治疗;后者指睾丸提睾肌过于活动,睾丸可回缩至阴囊以上位置,但夜间休息及检查中用手可将睾丸置于阴囊中。回缩性睾丸不属于隐睾,可暂不手术,但须密切观察,青春期后睾丸位置和大小均正常,生育力同正常人。

思路2 睾丸下降不全应与睾丸缺如、睾丸异位相鉴别。这三者均属于隐睾的不同类型,最终确诊需要通过手术探查。

【问题4】对该患儿的处理是什么?

思路1 根据患儿病史、体格检查及辅助检查结果,目前隐睾诊断较明确,睾丸下降不全、睾丸缺如和睾丸异位均不能排除,需行手术治疗。

思路2 目前手术治疗的方法主要有传统开放手术和腹腔镜手术。在手术方式选择上,对于不可触及的隐睾,首选腹腔镜探查,明确隐睾的位置,并在腹腔镜下行睾丸下降固定术。如术中输精管较长,而精索血管较短,建议行分期 Fowler-Stephen 手术。

知识点

腹腔镜诊治不可触及的隐睾较传统开放手术方式的优点

1. 可以在确诊的同时进行手术治疗。
2. 可以更高位地松解精索血管及输精管,最大可能地将睾丸无张力下降到阴囊内最低位置。
3. 手术操作精细,分离范围小,可最大限度减少精索血管神经的损伤,保护睾丸血管。
4. 切口小,术后恢复快。

【问题5】术前准备有哪些?

思路1 积极完善各项术前相关辅助检查,如心电图、胸片、血常规、凝血六项、肝功能和肾功能等,排除手术禁忌证。

思路2 由上级医生组织术前讨论,对诊断进一步核实,明确手术适应证、手术方式及手术执行者,并做好术前小结。术前需与家属沟通,谈话中需要着重指出术中风险、手术方式及术后并发症,征得家属理解并签署手术同意书。

患儿手术及术后恢复情况

腹腔镜下见患儿右侧精索血管及输精管发育较差,内环口未闭合,右侧睾丸位于腹腔近内环口处,色泽苍白,大小约 0.8cm×0.6cm×0.4cm。左侧精索血管及输精管发育良好,内环口已闭合。遂行腹腔镜辅助下右侧睾丸下降固定术,将右侧睾丸下降并固定至右侧阴囊中部。患儿术后恢复良好。

【问题6】患儿术后恢复有哪些注意事项?

注意切口处的渗血和出血情况,保持切口清洁干燥,注意阴囊有无红肿及血肿。保持大便通畅,1周内平卧,1个月内避免剧烈活动。

【问题7】该病术后常见的并发症有哪些?

睾丸回缩和睾丸萎缩是最常见的术后并发症。睾丸回缩主要由于精索松解不充分所致,而睾丸萎缩的原因主要为精索血管短,睾丸下降困难,过度游离腹股沟段的精索血管而导致精索血管损伤所致。

其他常见并发症包括阴囊水肿、血肿,切口感染、裂开等。

【问题8】患儿出院后如何随访?

近期随访:出院1个月复查,此后每3个月复查1次,直至术后2年。

远期随访:青春期及婚龄期复查睾丸功能。

【问题9】在近期随访中,主要观察哪些指标?

1. 观察切口愈合情况。
2. 观察睾丸位置是否正常,有无隐睾复发。
3. 观察睾丸的体积及血流情况,行超声检查,评估手术效果。

知识点

隐睾术后手术效果评价指标

1. 睾丸位置是否正常。
2. 睾丸体积,有无萎缩。
3. 睾丸血供是否良好。

【问题 10】在远期随访中,主要观察哪些指标?

体格检查:观察第二性征及外生殖器发育情况。

超声:睾丸体积和血流及睾丸有无恶变。

实验室检查:性激素水平。

(耿红全)

第五节　精索静脉曲张

精索静脉曲张多发生在青春期男孩,发病率约 16%,主要发生在左侧,成人中左侧占 80%~90%,右侧少见。但是,研究发现临床诊断的左侧精索静脉曲张,体格检查时经常发现右侧也有轻度静脉曲张。在一级亲属中精索静脉曲张的发病率明显增高,有研究显示达 56.5%。青春期睾丸增大和血供增加是精索静脉曲张发生主要原因。1970 年起逐渐认识到青少年精索静脉曲张可以影响睾丸发育及成年后的生育能力,改变了以往对青少年精索静脉曲张的忽视状况,其诊治逐步得到重视。

临 床 病 例

患儿,男,13 岁。因"发现左侧阴囊肿大 1 年"就诊。当时外院诊断为精索静脉曲张,未予特别检查和治疗。患儿平时偶有局部坠胀感,无明显疼痛。因近来左侧阴囊肿大进一步加重,并且出现一过性睾丸疼痛 1 次,来泌尿科就诊。

【问题 1】精索静脉曲张有哪些临床表现和体征?

思路 1　精索静脉曲张主要发生在青春发育期男孩,大部分无症状,仅在体格检查时发现,或因为左侧阴囊肿大就诊。部分患儿可有局部坠胀感,少数患儿有睾丸明显疼痛,可能与静脉回流受阻,睾丸白膜受到牵拉有关。

思路 2　精索静脉曲张仅需通过体格检查即可诊断。应采用站立位 + 平卧位体格检查,站立位可见双侧阴囊不对称,左侧阴囊肿大,皮下可见扩张迂曲的血管丛。触诊时曲张的静脉似蚯蚓团块。平卧位后曲张静脉明显缩小或消失,站立时复现。对于轻症患儿,站立位也可不明显,采用瓦尔萨尔瓦动作(valsalva maneuver)后,即腹部用力屏气,体格检查可以发现曲张的精索静脉。

知识点

精索静脉曲张左侧多见的原因

左侧精索内静脉呈直角注入左肾静脉,血流阻力相对增加;左肾静脉通过腹主动脉和肠系膜上动脉之间形成胡桃夹现象,进一步加重静脉回流阻力。

知识点

精索静脉分级

1. 临床检查

1 级:触诊不明显,但瓦尔萨尔瓦动作时可发现曲张的精索静脉。

2 级:平卧位时不明显,站立位时可触及扩张迂曲的血管。

3 级:曲张静脉如成团蚯蚓,触诊及望诊均明显,平卧位时不消失。

2. 超声检查

1 级:精索静脉内血流淤滞,但无自发性反流。

2 级:精索静脉内间歇性反流。

3 级:精索静脉存在持续性反流。

【问题2】诊断为精索静脉曲张后门诊应该做哪些检查？

精索静脉曲张在青少年男孩中造成的损害主要为睾丸发育受到影响，睾丸体积较对侧减小，成年患者精液检查精子浓度下降。25%~75% 精索静脉曲张患儿出现睾丸发育停滞。相较于睾丸测量器，超声检查发现睾丸大小异常更为敏感。而在青少年患儿一般不进行精液检查。

知识点

睾丸发育停滞的病理生理

1. 正常情况下双侧阴囊静脉丛沿精索出阴囊，与精索静脉紧贴的动脉通过"对流"热交换从 37℃降温到 33℃，即静脉丛的温度。在精索静脉曲张时，这一热交换过程被打断，造成动脉及睾丸温度升高，同时血流量增加。虽然精索静脉曲张只存在一侧，通过阴囊、腹股沟和盆腔的交通支双侧睾丸的温度都受到影响。睾丸温度的升高，对睾丸产生不良影响。这一过程被称为静脉曲张效应。

2. 精索内静脉缺乏瓣膜，肾上腺的有毒代谢产物逆向进入睾丸，产生静脉曲张效应。

患儿辅助检查

超声检查：左侧睾丸较对侧缩小，左侧为 18mm×15mm×12mm，右侧为 20mm×18mm×15mm。左侧精索静脉增宽，可探及间歇性血液反流。

【问题3】根据超声检查结果，患儿是否需要手术？

临床上多数精索静脉曲张患者仍有生育能力，而因精索静脉曲张所致不育患者，精索静脉曲张手术治疗后仍有部分不能生育。对于睾丸发育停滞患儿，术后可以逆转这一趋势，患侧睾丸生长可以与对侧相同，此类患儿为绝对手术指征。对于有疼痛等症状的患儿或家长及患儿存在严重心理负担，为相对手术指征，多数小儿泌尿外科医生倾向于保守观察。

知识点

青少年精索静脉曲张手术指征

1. 睾丸较对侧发育停滞。
2. 精液检查异常。
3. 3 级反流。
4. 睾丸质地变软。
5. 疼痛。
6. 家长和患儿的焦虑。
7. 阴囊外观异常。

患儿入院治疗

患儿入院后经过术前准备，于入院后第 2 日进行腹腔镜下保留动脉和淋巴管手术。术后第 1 日，体格检查：左侧阴囊肿大较术前明显减轻，患儿无明显不适，胃纳好，体温正常。给予出院。

【问题4】精索静脉曲张有哪些手术方法？

精索静脉曲张的手术方法较多，儿童常用的方法包括经腹股沟开放手术（ivanissevich）、开放后腹膜高位精索血管结扎手术（palomo）、经腹腔腹腔镜下手术、经腹膜外腹腔镜下手术和显微外科手术。另外还可采用精索内静脉栓塞，但在儿童较少应用。

多数手术一般将精索血管包括动静脉和淋巴管一起结扎，对于腹腔镜和显微外科手术，由于有放大作用，同时借助阴囊内注射亚甲蓝可以使淋巴管显色，能够解剖出动脉和淋巴管，单独结扎静脉，有助于减少术后鞘膜积液、睾丸萎缩等并发症的发生。

090501
左侧精索静脉曲张，腹腔镜下保留淋巴管和动脉，精索静脉高位结扎（视频）

知识点

精索静脉曲张手术的并发症

常见并发症：睾丸鞘膜积液(发生率 0~8.6%)；精索静脉曲张复发(发生率 0.2%~25%)。

严重并发症：睾丸萎缩，极少发生。

【问题 5】精索静脉曲张复发如何处理？

精索静脉曲张复发较为常见，对患儿、家庭和经治医生都造成很大压力。由于最初确定手术的危险因素仍然存在，因此复发患儿都应该考虑再次手术。复发一般在术后数月内被发现，术后延迟的血管再通极为少见，大部分复发是因为远端精索血管与近端的精索内静脉存在交通支所致。术中在阴囊部位作小切口，行精索血管造影可以明确交通支的存在。如果第 1 次手术时在腹股沟和后腹膜结扎血管，可考虑腹腔镜下更高位置行精索静脉结扎手术。

(毕允力)

第六节　先天性肾积水

先天性肾积水(congenital hydronephrosis)是指因尿液引流不充分或尿液逆流导致肾集合系统扩张，是儿童常见的上尿路异常的综合性病征，在出生后的持续性新生儿肾积水中约有 44% 是肾盂输尿管连接部梗阻(ureteropelvic junction obstruction, UPJO)所致，肾积水已是产前检查中最常见的胎儿异常，约 1/500 的胎儿有明显的肾积水，每 1 250 个婴儿中就有 1 例 UPJO，男性患儿是女性患儿的 2 倍，左侧(66%)多于右侧，双侧同时发生 UPJO 的约占患儿总数的 10%。

临 床 病 例

患儿，男，4 个月。因孕 28 周产前超声检查(图 9-6-1)发现右肾集合系扩张 17mm，左肾未见异常，羊水深度 3.5cm，其他系统未见明显异常；随后每月检查，超声提示左肾集合系扩张加重，羊水正常。出生后 1 周超声检查示右肾积水 24mm，肾盏扩张 10mm，肾体积增大，肾实质厚度 5mm；出生后每月超声检查，右肾积水呈缓慢加重趋势。出生后 4 个月时复查超声(图 9-6-2)示右肾重度积水，呈调色板样改变，集合系分离 37mm，肾实质厚度 3mm；放射性核素肾显像(SPECT)示右侧分肾功能 32%。患儿一般情况良好，生长发育正常，饮食睡眠及大小便均无异常。

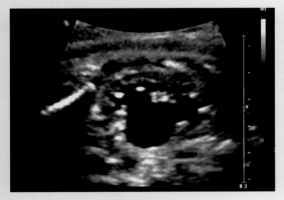

图 9-6-1　孕 28 周产前超声检查
胎儿右肾积水。

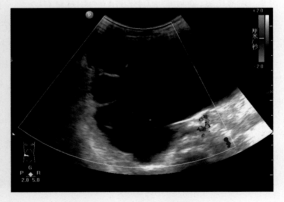

图 9-6-2　4 个月超声检查
右肾重度积水。

【问题 1】通过上述情况，对该患儿初步考虑什么诊断？

思路 1　根据以上系列超声检查结果，已可以初步诊断左肾积水。

胎儿肾积水诊断时期

产前超声检查中,孕 16~18 周时常规能查见胎儿肾脏,此时羊水均为尿液,孕 20 周时已能分辨胎儿肾髓质、肾锥体、肾窦脂肪,孕 26~28 周是对胎儿泌尿系统评价的敏感时期,可见膀胱形态。

胎儿期肾积水占 0.2%~2%。

思路 2　如何判断胎儿肾积水是"梗阻性或非梗阻性"？肾积水是在发展还是稳定的？

1. 尿液从肾盂排入膀胱不是一种压力管道的作用,而是通过输尿管的蠕动呈滴丸状的排送。

2. 输尿管的神经肌肉发育成熟个体间有较大的差异,有的会延迟到婴儿期。

3. 对胎儿肾积水的评价需要动态的系列观察,多数胎儿肾积水是生理的(非梗阻性),少数属于病理性的(梗阻性)。

思路 3　积水肾脏的严重程度及预后判断。

1. 胎儿肾积水的严重程度判断依据胎儿泌尿外科协会肾积水分级(Society of Fetal Urology Grading System),见表 9-6-1。

表 9-6-1　胎儿泌尿外科协会肾积水分级

分级	肾盂	肾盏	肾实质
0 级	正常	正常	正常
Ⅰ 级	轻度扩张	正常	正常
Ⅱ 级	中度扩张	轻度肾盏扩张	正常
Ⅲ 级	重度扩张	中度肾盏扩张	正常
Ⅳ 级	严重扩张	严重肾盏扩张	变薄

2. 孕 26~28 周约 18% 的胎儿有 3~11mm 的肾盂扩张,但很少在产后需要手术治疗,超过 12mm 的肾盂扩张可能有 34% 的胎儿产后需要手术治疗,但超过 20mm 也并不表明产后都要手术治疗,即使手术治疗也是一种很成功的手术,很少有远期后遗症。

3. 胎儿泌尿外科协会肾积水分级Ⅳ级的单侧重度积水病例会导致单侧肾功能严重损害,但对侧单一肾脏仍能保障患儿很好地生长发育和正常生活。

【问题 2】先天性肾积水的可能病因是什么？

1. 先天性肾积水的常见原因包括肾盂输尿管交接部梗阻(UPJO)、输尿管膀胱交接部梗阻(UVJO)、膀胱输尿管反流,膀胱输尿管反流又可以分为原发性和继发性两种情况。

2. 双侧肾输尿管积水需特别注意有无下尿路梗阻,如尿道瓣膜。此外,双侧 UPJO 和 UVJO 也不少见。

3. 比较少见的原因还包括重复肾输尿管畸形、马蹄肾积水、融合肾积水、肾囊性病肾积水、巨肾盏病、梅干腹综合征等。

【问题 3】胎儿出现哪些情况表示肾积水病情严重或可能预后不良？

双侧或孤立肾积水、输尿管扩张超过 20mm、肾实质发育不良、双侧或孤立肾积水进行性加重并伴羊水减少和肺发育不良说明病情严重。

【问题 4】肾积水除超声检查外,还可以选择哪些检查？各有什么优缺点？

先天性肾积水除彩色多普勒超声外的其他影像学检查

1. **静脉尿路造影(IVU)**　可显示全尿路的形态、功能情况,也可同时了解对侧肾和尿路的功能形态,但婴儿不宜使用。

2. CT尿路成像（CTU）　检查快、成像质量高，可以从多角度分析病变，如三维重建及冠状位、矢状位、前后位的断层成像，可作上尿路和膀胱的全成像，但有辐射。

3. 放射性核素肾显像　可较准确地评价分肾功能，反应肾瘢痕情况，在利尿肾图的分析中可以评价梗阻可能的原因是机械性的还是动力性的。

4. 磁共振尿路成像（MRU）　无辐射，对软组织和液体的分辨率较好，但成像质量不如CTU，需要较强的镇静才能完成检查。

5. 逆行尿路造影（RPG）　为有创检查，仅用于较疑难的输尿管病变的诊断。

患儿辅助检查

CTU（图9-6-3）：肾盂和肾盏扩张积水、肾形态大、肾实质变薄、肾功能下降，未见患侧输尿管扩张，梗阻平面位于肾盂输尿管连接部。

超声检查：左肾盂前后径37mm，有明显的肾脏增大、肾实质变薄。

放射性核素肾显像：分肾功能降至32%。

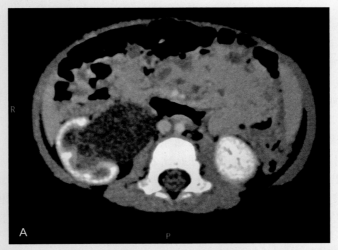

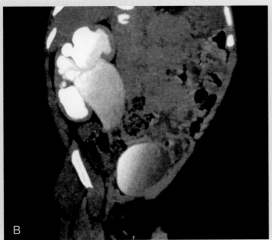
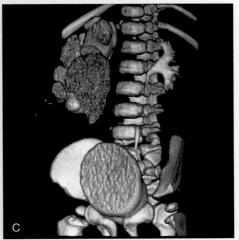

图9-6-3　CT尿路成像

A.冠状位示右肾盂肾盏扩张积水，肾实质变薄，肾体积增大；B.矢状位示肾盂输尿管连接部的梗阻；
C.三维重建立体显示病变情况。

【问题5】根据检查结果，该患儿诊断是什么？

该患儿右肾积水，由UPJO引起。UPJO的病变也有多种情况。在阅读影像学资料时除关注肾和肾盂形态、肾功能外,还要注意有无血管异常、输尿管的异常,为手术治疗做好准备。

思路 1 从 CTU 上应着重点观察什么?

> **知识点**
>
> **导致输尿管肾盂连接处梗阻的病变部位**
>
> 1. 输尿管壁的病变主要是输尿管上段肌肉神经发育不良、扭曲,导致输尿管管腔狭窄和蠕动转送功能障碍。
>
> 2. 输尿管腔内病变常见的是输尿管息肉和瓣膜。
>
> 3. 输尿管外的病变以迷走血管压迫常见;输尿管置入异常和纤维带压迫是少见的原因。

思路 2 除了常规或偶然的超声检查发现肾积水外,UPJO 还有哪些临床表现和特点?

> **知识点**
>
> **肾积水的临床表现**
>
> 1. 婴幼儿往往因偶然检查或腹部包块为首发症状。
>
> 2. 较大患儿可以出现反复的腹痛或腰部疼痛,少数患儿会因尿路感染或血尿检查发现,肾积水也可合并肾结石的发生。
>
> 3. 部分患儿可能会因肾积水导致生长发育迟缓。

【问题 6】根据该患儿病情,下一步应如何处理?

思路 1 胎儿期肾积水出生后应如何处理?什么情况应考虑手术治疗?

胎儿肾积水在出生后 1~3 周应复查超声,根据肾盂扩张的程度决定随访复查的周期时间;肾功能的损害与肾盂扩张的程度成正相关;有研究表明婴儿肾盂前后径 <20mm 时很少出现肾功能损害,肾盂前后径 <30mm 时,肾功能损害 <60%。所以,肾盂前后径 ≤ 30mm 或分肾功能 ≥ 40% 应该保守观察,当肾盂前后径 >30mm 或分肾功能 <40% 时应手术治疗。

新生儿和婴儿肾积水有自愈的特点,对婴儿的手术指征应注意:①肾功能损害致分肾功能降至 35%~40% 以下;②肾盂进行性扩张;③虽无肾功能进行性损害,但是梗阻持续 4~5 年不缓解,应考虑手术治疗。

> **知识点**
>
> **输尿管肾盂连接处梗阻的手术指征**
>
> 1. 明显的梗阻症状。
>
> 2. 全肾功能损害或分肾功能损害。
>
> 3. 并发泌尿系统结石或感染、高血压等。

思路 2 患儿肾盂前后径 37mm,高于 30mm,且分肾功能 32%,低于 35%,因此具有手术指征。

患儿手术治疗经过

患儿 4 个月、重度积水、肾外肾盂,采用开放的离断式肾盂成形术,经腰背部小切口的微创入路完成手术治疗。

手术见肾盂扩张积水、肾实质变薄呈分叶状,输尿管上段长约 0.7cm 狭窄伴扭曲,远端通过 F3 输尿管插管顺利。按计划完成手术,放置 F3 双 J 管作支架引流管,肾周放置 F12 硅胶引流管。患儿术后第 2 日拔出肾周引流管,术后 5 日拔出尿管,术后 10 日伤口拆去缝线,术后 4 周再行膀胱镜下双 J 管取出。术后 3 个月、6 个月复查超声和尿常规,术后 6 个月 SPECT 检查:尿常规正常,肾积水肾盂分离 1cm,肾形态和实质厚度恢复正常,分肾功能 46%。

【问题7】UPJO 肾积水如何治疗？

思路1 肾积水保守治疗的方法。

1. 轻度或轻至中度的肾积水,即仅有肾盂扩张或轻度肾盏分离,肾实质和肾功能正常,患儿无临床症状。

2. 定期观察有无临床症状,超声检查肾集合系统积水的变化有无加重,一般 3~6 个月复查 1 次,小婴儿有时需 1~2 个月复查。

3. 复查中若发现肾积水加重,进一步 SPECT 检查测定分肾功能和进一步的影像学检查,如 IVU 或 CTU。

思路2 UPJO 手术治疗方法。

1. **开放手术** 成功率 90%~95% 以上,包括离断式肾盂成形术和肾盂转瓣成形术(图 9-6-4~ 图 9-6-7),经典的手术方法是离断式肾盂成形术。

2. **腹腔镜肾盂成形术** 腔镜手术熟练的医生腹腔镜手术成功率能接近开放手术。

3. **机器人腹腔镜肾盂成形术** 具有更加精准灵活、有三维视图、手术医生操作舒适等优点,但费用较高。

4. **内镜下肾盂输尿管连接处切开术** 是经肾镜或输尿管镜对肾盂输尿管连接处内壁切开保留置管扩张,达到缓解梗阻的效果,但该技术仅适用于青春期后的大龄儿童,再狭窄发生率较高。

【问题8】离断式肾盂成形术后如何处理?

除一般的术后处理,主要关注肾周引流情况,警惕出血和尿漏。

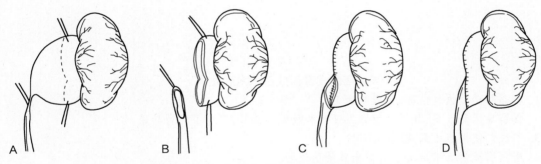

图 9-6-4　Anderson-Hynes 离断式肾盂成形术

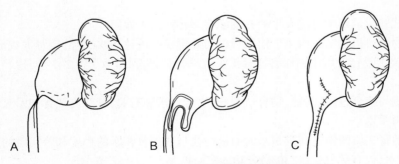

图 9-6-5　Foley Y-V 肾盂瓣肾盂输尿管成形术

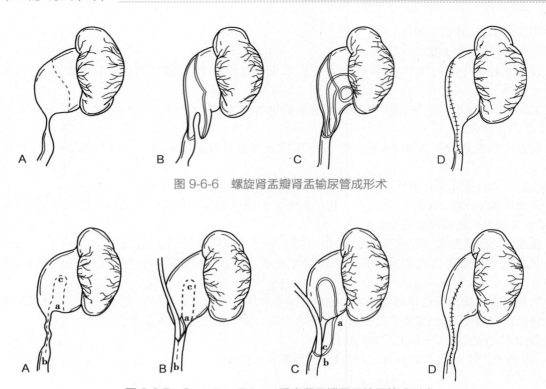

图 9-6-6 螺旋肾盂瓣肾盂输尿管成形术

图 9-6-7 Scardino-Prince 垂直肾盂瓣肾盂输尿管成形术

知识点

离断式肾盂成形术术后处理

1. 根据肠功能恢复情况,一般禁食 1 日。

2. 保留导尿管 5 日,如果是行肾盂造瘘和放置支架管,可以不保留导尿。

3. 预防性使用抗生素 48~72 小时。

4. 根据引流情况术后 2~3 日拔出肾周引流管。

5. 双 J 管一般术后 4~6 周经膀胱镜取出,肾盂造瘘管连同支架引流管于术后 2 周试行夹管后证实远端通畅,即可拔出造瘘管和支架管。

6. 术后 3 个月、6 个月、12 个月进行随访。

【问题 9】离断式肾盂成形术可能发生的并发症有哪些?预后如何?

1. 肾盂输尿管吻合口再狭窄。内镜下输尿管内切开再狭窄可达 20%,腹腔镜肾盂成形术的再狭窄率高于开放手术,术后再狭窄较轻者可用输尿管插管扩张或球囊扩张,保留双 J 管 2~3 个月,严重者先行肾造瘘,半年后考虑再次手术。

2. 尿液渗漏一般与缝合过疏、漏针、吻合口裂开、吻合口水肿有关,若有支架管和引流管,延迟拔出大部分可以愈合,不需要再手术。

3. 肾盂成形术后肾实质的恢复和肾积水的消退往往与术前肾积水的程度和肾实质的发育损害相关,多数会遗留一定的肾积水,仅有部分病例(30%)肾功能完全恢复。

4. 术前已存在积水肾感染的病例,术后反复感染的机会较高。小婴儿肾盂成形术后反复尿路感染还应注意有无膀胱输尿管反流。

(黄鲁刚)

第七节 膀胱输尿管反流

原发性膀胱输尿管反流是最常见的儿童泌尿道畸形,发病率为 1%~2%,在泌尿道感染患儿中比例高达 30%~50%。膀胱输尿管反流、泌尿道感染、肾损害存在明确关联。小婴儿的肾脏更易发生肾损害,反流患儿的肾瘢痕大部分在 3 岁以内出现。

膀胱输尿管反流存在遗传因素,此类患儿的兄弟姐妹有反流的可能增加,为 27%~51%,而他/她的后代有反流的可能性是 66%。

临床病例

患儿,女,7 岁。因"发热伴尿痛 3 日"入院。本次起病以来患儿胃纳略差,伴恶心和呕吐,无腹痛。实验室检查:血 WBC 12.8×10^9/L,中性粒细胞百分比 61%;尿白细胞满视野,RBC 30~40 个/HP,尿蛋白(+++)。患儿自幼有反复发热病史,1~2 次/年,静脉抗感染后可好转,均诊断为上呼吸道感染,未做进一步检查。患儿为足月顺产,母乳喂养,无手术史和过敏史,平时无尿频、尿急或尿失禁,大便正常。

【问题 1】婴幼儿诊断为泌尿道感染后应该如何进一步检查?

思路 1 患儿有发热、尿痛,尿检白细胞异常,尿路感染诊断明确。小儿泌尿道感染均应明确有无解剖畸形。首选无创性的超声检查。对于男孩第 1 次发热性尿路感染,不论超声检查结果如何,在感染控制后 2 周就应该行排尿性膀胱尿道造影了解有无膀胱输尿管反流等情况。

知识点

膀胱输尿管反流的放射影像学检查

排尿性膀胱尿道造影:膀胱输尿管反流是一个动态过程,需要通过插导尿管向膀胱内注入造影剂,之后拔出尿管,透视及摄片观察膀胱充盈和排尿过程。排尿造影是发现反流的金标准,假阴性率低,可以清晰显示解剖细节,有助于反流分级。与超声同为首选检查。

同位素膀胱尿道造影:是直接或间接锝标记的 DTPA 检查。直接检查法是将 DTPA 溶液通过导尿管或耻骨上穿刺注入膀胱,充盈期和排尿期观察输尿管和肾脏。间接检查法是将 DTPA 注射入静脉,待膀胱充盈后嘱患者排尿,计算输尿管和肾脏的摄取以判断反流情况。间接检查法需要受检者的合作故在婴儿中不合适。核素膀胱显像最大的缺点在于无法提供反流的解剖细节,不能对反流分级。

静态同位素肾图:是发现肾瘢痕最敏感的检查,同时也是急性期尿路感染时明确肾盂肾炎最可靠的方法。急性期 DMSA 检查可以除外高级别反流,但对于婴儿第一次尿路感染急性期 DMSA 不一定能够除外反流的可能性。

思路 2 膀胱输尿管反流包括原发性和继发性。原发性膀胱输尿管反流一般认为是由于输尿管进入膀胱位置偏外,造成壁间段过短失去抗反流作用所致。继发性膀胱输尿管反流为膀胱出口阻力增加所致,常见于后尿道瓣膜和神经源性膀胱。排尿性膀胱尿道造影可以进行鉴别诊断。

知识点

膀胱输尿管反流的分级

国际反流分级共分 5 级(图 9-7-1)。

1 级:仅反流至输尿管。

2 级:输尿管肾盂肾盏均显影但无扩张。

3 级:输尿管轻度扩张和扭曲,肾盂轻度扩张,肾盏杯口略钝。

4 级:输尿管中度扩张和扭曲,肾盂肾盏中度扩张,肾盏杯口消失,但主要肾盏的肾乳头存在。

5 级:肾盂肾盏极度扩张。

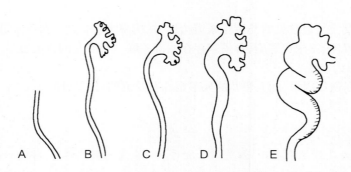

图 9-7-1 膀胱输尿管反流分级示意图
A. 1 级;B. 2 级;C. 3 级;D. 4 级;E. 5 级。

思路 3 膀胱输尿管反流、泌尿道感染和肾损害存在一定的因果关系,膀胱输尿管反流的主要表现为泌尿道感染。对于发热性泌尿道感染在抗生素治疗以前应留取中段尿培养,进行病原学检查和药物敏感试验。抗生素治疗感染控制以后,应改为晚上睡前顿服治疗剂量的 1/3 剂量抗生素,即预防性抗感染,直至排尿造影完成后。膀胱输尿管反流引起的反流性肾病可造成肾瘢痕,DMSA 检查能够了解有无肾瘢痕和分肾功能。

知识点

反流性肾病的病理

生理排尿压力下无菌尿液的反流不造成肾瘢痕,不影响肾脏生长。

肾盂肾炎和肾瘢痕不总是与反流相关,但大部分情况下,肾瘢痕是由于反流和肾内反流引起的有症状的上尿路感染的结果。

肾瘢痕集中发生在第 1 次肾盂肾炎时(Ransley 的大爆炸假说)。

肾瘢痕主要在婴儿和小年龄儿童发生。

4 岁以后发生肾瘢痕的风险显著减少,但儿童期始终存在这一风险。

肾盂肾炎一般造成轻中度局部瘢痕,而肾脏整体功能下降一般是由于先天性原因。

尿路感染一般需要严重到引起有症状的肾盂肾炎时,才会有导致肾瘢痕的风险,无症状菌尿,在大年龄女孩中常见,不会导致肾瘢痕。

感染性肾瘢痕一般在患儿第 1 次就诊时已经出现,以后虽然有可能出现新的瘢痕,但只要密切监测和治疗感染,新瘢痕的出现风险将大大降低。

知识点

小儿泌尿道感染的检查步骤见图 9-7-2。

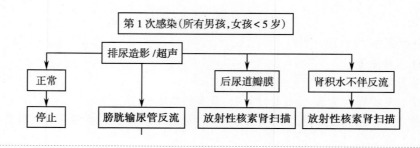

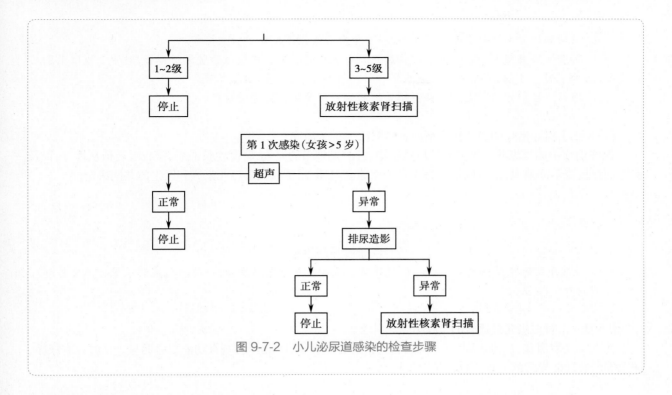

图 9-7-2 小儿泌尿道感染的检查步骤

影像学检查结果

排泄性膀胱尿路造影(MCU):经尿道插管向膀胱注射对比剂 80ml,膀胱充盈良好,形态正常,未见小梁或憩室,未见充盈缺损,未排尿即见对比剂反流至右侧肾盂,输尿管略迂曲扩张,肾盂扩张,肾小盏扩张成杵状,左侧未见反流,排尿期反流水平同前。尿道通畅,形态未见明显异常。尿液基本排空。

放射学诊断:右侧膀胱输尿管反流,5 级。

DMSA:静脉注射显像剂 3 小时后采集后位、左后斜位、右后斜位图像。①双肾显影清晰,位置、形态、外形正常;②右肾外形较小,放射性分布不均匀,呈弥散性放射性分布稀疏;左肾放射性分布均匀,皮质和髓质分界清晰;③分肾功能,左肾 62%,右肾 38%。诊断意见:提示肾盂肾炎,右肾功能受损。

【问题 2】原发性膀胱输尿管反流的治疗原则是什么?

思路 膀胱输尿管反流的治疗包括内科保守治疗和手术两种方法。决定治疗方案最关键的因素是诊断时患儿的年龄和反流级别。内科保守治疗的基础是随膀胱的生长,输尿管壁间段延长,反流可能自行消退。低级别反流自行消退的可能性大(1 级、2 级),高级别反流自行消退的可能性小(4 级、5 级),3 级介于两者之间。

反流的消退还受其他情况的影响,如重复输尿管、输尿管旁憩室和功能性排尿异常。重复输尿管反流的消退比例较单根输尿管明显降低,开口憩室的输尿管反流不可能消退。功能性排尿异常在膀胱输尿管反流中常见,服用抗胆碱能药物治疗不稳定性膀胱可以提高反流消退的比例。

对于最初治疗方案的选择,还应考虑肾瘢痕和肾功能情况、有无高血压、孤立肾,此外,也应考虑家长的态度。

一般而言,除手术指征明确的情况,膀胱输尿管反流首选内科保守治疗,近年来,国外也有首选内镜下注射治疗,但这一治疗方法由于国内缺乏所需制剂,目前尚未开展。

知识点

内科保守治疗

1. 预防性抗感染治疗 是内科保守治疗的核心。在感染完全控制以后采用治疗剂量的 1/3 剂量的抗生素,睡前顿服。

2. 尿培养的频率　每 3 个月 1 次,如果发生突破性尿路感染加做尿培养。

3. 影像学检查频率　对于 2 岁以内的患儿每 1 年复查 1 次排尿性膀胱尿道造影,对于 2 岁以上患儿每 18 个月复查 1 次,可采用同位素造影和排尿性膀胱尿道造影交替检查。

4. 停药　目前倾向于在患儿获得排尿控制后停用预防性抗感染治疗。

【问题 3】保守治疗的患儿什么情况下需要改为手术治疗?

保守治疗中如果患儿发生突破性尿路感染,肾脏发现新的瘢痕,肾脏生长滞后,家长喂药依从性差,以及保守治疗反流不能消退,都可以是改为手术治疗的原因,但需要取决于患儿家庭和医生的共同决定。

知识点

突破性尿路感染

突破性尿路感染是指预防性抗感染过程中出现的发热性尿路感染,一般出现突破性尿路感染是改为手术治疗的指征。

【问题 4】对该患儿最适合的治疗方案是什么?

患儿为 7 岁男孩,反流级别高达 5 级,自行消退可能性小,DMSA 检查肾功能损害明显。平时没有尿频、尿急等膀胱功能异常的表现。这些情况均提示手术治疗最为合适。

知识点

膀胱输尿管反流的手术指征

1. 5 级反流的儿童首选手术治疗,但对于婴儿,可先保守治疗。

2. 7 岁以上儿童和青少年的 4 级反流也应立即手术治疗。

3. 其他患儿首选药物治疗。

4. 孤立肾者更应积极治疗,高血压、肾功能不全、广泛肾瘢痕也需要积极地手术治疗。

入院后手术情况

患儿在门诊保守治疗控制感染后 2 周收入院,经过术前检查和准备,入院后第 3 日行气膀胱腹腔镜 Cohen 输尿管再植手术。术后留置 8F 气囊导尿管,并放置输尿管引流管。术后当日进食,术后 4 日拔出导尿管,排尿顺利后出院。

左侧膀胱输尿管反流,气膀胱腹腔镜下输尿管再植(视频)

【问题 5】膀胱输尿管反流的主要手术方法是什么?

1. **开放手术**　开放手术治疗反流曾经是金标准。但手术存在各种风险,在婴儿实施也是一种技术上的挑战。有多种手术方法,较经典的是打开膀胱手术,做经过膀胱内外的 Politano-Leadbetter 手术,或横过膀胱三角的 Cohen 手术。这些手术效果明确,但患儿住院时间相对较长。对 1~4 级反流的手术成功率为 92%~98%,5 级反流术后仍有 19.3% 的反流比例。术后出现梗阻需要再手术的比例为 0.3%~9.1%。

2. **腹腔镜手术**　近年来有报道经膀胱或膀胱外的输尿管再植手术,掌握这一技术需要较长的学习曲线,对于熟练者,与开放手术比较,腹腔镜手术成功率相似,但患儿住院时间缩短,术后不适减轻。

【问题 6】术后需要如何治疗和随访?

膀胱输尿管反流手术治疗的成功率很高,术后需要复查肾功能,以及排尿性膀胱尿道造影了解有无输尿管反流。也有观点认为如果患儿无症状,可以不进行排尿性膀胱尿道造影检查,也不需要术后长期服用抗生素治疗。如果出现尿路感染应行排尿造影检查,排尿造影有 30% 假阴性率,1 次检查阴性不能完全排除残余反流可能,如果再次出现感染应重复排尿造影检查。

(毕允力)

第八节　后尿道瓣膜

后尿道瓣膜(posterior urethral valve)、前尿道瓣膜(anterior urethral valve)和憩室(diverticulum)是男性小儿最常见的下尿路梗阻原因。尿路以输尿管膀胱交界部为界,分为上尿路和下尿路。除上述疾病,在男孩造成下尿路梗阻的疾病还有神经源性膀胱功能障碍、膀胱前列腺肿瘤及盆腔肿瘤等,在女孩造成下尿路梗阻的常见疾病还有重肾输尿管膨出、神经源性膀胱功能障碍、膀胱及盆腔肿瘤等。其病理生理特点为膀胱出口梗阻影响双侧肾脏,造成上尿路的扩张、积水、感染,甚至肾间质纤维化和终末期肾病。

临 床 病 例

患儿,男,20日。因"出生后反复发热"就诊。家长述患儿平日腹胀,下腹似有肿物。发热时体温38~39℃,当地医院诊断不详,静脉滴注头孢类抗生素曾略有好转,停药不久又再次发热。孕32周时当地产前超声疑有双肾积水,孕39周顺产,出生体重3.4kg,Apgar评分10分。母孕期体健,无保胎药物应用史。

体格检查:体重3.8kg,T 38.7℃,BR 40次/min,HR 129次/min,哭声响,呼吸稍促,未见发绀,四肢暖,未见休克及脱水征。浅表淋巴结未触及肿大。心律齐,未闻明显杂音。两肺呼吸音清,未闻及啰音。腹胀,未见胃肠形及蠕动波,无固定压痛,下腹中部可及肿物,达脐下2cm,压迫肿物可见尿道口有尿液滴出。腹部移动性浊音(+),肠鸣音正常。四肢无红肿,关节活动正常。

血常规:WBC $18×10^9$/L,中性粒细胞百分比88%,淋巴细胞百分比11%,RBC $4.77×10^{12}$/L,Hb 14.2g/L,PLT $246×10^9$/L。尿常规:白细胞(+++),WBC 15个/HP,RBC 3个/HP,GLU(−)。粪便常规(−)。血生化:ALT 55U/L,AST 50U/L,尿酸8.8μmol/L,肌酐124μmol/L,K^+ 5.5mmol/L,Na^+130mmol/L,Cl^-104mmol/L,CO_2CP 16.9mmol/L,GLU 5.0mmol/L,HBsAg(−),HCV-Ab(−),HIV(−)。

【问题1】根据上述资料可以作出何种初步诊断与鉴别诊断?

思路1　根据反复发热、血WBC升高、尿WBC升高,考虑尿路感染。

思路2　血生化检查结果提示存在电解质紊乱和酸中毒。

思路3　产前超声发现可疑双肾积水。体格检查于下腹中部可及肿物,达脐下2cm,压迫尿道口有尿液滴出,提示有尿潴留。因此怀疑有膀胱出口梗阻即下尿路梗阻。因新生儿期发病,所以首先考虑先天畸形相关疾病,男孩下尿路梗阻最多见的是尿道瓣膜。腹胀并移动性浊音阳性考虑有腹水,对于有下尿路梗阻的新生儿首先怀疑尿性腹水。

知识点

儿童下尿路梗阻常见病因

男孩下尿路梗阻特有的是尿道瓣膜和憩室,女孩特有的是重复肾合并输尿管膨出。其他疾病如神经源性膀胱功能障碍、膀胱横纹肌肉瘤和骶骨前盆腔肿瘤压迫,均可造成下尿路梗阻。

思路4　患儿出生时Apgar评分10分,出生20日就诊时呼吸40次/min并且无发绀,可以除外严重肺发育不良,诊断重点为泌尿系统先天畸形。

知识点

后尿道瓣膜临床特点

1. 后尿道瓣膜症是男孩先天性下尿路梗阻中最常见的疾病,发病率为1/(8 000~25 000),约占先天性下尿道路梗阻疾病的40%。

2. 产前超声检查　胎儿双侧严重肾积水或囊性变、大膀胱且不排空、后尿道拉长扩张、羊水少,提示下尿路梗阻严重,很可能伴肾发育不良和肺发育不良。

3. **新生儿期** 排尿滴沥、费力甚至急性尿潴留伴胀大的膀胱,可触及腹部肿物(膀胱、输尿管、肾)或有尿性腹水。

4. **婴儿期** 尿路败血症或生长发育滞迟。有些婴儿曾因呕吐及体重不增进行上消化道检查,从而接受了不恰当的治疗,使病情恶化。

5. **学龄期** 以排尿异常就诊,表现为尿线细、排尿费力,也可表现为尿失禁、遗尿。

6. **其他** 有些新生儿表现为呼吸窘迫综合征和/或不能解释的气胸或纵隔气肿。

【问题2】患儿需进一步做哪些检查?

思路1 首选超声,重点关注肾积水、输尿管积水程度,膀胱容量、黏膜有无小梁、残余尿量,排尿时是否可见后尿道拉长扩张。

思路2 评估肾脏功能的检查如静脉尿路造影、肾核素显像、MRI或增强CT扫描,同时也显示泌尿系形态学信息,以及对比剂/显像剂分泌和排出情况,尤其MRI和CT扫描更具形态学检查的优势。考虑到新生儿肾脏浓缩和稀释功能较差,后尿道瓣膜患儿的排尿性膀胱尿道造影示膀胱小梁,后尿道扩张,远端尿道充盈不良。肾功能评估多在出生后4周进行。

思路3 排尿性膀胱尿道造影是诊断尿道瓣膜的金标准。经导尿管将3~5倍稀释的对比剂注入膀胱,左髋左膝屈曲、右髋后伸、躯干45°斜位,在排尿极期和排尿末期摄片。典型病例(图9-8-1)可见膀胱成小梁,壁不光滑,大量假性憩室形成,排尿时后尿道明显扩张,膜部以下尿道充盈极差,排尿结束后残余尿量明显增多,30%左右患者有膀胱输尿管反流。造影后尿道瓣膜患儿需留置导尿管引流尿液,有膀胱输尿管反流需预防性使用抗生素。

思路4 尿动力学检查和尿流率测定是评价下尿路功能的重要指标。

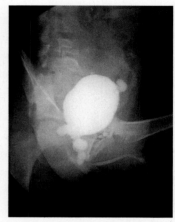

图9-8-1 后尿道瓣膜患儿的排尿性膀胱尿道造影显示膀胱成小梁,后尿道扩张,远端尿道充盈不良

知识点

后尿道瓣膜尿动力典型表现

典型表现为尿流率低下,排尿期逼尿肌压力明显增高,残余尿量明显增多。长期下尿路梗阻的晚期患儿可能出现膀胱肌源性衰竭,排尿期逼尿肌几乎无收缩,依靠腹压排尿。同时可并发膀胱顺应性低下,储尿期压力增高。

知识点

后尿道瓣膜辅助检查

1. **超声** 观察整个尿路形态,肾乳头形态消失、变形者提示肾功能受损严重。梗阻性膀胱特有的形态是成小梁,残余尿量增加,排尿期后尿道扩张。

2. **静脉尿路造影** 发现肾浓缩功能差和肾输尿管积水,还可观察膀胱形态,有时可见扩张的后尿道。

3. **肾核素显像** 了解分肾功能,尤其是手术前后对比肾脏功能恢复情况。

4. **CT扫描重建** 三维观察泌尿系统形态,并能根据增强的程度推测肾功能。

5. **注射对比剂的MRI** 清晰显示泌尿系形态,也可进行功能评价。

6. **排尿性膀胱尿道造影(VCUG)** 诊断金标准,可见前列腺部尿道伸长、扩张,尿道瓣膜脱垂至球部尿道时可见瓣膜影像。梗阻远端尿道充盈不良并非狭窄,膀胱边缘不光滑,有小梁及假性憩室形成。40%~60%病例有不同程度的膀胱输尿管反流。

7. **尿动力学评估** 极为重要,解除膀胱出口梗阻后患儿的预后由肾脏胚胎发育状态和下尿路功能决定。

【问题3】对后尿道瓣膜如何治疗和改善预后？

思路1 治疗原则应尽快引流尿液,适时手术切开瓣膜,解除下尿路梗阻。

思路2 控制尿路感染除需选择有效抗生素以外,是否通畅引流尿液是重要影响因素。

思路3 纠正水、电解质平衡紊乱。

思路4 继发膀胱输尿管反流的进一步治疗。

知识点

后尿道瓣膜继发膀胱输尿管反流的治疗

在瓣膜切开、尿道梗阻解除后有 1/3 膀胱输尿管反流自行消失;1/3 在给预防量抗生素治疗下可控制感染;1/3 膀胱输尿管反流无改善,反复尿路感染,需要进行抗反流手术,即 Cohen 膀胱输尿管再植术。手术应在电灼瓣膜后 6 个月以上,待膀胱及输尿管条件改善后进行。

思路5 一侧重度膀胱输尿管反流合并肾发育不良而对侧肾脏正常者往往预后好。合并脐尿管未闭或较大的膀胱憩室及新生儿尿性腹水者多预后较好。

知识点

后尿道瓣膜治疗

1. 引流尿液,积极控制感染,纠正水、电解质平衡紊乱。

2. 插导尿管是引流尿液最简单、有效的方法,用于临时解决引流问题,不适于长期留置。

3. 若患儿肾功能差,营养状况不好,感染不易控制,需进行膀胱造口或膀胱造瘘引流尿液。膀胱造口引流通畅,护理简单,可减少膀胱刺激症状及继发感染。

4. 尿道内镜电灼或冷刀切开瓣膜适用于一般情况及肾功能较好的婴幼儿和儿童。具体方法:F8 或 F10 尿道镜经尿道外口进入膀胱,可见膀胱内小梁及憩室。退镜体观察至膜部尿道,可见瓣膜起始于精阜下缘向两侧走行,在精阜对侧汇合。膜部尿道呈声门样关闭。电灼钩或冷刀可将瓣膜钩起,瓣膜一般较薄,呈半透明状,透过瓣膜可以隐约看到电灼钩。直视下切开截石位 12 点即可解除梗阻,也可补充电灼 5 点及 7 点部位。

知识点

后尿道瓣膜预后及治疗

1. 胚胎期下尿路梗阻可导致不同程度的肾发育异常,也可继发膀胱功能障碍,尽管梗阻解除,仍有相当数量的患儿在数年后出现肾衰竭。

2. 经电灼瓣膜后仍持续有排尿困难或尿失禁,上尿路扩张无好转的患儿,应考虑膀胱功能异常。

3. 对膀胱低顺应性、逼尿肌收缩不稳定者可用胆碱能受体拮抗剂治疗;对膀胱肌肉收缩不良、依靠增高腹压排尿,残余尿量增多者可试用 α 肾上腺素受体拮抗剂或清洁间歇导尿治疗。

4. 对经过以上治疗无效,膀胱顺应性差,安全容量低者,可行扩大膀胱术以改善症状。

【问题4】前尿道瓣膜和憩室与前述的后尿道瓣膜有何不同?

思路1 位置不同。

> **知识点**
>
> **临床前后尿道的界定**
>
> 膜部尿道以上,包括膜部尿道和前列腺部尿道为后尿道。球部尿道以下,包括球部尿道、会阴部尿道和阴茎悬垂部尿道为前尿道。前尿道瓣膜一般位于阴茎、阴囊交界处的前尿道,也可位于球部尿道或其他部位。

思路 2 临床表现:前尿道瓣膜多位于阴茎、阴囊交界部的前尿道,方向与后尿道瓣膜相反,在截石位 6 点处。前尿道瓣膜和憩室较后尿道瓣膜少见,发病率约为后尿道瓣膜的 1/8。临床表现与后尿道瓣膜相同,不同年龄组表现为不同的排尿困难症状。

思路 3 治疗原则同后尿道瓣膜。可经尿道镜切开瓣膜,也可采用开放手术切除瓣膜。新生儿及小婴儿,或严重感染至一般状态差的前尿道瓣膜患儿,宜先做膀胱造口引流尿液,待 1 岁左右或感染控制后再处理瓣膜。广口的前尿道憩室须开放手术,切除憩室重新成形尿道。新生儿手术困难时可进行憩室造口,日后二期手术,进行憩室切除和尿道成形。

【问题 5】产前超声可以诊断后尿道瓣膜,可否胎儿外科干预?是否需要终止妊娠?

思路 1 肺发育不良、肾衰竭是新生儿期后尿道瓣膜患儿死亡的主要原因,对胎儿期诊断的后尿道瓣膜进行产前干预,解决尿液引流问题有可能保护发育中的肾脏,且增加羊水量有利于肺发育,进而改善预后。

思路 2 产前诊断后尿道瓣膜,如果胎儿肾功能很好或很差均不宜进行产前干预:前者肾脏功能有足够代偿能力至产后;后者的肾功能无恢复可能,胎儿也不能正常发育,可待其流产。产前干预的适应证是产前超声诊断后尿道瓣膜,羊水减少,经过抽取羊水检查证明肾脏本身有能力产生足够的尿液。如果羊水减少,而胎肺已经发育成熟,可以早期引产,产后监护。

思路 3 膀胱出口梗阻的胎儿干预技术基本方法是在超声引导下置入穿刺针,置入分流器对梗阻的尿路进行分流。胎儿腔镜干预作为一种新方法已开始应用,有报道应用腔镜技术行胎儿膀胱镜检查和瓣膜切除术,以维持膀胱充盈和排空。

思路 4 产前干预效果的评估至少应包括两方面内容,尽管首先是挽救生命,使患儿出生后早期能生存,但长期的肾功能也很关键。因为肾衰竭出现需要数月或数年,长期随访非常重要。虽然生存率提高,但大部分患儿肾功能不全,也可能有肺损伤,这些患儿虽然存活,但干预是否有效尚不肯定。在对确诊为后尿道瓣膜的研究中发现,胎儿死亡率高达 43%,平均随访 11 年,存活的小儿中约 60% 患慢性肾功能不全。对安装了宫内分流器的存活患儿进行随访 1~14 年,平均 5.8 年,45% 的患儿肾功能尚可,22% 有轻度损害,33% 出现肾衰竭。目前的资料提示,宫内干预能减少膀胱出口梗阻的新生儿死亡率,但未证实胎儿宫内干预能够改善后尿道瓣膜患儿远期效果。产前干预对肾脏的保护和膀胱功能的恢复并未达到预期效果,也未给后尿道瓣膜治疗带来根本变革。

思路 5 后尿道瓣膜于胚胎形成的早期就已出现,可引起泌尿系统及其他系统的发育异常及功能障碍,包括肺发育不良,肾发育不良及肾小球和肾小管异常,上尿路扩张及膀胱输尿管反流。胚胎期羊水过少,妨碍胎儿胸廓正常活动,可导致肺发育不良。出生后患儿常有呼吸困难、发绀、呼吸窘迫综合征、气胸及纵隔气肿,是出生后早期死亡的主要原因。出生后能够就诊的小婴儿、新生儿不以排尿困难为主诉就诊,家长所述症状常为呼吸困难、反复发热、尿路感染、生长发育迟滞、尿液滴沥或失禁甚至营养不良等,经常被误诊为内科系统疾病。

思路 6 肾单位在胚胎不同时期对梗阻的敏感性不同,梗阻出现越早所引起的肾脏发育异常越严重。尽管肾小球滤过率和肾血流量是检查肾功能的常规方法,但是同样重要的肾小管功能在梗阻性尿路疾病中常被忽略。肾小管的功能是调节酸碱平衡、电解质稳定、尿液浓缩及维生素 D 平衡。对于先天性下尿路梗阻的患儿,多种功能缺损是主要的临床问题。经治疗解除梗阻后,仍可能存在膀胱功能异常和肾功能进行性恶化,出现肾性佝偻病和肾衰竭。

(宋宏程)

第九节　肾、输尿管重复畸形

肾重复畸形(duplex kidney)是指存在两套相互独立的肾盂肾盏系统,一个重复畸形肾脏具有上肾和下肾两个单位,可分别由两根输尿管引流各自集合系统的尿液,称为重复输尿管(double ureters),引流上肾或下肾的输尿管分别被称为"上肾输尿管"和"下肾输尿管"。根据两根输尿管是否相连,可分为完全性和不完全性(Y形)两种。不完全性重复输尿管可以汇合于输尿管的任何部位,较为常见的是在肾盂输尿管连接部相连,或于远端接近膀胱水平相连。肾、输尿管重复畸形的临床表现多样,患儿可无明显不适,也可出现腹痛、尿路感染等急症。

临床病例

患儿,女,8个月。因"反复排尿不畅、尿液混浊伴发热2次"于门诊就诊。2个月前患儿无明显诱因下出现寒战发热,最高体温39.3℃,伴哭闹不安,偶有恶心、呕吐,尿线无力,排尿不畅,尿色混浊,无明显尿频、尿急和尿痛,无肉眼血尿。于外院就诊,尿常规提示高倍镜下白细胞满视野,尿培养提示大肠埃希菌感染,予头孢他啶对症抗感染治疗1周,体温恢复正常,尿色转清,余合并症状缓解,尿常规转阴性,改口服预防剂量抗生素头孢克洛治疗。1日前患儿再次出现类似发热及尿色混浊症状,来医院门诊,复查尿常规仍提示高倍镜下白细胞满视野。内科对症抗感染治疗后体温恢复正常。体格检查:T 36.5℃,左侧肾区叩痛,左肋脊角压痛。全腹未触及包块。尿道及阴道口未见明显异常。

【问题1】通过上述情况,对该患儿初步考虑什么诊断?

思路1　初步病史采集后,因为患儿有发热、尿频、尿急、尿痛等尿路感染症状,结合尿常规及尿培养结果,首先考虑为尿路感染。

思路2　根据该患儿的病史及肾区叩痛体征,考虑上尿路感染可能性大。由于该患儿有反复尿路感染史,因此,需要排除泌尿系畸形引起的尿路感染。

【问题2】如何确诊尿路感染?

由于尿路感染患儿的临床症状无特异性,对其确诊主要依赖于尿液检查,包括尿常规和尿培养。

【问题3】该患儿还需完善哪些体格检查?

体格检查时应重点对泌尿生殖系统进行检查,但除此之外,还应该对全身系统进行仔细体格检查,避免遗漏,尤其是神经系统病变引起的排尿异常可合并尿路感染。

患儿影像学检查

超声检查:左肾、输尿管重复畸形,左上肾积水,左输尿管扩张,左输尿管末端呈囊泡样改变,直径3.5cm×2.5cm×2cm,提示输尿管膨出可能。

磁共振尿路成像(MRU,图9-9-1):左肾、输尿管重复畸形,左上肾积水,左上肾所连输尿管迂曲扩张,至膀胱段呈囊肿样改变,左下肾未见明显异常,左下肾所连输尿管走向正常,无明显扩张。

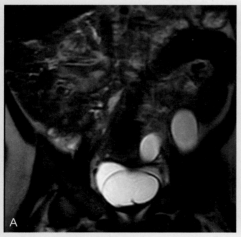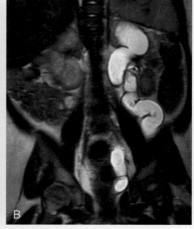

图9-9-1　磁共振尿路成像(A、B)

排尿性膀胱尿道造影(VCUG,图9-9-2):膀胱充盈初期左侧即见充盈缺损,随膀胱充盈,充盈缺损体积逐渐变小,膀胱容量正常,排尿时膀胱颈部开放正常,下位肾膀胱输尿管反流Ⅲ度,排尿结束无明显残余尿,前述充盈缺损体积再次增大,考虑左下位肾膀胱输尿管Ⅲ度反流,输尿管膨出可能。

利尿肾图(图9-9-3):左肾皮质显著扩张变薄,左肾重复畸形可能,左上肾核素稀疏,左输尿管扩张积水,左上尿路非机械性梗阻。右肾皮质形态和功能基本正常,右上尿路排泄通畅。左上肾分肾功能7%,左下肾分肾功能41%,右分肾功能52%。

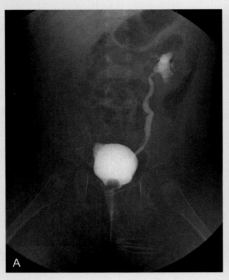
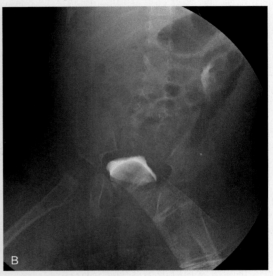

图 9-9-2 排尿性膀胱尿道造影(A、B)

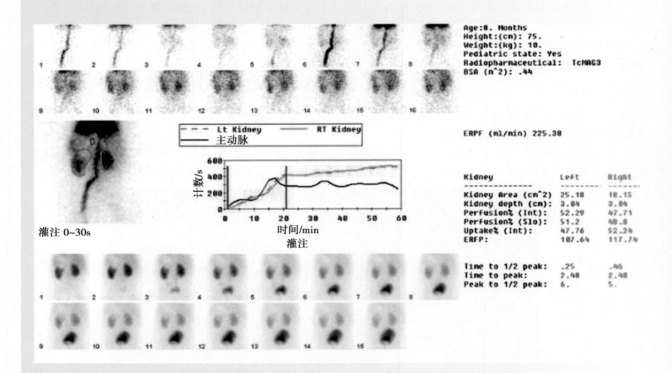

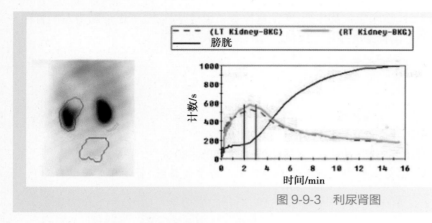

图 9-9-3 利尿肾图

【问题 4】如何分析影像学检查结果？

该患儿超声、MRU 和利尿肾图均提示左肾重复畸形可能,且超声和 MRU 均提示为完全性输尿管重复畸形。VCUG 提示该患儿输尿管膨出造成尿道出口梗阻,存在下肾膀胱输尿管反流。

知识点

肾、输尿管重复畸形影像学检查

1. 超声检查 病变初筛及随访的首选手段。

2. MRU 肾影增大,下段肾皮质和髓质分界清晰,冠状位见两个上下分离的 T_1WI 低信号及 T_2WI 高信号肾盂,轴位见两个输尿管呈圆点状相伴自肾门向下移行。由于多数合并输尿管开口囊肿,故常伴上段肾盂输尿管不同程度积水扩张,肾皮质薄,皮质和髓质分辨不清,肾盏少、杯口消失或无肾盏,输尿管壁薄。双输尿管如有汇合,汇合处显示可清晰,亦可较难分辨。伴输尿管膨出时 T_1WI 输尿管末端呈囊状低信号,囊壁等信号,T_2WI 和 MRU 示高信号囊肿与高信号尿液间的低信号囊壁。如为完全重复输尿管伴异位开口,则表现为 T_2WI 高信号的重复输尿管越过膀胱三角区,可连于后尿道、阴道或直肠等部位。

3. 利尿肾图 表现为肾影增大、延长。肾下极放射性分布均匀完整,上极稀疏或缺损,稀疏的上肾影像出现时间常较下肾延迟。上肾可有三种形态类型:①正常大小;②发育不良;③积水型,呈不均匀稀疏影。肾盂放射性滞留,且呈上、下分隔,典型表现为上、下分隔影先后出现,并先后排出显像剂,部分重复上半肾不能完全排出。如合并输尿管膨出,表现为早期膀胱同侧放射性缺损,后期缺损可消失或持续存在。由于输尿管的扩张,利尿后肾图曲线多可有不同程度下降,提示非机械性梗阻。

知识点

排尿性膀胱尿道造影(VCUG)

1. 适应证 尿路感染 <2 月龄的男性患儿及泌尿系统超声检查异常患儿应行 VCUG 检查。此外,反复尿路感染(2 次及以上尿路感染)和复杂尿路感染(抗生素治疗 48 小时效果不佳、败血症、尿流减弱、肌酐升高或非大肠埃希菌引起的尿路感染)也需要行 VCUG 检查。是否在感染期行 VCUG 存在争议,一般应该在尿路感染控制后 1 周再行 VCUG 检查,除非反复肾盂肾炎且在非感染期排尿造影检查为阴性时,需要在尿路感染期行 VCUG 检查。

2. 操作原则 应考虑到可能存在输尿管膀胱连接部异常,因为如果存在输尿管膨出,输尿管膀胱连接部可能会随膀胱充盈而被压缩,或被对比剂掩盖而导致漏诊。故建议初始灌入的对比剂时可相对较慢且浓度较低,并应在灌入开始阶段即行透视及摄片。充盈期和排尿期均应动态观察是否存在反流,了解膀胱颈开放情况、囊肿是否造成尿道出口梗阻、膀胱排空情况等。

【问题 5】通过上述资料,该患儿的诊断是什么？

思路 1　结合患儿的性别、发病年龄、临床症状及体征、实验室检查及影像学检查,考虑诊断为左侧肾输尿管重复畸形,合并上肾输尿管膨出和下位肾膀胱输尿管反流。

知识点

输尿管膨出分型

1. 膀胱内型输尿管膨出　是指囊肿全部位于膀胱内。
2. 异位型输尿管膨出　囊肿的任何一部分到达膀胱颈或尿道,占 60%~80%。
3. 其他　根据集合系统的数量,输尿管膨出又进一步被分为单一或重复系统(肾输尿管重复畸形)输尿管膨出。

思路 2　输尿管膨出的临床表现。

1. 单纯性输尿管膨出　大多表现为尿路感染。尿液淤滞和感染使患儿易在输尿管膨出部位和上尿路形成结石。大的单纯性输尿管膨出,可堵塞膀胱颈造成尿路梗阻。

2. 异位输尿管膨出　异位的输尿管膨出可以脱入尿道引起膀胱出口梗阻。女性患儿中异位输尿管膨出可脱出尿道外口,表现为尿道外口肿物。

知识点

Weigert-Meyer 定律

输尿管的两个开口特征性地与其引流的集合系统相反,即下肾输尿管开口偏向外上侧,上肾输尿管开口偏向内下侧,两根输尿管及其开口沿其纵轴方向顺时针旋转 180°,因此,当两个开口不是直接相邻时,上肾输尿管开口可能出现于其路径上的任意一个位置。

【问题 6】该患儿该如何治疗?

思路 1　该患儿存在反复尿路感染,口服抗生素后再次出现发热性尿路感染,左上肾输尿管积水,左上肾功能受损,排尿困难等尿路梗阻症状。因此,可以待控制感染后,进行膀胱镜下囊肿切开减压术或根治性手术。

患儿治疗经过

手术治疗,术中膀胱镜下见输尿管末端囊肿(图 9-9-4)。行膀胱镜下电切减压(图 9-9-5)。

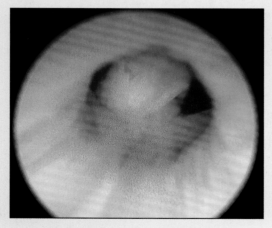

图 9-9-4　输尿管末端囊肿膀胱镜下图片

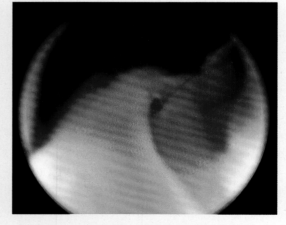

图 9-9-5　输尿管末端囊肿电切减压后图片
(可见囊肿明显萎瘪)

思路 2　肾、输尿管重复畸形合并输尿管膨出的诊治原则。

治疗目的在于控制感染、解除梗阻和反流,保护患肾功能,维持正常的排尿控制。应遵循个体化的诊治原则。

手术指征:暴发性尿路感染;膀胱出口梗阻;下肾输尿管梗阻;4级以上膀胱输尿管反流。

思路3 肾输尿管重复畸形合并输尿管膨出的治疗方法。

1. 对于重复肾合并输尿管末端囊肿患儿,如果无症状、无3级以上反流、无下肾梗阻、无膀胱出口梗阻可行保守治疗。如果存在膀胱输尿管反流,可预防性给予抗生素1.5年,直至膀胱输尿管反流缓解或完成排尿训练;对于持续膀胱输尿管反流可用至5岁。

2. 存在进行性积水加重,肾功能下降,膀胱出口梗阻,感染高风险因素的情况下,如果为新生儿期,可行经尿道输尿管膨出电切减压。非新生儿期(3~6个月以上)可以考虑根治性手术治疗。

3. 上尿路手术包括上半肾切除术、输尿管输尿管吻合术、输尿管肾盂吻合术。上肾无功能患儿适合行上半肾切除术。如无下肾反流,上肾有功能者可行输尿管输尿管吻合术,如下肾肾盂足够大亦可行输尿管肾盂吻合术。

4. 膀胱水平手术包括输尿管膨出切除、逼尿肌修补、输尿管膀胱移植(共鞘及非共鞘移植)。此术式可同时解除梗阻并纠正反流,但有损伤膀胱颈及阴道的风险。如果其他方法治疗后高度反流持续存在,需考虑该术式。

5. 上下尿路完全重建手术包括上半肾切除、输尿管膨出切除、逼尿肌修补、下肾输尿管膀胱移植术。此术式更适于有巨大输尿管膨出、上肾无功能、下肾高度反流的大龄儿童。

(杨 屹)

第十节 输尿管开口异位

任何输尿管开口不在膀胱三角区正常位置者均称为输尿管开口异位(ectopic ureter),异位输尿管可开口于膀胱颈甚至尿道或下尿路以外部位。输尿管开口异位在女性患儿中更常见,且多合并重复肾、肾发育不良或肾发育不全。

临床病例

患儿,女,2岁。因"发现正常排尿间歇持续性漏尿半年"于门诊就诊。自幼带尿不湿,排尿情况不清楚,近半年家长发现患儿可正常分次排尿,但排尿间歇存在持续漏尿,每日均有持续湿裤,量不多,并有会阴部皮肤潮红瘙痒。患儿夜间无尿床,但湿裤情况与白天相似。大便无异常。患儿无发热、尿频、尿急、尿痛等症状。无明显外伤、手术等既往病史。

【问题1】通过上述情况,对该患儿初步考虑什么诊断?

思路1 患儿主要表现为漏尿,首先考虑为尿失禁,导致尿失禁的原因很多,大致可分为神经性、功能性及器质性三大类,每一大类中包含多种疾病。

知识点

小儿尿失禁主要病因和分类

尿失禁是指不自主的尿淋漓,可以是连续的也可以是间断的。尿失禁分为连续性尿失禁和间断性尿失禁。间断性尿失禁分为白天尿失禁和夜遗尿症。

1. 连续性尿失禁是指白天与夜间持续不自主的尿淋漓,常与先天畸形(如输尿管开口异位、泄殖腔外翻畸形)、尿道外括约肌功能丧失(如外括约肌切除术)或医源性因素(如膀胱阴道瘘)相关。

2. 间断性尿失禁是指尿液间断不自主排出。清醒时间断尿失禁被称为白天尿失禁,而当睡眠时出现间断尿失禁被称为夜遗尿症。当患儿清醒及睡眠时均出现间断尿失禁时,则被称为白天尿失禁和夜遗尿症。

思路2 该患儿连续性尿失禁,可有正常排尿且无残余尿,因此可以排除排空障碍的可能,主要考虑贮尿障碍。膀胱外翻、尿道上裂、输尿管开口异位等是贮尿障碍的主要病因。结合病史,初步考虑输尿管开口异位的可能性较大。

知识点

尿失禁病史采集要点

1. 起病年龄。

2. 失禁的形式：失禁的频率；两次失禁间的漏尿量；失禁是否与尿急、发笑或体位等有关；失禁是否在排尿后发生；是否为持续性失禁。

3. 评价排尿的频率，以及是否存在夜间遗尿、尿线是否有力连续，或膀胱不完全排空的感觉。

4. 其他的泌尿系统问题评价，如有无尿路感染、反流、神经系统病变等。

5. 同时还应了解大便习惯，因为尿失禁常见于便秘和/或大便失禁的患儿。

知识点

输尿管开口异位的临床表现

1. 女性　异位输尿管开口可能位于尿道括约肌近端（如膀胱颈、近端尿道）或远端阴道，而异位于尿道括约肌远端及阴道的输尿管开口成为女性患儿尿失禁的重要原因之一。典型症状：可有正常排尿，但存在不同程度的持续湿裤或会阴湿疹；总有阴道分泌物；可并发急性或反复发作的尿路感染，表现为腹痛、生长发育停滞和慢性感染；异位输尿管出现梗阻时，可导致严重的肾、输尿管积水，甚至在产前超声时即可被检测出存在明显的肾积水与输尿管扩张。

2. 男性　异位输尿管可能将尿液引流进入膀胱颈、前列腺尿道或中肾管，所有这些部位都位于外括约肌近端，因此，输尿管异位男性患儿不会出现尿失禁。患儿往往表现为尿路感染，也会出现尿频、尿急。如输尿管开口位于中肾管的残留结构（精囊、输精管或附睾），则可出现附睾炎。

【问题2】下一步体格检查应重点注意哪些方面？

思路1　体格检查重点是外阴部，外观正常可排除膀胱外翻、尿道上裂及尿道下裂，观察尿液溢出的部位。另外，还应注意有无腹部包块，肛门口有无污粪，骶尾部情况，会阴部皮肤感觉，有无下肢体畸形或功能障碍，以及骶尾部有无局部多毛、色素沉着、皮肤凹陷及瘘管等异常。

知识点

输尿管开口异位的体格检查

1. 重点检查会阴部，输尿管多异位开口于前庭区、阴道内、尿道内，往往可以发现从尿道口、阴道口或尿道与阴道之间有小孔间断地溢出尿液。

2. 检查有无腹部包块（肾输尿管积水或尿潴留）、有无腰部疼痛（合并尿路感染）。

思路2　鉴别失禁尿液是否来自膀胱。

经尿道外口置入导尿管并向膀胱内注入亚甲蓝后拔出导尿管，观察尿道外口溢出尿液情况：如没有蓝色，说明漏出的尿液不是来自膀胱，而来自异位输尿管开口；如有蓝色，则说明尿液来自膀胱，是膀胱尿道功能障碍（如神经源性膀胱）所致。

患儿体格检查

体格检查：T 36.7℃，BP 80/50mmHg。正常女性患儿外阴，大腿内侧皮肤潮红，局部可见湿疹，外阴处有尿液溢出，色清亮，量少。骶尾部未见局部多毛、色素沉着及皮肤凹陷、瘘管等异常。

【问题3】下一步辅助检查应重点注意哪些方面？

尿常规可了解有无尿路感染等异常。泌尿系统超声检查可了解是否存在泌尿系先天畸形。骶尾部MRI可排除脊柱裂、骶骨发育不全等神经系统病变导致的神经源性膀胱。此外,排尿性膀胱尿道造影(VCUG)用于检查下尿路病变及膀胱输尿管反流,静脉尿路造影(IVU)、磁共振尿路成像(MRU)、输尿管逆行造影、肾核素显像(ECT)有助于确诊。

知识点

影像学检查的意义

1. 超声 首选检查。如有肾盂肾盏扩张、全程输尿管扩张扭曲及有重复肾影像或一侧肾脏体积小、位置异常,甚至一侧未探及肾脏时,应高度怀疑输尿管开口异位。

2. 输尿管逆行造影 异位开口插入输尿管导管逆行造影,清楚显示开口异位的输尿管及相关肾脏的位置及形态,也可行膀胱尿道镜和阴道镜检查逆行造影。如果开口于阴道则很难找到开口。

3. CT和MRI 在形态学方面,MRU的优势在于能够定位不易被发现的发育不良的患肾及其输尿管异位开口的位置。

4. $^{99}Tc^m$ 标记的二巯基丁二酸($^{99}Tc^m$-DMSA)放射性肾核素显像 能发现其他检查难以发现的小的发育不良肾脏或重复输尿管畸形的上(半)肾。

5. 腹腔镜探查可作为最终的诊断方法。

患儿辅助检查

尿常规:正常。泌尿系统超声:左肾脏大小正常,右肾区未发现正常肾脏组织,膀胱形态正常、容量正常,排尿后无残余尿。骶尾部MRI:未见骶尾部异常病变。静脉尿路造影后延迟CT(图9-10-1):右肾区未见正常肾组织,右髂窝处可见大小约2cm×1cm的肾脏组织,右输尿管略扩张,左肾形态正常,肾盂、肾盏形态未见异常,膀胱充盈良好。ECT(图9-10-2):右肾无功能,左肾形态、功能正常。

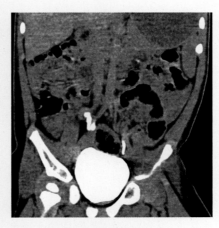

图 9-10-1 静脉尿路造影后延迟 CT

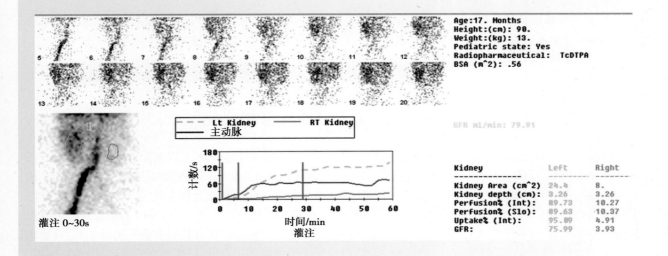

灌注 0~30s

Age:17. Months
Height:(cm): 90.
Weight:(kg): 13.
Pediatric state: Yes
Radiopharmacical: TcDTPA
BSA (m^2): .56

GFR ml/min: 79.91

Kidney	Left	Right
Kidney Area (cm^2)	24.4	8.
Kidney depth (cm):	3.26	3.26
Perfusion% (Int):	89.73	10.27
Perfusion% (Slo):	89.63	-10.37
Uptake% (Int):	95.89	4.91
GFR:	75.99	3.93

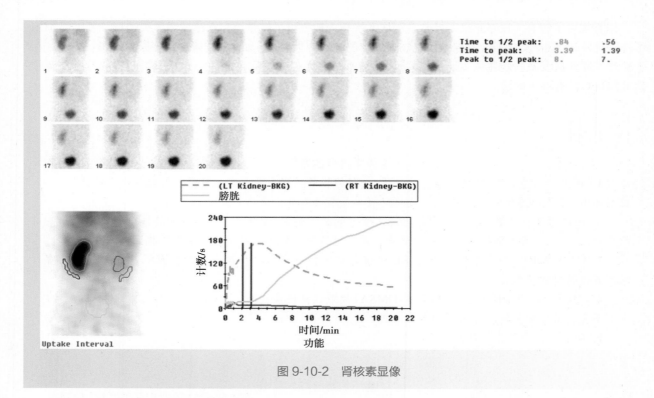

图 9-10-2　肾核素显像

【问题 4】通过上述资料,该患儿的诊断是什么?

结合患儿的性别、发病年龄、临床症状及体征、实验室检查及影像学检查,考虑诊断为输尿管开口异位合并右肾发育不良。

【问题 5】该患儿该如何治疗?

输尿管开口异位只能通过手术治疗来解决其尿失禁的问题。

知识点

输尿管开口异位治疗原则

1. 患侧合并有严重感染,肾功能基本丧失,对侧肾脏功能良好者,可行患侧肾输尿管切除术,如为重复肾,则作上(半)肾输尿管切除术。

2. 如肾功能尚好或受损不严重,考虑保留患侧肾脏者,对于重复肾可选作上肾输尿管 - 下肾输尿管或肾盂端侧吻合术或输尿管膀胱再植术。

3. 双侧单系统输尿管开口异位,常存在膀胱发育不良,通常在双侧输尿管再植的同时进行膀胱颈重建以获得储尿和排尿的可控性。但对部分患儿可能需应用肠膀胱成形术以扩大膀胱容量,同时行尿流改道。

(杨　屹)

第十一节　先天性输尿管扩张症

输尿管扩张(ureterectasis)是小儿常见上尿路畸形,是由于尿路梗阻引起的上段输尿管膨大扩张的症状。输尿管末端狭窄、反流、膀胱出口梗阻性病因均可引起输尿管甚至肾盂扩张。输尿管末端狭窄包括解剖结构机械性梗阻和功能性梗阻两种情况。先天性巨输尿管症(megalo-ureter)临床上较少见,是由于输尿管末端肌肉结构发育异常(环形肌增多、纵形肌缺乏),导致输尿管末端功能性梗阻所致,梗阻段以上输尿管扩张并以盆腔段为最明显,又称为先天性输尿管末端功能性梗阻。先天性巨输尿管症女性患儿多于男性患儿,双侧均可发生,但以左侧多见,双侧发病占 20%~40%。认识输尿管扩张症临床表现、明确诊断标准、掌握治疗原则,是对小儿外科住院医师规范化培训的基本要求。

临 床 病 例

患儿,女,5 岁 10 个月。患儿无特殊症状,在门诊行超声检查显示"右肾大小 7.8cm×4.9cm×3.5cm,左肾大小 7.3cm×5.6cm×3.4cm;双肾被膜光滑,皮质回声均匀,左肾集合部回声分离,无回声区宽约 2.3cm,左肾集合部回声集中。左侧输尿管腹段内径 1.5cm,可见长度 3.8cm,盆段内径 2.2cm,可见长度 4.1cm,右侧输尿管未见显示。膀胱充盈欠佳,腔内未见明显异常回声。"

【问题 1】通过上述情况,对该患儿初步考虑什么诊断?

思路 1 患儿排尿异常,超声提示左侧肾积水,输尿管扩张。

> **知识点**
>
> 儿童正常输尿管直径
>
> 儿童正常输尿管直径极少超过 5mm。因此,儿童输尿管直径大于 7mm,就可考虑输尿管扩张症。

思路 2 患儿的临床症状是否采集完整,还需补充哪些病史?

> **知识点**
>
> 输尿管扩张症的主要临床表现
>
> 1. 早期可无任何临床症状,常因其他原因行超声或其他影像学检查而发现。
> 2. 多因并发症,如尿路结石、尿路感染、血尿等就诊而发现。
> 3. 儿童常有腰部和 / 或腹部胀痛。
> 4. 偶有家长发现腹部包块或体格检查时发现腹部包块。

思路 3 患儿输尿管扩张的病因是什么?

> **知识点**
>
> 输尿管扩张病因
>
> 输尿管扩张原因:①梗阻性;②反流性;③反流伴梗阻性;④非反流非梗阻性。上述四种病因均可分为原发性和继发性。
>
> 先天性巨输尿管是输尿管扩张病因之一,由于输尿管末端肌肉结构发育异常(环形肌增多、纵形肌缺乏),导致输尿管末端功能性梗阻、输尿管甚至肾盂严重扩张、积水。该病的特点是输尿管末端功能性梗阻而无明显的机械性梗阻,梗阻段以上输尿管扩张并以盆腔段为最明显,又称为先天性输尿管末端功能性梗阻。

【问题 2】小儿外科医生如何诊断输尿管扩张症,并明确其病因?

> **知识点**
>
> 输尿管扩张症的主要影像学检查
>
> 1. 超声为首选,既可检查输尿管积水程度,亦可提供肾、膀胱的基本情况。
> 2. 排泄性膀胱尿管造影,可评估膀胱、尿道功能,更能明确是否有反流。
> 3. 逆行肾盂输尿管造影曾为诊断输尿管扩张症的主要方法,现已少用。
> 4. CTU 或 MRI 可明确梗阻的部位和程度。

患儿病史补充、体格检查和辅助检查

患儿,出生后无尿频、排尿困难、排尿中断,否认脓尿、血尿、遗尿;无发热、呕吐病史。其母亲孕1产1。体格检查:T 36.5℃,R 22次/min,P 88次/min,心、肺未见明显异常。腹软、无压痛,未扪及包块。辅助检查:IVP(图 9-11-1A)示左肾积水,左侧输尿管全程扩张;右侧肾盂、肾盏及输尿管未见明显异常;排泄性膀胱尿道造影(图 9-11-1B)示膀胱及尿道未见明显异常,未见输尿管反流征象。

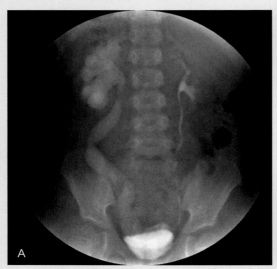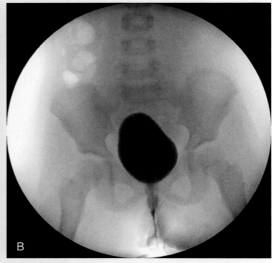

图 9-11-1 辅助检查

A.静脉肾盂造影俯卧位显示左肾积水、左侧输尿管扩张明显;B.排泄性膀胱尿道造影未见膀胱输尿管反流。

【问题3】患儿的诊断明确,如何进行治疗?

根据患儿临床表现、体征和影像学表现,患儿输尿管扩张症的病因是原发性输尿管末端梗阻。目前应考虑手术。

知识点

输尿管扩张症的治疗

1. 产前、新生儿期发现的原发性巨输尿管症应密切随访,自然好转率约85%。
2. 继发性输尿管扩张症需积极处理原发病(如尿道瓣膜需切除瓣膜)。
3. 手术指征为反复尿路感染、肾积水、输尿管扩张加重,肾功能恶化,明确有输尿管梗阻。
4. 手术目的为切除梗阻段输尿管,抗输尿管反流。

患儿术中发现和术后随访

患儿完善术前准备后,在全身麻醉下行气膀胱下右侧输尿管再植术。术中发现左侧输尿管末端见长约1cm的狭窄段,右侧输尿管下1/3段有纤维条索牵拉致输尿管扭曲扩张,输尿管直径1.8~2.0cm,输尿管壁充血水肿,其内尿液澄清。膀胱黏膜层充血明显,未见膀胱憩室。术中切除右侧末端狭窄段输尿管,并将扩展段输尿管修剪后与膀胱吻合。术后第5日拔出输尿管支架管,术后第7日痊愈出院。

【问题4】可采用的手术方法有哪些?

(1)输尿管膀胱再植手术方式主要包括 Cohen 术式、Politano-Leadbetter 术式、Glenn-Anderson 术式。Cohen 术式的黏膜下隧道为横向走形,术后膀胱镜下行输尿管逆行插管困难。Politano-Leadbetter 术式的黏膜下隧道长度足够,但输尿管进入膀胱处易扭曲成角,造成梗阻。Glenn-Anderson 术式保留了正常的尿路解剖结构,但黏膜下隧道长度不够,抗反流效果不佳。

(2) Cohen 术式切除病变输尿管、松解输尿管迂曲,恢复输尿管正常蠕动,临床最常用。

(3)缩小输尿管开口方法:①切除过多的输尿管后缝合,保留适当的管腔;②做扩张的输尿管折叠。

(4)注意完全切除输尿管末端狭窄部分至扩张段。

知识点

输尿管扩张症的术后并发症及处理

1. 输尿管坏死 临床表现为尿瘘及切口感染,术中应注意保护输尿管外膜层血管,缝合的输尿管口径不能太细。一旦出现上述并发症可采取引流手术区,延长支架管拔出时间,必要时可作暂时性肾造瘘分流尿液。

2. 输尿管狭窄 由于输尿管坏死、末端狭窄段病变段残留,输尿管剪裁过多,缝合后口径太细或尿路反复感染致纤维增生引起,术中应注意输尿管剪裁适宜。

3. 输尿管反流 主要是再植后输尿管在膀胱壁内段移行长度不够,术中通常保持壁内段长度为输尿管直径的 4~5 倍。

4. 尿路感染 一方面是术前尿路感染控制疗程不够,二是术后再狭窄或反流所致。

知识点

输尿管扩张症临床诊治流程见图 9-11-2。

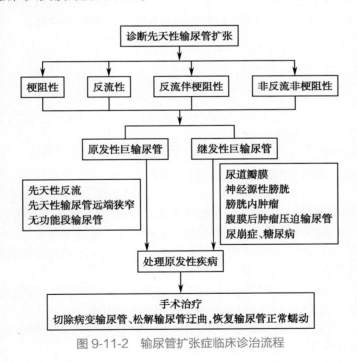

图 9-11-2 输尿管扩张症临床诊治流程

(何大维)

第十二节 尿 道 下 裂

尿道下裂(hypospadias)是因前尿道发育不全,导致尿道口达不到正常位置的阴茎畸形,即开口可出现在正常尿道口近侧至会阴部之间,部分病例伴阴茎下弯。尿道下裂是小儿泌尿生殖系统中常见的先天畸形。

国外报道在出生男婴中发病率为 3.2/1 000,或每 300 名男孩中有 1 名。近年尿道下裂发病率增高,尤其是重度尿道下裂增多,原因不明。

临 床 病 例

患儿,男,2 岁。因"尿道外口位置异常 2 年,阴茎有弯曲,不能站立排尿"就诊。母亲孕期未用特殊药物治疗。体格检查:阴茎发育较好,尿道外口位于阴茎阴囊交界处,阴茎下弯,包皮帽状堆积于阴茎头背侧,系带缺如,双侧睾丸大小、位置、质地正常(图 9-12-1)。

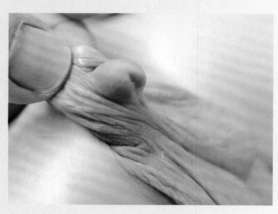

图 9-12-1　尿道下裂体格检查外观

【问题 1】通过上述情况,对该患儿初步考虑什么诊断? 应与哪些疾病进行鉴别诊断?

思路 1　根据病史及体格检查,可以明确诊断该患儿为尿道下裂(阴茎阴囊型)。尿道下裂的诊断很容易,通过典型的临床表现可确诊。

知识点

尿道下裂临床特点

1. 异位尿道外口,异位于阴茎腹侧。
2. 部分合并阴茎下弯。
3. 包皮异常分布,呈帽状堆积于阴茎头背侧,腹侧包皮缺如。

思路 2　尿道下裂有遗传倾向,需要详细了解患儿父亲、兄弟有无尿道下裂病史。本病为多基因遗传,但具体因素尚不清楚。20%~25% 的临床病例中有明确遗传因素。尿道下裂患儿的兄弟也患尿道下裂的概率是正常人的 10 倍。一项对 430 例尿道下裂患者的调查表明,同胞兄弟患病的风险约 12%。患儿尿道下裂表型越严重,其一级亲属尿道下裂患病率越高。

思路 3　尿道下裂合并明显阴茎下弯者约占 35%。按阴茎头与阴茎体纵轴的夹角,可将阴茎下弯分为轻度(<15°)、中度(15°~35°)、重度(>35°)。后两者在成年后有性交困难。

思路 4　尿道下裂可以合并一些其他畸形,需要注意体格检查,必要时做相应的辅助检查,尤其注意合并前列腺囊,应进行排尿性膀胱尿道造影排除。

知识点

重度尿道下裂

重度尿道下裂有时阴囊发育不对称,部分转位于阴茎上方,形成阴茎阴囊转位。

尿道下裂约 9% 伴发腹股沟斜疝、鞘膜积液及睾丸下降不全。

重度尿道下裂 10%~15% 以上患儿可合并前列腺囊,前列腺囊可能是副中肾管退化不全,或尿生殖

窦男性化不全的遗迹,开口于前列腺部尿道的后方。尿道下裂合并的前列腺囊拉长、向膀胱后方延伸,形成一个大的囊腔,可能并发感染和结石,也可影响插入导尿管。如并发感染,以反复附睾炎最常见。术前感染症状少,尿道成形术后由于尿道延长,增加了尿道阻力,易伴发附睾炎。可经排尿性膀胱尿道造影、尿道镜检查诊断。见图9-12-2。也可以合并消化道、心血管等其他系统畸形。

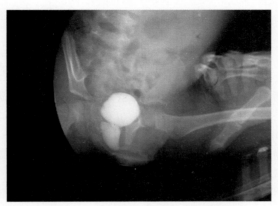

图 9-12-2　尿道下裂合并前列腺囊

思路5　尿道下裂合并隐睾,尤其是双侧隐睾时,一定要与性发育障碍(disorder of sex development,DSD)鉴别。这一点非常重要,因为涉及远期的生育及性别选择。

知识点

尿道下裂合并性发育障碍

当怀疑尿道下裂合并 DSD 时,应首先检查染色体,并进行超声检查了解性腺成分,如性腺成分可疑,需经腹腔镜行性腺活检进一步明确。

1. 肾上腺性征异常　该病几乎均由肾上腺皮质增生引起。外阴检查可见阴蒂增大如尿道下裂的阴茎。尿生殖窦残留,开口前方与尿道相通,后方与子宫相通。染色体 46,XX,双侧性腺为卵巢。可行相关内分泌检查确诊。

2. 卵睾 DSD　外观酷似尿道下裂合并隐睾。性染色体半数为 46,XX,30% 为 46,XX/46,XY 嵌合体,20% 为 46,XY。性腺探查可见体内兼有睾丸、卵巢两种成分的性腺。

3. 46,XY DSD　染色体 46,XY,但内、外生殖器发育不正常,外生殖器外观可全似男性或女性。

4. 混合性腺发育不全　最常见的染色体核型为 45,XO/46,XY。表现为一侧是正常睾丸,另一侧是原始的条索状性腺。60% 的患儿在出生时表现为男性化不全、小阴茎。

【问题2】尿道下裂治疗非常困难,应该如何选择手术方法并判断手术效果?

思路1　手术是尿道下裂治疗的唯一方法,手术年龄尽量选在 1 岁后至入幼儿园前完成,以减轻患儿的心理负担。

思路2　尿道下裂治疗困难,家长要求高,应该让家长和医生明白尿道下裂的治愈标准。

知识点

尿道下裂治愈标准:①阴茎下弯矫正;②尿道口位于阴茎头正位;③阴茎外观满意,与正常人一样站立排尿,成年后能进行正常性生活。

以上治愈标准不是严格不变的。如果不影响性生活,残留轻度阴茎下弯可以不用矫治。对于冠状沟处皮肤少,多次手术、尿道成形材料少的患儿,尿道口可以只做到冠状沟。阴茎外观满意是相对的,只能近似正常人。

思路3　尿道下裂的修复是一个难度大、技术要求高的复杂手术,目前采用的手术方法很多,但至今尚无一种满意的,被所有医生接受的术式。医生应掌握手术选择原则。

知识点

尿道下裂术式选择

尿道下裂选择术式参考有无阴茎下弯,对于无阴茎下弯或下弯不用矫正者:①阴茎头、冠状沟型可考虑采用尿道口前移,阴茎头成型(MAGPI);②冠状沟、冠状沟下型及尿道口位于阴茎体的尿道下裂考虑采用加盖岛状皮瓣法(onlay),尿道板发育好者应用尿道板纵切卷管法手术(Snodgrass,TIP);③有阴茎下弯的尿道下裂宜采用横裁包皮瓣管形尿道成形法(Duckett),或其他一期、分期尿道成形术;④重度尿道下裂、尿道缺损长者可以进行分期尿道成形。

以上只是参考,临床可以结合患儿条件及自己掌握的方法,选择术式。

患儿治疗情况

由于患儿合并阴茎下弯,所以采用了Duckett带蒂岛状包皮瓣尿道成形手术(图9-12-3)。具体方法:①距冠状沟1.0cm环行切开包皮内板,阴茎背侧的切口达Buck筋膜,阴茎腹侧切断尿道板暴露白膜。将阴茎皮肤、皮下组织呈脱套状退至阴茎根部。尽量剥除腹侧纤维索带后,尿道口向后退缩。下弯矫正后采用人工勃起试验检查矫正效果,如果仍有下弯,需要做阴茎背侧白膜紧缩。测量尿道口至阴茎头舟状窝的距离,即为尿道缺损长度。②取阴茎背侧包皮内板及内处板交界处皮肤做岛状皮瓣。皮瓣宽度1.2~1.5cm,长度为尿道缺损长度。③用小剪刀将含有供应皮瓣的阴茎背浅动脉和静脉、深层皮下组织与阴茎皮肤分离,形成血管蒂。血管蒂长度以能将皮瓣转至阴茎腹侧为准。④用合成吸收线连续缝合皮瓣成皮管。做阴茎头下隧道。⑤将带蒂包皮管经阴茎一侧转至腹侧,其近端与原尿道口做斜面吻合,远端经阴茎头下隧道与阴茎头吻合。⑥近端吻合口及皮管与海绵体白膜固定数针,以防扭曲。可用血管蒂、阴囊肉膜覆盖尿道。⑦纵向切开阴茎背侧包皮,向阴茎两侧包绕,裁剪缝合皮肤覆盖创面。留置导尿管,术后10~28日拔出,观察排尿。患儿手术顺利,术后12日拔出导尿管。术后随诊观察,未见并发症。

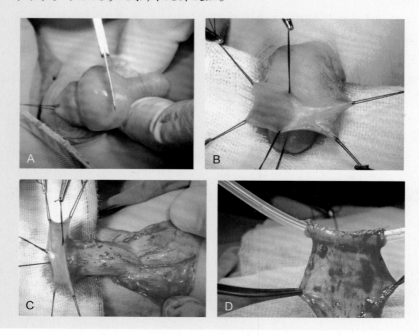

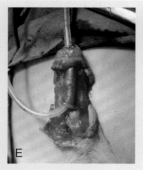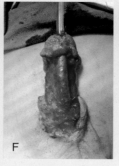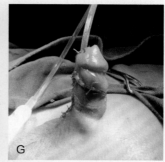

图 9-12-3　Duckett 带蒂岛状包皮瓣尿道成形手术(A~G)

【问题3】术后并发症有哪些？如何进行随诊？
思路1　尿道下裂手术效果不满意,是因为术后并发症发生率高。

知识点

尿道下裂术后常见并发症

1. 尿道瘘　最多发的并发症,发生率15%~30%。发现尿道瘘后不要急于处理,待术后6个月以上,局部皮肤瘢痕软化,血液供应重建后再修复。
2. 尿道狭窄　多发生在尿道成形术后1个月左右的瘢痕期,患儿排尿困难、尿线变细、滴沥,狭窄多发生在阴茎头段尿道及吻合口处。术后3个月之内的早期狭窄可用尿道扩张解决,若无效需行尿道狭窄切开造瘘术。
3. 尿道憩室样扩张　多发生在术后4个月左右,表现为排尿时阴茎腹侧鼓包块,严重者出现排尿困难。
4. 其他　阴茎下弯残留、阴茎外观不满意等。

思路2　要向家长交代尿道成形术是一个很复杂的手术,术后并发症时有发生,不同并发症表现的时间和症状不同,因此,术后一定要定期随访。远期注意随诊患者的性生活和生育情况。

(张潍平)

第十三节　膀胱横纹肌肉瘤

软组织肉瘤占小儿最常见恶性实体瘤的第5位,而横纹肌肉瘤(rhabdomyosarcoma,RMS)是小儿软组织最常见的恶性肿瘤,占小儿软组织肉瘤的55%~60%。RMS可发生于人体各部位,包括无横纹肌的部位。RMS最常发生于头颈部,约占25%;其次是四肢及泌尿生殖系,各占20%;再次是躯干、胸内及腹膜后间隙。RMS在泌尿生殖系最常见的部位是膀胱/前列腺,其次是睾旁及阴道,不常见于子宫。RMS有两个发病高峰期,即2~4岁及青春期,但2/3患儿年龄<6岁。RMS略多见于男性。

组织学特点为RMS一个独立的预后指标。胚胎型RMS是最常见的类型,也是膀胱RMS主要组织学类型。葡萄状肉瘤和梭形细胞RMS都是胚胎型RMS,占所有泌尿生殖系统RMS的2/3。葡萄状肉瘤又包括息肉状肿瘤,常表现为"葡萄串"样,常见于空腔脏器内。梭形细胞RMS常见于睾旁组织。

目前经手术、放疗、化疗的综合治疗,无转移瘤的5年存活率>70%。泌尿生殖系统RMS患儿的存活也与部位有关,如阴道、睾丸旁RMS的预后远较膀胱/前列腺者好。

临床病例

患儿,男,3岁。因"排尿尿线逐渐费力1个月"就诊。患儿经常有尿液滴沥,伴大便排出。偶有肉眼血尿,无发热。既往体健。曾经在其他医院超声检查,发现膀胱内有占位病变。

【问题1】通过上述情况,对该患儿初步考虑什么诊断？

思路 1　患儿表现为排尿困难。首先要分析可能是下尿路梗阻,要考虑与小男孩排尿困难有关的疾病。

知识点

小儿下尿路梗阻有关疾病

先天性梗阻:输尿管膨出,神经源性膀胱,后尿道瓣膜,前尿道瓣膜。

后天性梗阻:膀胱或尿道结石,膀胱肿瘤,尿道内肿物,尿道、膀胱外肿物压迫。

其中肿瘤可以是先天的,也可以是后天发病。

思路 2　患儿排尿困难发病时间短,与先天畸形引起的下尿路梗阻不符,诊断倾向于膀胱内占位。要仔细体格检查,其中直肠指诊非常重要。

体 格 检 查

患儿较瘦弱,下腹可及胀大的膀胱。直肠指诊于直肠前壁可以触及实性占位,中等硬度。

【问题 2】初步诊断辅助检查选择什么?

根据体格检查结果,可以诊断为膀胱或前列腺区肿物,但两者通过体格检查很难区分,只能通过辅助检查。

知识点

对下尿路梗阻占位疾病的辅助检查

1. 超声可以明确肿物的位置、大小、血液供应、与周围关系、对上尿路有无压迫,以及有无淋巴结转移。

2. 增强 CT、MRI,静脉尿路造影,可以通过影像直观了解肿物的位置、性质。

3. 需要进一步检查胸片、胸部 CT,了解有无肺部肿瘤转移。

辅助检查结果

超声检查:膀胱内有实性占位,位于膀胱三角区,体积 5cm×4cm×6cm。上尿路无积水。首先考虑膀胱RMS。

静脉尿路造影:右肾轻度积水,膀胱内有充盈缺损占位(图 9-13-1)。

CT 检查:膀胱底部有充盈缺损肿物(图 9-13-2)。

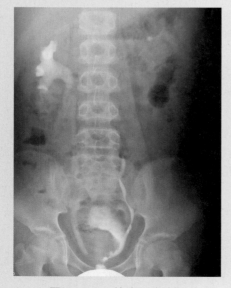

图 9-13-1　静脉尿路造影
膀胱内有充盈缺损占位。

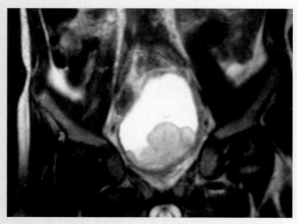

图 9-13-2　盆腔 CT 检查
膀胱内占位。

【问题3】患儿的膀胱内占位具体是什么疾病？

一般以 RMS 多见，膀胱 RMS 也称膀胱葡萄状肉瘤，大体形态为多发、有蒂或无蒂、灰白色、息肉样肿块，位于膀胱三角区、颈部及尿道内口，可广泛扩展、占满膀胱内腔。其鉴别诊断有膀胱炎性假瘤、膀胱上皮肿瘤和血管瘤等。多数通过取活检鉴别。

知识点

小儿膀胱占位的鉴别诊断

1. 膀胱炎性假瘤　为一种特发的非特异性慢性增殖性炎症，临床表现类似肿瘤，但实质上是炎症，发病急，很难与 RMS 鉴别，只有通过病理诊断。

2. 膀胱上皮肿瘤　多见于成年人，儿童罕见，以血尿为主要症状，早期肿瘤呈乳头状，体积小。

3. 血管瘤　以血尿为主，肿瘤可以位于膀胱壁任何位置，超声、膀胱镜检查可以明确诊断。

手术及术后病理

对患儿全身麻醉下行膀胱肿物活检。打开膀胱后，见膀胱三角区及膀胱颈部有肿物，似葡萄状，质地硬，大小约 5cm×4cm×6cm（图 9-13-3）。肿物体积大，侵犯广，无法完整切除，取大部分占位组织送病理检查。留置膀胱造瘘管，关闭伤口。

病理诊断：RMS（胚胎型）。

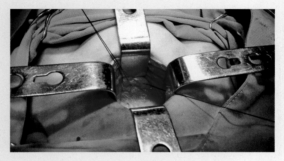

图 9-13-3　膀胱内横纹肌肉瘤

【问题4】该患儿病理分型和临床分期如何确定？

思路1　病理分型和预后关系密切。

知识点

小儿横纹肌肉瘤病理特点

RMS 的组织学分型最初是 4 个亚型，包括胚胎型、腺泡型、多形性和未分化型。后来，人们认识到多形性 RMS 是胚胎型 RMS 或腺泡型 RMS 的再生变异型，这使得原分型系统被整合成现在使用的三种组织学类型。

1. 胚胎型 RMS　最常见，约占 60%；绝大多数泌尿生殖系统 RMS 为胚胎型。原发于肌肉的胚胎型 RMS 为实性，如四肢或躯干。葡萄状型（botryoid type）RMS 又称葡萄状肉瘤（sarcoma botryoides）：瘤表面为所在器官的正常黏膜，黏膜下即有几层平行于黏膜的密集、未分化的短梭形瘤细胞。

2. 腺泡型（alveolar type）RMS　多发生在青壮年的四肢及躯干，预后差。腺泡型 RMS 局部复发和扩散到区域淋巴结、骨髓、远距离转移概率高。

3. 未分化型 RMS　有些肿瘤分型很困难或不能分型，预后差。多形性 RMS 多发生于老年人的四肢，罕见于小儿。

由于肿瘤生长迅速,故其体积差异很大。在软组织内早期可有边界清楚的结节,在空腔器官的腔内可呈息肉样结构。

思路 2　临床分期对指导治疗非常重要,该患儿应该是几期?

RMS 的分期系统很复杂。治疗前,先采用 TNM 分期系统进行分期;术后或穿刺活检后,进行手术 - 病理分组;最后进行危险度分组(低危、中危、高危),而该分组是基于 TNM 分期和手术 - 病理分组。治疗前的 TNM 分期系统将原发病灶部位分为有利部位和不利部位。肿瘤的原发病灶分期、肿瘤大小、组织学特点、淋巴结是否转移、转移部位也包含在 TNM 分期系统。手术 - 病理分组是由术后瘤灶残留决定。最后进行低危、中危、高危的危险度分组。膀胱 / 前列腺 RMS 通常为中危组。年龄是 RMS 另一个独立的预后因素,年龄 <1 岁及 >10 岁的患儿存活时间更短。

知识点

临床分组和分期

国际儿科肿瘤研究协会治疗前 TNM 临床分期

原发肿瘤

T_1:局限于肿瘤原发部位:直径 ≤ 5cm 或 >5cm。

T_2:肿瘤侵犯邻近组织:≤ 5cm 或 >5cm。

局部淋巴结

N_0:无区域淋巴结转移。

N_1:有区域淋巴结转移。

远处转移

M_0:无远处转移。

M_1:有远处转移。

Ⅰ 期:有利部位,无远处转移。

Ⅱ 期:不利部位,肿瘤直径小,淋巴结转移阴性,无远处转移。

Ⅲ 期:不利部位,肿瘤直径大或淋巴结转移阳性,无远处转移。

Ⅳ 期:任何部位,伴远处转移。

部位:有利部位包括眼眶、头颈部(非脑膜旁组织)、男性(睾旁组织)和女性(阴道,女性外阴部,宫颈,子宫)生殖道;不利部位为除外有利部位的其他部位(如膀胱和前列腺)。

表 9-13-1　横纹肌肉瘤危险度分组

组织学	术后临床分组	分期	年龄	危险度分组
胚胎型	Ⅰ、Ⅱ、Ⅲ	1	所有	低危
胚胎型	Ⅰ、Ⅱ	2、3	所有	低危
胚胎型	Ⅲ	2、3	所有	中危
胚胎型	Ⅳ	4	<10 岁	中危
胚胎型	Ⅳ	4	≥ 10 岁	高危
腺泡型	Ⅰ、Ⅱ、Ⅲ	1、2、3	所有	中危
腺泡型	Ⅳ	4	所有	高危

临床以术后临床分组应用最多。

该患儿的肿瘤发生于膀胱颈和膀胱三角区,不可能完全切除。膀胱病变属于不利部位,TNM 临床分期为Ⅲ期。手术 - 病理分组是三组,危险度分组为中危。

知识点

临床分组和分期

肿瘤的临床分期对预后判断最重要,如患儿是局限性病变,预后较好。1972 年国际横纹肌肉瘤协作组(Intergroup Rhabdomyosarcoma Study Group Clinical Grouping Classification,IRSG)提出根据肿瘤是否被手术完整切除进行临床分组。

Ⅰ组:局限性病变,未侵及区域性淋巴结,可完整切除。

　Ⅰ A:肿瘤局限于原发肌肉或器官。

　Ⅰ B:肿瘤超出原发肌肉或器官,但无区域淋巴结转移。

Ⅱ组:区域性的,即瘤组织已有局部侵袭,或局部淋巴结受侵。

　Ⅱ A:指肉眼可辨识的瘤组织被完整切除,但有显微镜下有肿瘤残留。

　Ⅱ B:虽有淋巴结转移,但无显微镜下残留。

　Ⅱ C:指肉眼能辨识的瘤组织及区域淋巴结已被切除,但有显微镜下肿瘤残留。

Ⅲ组:肿瘤未能完整切除。

　Ⅲ A:仅进行活组织检查。

　Ⅲ B:原发瘤做了大部分切除(>50%)。

Ⅳ组:诊断时有远处转移(肺、肝、骨、骨髓腔、脑、非区域性淋巴结转移)。

【问题 5】目前的治疗方案是什么?

思路 1　对 RMS 应联合治疗,不能只依赖手术,化疗更重要。一般在确诊后,首先化疗,待肿瘤体积减小,再考虑是否需要手术治疗。是否需要放疗,应该结合具体情况决定。膀胱 RMS 的治疗中,为了保存器官及其功能如膀胱、阴道、子宫,可先用化疗或加放疗,使肿瘤缩小,再进行手术治疗。

知识点

肿瘤的组织类型、部位及病变范围影响预后,故有些部位可不作根治性手术,如睾旁 RMS 的早期,不作腹膜后淋巴结清扫,也不作放疗。而膀胱 RMS 也在保持存活率的同时,使膀胱保存率从 25% 上升到 60%。

放疗:除腺泡型 RMS 外,Ⅰ期 RMS 不进行放疗,Ⅱ~Ⅳ期则须放疗。腺泡型 RMS 易有局部复发,故Ⅰ期也进行放疗。

思路 2　该患儿可以尝试保留膀胱,所以先应用化疗 8~16 周,肿瘤体积缩小后再根据肿瘤位置、体积决定手术方案。化疗应由血液肿瘤科制订具体计划实行。

知识点

化疗:RMS 手术前后均应化疗,可提高存活率,它可消灭镜下残留灶或使肿瘤缩小,便于手术。最初的化疗是用 VAC(长春新碱、放线菌素 D 和环磷酰胺)方案 2 年,近年(IRS-4、IRS-5)根据肿瘤的危险程度分为低危、中危及高危患儿。低危患儿 5 年存活率可高于 90%。因为采用 VAC 时,环磷酰胺有远期毒性,故一些患儿如睾旁 RMS 早期只用长春新碱和放线菌素 D。

中危患儿亦采用 VAC 方案,5 年存活率为 55%~70%,换用或加用如异环磷酰胺(ifosfamide)、VP-16(依托泊苷)并未改善治疗效果。

高危患儿预后差,如已有转移或腺泡型 RMS 5 年存活率低于 50%。除采用 VAC 外,可交换或联合用其他抗肿瘤药物。

思路 3　患儿经过化疗,决定手术方案。手术尽量保存盆腔器官如膀胱,根据肿瘤侵犯范围可进行膀胱部分切除或全切除,镜下残留肿瘤可采用化疗、放疗控制。

思路 4　如化疗和放疗效果不佳,不能作膀胱部分切除,须考虑全膀胱切除,甚至盆腔清扫,尤其对于复发性肿瘤。膀胱全切后进行可控性尿流改道,是同期还是分期手术,主要根据病灶切除后边缘有无肿瘤残存,由于肿瘤残存难以界定、术中冰冻病理有误差,更多医生选择分期手术。

【问题 6】患儿预后如何?

经过治疗后,该患儿预后主要取决于经过化疗、放疗,术后肿瘤是否有残存,对化疗、放疗是否敏感。长期随诊观察。

知识点

横纹肌肉瘤预后相关因素

一般认为,肿瘤的原发部位及病变范围(即分期)决定预后,Ⅰ期病变长期存活率可达 80%~90%,Ⅱ期病变只有显微镜下肿瘤残存而无局部扩散者,3 年以上存活率可达 70%。诊断时肿瘤已有局部或远处转移者,其长期存活率下降至 30%。

预后良好的因素:①肿瘤 <5cm;②葡萄状或梭形细胞 RMS;③局限性非侵袭性病变,未侵及区域性淋巴结,也无远处转移病灶;④最初能完整切除肿瘤。

预后不良的因素:①会阴部 RMS;②肿瘤 >5cm;③腺泡型 RMS 尤以有 *PAX3/FKHR* 融合阳性者,多形性 RMS;④局部侵袭性病变;⑤局部复发;⑥治疗过程中局部复发;⑦侵及区域性淋巴结,或有远处转移病灶;⑧未完整切除肿瘤;⑨年龄 <1 岁或 >10 岁。

(张潍平)

第十四节　睾　丸　肿　瘤

原发性睾丸肿瘤(primary testicular tumor)是指起源于生殖细胞和非生殖细胞的肿瘤,小儿原发性睾丸肿瘤约占小儿实体肿瘤的 2%。由于小儿原发性睾丸肿瘤并不多见,临床诊治经验不足,容易漏诊、误诊,而早期诊断和治疗可以明显改善患儿的预后。

临 床 病 例

患儿,男,1 岁 4 个月。2 个月前,患儿家长为给患儿洗澡过程中无意发现阴囊左侧内包块,质稍硬,无明显触痛感,边界清楚,包块稍大于右侧,当时未在意,即未行任何处理。近 2 周为患儿洗澡时发现阴囊左侧包块明显增大,且重量重于右侧,为进一步治疗来医院小儿外科检查。

【问题 1】通过上述情况,对该患儿初步考虑什么诊断?

思路 1　患儿阴囊内无痛性包块,边界清楚,无触痛感,而在小儿阴囊包块中以鞘膜积液最常见。

知识点

小儿鞘膜积液分为精索鞘膜积液和睾丸鞘膜积液

精索鞘膜积液是近睾丸部的鞘状突管闭合,而精索部的鞘状突管未闭,腹腔内的液体经内环口流注精索部鞘状突管,在睾丸上方形成积液包块。

睾丸鞘膜积液是整个鞘状突未闭,腹腔内的液体流入睾丸鞘膜腔形成阴囊内的积液包块。

思路 2　检查阴囊包块为实性,阴囊肿块透光试验阴性。故考虑患儿为鞘膜积液可能性较小,但不能除外腹股沟疝。

> 知识点
>
> 小儿鞘膜积液与腹股沟疝的鉴别见表 9-14-1
>
> 表 9-14-1　小儿鞘膜积液与腹股沟疝的鉴别
>
> | 鉴别要点 | 鞘膜积液 | 腹股沟疝 |
> | --- | --- | --- |
> | 性质 | 囊性 | 实性、质软、弹性 |
> | 大小变化 | 不完全消失、但有大小变化 | 可完全消失 |
> | 上极 | 清楚 | 上极有柄、延续入腹腔 |
> | 透光试验 | 阳性 | 阴性 |
> | 手法复位 | 不可完全回复 | 可完全回复,咳嗽时内环口有冲击感 |

思路 3　追问病史,包块在平卧后无自行减小或消失。体格检查阴囊肿块边界清楚,无法回纳入腹腔,故排除鞘膜积液或腹股沟疝的诊断。患儿近期阴囊无红、肿、疼痛,故排除阴囊脓肿、睾丸附睾炎症或阴囊急症。患儿近期无发热、咽痛表现,无腮腺炎接触史,故排除腮腺炎睾丸炎。

> 知识点
>
> 需与睾丸肿瘤鉴别的疾病
>
> 1. 小儿鞘膜积液　阴囊无痛性肿块,囊性,边界清楚,透光试验阳性,超声提示为囊性低回声区。
>
> 2. 小儿腹股沟疝　有长期咳嗽或便秘病史,阴囊肿块为实性,上部有蒂与腹腔相延续,可完全回纳入腹腔,透光试验阴性,超声提示为肠管结构。
>
> 3. 睾丸炎症　阴囊有红、肿、疼痛,部分有发热表现,有腮腺炎接触史,腮腺炎抗体检查阳性,血 AFP 阴性,超声提示睾丸均匀增大,血供增多,睾丸内未见肿块。
>
> 4. 附睾结核　有结核病史或接触史,尿液抗酸杆菌可阳性,胸片有结核灶,超声提示附睾内多发散在病灶。血 AFP 阴性。

思路 4　患儿近 2 周发现阴囊包块明显增大,有沉重感,故初步考虑诊断睾丸肿瘤。

> 知识点
>
> 小儿睾丸肿瘤的主要临床症状
>
> 小儿睾丸肿瘤多表现为无痛性阴囊包块,不易引起患儿家长的重视,多数患儿被无意中发现睾丸包块而就诊。

患儿体格检查与实验室检查

体格检查：T 36.8℃，HR 98 次/min，呼吸平稳，头颅、五官无异常；浅表淋巴结未扪及肿大；心、肺、腹部无异常。阴茎、阴囊发育正常，包茎，阴囊左侧扪及实性肿块，质偏硬，边界清楚、光滑，无触痛，有沉重感，明显大于右侧睾丸，透光试验阴性。右侧睾丸在阴囊内，发育正常。

血常规：WBC 4.8×10^9/L，Hb 128g/L，PLT 159×10^9/L，淋巴细胞百分比 29%，中性粒细胞百分比 58%。血 AFP 3 342μg/L。

胸部 X 线片：心、肺未见明显异常。阴囊 X 线片：阴囊部未见明显钙化灶或骨骼影像。

阴囊及腹部彩色多普勒超声：阴囊左侧内强回声实性肿块，大小约 2cm×2cm×3cm，内部回声较均匀，包膜完整光滑，CDFI 示肿块内血流信号明显增多。肝、胆、胰、脾、肾未见明显异常，腹腔及腹膜后未探及肿大淋巴结。

【问题 2】小儿外科医生如何分析体格检查和辅助检查结果？

思路 1　体格检查重点是阴囊体征，有助于判断肿块的性质；同时检查全身浅表淋巴结有无肿大。

思路 2　辅助检查重点是血常规、血 AFP 检查。

知识点

实验室检查结果异常的意义

1. 血常规　因部分淋巴瘤及白血病可侵犯一侧睾丸，而以睾丸肿瘤为首发症状，故如发现血常规异常需考虑是否行骨髓穿刺，明确血液系统病变。

2. 血 AFP 明显升高提示睾丸恶性肿瘤（卵黄囊瘤）可能性大，需手术治疗，并密切随访 AFP 的变化。

思路 3　阴囊彩色多普勒超声检查有助于确诊。阴囊彩色多普勒超声提示睾丸实性肿块，血供丰富，常提示睾丸恶性肿瘤。

知识点

阴囊及腹部彩色多普勒超声检查的意义

1. 良性肿瘤　尤其是睾丸畸胎瘤，大多数超声显示睾丸内低至中等回声区，为囊实性肿块，内部探及大小不等液性暗区，且肿块内均探及强回声点或强回声斑，后方伴声影，肿块与正常睾丸组织界限不清，CDFI 示肿块内血流信号减少甚至无血流信号。

2. 恶性肿瘤　尤其是睾丸卵黄囊瘤，超声示阴囊内强回声实性肿块，内部回声较均匀，包膜完整光滑，彩色多普勒常提示肿块周边及内部血流信号明显增多。

3. 腹部彩色多普勒超声　了解肿瘤有无腹膜后转移及腹腔内脏器官情况。

知识点

X 线检查的意义

1. 胸片　常规检查，在睾丸肿瘤中可发现纵隔淋巴结肿大和肺部转移灶，对恶性肿瘤有无远处转移起到初步筛查作用，为分期提供一定依据。

2. 阴囊 X 线摄片　在睾丸良性肿瘤的诊断方面有重要价值。X 线摄片见肿块钙化影，支持畸胎瘤，基本上可除外卵黄囊瘤。

【问题3】综合上述资料,临床诊断是什么?

思路1 结合患儿临床症状与体征、实验室检查结果,首先诊断睾丸肿瘤:卵黄囊瘤,同时根据其表现临床考虑Ⅰ期。

知识点

睾丸肿瘤诊断要点

一旦发现阴囊内无痛性肿块,需立即到医院行进一步检查,然后根据睾丸肿块性质特点、肿瘤标志物测定、超声检查及阴囊X线摄片多可作出初步临床诊断,术中发现或术中肿瘤组织快速冰冻病理检查可以进一步明确诊断。

知识点

睾丸肿瘤的临床分期

1. 青春期前小儿睾丸肿瘤分期

Ⅰ期:肿瘤局限于睾丸,睾丸切除后1个月内血AFP恢复正常,胸部和腹膜后影像学检查阴性。

ⅡA期:与Ⅰ期类似但腹膜后淋巴结切片发现肿瘤转移。

ⅡB期:影像学检查发现腹膜后肿瘤转移,血AFP持续增高。

Ⅲ期:有腹膜后以外的远处转移。

2. 青春期睾丸肿瘤 不同于婴幼儿及儿童,更接近成人。

Ⅰ期:肿瘤局限于睾丸。

Ⅱ期:有腹膜后淋巴结转移。

Ⅲ期:横膈上有肿瘤转移。

思路2 小儿外科医生会诊的要点。

(1)是否明确诊断睾丸肿瘤,排除一些鉴别诊断的要素。

(2)确定需要外科手术处理,术后根据病理检查确定化疗或放疗方案。

(3)会诊必须掌握的技术:X线片及超声阅片能力。

(4)外科处理前相关准备。需与家属沟通,取得家属理解并签字后进行。

【问题4】睾丸肿瘤患儿的处理原则是什么?

思路1 睾丸肿瘤的治疗原则为手术切除+放疗/化疗的综合治疗。

思路2 治疗方式为手术切除睾丸肿瘤。并根据术中组织快速冰冻病理检查辨别肿瘤良恶性,从而指导手术方式的进一步选择。

【问题5】术前准备包括哪些?

思路1 常规术前检查未见明显异常,包括肝肾功能、肝炎标志物、凝血功能、三大常规检查、X线片及阴囊超声检查。

思路2 术前由上级医生组织讨论,主刀医生对诊断及手术方案进一步核实,特别注意术中快速病理结果。因为术中快速病理对于肿瘤诊断和肿瘤良恶性的辨别有重要价值,可指导手术方式的选择。

思路3 术前需与家属沟通,谈话中需要着重指出手术风险、手术方式(手术完整切除肿瘤,并根据术中快速病理结果决定进一步处理)、术后并发症(感染出血、肿瘤复发或转移等)、术后进一步的放疗或化疗等。取得家属充分了解、签字后,行手术。

【问题6】睾丸肿瘤患儿外科手术方法包括哪些?

思路1 经过术前检查、术中快速病理检查证实为有正常睾丸组织存在的良性肿瘤行保留正常睾丸组织的肿瘤剜除术,无正常睾丸组织存在的良性肿瘤则行高位精索睾丸切除术。

思路 2　经过术前检查、术中快速病理证实为恶性肿瘤均应行高位精索睾丸切除术，Ⅱ期、Ⅲ期术前超声检查或术中探查证实有腹膜后淋巴结转移者同时加行淋巴结清扫。

手术探查与术后恢复情况

患儿在完善术前准备后，积极手术治疗。手术取左侧腹股沟切口，术中暂时高位阻断精索，将睾丸肿瘤从阴囊推至腹股沟切口处提出，见肿瘤位于睾丸内，未见明显睾丸或附睾样组织。如果已经明确恶性睾丸肿瘤诊断，可以直接切除。如果对诊断有疑义，行术中快速病理检查。行高位精索睾丸切除术。检查切口无明显出血、渗血，逐层关闭切口，术后切除物出示给家属过目并送病理学检查。

【问题 7】睾丸肿瘤外科手术中是否必须行快速病理检查？

思路 1　术中快速病理检查对睾丸肿瘤的诊断准确性高、结果可靠，因此术中快速病理检查对指导小儿睾丸肿瘤的治疗尤为重要。经临床检查、非手术处理不能明确诊断的睾丸肿块，行手术探查，术中仍不能排除睾丸肿瘤或不能明确良恶性者，应行术中快速病理。另外，术前血 AFP 阴性，考虑良性肿瘤者，超声检查提示有正常睾丸组织存在者也应行术中快速病理。

思路 2　下列情况行术中快速病理可能意义不大：①术前虽诊断为睾丸良性肿瘤，但睾丸组织已被肿瘤组织广泛取代，睾丸组织已完全消失；②术前各种指标均支持恶性肿瘤。

【问题 8】常见的睾丸肿瘤有哪些？

(1)卵黄囊瘤。

(2)畸胎瘤。

(3)间质细胞瘤。

(4)支持细胞瘤。

(5)睾旁横纹肌肉瘤。

(6)性腺母细胞瘤。

(7)睾丸的类肿瘤病变。

(8)睾丸继发性肿瘤。

【问题 9】术后对患儿如何进行观察及处理？

术后应注意观察患儿伤口恢复情况，阴囊内有无积血或感染表现。待病理检查结果回报后行第一疗程化疗，常用化疗药物为顺铂(CDDP)、长春新碱(VBL)、博来霉素(BLEO)。治疗结束出院。

患儿出院后的随访及处理

患儿术后第 4 周门诊复诊，检查血 AFP 结果已经降至正常范围，行超声及胸部 X 线检查未见明显异常，行第 2 疗程化疗。

【问题 10】患儿术后随访内容是什么？随访时间是多久？

Ⅰ期病变术后 3 年内第 1 年每个月随访，第 2 年每 2 个月随访，第 3 年每 3 个月复查胸部 X 线片、腹部超声和血 AFP。

Ⅱ其、Ⅲ期病变、有腹部肿块者，先联合化疗使肿瘤缩小，18 周后行经腹手术探查。如有肿瘤残留则进行放疗，不管手术发现如何，术后连续用化疗 2 年。

知识点

小儿睾丸肿瘤临床治疗流程见图 9-14-1。

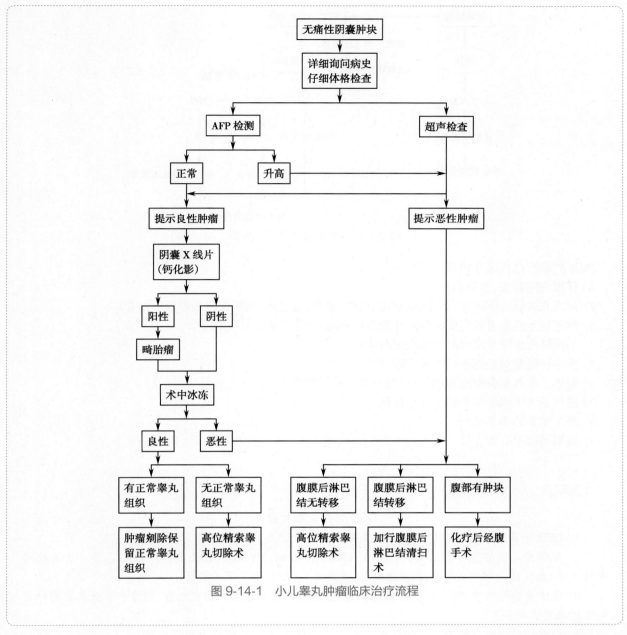

图 9-14-1　小儿睾丸肿瘤临床治疗流程

（何大维）

第十五节　性别发育异常

性别发育异常（disorders of sex development，DSD）是一种染色体、性腺及解剖学性别发育不典型的先天异常，关于其发病率的数据有限，总体发病率约为 1/5 500。先天性肾上腺皮质增生症（congenital adrenal hyperplasia，CAH）和混合性腺发育不全是模糊外生殖器最常见的两种病因，占新生儿期模糊外生殖器 50% 以上的病例，其世界范围的发病率分别为 1∶15 000 和 1∶10 000，但是不同的人群发病率有差异（图 9-15-1）。

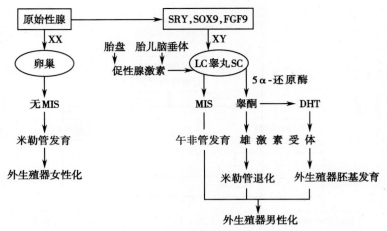

图 9-15-1　性别分化过程示意图

DSD 的诊疗过程通常包括以下环节。

1. 详细询问病史,体格检查。

2. 对患儿进行临床评价(表型、电解质、血糖、激素、染色体、刺激试验及影像学检查)。

3. 对于新生儿患者首先要排除需要紧急处理的 CAH 及垂体功能低下。

4. 心理科医生评价父母对性别决定的认知。

5. 多学科联合对病例进行评价,确定性别。

6. 延迟手术直至获得所有的信息(完成对父母的教育)。

7. 进行手术干预的医学和伦理学评估。

8. 外生殖器的手术整形。

9. 远期随访及心理支持。

知识点

DSD 临床诊断关键点

1. DSD 的诊断只是一个初步怀疑性诊断。

2. 根据患儿的核型分为三大类:① 46,XXDSD;② 46,XYDSD;③ 性染色体 DSD。进一步追踪问题的来源(如性腺的结构 / 功能、雄激素通路、受体等)又细分为不同的诊断。

3. 即使是相同病种,患儿外生殖器的表型也有差别,需要根据实验室检查、影像学检查及必要时性腺活检确定诊断。

4. 即使经过详细的检查和评估仍有一半以上的 DSD 患儿不能作出病因诊断。

5. DSD 患儿重要的是性别决定,性别决定需要多学科联合进行评估,与患儿父母或患儿充分沟通,最后由患儿父母或患儿在充分了解病情及相关知识后作出决定。

临床病例

患儿,女,1 岁 3 个月。出生后即发现外生殖器异常至今。患儿为足月顺产第 2 胎,出生后发现外生殖器非男非女,阴蒂似男孩阴茎大小,出生后至今生长发育正常,阴蒂缓慢长大,智力正常。母亲孕期无服用药物史,身体健康,非近亲结婚。家庭中无死亡婴儿,有一哥哥,健康。无家族遗传病史。

【问题 1】通过上述情况,对该患儿初步考虑什么诊断?

根据患儿的现病史、既往史、家族史,应考虑为性别发育异常(DSD)。而 DSD 又分为三大类:① 46,XXDSD;② 46,XYDSD;③ 性染色体 DSD。具体病因需要行进一步实验室及影像学检查。

思路 1　模糊外生殖器的患儿要考虑是否存在 DSD。

有以下临床特点要考虑是否存在 DSD。

1. 新生儿 显著模糊外生殖器,明显的女性外生殖器伴有阴蒂肥大,或后阴唇融合,或腹股沟/阴唇包块,明显的男性外生殖器伴有双侧睾丸未降,或小阴茎,或单发的会阴型尿道下裂,或轻度尿道下裂合并睾丸未降,有 CAIS 家族史,外生殖器表型和核型不一致。

2. 大龄儿童 原来没有认识到的模糊外生殖器,女孩腹股沟疝,青春期延迟或不完全,女孩原发闭经或男性化,男孩乳腺发育,男孩肉眼或周期性血尿。

知识点

混合性腺发育不全的特点

1. 大多数为 45,XO/46,XY 核型。
2. 一侧睾丸(常为腹腔型),对侧为条纹性腺。
3. 米勒管持续存在,合并不同程度的男性化,身材矮小和躯体特征各异。
4. 胎儿睾丸内分泌功能延迟或不足,但发育不良睾丸可以对促性腺激素有反应,在青春期分泌正常量的睾酮,青春期后内分泌功能正常,但有报道 1 例无精患者成功取精。
5. 组织学上,睾丸缺乏生精细胞成分,因此不育。
6. 发生性腺肿瘤(性腺母细胞瘤和无性细胞瘤)的风险增加,发生率为 15%~35%。
7. Denys-Drash 综合征(肾母细胞瘤、肾衰竭、模糊外生殖器)者要行超声检查除外肾母细胞瘤。
8. 治疗主要为性别决定,适当的性腺切除,适当的肾母细胞瘤监测。如果在新生儿期诊断,抚养性别的确定要基于外生殖器和睾丸潜在功能。

思路 2 采集病史需要包括完整家族史和母亲孕期病史,以排除母亲因素导致的雄激素过多及具有家族遗传性的 DSD 疾病。从该患儿家族史可以排除 46,XX DSD 母亲因素,以及家族遗传性 DSD。

知识点

性别发育异常患儿的特殊家族史

1. 父母是否为近亲结婚。
2. 家族中有不育、闭经、多毛可能提示家族两性状态。
3. 家族中不能解释的新生儿死亡,提示可能为 CAH。
4. 很大一部分 DSD 患儿有遗传因素,通过家族病史可提示为常染色体隐性遗传疾病,如类固醇生物合成缺陷;X 连锁遗传疾病,如雄激素不敏感综合征。
5. 母孕期暴露史,服药或环境因素,母亲异常男性化或库欣综合征面容,提示可能为母亲因素导致的 46,XX DSD。

患儿体格检查

女孩外观,身高 78cm,体重 10kg,BP 90/60mmHg,周身皮肤无皮疹及出血点,皮肤、嘴唇、口腔黏膜及乳晕无色素沉着。外生殖器检查(图 9-15-2):阴蒂增大似阴茎,牵拉长度约 4cm,直径约 1.2cm,腹曲,大阴唇皮肤有皱褶,未见小阴唇,阴唇部分融合,阴蒂根部会阴处可见尿道外口,未见阴道外口,肛门位置正常。双侧腹股沟可触及活动包块,大小约 1.2cm×1.0cm。直肠指诊未触及子宫。患儿染色体为 46,XX,SRY(−)。

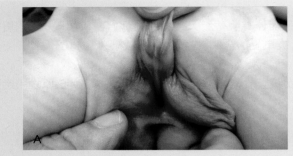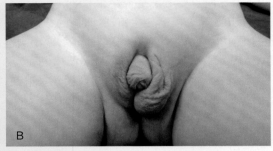

图 9-15-2　患儿外生殖器检查所见（A、B）

【问题 2】如何分析体格检查结果？

思路 1　体格检查重点是外生殖器检查及内分泌疾病的特殊体征，需要对外生殖器异常做详细描述，包括阴茎的大小，尿道外口和阴道外口的位置，是分别开口还是两者共同开口，肛门的位置，是否有前移。外生殖器男性化程度可依据 Prader Ⅰ~Ⅴ分期评估。仔细检查阴唇、腹股沟确定性腺是否存在，如果存在，确定性腺的质地、硬度及是否对称；肛门指诊是否可扪及子宫，但是青春期前女性子宫很小，正常子宫触诊也可能为阴性。

知识点

性别发育异常体格检查特点

DSD 体格检查可以从完全正常的女性外生殖器到完全正常的男性外生殖器，即使是同一疾病，外生殖器表型也可以有很大差别，主要取决于性腺及其功能，以及雄激素发挥作用的各个通路是否正常。

知识点

Prader 分级

0 级：正常女性。

1 级：女性外生殖器合并阴蒂肥大。

2 级：阴蒂肥大合并部分阴唇融合，形成漏斗形尿生殖窦。

3 级：阴蒂似阴茎，阴唇阴囊完全融合，尿生殖窦共同开口于会阴。

4 级：阴囊完全融合，尿生殖窦开口于阴茎根部。

5 级：正常男性。

Prader 分级示意图见图 9-15-3。

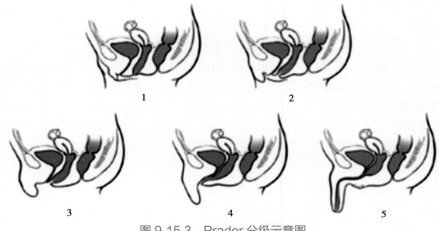

图 9-15-3　Prader 分级示意图

知识点

体格检查对诊断的提示

1. 双侧性腺均不可触及可以为任何一个类型的 DSD,46,XX DSD 最常见,其次为 45,X/46,XY DSD。

2. 一侧性腺可扪及高度提示为睾丸,少见的情况为卵睾,提示为 45,X/46,XY DSD、卵睾 DSD、46,XY DSD,可以排除 46,XX 卵巢 DSD,46,XX 单纯性腺发育不全(因卵巢和条索性腺不下降),46,XY 双侧睾丸退化综合征,46,XY 完全性腺发育不全,特纳综合征。

3. 双侧性腺可以触及,提示 46,XY、46,XX 男性和 KS 综合征,罕见的情况为卵睾 DSD。

4. 与其他畸形同时存在的生殖器畸形常为性腺发育不全。

5. 阴茎发育很好,提示宫内曾有相当水平的睾酮存在。

6. 直肠指诊触及有子宫,提示米勒管结构的存在。

7. 皮肤色素沉着提示 3β- 羟固醇氧化还原酶缺乏导致的 CAH。

8. 年长儿身材矮小提示为 XO 染色体 DSD。

9. 璞颈、盾胸、两耳低位、两乳头距宽提示特纳综合征。

思路 2 根据患儿体格检查结果,双侧腹股沟触及的包块通常为睾丸或卵睾。外阴仅见尿道开口,可能为阴道和尿道共同开口,或无阴道。直肠指诊未扪及子宫,不能排除患儿没有子宫。患儿周身皮肤无色素沉着可以排除 3β- 羟固醇氧化还原酶缺乏导致的 CAH。因此,根据体格检查可以排除性腺为卵巢或条纹性腺的 DSD(卵巢和条纹性腺均位于腹腔),包括 46,XX CAH,单纯性腺发育不全,46,XY 完全性腺发育不全和混合性腺发育不全,特纳综合征,以及 46,XY 双侧睾丸退化综合征。考虑为卵睾或双侧性腺为睾丸的 46,XY DSD,还需要做染色体核型测定及 *SRY* 基因检测。

【问题 3】如何分析染色体结果?

根据 DSD 分型,可以排除性染色体 DSD、46,XY DSD 及 46,XX 单纯性腺发育不全(为正常女性表型,与体格检查不符合),患儿可能为卵睾 DSD(最常见的核型为 46,XX,与该患儿核型符合),以及 46,XX 男性(10% *SRY* 阴性,90% *SRY* 阳性,双侧性腺为睾丸)。

知识点

性别发育异常分型

1. 46,XX DSD

(1)性腺(卵巢)发育异常:包括卵睾 DSD、46,XX 男性(睾丸 DSD)、单纯性腺发育不全。

(2)雄激素过量有胎儿原因,包括 CAH(21- 羟化酶、11- 羟化酶缺乏最常见,3β- 羟类固醇脱氢酶缺乏);母体原因,包括妊娠黄体瘤、外源性药物,胎盘原因,包括芳香酶缺乏。

(3)P450 氧化还原酶(POR)缺乏。

(4)其他原因:泄殖腔外翻、阴道闭锁、米勒管异常,其他罕见的综合征。

2. 46,XY DSD

(1)性腺(睾丸)发育异常:完全性腺发育不全(Swyer 综合征,又称 46,XY 女性)、部分性腺发育不全、双侧睾丸消失或退化综合征、卵睾 DSD、Leydig 细胞发育不良(LH 受体缺陷)。

(2)雄激素合成缺陷:17,20- 裂解酶缺乏,17β- 羟类固醇氧化还原酶(3 型)缺乏、男性 CAH(胆固醇侧链裂解酶 StAR 缺乏、细胞色素 P450 氧化还原酶缺乏、3β- 羟固醇脱氢酶缺乏、17α- 羟化酶缺乏)。

(3)雄激素受体和受体后缺陷:完全性激素不敏感综合征;部分雄激素不敏感综合征和轻度雄激素不敏感综合征。

　　(4)睾酮在外周组织中代谢异常:5α- 还原酶缺乏。

　　(5)MIS 合成、分泌或对其反应异常:米勒管永存综合征。

　　(6)其他:重度尿道下裂、泄殖腔外翻。

　　3. 性染色体 DSD

　　(1)45,X(特纳综合征和变异体)。

　　(2)47,XXY(Klinefelter 综合征和变异体)。

　　(3)45,X/46,XY(混合性腺发育不良,卵睾 DSD)。

　　(4)46,XX/46,XY(嵌合体,卵睾 DSD)。

【问题 4】根据染色体结果应进一步做何种检查?

　　要排除雄激素过量导致的 46,XX DSD(包括 CAH 及胎儿、胎盘因素导致的雄激素过多),以及下丘脑 - 垂体 - 性腺轴是否有异常。进行内分泌相关检测:①性激素检测;②肾上腺轴功能评估;③兴奋试验;④血清抗米勒管激素(anti-Müllerian hormone,AMH)和抑制素 B(inhibin-B,InhB)测定;⑤血尿类固醇激素检测,如测定血 17- 羟孕酮。如果怀疑 CAH,还需要检测血清离子、血糖。

　　根据体格检查该患儿可以排除雄激素过量导致的 46,XX DSD,因此可仅行下丘脑 - 垂体 - 性腺轴功能检测,检查血睾酮、雌二醇、FSH、LH、MIS、InhB,行 HCG 刺激实验,判断睾丸功能。

患儿实验室检查结果

　　血 ACTH(8:00)27.55pg/ml(参考值:7.2~63.3pg/ml),血浆皮质醇 11.15μg/dl(参考值上午 8:00:8.7~22.4μg/dl)。血性激素检测:孕酮 0.48ng/ml,催乳素 11.64ng/ml,睾酮 <0.1ng/ml,双氢睾酮 4nmol/L,雄烯二酮 1.0ng/ml,hLH 0.69mU/ml,hFSH 7.67mU/ml,雌二醇 <20pg/ml。血清 K^+ 4.16mmol/L(参考值:3.5~5.5mmol/L),Na^+ 138mmol/L(参考值:136~145mmol/L),Cl^- 106.3mmol/L(参考值:196~108mmol/L)。空腹血糖 4.94mmol/L(参考值:3.0~6.11mmol/L)。MIS>18(参考值:女性 20~40 岁 0.24~11.78;41~50 岁 0~1.22;>50 岁 0~3.36;男性 20~60 岁 1.45~18.77;>60 岁 0.34~9.38),InhB 100pg/ml。

　　HCG 刺激试验:睾酮 0.4ng/ml,双氢睾酮 3.2nmol/L,雄烯二酮 1.3ng/ml,雌二醇 <20pg/ml。

知识点

先天性肾上腺皮质增生症病因、临床特点及诊断

　　1. CAH 是 46,XX DSD 最常见的一种疾病,是由于涉及皮质醇合成通路的五个基因缺陷导致的常染色体隐性遗传疾病。

　　2. 五个基因及其编码的酶分别为 CYP 21(21- 羟化酶)、CYP 11(11β- 羟化酶,18- 羟化酶和 18- 氧化酶)、CYP 17(17α- 羟化酶和 17,20- 裂解酶)、3β-HSD(3β- 羟基类固醇脱氢酶)和 StAR(胆固醇侧链裂解酶)。仅 CYP 21 和 CYP 11 缺乏有显著男性化,3β-HSD 缺乏男性化程度轻一些。

　　3. 95% CAH 为 21- 羟化酶缺乏,临床上分为三型:失盐型,男性化和醛固酮缺乏;单纯男性化,仅男性化,无失盐;非经典型,无男性化和失盐的证据,青春期时出现男性化。

　　4. 由于子宫内雄激素的暴露,性别模糊仅限于外生殖器,胎儿有正常的卵巢和米勒管结构。

　　5. 出生后未予治疗的 CAH 新生儿可出现进展性男性化、身高迅速长高和骨骼成熟。

　　6. 典型的 21- 羟化酶缺乏患儿,可检测血浆 17- 羟孕酮升高,盆腔超声显示存在米勒管结构可确定诊断。

　　7. 新生儿期怀疑 CAH 应立即行血清学检测以排除失盐型 CAH。

知识点

卵睾性别发育异常病因、临床特点及诊断

1. 核型 60% 为 46,XX 核型,33% 为嵌合体(46,XX/46,XY;46,XX/47,XXY),7% 为 46,XY。

2. 性腺 卵睾/卵巢(40%),卵睾/睾丸(15%),双侧卵睾(19%),一侧睾丸加一侧卵巢(11%)。

3. 外生殖器和内部管道结构呈现男性和女性之间的不同级别。大多数外生殖器是模糊外生殖器,但可有不同程度的男性化,多为重度尿道下裂加右侧可触及的性腺。内生殖器的分化各异,与同侧性腺的功能有关,输卵管常在有卵巢的一侧,输精管常邻近睾丸。所有患儿均有泌尿生殖窦,大多数有子宫。阴唇阴囊皱褶融合不完全。

4. 确定诊断需要行性腺活检。

知识点

性别发育异常的实验室检查及其意义

1. 确定核型,SRY。

2. 新生儿模糊外生殖器出生后立即行血清学检测排除失盐型 CAH,早期检测血清电解质、睾酮及 DHT(雄激素水平出生后会很快下降)。出生 3~4 日后检测血清 17- 羟孕酮(出生应激可导致出生后 1~2 日类固醇前体生理性升高)。

3. 基因突变 确定是否有雄激素受体异常,以及睾酮合成通路中酶的异常。

4. 性激素检测 这是最基本的评估指标,包括促黄体生成素(luteotropic hormone,LH)、促卵泡激素(follicle-stimulating hormone,FSH)、催乳素、孕酮、睾酮、雌二醇。如果 LH/FSH 升高,但相应性激素(睾酮、雌二醇)水平低下甚至测不到,应考虑性腺发育不良可能,多见于 Klinefelter 综合征、特纳综合征、睾丸退化综合征、无睾症、睾丸间质细胞发育不全、单纯性腺发育不全、17α- 羟化酶缺乏症等;反之若性激素正常或升高,则可能存在性激素不敏感,如完全性雄性激素不敏感综合征。如果 LH/FSH 正常,则需结合患儿具体临床表现综合判断,如部分性雄激素不敏感综合征、5α- 还原酶缺陷症、先天性肾上腺皮质增生症(CAH)等。

5. 肾上腺轴功能评估 促肾上腺皮质激素(adrenocorticotropic hormone,ACTH)(上午 8:00,下午 4:00)、血清皮质醇(上午 8:00,下午 4:00)、睾酮(testosterone)、孕酮(progesterone)、17- 羟孕酮(17-hydoxy progesterone)、脱氢表雄酮、雄烯二酮等检测有利于排除肾上腺疾病,还可以通过 ACTH 激发试验鉴别不同类型 CAH。若 46,XX DSD 患儿血孕酮、17- 羟孕酮、睾酮、雄烯二酮增高,伴或不伴血 ACTH 增高、皮质醇降低,则提示可能存在 CAH。若新生儿期出现呕吐、腹泻、脱水、皮肤色素沉着,伴有低血钠、高血钾、代谢性酸中毒,甚至低血容量性休克,需要警惕失盐型 CAH,应及时进行急症评估,并立即纠正脱水及电解质紊乱,静脉滴注糖皮质激素。

6. 兴奋试验 当基础性激素检测很难鉴别病因时,则需进行兴奋试验。如促性腺激素释放激素(gonadotropin-releasing hormone,GnRH)应激试验用来检查下丘脑 - 垂体 - 性腺轴功能,HCG 应激试验检查睾丸间质细胞功能。

(1)GnRH 应激试验:正常 LH 的反应峰值出现在 30 分钟,峰值大于基础值的 3 倍。基础值低、峰值增加不到基础值的 2 倍为低弱反应。若 LH 注射前后无明显变化称为无反应。峰值于 60~90 分钟出现为延迟反应。无反应、低弱反应及延迟反应均提示垂体促性腺激素分泌缺陷疾病可能,有助于 DSD 病因鉴别。

(2)HCG 应激试验:HCG(500~1 500IU/ 次),根据年龄不同调整 HCG 用量,每日 1 次或隔日 1 次,共 3 次肌内注射,肌内注射第 3 次后的次日抽血检查血清睾酮、双氢睾酮(DHT)的水平。HCG 刺激前后睾酮变化 >1ng/ml 为正常反应。睾酮变化 <1ng/ml 为低弱反应,提示可能存在原发性睾丸功能低下。

睾酮与 DHT 的比值对于帮助诊断 5α- 还原酶缺乏症非常重要。若 HCG 激发试验睾酮反应正常,DHT 升高不理想,睾酮与 DHT 比值在婴儿期 >8,在儿童期 >10 提示可能存在 5α- 还原酶缺乏症。睾酮与 DHT 比值 <0.8~1.0 提示 17β- 羟类固醇缺乏,但最终仍需要基因检测来确诊。

7. 血清抗米勒管激素(AMH)和抑制素 B(InhB)测定 AMH 及 InhB 主要由睾丸支持细胞分泌,评估它们有助于判断睾丸是否存在及其功能,其敏感性优于 HCG 兴奋试验,在"小青春期"性腺评估中也有重要意义。如果 AMH 和 InhB 两项均未检测到,提示睾丸组织缺失或退化。此外,AMH 检测有助于鉴别性腺发育不良和雄激素合成障碍疾病。

8. 血尿类固醇激素检测 利用液相色谱质谱或气相色谱质谱技术进行检测,有助于类固醇代谢障碍性疾病的鉴别诊断,如尿中 5α/5β(C21- 和 C19-)类固醇的比值降低,对 5α- 还原酶 Ⅱ 型缺乏症具有诊断意义。

【问题 5】对患儿下一步应该做什么检查?

患儿下丘脑、垂体、性腺系列激素检查均正常,HCG 应激试验阳性,提示性腺中存在有功能的睾丸间质细胞。MIS 及 InhB 正常,提示存在睾丸。进一步需要行影像学检查,重点检查盆腔超声及 MRI,确定是否存在米勒管结构及性腺。

患儿盆腔及腹股沟超声检查

盆腔内未见子宫,双卵巢未探及。左侧腹股沟区可见椭圆形 1.2cm×0.8cm 低回声包块,考虑为睾丸,右侧腹股沟近内环处见 1.3cm×0.9cm 低回声不规则包块,上极有液性回声,考虑为卵睾。双肾上腺未见异常。生殖道造影(图 9-15-4)见阴道,未见子宫。

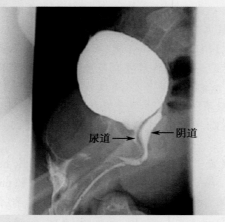

尿道—— ——阴道

图 9-15-4 生殖道造影见阴道,未见子宫

【问题 6】患儿下一步要怎么办?
应行腹腔镜性腺探查活检。

知识点

性别发育异常影像学检查的意义

超声检查:明确性腺(确定解剖结构是否正常,是否为卵睾、子宫、肾上腺结构)。超声和体格检查到不对称的解剖结构是一个重要的发现,如果核型为 XY,可提示混合性腺发育不全;如果为 XX,提示为卵睾 DSD。

生殖道造影:评价尿生殖窦,包括尿道和阴道汇合的部位。此外,还可见宫颈、输卵管或输精管。

MRI 检查:辨别盆腔解剖。

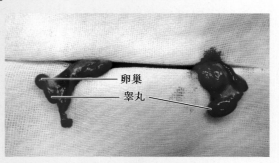

第一次手术经过

对患儿于全身麻醉下行尿道阴道镜检及腹腔镜辅助下性腺探查。阴道镜见阴道末端无子宫颈。腹腔镜见盆腔有痕迹子宫，取双侧腹股沟切口，找到双侧性腺（图9-15-5），左侧外观似睾丸，见输精管，右侧外观似卵巢，未见输精管，分别于性腺上、下极各取组织送快速冰冻病理检查，证实左侧为睾丸，右侧为卵巢。向家属交代病情后，决定在石蜡切片结果出来后再决定下一步治疗计划。石蜡病理结果和术中快速病理检查结果一致。

卵巢
睾丸

图9-15-5 术中所见性腺组织

【问题7】对患儿进一步应该如何处理？

思路1 性腺一侧为卵巢，另一侧为睾丸，因此该患儿诊断明确为卵睾DSD。

思路2 首先是性别选择，需要对患儿进行心理评估，与家长进行详细的、无倾向性的谈话，交代与疾病相关的性功能、生育能力及性腺恶变的风险，手术治疗与观察的利与弊，患儿可能存在社会心理问题，性别选择的相关利弊，选择不同性别后生殖器整形手术的术式，近期和远期并发症，近期和远期需要接受的内分泌治疗和心理治疗，以及目前卵睾DSD治疗现状。最后在行外生殖器整形术前需经伦理道德委员会批准同意。

知识点

卵睾性别发育异常的治疗原则

1. 卵睾DSD的处理最重要的是性别认定，性别认定要基于外生殖器、内生殖管道及性腺的功能潜能。

2. 如按女性抚养，则切除所有午非组织和睾丸，术后通过HCG应激试验以确认所有睾丸组织均被切除。保留卵巢组织后，青春期时卵巢功能可能是正常的，要监测性腺肿瘤的发生。睾丸和卵巢组织界限不清者建议切除性腺。

3. 如按男性抚养，则切除所有卵巢和米勒管结构，青春期时要考虑是否切除性腺，行激素替代治疗。卵睾的睾丸部分常发育不良，并且青春期时睾丸功能下降，如按男性抚养通过取精和细胞内精子注射技术有成功生育的报道。

4. 无论按女性还是男性抚养，均应监测性腺肿瘤的发生。46,XY发生性腺肿瘤的风险为3%，而46,XX罕见发生肿瘤。

知识点

性别发育异常患儿性别决定的原则

1. 性别决定要考虑以下几个方面，包括诊断时年龄、性腺类型及功能、性腺癌变风险、外生殖器形态、性腺内分泌功能、性和生育潜能、心理性别和状态、父母的观点及社会、文化、环境等问题。

2. 性别决定最好推迟至诊断明确，生殖器的潜在功能已充分评估。

3. 合适的性别决定要达到的目标：如果可以，获得生殖潜能；有好的性功能；采取最少的医疗干预；获得总体符合性别的外观；获得稳定的性别身份；具备良好健康的社会心理。

4. 46,XX DSD 95%性别认定为女性，5%认定为男性性别。

5. 46,XY DSD外生殖器完全女性化，睾丸无功能的患儿建议选择女性性别。对于睾丸有功能的患儿建议选择男性性别。

　　6. PAIS、睾酮合成障碍、不完全性腺发育不良不论选择男性还是女性都有 25% 患儿不满意。

　　7. 混合性腺发育不全和卵睾 DSD 依据表型（阴茎大小），HCG 应激试验结果,常选择女性；如阴茎可做重建手术,功能性腺组织主要为睾丸可选择做男性。

　　8. MIS 缺乏或受体不敏感表型为男性,通常选择男性。

【问题 8】如果选择女性性别,进一步应如何治疗？

　　切除睾丸组织,尽可能保留卵巢组织,术中可以通过组织活检快速冰冻病理检查确定睾丸组织是否完全切除。术后还需行 HCG 应激试验,确定睾丸组织是否完全切除,同时行女性外生殖器整形。

【问题 9】如果选择男性性别,进一步应如何治疗？

　　切除右侧性腺卵巢部分,行睾丸固定,分期或一期尿道下裂修复,阴囊成形。存在米勒管结构者,可以开放或腔镜手术切除,对于性腺缺如患儿还可以在青春期后阴囊内放置睾丸假体。

【问题 10】远期如何随访？

　　(1)需要内分泌治疗的患儿,如 CAH,需要在小儿内分泌科门诊治疗,长期激素替代。

　　(2)至少每年需要看 1 次心理门诊,针对性地早期发现问题,对于自身形象、性别身份识别和认定、与同伴交往(如约会)等方面提供合适的心理支持。

　　(3)对于保留的性腺需要定期行超声检查监测是否恶变。

　　(4)青春期前及青春期需要监测外生殖器发育、骨龄、性激素水平,确定是否需要激素替代诱导青春期,促进骨骼发育。

　　DSD 评价和处理的关键点:首先通过详细地询问病史、体格检查、实验室和影像学检查,必要时手术性腺探查,作出明确的诊断。治疗小组与患儿父母谈话,基于诊断、患儿的解剖结构、性别和生殖管道的潜在功能,确定一个合适的抚养性别。在没有其他证据的情况下,不管是否为模糊外生殖器,对于双侧不可触及睾丸或单侧不可触及睾丸合并尿道下裂的患儿都必须考虑为 DSD(图 9-15-6)。

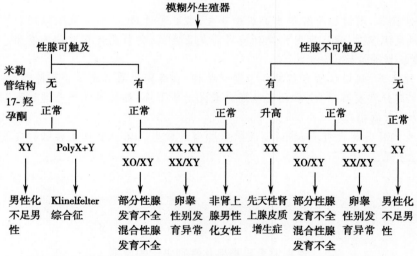

图 9-15-6　新生儿模糊外生殖器诊断思路图(基于性腺是否可以触及、
是否存在米勒管结构、17- 羟孕酮水平及核型)

(杨 屹)

第十六节　尿道上裂和膀胱外翻

　　尿道上裂和膀胱外翻是一种少见的中线畸形,由腹部和骨盆向腹侧中线融合异常所致,统称为外翻 - 上裂联合症(extrophy-epispadias-complex,EEC)。EEC 可以仅表现为最轻度的阴茎头型尿道上裂到完全的泄殖腔外翻。泄殖腔外翻常会合并其他多个系统的脏器畸形,对于膀胱外翻,一般同时还合并有尿道上裂,耻骨联合分离和肛门偏前。近20年来,手术方法的持续改善使得功能修复的成功率不断提高,但离膀胱外翻的最终治疗目标(足够的膀胱容量、尿控、良好的外观)还有很大距离。

临 床 病 例

患儿,男,2日,足月顺产。出生时发现下腹部膀胱黏膜外翻,转来本院。患儿出生后胃纳正常,已排胎粪,无发热。产前检查未发现异常。体格检查:脐带位置偏下,下腹部见膀胱外翻,完全性尿道上裂,双侧阴囊偏前,内未探及睾丸,双侧腹股沟未及可复性肿块。

【问题1】对新生儿膀胱外翻,应如何进一步处理?

思路 刚出生的新生儿膀胱外翻,外翻的膀胱黏膜正常,色泽红润,表面光滑,应该立刻在尿布下衬塑料薄膜,以防止尿布摩擦损伤新鲜的黏膜。如果不加以保护,反复与衣物摩擦将使膀胱黏膜增生,形成高低不平的乳头,如果长期暴露可能进一步造成膀胱挛缩和纤维化。

膀胱外翻一般不合并其他系统的脏器畸形,术前只需完成心、肺功能和泌尿系统超声检查,手术应该在出生后3日内尽快完成。3日内的新生儿骨盆可塑性大,可以避免截骨手术,既降低手术费用,同时提高手术成功率。

知识点

膀胱外翻的产前诊断

孕18周膀胱外翻的产前诊断率为40%。主要表现为缺乏充盈的膀胱(71%),下腹部膀胱突出(47%),男婴阴囊前移、阴茎短小(57%),脐带偏低(29%),髂嵴变宽(18%)。

知识点

外翻-上裂联合症的性别分布和发病率见表9-16-1。

表 9-16-1 外翻-上裂联合症的发病率和性别分布

项目	发病率	性别分布(男:女)
膀胱外翻	1:50 000	3:1
尿道上裂	1:120 000	5:1
泄殖腔外翻	1:300 000	6:1

知识点

膀胱外翻的主要临床表现及病理改变

膀胱底板外翻于下腹正中。脐部位置偏下,可有小型脐膨出。

完全型尿道上裂:在男孩表现为两侧阴茎海绵体缩短、上弯;尿道底板外翻于海绵体背侧,与膀胱底板相连。女孩表现为阴蒂分离;尿道底板外翻于阴道背侧,与膀胱底板相连;阴道偏短,开口往往偏窄,内生殖器无异常。

耻骨联合分离;肛门偏前;肛提肌复合体分离,造成盆底肌薄弱,容易出现直肠脱垂和不同程度大便失禁。

双侧膀胱输尿管反流：由于双侧输尿管进入膀胱位置偏外，绝大部分患儿均有反流；其他上尿路畸形少见。

双侧腹股沟斜疝：发生率男孩达 80%，女孩 10%；双侧睾丸回缩；尽管男孩很多体格检查发现阴囊空虚，但绝大部分为回缩睾，无须手术。

入院后情况

患儿急诊入院。入院后完善术前准备，包括血常规、尿常规、粪便常规；血电解质、肝肾功能检查均在正常范围。超声肾、输尿管未见异常；心脏超声正常。予肌内注射维生素 K 10mg，1 次。入院后第 2 日，即出生后 3 日行膀胱关闭手术。术后予蛙式石膏固定。

【问题2】膀胱外翻有哪些的手术方法？

思路 1 膀胱外翻目前主要有三种手术方法。现代分期功能性膀胱外翻修复是应用较为广泛的一种手术：在新生儿期完成膀胱关闭手术；在 2 岁以内完成尿道上裂修复手术；在 5 岁以前，如果膀胱达到合适的容量，最低为麻醉下 60ml，完成膀胱颈成形手术和输尿管再植手术。

一期膀胱外翻尿道上裂修复术（CPRE）最初在新生儿期完成膀胱关闭、膀胱颈成形和尿道上裂修复手术，但新生儿期完成这一手术风险巨大。虽然有成功报道，但可以出现阴茎坏死等一系列严重并发症。目前改良的方法延迟到 3~6 个月手术同时完成截骨手术，大大降低了手术风险。

软组织彻底松解膀胱外翻修复术（Kelly 手术）由澳大利亚的 Kelly 医生 1971 年首先报道，早期应用过程中由于出现阴茎坏死等严重并发症，长期未得到推广。近 25 年来在英国、法国、澳大利亚及意大利等国有较为广泛的应用。目前该术式可以不截骨一期完成膀胱关闭，膀胱颈成形和尿道上裂修复，术后可获得较为满意的阴茎外观和良好的尿控潜能。手术的关键为充分游离所有相关软组织，包括尿道、阴茎海绵体和盆底，在此基础上重建膀胱出口、括约肌、尿道和阴茎。由于阴茎脚完全从耻骨上脱离，与对侧阴茎脚在中线合并，最大限度消除耻骨分离对阴茎的影响，使阴茎向前突起，增加阴茎外观长度。

思路 2 膀胱外翻是小儿泌尿外科最复杂的手术之一，近期并发症主要为术后膀胱再次裂开，而远期的尿控、生育都可能出现问题。虽然随手术技术的不断改善，目前的膀胱外翻手术成功率不断提高，但仍有一部分患儿最终需要尿流改道。

新生儿期手术，尤其是出生 3 日内关闭膀胱，由于骨盆可以不经过截骨手术就能完成耻骨联合分离关闭，有利于提高手术成功率和降低手术费用。同时尽早恢复膀胱出口阻力有利于膀胱发育，得到理想的膀胱容量，对进一步手术和最终得到尿控有重要作用。

知识点

骨盆截骨术

骨盆外旋、耻骨联合分离是膀胱关闭术后再次裂开以致手术失败的主要原因，而膀胱关闭手术时耻骨分离的纠正能减轻这种风险。

在出生数日内，分离的耻骨由于骨骼的弹性，在外力下相对容易靠近，可以不做骨盆截骨手术。超出新生儿期的患儿，只有通过骨盆截骨以达到耻骨靠近的目的。

目前一般使用前路骨盆截骨，在髂前上棘和坐骨大切迹之间切开骨盆骨质部分，但保留外侧骨膜和骨皮质的连续性。无张力地关闭耻骨联合。

6 个月以上患儿术后使用外固定器 4~6 周，小婴儿可使用蛙式石膏固定。

出院后随访情况

患儿术后 4 周拆除石膏，拔出膀胱引流，尿液排出通畅。出院后每晚口服呋喃妥英 10mg 预防性抗感染，其间未发生尿路感染。半年随访超声，无上尿路扩张。

【问题3】如何进行膀胱外翻的术后处理?

膀胱关闭术后,膀胱外翻变成了完全性尿道上裂。膀胱引流管在术后4周拔出,拔出前应夹管证实排尿有无梗阻,同时行超声检查了解骨盆和输尿管情况及有无尿潴留。术后3个月应复查超声,以后每半年复查1次。膀胱外翻术后都会有膀胱输尿管反流,应常规使用预防性抗感染治疗。

随访中需要了解膀胱容量,如果2岁后膀胱容量还不能达到30ml,以后获得尿控的机会将降低。

也需要注意是否存在膀胱出口梗阻,如果出现尿潴留、输尿管扩张需要进行尿道扩张和间歇性清洁导尿,严重的出口梗阻需要进行膀胱出口的成形手术。

再入院尿道上裂手术

患儿膀胱关闭术后1年,再次入院。完善术前检查,入院后第3日行尿道上裂修复术。手术顺利,术后10日拔出导尿管出院。

【问题4】膀胱外翻关闭后,尿道上裂手术的合适年龄?

传统的功能性膀胱修复手术要求在膀胱关闭后,2岁以内完成尿道上裂手术。最新的证据显示,尿道上裂的修复可以增加膀胱容量。目前尿道上裂手术的年龄不断提前,可以在患儿6个月时完成尿道上裂手术。

【问题5】尿道上裂的主要手术方法?

目前常用的尿道上裂手术方法为Cantwell-Ransley手术和Mitchell于1996年报道的阴茎完全解剖方法,但以Cantwell-Ransley手术最为常用。手术步骤包括:①纠正背曲;②尿道重建;③阴茎皮肤覆盖;④阴茎头成形。两者差别在于后者阴茎完全解剖方法需要将尿道底板从阴茎头完全解剖下来置于腹侧,以获得更好的解剖复位,但由于尿道底板过短,部分病例尿道口不能Ⅰ期做到阴茎头,使尿道上裂变成尿道下裂,需要再次手术。

(毕允力)

第十七节 泌尿系统外伤

泌尿系统创伤的发生率仅次于颅脑创伤,居第2位,常合并其他器官、系统损伤,小儿外科和泌尿科医生的任务是首先诊治危及生命的复合伤,同时明确泌尿生殖系统创伤情况,恰当进行尿液引流,待小儿病情稳定再进一步处理。目前,多种泌尿系统损伤的诊治对小儿泌尿外科医生仍然是难点与挑战,并且存在一些争论。泌尿系统创伤早期救治不当常导致器官丢失或严重影响生活质量。

知识点

小儿泌尿系统创伤特点

1. 小儿泌尿系统创伤较为常见,往往合并其他组织、器官的损伤。

2. 泌尿系统创伤可分为开放性和闭合性两大类,小儿多为闭合性创伤。

3. 泌尿系统创伤诊治不当常致器官缺失或功能障碍。因此,对怀疑泌尿系统外伤首先要及时诊断和处理危及生命的其他复合伤,其次是泌尿系统损伤修复与重建。

4. 小儿泌尿系统创伤由于其解剖生理特点,致伤机制与成人有区别,损伤类型也与成人有所区别。

临床病例

患儿,男,6岁。因"车祸伤后6小时"入院。患儿伤后神志清,无呕吐,排肉眼血尿1次。体格检查:神志清,呼吸平稳,BP 100/60mmHg,HR 92次/min,右侧脊肋部皮肤可见擦伤和瘀斑,腹部平坦,右上腹有压痛,无肌紧张,右下肢股部外侧肿胀,局部青紫,关节活动不受限,股骨和胫骨轴向叩击痛(−)。血常规:WBC $12.4×10^9$/L,Hb 98g/L,PLT $36×10^9$/L。尿常规:红细胞(++),余(−)。

【问题1】通过上述情况,对该患儿初步考虑什么诊断? 应与哪些疾病进行鉴别诊断?

思路1 患儿有确切的车祸外伤史,有血尿和脊肋部伤痕,提示泌尿系统创伤,特别是肾创伤。血尿程度并不能反映肾创伤的严重程度,也不能单纯依靠血尿作为是否进一步检查的依据。

思路2 泌尿系统创伤诊治过程中首先要发现和诊断致命的复合伤。患儿伤后6小时神志清,生命体征基本平稳,Hb稍低,基本除外致命的复合伤。

思路3 超声可辨认肾结构改变及肾内、外血肿,还可估算出血量大小。最有诊断价值的是检出尿外渗及局限性肾周积尿。在进行观察期间或保守治疗时可随时复查监测肾创伤的变化。多普勒超声可以监测肾实质灌注和肾动脉血流,提示肾蒂损伤或肾动脉断裂或栓塞。

思路4 诊断肾创伤相关的影像学检查还有增强CT扫描、静脉尿路造影、肾核素显像、膀胱镜逆行插管造影和肾动脉造影,上述检查各有优势和针对性,不可相互完全替代,应根据情况选择。

知识点

诊断肾创伤相关的影像学检查

1. 增强CT扫描可检出5mm以上病变,对各型肾创伤的诊断非常敏感,可发现肾裂伤、肾周血肿、尿外渗及并发的腹内脏器创伤,显示肾脏血液灌注情况,对肾创伤的分类较准确。螺旋CT增强扫描分别重建动脉期、静脉期和分泌期肾脏图像,可清晰显示肾血管、肾实质和肾盂肾盏结构。延迟扫描可显示同侧输尿管情况。

2. 肾核素显像用于检查肾形态与功能,可显示肾创伤程度及范围,特别是肾功能状况,如灌注期肾区无灌注,提示肾蒂撕裂或肾动脉栓塞;如为分支动脉栓塞则表现为楔形缺损;功能期如出现放射性摄取减低提示肾挫伤;放射性范围扩大且不规则提示尿外渗。

3. 肾下极大量尿外渗并且增强CT延迟扫描同侧输尿管不显影时要高度怀疑肾盂输尿管连接部断裂,可经膀胱镜逆行插管肾盂造影证实。

4. 超声示伤侧肾脏无血流或功能性检查不显影应即刻行肾动脉造影,可以确诊肾蒂伤,也可显示严重肾裂伤。

思路5 还需考虑到在就诊晚或延误诊断的患儿严重的尿外渗可达数百毫升,局限性积尿压迫肾脏可以引起高血压,腹膜后尿外渗及感染还可引起呕吐、腹胀等麻痹性肠梗阻症状,此类症状、体征提示严重的肾碎裂伤或肾盂输尿管连接部断裂可能性。肾动脉栓塞时小儿可无内出血表现,也无腹内合并创伤,超声检查肾脏形态可以正常而彩色多普勒超声可发现肾动脉无血流,增强CT扫描患肾无增强或静脉尿路造影不显影。

知识点

肾脏外伤检查特点

1. 泌尿系统创伤较常见,多是复合伤,诊治时不要忽略可能致死的其他组织器官损伤。

2. 没有血尿并不能除外泌尿系统创伤。

3. 外伤史和细致体格检查可以发现肾创伤的提示。

4. 超声是筛查、随诊观察和诊断肾创伤的首选检查。

5. 影像学检查完全可以确诊肾创伤,增强CT延迟扫描同侧输尿管不显影需警惕有无同侧肾盂输尿管连接部断裂,膀胱镜逆行插管肾盂造影证实。

辅 助 检 查

超声检查示右肾中部被膜不连续,实质横断,周围有8cm液性暗区,内有部分区域回声增强。增强CT扫描示右肾中部全层裂伤并横断,肾周局部可见血肿和尿外渗(图9-17-1)。

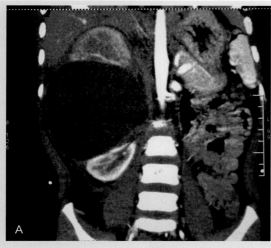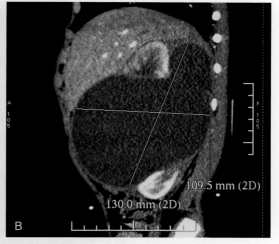

图 9-17-1 增强 CT 扫描
A. 伤后 8 小时增强 CT 扫描示右肾中部横断,肾实质分离;B. 侧位观。

【问题 2】临床应采取保守治疗还是手术探查?

思路 1 治疗方法的选择取决于影像学检查的分类。该患儿考虑为Ⅳ型肾全层裂伤,属中度肾损伤。

> 知识点
>
> #### 闭合性肾损伤分型
>
> Ⅰ 型:肾挫伤,镜下或肉眼血尿,泌尿系统检查肾挫伤,包膜下血肿,无肾实质损伤。
> Ⅱ 型:血肿局限于腹膜后肾区的肾周,肾实质裂伤深度小于 1.0cm,无尿外渗。
> Ⅲ 型:肾实质裂伤深度超过 1.0cm,无集合系统破裂或尿外渗。
> Ⅳ 型:肾损伤贯穿肾皮质、髓质和集合系统,有尿外渗。
> Ⅴ 型:肾脏破裂血管损伤,肾门血管撕裂、离断伴肾脏无血供。

思路 2 肾创伤治疗目的是最大限度地保存有功能的肾组织。闭合性肾创伤除参考临床表现和有无合并伤外,主要根据影像学检查确定的创伤程度及范围选择治疗方法。小儿肾创伤中 70%~80% 可保守治疗,20%~30% 需要手术,其中 5%~7% 做肾切除。保守治疗的前提是患儿循环系统稳定,没有休克。

> 知识点
>
> #### 闭合性肾损伤保守治疗原则
>
> 1. 绝大部分Ⅳ型肾创伤适于保守治疗,需手术治疗者仅约 4%。
> 2. Ⅳ型的肾全层裂伤多数可保守治疗,而肾碎裂伤手术探查肾切除比例较高。
> 3. 患儿无休克,影像学检查除外肾蒂创伤和肾盂输尿管连接部断裂的前提下保守治疗可以缩短住院时间,减少输血量和降低肾切除率。
> 4. 保守治疗时,卧床休息直至镜下血尿消失;抗生素控制感染,观察腹部情况尤其腰部肿块有无增大,压痛有无加重;循环系统监测和血细胞比容测定,注意肾功能变化。离院前复查静脉尿路造影或肾核素显像。

知识点

闭合性肾损伤手术适应证

1. 肾蒂血管损伤。

2. 肾盂输尿管连接部断裂。

3. 肾碎裂伤肾区肿块进行性增大、持续严重肉眼血尿、持续严重尿外渗。

4. 肾组织不能存活,多次静脉尿路造影或肾核素显像示肾实质持续不显影。

5. 肾无功能并继发感染或高血压。

6. 严重肾碎裂伤保守治疗时,因大量尿外渗形成巨大尿囊并感染,肾脏或大部分肾脏血供良好,除外肾盂输尿管连接部断裂,尿囊穿刺置管引流可避免开放手术探查,增加保留患肾机会(图9-17-2)。

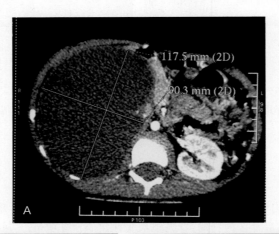

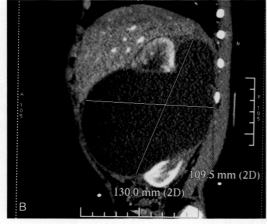
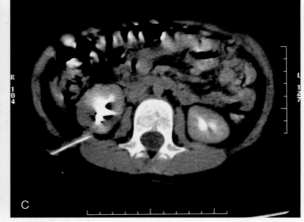

图 9-17-2 CT 检查

A. 保守治疗 2 周,局部尿外渗增加,形成尿囊,并感染高热;B. 侧位观;
C. 肾周穿刺置管引流 1 个月后尿囊消失,肾脏显影良好。

思路 3 单纯肾缝合或仅切开引流,可经上腹横切口,腹膜外入路。重度肾创伤或有腹腔内脏合并伤宜采用经腹切口。肾裂伤可用可吸收缝线间断褥式缝合,多处裂伤在止血缝合后,可用带蒂大网膜包裹肾脏。肾上极或肾下极创伤,不能修补时,可进行肾部分切除,应注意保留肾包膜以覆盖肾创面。

思路 4 肾动脉栓塞多由外伤时肾脏快速移位牵拉肾动脉致血管内膜损伤继发,肾功能与肾缺血时间有直接关系。在 12 小时内肾保存率达 80%,至 18 小时,肾保存率降为 50%,超过 20 小时失肾率为 100%。

思路 5 必须考虑到肾盂输尿管连接部断裂,膀胱镜逆行插管造影可以确诊(图9-17-3),应及时诊断并立即行输尿管吻合修复。

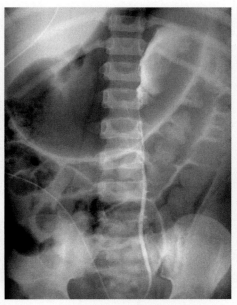

图 9-17-3　膀胱镜左侧输尿管逆行插管造影

对比剂外溢，不能进入肾盂肾盏。

知识点

肾盂输尿管连接部断裂修复的注意事项

对误诊病例亦应争取一期手术修复。如不能进行修复术，应肾造瘘，引流肾脏。需要注意误诊病例多有尿外渗形成巨大尿囊，不能仅进行肾周尿囊引流。因单纯局限性积尿引流可使肾盂输尿管断裂处的间距逐渐闭锁，引流尿液逐渐减少、消失，误以为自愈，实际上肾功能丧失，可导致肾萎缩。经肾造瘘炎症控制，局部粘连和瘢痕组织软化吸收后，二期手术肾盂输尿管吻合。无论一期还是二期吻合延误诊断的病例手术难度都非常大，局部尿囊形成的炎症纤维壳可厚至 1cm 左右，肾被膜与纤维壳间没有界限，肾盂和肾蒂血管暴露困难，肾盂与输尿管断端间距多较远。游离整个肾脏，将其向下移位，有助于完成吻合和降低吻合张力。远端输尿管内保留膀胱镜逆行插管造影的输尿管导管有助于术中寻找远端输尿管。不能完成肾盂输尿管吻合时可以切除部分肾下极暴露肾盏进行下盏输尿管吻合。如有分支肾盂，断裂部位一般位于上、下肾盂与输尿管连接处，需进行上、下肾盂吻合和下肾盂输尿管吻合。

思路 6　在腹部外伤探查处理腹腔内脏器损伤时，如发现腹膜后大血肿或严重尿外渗，应打开后腹膜仔细探查肾脏和肾盂输尿管连接处。

【问题 3】其他泌尿系统损伤如何诊治？

思路 1　输尿管创伤多是贯通伤所致，临床罕见。小儿输尿管的医源性损伤值得重视，及时发现可有好的吻合修复效果。输尿管下段损伤吻合困难时可做输尿管膀胱吻合。

思路 2　小儿膀胱是腹腔器官，故当腹部损伤时膀胱受伤机会也多，慢性梗阻性膀胱功能障碍（如神经源性膀胱）合并炎症时可致膀胱破裂。腹腔内膀胱破裂可致无尿、尿性腹水和腹膜炎，可采用超声和膀胱造影进行诊断。膀胱腹膜外破裂留置导尿管即可，腹腔内膀胱破裂需手术缝合破裂并通畅引流尿液至膀胱完全愈合。

思路 3　男孩后尿道创伤多继发于车祸、坠落或砸伤所致骨盆骨折，前尿道创伤多是骑跨伤造成球部尿道断裂，病史加尿道造影可以诊断。不完全尿道断裂时，从尿道外口注入对比剂，尿道损伤处有外溢，同时也能进入膀胱（图 9-17-4A），此时单纯膀胱造瘘转流尿液即可。完全性尿道断裂时，经尿道外口注入对比剂，在断裂部位全部外溢，不能进入膀胱（图 9-17-4B）。球部尿道及其远端在会阴部能够良好暴露，完全断裂应急诊行尿道吻合修复。

急诊状态下不具备尿道吻合技术条件时可先进行膀胱造瘘转流,1周内由专科医院或专科医生修复尿道。

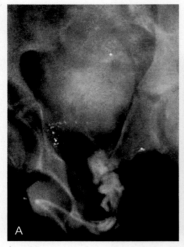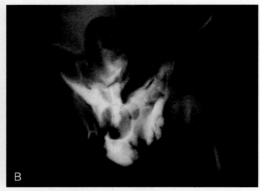

图 9-17-4 尿道造影

A. 后尿道部分断裂,尿道外口注入对比剂,部分外溢在后尿道周围,部分进入膀胱;
B. 后尿道完全断裂,对比剂全部外溢在后尿道周围及会阴部,不能进入膀胱。

知识点

后尿道完全断裂的处理原则

1. 患儿病情和医生技术两项条件均具备时可选急诊后尿道吻合修复。

2. 两项条件均不具备或缺一项时行单纯膀胱造瘘,2周内病情和医生技术条件具备后随时进行亚急诊手术吻合修复尿道。

3. 因各种原因未在2周内进行后尿道吻合修复的单纯膀胱造瘘患儿,应半年后二期手术修复尿道。

思路4 男性新生儿先天性直肠肛门畸形常合并尿道直肠瘘,肛门成形术时由于与尿道关系密切,可能致尿道损伤,术中留置导尿管有助于标记和辨认尿道,术后伤口或肛门出尿需考虑尿道损伤的可能。

泌尿系统损伤多由外伤所致,医源性损伤应在日常工作中重视,特别是盆腔手术注意输尿管损伤、肛门直肠手术注意尿道损伤的问题。具有相关病史和排尿相关的临床表现时要考虑泌尿系统损伤的可能,经影像学检查不难明确,关键是意识到存在泌尿系统损伤的可能性。输尿管及下尿路损伤的治疗首先是解决尿液转流或引流问题。损伤的修复或重建时机由患儿伤情和医生技术条件决定,手术多需专科医生完成。尿道外伤的尿失禁问题和男性勃起功能问题需要关注和长期随访。

(宋宏程)

第十八节 小儿泌尿系统结石

小儿泌尿系统结石的发病率低于成人,在尿路结石患者中,儿童占 2%~3%。近年来,欧美的儿童泌尿系统结石发病率明显升高,我国尚缺少相关的统计数据,但确定的是,国内主要小儿外科或小儿泌尿外科中心收治的儿童泌尿系结石患儿数量显著增加。

临 床 病 例

患儿,女,3岁。入院前10日无明显诱因下出现上腹部及背部疼痛,初为阵发性,伴有明显恶心,其间患儿尿量呈进行性减少,肉眼血尿3次。入院36小时未排尿,腹痛稍加重,持续。病程中无明显发热、呕吐、腹泻、便秘不适。

【问题1】根据上述情况,对该患儿初步考虑为什么诊断?

思路1 患儿腹痛、背部疼痛、血尿,同时病程中尿量进行性减少,无尿36小时。应高度怀疑患儿泌尿系统结石继发梗阻的可能。

知识点

泌尿系统结石的临床表现

1. 肾结石可单发或多发,双侧肾结石约占20%。患儿可长期无明显症状,也可表现为肾绞痛,同时伴有肉眼或镜下血尿。如继发感染,则有尿路感染症状,如发热、尿频、尿急、尿痛等。值得提出的是,婴儿伴有尿路感染时除发热外,常伴有腹泻,应避免单纯考虑腹泻病。

2. 输尿管结石出现症状的概率高,以肾绞痛和肉眼或镜下血尿为主,偶有尿频、尿急、尿痛症状,往往还伴有结石以上部位集合系统扩张。

3. 膀胱结石多来自上尿路,主要症状为尿痛、排尿困难,仰卧时可能得到缓解,站立时排尿剧痛,小儿牵拉阴茎,尿流中断、滴沥。

4. 尿道结石多见于后尿道,症状主要为排尿困难、尿痛、急性尿潴留。

5. 由外源性物质(三聚氰胺、头孢曲松钠等)引起的泌尿系统结石相对容易导致双侧上尿路同时梗阻,从而出现腹痛、呕吐、尿闭、高血压、水和电解质紊乱等急性肾损伤的相关临床症状。

思路2 采集病史时应注意既往史、个人史、家族史的收集。小儿泌尿系统结石病因有很多,通常与患儿本身的代谢异常、先天性泌尿系统解剖畸形、地理环境、饮食生活、遗传和基因因素相关。

知识点

小儿泌尿系统结石的病因

1. 代谢异常性疾病 如高钙尿症、高草酸尿症、高尿酸尿症、胱氨酸尿症、低镁尿症,或患儿曾行肠道手术导致短肠,易引起尿路结石,其中高钙尿症、高草酸尿症、胱氨酸尿症临床比较常见,对于高草酸尿症、胱氨酸尿症,基因诊断技术有助于快速精准诊断。

2. 饮食结构 动物蛋白、维生素D摄入过多,纤维素过少,易诱发上尿路结石。饮水少、尿浓缩,晶体容易形成。

3. 泌尿系统感染 感染性结石占所有结石的5%~15%,常见于反复泌尿系统感染者,感染性结石女性比男性更容易发生,比率约为2:1。

4. 先天性泌尿系统畸形 尿路结石常与引起尿路梗阻和/或尿流不畅的泌尿系统解剖异有关,梗阻性泌尿系统畸形时尿流不畅、尿液通过肾单位延时,导致结晶形成和滞留,使结石发病率增高。

5. 其他 泌尿系统异物、长期卧床(如脑瘫患儿)、营养、地理环境、种族及遗传因素均与小儿泌尿系统结石发病有关。

6. 特殊因素 某些药物,如乙酰唑胺、维生素D、皮质激素、磺胺类药物、阿司匹林及头孢曲松均可引起泌尿系统结石,其中头孢曲松钠相关药物性结石占首位。

患儿体格检查与实验室检查

体格检查:患儿神清,反应可。T 37.1℃,P 104次/min,R 25次/min,BP 90/60mmHg。轻度营养不良。上腹部及两侧腹部压痛,无肌卫,未及明显胃肠蠕动波;肠鸣音无亢进;叩诊呈鼓音,移动性浊音(−),双肾区明显叩击痛;未及明显包块。膀胱区无隆起、肿块、压痛。

血常规:CRP<8mg/L,WBC 13.62×10^9/L,中性粒细胞百分比78.7%,Hb 90g/L。血电解质:Na^+ 142.0mmol/L,K^+ 4.5mmol/L,Cl^- 107.0mmol/L,Ca^{2+} 2.3mmol/L。肝肾功能:尿素氮22.2mmol/L,肌酐287.8μmol/L,尿酸401.50μmol/L,

ALT 13.0U/L,AST 26.0U/L,TBIL 17.4μmol/L,CB 0.00μmol/L。血气分析:pH 7.33,PCO₂ 4.13kPa,PO₂ 4.7kPa,PHCO₃⁻ 15.80mmol/L,TCO₂ 16.80mmol/L,BE -9.3,ctHb 71.00g/L,O₂Hb 77.8%,COHb 0.5%,MetHb 1.2%,HHb 20.5%。

泌尿系统超声:右肾盂内可见多个高回声区,最大的一个为 8mm 结石,伴右肾轻度积水;左肾缩小、积水,左输尿管盆腔段可见一高回声区,大小约 12mm,左侧输尿管扩张积水,盆腔少量积液。膀胱不充盈。泌尿系统 X 线平片:右肾结石,左侧输尿管下段结石。腹部和盆腔 CT 平扫(图 9-18-1):右肾多发结石,右肾轻度积水;左输尿管下段结石,左肾缩小伴重度积水。

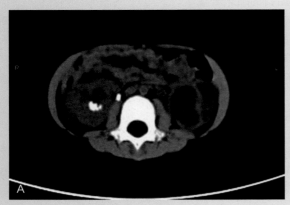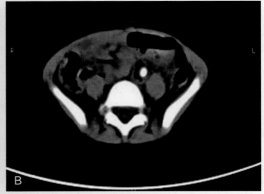

图 9-18-1 腹部和盆腔 CT 平扫

右肾多发结石伴轻度积水;左输尿管下段结石,左肾缩小伴重度积水(A、B)。

【问题 2】根据上述进一步体格检查和辅助检查,考虑患儿的诊断是什么?

思路 1 该患儿腹痛、背部疼痛,无尿 36 小时,超声提示右肾结石伴积水,左肾缩小伴积水,左输尿管扩张伴下段结石,CT 平扫证实超声所见。实验室检查中尿素氮和肌酐升高,代谢性酸中毒。综合以上信息,诊断明确为急性肾损伤、右侧肾结石伴肾积水、左侧输尿管下段结石、左肾输尿管积水、左肾萎缩。

知识点

泌尿系统结石的放射学检查特点

1. 超声检查 泌尿系统结石首选筛查手段。对于全尿路平片不能显示的小结石和 X 线透光结石(阴性结石),超声也能较为敏感地发现。此外,该手段也常用于经皮肾镜碎石取石术(PCNL)时肾镜通道的建立。

2. X 线检查 可显示泌尿系统阳性结石。儿童尿路阴性结石的比例远超过成人,所以全尿路平片不能作为儿童泌尿系统结石的排除手段。

3. CT 检查 发现阳性结石和阴性结石,是诊断泌尿系统结石的金标准,但 CT 平扫时断层间距过大可能遗漏较小结石。

4. 静脉肾盂造影(IVP) 是诊断尿路结石的重要手段,除可以发现阳性结石或通过充盈缺损间接发现部分阴性结石外,还能定性了解患肾功能,并发现部分泌尿系统畸形。

5. 放射性核素动态肾显像 该手段并不能显示结石存在与否,但对于伴有肾积水的患儿需要进行该检查以了解定量患肾功能、评价治疗前后肾功能恢复情况。

思路 2 该患儿的鉴别诊断。

1. **急性阑尾炎** 右输尿管结石所引起的急性肾绞痛可表现为右下腹疼痛,伴有恶心、呕吐等不适,临床表现类似于急性阑尾炎。

2. **急性肠梗阻** 输尿管结石引起的急性肾绞痛时可表现为腹痛,肛门停止排气、排便,伴恶心、呕吐等不适,其临床表现可类似急性肠梗阻。

3. 卵巢囊肿蒂扭转　女性尿路结石出现肾绞痛时应与卵巢囊肿蒂扭转相鉴别。

4. 泌尿系统结核　该病可有肾实质内钙化,但往往同时伴有肺部结核病史,尿频、尿急较为明显,尿常规显示脓尿。

【问题3】如何确定患儿的急诊处理选择?

思路1　患儿为泌尿系统结石梗阻导致的急性肾损伤(acute kidney injury),应首先考虑解除结石导致的泌尿系统梗阻。

知识点

泌尿系统结石致急性肾损伤的处理

1. 结石导致急性肾损伤时,血液透析进行临时性肾功能替代。

2. 膀胱镜置入输尿管导管或双 J 管,积极术前准备,保持尿液引流通畅,保护肾功能。

3. 对于以上处理后仍未能排出的结石,可按一般结石处理原则确定下一步治疗方案。如放置输尿管导管或双 J 管失败,可考虑行超声引导下肾脏穿刺造瘘术。

知识点

双侧上尿路结石手术治疗选择

1. 双侧输尿管结石时,如果总肾功能正常或处于肾功能不全代偿期,血肌酐值 <178.0μmol/L,应先处理梗阻严重一侧的结石;如果总肾功能较差,处于氮质血症或尿毒症期,应先治疗肾功能较好一侧的结石,若条件允许,可同时行双侧输尿管取石术。双侧输尿管结石客观情况相似时,应先处理主观症状较重或技术上容易处理的一侧结石。

2. 一侧肾结石,另一侧输尿管结石时,先处理输尿管结石。

3. 双侧肾结石,应在尽可能保留肾脏的前提下,一般先处理容易取出且安全的一侧,若肾脏功能极差,梗阻严重,全身情况不良,应先行经皮肾穿刺造瘘术。待患儿情况改善后再处理结石。

4. 孤立肾或功能性孤立肾伴上尿路结石,只要患儿全身情况许可,应积极术前准备并及时实施碎石手术。若患儿全身状况不能耐受较长时间麻醉和手术,亦积极行输尿管逆行插管,通过结石后留置导管引流;不能通过结石时,则改行经皮肾穿刺造瘘术。待全身情况好转后进一步处理结石。

思路2　患儿全身情况好转后针对结石形成原因进行综合评估。儿童泌尿系统结石的病因存在特殊性,大多与患儿自身代谢异常相关,因此对每例泌尿系统结石患儿都应进行完整的代谢评估,代谢评估结果可以帮助对每例患儿进行个性化的精准治疗,减少结石复发(表 9-18-1)。

表 9-18-1　泌尿系统结石患儿的评估要点

评估项目	评估内容
病史	潜在的易患因素,如饮食习惯、结石高发区、家族史、肠道疾病或手术史、先天性泌尿系统畸形、尿路感染、肾功能不全、既往结石成分、泌尿系统异物等
使用药物	头孢曲松钠、维生素 C 和 D、乙酰唑胺、类固醇
饮食	饮食过量、液体摄入不足
血液筛查	基本的代谢分析[(钠、钾、氯、钙、磷、镁、二氧化碳结合力、尿素氮、肌酐、尿酸、降钙素、甲状旁腺素(PTH)]
尿液检查	尿常规:pH>7.5 为感染性结石;pH<5.5 为尿酸结石 尿沉渣、胱氨酸定性 尿培养:是否为能够分解尿素的微生物形成的感染性结石 24 小时尿钙磷镁尿酸、24 小时尿肌酐、24 小时尿草酸和枸橼酸等

评估项目	评估内容
X线平片检查	不透光:草酸钙、磷酸钙、磷酸镁铵结石(鸟粪石)、胱氨酸 透光:尿酸、黄嘌呤、多数药物性结石
静脉尿路造影	是否是透光结石、泌尿系统解剖畸形
结石成分分析	草酸盐结石、含钙结石、胱氨酸结石、尿酸结石、磷酸镁铵结石等
基因检测	对于胱氨酸结石、高草酸尿的泌尿系统结石进行精准基因诊断 高草酸尿症Ⅰ型:由2号染色体 *AGXT* 基因突变,引起 AGT 酶活性缺失造成 高草酸尿症Ⅱ型:由10号染色体 *GRHPR* 基因突变,引起 GRPHR 酶缺陷造成 高草酸尿症Ⅲ型:由9号染色体 *HOGA1* 基因突引起 胱氨酸尿症:*SLC7A9* 和 *SLC3A1* 基因突变引起

患儿急诊处理后肾功能好转

患儿经纠正酸中毒后入手术室,全身麻醉后膀胱镜下放置输尿管导管。右侧顺利置入双J管,输尿管导管进入左侧输尿管壁内段即无法通过,改行超声引导下左肾穿刺造瘘术。术后第2日患儿血尿素氮、肌酐、电解质等均恢复正常。术后第3日出院。

3周后,患儿再次入院。左肾造瘘管每日引流尿量15~20ml。超声和CT均提示右肾多发性结石、左输尿管下段结石。放射性核素动态肾显像提示左肾不显影、左肾失功能。

【问题4】针对该患儿目前状况,治疗原则和方法是什么?

思路1　小儿泌尿系统结石总的治疗原则包括尽早明确结石病因并避免或治疗病因;及时控制结石伴发的影响肾功能的状况,如解除梗阻、控制尿路感染等,保护患肾功能;选择合适方法去除结石。

思路2　结石 <5mm、未引起梗阻等并发症,常选择单纯观察或内科保守。

知识点

小儿泌尿系统结石的内科保守治疗

1. 含钙结石　①足量的液体和营养摄入,可在生理需要量的基础上适当增加;②口服枸橼酸钾,使尿液适当碱化,枸橼酸排泄显著增加,尿中草酸钙、钙磷酸钙过饱和风险降低。

2. 尿酸结石　除摄入足量的液体和避免嘌呤食物摄取外,还需采用枸橼酸钾来碱化尿液,对于较小、未引起反复感染等继发病理情况的尿酸结石,可采用枸橼酸钾口服溶石治疗。

3. 胱氨酸结石　碱化尿液对此类结石的治疗有限,应行积极手术治疗。

4. 草酸盐结石　①原发性结石应限制钠盐的摄入或避免高草酸饮食。枸橼酸钾、镁的补充有助于降低尿草酸盐结晶。维生素 B_6 能减轻严重的高草酸血症。避免维生素C和维生素D的摄入。②肠源性原发性结石要增加液体摄入,纠正低钾、低镁性代谢性酸中毒;补充枸橼酸盐,降低草酸在尿中的过饱和状态可有效抑制结石的复发和生长。

5. 磷酸镁铵结石(鸟粪石,又称感染性结石)　由于结石内有细菌,且抗生素很难渗透到结石内起到彻底的杀菌作用,因此,对此类结石首选外科手术治疗。抗生素的运用可以溶解部分结石和抑制结石的生长。

思路3　根据患儿的病史和检查结果,内科保守治疗并不适合。对于直径 ≥5mm 的结石;引起尿路梗阻、反复尿路感染或反复腹痛的小结石也考虑采用外科方法干预。

知识点

去除结石的方法

1. 体外冲击波碎石术（extracorporeal shock wave lithotripsy, ESW）。
2. 经皮肾镜取石或碎石术（percutaneous nephrolithotomy, PCNL）。
3. 输尿管镜取石或碎石术（ureteroscopic lithotomy or lithotripsy, URL）。
4. 逆行输尿管软镜碎石手术（retrograde flexible ureteroscopic lithotripsy, RIRS）。
5. 下尿路结石的取石或碎石术。
6. 开放性手术治疗　①耻骨上膀胱切开取石；②输尿管切开取石术；③肾盂切开取石术。

思路4　术前准备应包括全身状况的评估、结石原发疾病的评估、患肾功能的评估、结石本身的评估。对于直径<10mm的结石，在手术当日、术前应再次确定有无结石和结石位置。

思路5　由于泌尿系统结石的治疗往往有多种选择，所以术前与家属沟通需注意告知本单位可供选择的泌尿系统结石治疗手段、各手段的优缺点和并发症可能，按《中华人民共和国侵权责任法》的要求充分履行医疗人员的告知义务。

患儿治疗情况

患儿本次入院主要应着眼于右侧多发性肾结石的处理。术前与家长反复沟通，告知各种方法的优缺点。如左侧肾功能正常，一般考虑行PCNL处理右肾多发性结石，但考虑到患儿为右侧功能性孤立肾，如行PCNL，出血后果更为严重，右输尿管内已放置双J管。该患儿首先选择了ESWL处理靠近肾盂输尿管连接部的1枚结石和另1枚较大结石。ESWL术后2个月中排出部分结石，结石成分分析显示为二水草酸钙结石。术后2个月CT检查显示右肾仍有较多结石残留，大者直径达6~7mm。拔出双J管后能置入输尿管软镜，遂行输尿管软镜下碎石取石术，术后再次留置双J管。术后1个月复查，右肾结石排尽，拔出双J管。切除左肾、左输尿管。

【问题5】对小儿泌尿系统结石如何进行随访和预防？

思路1　随访时需要观察有无结石复发、患侧肾脏功能等。

思路2　明确结石的成分和形成原因后可以有针对性地预防结石的复发。如增加水摄入以维持足够的尿液、降低动物蛋白的摄入、限制钠盐和草酸的摄入、限制豆制品摄入等。然而对于儿童这一特定的人群，鼓励多进食高纤维食物、大量饮水应是有效的策略。

有研究显示，儿童输尿管的结石排出能力不弱于成年人，结石直径在15mm或以下时，采用ESWL是安全的。也有报道采用ESWL治疗较大结石或多发结石，但成功率下降，有时需要复震，两次ESWL间隔时间不能少于2周。输尿管软镜是近年来成人泌尿外科治疗结石领域的热点，国内也有数家儿童泌尿外科中心采用软镜治疗上尿路结石。输尿管软镜可治疗输尿管上段及肾结石，在很大程度上替代了PCNL并减少了肾结石、输尿管上段结石治疗的并发症。输尿管软镜在儿童使用的最大问题在于缺乏小儿型号的软镜，即使经过事先放置双J管2周以上被动扩张输尿管，仍有1/4~1/3的患儿无法置入常规输尿管软镜。

（耿红全）

第十九节　阴囊急症

儿童阴囊急症主要表现为突然发生的、持续的阴囊区疼痛、红肿或有肿块出现。常见疾病包括急性附睾炎和/或睾丸炎、睾丸扭转、睾丸附件扭转、阴囊外伤血肿、急性鞘膜炎等疾病，其中睾丸扭转后果最为严重，延误诊治可发生睾丸缺血坏死。

临床病例

患儿，男，12岁。因"左侧阴囊红、肿、疼痛6小时"就诊。否认外伤史。疼痛为持续性，牵拉至左侧下腹痛,活动时疼痛加剧,伴恶心,呕吐 1 次,为胃内容物,无发热,大小便正常。体格检查:痛苦面容,神志清楚,心、肺未见异常,全腹部平软,无固定压痛,双侧腹股沟区未及包块,左侧阴囊红、肿,睾丸肿大,位于阴囊上部约 2.5cm×1.5cm×1.5cm,质地软,触痛明显,提睾反射未引出,透光试验阴性。右侧睾丸约 1.5cm×1.0cm×1.0m,位于阴囊中部,质地正常,提睾反射正常引出。全身皮肤无出血点,四肢活动正常,神经系统无异常。血常规:WBC 7.4×10^9/L,中性粒细胞百分比 65%,CRP 正常。

【问题 1】通过上述情况,对该患儿初步考虑什么诊断? 应与哪些疾病进行鉴别诊断?

思路 1　根据患儿左侧阴囊红、肿、疼痛,首先考虑阴囊急症。

知识点

阴囊急症常见原因

儿童阴囊急症常见于急性附睾炎和 / 或睾丸炎、睾丸扭转、睾丸附件扭转、阴囊外伤血肿、急性鞘膜炎等疾病。

知识点

儿童睾丸扭转的原因

儿童睾丸扭转的原因尚不清楚,可能除与睾丸鞘膜和精索发育异常、睾丸系膜过长、隐睾、附睾与睾丸分离等有关外,亦与后天性诱因如剧烈运动、外伤、温度骤变等导致精索过度活动、提睾肌不规律收缩关系密切,安静睡眠时也可突然发病。

思路 2　阴囊急症中睾丸扭转后果最为严重,需尽快明确诊断及时治疗,延误诊断可导致睾丸坏死。

思路 3　睾丸炎与睾丸扭转、睾丸附件扭转通过病史、体格检查不易鉴别。彩色多普勒超声简便易行,应作为首选检查方法。超声可显示患侧睾丸明显肿胀,动脉血流信号减少或消失,敏感性及特异性均超过 90%。而附睾睾丸炎时超声显示附睾或睾丸的血供明显增加。

思路 4　同位素扫描睾丸扭转表现为血管期减少,实质期减退或消失,并出现晕环反应。同位素扫描可用于睾丸扭转术前诊断和鉴别诊断,准确率 80%~100%。但需注意,核素显像耗时长,通常不能及时提供足够的时间进行手术。

思路 5　通过临床表现、超声等不能除外或明确有无睾丸扭转时,应积极手术探查,以免漏诊。

知识点

睾丸扭转临床表现

绝大多数表现为急性发作,以突发睾丸疼痛,进行性加重,可放射至下腹或会阴部,伴恶心、呕吐为主要表现。睾丸扭转的疼痛性肿块位于阴囊内或腹股沟部,位置较对侧阴囊内睾丸稍高。睾丸扭转早期阴囊肿胀不明显时可触及患侧睾丸肿大、触痛,上移或横位,精索增粗及扭转处硬结,提睾反射消失。隐睾发生睾丸扭转的机会明显增高,疼痛性肿块位于腹股沟部,与嵌顿疝相似。

知识点

睾丸扭转分型

睾丸扭转分鞘膜内型和鞘膜外型:鞘膜内型多见于青少年与成年人;鞘膜外型以婴幼儿为主。

【问题 2】该患儿的治疗方案是什么？

思路 1　睾丸扭转一旦确诊应争取在发病 6 小时内完成手术，尽早解除扭转、恢复血供。

知识点

睾丸扭转病理生理

睾丸对缺血的耐受性极差，睾丸扭转精索血管闭塞后 4 小时即可发生睾丸实质不可逆的缺血损害。当然，睾丸缺血程度不仅取决于扭转时间，还与精索血管扭转程度相关。扭转 180° 者，3~4 日发生睾丸坏死；扭转 360° 者，12~24 小时发生睾丸坏死；扭转 720° 者，2 小时即发生睾丸坏死。文献报道，睾丸扭转后 4~6 小时内解除扭转，睾丸可恢复 100% 的生存能力；12 小时后解除扭转，睾丸可恢复 20% 的生存能力；睾丸扭转 24 小时后即使解除扭转，睾丸也失去了生机。

思路 2　睾丸扭转在小儿阴囊急症诊断中必须引起重视，延误治疗将增加睾丸坏死的危险。如无彩色多普勒超声辅助检查，不必在鉴别诊断上浪费时间，应积极手术探查。如疑为隐睾扭转，其症状与体征颇似急性阑尾炎，无论是怀疑嵌顿疝还是急性阑尾炎，如在患侧阴囊内无法扪及睾丸，就应高度怀疑隐睾扭转。

思路 3　术中应注意判断睾丸生机，复位后温盐水热敷 10~15 分钟，并以 0.25% 利多卡因封闭精索。根据睾丸血运恢复情况决定手术方式：睾丸血供恢复者固定睾丸；血供无改善者切开睾丸白膜观察 15 分钟；如仍无活动性出血则切除坏死睾丸。

思路 4　是否同时行对侧睾丸固定尚有争论。多数学者认为由于睾丸解剖异常可能是对称性的，主张在手术的同时或延期行对侧睾丸探查，尤其对扭转睾丸已经坏死切除，其对侧应作预防性睾丸固定术。如同时手术，可选用阴囊正中切口，以便暴露两侧结构。

患儿治疗经过

患儿急诊入院后紧急手术治疗，术中见左侧睾丸扭转 360°（图 9-19-1）。术中手法复位后温盐水热敷 10 分钟，睾丸色泽略有好转，切开白膜见有血供，少量出血（图 9-19-2）。遂给予保留睾丸，回纳至阴囊。待以后继续观察随访睾丸情况。

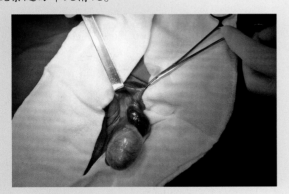

图 9-19-1　左侧睾丸顺时针扭转 360°

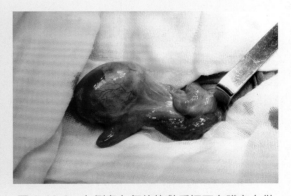

图 9-19-2　左侧睾丸复位热敷后切开白膜有血供

【问题 3】其他阴囊急症的临床表现有哪些？治疗原则是什么？

思路 1　急性附睾和 / 或睾丸炎。急性附睾和 / 或睾丸炎起病较急，发病至就诊时间较短，但不像睾丸扭转突然发病。阴囊红、肿范围比较弥漫，提睾反射存在，彩色多普勒超声检查附睾部位血流增加，睾丸血流存在有别于睾丸扭转。小婴儿附睾炎多合并泌尿系统畸形如输尿管开口异位等。治疗包括保守治疗和手术治疗，保守治疗包括抬高阴囊、局部理疗、减少剧烈运动、抗感染。急性附睾炎与睾丸扭转难以鉴别时，如无彩色多普勒超声辅助检查，应及早进行阴囊探查，以免增加睾丸缺血的危险；药物不能控制的急性附睾炎，附睾明显肿胀，包膜过于紧张时，压迫附睾导致疼痛不能缓解或加重者，应进行手术。手术切开附睾包膜予以减压即可，不可贸然行病变附睾的切除。

思路2 睾丸附件扭转。睾丸附件扭转后,一般都出现患侧阴囊疼痛,并逐渐红、肿。疼痛程度不一,以隐痛为主,可有阵发性加剧。早期病例阴囊尚未明显红、肿者,可能摸到睾丸上极痛性小结节,透过阴囊皮肤可见该处有一暗蓝色斑点。彩色多普勒超声检查,如睾丸血供正常,大致可以排除睾丸扭转,至于睾丸附件扭转和急性附睾炎之间,有时比较难以鉴别。目前对睾丸附件扭转的治疗存在争议,关于附件扭转是否手术的问题,以往学者多认为附件扭转是自限性疾病,认为睾丸附件扭转可以自行消退,只需对症治疗,使用镇痛药、局部冰敷和抬高患侧阴囊以减轻肿胀,现在多数学者主张积极手术,手术可减少治疗周期及避免远期并发症,更为重要的是手术探查可避免误诊睾丸扭转。

思路3 睾丸或阴囊外伤的患儿一般外伤史比较清楚,但仍需小心检查,以防与其他阴囊急症混淆。斜疝嵌顿或急性鞘膜炎也可以引起单侧阴囊肿胀、炎症、疼痛,仔细询问病史和体格检查应该可以明确诊断。

(宋宏程)

第十章 神经外科

第一节 神经系统病史采集和体格检查特点

神经系统病史采集与体格检查遵循儿外科病史采集和体格检查的一般原则,但也有神经外科的自身特点。

一、病史采集

1. 婴幼儿和儿童的神经系统发育水平不同,婴幼儿的颅缝和囟门尚未闭合、耐受颅内压力增高的能力也不同,因此神经功能障碍和临床表现在不同年龄阶段可以有很大差异,在询问、分析病史时需要更加注意。

2. 母亲的孕、产史对于新生儿、婴幼儿和婴幼儿起病的患者是非常重要的病史资料,许多神经系统功能障碍与妊娠和生产时的异常相关,相关资料包括母亲的流产史、妊娠期间患病史和药物治疗史、服用叶酸情况、胎儿监测和超声检查信息、分娩时的方式、持续时间、有无分娩困难或产钳助产、有无胎位异常、出生时的Apgar评分、是否经过复苏等。

3. 患儿的个人史,包括婴儿的喂养史(单纯母乳喂养还是混合喂养)、生长发育史等。不同年龄小儿,特别是在婴幼儿期,运动、感觉、语言功能及头围、身高等指标变化迅速(详细可参考儿科相关专著),是判断神经功能障碍和某些神经系统先天畸形如狭颅症、脑积水等的重要依据。对于学龄期儿童,在学校出现学习或行为异常可能是神经功能障碍或发育异常的早期信号。

4. 家族史,部分神经系统先天畸形和肿瘤具有明确的家族史,是重要的诊断线索和依据。

二、神经系统体格检查

神经系统体格检查首先是对意识和精神状态的检查,特别是在颅脑损伤或急重症患儿,意识水平反映了中枢神经系统的整体功能受损状况;同时结合瞳孔大小和对光反射检查,判断是否有急性脑疝形成,从而确定是否需要紧急处置。然后是神经系统的定位检查,即通过运动、感觉、反射的体格检查,判断中枢神经系统的病变部位及神经功能受累程度。同时,对于小儿患者智力发育水平的评估、头颅外形及大小、特定皮肤异常和畸形的检查,可以提供定性诊断依据。小儿神经系统处于不断发育、成熟时期,不同年龄的正常标准不同,其检查方法亦不尽相同。

(一)意识

根据患儿的睁眼、言语、运动反应判断意识障碍水平,婴幼儿语言功能尚未发育完善,可以观察患儿的哭闹、发音判断言语反应;运动反应检查可以让家长配合模仿。按意识障碍深浅可分为嗜睡、浅昏迷、中度昏迷、深昏迷等。

(二)精神、认知状态检查

注意有无烦躁不安、易激惹、迟钝、抑郁、幻觉,对人物、地点和时间的定向力及记忆力有无障碍,是否配合检查。对于较大年龄儿童进行定向力检查是必要的,包括对年、月、日的时间定向力,所在地点、城市、国家的地点定向力,以及对周围家属和人员定向力。短期记忆力检查:4~5 岁可以立即重复 4 个数字,10 岁重复 6 个数字,成人重复 7~8 个数字;长期记忆力检查:对当天或昨天事件(如早餐)的复述、生日和好朋友的名字等。同时在询问时观察患儿的语言和适应行为的发展水平,结合父母描述判断智力、认知水平。

（三）运动功能检查

运动功能检查包括肌力和肌容积、肌张力、共济运动、姿势和异常运动的检查。肌力分为 0~5 级，正常肌力 5 级；主动运动可对抗重力和阻力但较弱为 4 级；可主动运动但只能对抗重力为 3 级；能平移但不能对抗重力抬起患肢为 2 级；仅有肌肉颤动或收缩为 1 级；肌肉无收缩为 0 级。观察肌容积即有无肌肉萎缩。肌张力检查是在肢体放松的情况下作被动运动以评估其阻力，两侧对比，屈肌与伸肌对比。共济运动为检查肢体的动作（穿衣、结扣、写字、取物等）的准确性与速度，上肢做指鼻试验，下肢做跟膝试验、闭目直立（昂白征）试验，婴幼儿可引导用指 / 趾触碰玩具。此外，观察婴儿在仰卧和坐立时的姿势及较大儿童站立姿势和步态；观察有无震颤、抽搐、肌阵挛、舞蹈症、手足徐动等非随意动作。

新生儿肌张力检查：正常新生儿肢体屈曲位占优势（早产儿姿势相对伸展、肌张力低）。若伸直其肢体时阻力很大，而且缩回运动亢进者，提示肌张力增高。被动伸直时无阻力提示肌张力降低，可见于大脑功能抑制、脊髓损伤等。

婴儿肌张力检查：出生 4~5 个月以内的婴儿四肢屈肌张力较高是正常现象。检查下肢肌张力时可握小腿摇晃下肢、观察足的活动，如踝关节活动范围很小、足很少摆动，说明肌张力偏高，如踝关节活动范围很大、足很容易摇动，说明肌张力偏低；检查上肢肌张力时可摇动前臂观察手的活动范围。也可以将婴儿由仰卧拉起到坐位引出牵拉反应（traction response），正常肌张力可以观察到头部跟随离开床面或稍落后于躯干，以及肱二头肌的收缩反射。此外，在直立托起或俯卧位水平托起时，正常肌张力可以保持四肢关节的屈曲位，头可以竖直或略低；肌张力低下时头和四肢下垂、晃动。

（四）感觉检查

检查感觉时应先进行解释，取得小儿的信任与合作，必要时可分数次进行，注意两侧对比，包括浅感觉、深感觉、皮层感觉检查。

浅感觉检查：①痛觉，用针尖轻刺皮肤，回答是否感到疼痛及其位置，婴儿则观察其表情；②触觉，用细棉条轻触皮肤；③温度觉，用装有冷水或热水的试管接触皮肤、辨别温度差别。

深感觉检查：①关节位置觉，移动患儿的指 / 趾关节，回答是否移动及其方向；②振动觉，用音叉柄放置于骨突起部位（如外踝处）测其振动感的有无。

皮层（综合）感觉检查：需在深、浅感觉都正常的基础上进行。使患儿闭目用手辨别物件的大小、形状、硬度、轻重和数目等。

（五）反射检查

反射是神经活动的基础，是小儿神经系统检查重要部分。判断时应两侧对比。

深反射检查：①肱二头肌肌腱反射，患儿屈肘约 90°，医生以手托住患儿前臂，并以拇指压在肱二头肌肌腱上，用叩诊锤叩此侧拇指，如引起患儿前臂屈曲，反射中枢在颈髓第 5~6 节；②肱三头肌肌腱反射，患儿前臂屈曲，叩肱三头肌肌腱（尺骨鹰嘴突），引起前臂伸直，反射中枢在颈髓第 7~8 节；③膝腱反射，患儿仰卧，半屈膝，检查者一手托起腘窝（如为坐位则使下肢自然下垂），叩股四头肌肌腱（髌骨下区），引起小腿伸直，反射中枢在腰髓第 2~4 节；④跟腱反射，患儿平卧，下肢半屈，外展外旋，一手托住其足底前部，使足稍背屈，叩跟腱，引起腓肠肌收缩，足跖屈，反射中枢在骶髓第 1~2 节。深反射减弱或消失多见于脊髓下级神经元的损害和脊髓急性损害的脊髓休克期；深反射亢进见于锥体束在各个层面的长束损害病变。婴儿出生后数周内有短暂的阵挛是生理现象。

浅反射检查：①腹壁反射，用竹纤杆物或毛线织针迅速从腹外缘划向中线，引起该部腹肌收缩，腹上、中、下三个部分做分别检查，两侧对比，反射中枢分别在胸髓第 7~8、9~10、11~12 节；②提睾反射，轻划股内侧皮肤，同侧睾丸上提，反射中枢在腰髓第 1~2 节。浅反射消失见于锥体束病变或末梢神经病变。

病理反射检查：①巴宾斯基征，用棉签由足跟沿足底外侧缘向足尖轻划，正常时引起足趾跖屈，也称为跖反射；如果趾背曲，其他四趾扇形分开，则为巴宾斯基征阳性，是锥体束损害的最重要体征之一，亦可出现于深昏迷或熟睡时；②其他病理性跖反射，意义与巴宾斯基征相同，仅检查方法不同，包括如用拇指沿胫骨从上而下用力擦过，或以手捏压腓肠肌，或以手挤压跟腱，或在足背外下方由后向前划去，阳性反应同巴宾斯基征。

新生儿、婴幼儿特有反射：①口反射、唇反射及吸吮反射，轻触唇或颊，则唇耸出，放手指于上下唇之间则吸吮，在新生儿是生理现象，出生后数月则吸吮反射开始减弱，代之以自主动作，但正常婴儿在欲睡时常能引出吸吮反射,有锥体束病变时,此反射持续不退或重新出现;②抓握反射,将手指放于婴儿掌心,则握住不放,正常婴儿在 2~3 个月以后逐渐消退,在大脑额叶病变时,可重新出现;③拥抱反射(Moro 反射),用手托住婴儿颈肩部,使其呈半坐位,然后迅速使头向后倾 10°~15°,即引起上下肢伸直外展、上肢屈曲呈拥抱状,出生后 3~4 个月该反射消退;④颈肢反射,仰卧时使头转向一侧,面对侧的上下肢伸直、另一侧上下肢屈曲,多于生后 5~6 个月消失,如持续存在则为锥体束或锥体外系病变;⑤交叉伸展反射,检查时小儿仰卧位,握住小儿一侧膝部使下肢伸直,按压或敲打此侧足底,此时可见另一侧下肢屈曲、内收,然后伸直,似乎要推开这个刺激,新生儿时期可以引出,1 个月以后消失;⑥伸直性跖反射,新生儿期直至 1 岁半以前,由于锥体束发育不成熟,跖反射呈趾背曲。会走路以后,即改变为趾跖屈。

(六)脑神经检查

1. **视神经** 检查视力、视野、眼底。视力检查在年长儿可用视力表,幼儿可辨认动画片、玩具、生活日常用品,或在不同距离辨认手指数。婴儿在出生后 4~6 周开始可两眼注视,随光亮或色泽鲜明的物体移动。视野检查在婴儿较困难,可用鲜艳的玩具或奶瓶从背后由头侧向前方移动,观察其是否有注视反应,重复数次,两侧对比。眼底检查时须注意正常婴儿视神经乳头生理凹陷较浅,乳头小,血管发育尚不完全,故显灰白,不可误为视神经萎缩。颅内压增高视神经盘水肿为眼底静脉扩张,视神经乳头生理凹陷消失,乳头充血,边缘模糊。

2. **眼球运动** 由动眼神经、滑车神经、展神经共同支配,检查时固定小儿头部,眼球随医生的手指向上、下、左、右各方向注视,观察有无运动限制。新生儿时期通过检查"娃娃眼运动(doll's eye movement)"观察眼球运动,检查时轻轻将小儿头部向左、右侧旋转,这时眼球不随头转动,停留在原来的位置,给人们的印象是眼球向转头的相反方向运动。正常情况下在出生后 2 周内可以见到,当注视出现时此反应消失。

3. **瞳孔对光反射** 由动眼神经支配,在颅脑损伤或急重症患儿,瞳孔对光反射检查常配合患儿意识障碍的观察,提示小脑幕切迹疝形成、压迫动眼神经致瞳孔扩大、对光反射消失,是神经外科最紧急的危象。肿瘤压迫、侵犯动眼神经也可致瞳孔扩大。

4. **三叉神经** 运动纤维支配咀嚼肌,当小儿进行咀嚼动作时,可用手触摸咀嚼肌及颞肌肌力的大小。感觉纤维分布于面部及鼻、口腔黏膜,可用大头针及细棉条分别试验面部两侧的痛、触觉,并进行上下、内外比较。角膜反射(传入神经为三叉神经额支、传出神经为面神经)检查可以细棉条由一侧轻触眼角膜边缘,正常反应为立即闭眼,角膜反射消失提示三叉神经受损。

5. **面神经** 运动支支配面部表情肌的活动,一侧受损时同侧眼裂大、不能闭目、鼻唇沟浅、口角下垂、口角向健侧偏斜。

6. **听神经和前庭神经** 听力检查观察患儿对声音、语言和耳语的反应,必要时用音叉测验;前庭神经功能损害时可出现平衡障碍、眼震、眩晕、呕吐。

7. **舌咽神经及迷走神经** 观察悬雍垂的位置,一侧软腭麻痹时,则由于健侧软腭上提致悬雍垂被拉向健侧;检查咽反射时用压舌板分别轻触两侧咽后壁,正常时引起恶心反应(咽肌收缩);检查吞咽反射时观察饮水或进食时有无呛咳。

8. **副神经** 检查耸肩、转颈运动,以测斜方肌、胸锁乳突肌的肌力。

(七)其他一般检查

1. **头颅检查** 头颅外形及头围异常见于颅缝早闭、脑积水患儿。狭长的舟状头见于矢状缝早闭;宽而短的头颅见于冠状缝早闭;各颅缝均早闭则导致塔形头畸形、头围明显缩小。

2. **头围测量** 沿枕外隆突及眉间测量头围周径,可重复 2~3 次。正常时初生约 34cm;出生后半年内增长最快,每月约增长 1.5cm;后半年每月增长 0.5cm,第 1 年共增长 12cm。1 岁时 46cm,2 岁时 48cm,5 岁时 50cm,15 岁时 53~54cm。

3. **囟门检查** 判断婴幼儿颅内压增高简单、易行的方法。颅内压增高时前囟饱满、膨隆、紧张。前囟应于 1~1.5 岁时关闭,闭合过早、过晚均为异常。

4. **颜面部和肢体畸形** 在引起颅缝早闭的诸多综合征中,可伴有颜面部畸形如突眼、鼻梁凹陷、上颌退缩等,或合并并指/趾畸形;脊髓栓系患儿则可出现脊柱侧弯、足内翻畸形。

5. **皮肤** 许多先天性神经系统疾病常合并皮肤异常,如斯特奇-韦伯综合征(Sturge-Weber 综合征),在一侧面部三叉神经分布区域可见红色血管痣。神经纤维瘤病患儿在躯干或四肢可见多数浅褐色界限清楚的"咖啡牛奶斑"。隐性脊柱裂、脊髓栓系合并皮毛窦瘘等患儿背部中线部位可见皮肤凹陷伴或不伴有分泌物、异常毛发增生等皮损现象。

（万 锋）

第二节 颅脑损伤

小儿由于颅脑组织处于快速发育和变化的阶段,发生颅脑损伤时,无论是颅骨骨折还是脑挫裂伤、无论是原发性脑损伤还是继发性脑损伤、无论是并发症还是后期康复,都具有其自身特点,在相应的诊断、治疗和处理上有所不同。小儿颅脑组织特点如下。

1. 总的血容量小,头皮裂伤、帽状腱膜下血肿、颅内血肿的出血都可能导致有效循环血量不足,甚至低血容量休克。

2. 颅骨富于弹性、可塑性比较大,受到外力作用时,可以产生严重的颅骨变形而不易引起颅骨骨折。

3. 在发生颅骨骨折合并硬脑膜撕裂时,容易继发生长性骨折。

4. 硬脑膜与颅骨内板和颅底贴附紧密,发生硬膜外血肿者较少。

5. 脑震荡发生时短暂意识障碍不明显,伤后可出现迟发性神经功能恶化。

6. 脑组织丰满、柔软、有弹性,与颅腔之间的间隙狭窄,发生广泛对冲性脑挫裂伤的概率小。

7. 婴幼儿颅缝和囟门尚未完全闭合,由于颅内血肿或继发脑水肿导致颅内压增高时,可以通过哆开颅缝和囟门外突获得有效代偿和缓解。

8. 脑损伤后发生抽搐、癫痫可能性大,需要积极预防。

9. 脑损伤后的神经功能恢复速度和程度较成人快而显著。

临床病例

患儿,女,1个月。因"跌落摔伤头部5小时"于急诊就诊。入院前5小时下楼时患儿从老人怀中跌落,头部落地,约半分钟后开始哭闹、烦躁,头部流血,呕吐少量奶水,无神志不清、肢体活动障碍等。于当地医院进行"头皮裂伤缝合"处理。患儿足月顺产。体格检查:嗜睡,刺痛可睁眼、发声,双侧瞳孔等大等圆,对光反射存在;BP 70/50mmHg,HR 160次/min;肢体可活动,肌张力较低,前囟张力不高;面色苍白,四肢湿冷。右侧顶部可见头皮裂伤、已缝合,长约3cm。

【问题1】通过上述情况,对该患儿初步考虑什么诊断? 如何进行处理? 进一步需要什么检查?

思路1 患儿头部外伤史明确,头皮裂伤诊断明确,有无颅骨骨折、脑损伤尚不明确,需要进一步检查;但患儿神志尚未昏迷,瞳孔等大等圆,对光反射存在,前囟张力不高,可初步排除广泛的脑损伤、颅内大量出血的可能。

知识点

儿童颅脑损伤特点

1. 婴幼儿硬脑膜与颅骨内板和颅底贴附紧密,发生硬膜外血肿者较少。

2. 小儿脑组织有弹性、顺应性好,在对冲性脑损伤中,发生广泛脑挫裂伤的概率小,如有脑挫裂伤多为外力作用点局部冲击伤所致。

3. 婴幼儿颅缝和囟门尚未完全闭合,由于颅内血肿或继发脑水肿导致颅内压增高时,可以通过哆开颅缝和囟门外突获得有效代偿和缓解,发生急性脑疝的风险降低。

思路2 除了对颅脑损伤诊断的初步判断,还必须排除合并伤和低血容量休克的可能;小儿脑外伤时容易发生呕吐、误吸,因此需要排除误吸所致的呼吸困难。

思路3 婴幼儿在较轻的脑外伤后,可出现皮肤苍白、肢体湿冷、心率浅快等自主神经功能障碍,注意与低血容量休克表现鉴别。

知识点

小儿脑震荡临床特点

在受伤当时意识障碍不明显,外伤后即表现为哭闹、烦躁,随后安静一段时间,数小时后又开始出现烦躁或嗜睡、呕吐、淡漠,伴面色苍白、肢体湿冷、心率减慢或增快、肌张力降低等表现,而头颅 CT 检查没有颅内血肿或明显的脑挫裂伤。

思路 4 为了排除合并伤,注意胸、腹部及四肢体格检查,相应安排胸片、超声等检查;进一步明确颅脑损伤诊断则需要急诊头颅 CT 检查;急查血常规了解失血严重程度。

急诊检查结果

急诊头颅 CT(图 10-2-1):右顶头皮肿胀、右顶骨骨折,纵裂池、四叠体池、右侧外侧裂池见蛛网膜下腔出血。胸片及腹部超声正常。血常规提示轻度贫血。根据病史、体格检查、检查结果,诊断头皮裂伤、颅骨骨折、蛛网膜下腔出血、脑震荡。

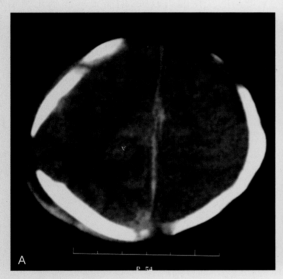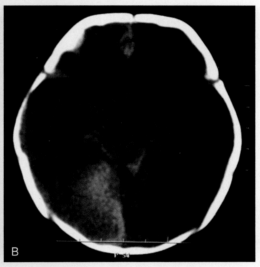

图 10-2-1 头颅 CT
A. 右顶头皮肿胀、右顶骨骨折;B. 纵裂池、四叠体池、右侧外侧裂池可见蛛网膜下腔出血。

【问题 2】急诊处理应该注意什么?

诊断清楚后,应明确处理重点。患儿无明显脑挫裂伤和颅内血肿形成,颅内压显著增高、急性脑疝形成风险不大;无低血容量休克诊断证据;目前临床表现符合小儿脑震荡或蛛网膜下腔出血表现。因此,急诊处理首先是对症和生命体征维护,包括清理、吸出口腔呕吐残留或分泌物,维持呼吸道通畅,如有频繁或较大量呕吐物,置入胃管、防止呛咳、误吸;建立静脉通路,补液、酌情输血,慎用止血和脱水等降低颅内压药物,烦躁时可适当镇静,病情初步稳定后收入住院部进一步诊治。

【问题 3】患儿收入院后的治疗措施是什么?

颅脑损伤患儿的一般治疗原则包括意识、瞳孔、生命体征的观察和监护,保持呼吸道通畅、维持血容量和正常循环,防治脑水肿和颅内压增高,婴幼儿注意囟门张力检查,及时复查头颅 CT,以防出现迟发型颅内血肿形成或原有血肿扩大,防治相关并发症,进行支持及神经营养治疗。

【问题 4】小儿颅脑损伤有哪些常见并发症?如何进行预防治疗措施是什么?

思路 1 小儿颅脑损伤后常继发脑水肿或脑肿胀,需要积极控制。

知识点

颅脑损伤继发脑水肿的治疗

在保证正常血容量和循环的基础上,应用脱水、利尿药物。

1. 20% 甘露醇每次 1~2g/kg,静脉推注或快速静脉滴注,4~6 小时可重复使用。

2. 甘油果糖和 50% 葡萄糖 20~60ml/ 次。

3. 激素(地塞米松)可稳定血脑屏障、减轻脑水肿,每日 1~1.5mg/kg,分 2~4 次,在 1 周内逐步减量停用。

思路 2 小儿颅脑损伤后容易继发抽搐、癫痫,甚至在较轻微、没有明显脑挫裂伤的患儿也可发生,多在外伤后数小时至数日内突然发生,严重者呈癫痫持续状态、呼吸道阻塞,加剧颅内压增高,使病情加重,因此建议肌内注射苯巴比妥,有一定预防作用;清醒患儿可口服丙戊酸钠糖浆。

思路 3 小儿由于体温中枢尚未发育成熟,颅脑损伤后容易并发高热,且持续时间长,可能诱发高热惊厥,在排除感染可能后,使用一般解热剂、物理降温、冰敷等控制高热,必要时尚可采用冬眠低温疗法。

思路 4 小儿(特别是婴幼儿)颅脑损伤后对颅内压增高的代偿能力较强,但需要掌握小儿颅脑外伤的手术原则。

知识点

小儿颅脑外伤手术指征

1. 颅内巨大血肿、较大颅后窝血肿、弥漫脑挫裂伤、脑肿胀等,需要手术清除血肿,必要时行去骨瓣减压或脑室外引流术。

2. 意识和瞳孔观察是最重要的判断依据,进行性的意识障碍加重、一侧瞳孔扩大,提示颅内压增高严重、脑疝形成,需要积极手术治疗。

3. 颅后窝血肿可导致突发昏迷、呼吸停止而迅速死亡,手术指征应适当放宽。

住院治疗结果

患儿入院后第 2 日复查头颅 CT 未见迟发型颅内血肿或脑梗死等;癫痫发作 2 次,经静脉滴注咪达唑仑注射液得以控制;发热 38~40℃,1 周后体温逐渐恢复正常;神志清楚,肢体活动正常,右顶部颅骨骨折处可见头皮波动,10 日后复查头颅 CT,见右顶部颅骨骨折缝稍有扩大(图 10-2-2)。

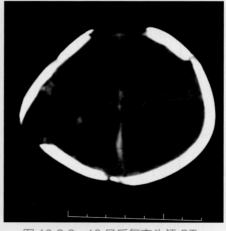

图 10-2-2 10 日后复查头颅 CT
右顶部颅骨骨折缝较前稍有扩大。

【问题 5】对右顶部颅骨骨折应该注意什么？

发现右顶部颅骨骨折处头皮搏动，要警惕生长性骨折的可能，需要动态观察，患儿出院时，要叮嘱家属注意观察有无头皮质软包块形成并长大、注意患儿左侧上下肢活动度有无改变，2~4 周复诊。

知识点

生长性骨折

生长性骨折是婴幼儿时期颅盖骨骨折后的一种并发症。其特征为颅骨骨折处不愈合，并在其相应部位头皮下形成一个囊性包块，进行性增大，可伴有不同程度的局部神经功能障碍或癫痫。形成机制为颅骨骨折伴其下方硬脑膜的撕裂，局部蛛网膜和脑组织在脑脊液和颅内压力的作用下，可由硬脑膜裂口向外疝出形成囊肿（图 10-2-3）。

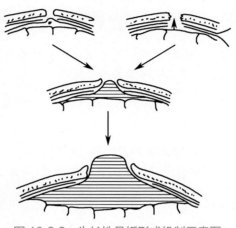

图 10-2-3 生长性骨折形成机制示意图

患儿 1 个月后复诊

家属发现患儿右顶部质软包块逐渐形成，左侧上肢较右侧活动少，复查 CT 见图 10-2-4。

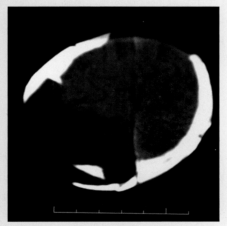

图 10-2-4 复查 CT
生长性骨折，碎骨片移位、局部囊肿形成。

【问题 6】通过上述情况，对该患儿考虑什么诊断？ 如何进行处理？

诊断生长性骨折明确，并可见碎骨片移位、局部囊肿形成；需手术治疗，术中找到硬脑膜撕裂、残留边缘，用人工脑膜补片修补、缝合、固定、连接碎骨片和骨折残缘。

（万 锋）

第三节 颅 内 出 血

临 床 病 例

患儿,男,5 岁。在人行道上玩耍时被电瓶车撞倒,致头部外伤,伤后呼之不应,对疼痛刺激反应存在,半小时后送往医院。入院体格检查:T 36.5℃,P 96 次/min,R 22 次/min,BP 90/65mmHg,意识清醒,精神差,对答切题,左颞顶及后枕部疼痛,左顶部头皮擦挫伤,双侧瞳孔等大等圆,直径 2.5mm,对光反射灵敏,四肢肌力 V 级,双侧跟腱反射、膝腱反射存在,双侧巴宾斯基征阴性。约 30 分钟后患儿出现呕吐,呈喷射状,呕吐物为胃内容物,随即再次出现呼之不应,意识浅昏迷,疼痛定位,双侧瞳孔等大等圆,直径 2.5mm,对光反射灵敏,双侧跟腱反射、膝腱反射存在,双侧巴宾斯基征阴性。

【问题 1】通过上述情况,对该患儿初步考虑什么诊断?

思路 1 患儿有头部外伤病史,有急性颅内压增高症状并伴有意识障碍,体格检查见头部有皮肤擦挫伤。应高度怀疑颅内出血的可能。

思路 2 患儿受伤当时有短暂的意识障碍,意识好转后出现急性颅内压增高的症状并逐渐加重,患儿再次逐渐昏迷。病史中有中间清醒期,应考虑急性硬膜外血肿可能。

知识点

硬脑膜外血肿形成机制

1. 脑膜中动脉 是最常见的动脉破裂出血点。当有骨折时,动脉主干及分支可被撕破出血,造成硬膜外血肿。

2. 静脉窦 骨折若发生在静脉窦附近,可损伤颅内静脉窦引起硬脑膜外血肿,血肿多发生在矢状窦和横窦。

3. 脑膜中静脉 较少损伤,出血较缓慢,容易形成亚急性或慢性血肿。

4. 板障静脉或导血管 颅骨板障内有网状的板障静脉和穿通颅骨的导血管。骨折时出血,流入硬脑膜外间隙形成血肿,为静脉性出血,形成血肿较缓慢。

5. 脑膜前动脉和筛动脉 发生于前额和颅前窝颅底骨折时出血较缓慢,易漏诊。

【问题 2】为进步明确诊断,应进行什么检查?

怀疑颅内出血的可能,应行头颅 CT 扫描。

知识点

颅内出血 CT 检查的意义

CT 扫描是颅内出血患儿的首选检查,不仅可对颅内血肿的部位、大小及是否合并骨折作出准确的判断,而且对血肿的病理改变和某些功能状态亦能作出相应的评估。如血肿密度的改变可提示血肿在颅内的时间长短;有无中线结构移位对评估患儿脑功能状态、判断手术适应证都有重要的意义。一般而言,CT 检查的阳性发现在颅内出血急性期优于 MRI 检查。

头颅 CT 检查

患儿头颅 CT 检查(图 10-3-1):左侧顶部颅骨内板下方局限性梭形高密度区,血肿的密度混杂不均,内缘可不规则。

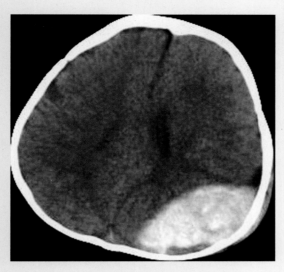

图 10-3-1 头颅 CT 检查
左侧顶部颅骨内板下方局限性梭形高密度区。

【问题 3】根据 CT 检查结果,患儿考虑什么诊断?
思路 1 患儿 CT 表现符合硬膜外血肿的诊断。

知识点

硬脑膜外血肿典型 CT 表现

1. 血肿范围多较局限,在颅骨内板下方表现为局限性梭形或半月形高密度区,血肿的密度可以混杂不均,内缘可不规则。
2. 血肿的外侧多有颅骨骨折。
3. 血肿晚期液化时,常表现为低密度区。
4. 血肿最多见于颞区、额顶区和颞顶区。

思路 2 患儿硬膜外血肿出现在伤后 48 小时内,应诊断为急性硬膜外血肿。

知识点

硬膜外血肿的临床特征

1. 具有与脑震荡相当的轻型颅脑损伤病史。
2. 受伤当时可有短暂的意识障碍,也可表现不明显。
3. 颅内出血增多出现颅内压增高症状,常表现为进行性加剧的头痛、头晕、烦躁不安、频繁呕吐等,可有轻度呼吸加速、脉搏加快、血压或体温上升。
4. 对侧肢体可出现锥体束征、轻偏瘫等局灶性症状,并可逐渐加重。
5. 患儿逐渐转入昏迷。伤后立即昏迷至再次昏迷的时间称为"中间清醒期"。
6. 小儿可不伴有原发性昏迷,而当血肿达到一定程度时才陷入昏迷,所以该类患儿只有迟发型昏迷而无典型的中间清醒期。
7. 随着血肿增大及颅内压增高逐渐出现脑疝症状。

> **知识点**
>
> ### 硬膜外血肿分型
>
> 按其损伤病史和症状出现时间的不同,可分为三种类型:伤后 3 日以内者为急性型;3 日以上至 3 周以内者为亚急性型;超过 3 周者为慢性型。

【问题 4】对该患儿的治疗原则是什么?

思路 1 患儿有颅内压增高症状伴有意识障碍,头颅 CT 显示左侧顶叶硬膜外血肿,血肿量约 30ml,伴有中线明显移位,应急诊行开颅硬膜外血肿清除术。

> **知识点**
>
> ### 手 术 原 则
>
> 1. 患儿伤后有明显的中间清醒期,骨折线经过血管沟或静脉窦,伴有明显脑受压症状和 / 或出现一侧肢体功能障碍及早期沟回疝综合征者需手术治疗。
> 2. 头颅 CT 检查,颅内有较大血肿,幕上出血量大于 30ml,幕下出血量大于 10ml,伴有中线明显移位者需手术。
> 3. 双侧瞳孔扩大,自主呼吸已停止 1 小时以上,处于濒死状态者,无手术指征。
> 4. CT 检查见血肿量较小,且无占位性效应,患者一般状态良好者,可先行保守治疗,严密观察。

思路 2 在尽快完成术前准备的同时,静脉给予脱水、利尿药物,虽然只起到暂时的缓解作用,但为开颅清除血肿并最终挽救患儿生命赢得时间。

> **知识点**
>
> ### 术 前 准 备
>
> 1. 术前认真采集病史,进行全身体格检查和神经系统检查,阅读辅助检查资料,明确诊断,讨论手术方案。
> 2. 向患儿家属交代病情、手术必要性、危险性及可能发生的情况,以求理解,并签手术同意书。
> 3. 剃去患儿全部头发,清洗头皮。
> 4. 备血。

患儿手术情况

手术行皮瓣和骨瓣开颅,翻开骨瓣见左侧顶部硬膜外血肿,约 40ml,用吸引器吸除。术中脑膜中动脉分支有活动性出血,双极电凝止血后,悬吊硬脑膜,彻底止血后,于硬脑膜外放置 1 根引流管,骨瓣复位,缝合切口各层。术后复查 CT 示左侧顶部术区有少量硬膜外血肿残留,局部硬膜下少量积液,中线结构居中。

【问题 5】硬膜外血肿术中注意要点是什么?

> **知识点**
>
> ### 硬膜外血肿术中注意要点
>
> 1. 皮瓣大小依据血肿而定,切口马蹄形,以保证有充足的血液供应。
> 2. 常规行皮瓣、肌骨瓣或游离骨瓣开颅,部分患儿可行骨窗开颅,开瓣大小要充分,以能全部或大部暴露血肿范围为宜。

3. 翻开骨瓣后见血肿,用剥离子或脑压板轻轻将血肿自硬脑膜上剥离,亦可用吸引器将其吸除。

4. 血肿清除后如遇到活动性出血,仔细寻找出血来源,电凝止血。如上矢状窦或横窦出血,可覆盖吸收性明胶海绵压迫止血。

5. 将硬脑膜与骨膜悬吊缝合,如仍存有渗血,须在硬脑膜与颅骨内板之间放置吸收性明胶海绵止血。对骨瓣较大者,于骨瓣上钻数个小孔,做硬脑膜悬吊,尽量消灭无效腔。

6. 如未见硬脑膜下有血肿并排除邻近部位的脑内血肿时,应行 CT 复查或钻孔探查,以免将血肿遗漏。除非特殊紧急情况下,应避免采用骨窗、开颅清除血肿,以免术后遗留颅骨缺损。

【问题 6】硬膜外血肿术后如何进行处理?

对重症患儿,应收入 ICU 病房,进行全面监护。脑疝时间较长或并发脑伤较重、意识障碍不能在短时间内恢复者,可早期行气管切开术。对继发脑干损伤严重,术后生命体征不平稳者,可进行低温疗法。

【问题 7】硬膜外血肿手术并发症有哪些?

除一般开颅术后常见合并症外,尤应注意:①术后复发性血肿及迟发性血肿,应及时发现和处理;②继发性脑肿胀和脑水肿应妥善控制;③长期昏迷患儿容易发生肺部感染、水和电解质平衡紊乱、下丘脑功能紊乱和营养不良等,应及时予以相应的处理。

【问题 8】硬膜外血肿出院后需注意什么?

出院后应于 1~3 个月内进行随访复查,以了解手术效果和可能存在的颅内并发症。

知识点

影响预后因素

1. 是否合并脑的其他损伤,如脑挫裂伤。
2. 脑疝时间长短。
3. 全身各脏器的情况。一般典型的急性硬脑膜外血肿,只要及时诊断并进行手术,预后良好。

(马 杰)

第四节　颅骨发育异常

颅骨发育异常分为颅缝和颅骨的发育异常,因此,应该认识两类疾病,即颅缝早闭症和先天性颅骨缺损。

一、颅缝早闭症

颅缝早闭症(craniosynostosis)是在小儿外科中较少见的疾病。但它的早期治疗非常重要,了解和认识患儿的临床表现、体征非常重要。

临 床 病 例

患儿,男,4 个月 15 日。因"出生后发现额头不对称"于门诊就诊。患儿出生后即被发现左侧额头突出(图 10-4-1),无难产和产道挤压病史,以后逐渐加重,两侧额头明显不对称。

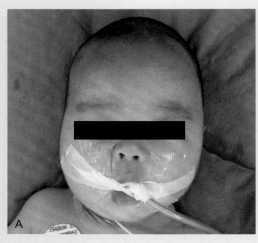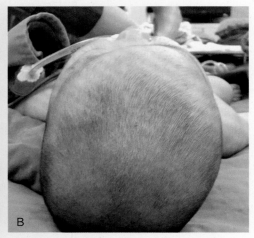

图 10-4-1 患儿头部外观
A. 正位；B. 俯视位。

【问题 1】通过上述情况,对该患儿初步考虑什么诊断?

思路 1　患儿出生后即发现被左额部不对称,比较容易得出左额骨发育有问题的初步诊断,但需要进一步明确诊断。

思路 2　要进一步体格检查明确初步诊断,重点检查额部有无肿块。通过病史可以明确疾病的范围,但需要进一步体格检查和辅助检查。

知识点

额部畸形要考虑的疾病

1. 软组织造成的畸形　皮样囊肿、血管瘤、脂肪瘤、神经纤维瘤等。
2. 颅骨畸形和病变引起的硬性畸形　颅骨肿瘤和囊肿、嗜酸性肉芽肿、颅骨缺损和脑膜脑膨出、颅缝早闭。

知识点

颅缝早闭症的病因

颅缝早闭的发病原因,到目前为止还未十分明确。

1. 遗传因素　目前认为与 *FGFR* 突变有关,并与 *Msx2* 基因及 *Twist* 基因有关。
2. 代谢因素　营养性和生物化学方面的异常。
3. 大脑发育不良。

知识点

颅缝早闭症的临床表现

1. 明显的头颅部、面部和有些四肢等的异常外观。
2. 颅内压增高和视力减退症状。

患儿体格检查

T 36.8℃,HR 120 次 /min,体重 6.4kg,呼吸平稳,口唇无青紫;皮肤、黏膜无黄染;头颅右额部突出,未触及肿物。左额部扁平,前囟平有缩小,未闭合。面部发育不对称,鼻根部向左偏斜,头形俯视位可见,右额突出,左额后缩。心音有力,律齐,听诊未及杂音,双肺呼吸音清,未及啰音,腹略膨胀,肝、脾未及,腹部未及包块。四肢无畸形,可见自主活动。生殖器呈婴儿型。

血常规:WBC 7.4×10^9/L,淋巴细胞百分比 60.7%,中性粒细胞百分比 35.3%,单核细胞百分比 1.8%,嗜酸性粒细胞百分比 2%,嗜碱性粒细胞百分比 0.2%,RBC 4.0×10^{12}/L,Hb 142g/L,PLT 460×10^9/L。

凝血常规:凝血酶原时间(PT)10.7 秒;国际标准化比值(INR)0.87;部分凝血酶原时间(APTT)35.4 秒;纤维蛋白原(Fbg)2.21g/L;凝血酶时间(TT)15.9 秒。

辅助检查:颅面 CT 表面重建示左侧冠状缝已闭合(图 10-4-2)。

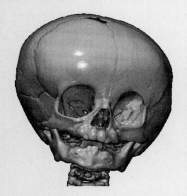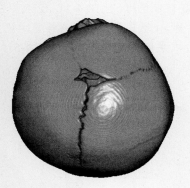

图 10-4-2　头颅 CT 三维重建

【问题 2】如何发现体格检查和辅助检查的阳性体征?

思路 1　可通过望、触体格检查发现右侧额部突出,左额部后缩,俯视位可见右额突出。触诊未及肿物,应该初步诊断为斜头畸形,是器质性的半侧冠状缝早闭还是位置性斜头畸形,需要辅助检查颅面 CT 表面重建。

知识点

颅缝早闭体格检查的阳性体征

1. 头围(即颅径)的减小,正常男性的头围平均值:新生儿 33~35cm,6 个月时为 44cm,1 岁时为 47cm,2 岁为 50cm,6 岁时为 52cm,16 岁为 55cm。后囟于出生后 2~3 个月闭合,前囟于出生后 1~1.5 岁闭合。正常女性各年龄期的头围相应略小于男性 1~2cm。

2. 头颅外形的各种异常

(1)矢状缝早闭:颅顶从前到后窄而长,呈现为舟状头或称楔状头,侧面观极像哑铃头样,显示颅穹窿高而横径短。

(2)冠状缝早闭:表现为尖头畸形。患儿头颅外形表现为颅顶高,额部低。从后面观为尖头;从前面观则为塔形头。头颅前后径变短,前额和顶部隆起,前囟前移,头围变小而颅高增加。闭合的冠状缝上可触及骨嵴。患儿多有颅内压增高的症状。可伴有斜视,眼底检查可见视神经盘水肿或萎缩。

(3)单侧冠状缝与人字缝早闭:有染色体异常。男性多于女性,以左侧凹陷多见,常有其他骨的不正常发育。表现为一侧额面部出现凹陷,头颅不对称发育而产生斜头畸形。一侧冠状缝早闭可在额中部扪及骨嵴。患侧额头扁平,两眼眶高低不平,患侧眼眶高于健侧,可伴有眶间距过宽。额部狭窄。可伴有侧偏颅或扭曲脸。头颅从上面观呈不规则三角形。

(4)额缝早闭:额颅缝早闭可以形成三角头畸形。有两种类型,一种为眶上缘正常的三角头畸形,一种为眶上缘后缩的三角头畸形。

3. 部分颅缝早闭症存在脑发育障碍所致的智力低下。

思路2 该患儿拟行X线和CT检查。CT检查提示左侧冠状缝闭合,并有额骨的发育异常。患侧凹陷,健侧突出。

知识点

颅缝早闭的X线和CT表现

1. X线表现 ①矢状缝早闭:侧位片示头颅前后径长,显示颅穹窿高。俯视位示横径短。②冠状早缝闭:头颅正侧位片见前后径短。颅形异常外尚可见指压切迹,提示慢性颅内压增高。③单侧冠状缝与人字缝早闭:头颅正位片最典型的特征是受累的眶上缘和蝶骨大翼向上翘起,呈典型的小丑眉畸形。④额缝早闭:正位片可见额部正中的一条高密度影像。

2. CT表现 ①矢状缝早闭:颅顶从前到后窄而长,呈现为舟状头或称楔状头,从侧面观极像哑铃头样,显示颅穹窿高而横径短(图10-4-3)。②双侧冠状缝早闭:CT额面平扫见颅前窝变短,可有脑室变小等颅内压增高影像。CT三维重建可直接显示短头畸形(图10-4-4)。③单侧冠状缝与人字缝早闭:可见一侧冠状缝闭合或半侧人字缝闭合(图10-4-5)。④额缝早闭:俯视位CT三维重建示前颅形为三角头畸形(图10-4-6)。

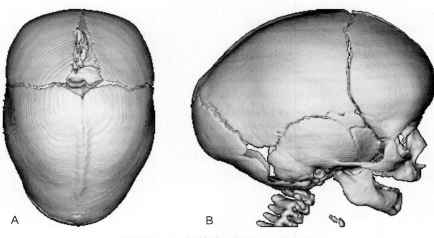

图10-4-3 矢状缝早闭CT三维重建

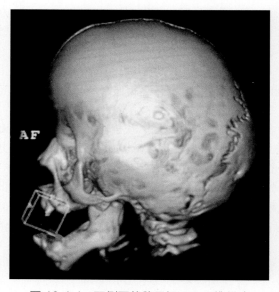

图10-4-4 双侧冠状缝早闭CT三维重建

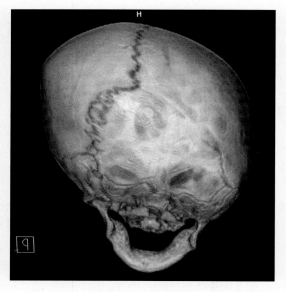

图10-4-5 单侧人字缝早闭CT三维重建

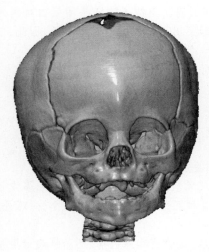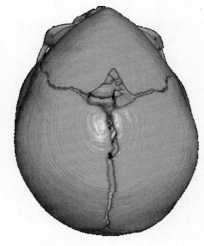

图 10-4-6 额缝早闭 CT 三维重建示三角头

知识点

颅缝发育异常其他检查的意义

1. 超声检查 现在用于产前检查,对部分胎儿产生的颅缝早闭可以进行产前检查。

2. MRI 可以配合 CT 检查了解脑发育情况和有无脑内其他畸形。

【问题3】这种情况下,该患儿的最后诊断是什么?

思路 1 患儿的病史和体格检查决定了患儿的病变在额部。

知识点

颅缝早闭的分类及特点

颅缝早闭分为单纯颅缝早闭症和颅面骨成骨不全症。

1. 单纯颅缝早闭症 是由单一的颅缝闭锁而引起的颅面畸形。因此,按各条颅缝闭锁可分为额缝早闭、矢状缝早闭、双侧冠状缝早闭、单侧冠状缝早闭、单侧人字缝早闭五种类型。

2. 颅面骨成骨不全症(综合征性颅缝早闭症) 是由许多综合征类的颅面畸形组成,常由许多畸形构成。如 Crouzon 综合征及 Apert 综合征。Pfeiffer、Carpenter 综合征、Cohen 综合征、Edward 综合征、Morguio 综合征、特纳综合征、Zellweger 综合征等,都存在其他系统的畸形。Apert 综合征有并指畸形,Crouzon 综合征有中面部畸形。Zellweger 综合征有肝和肾的畸形等。

思路 2 患儿 CT 检查提示有左半侧冠状缝早闭。故可以确诊为左半侧冠状缝早闭、斜头畸形。

知识点

颅缝早闭症的诊断要点

1. 病史 存在出生后的头形异常。

2. 对头形的体格检查 额部的左右生长变慢,额前突变快,形状似三角形,为三角头畸形。左右生长减慢,前后生长加快者,为舟状头畸形,即长头畸形。短头畸形呈现前额垂直部后缩,同时颅腔横向扩张,颞窝膨大。单侧冠状缝早闭症由单侧冠状缝过早闭合引起,表现为前斜头畸形,患侧的前额后缩,眼眶后缩并且抬高,健侧前额先前突,出鼻根部歪斜。单侧人字缝早闭症由单侧人字缝过早闭合引起,表现为后斜头畸形。患侧枕部后缩,健侧枕部突出。患侧的颅斜径不长,因此,俯视位颅形呈菱形。

3. CT表面重建　显示某一条颅缝闭锁,就可诊断。

知识点

需要与颅缝早闭症相鉴别的常见疾病

1. 颅骨纤维异常增生症　是一种有纤维组织替代骨质而引起颅骨增厚、变形,多发性骨纤维增殖性疾病在临床上病变多侵犯额骨、顶骨和颞骨,尤其是颅底部分可导致眼眶缩小,眼球外突,也可引起一侧额部突出。X线片和CT示颅缝正常可资鉴别。

2. 颅骨囊肿及肿瘤　常见的颅骨良性肿瘤有骨瘤、血管瘤和淋巴瘤、胚胎性颅骨肿瘤、软骨瘤、巨细胞瘤、动脉瘤性骨囊肿、脂肪瘤等。恶性者有成骨肉瘤、软骨肉瘤、纤维肉瘤、脊索瘤及恶性巨细胞瘤等。CT或MRI检查如显示颅缝正常即可排除颅缝早闭。

3. 位置性头颅畸形　由于体位导致的头颅畸形为位置性头颅畸形。CT检查可显示头形异常,但颅缝正常,可资鉴别。

【问题4】该患儿要做哪些术前准备?

思路1　进行专科检查,包括X线、CT、MRI。由于手术创伤大,应对患儿进行全面的检查,包括血常规、血型(准备输血)、出凝血时间和凝血功能、免疫功能和全套血生化、脑功能检查、眼科专科检查、耳鼻喉专科检查和口腔科检查。

思路2　术前由上级医生组织讨论,对诊断进一步核实,讨论手术方式和术中出现的并发症和手术风险评估。估计失血量。

思路3　术前需与家属沟通,谈话中需要着重指出术中风险(休克、出血、死亡)、手术方式的选择(开颅手术、额眶前移术)、术后并发症(感染、出血、脑脊液漏、神经损伤)。家属充分了解后,进行签字。

知识点

颅缝早闭症专科术前检查

1. 应进行多方面的体格检查,首先要了解畸形的程度,深入了解构成畸形的每个细节。

2. X线片,以明确骨骼畸形及相应的软组织改变。

3. 轴位和冠状位CT三维重建,以明确颅骨、大脑和眼球之间的关系。

4. 脑功能检查,包括神经科检查。

5. 眼科检查,包括眼睑的检查、有无假性眼突、有无眼球异位、泪小管功能、位置是否有变异、眼球运动、视力、色觉等。

6. 耳鼻喉科检查,包括耳部的检查,如耳郭的情况、外耳道的情况及中耳和咽鼓管的情况等。鼻部检查包括鼻腔、鼻咽及鼻窦的情况等。咽部检查包括扁桃体、软腭及舌根的情况等。此外,还应对喉、听力、嗅觉等情况进行详细地检查。其中颌面外科方面的检查也尤为重要,其中包括面部检查、颌下颌关节检查、咬合关系检查、口腔前庭和固有口腔部分检查等。

7. 颅内压是颅缝早闭症术前检查必不可少的一项,对于手术方法的选择、预后评估等具有重要的价值。

8. 脑电图检查。

【问题5】该患儿如何进一步治疗？

如果诊断已经明确为斜头畸形（半侧冠状缝早闭），治疗的方法只有手术治疗。

患儿手术与术后恢复情况

将患儿收住院后，完善术前准备后，进行手术治疗。采用半侧额眶前移术。首先作头皮冠状切口，将头皮在颅骨骨膜上分离，然后在骨膜下剥离，从前额到眶上缘至患侧额窝，暴露面颞联合部。在眶上缘上方约1.5cm处，划出眶上桥的上缘截骨线，做额骨窗，取下额骨瓣后做半侧眶上桥截骨，在眶中间部折成青枝骨折，将眶上桥前移2cm。眶桥与颞骨用微型钛板固定。硬膜悬吊，逐层缝合至头皮，放置1根引流管。术后将病情详细告知家属，患儿拔出气管插管返回ICU，生命体征监护，进行静脉营养、预防性用抗生素等相关治疗。术后4小时进水；术后6小时，患儿开始少量肠道喂养，术后1日出ICU。24小时拔出引流管。术后2周，折线出院随访。

【问题6】该患儿的治疗要点有哪些？

思路1 对于斜头畸形的患儿只有手术治疗，可选择创伤小的术式进行治疗。

思路2 术前预防性应用抗生素：术前0.5~1小时给药，选择头孢曲松。

思路3 术后使用头孢曲松抗感染治疗。术后小儿禁食4小时。

知识点

颅缝早闭症的治疗要点

1. 手术年龄 分早期、中期和后期年龄段。早期指1岁以内的手术，中期指1~9岁，后期指10岁以后。

2. 治疗方式的选择 早期可选择创伤小的治疗方式，如内镜下的截骨配合动态颅支具治疗和弹簧牵张治疗。中期采用眶额截骨加牵张成骨术。晚期行大骨瓣旋转移位重建术。

3. 术前预防性抗生素应用 术前0.5~1小时给药，选择头孢曲松。

4. 手术治疗 依选择的手术方式进行截骨手术治疗，对手术时间超过4小时者术中加输1次头孢曲松。

5. 术后使用头孢曲松抗感染治疗。

6. 术后小儿禁食4小时。

7. 依据引流量，引流管一般保留24~48小时。

【问题7】该患儿的外科手术方法包括哪些？

思路1 对于6个月以下的患儿，可采用微创的内镜下截骨配合动态颅支具治疗，动态颅支具可佩戴6个月。

思路2 也可采用传统的单侧额眶前移术。该患儿采用了单侧额眶前移术。

知识点

颅缝早闭症的手术方法

1. 内镜下截骨配合动态颅支具治疗 在内镜下截除一条闭锁的颅缝，术后配合佩戴动态颅支具。

2. 额眶前移术 前额部颅骨开窗，再进行前额眶上桥制备，随后将额眶桥前移1~2cm。

3. 浮动颅骨板术 可使额骨骨瓣前移约2cm，以确保大脑发育的向前推动作用（图10-4-7）。

4. 额眶面骨整块前移术（monobloc截骨术） 进行额眶和上颌骨截骨，同时支具辅助下额框和上颌骨一起前移（图10-4-8）。

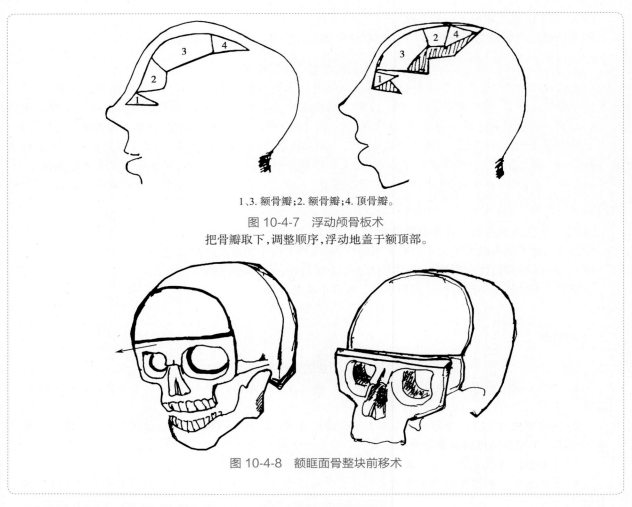

1、3. 额骨瓣;2. 额骨瓣;4. 顶骨瓣。

图 10-4-7 浮动颅骨板术

把骨瓣取下,调整顺序,浮动地盖于额顶部。

图 10-4-8 额眶面骨整块前移术

【问题 8】该患儿术中有哪些并发症？术后早期并发症有哪些？

思路 1 可能会出现上矢状窦破裂出血、颅骨板障静脉破裂出血,术中有时还会引起硬脑膜下血肿,还可能出现硬脑膜挫裂伤、脑挫裂伤。

思路 2 术后早期并发症有硬膜外血肿、硬膜下出血、脑挫裂伤、感染、肺水肿等。

知识点

颅缝早闭的术中、术后并发症及处理

1. 出血 术中上矢状窦破裂出血、横窦破裂出血均可以通过单纯缝合而完成止血;颅骨板障静脉破裂出血可通过骨蜡阻塞止血。术中有时还会引起硬脑膜下血肿,这时可经硬脑膜开孔排除血肿。

2. 挫伤 术中引起硬脑膜损伤。对于小的硬脑膜挫裂伤可作单纯缝合修复术,对于大的硬脑膜挫裂伤需骨膜转瓣贴补缝合术。术中还会出现脑挫伤,对于脑挫裂伤主要是对症治疗、防治脑水肿、密切观察病情。

3. 突发性脑水肿 应查明引起脑水肿的原因,再解除脑水肿。如因通气障碍引起的脑水肿,在解除通气障碍后,脑水肿即解除。

4. 术后并发症 术后早期出现硬膜外血肿和硬膜下出血,临床表现复杂。应通过 CT 检查确诊。在颅缝骨化症的术后早期也可出现肺水肿而导致复苏失败。术后早期也容易并发脑膜炎等术后感染而导致患儿死亡。术后也可并发脑脊液鼻漏。术后远期一旦并发感染,则会产生骨髓炎。术后增加颅腔对头皮有一定的张力,所以也可能使缝合伤口裂开或头皮坏死。此外,眶骨移位会引起视力障碍和鼻泪管不通或断裂引起流泪。

【问题 9】该患儿术后的处理有哪些?

思路 1 手术结束后可送 ICU,监护生命体征和颅内压情况。可使用一些脑组织保护药物如注射用单唾液酸四己糖神经节苷脂钠(商品名"申捷")、脑活素等,可少量应用甘露醇。

思路 2 术后给予抗感染治疗,一般用头孢曲松抗感染。

思路 3 术后 4 小时可进水,6 小时可进食。引流管依引流量一般在 48 小时内拔出。

知识点

颅缝早闭的术后处理

1. 术中尽可能减少出血,缩短手术时间,减少感染机会。
2. 术后 4 小时可进水,6 小时可进食。隔日换药,引流管一般 48 小时拔出。
3. 常规用头孢曲松抗感染治疗。
4. 有颅内压增高症状时可适当应用甘露醇。

患儿出院后随访

出院后患儿要定期随诊,一般为术后 2 周、6 个月、1 年。该患儿随访 1 年,体重增加和正常同龄儿相同,头部外形满意。CT 示仍有部分颅骨未愈合,骨性结构对称。头皮切口瘢痕轻微,鼻骨稍偏斜。患儿生长发育同正常同年龄儿童。

【问题 10】颅缝早闭患儿总体预后如何?

思路 颅缝早闭患儿总体术后存活率明显提高,但并发症较多,如感染、出血、脑脊液漏、颅骨骨髓炎、视力障碍、动眼障碍、张力性头皮坏死和癫痫等。此外,术后可以复发,再次出现颅缝早闭,有报道发生率为 0.8%。

【问题 11】颅缝早闭患儿术后应做什么检查?随访的内容有哪些?

思考 1 术后 24 小时检查 CT,了解有无硬膜外和硬膜下血肿、脑挫伤。检查血常规了解失血情况。

思考 2 随访是了解儿童手术治疗后的远期效果及有无复发。因此,应随访头颅外形(对比手术前后 CT 图像),通过脑电图了解脑功能恢复情况、生长发育情况和有无出现上述并发症。

知识点

颅缝早闭症的诊断流程见图 10-4-9。

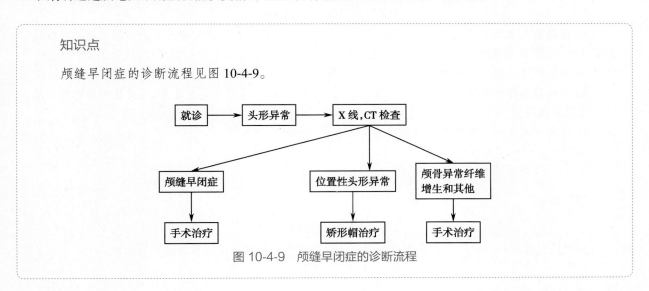

图 10-4-9 颅缝早闭症的诊断流程

二、先天性颅骨缺损

颅骨缺损是小儿外科中的少见病。了解和认识患儿的临床表现、体征非常重要。根据颅骨缺损发病时间分为先天性和后天性。出生就存在的颅骨缺损为先天性。本文只讨论先天性颅骨缺损。

临床病例

患儿,男,1个月。因"出生后发现后顶枕部无头皮"于门诊就诊。患儿出生后即被家人发现顶枕部无头皮,无难产和产道挤压病史,顶枕部无头皮处有流水。

【问题1】通过上述情况,对该患儿初步考虑什么诊断?

患儿出生后即发现顶枕部无头皮,无头皮处有流水,比较容易得出头顶皮肤缺损,因此,可以得出先天性头皮缺损的初步诊断,但还需要进一步明确诊断。

知识点

头部无头皮要考虑的疾病

可考虑先天性头皮缺损、先天性颅骨缺损及脑膜脑膨出。

通过病史可以明确疾病的范围,但需要进一步检查。

知识点

颅骨缺损的定义

1. 颅骨缺损是颅骨的连续性及颅腔的密闭性被破坏。依照对颅骨层次的破坏程度不同,又可以分为全层缺损及部分缺损(如外板缺损),其中全层缺损最常见。

2. 按照颅骨缺损的原因分为先天性颅骨缺损和后天性颅骨缺损。先天性颅骨缺损以脑膜膨出常见;后天性颅骨缺损多有外伤和因某类颅内疾病由医生行颅内手术,或颅骨疾病切除部分颅骨病变引起。

知识点

先天性颅骨缺损的临床表现

1. 因胚胎期发育或骨化障碍,或出生后骨化停止而形成颅骨缺损。大部分先天性颅骨缺损和脑膜脑膨出并存,少数与皮肤缺损并存。颅骨缺损表现为颅腔的某一部位缺少一块颅骨,颅骨上有个洞。

2. 常与斑痣性错构瘤伴发,缺损区多偏离中线,呈对称或不对称性。

3. 单纯颅盖部颅骨缺损不引起神经系统症状,发生于眶顶、蝶骨大翼等处者,可发生搏动性突眼或搏动性眼球内陷。

4. 全身皮肤可有多发性神经纤维瘤或有大小不等的咖啡色斑块。

知识点

先天性颅骨缺损的病因

先天性颅骨缺损形成的真正原因尚难确定。一般认为是胚胎期神经管闭合不全所致。

患儿体格检查

T 36.8℃,HR 128次/min,体重4.4kg,呼吸平稳,口唇无青紫;皮肤、黏膜无黄染;顶枕部无头皮,可见黏膜样组织,有渗出,大小约5cm×6cm,触之软。心音有力,律齐,听诊未及杂音,双肺呼吸音清,未及啰音,腹略膨胀,未及包块。四肢无畸形,可见自主活动。

血常规:WBC 7.7×10⁹/L,淋巴细胞百分比 79.7%,中性粒细胞百分比 13.3%,单核细胞百分比 3.8%,嗜酸性粒细胞百分比 1.8%,嗜碱性粒细胞百分比 0.2%,RBC 5.07×10¹²/L,Hb 162g/L,PLT 480×10⁹/L。

凝血常规:凝血酶原时间(PT)10.1 秒,国际标准化比值(INR)0.88,部分凝血酶原时间(APTT)34.4 秒,纤维蛋白原(Fbg)2.2g/L,凝血酶时间(TT)15.9 秒。

CT 检查示顶枕部有大小 6cm×10cm 的缺损(图 10-4-10)。

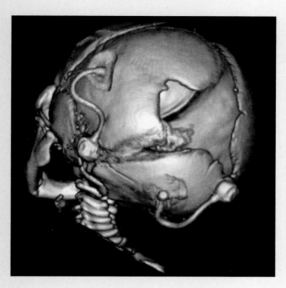

图 10-4-10　CT 检查
顶枕部有大小 6cm×10cm 的缺损。

【问题2】结合体格检查,该患儿应该得出什么诊断? 进一步需要做什么检查?

思路 1　患儿体格检查发现,顶枕部无头皮,无头皮处有流水,比较容易得出顶枕皮肤缺损,因此,可以得出先天性头皮缺损的初步诊断,但还需要进一步明确诊断。需要进一步做颅面 CT 表面重建。

知识点

先天性颅骨缺损体格检查的阳性体征

1. 头部肿块,触摸有颅骨缺损。
2. 头皮缺损部触摸有颅骨缺损。

思路 2　辅助检查重点是 X 线和 CT 检查,可见顶枕部有 6cm×10cm 的无颅骨区。

知识点

先天性颅骨缺损的 X 线和 CT 表现

1. X 线表现　颅底位摄片及断层摄片可显示颅骨缺损,边缘清晰光滑,无骨质侵蚀。鼻额型脑膨出可见"V"形额骨缺损,眶壁上内侧缘弓形向外移位,额骨和筛骨之间敞开,筛板下压,鼻骨与一圆形软组织影重叠。鼻筛型表现为眶间圆形骨缺损和眶距增宽。鼻眶型可见一侧或两侧软组织肿块,鼻骨、上颌骨额突和眶内侧壁围绕成骨缺损。筛骨水平板、筛窦、额骨和鼻骨关系正常。

2. CT 表现　CT 三维重建能清楚地显示骨结构的影像,头颅 CT 可显示膨出囊内的组织结构、脑水肿及其他脑伴发畸形。脑池碘剂增强造影可见蛛网膜下腔及其他囊内物的延伸。

知识点

其他检查的意义

1. 超声检查 超声可以提示颅骨缺损,也可提示缺损范围和大小。
2. MRI 可极好地显示脑膨出时囊内组织和脑的关系,更便于判断可能存在的伴发畸形。有脑膜膨出时有必要做 MRI。

【问题3】该患儿的最后诊断是什么?
思路1 结合患儿的临床症状与体征、CT 表面重建首先诊断先天性颅骨缺损。

知识点

先天性颅骨缺损的分类及特点

一般采用 Perlyn 的先天头皮和颅盖畸形的分类。
Ⅰ型:头皮有开放性缺损
A. 缺损直径 ≤ 2cm
B. 缺损直径 2~5cm
C. 缺损直径 ≥ 5cm
Ⅱ型:单纯颅骨缺损
A. 缺损直径 ≤ 2cm
B. 缺损直径 2~5cm
C. 缺损直径 ≥ 5cm
(+)硬脑膜 / 中枢神经组织有缺损
(−)硬脑膜 / 中枢神经组织没有缺损
Ⅲ型:颅骨和头皮均有缺损
A. 缺损直径 ≤ 2cm
B. 缺损直径 2~5cm
C. 缺损直径 ≥ 5cm
(+)硬脑膜 / 中枢神经组织有缺损
(−)硬脑膜 / 中枢神经组织没有缺损

思路2 通过 CT 检查和测量可以确定颅骨缺损的类型,决定是否手术治疗和进一步治疗措施。

知识点

先天性颅骨缺损的诊断要点

1. 临床病史 有头部皮肤缺损和软组织肿块。
2. 体格检查 触诊有颅骨缺损。
3. CT 检查 提示有颅骨缺损。

知识点

需要与先天性颅骨缺损鉴别的常见疾病

1. 头皮缺损 头皮有缺损,无毛发,有黏膜或只有一层纤维组织。CT 片上无颅骨缺损。

2. 头部软组织肿瘤　可触诊肿块,一般无颅骨缺损,行 CT 检查未见有颅骨缺损。

3. 颅骨肿瘤和囊肿　可触诊有骨性肿块,CT 示有颅骨缺损和颅骨破坏,或囊肿有压迫颅骨迹象但无穿通。如果囊肿穿通则可形成颅骨缺损。

【问题 4】该患儿选择什么治疗方案? 要做哪些术前准备?

思路 1　该患儿颅骨缺损直径超过 3cm,应选择手术。缺少皮肤,需要有多余的皮肤才能覆盖头皮缺损的创面。可以设计用游离皮瓣修复,但游离皮瓣多无毛发。因此,可选择皮肤扩张术,现行皮肤扩张到可以有足够的头皮修复缺损时,再行颅骨修补。对该患儿治疗分两步:一步是皮肤扩张;第二步取出扩张器修补颅骨缺损。

思路 2　应对患儿进行全面检查,包括血常规、血型(准备输血)、出凝血时间和凝血功能、免疫功能和全套血生化。

思路 3　术前由上级医生组织讨论,对诊断进一步核实,讨论手术方式、术中出现的并发症和手术风险。估计失血量。

思路 4　术前需与家属沟通,谈话中需要着重指出术中风险(休克、出血、死亡)、手术方式的选择(皮肤扩张、二期颅骨修补)、术后并发症(感染、出血、修补物外露)。取得家属充分了解,进行签字。

知识点

颅骨缺损手术的适应证

1. 骨缺损直径超过 3cm。
2. 有明显的自觉症状,如头痛、头晕或骨缺损缘疼痛。
3. 对颅骨缺损有恐惧心理和不安全感,如怕震动、怕受外伤等。
4. 颅骨缺损区有癫痫源。
5. 颅骨缺损伴脑积水,在行分流术的同时应修补颅骨。
6. 颅骨缺损处于前额,影响美观,要求手术者。

患儿手术与术后恢复情况

将患儿收住院后,头皮处给予换药。完善术前准备后,行手术治疗。行一期扩张器植入术,在缺损旁植入肾形扩张器 100ml。术后 7 日拆线。第 9 日开始通过注射壶注水,每次注水量为扩张囊的 5%~10%,每周 2 次,6 周扩张完成。行二期颅骨修补。切除缺损周缘的头皮,取出扩张器,再分离颅骨缺损缘,于硬脑膜外分离颅骨。用钛板制成正常颅骨弧度,固定在缺损周围的颅骨上。用扩张的头皮转移覆盖钛板。缝合头皮,放置 1 根引流管。术后生命体征监护 4 小时,给予静脉营养、预防性使用抗生素等相关治疗。患儿术后 4 小时患儿进水,术后 6 小时开始少量肠道喂养,术后 1 日拔出引流管。术后 2 周,拆线出院随访。

【问题 5】对患儿的处理原则是什么?

思路 1　无皮肤缺损者可直接行颅骨修补,有皮肤缺损者需要做皮瓣修复或扩张器预制头皮方可进行颅骨修补。

思路 2　对矢状窦附近的缺损,要防止矢状窦破裂引起的大出血。如果需紧急手术则进行矢状窦修补术。

知识点

先天性颅骨缺损治疗要点

1. 确定颅骨缺损的类型。
2. Perlyn 的Ⅰ型 C、Ⅱ型 C 和Ⅲ型均需要手术修复。

3. Perlyn 的 Ⅰ 型 C、Ⅱ 型 C 可一期手术修补, Ⅲ 型需要先行皮肤预制再行二期手术。

4. 抗感染治疗　使用广谱抗生素。

5. 营养支持　对小患儿(3 个月以下)要注意营养补充;可按 100ml/d 液体量输液。

【问题 6】先天性颅骨缺损患儿的外科手术方法包括哪些?

思路 1　确定是否要手术治疗,严格掌握手术适应证。

思路 2　能一期修复的尽量一期修复。

思路 3　手术方法有单纯颅骨修复术、头皮瓣修复加颅骨修复术、皮肤扩张皮瓣转移加颅骨修复术。

知识点

先天性颅骨缺损的外科治疗方法

1. 皮肤扩张术　通过手术将扩张器植入皮下或肌肉下层,经皮肤定期注入无菌等渗生理盐水,使组织扩张。每次注入液体为规定容量的 10%~15%。每隔 4~5 日注射 1 次,连续多次注入,直到扩张器上方的皮肤(或头皮)组织扩大到预期面积,一般需经过 6 个星期。

2. 颅骨修补术　分为自体颅骨瓣颅骨修复术和代用品颅骨修复术,代用品包括钛、medpor、羟基磷灰石、硅胶等。

【问题 7】术后处理有哪些? 术后如何补液?

思路 1　术后需要抗感染治疗。

思路 2　对小患儿(3 个月以下)可按 100ml/d 液体量输液,引流管 24 小时拔出。

知识点

先天性颅骨缺损修补的术后处理

1. 抗感染治疗。

2. 隔日换药。

3. 引流管 24 小时拔出。

患儿出院后随访

出院后患儿需要定期随访,术后恢复良好。随访 1 年,体重增加满意,颅骨缺损部无畸形。缺损部位颅骨连续性完整。患儿生长发育同正常同龄儿童。

【问题 8】先天性颅骨缺损患儿总体预后如何?

一般先天性颅骨缺损患儿均能通过手术治愈,但约 50% 的受累婴儿同时患有其他先天畸形。因此,在治疗该疾病的同时要对患儿进行全面的检查,同期治疗其他疾病,如脑膜膨出等。

【问题 9】先天性颅骨缺损术后复查应做什么检查?

思考 1　术后出院第 2 周门诊 CT 检查,了解有无植入物和颅骨吻合情况,有无慢性颅内感染。复查血常规了解失血情况、局部有无感染及瘢痕增生。

思考 2　进一步随访需了解手术治疗后的远期效果,因此,应该随访头颅外形(对比手术前后的 CT 图像)、脑功能恢复情况及生长发育正常与否。可复查 MRI、脑电图及智力测试等。

(沈卫民)

第五节 脑 积 水

脑积水（hydrocephalus）是指脑室系统内脑脊液积聚过多并引起脑室内压力增高,是儿科常见的疾病,其发病率为 0.9‰~1.8‰。由于该病可能会引起永久性的神经系统损伤甚至死亡,故广受重视。

临 床 病 例

患儿,男,5 个月。因"头颅迅速增大 3 个月"就诊。近 3 个月来,家属发现患儿头围迅速增大,偶有尖叫,于当地医院行头颅 CT 检查,发现重度梗阻性脑积水。体格检查:一般情况可,头围 53cm,前囟 4cm×4cm,张力高。双眼球下垂,上视困难。头皮静脉显露。患儿自发病以来,食欲正常,无外伤史。

【问题 1】通过上述情况,对该患儿初步考虑什么诊断?

思路 1 患儿 5 个月,头围 53cm,前囟扩张,张力高,双眼"落日征"（+）。CT 提示脑积水。故脑积水诊断基本明确。

知识点

儿童脑积水的病因

1. 脑脊液产生过多 除脑室系统内脉络丛乳头状瘤以外,脉络丛的弥漫性绒毛状增生是引起脑脊液产生过多的少见原因。

2. 脑脊液吸收障碍 颅内出血或中枢神经系统感染,出现颅底蛛网膜下腔粘连,导致蛛网膜颗粒对脑脊液吸收的减少。

3. 脑脊液循环通道梗阻 为先天性或后天性因素所致,脑脊液循环通道梗阻有脑室内梗阻（非交通性脑积水）和脑室外梗阻（交通性脑积水）两种类型。

思路 2 脑积水的原因很多,应尽可能多地从询问病史中了解可能的因素。

知识点

儿童脑积水病史采集要点

1. 头部增大自何时开始,增长速度,有无呕吐、进食减少、抽搐、无故哭闹。

2. 胎次、胎龄、出生体重、分娩方式、有无胎膜早破、产程延长或急产、Apgar 评分、有无窒息史、出生时头围大小、新生儿期体温、发热、呼吸窘迫、呕吐、抽搐、尖叫等中枢神经系统感染或颅内出血征象,有无外伤史及脑炎、脑膜炎史。

3. 母亲妊娠期有无阴道出血、发热感染史。

4. 精神运动发育情况,有无发育迟滞。

5. 家庭中有无神经系统疾病或精神病患者。

思路 3 脑积水的专科检查主要集中在头围、前囟和相关的神经系统检查。

知识点

儿童脑积水的体格检查要点

1. 一般情况　生长发育情况、神志、表情、对周围反应、视力、听力、有无营养不良。

2. 头围测量　自枕骨结节至前额凸起的圆周,以及最大头围。

3. 头颅形态　头颅大于正常,面部相比较小,前额突出,头皮盖紧张发亮,静脉扩张,眼球向下呈"日落征",严重者透光试验阳性。

4. 颅内压增高症　前囟广宽、张力高而搏动减弱,颅缝分离,颅骨变薄。

5. 全身神经系统检查　特别注意有无眼球震颤、内斜视,有无四肢肌张力增高、痉挛性瘫痪、腱反射亢进、踝阵挛。

6. 有无其他先天畸形　如脊柱裂等。

知识点

儿童脑积水的分型

1. 先天性脑积水

(1) 中脑导水管阻塞引起侧脑室和第三脑室扩张。

(2) 第四脑室正中孔或两个侧孔闭锁,引起全脑室系统扩张,特别是第四脑室。

(3) 小脑扁桃体下疝(Arnold-Chiari 畸形)和 Dandy-Walker 畸形。

(4) 其他先天畸形伴发脑积水,如脊髓脊膜膨出可伴发脑积水。

2. 后天性脑积水

(1) 颅内出血:最常见于未成熟儿。

(2) 颅内感染:细菌性、真菌性、病毒性、结核性感染引起的脑膜炎。

(3) 颅内肿瘤:引起继发性脑积水最常见的病变是颅后窝肿瘤及第三脑室区肿瘤。

思路4　为进一步明确诊断需要进行头颅超声、CT、MRI 等辅助检查。

知识点

脑积水相关辅助检查

1. 头颅超声检查　无创、安全。通过未闭的前囟,了解两侧脑室、第三脑室的大小,颅后窝的情况。超声检查可以确定脑室扩大程度,但超声图像对脑部结构性病损尚不能获得满意的结果。

2. CT 检查　最常用,可显示脑室扩大程度和脑皮质的厚度,以及有无其他颅内病变,并可用作追踪脑积水有无进展及其治疗效果评价。交通性脑积水时脑室系统和枕大池均扩大。非交通性脑积水阻塞在导水管以上仅侧脑室和第三脑室扩大,而第四脑室正常;如阻塞在第四脑室出口,则显示全脑室系统扩大,第四脑室扩大明显。导水管阻塞引起的脑积水,CT 检查后应再行 MRI 检查,以明确是单纯良性导水管狭窄所致还是 CT 不能发现的其他病变所致。

3. MRI 检查　采用轴位、冠状位和矢状位扫描,较 CT 能提供形态学结构方面更详细的病损变化,能准确地显示脑室、导水管和蛛网膜下腔各部位的形态、大小和是否存在狭窄。MRI 可以更好地检测小的病变及脑室的解剖,但可能遗漏小的钙化。

4. 智力测定　患儿多有不同程度的智力低下。

5. 脑电图检查　有基本脑电活动减慢,并可有痫样放电。

思路5　儿童脑积水应与脑萎缩鉴别:脑萎缩所引起的脑室系统扩大与脑脊液循环障碍所致脑室扩大,

影像学检查显示形态学上有差异性,支持脑积水的表现包括侧脑室颞角扩大,第三脑室不成比例地扩大,脑室角变窄,前角半径增宽,皮质沟消失,脑室周围间质水肿。临床上头围增大伴影像学检查显示脑室系统扩大提示脑积水,头围缩小提示脑萎缩。

住 院 病 史

患儿明确诊断为梗阻性脑积水,经完善术前准备,择期行脑室-腹腔(V-P)分流术。术中发现患儿颅内压高达 25cmH$_2$O。术后 3 日,患儿出院。

【问题 2】对该患儿如何进行治疗?

该患儿明确诊断为严重梗阻性脑积水,需要积极手术干预。药物治疗只能暂时缓解症状。手术治疗主要方式为脑室分流和脑室镜下第三脑室造口术。脑室分流通过改变脑脊液的循环途径,将脑脊液分流到人体的体腔被吸收。手术需植入特制的分流管,有低压、中压、高压三种类型,在手术时经脑室测压后选择使用。近年,可调压脑脊液分流管已在临床应用。

知识点

脑积水手术方式

1. V-P 分流术   适用于各种类型脑积水,是目前应用最广的术式。脑室引流管最好放置在额角,经颈部、胸壁皮下达腹部在剑突下正中做腹壁小切口,将导管引入腹腔。

2. 脑室-心耳分流术   该术式将脑脊液引流到心脏进入循环系统。在额角将脑室管插入侧脑室后,再做颈部切口,分离颈内静脉将远端导管插入右心耳。该术式弊端是较 V-P 分流量多,临床上小儿应用较少。

3. 脑室镜下第三脑室造口   适用于非感染性、非出血性梗阻性脑积水,该术式是替代植入性分流的首选治疗方法。

【问题 3】脑积水患儿术后注意事项有哪些?

知识点

脑室-腹腔分流术后主要并发症

1. 分流管堵塞   占 28%,其中脑室端堵塞占 77.1%,腹腔端堵塞占 12%~34%。穿刺时脑组织碎片或血凝块堵塞;脑脊液蛋白质成分过高;穿刺时被侧脑室内脉络丛包绕;逆行感染引起脓性分泌物堵塞等。

2. 分流管感染   较严重的并发症,占 6%~23%。术后最初 8 周是感染发生的高峰期,28 周以后的感染发生率明显降低。感染包括颅内感染、分流管皮下隧道感染及腹膜炎等。

3. 分流过度   脑脊液分流过快使脑室内压力迅速减低导致脑皮层与硬脑膜相连的桥静脉断裂出血,表现为硬膜下出血。分流过度还可导致脑室塌陷,引起室管膜阻塞脑室内分流口,造成阻塞,脑室顺应性下降,引起裂隙样脑室。

4. 消化道症状   腹痛、腹胀、食欲减退等消化道症状,有的患儿伴发恶心、呕吐。

5. 癫痫   占 9%~24%。脑电图显示癫痫灶位于置管侧半球,提示与分流管有关。

6. 其他   脑脊液分泌量超过腹腔的吸收能力可导致大量腹水;分流管腹腔端固定过牢,不能在皮下游走,在剧烈活动时可导致分流管断裂;重度脑积水分流不足可导致脑脊液漏。

【问题 4】脑积水术后随访期间有哪些注意事项?

患儿在接受 V-P 分流术后,1 个月后必须进行康复训练,对患儿神经功能的恢复有巨大帮助。3 个月后进行头颅 CT 检查,了解分流管位置、引流情况及脑积水恢复情况,并可根据患儿表现进行压力调整。以后每年建议复查头颅 CT,了解随患儿生长和引流管的情况。

知识点

新生儿脑积水治疗流程见图 10-5-1。

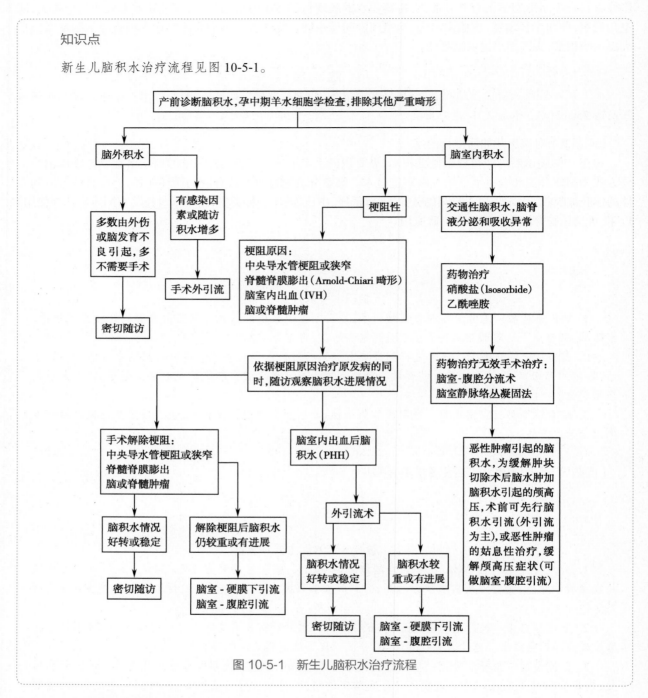

图 10-5-1　新生儿脑积水治疗流程

附：可调压分流管的调压方法

1. 分流管调压的目的及适应证

（1）目的：当临床判断存在分流管分流异常的情况时，使用特定的调压装置，调整阀门设定数值。从而改善引流异常，改善脑脊液分流患者的临床症状。

（2）适应证：①分流过度；②分流不足；③随年龄生长的颅压变化；④脑积水症状改善；⑤ MRI 检查后。

2. 物品准备　①调压装置套装（阀门定位装置、调压器、测压器）；②记号笔。

3. 操作流程

（1）向患儿家属说明调压目的及大概过程以取得合作。

（2）根据分流管的品牌类型选择对应的调压装置。

（3）患儿取侧卧位，从而使分流管阀门处于水平位并使阀门表面向上。

（4）使用记号笔标记出分流管脑室端及腹腔端与阀门连接处的走行。

（5）将测压装置与阀门轮廓及分流管走行标记匹配后置于阀门上方，测定当下压力。

（6）按同样方法将调压装置于阀门上方，将压力调整至目标值。

（7）再次使用测压装置测定压力。

4. 注意事项

（1）不同品牌的分流管需选择对应的调压装置进行调压。

（2）调压器在调压前应注意远离阀门，调压后应从阀门上方垂直离开一定距离后再水平移开，以避免调压器影响阀门压力。

（3）当阀门压力无法按预定数值调整时，可尝试将阀门向当前数值上方或下方调整，调整后再向目标值调整。

（4）避免过大范围调整阀门压力。

（5）对于存在特定锁扣的阀门，应按操作说明解锁后再调整压力。

（6）当存在阀门调压异常或对测定数值存在疑虑时，应通过 X 线判断阀门压力值。

（李 昊）

第六节 神经管缺陷

神经管缺陷（neural tube defect，NTD）包含从无脑畸形到隐性脊柱裂在内的所有由于神经管发育异常而导致的各种疾病。NTD 是最常见的神经系统先天畸形，但其总发病率在逐渐下降，其因素包括产前诊断水平的逐渐提高，出生率的降低，生活水平的提高及社会对疾病态度的变化。总之，NTD 的诊断及所谓"正确的"治疗包括医疗、伦理、法律等多方面的问题。其治疗团队应包括神经外科医生、儿科医生、神经内科医生、泌尿科医生、骨科医生、康复科医生、社会工作者、心理治疗师及护士团队。

知识点

神经管缺陷分类

1. 脊柱裂 分为脊髓脊膜膨出（myelomeningocele）、脊髓膨出、隐性脊柱裂和脂肪脊膜膨出等类型。

2. 脑膨出 囊内容物仅为脑脊液者称为脑膜膨出；囊内容物含有脑组织者称为脑膜脑膨出。

3. 无脑畸形 颅骨穹隆和大脑半球缺如，由变性的囊样神经组织替代。

一、脊髓脊膜膨出

临 床 病 例

患儿，男，6 日。因"出生后发现腰背部肿块 6 日"就诊。患儿母亲孕 1 产 1。患儿足月，顺产，出生体重 3.2kg，Apgar 评分 10 分。产检不详。体格检查：正常新生儿貌，腰背部中线骶前上棘水平触及一肿块，大小 4cm×4cm×6cm，囊性，表面皮肤完整，中间触及一凹陷，无压痛。左足踝关节内翻。四肢活动正常。

【问题 1】通过上述情况，对该患儿初步考虑什么诊断？

思路 1 该患儿出生后发现腰背部肿块，伴下肢畸形，考虑神经管发育异常，但还应该了解其产前检查情况、头围、肛门收缩情况和双下肢活动情况。

知识点

产前胎儿超声评估

1. 超声最早可发现孕 12 周的胎儿脊柱裂,并对孕 20 周后的病变进行更精准的监测。

2. 胎儿脊柱的纵向检查可以描绘出一些椎弓根间的异常增宽或脊柱后侧凸。对每个脊椎节段的连续横向检查可以看到完整的包绕椎管的神经弓。

3. 婴儿的脑室扩大也是开放性脊柱裂的另一个征象。

知识点

脊髓脊膜膨出的临床表现

1. 局部包块 在背部中线颈、胸或腰骶部可见圆形或椭圆形的囊性包块。表面皮肤正常,有时为瘢痕样,菲薄。患儿哭闹时包块膨大,压迫包块则前囟门膨隆,显示膨出包块与蛛网膜下隙相通。单纯的脊膜膨出透光度高,而内含脊髓与神经根者,可见包块内有阴影。

2. 神经损害症状 单纯脊膜膨出可无神经系统症状。脊髓脊膜膨出可有不同程度的双下肢瘫痪及大小便失禁等。依据神经损伤部位不同产生不同节段水平以下的瘫痪,膝反射、踝反射消失,肛门失禁,神经损伤平面以下的感觉丧失。由于瘫痪自胎儿期即已形成,故在患儿出生时即可表现为马蹄足、关节挛缩、髋关节脱位等,瘫痪通常会累及膀胱和直肠功能,泌尿生殖系统异常会导致严重的肾脏损害。

3. 其他 少数脊膜膨出向胸腔、腹腔、盆腔内生长,出现包块及压迫内脏的症状,一部分脊膜膨出患儿合并脑积水和其他畸形,出现相应症状。

思路 2 需要辅助检查明确进一步诊断。

(1)X 线摄片了解脊柱、头颅、髋部形态。

(2)超声检查显示椎骨缺损及柔软的组织团块影。

(3)泌尿系统检查包括尿常规、尿培养、尿素和肌酐测定、静脉肾盂造影及超声检查等。

(4)进一步检查取决于合并畸形的情况,需进行 CT、MRI 和脑脊液检查。腰背部有皮肤覆盖的病变应给予术前 MRI 检查明确解剖结构。

思路 3 根据患儿病史、体格检查考虑脊髓脊膜膨出。

知识点

脊柱裂的病理分型

1. 脊膜膨出 脊髓及其神经根的形态和位置均正常,但脊膜自骨裂缺损处呈囊状膨出,含脑脊液。

2. 脊髓脊膜膨出 脊髓和 / 或神经根自骨裂缺损处向背后膨出,并与囊壁和 / 或其周围结构发生不同程度的粘连;可以是囊性,也可类似瘤体样改变,包含脑脊液和脊髓神经末梢或部分马尾丛。

3. 脊髓外翻 除椎管和脊膜均开敞外,还有一段如脊髓平板暴露于外界。病变区表面因富于血管而呈紫红色,似一片肉芽组织。有的脊髓中央管也随脊柱裂开而开敞,常有脑脊液从裂隙或脊髓四周漏出。

4. 隐性脊柱裂 脊柱弓融合异常,脊髓、脊膜和软组织均发育正常。脂肪脊膜膨出表面皮肤有缺损,内含脂肪瘤紧贴脊髓并由外延伸至椎管内,有时表面皮肤可表现为一血管瘤或潜毛窦。

思路 4 与脊髓脊膜膨出需要鉴别的主要是背部中线的肿块。

知识点

脊髓脊膜膨出鉴别诊断

1. 骶尾部畸胎瘤。
2. 脂肪瘤。
3. 皮样囊肿。

影像学检查

门诊拟脊髓脊膜膨出收住院,后进行头颅及脊髓 MRI 检查(图 10-6-1),发现患儿腰骶部脊髓脊膜膨出,椎管内脂肪瘤,脊髓栓系。泌尿系统检查未发现异常。

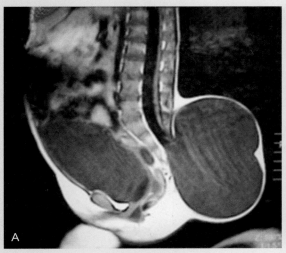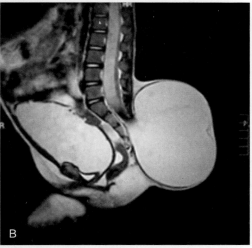

图 10-6-1 脊髓 MRI 检查

腰骶部脊髓脊膜膨出,椎管内脂肪瘤,脊髓栓系(A、B)。

【问题 2】如何考虑治疗方案?

思路 1 脊髓脊膜膨出需手术,术前检查和准备应由神经外科医生和新生儿科医生联合进行评估,具体如下。

(1)因脊髓受累产生神经功能障碍的范围。

(2)产生脑积水的可能性。

(3)有无其他器官畸形。

脑积水时通常损伤平面较高,S_1 以上病变通常合并神经源性膀胱和排便障碍。

思路 2 脊髓脊膜膨出的所有手术操作均应在显微镜下完成。

知识点

脊髓脊膜膨出常规显微手术要点

1. 俯卧位,于下腹垫物使下腹和臀部高过头水平,这样脑脊液漏出最少。
2. 从软脑膜分离神经基板。
3. 切开连接区与皮下组织连接的硬脑膜。
4. 在中线处关闭硬膜和皮肤。
5. 即使患儿截瘫所有神经组织也必须保留。
6. 术中采用电生理监测有利于保留神经结构。

【问题 3】术后如何观察?

思路 1　了解脊髓脊膜膨出术后近期并发症。

(1)脑积水:25% 脊髓脊膜膨出在出生后不久即有脑积水需要行脑室-腹腔分流术(V-P 分流术)。如出生后有明显脑积水,在修补缺陷时应同时进行分流术;未行分流术的患儿,术后要密切随访头围和临床有无颅高压症状。

(2)脑脊液漏:一般在术后 5~10 日,伤口处有清亮的液体流出,一旦出现脑脊液漏,首先行头颅 CT,排除脑积水和颅高压。如有颅高压表现,则应尽快分流。排除颅高压后,进行加压包扎,局部抬高体位,一般脑脊液漏在 2~3 周内停止,如果超过 2~3 周,则需要重新缝合。

思路 2　由于脊髓脊膜膨出患儿常伴有双下肢畸形和泌尿系统问题,随着患儿身高逐渐增长,这些问题会逐渐显现,所以需要每 6 个月进行脊髓 MRI 检查、泌尿系统检查及骨科检查。

思路 3　预后取决于缺陷的大小、部位、对神经组织的损害等因素。合并感染、多发畸形和脑积水者预后欠佳。

知识点

新生儿期常见并发症

1. 颅高压　未行 V-P 分流术者、分流效果不好或分流后感染者,易导致死亡。

2. 感染　分流后出现发热和血常规粒细胞升高者应怀疑感染。尿路感染比较常见,尤其在膀胱输尿管反流患儿中可预防性给予抗生素。

3. 呼吸问题　呼吸系统的并发症可继发于 Arnold-Chiari 畸形,主要与低位脑干功能不全有关。

4. 喂养困难　在 Arnold-Chiari 畸形患儿中喂养困难较常见,患儿突然出现喂养困难时,要考虑分流不畅引起的颅高压。有些患儿会出现进食时误吸,而需要放置胃造瘘管。

5. 其他　注意有无并发肾发育畸形。髋关节发育不良和先天性足畸形需进一步骨科治疗。

二、脑膜脑膨出

脑膜脑膨出是颅骨缺陷导致脑实质和脑膜膨出,70%~80% 发生于枕部,少数发生在前面部。脑膜脑膨出是神经组织和脑脊膜通过颅骨缺损处向外突出,与脑穹窿不完全关闭有关。脑膜脑膨出通常发生在中线部位,可位于额、鼻咽部、颞或顶部,多从枕骨突出或突进鼻腔;在额骨或顶骨处也可以不对称。该病发病率占 NTD 的 10%~20%。

临床病例

患儿,男,1 日。因"出生后发现后脑肿块"就诊。患儿母亲孕 3 产 1。患儿足月,剖宫产,出生体重 3.2kg,Apgar 评分 10 分。患儿母亲孕 23 周时,超声发现胎儿后枕部肿块,怀疑脑膜脑膨出。体格检查:正常新生儿貌,后枕部正中线及一肿块,大小 4cm×4cm×3cm,囊性,挤压后可轻度变小,表面皮肤完整,无压痛。四肢活动正常。

【问题 1】通过上述情况,对该患儿初步考虑什么诊断?

思路 1　患儿产前诊断已怀疑为脑膜脑膨出,目前需要进一步检查明确患儿颅内情况及膨出内容物,另外还应该了解患儿有无其他神经系统体征。

知识点

脑膜脑膨出的临床表现

1. 头部中线圆形或椭圆形包块　位于鼻根处多为扁平状。覆盖组织薄者可透明甚至破溃发生脑脊液漏而反复感染;厚者触之软且有弹性,有的表面似有瘢痕状而较硬,有的可触及骨缺损的边缘。囊性包块透光试验阳性,在脑膜脑膨出可见膨出的脑组织阴影。

2. 神经症状 轻者无明显症状,重者表现为智力低下、抽搐和不同程度上运动神经元瘫痪。发生在鼻根部者,一侧或双侧嗅觉丧失;膨出突入眶内者,可有第Ⅱ对、第Ⅲ对、第Ⅳ对、第Ⅵ对脑神经及第Ⅴ对脑神经第一支受累;在枕部有皮质盲及小脑受损症状。

3. 邻近器官的受压 位于鼻根部者引起颜面畸形,鼻根扁宽,眼距加大,眶腔变小,有时眼睛呈三角形,双眼球被挤向外侧,可累及泪腺致泪囊炎。突入鼻腔可影响呼吸或侧卧才呼吸通畅。膨出突入眶内者,可致眼球突出及移位。膨出发生在不同部位,可有头形的不同改变,如枕部巨大膨出,由于长期侧卧导致头的前后径明显加大而成舟状头。

思路2 多数脑膜脑膨出产前已有诊断,出生后即可诊断明确。需要的注意事项及鉴别诊断如下。

(1)小的脑膨出、隐匿型或位于前部的脑膨出容易漏诊,直到发生脑脊液漏或脑膜炎才认识。

(2)前部脑膨出有时会压迫上呼吸道引起梗阻。

(3)前部脑膨出需与鼻部息肉、畸胎瘤、皮样囊肿、神经胶质瘤、神经纤维瘤、错构瘤、脑膜瘤等鉴别。

辅 助 检 查

患儿 MRI 见图 10-6-2,显示为脑膜脑膨出。

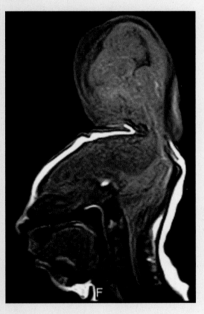

图 10-6-2　MRI 检查
可见脑膜脑膨出。

【问题2】脑膜脑膨出的辅助检查是什么? 有什么意义?

(1)X 线平片:了解有无骨质缺损和估计疝出的脑容积,大的脑膨出可见局部颅骨缺损和缺损处软组织肿物,小的脑膨出仅见头皮软组织肿物。

(2)CT:见颅骨缺损和由此向外膨出具有脑脊液密度的囊性肿物,如合并脑膨出则为软组织密度,脑室受牵拉、变形并移向病变一侧。

(3)MRI:可清楚显示脑组织、脑膜、脑脊液进入情况,是本病首选检查方法。

【问题3】脑膜脑膨出如何治疗?

手术治疗是解决脑膜脑膨出的唯一途径。外科手术目的在于除去无功能的脑组织,缝合缺损。

知识点

脑膜脑膨出手术时机

脑膜脑膨出手术时机现趋向于越早越好,原因如下。

1. 囊肿随年龄的增大而增大,可使邻近的脑组织受牵拉或嵌顿在颅骨缺损处,也可发展成为脑膜脑膨出而影响手术效果。

2. 囊肿的皮肤随着囊肿的膨大而逐渐变薄,容易发生溃破引起颅内感染。

【问题4】脑膜脑膨出术前、术后注意事项是什么?

思路1 除外其他常规术前准备和排除其他畸形外,还需注意囊肿溃破或引起颅内感染,严格消毒囊肿周围皮肤并盖上保护垫,使溃破处不裸露,并及时手术。

思路2 术后俯卧位。观察颅内压和有无脑积水。

思路3 了解患儿的预后,以便术前与家长沟通。

知识点

脑膜脑膨出的预后

严重的 NTD 将导致死胎和新生儿死亡,脑膨出患儿病死率高达 50%,死亡原因主要为大脑异常、合并其他先天畸形和急性颅内压增高、分流不畅等。脑膨出预后较脑膜膨出预后差,枕部脑膨出预后较前部脑膨出好。

三、脊髓栓系/椎管内脂肪瘤

脊髓位于脊椎管中,人在生长发育过程中,脊椎管的生长速度大于脊髓,因此脊髓下端相对于椎管下端逐渐升高。脊髓栓系即脊髓下端因各种原因受制于椎管的末端不能正常上升,使其位置低于正常。它是多种先天发育异常导致神经症状的主要病理机制之一,由此而导致的一系列临床表现即称为脊髓栓系综合征。

临床病例

患儿,男,2岁。因"出生后发现骶尾部凹陷"就诊。体格检查:一般情况可,骶尾部见一四陷(图10-6-3),不见底,未及分泌物。双下肢外观正常,肌力、肌张力正常。

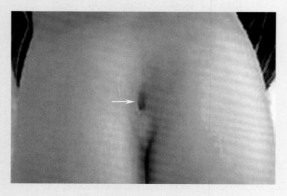

图 10-6-3　骶尾部皮肤凹陷(箭头)

【问题1】通过上述情况,对该患儿初步考虑什么诊断?需要进一步的检查是什么?

思路1 患儿出生后发现骶尾部凹陷,需要怀疑椎管内的问题,并需要观察骶尾部有无肿块及有无异常的毛发、色素沉着等。最为常见的是潜毛窦伴椎管内脂肪瘤,脊髓栓系。

知识点

脊髓栓系综合征临床表现

1. 腰骶部皮肤改变　皮肤隆突或凹陷,可能伴有分泌物或感染、多毛、隆起的包块。这些提示存在隐性脊柱裂、潜毛窦、脊膜膨出等,可合并脊髓栓系。
2. 下肢的运动障碍　行走异常,下肢力弱、变形和疼痛,可合并脊柱侧弯。
3. 下肢的感觉障碍　下肢、会阴部和腰背部的感觉异常和疼痛。
4. 大小便功能障碍　尿潴留、排尿困难、尿失禁、小便次多、每次尿量较正常少等;大便秘结、便秘或失禁。

知识点

脊髓栓系综合征的病因

脊髓和脊柱末端的各种先天发育异常均可导致脊髓栓系,如隐性脊柱裂、脊膜膨出、脊髓脊膜膨出、脊髓终丝紧张、腰骶椎管内脂肪瘤、先天性囊肿及潜毛窦等。除了前述各种先天因素外,腰骶部脊膜膨出术后粘连亦可导致脊髓再栓系。脊髓栓系使脊髓末端发生血液循环障碍,从而导致相应的神经症状。

思路 2　MRI 是诊断脊髓栓系的主要方法。

知识点

脊髓栓系综合征辅助检查

1. MRI 不仅可明确有无脊髓栓系,还可以了解并存的其他病理改变,如脂肪瘤、脊髓纵裂等。
2. X 线平片可以确定有无脊柱裂。
3. 结合大小便功能情况行泌尿系统超声和尿流动力学检查,以评价泌尿系统受累程度和脊髓神经功能受损情况。

辅 助 检 查

患儿行腰骶髓 MRI 检查,显示为腰骶部潜毛窦伴脊髓栓系:正常脊髓末端约在 L_1 椎体下缘(图 10-6-4),脊髓末端降至近 L_5 椎体水平。

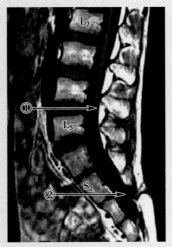

图 10-6-4　患者 MRI 图像
①为脊髓末端;②为脊髓栓系的部位。

【问题2】脊髓栓系治疗措施是什么？

思路1 对此患儿的治疗方法为手术松解栓系,切除潜毛窦等病灶。

思路2 如果出现脊髓栓系综合征的症状,可能是神经系统损毁性的损伤所致,这种损伤通常无法修复。所以,对于脊髓栓系出现症状时提示已经发生器质性改变,只能予以适当的矫治,使其不继续发展,此时手术治疗原则是达到减轻症状和防止病情进展的双重效果。

知识点

脊髓栓系综合征治疗

1. 部分患儿的下肢运动和感觉功能可能因手术获得改善。但已出现大小便功能障碍往往提示预后欠佳,手术多数不能使大小便功能障碍、下肢和足部的变形得到改善,但可能使疼痛和不完全肌力下降得到一定程度的改善。下肢和足部的变形部分可以通过矫形手术得到改善。

2. 对于大小便功能尚正常的脊髓栓系综合征患儿,包括因腰骶部皮肤改变和下肢感觉和运动障碍而发现者,建议及早进行系统的检查、评估和手术治疗。

3. 对于已经出现大小便功能障碍的患儿,则应结合其全身情况及相关检查情况选择手术与否,此类患儿绝大多数也需要手术治疗。

4. 手术时应坚持显微外科手术,必要时配合神经电生理监测,以做到尽可能彻底松解栓系,避免神经损伤,减少再粘连和栓系,以及预防术后伤口并发症。

患儿手术过程

患儿俯卧位,取腰骶部正中竖切口。术中见骶椎正中一缺损,直径约0.3cm,为皮肤凹陷的底部,进入椎管。将L_1及骶骨的椎板切除,宽约1cm。转入显微镜下操作。纵行切开硬膜,悬吊。见终丝粗大,脂肪浸润,末端与凹陷相连,终丝紧张,将终丝末端及脂肪瘤、凹陷切除,见近端终丝回缩1cm。连续缝合关闭硬膜。逐层关闭伤口。

【问题3】术后随访和康复内容是什么？

考虑脊髓栓系可能引起的病理变化,术后随访及康复内容包括:①对泌尿系统功能障碍的防治;②下肢运动和感觉的康复;③下肢畸形的矫治给予尽可能地指导。单纯注重栓系手术,而忽视对这些功能障碍的继续诊疗,对患儿是不利的。

(李 昊)

第七节 脑血管发育异常

一、烟雾病

烟雾病(moyamoya disease)又名脑底异常血管网病,是一组以颈内动脉虹吸部及大脑前、中动脉起始部狭窄或闭塞,脑底出现异常的小血管网为特点的脑血管病。因脑血管造影时呈现许多密集成堆的小血管影,似吸烟时吐出的烟雾,故名烟雾病。

临床病例

患儿,男,5岁。因"反复右侧肢体无力10个月"就诊。患儿10个月前哭闹后出现右侧肢体无力,即于当地医院行头颅CT检查,未发现异常,给予营养神经药物治疗,2周后病愈出院。此后患儿又出现右侧肢体无力3次,于当地医院行头颅CT检查,怀疑左侧半球脑梗死,给予营养神经药物治疗,但患儿症状逐渐加重。至发病以来,患儿食欲正常,无外伤史。

【问题1】通过上述情况,对该患儿初步考虑什么诊断？

思路1 患儿,5岁,反复半侧肢体无力,无外伤史,CT检查怀疑脑梗死,应该考虑烟雾病的可能。

知识点

儿童烟雾病的主要表现

1. 反复发生一过性瘫痪或力弱,多为偏瘫,亦可为左右交替性偏瘫或双偏瘫。
2. 发作后运动功能完全恢复。病程多为良性,有自发缓解或发作完全停止倾向。
3. 极少数病例伴有半身惊厥发作、头痛或偏头痛。
4. 罕见一过性感觉障碍、不自主运动或智力障碍。
5. 蛛网膜下腔出血或脑实质出血,见于年长儿和成人病例。

思路2　采集病史需要包括家族史并包括神经系统检查和影像学检查。

思路3　为进一步明确诊断,需要进行一些辅助检查,检查遵循的原则是从无创到有创,目前首先考虑头颅 CT 或 MRA 检查。数字减影血管成像(DSA)仍然是烟雾病最准确可靠的诊断方法。当诊断困难或需要评估半球灌注及缺血自发代偿情况时需要行 DSA 检查。

知识点

烟雾病的 CT 及 MRI 的特点

1. CT 扫描　①多发性脑梗死;②继发性脑萎缩;③脑室扩大;④颅内出血;⑤基底动脉环附近的血管变细。
2. MRI　①无论陈旧性还是新近脑梗死均呈 T_1WI 低信号、T_2WI 高信号,脑软化灶亦呈 T_1WI 低信号、T_2WI 高信号;②颅内出血者在所有成像序列中均呈高信号;③局限性脑萎缩;④颅底部异常血管网因流空效应而呈蜂窝状或网状低信号血管影像。

知识点

烟雾病脑血管造影表现

1. 双侧颈内动脉床突上段和大脑前、中动脉近端有严重狭窄或闭塞,以颈内动脉虹吸部颈 1 段的狭窄或闭塞最常见,闭塞段远端血管形态正常,双侧脑血管造影表现基本相同,但非完全对称,形成脑底部异常血管代偿性侧支循环。
2. 在基底核处有显著的毛细血管扩张网即形成以内外纹状体动脉及丘脑动脉、丘脑膝状体动脉、前后脉络膜动脉为中心的侧支循环。
3. 有广泛而丰富的侧支循环形成。颈外动脉的分支与大脑表面的软脑膜血管之间吻合成网。

思路4　患儿目前可诊断为烟雾病。

知识点

烟雾病的诊断标准

1. 病因未明且 DSA 或 MRA 表现符合颈内动脉末端及大脑前动脉、大脑中动脉起始段进行性狭窄和 / 或闭塞。
2. 动脉期显示异常的烟雾状血管网;病变为双侧性。
3. 要排除以下疾病　动脉粥样硬化、自身免疫性疾病、脑膜炎、脑肿瘤、唐氏综合征、脑外伤、放射线头部照射和甲状腺功能亢进等;儿童或成人的单侧病变也需排除以上病症。

住院病史

患儿明确诊断后,经完善术前准备,择期行脑-脑膜-肌肉融合术。术中发现患儿左侧半球皮质苍白,血管细小。术后予扩容、扩张血管治疗。术后2周,患儿出院。

【问题2】烟雾病如何治疗?

思路1 该患儿反复出现半侧肢体的肌力下降,经过内科治疗症状逐渐加重;需要积极手术干预。

知识点

烟雾病的内科治疗要点

对出现梗死的患儿一般按血栓治疗,可使用扩容、扩张血管、钙通道阻滞剂等治疗,也可以用激素治疗。缺血者使用血管扩张药;出血者,以降低颅内压、止血为主。病因明确者应对病因积极治疗。

思路2 儿童烟雾病手术治疗指征:短暂性脑缺血发作频繁,出现进展性缺血症状;认知功能障碍;脑出血病史;CT、MRI发现梗死灶;DSA Suzuki 分期第2期以上。

知识点

烟雾病 DSA Suzuki 分期

烟雾病 DSA Suzuki 分期见图 10-7-1。

第1期:仅有颈内动脉末端分叉狭窄。

第2期:颈内动脉末端分叉狭窄,颅底烟雾血管形成。

第3期:大脑前动脉和大脑中动脉有缺失,烟雾血管非常明显,形成烟雾血管团。大脑后动脉或后交通动脉不受影响,无颅外至颅内的侧支循环形成。

第4期:后交通动脉先天发育纤细或缺如,起始部看不到正常的大脑后动脉。颈内动脉闭塞已经发展到与后交通动脉的联合处。烟雾血管变得粗糙,组成烟雾团的血管变细且形成的血管网已经不太好。经眼动脉的烟雾血管增加,从颅外至颅内的侧支循环增粗。

第5期:从颈内动脉发出的全部主要动脉完全消失,烟雾血管进一步减少,形成的血管网更差,且只局限在虹吸部。颈内动脉的闭塞更向下发展,从颅外来的侧支循环加强。

第6期:颈内动脉虹吸段完全消失,颅底部最初出现的烟雾血管也消失,仅有颅外至颅内的侧支循环。脑循环的供应完全依靠颈外动脉或椎动脉。

烟雾病 DSA Suzuki 分期见图 10-7-1。

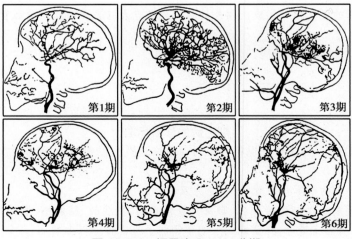

图 10-7-1 烟雾病 Suzuki 分期

思路3　手术目的是寻找一种减轻或缓解脑血管闭塞的方法。目前大致可分为直接和间接血管重建两类手术。因儿童血管直径较细,直接血管重建临床难以开展。间接血管重建手术主要通过将脑膜、颞肌、颞浅动脉的血流融合至软脑膜表面,主要方式包括脑-脑膜-动脉血管融合术、脑-肌肉血管融合术、脑-肌肉-动脉-血管融合术、脑-脑膜-动脉-肌肉血管融合术。其他的手术方式包括脑膜和蛛网膜切开术、大网膜移植术、颈交感神经节切除术等。

思路4　烟雾病的手术方式主要是对症而不是对因治疗,儿童烟雾病也缺乏血管吻合所带来的显著的血流改善。考虑到手术、麻醉对血流动力学的影响,加强围手术期处理可以有效预防脑缺血的加重。具体包括围手术期充足地补液、术前纠正贫血、术中维持正常的平均动脉压、术后使用血管扩张药物。

【问题3】烟雾病患儿术后注意事项有哪些? 预后如何?

思路1　要注意烟雾病术后并发症。

(1)出血:术中严密止血,术后密切注意引流液性状和量,严密关注患儿生命体征。

(2)缺血:由于患儿术前就处于缺血期,任何操作均会导致血管痉挛,而患儿术后的侧支循环未完全建立,术后的缺血缺氧容易引起脑梗死甚至死亡。所以术后需要更加积极地扩容、扩张血管。

思路2　本病的预后多数情况下取决于疾病的自然发展,即与发病年龄、原发病因、病情轻重、脑组织损害程度等因素有关。治疗方法是否及时、恰当,亦对预后有一定影响。一般认为其预后较好,死亡率较低,后遗症少。小儿死亡率为1.5%,成人为7.5%。30%的小儿患者可遗留智力低下。从放射学观点来看,其自然病程多在1年至数年,在脑底动脉环完全闭塞,侧支循环已建立后,病变就停止发展,因此,总的来说,其预后尚属乐观。

思路3　儿童烟雾病随访期间注意事项:接受一侧血管重建后,3~6个月内重新评估脑血流灌注,评估对侧手术指征。血管重建术后6个月、1年后评估血管代偿效果。术后禁忌辛辣、热烫饮食,免情绪激动、哭闹及大声喊叫。术后不参加吹号、吹笛等过度换气的音乐课,不参加游泳、长跑等剧烈运动。

二、动静脉畸形

动静脉畸形(arteriovenous malformation,AVM)是一种先天性脑血管病。AVM主要缺陷是脑的部分动脉与静脉之间缺乏毛细血管,使部分脑动脉与脑静脉直接相通形成脑动静脉瘘畸形,导致脑血流动力学紊乱,临床上以反复的颅内出血、抽搐、短暂性脑缺血发作及进行性瘫痪为主要表现。本病是仅次于颅内动脉瘤,能引起自发性蛛网膜下腔出血的另一常见原因。颅内AVM可位于大脑半球的任何部位,多呈楔形,其尖端指向侧脑室。

临 床 病 例

患儿,男,12岁。颅内出血后3月余。患儿3个月前无明显诱因下头痛,当时行头颅CT检查发现右侧顶叶颅内出血,怀疑AVM。予止血、降颅内压等治疗后,血肿得到控制后未予手术,2周后出院随访。体格检查:神清,精神好。GCS评分15分。脑膜刺激征(−),四肢活动正常,肌力、肌张力正常。巴宾斯基征(−)、布鲁辛斯基征(−)。

【问题1】通过上述情况,对该患儿初步考虑什么诊断? 需要如何进一步检查?

思路1　该患儿有颅内出血病史,处于青春发育期,首先考虑颅内AVM可能。

知识点

动静脉畸形的主要临床表现

1. 出血　畸形血管破裂导致脑内、脑室内或蛛网膜下腔出血,出现意识障碍、呕吐、头痛等症状。

2. 头痛　60%以上患儿有长期头痛史,大多局限于一侧,也可全头痛,呈间断性或迁移性,类似偏头痛。

3. 颅内杂音　患儿自己感觉到的要比旁人能听到者为多。压迫同侧颈总动脉可使杂音消失。

4. 神经功能缺损　进行性智力减退,见于巨大的AVM,脑盗血的程度严重,脑组织有弥漫性缺血及发育障碍。有的因癫痫发作频繁,脑功能受到癫痫放电及抗癫痫药的双重抑制作用使智力减退。

5. 抽搐　21%~67%为首发症状,早期抽搐服用药物可控制,但最终药物治疗无效,抽搐难以控制。

知识点

先天性脑动静脉畸形分类

先天性脑 AVM 分为 AVM、静脉血管畸形、毛细血管扩张症、海绵状血管瘤。

近来因科研水平的不断提高,又提出了新的分类,具体如下。

1. 伴动静脉分流的脑血管畸形

(1)AVM:①单纯丛状畸形团;②混合丛状畸形团。

(2)动静脉瘘:①单发或多发瘘;②单发或多发的蒂。

2. 不伴动静脉分流的脑血管畸形

(1)毛细血管畸形。

(2)静脉畸形:①发育性静脉畸形;②静脉变异。

(3)海绵状畸形。

知识点

动静脉畸形脑血流动力学改变

1. AVM 供应动脉的血流阻力降低,血压下降,使灌注范围缩小,邻近脑组织处于相对缺血状态,容易引起癫痫发作。

2. 小型 AVM 所引起的盗血量少,动脉压的下降相对较小,而构成小型 AVM 的血管因都属较小血管其壁薄弱,经不起高压动脉血的冲击,容易破裂出血。

3. 为了争取得到较多的侧支供血,邻近脑组织的供血动脉都处于扩张状态,从而增加了 AVM 的血流量,成为 AVM 可能逐渐增大的潜在原因。

4. 长期动脉压的降低导致脑阻力血管自动调节功能衰退。

5. 动脉血直接导入静脉使静脉压增高,邻近脑组织的静脉回流受阻,造成脑淤血水肿,并可能因此而引起颅内压增高。

6. 扩张淤血的小静脉极易破裂出血,引起蛛网膜下腔出血或脑内出血。在 AVM 中出血并不限于 AVM,有时可发生在 AVM 的周围脑组织。

7. 当大量血液进入静脉时,脑静脉不能马上适应,引起静脉扩张、扭曲与增长,甚至形成巨大的静脉球,可以引起阻塞性脑积水。

8. 反复多次的小量蛛网膜下腔出血可使蛛网膜下腔广泛粘连,蛛网膜粒被红细胞堵塞,使脑脊液生成和吸收的平衡失调,引起交通性脑积水。

思路 2 AVM 主要是先由 CTA 或 MRA 作出初步诊断,随后由 DSA 明确诊断。

知识点

先天性脑动静脉畸形诊断方法

头颅 CTA 和 MRA 可以显示脑内 AVM 的位置,并且提供病变大小。

DSA 可显示脑部血管的走行与细节,特别是供应 AVM 血流的血管。特征性的表现为团状、结节状畸形血管团;增粗、增多的供血动脉;早期显影,扭曲、扩张的引流静脉及伴发的脑内分流现象等。

患儿辅助检查

患儿头颅 CT 及 MRI 均示右侧顶叶占位性病变,CTA 及 MRA 示右侧顶叶见团状、混杂密度病灶,增强后团块强化内有迂曲、扩张血管影,提示右侧顶叶 AVM 可能。DSA 检查示右侧顶叶第 2 段 AVM,予腔内栓塞治疗,复查造影血管巢流量下降 95%。患儿术后 3 日出院。

【问题 2】AVM 的治疗手段及原则是什么?

思路 1 儿童期 AVM 最大的风险是破裂出血,其年出血风险是 2%~4%,出血后病死率达 23.1%,远高于成人的 6%~10%。所以儿童因自发性脑出血、癫痫、头痛或任何神经学缺失症状就诊。一旦确诊为 AVM,均具备治疗指征,尤其对于有脑出血病史的患儿。

思路 2 AVM 治疗手段主要包括手术、腔内介入治疗和立体定位放射治疗。

知识点

动静脉畸形治疗手段

1. 外科手术 切除 AVM。

2. 腔内介入治疗 是在 AVM 的血管内注入胶样物质。与手术相比,该方法创伤小,大部分 AVM 可使用该方法栓塞病变。但局部治疗 AVM 仍然有出血而导致卒中的可能。

3. 立体定向放射治疗 通过数量多、定位准确且互相交错的射线来摧毁不正常的血管。但仅限于直径 <0.5cm 的微小病灶。

思路 3 临床上对于 AVM 患儿往往应用单一或联合的治疗手段,取决于 AVM 的类型、体积、部位、相关血管数、治疗的潜在风险及所在医院的治疗经验。目前首选栓塞治疗的病灶多为复杂、巨大的"高风险"畸形。

【问题 3】AVM 术后需要注意哪些情况?

思路 1 术后常见短期并发症包括脑脊液漏、癫痫发作、颅内压增高危象等;功能区病灶切除或供血动脉栓塞引起的言语、运动或感觉等神经功能障碍甚至脑梗死;开颅手术或介入栓塞引起的颅内出血,各种治疗手段引起的脑水肿。

思路 2 通过上述描述,一般对栓塞患儿 3 个月后进行头颅 MRI 和 MRA 检查,6 个月后进行 DSA。在此期间注意观察患儿神经系统体征,复查栓塞效果,及时发现残留或复发。接受立体定向放射治疗的患儿,3 年后复查 DSA。

(李 昊)

第八节 神经系统肿瘤

一、胚胎发育不良性神经上皮肿瘤

临床病例

患儿,女,5 岁。因"反复右上肢抽搐 1 个月"入院。患儿 1 个月前无明显诱因出现右上肢抽搐伴凝视、愣神,呼之不应,持续数分钟缓解。未曾服用抗癫痫药物。至当地医院就诊,头颅 CT 见图 10-8-1。为求进一步诊治,来我院。体格检查未见阳性体征。

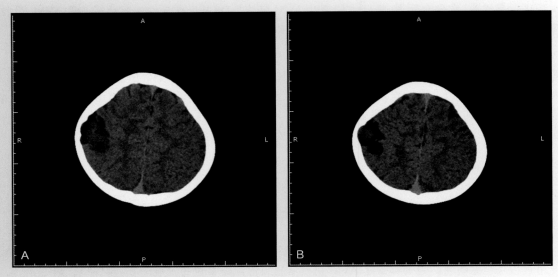

图 10-8-1 头颅 CT 扫描
右侧额叶皮层内边界清楚的低密度病变，占位效应不明显，周边无水肿，相应颅骨压迹，颅骨可见受压变薄（A、B）。

【问题 1】通过上述情况，对该患儿初步考虑什么诊断？

患儿有癫痫发作病史，头颅 CT 扫描提示右侧顶叶低密度占位性病变，初步诊断：①右侧顶叶占位性病变；②继发性癫痫。

【问题 2】为明确诊断，下一步应进行什么检查？

应行头颅 MRI 检查。MRI 检查有较高的软组织对比度并可三维成像，可全面显示肿瘤与周围重要脑组织和血管的关系。

进一步检查结果

MRI（图 10-8-2）：右侧顶叶皮层内结节，T_1WI 呈低信号，T_2WI 呈高信号，冠状位可见病灶呈倒三角形或扇形，尖端指向脑室侧，所谓的"倒三角形征"。占位效应不明显，增强后不均匀轻度强化，周围无水肿。影像学诊断：胚胎发育不良神经上皮肿瘤。视频脑电图：发作期间未见癫痫发作，见右侧额颞顶部游走性棘慢波及 δ 活动增多。

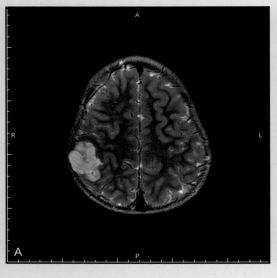
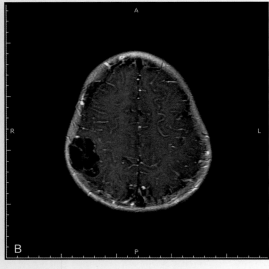

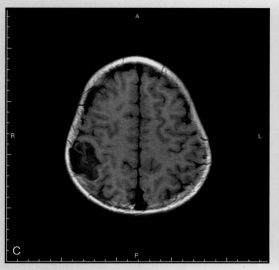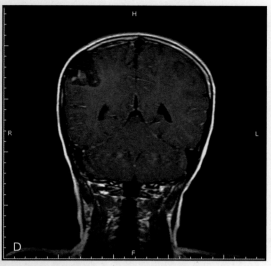

图 10-8-2　胚胎发育不良神经上皮肿瘤（A~D）

【问题 3】根据影像学检查结果,初步考虑哪些病变?

影像学特征提示胚胎发育不良性神经上皮肿瘤。

知识点

胚胎发育不良性神经上皮肿瘤影像学特征

1. CT　皮层内边界清楚的低密度病变,占位效应不明显,周边无水肿,钙化罕见,少部分可见骨压迹,颅骨受压变薄。病灶多呈倒三角形或扇形,尖端指向脑室侧,呈"倒三角形征"。增强扫描病灶多无明显强化,少量可见结节样强化,约 10% 患儿 CT 未见异常。

2. MRI　皮层内边界清楚的结节,T_1WI 信号比灰质低,T_2WI 呈高信号,少有水肿和占位效应,可伴有囊性变,病灶多呈"倒三角形征"。近 1/3 的病例增强后有强化,呈结节状、环形或不均匀轻度强化,周围无水肿。病变呈弥漫分布者界限不清,皮层肿胀,类似巨脑回,但病变包围皮质正常。

【问题 4】根据患儿的临床特征,目前考虑什么诊断?

思路 1　儿童以癫痫发作为主要表现,MRI 显示病灶局限于皮层内,无占位效应和周围水肿。初步诊断胚胎发育不良性神经上皮肿瘤。

知识点

儿童胚胎发育不良性神经上皮肿瘤临床特点

多在儿童期发病且病史较长,表现为难治性癫痫,抗癫痫药物治疗效果不理想。癫痫发作类型与肿瘤生长的部位有关,常见的有简单部分性发作、复杂部分性发作、失神发作和全身强直阵挛发作。

知识点

胚胎发育不良性神经上皮肿瘤的诊断

1. 以癫痫发作为主要表现。

2. 绝大多数病例发病年龄小于 20 岁。

3. 尽管长期癫痫发作,患儿的认知功能和神经功能无障碍。

4. 患儿无斑痣性错构瘤病表现。

5. MRI 显示病灶局限于皮层内,无占位效应或肿瘤周围水肿。

思路2 主要与好发于儿童的肿瘤和慢性致痫类肿瘤鉴别,包括低度恶性星形细胞胶质细胞瘤、节细胞胶质瘤、少支胶质细胞瘤和胶质神经元错构瘤等。

知识点

鉴 别 诊 断

1. 低度恶性胶质瘤常见位于大脑白质内,很少累及灰质,病变周围可见水肿,一般不显示囊性表现,极少出现"倒三角形征"和瘤内分隔,其好发年龄为 20~40 岁。

2. 少支胶质细胞瘤多见于 30~35 岁成人,50% 发生于额叶,主要累及白质,钙化率 70%。

3. 神经节胶质细胞瘤多见于儿童,多有长期癫痫发作病史,肿瘤以实性为主,囊性较少,钙化多见,增强扫描其实性结节强化明显,肿瘤无瘤内分隔或呈"倒三角形征"改变。

4. 皮质发育不良为早期发作的顽固性难治性癫痫,伴有认知功能障碍及局灶性神经功能缺损症状。MRI 显示局灶性皮层增厚,灰白质界限不清,白质病变呈 T_2WI 高信号的漏斗状,尖端指向侧脑室,以大脑皮质与其下白质局灶畸形为特征。

【问题5】患儿的治疗原则是什么?

思路1 对有癫痫发作病史的患儿,如果未服用抗癫痫药物,应给予抗癫痫药物治疗,如果已服用抗癫痫药物,则应测定血药浓度,评估药物效果。

思路2 手术切除胚胎发育不良性神经上皮肿瘤对癫痫发作有良好效果。其目的在于不仅切除病灶,同时清除癫痫灶及发育不良的非功能区大脑皮质缓解癫痫发作。

思路3 发作期和发作间期的视频脑电图有重要作用,能够发现发作起源区的位置和范围,了解手术切除区域和发作起源区的关系。

【问题6】术前准备包括哪些?

除常规的术前准备,应进行术前评估。该患儿头皮脑电图显示的癫痫样放电与影像学病灶位置一致,提示手术疗效较好。

知识点

术 前 评 估

经过对患儿资料的全面分析,明确致痫区的范围,制订相应的手术计划。评估内容包括病史、症状、神经系统体格检查、头皮视频脑电图和 MRI 等。在癫痫的术前评估中,通过分析症状、电生理学、解剖及功能影像学等资料,推断致痫区可能存在的位置。各项检查结果的一致性决定了手术疗效。

【问题7】患儿的术后处理?

思路1 手术是否全切病灶对术后癫痫发作的控制有非常重要的影响。一般术后癫痫能完全消失,不需术后放疗或化疗,预后良好,很少复发,不影响患儿生存。

思路2 术后需在医生指导下继续服用抗癫痫药物。

二、小脑毛细胞型星形细胞瘤

临 床 病 例

患儿,男,1 岁 8 个月。因"步态不稳 3 个月,反复呕吐半月余"就诊。3 个月前患儿无明显诱因出现步态不稳,送至当地医院小儿骨科就诊,检查未见明显异常,未予处理。半个月前患儿出现进食后呕吐症状,呈喷射性,呕吐物为胃内容物,无发热、抽搐及意识障碍等症状。为进一步诊治来医院。发病以来,患儿精神可,睡眠一般,胃纳一般,大小便正常。体格检查:意识清醒,反应可,双侧瞳孔等大等圆,直径2.5mm,对光反射灵敏,双眼眼球水平震颤。面部左右对称。颈软,四肢肌力、肌张力正常,步态不稳,步态蹒跚。双侧跟膝腱反射(+),双侧巴宾斯基征(−)。

【问题1】通过上述情况,该患儿应行什么检查?

思路1 患儿有反复喷射性呕吐症状,提示颅内压增高,应先行头颅CT检查。

知识点

颅内压增高的临床特点

呕吐是颅内压增高的主要症状之一,也可以是首发症状。多出现在清晨空腹时,一般与饮食无关,呕吐前可有恶心,常伴有较剧烈的头痛、头昏。呕吐常为喷射性,多因颅内压增高刺激呕吐中枢引起反射性呕吐,也可因颅后窝肿瘤直接或间接刺激、压迫呕吐中枢或迷走神经而引起。小儿颅后窝肿瘤出现呕吐较早且较频繁。

知识点

颅内压增高的常见原因

1. 颅脑损伤 如由于颅内血管损伤而发生颅内血肿、脑挫裂伤伴有的脑水肿。
2. 颅内肿瘤 颅内肿瘤伴有颅内压增高表现者约占80%。
3. 颅内感染 脑脓肿患儿大多数都有明显的颅内压增高,颅内感染继发脑积水。
4. 脑血管疾病 多种原因引起的脑出血常有明显的颅内压增高。
5. 颅脑先天性疾病 婴幼儿先天性脑积水、先天性小脑扁桃体下疝畸形及颅缝早闭等。
6. 脑寄生虫病 脑囊虫病、脑型肺吸虫病、脑棘球蚴病及脑血吸虫性肉芽肿等。
7. 其他 如脑缺氧及良性颅内压增高等。

思路2 步态不稳及眼球震颤为共济失调表现,提示有小脑损害。

知识点

小脑病变的临床特点

1. 步态紊乱,走路不稳,步态蹒跚,容易摔倒或呈宽基底步态,平衡失调;眼球震颤,以水平型眼球震颤多见,垂直或旋转型者少见。
2. 肌张力减低,患侧半身肌肉松弛无力,被动运动时关节运动过度。
3. 共济运动失调 肢体各组肌肉之间在运动上不能相互协调,有意向性震颤;其他包括联合运动失调及辨距不良等。

【问题2】通过上述情况,对该患儿初步考虑什么诊断,是否需要进一步检查?

根据临床表现患儿为颅内病变,需要头颅CT和MRI平扫和增强扫描。

影像学检查

患儿头颅CT见图10-8-3。头颅MRI见图10-8-4。

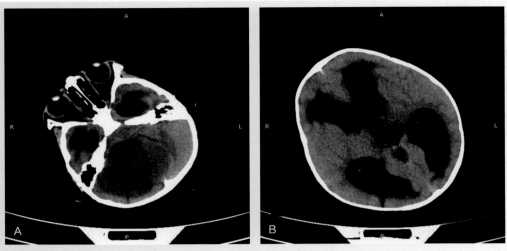

图 10-8-3 头颅 CT

小脑半球低密度囊实性病变,伴脑积水,侧脑室周围间质性水肿(A、B)。

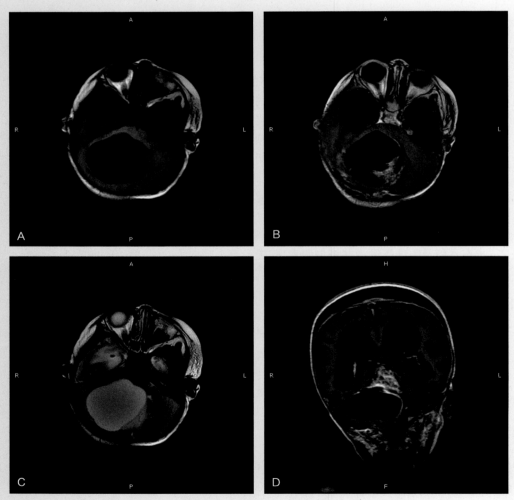

图 10-8-4 头颅 MRI

颅后窝囊性占位性病变,T₁WI 呈低信号,T₂WI 呈高信号(A),囊壁薄且增强不明显(B),囊内见低信号的结节影,位于囊内偏心位置,增强显示结节强化(C、D)。脑室系统扩大,侧脑室周围间质性水肿。影像学诊断:考虑毛细胞型星形细胞瘤,幕上梗阻性脑积水。

【问题 3】根据头颅 MRI 检查结果,该患儿考虑什么诊断?

思路 1 根据临床表现及头颅 MRI 结果,初步诊断:①小脑占位性病变(毛细胞型星形细胞瘤);②梗阻性脑积水。

知识点

小脑占位性病变临床表现

1. 头痛,额部最常见,如果头痛位于后枕部,则常伴有颈部疼痛和颈强直,提示慢性小脑扁桃体下疝。清晨明显,活动后减轻,咳嗽、打喷嚏和用力排便时头痛可加重。剧烈的头痛可使患儿从睡梦中痛醒,醒来即开始头痛,多数患儿主诉超过 2 年。

2. 呕吐也是常见的主诉,多见于清晨,呈喷射性。有时患儿的严重头痛在持续呕吐后得以减轻。肿瘤侵犯第四脑室时常合并强烈而持久的呕吐。

3. 步态不稳,容易摔倒或呈宽基底步态,是常见的临床表现之一。体格检查常发现有眼球震颤,辨距不良,轮替运动障碍,部分患儿出现头部倾斜、颈强直,或躯干共济失调。

知识点

小脑毛细胞型星形细胞瘤的 MRI 表现

1. 典型表现为囊性,囊内低信号的结节影,常位于囊内偏心位置,增强显示结节强化。
2. 实性病变常位于小脑蚓部,CT 呈低密度,T_1WI 呈低信号,明显均匀强化。
3. 囊性病变的囊壁厚且呈不均匀强化,增厚的囊壁需切除。
4. 小圆形实性病变位于小脑半球,无强化,占位效应不明显。
5. 基底位于脑干和小脑脚并向小脑半球外生性生长的小脑星形细胞瘤。这类小脑星形细胞瘤常常被划入脑干肿瘤,但大部分肿瘤位于小脑半球。

思路 2 小脑星形细胞瘤是儿童时期最常见的脑肿瘤,70% 的小脑星形细胞瘤发生在儿童。平均发病年龄为 7 岁,大部分患儿在 10 岁前发病,在小于 1 岁的小儿中很罕见。

知识点

鉴 别 诊 断

1. 囊性毛细胞型星形细胞瘤需与血管网状细胞瘤鉴别,前者囊较大且囊壁较薄,则容易被误诊为蛛网膜囊肿。

2. 实性毛细胞型星形细胞瘤需与室管膜瘤、原发性神经上皮性肿瘤、其他恶性肿瘤及非肿瘤性病变相鉴别。厚壁囊性毛细胞型星形细胞瘤需与脑脓肿相鉴别。位于上蚓部毛细胞型星形细胞瘤需与小脑星形细胞瘤相鉴别。

【问题 4】患儿的治疗原则是什么?

手术切除,手术目的是切除肿瘤和解除梗阻性脑积水。

【问题 5】小脑毛细胞型星形细胞瘤的手术要点和手术并发症有哪些?

思路 1 手术时采用后正中切口,如果肿瘤偏于一侧,可取旁正中切口,寰椎必须暴露。囊性肿瘤可先放出部分囊液,切开囊壁,进入囊内探查。若为实性肿瘤,应沿肿瘤外壁尽量整体切除。肿瘤实性部分一定要切除,如果囊壁较厚且有强化,则需切除,如果囊壁很薄且增强不明显,增强结节切除后囊壁可不切除。

思路2 应了解术后各种并发症,以便及时处理和术前沟通。

> 知识点
>
> **手术并发症**
>
> 1. 术后意识障碍 术区出血、幕上硬膜下血肿、硬膜外血肿或急性梗阻性脑积水,如果CT检查无阳性发现,则考虑术中可能直接损伤脑干或血管闭塞引起脑梗死。
> 2. 急性梗阻性脑积水 小脑水肿、残留肿瘤或血肿阻塞脑脊液通路。
> 3. 假性延髓性麻痹 术中压迫或牵拉导致术后脑桥、小脑脚和中脑的脑水肿。
> 4. 小脑缄默 发生在术后1~4日,包括缄默、情绪不稳定及其他神经功能异常。
> 5. 假性脑膜膨出、脑脊液漏 提示脑积水;多为暂时性,影响到伤口愈合者需要V-P分流。
> 6. 无菌性脑膜炎 多见于术后5~7日,出现头痛、发热、夜间不安及颈强直。
> 7. 顽固性恶性、呕吐 可能与刺激脑干有关。
> 8. 空气栓塞 常与坐位手术有关,俯卧位也可发生。
> 9. 小脑损伤 导致共济失调、辨距不良和眼球震颤。

思路3 肿瘤的预后一般较好,肿瘤全切的患儿,5年、10年和25年生存率分别为90%、89%和85%,复发率低于10%。无论是囊性或实性肿瘤,使用现代的显微神经外科技术,绝大多数患儿能得到满意的疗效。如果肿瘤侵犯到脑干,推荐部分切除肿瘤,其预后差。

三、松果体区肿瘤

> **临 床 病 例**
>
> 患儿,男,8岁。因"发现性早熟1月余"来医院门诊就诊。1个月前家长无意间发现患儿性早熟,无头痛、恶心、呕吐、多饮、多尿、发热等症状,身高高于同龄儿童。当地头颅CT显示"松果体区囊实性占位性病变伴钙化,透明隔增宽";头颅MRI提示"松果体区肿瘤,考虑生殖细胞肿瘤可能性大,透明隔囊肿"。发病以来,患儿精神可,睡眠一般,胃纳欠佳,体重无明显变化,大小便正常。无手术外伤史。父母健在。

【问题1】通过上述情况,对该患儿初步考虑什么诊断?

根据临床表现及头颅CT扫描结果,初步诊断松果体区占位性病变。

> 知识点
>
> **松果体区占位性病变的典型临床表现**
>
> 1. 颅内压增高 头痛、呕吐及视神经盘水肿,其他尚有视力减退和双侧展神经麻痹等。
> 2. 四叠体受压综合征 眼球垂直方向运动障碍,瞳孔散大或不等大。
> 3. 内分泌症状 多数为性早熟,极少数表现为性征发育迟滞或不发育。
> 4. 其他脑受压症状 肿瘤生长较大时可压迫四叠体下丘或内侧膝状体而出现听力减退,肿瘤向后下发展可压迫上蚓部和小脑上脚,出现躯干性共济失调及眼球震颤。少数患儿可有癫痫发作、单侧或双侧锥体束征甚至昏迷,为颅内压增高和中脑受压所致。

知识点

松果体区占位性病变

1. 生殖细胞肿瘤。
2. 松果体实质肿瘤　松果体细胞肿瘤、松果体母细胞瘤和中间分化的松果体实质肿瘤。
3. 神经上皮组织瘤　星形细胞型肿瘤、室管膜瘤等。
4. 其他来源的肿瘤　如脑膜瘤和错构瘤等。

【问题2】为明确诊断，下一步应进行什么检查？

MRI 检查有较高的软组织对比度并可三维成像，全面显示肿瘤与周围重要脑组织和血管的关系，对肿瘤的分期、选择手术入路，甚至对放疗的窗口均属必不可少的检查手段。

辅 助 检 查

头颅 MRI 见图 10-8-5。脑脊液细胞学检查：未找到肿瘤细胞。肿瘤标志物检查：AFP（–），CEA（–），β-HCG 为 215mIU/ml（正常参考值 0~5mIU/ml）。

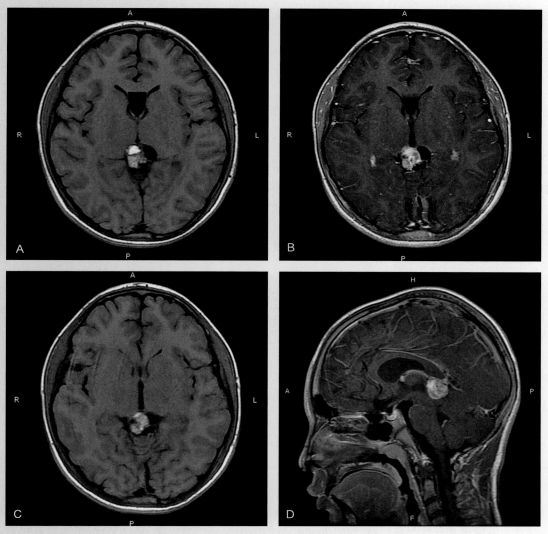

图 10-8-5　头颅 MRI

T_1WI 呈类圆形结节状混杂信号，边界较清楚，周边未见明显水肿，病变在增强扫描后囊壁和实质部分明显强化（A~D）。

【问题3】根据 MRI 检查结果,初步考虑哪些病变?

思路1 MRI 显示松果体区囊实性病变,T_1WI 呈结节状混杂信号,增强后囊壁和实质部分明显强化,影像学特征提示肿瘤,考虑生殖细胞肿瘤、松果体细胞瘤或神经胶质瘤。

知识点

松果体区占位性病变的鉴别诊断

1. 松果体区囊肿 为良性病变,多数较小,只有在 MRI 检查时偶然发现。
2. 松果体细胞瘤 松果体细胞瘤和松果体母细胞瘤。
3. 神经胶质瘤 多为星形细胞瘤,极少数为室管膜瘤。
4. 脑膜瘤 松果体区脑膜瘤少见,多为成人。
5. 脂肪瘤 可发生在松果体区,为先天性病变,不引起症状,更无须手术。
6. 上皮样囊肿或皮样囊肿 可发生在松果体区,可较大。
7. 蛛网膜囊肿 有时囊肿较大,CT 及 MRI 示囊内密度或信号与脑脊液相似。

思路2 为明确诊断,脑脊液细胞学检查有病理学诊断价值。患儿脑脊液中 β-HCG 升高提示生殖细胞瘤。

知识点

脑脊液细胞学和肿瘤标志物检查

生殖细胞瘤和非生殖细胞瘤的生殖细胞肿瘤的瘤细胞常脱落于脑脊液中,此时取脑脊液送病理科进行细胞学检查,有些可以查到瘤细胞,结合临床可确诊。该检查的前提是患儿颅内压不高。

1. AFP 内胚窦瘤、胚胎癌、未成熟畸胎瘤和含有以上成分的混合型生殖细胞肿瘤中 AFP 升高,在内胚窦瘤时 AFP>1 000ng/ml。

2. β-HCG 绒毛膜上皮癌、胚胎癌、畸胎瘤和含有以上成分的混合型生殖细胞肿瘤中 β-HCG 升高(表 10-8-1)。

3. 癌胚抗原(CEA) 是一种糖蛋白,在畸胎瘤、胚胎癌、绒毛膜上皮癌和一些内胚窦瘤中 CEA 可升高。

表 10-8-1 不同肿瘤 β-HCG 和 AFP 检查情况

肿瘤	β-HCG	AFP
畸胎瘤	+	±
生殖细胞瘤	±	−
绒毛膜上皮癌	++	−
混合型生殖细胞肿瘤	++	++
内胚窦瘤	−	++
胚胎癌	±	±

【问题4】根据患儿的临床特征,目前考虑什么诊断?

思路1 男性患儿有性早熟症状,MRI 可见松果体区由混杂信号肿物,呈结节状,增强后有明显不均匀强化,呈多囊性,肿瘤周边未见水肿反应。肿瘤标志物 β-HCG 215mIU/ml。目前初步诊断为松果体区良性畸胎瘤。

思路2 畸胎瘤属于生殖细胞肿瘤,颅内生殖细胞肿瘤是一类有特殊的病理性质、临床表现和治疗方法的肿瘤,它起源于生殖细胞。

【问题5】患儿的治疗原则是什么?

思路1 对颅内畸胎瘤主要为手术切除,手术目的是明确诊断及切除肿瘤。

思路2 松果体区肿瘤的手术入路应根据肿瘤大小、生长方向及个人的手术习惯来选择。

知识点

松果体区肿瘤的手术入路

1. 额部经侧脑室入路(Egolov 入路)。
2. 侧脑室三角区入路(Van Wagenen 入路)。
3. 幕下小脑上入路(Krause 入路)。
4. 经胼胝体-透明隔-穹窿间入路。
5. 经侧脑室脉络丛下入路(Subchoroidal 入路)。

思路3 手术切除过程因病情而异,如已行分流术,患儿无脑干受压症状,如果冰冻病理结果为生殖细胞瘤,手术切除肿瘤可随时终止,因活检和肿瘤全切除的效果并无区别,主要是靠术后化疗、放疗来取得良好效果。如畸胎瘤则尽量分块全切除,术中注意保护深部大脑大静脉和大脑内静脉,也要注意对肿瘤下方中脑四叠体的保护,术中剥离要轻柔。

手术所见

病变边界清楚,呈结节状,可见完整包膜,呈类圆形结节状,表面光滑,易从周围的脑组织上剥离,仅部分与脑组织粘连紧密,对脑组织主要是压迫,很少为浸润。肿瘤较硬韧,切面可见大小不等的囊腔,囊内呈水样黏液样。实性部分内嵌有骨骼和软骨,有毛发混杂其间。手术全切肿瘤。冰冻病理诊断为成熟性畸胎瘤。

【问题6】成熟性畸胎瘤的病理表现是什么?

畸胎瘤由2种或3种胚层分化构成。按肿瘤细胞分化程度分为良性和恶性,但高分化者亦可发生转移。

【问题7】成熟性畸胎瘤的术后处理?

术中切除不够彻底者,术后应加用化疗和放疗,且术后半年复查CT或MRI。

(马 杰)

第九节 脊 髓 疾 病

一、脊髓外伤

高处坠地,颈、胸、背部的挤压伤和产伤均能引起脊髓损伤,其临床分类与脑损伤相似,包括闭合性脊髓损伤和开放性脊髓损伤。

临床病例

患儿,男,9岁。从双杠上摔下3小时,四肢不能移动。其他无明显异常。患儿既往无明确外伤史,无特殊不适。体格检查:双下肢活动受限,双手手指可活动,双腕部可活动,左侧三角肌反射减弱。右侧肘部活动受限,双手拇指感觉存在,但肘部以上感觉消失。

颈部CT检查显示C_6椎体骨折,无移位。

【问题1】通过上述情况,对该患儿初步考虑什么诊断?

思路1 患儿从双杠摔下出现四肢活动异常,考虑脊髓损伤的可能性。

思路2 采集病史时需注意患儿活动及感觉出现障碍的平面,因脊髓损伤节段不同而表现不同。

知识点

脊髓损伤平面的相关临床表现

1. 上颈段损伤　膈肌瘫痪,呼吸困难、发音低、咳嗽无力、四肢呈痉挛性瘫痪。
2. 下颈段损伤　可有双上肢麻木、无力、肌肉萎缩,腱反射低下;下肢为痉挛性截瘫。
3. 胸段损伤　有一个清楚的感觉障碍平面,损伤平面以下两下肢痉挛性瘫痪。
4. 胸腰段损伤　感觉障碍平面在腹股沟处。脊髓损伤位于 $T_{11~12}$,两下肢呈痉挛性瘫痪;损伤位于 $L_{1~2}$,两下肢呈弛缓性瘫痪。脊髓圆锥损伤有大小便失禁。
5. L_2 以下骨折,损伤马尾神经　多为不完全损伤,双下肢大腿以下呈弛缓性瘫痪,大小便失禁。

　　思路 3　问诊、体格检查的同时,需注意感觉障碍、运动障碍的位置。脊髓横断面损伤的部位不同,症状表现不同。

知识点

脊髓横断面损伤的不同表现

1. 脊髓半横断综合征　损伤同侧运动和深感觉障碍,对侧为痛觉和温度觉障碍。
2. 脊髓中央损伤综合征　呈痛觉和温度觉消失而触觉保留的浅感觉分离;双上肢较下肢瘫痪重,并有括约肌功能障碍。
3. 脊髓前部损伤综合征　损伤平面以下完全性瘫痪,痛觉、温度觉消失,但触觉、两点分辨觉和深感觉仍正常。
4. 脊髓后部损伤综合征　深感觉障碍,两侧运动障碍,而触觉、痛觉和温度觉仍存在。

　　思路 4　收集临床资料的同时,需注意脊髓损伤的程度不同,临床表现亦有差异性。

知识点

脊髓损伤不同程度临床表现的差异

　　脊髓完全性损伤:脊髓损伤平面以下所有感觉和运动均消失。
　　脊髓不完全性损伤:损伤平面以下尚有一些感觉和运动功能存在。

　　思路 5　该患儿外伤后,出现双下肢活动障碍,双侧手部、腕部活动感觉均存在,肘部以上活动及感觉异常,考虑为下颈部脊髓损伤。双下肢活动障碍,腕部、手指活动正常,考虑为 C_6 损伤可能。可进一步行影像学检查以明确诊断。
　　思路 6　疑有脊椎和脊髓损伤的患儿,需进行系统的神经系统检查和相应的影像学检查,以进一步明确诊断。

知识点

脊髓损伤的辅助检查

1. 神经系统检查可确定感觉障碍平面;肢体运动功能障碍;浅反射、深反射消失和病理反射存在及大小便功能障碍等。
2. 腰椎穿刺及颈静脉压迫试验可了解脑脊液是否含血并有无脊髓蛛网膜下腔梗阻。
3. 脊柱 X 线,尤其是 CT 扫描可见有无椎体骨折和脱位等。
4. MRI 可以明确脊髓合并损伤情况。

诊疗情况

　　患儿外伤现场即给予颈托行颈部制动,并始终保持头部、颈部正中位,至ICU,病情稳定后,转入普通病房,随后肢体活动、感觉恢复正常。无明显后遗症。

　　【问题2】对于脊髓损伤的患儿应如何紧急处理?

　　对于疑有脊柱骨折的患儿,重点是保持其正中位,保持颈部、头部固定。

　　知识点

脊髓损伤的紧急处理

　　1. 对于疑有脊髓损伤的患儿,切不可让小儿坐起或站立,如不合作,给予镇静。

　　2. 搬动　不能由一人抱起,也不能两个人对抬。正确搬移患儿,使其仰卧,身体保持直线位置,搬动者在患儿一侧,双手将患儿水平抬起并托住受伤部位,严防脊柱屈曲,平放在硬板担架上。搬动颈椎骨折患儿时,由一人轻牵头部保持中间位置,头部两侧用沙袋或衣卷固定,或颈托固定,嘱患儿不要抬头或转颈(图10-9-1)。

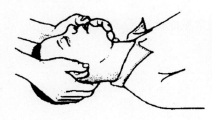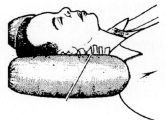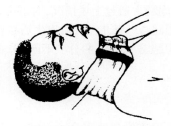

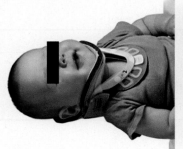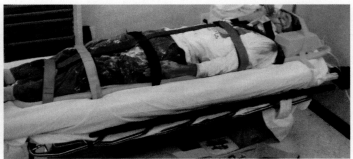

图10-9-1　搬运颈椎骨折患儿

　　【问题3】对于脊髓损伤患儿如何治疗?

　　思路1　主要针对防治中央出血性坏死,减少脊髓受压,促使肢体功能恢复。

　　知识点

脊髓损伤的治疗

　　1. 脊髓损伤的非手术治疗有闭合复位术,使脊柱脱位复位以减轻脊髓受压。常用的方法有颅骨牵引和腰背部逐步垫高法。

　　2. 手术治疗目的在于解除脊髓受压,恢复脊髓功能,适用于X线、CT及MRI显示骨折脱位或有骨片突入椎管内,脊髓有受压征象者;伤后观察过程中神经症状逐渐加重;脊髓损伤后功能部分恢复又停止者;脊髓蛛网膜下腔有梗阻者。

　　3. 手术禁忌证　当脊柱骨折脱位严重(超过1/2),临床表现为完全性损伤;合并严重颅脑损伤,胸腹脏器合并休克。

思路2 该患儿经保守治疗后,上下肢功能逐渐恢复,但需鉴别脊髓损伤的几种表现形式。

(1)脊髓震荡:脊髓损伤后数小时或数日后即可恢复正常。

(2)脊髓休克:在脊髓损伤早期可出现损伤平面以下脊髓功能完全消失,包括感觉消失、弛缓性瘫痪、各种深浅反射消失、大小便潴留。如为脊髓挫裂伤,持续时间长,需2~4周后腱反射、感觉和运动相继恢复。

(3)开放性脊髓损伤:由利器刺入脊柱引起,治疗必须首先取出致伤物。

二、脊髓纵裂畸形

脊髓纵裂畸形(split cord malformations,SCM)是指脊髓被硬性或纤维性的中隔纵行劈成两半的先天发育异常,SCM是隐性脊柱裂最常见的类型之一。根据Pang分类方法,本病可分为三型。

临床病例

患儿,女,2岁半。因"出生后腰背部毛发丛生,增长至今"就诊。患儿出生时腰背部毛发丛生,无其他明显异常。外院行CT检查提示脊髓纵裂1型,考虑腰背部潜毛窦形成,L_{5-1}硬膜囊内小脂肪瘤,考虑脊髓栓系,L_{3-5}隐性脊柱裂。MRI提示T_{12}~L_3脊髓纵裂合并脊髓低位、脊髓空洞。未予特殊治疗。现为进一步诊治,来院就诊。

【问题】通过上述情况,对该患儿的初步诊断是什么?

思路1 患儿,女性,出生后腰背部即有毛发丛生,为脊髓纵裂常见症状。

思路2 SCM的分型不同,采取的治疗方案不同。

知识点

脊髓纵裂畸形Pang分型见表10-9-1。

表10-9-1 脊髓纵裂畸形Pang分型

分型	表现
Ⅰ型	两个半侧脊髓均有自己独立的硬脊膜管,中间被骨性或软骨中隔所分隔
Ⅱ型	两个半侧脊髓,拥有一个共同的硬脊膜管,但被1个纤维性中隔分开
Ⅲ型复合型	脊髓纵裂畸形有两处以上,可为两个Ⅰ型或Ⅱ型,也可既有Ⅰ型也有Ⅱ型

思路3 对于腰背部或脊柱旁有毛发生长者,需注意有无脊柱裂和脊髓纵裂,采取相应的影像学检查。

知识点

影像学检查

1. 超声检查可用于SCM的产前诊断。

2. X线平片不建议用于SCM的诊断。

3. CT对SCM分型诊断比MRI诊断要准确,是目前最有效的非创伤诊断方法。

4. MRI不仅能很好地显示两裂脊髓,而且可很好地显示脊髓纵裂间的隔刺,但对骨性隔刺显示不如CT清楚、直观。

思路4 该患儿的脊髓纵裂中有骨嵴形成,应早期手术。脊髓空洞、脊髓低位考虑与骨嵴对脊髓的牵拉和压迫有关。

治 疗 原 则

1. 为了避免不可逆的神经功能损害,外科手术治疗应在患儿确诊后尽早进行。

2. 方法和原则　如未合并脊柱裂,则在病变区域进行椎板切除术,切开正常的硬脊膜后再切开隔障上异常硬脊膜,切除隔障及四周的异常组织使脊髓或马尾得到充分松解。

思路 5　尽管脊髓纵裂行手术治疗,但术后的恢复仍不是非常满意。

三、脊髓肿瘤

临 床 病 例

患儿,男,13 岁。因"腰部疼痛伴右下肢跛行 2 个月"就诊。患儿 2 个月前无明显诱因出现下腰部酸痛,伴右下肢牵涉不适。于外院对症支持治疗,疼痛偶有缓解,但时常复发,且疼痛进行性加重。发病以来,患儿精神、食欲、体重均无异常改变,大小便无明显异常。无手术外伤史,父母健在,无特殊疾病。

体格检查:生长发育无异常。

专科检查:脊柱生理弯曲存在,未及明显侧弯。脊柱各节段活动度未见明显受限,$L_{4\sim5}$ 棘突旁压痛,局部椎旁肌紧张,伴右下肢牵涉痛,右下肢屈髋及内收受限。右侧髂腰肌肌力Ⅳ级,右下肢内收肌肌力Ⅳ级,右侧胫前肌、左侧髂腰肌、左侧内收肌、左侧胫前肌、双侧踇长伸肌、双侧趾屈肌肌力均为Ⅴ级。右膝反射亢进,双侧跟腱反射引出,均基本正常。骶髂关节扭转试验(−)、右侧直腿抬高试验(−)、加强试验(−*)、巴宾斯基征(−)、Gordon 征(−)、Hoffmann 征(−),踝阵挛(−)。

【问题 1】通过上述情况,对该患儿初步考虑什么诊断?

思路 1　根据患儿病史和体格检查,怀疑椎管内占位性病变——脊髓肿瘤。

小儿脊髓肿瘤的特点

1. 总发生率远较成人低。

2. 先天性肿瘤(畸胎瘤、皮样囊肿、上皮样囊肿等)和恶性肿瘤(神经母细胞瘤、网状细胞肉瘤、淋巴瘤等)较多见。

思路 2　在考虑脊髓肿瘤的过程中,需考虑因脊髓的解剖结构不同,脊髓肿瘤所处的位置不同,其临床表现也不同。

脊髓肿瘤临床表现见图 10-9-2。

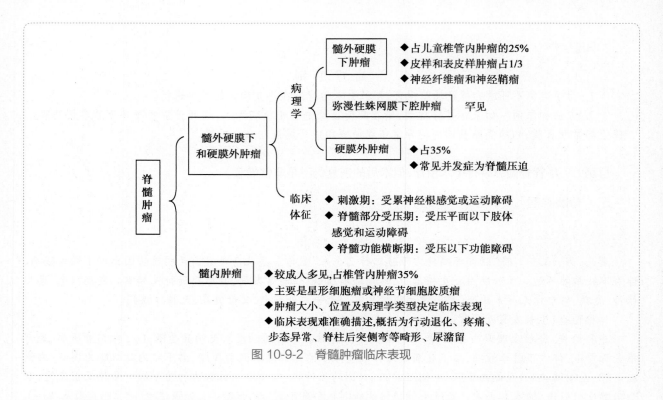

图 10-9-2 脊髓肿瘤临床表现

辅 助 检 查

患儿收入院后进一步检查,行脊柱 X 线平片、CT 及 MRI 检查,提示 L_{1-2} 椎管内占位(图 10-9-3)。

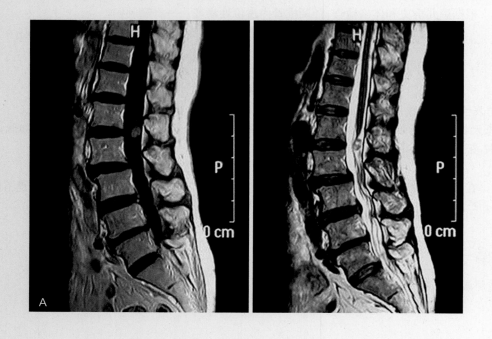

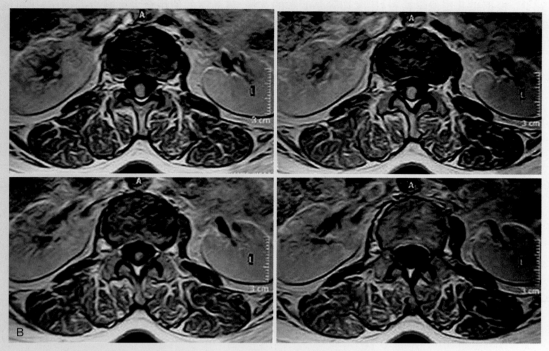

图 10-9-3　MRI 图像显示 L_{1-2} 椎管内占位（A、B）

【问题 2】对于椎管内占位的患儿应采取何种辅助检查？

影像学检查有助于诊断脊髓肿瘤，但髓外和髓内肿瘤表现不同。

知识点

影像学检查

1. MRI 为首选影像学检查方法，通过 T_1WI、T_2WI 及增强扫描，可明确肿瘤部位和初步判断肿瘤性质。
2. 脊髓造影和 CT 扫描有局限性。
3. 髓内肿瘤 X 线检查表现为髓内弥漫性改变，也可有椎弓根破坏，受压变平。

治 疗 情 况

根据患儿术前检查，予手术切除肿瘤，术中见腰椎管内占位（神经鞘瘤 L_{1-2} 水平），肿块蒂部位于 1 根马尾神经束，切断该神经束后完整切除肿块。术后患儿腰部疼痛消失，右下肢跛行，但出现排尿费力，残余尿增多，予药物及膀胱功能训练后，患儿排尿功能逐渐恢复。

【问题 3】术前诊断腰椎管内占位（L_{1-2} 水平），应采取何种手术方式？术中如何保护神经？

思路 1　术前考虑椎管内占位，需要手术切除，需要术前准备。

知识点

术 前 准 备

儿童髓内肿瘤发生率较低，术前需注意以下几点。

1. 围手术期静脉给予大剂量的泼尼松，剂量为 $15\sim30mg/(kg\cdot d)$。
2. 术中需要对肿瘤实体部分相对应的脊柱节段行椎板切除，后行椎板成形术。
3. 术中超声应达到准确定位和判断肿瘤切除的程度。

思路2　根据患儿影像学检查,手术切除是明智的选择,显微镜的使用会大大减少副损伤,尽可能少地离断神经束。术后硬膜缝合严密。

思路3　患儿脊髓肿瘤术后基本情况的恢复需要进一步评估。

知识点

McCormick 分级评估见表 10-9-2。

表 10-9-2　McCormick 分级评估

分级	临床症状
Ⅰ级	无临床症状,步态正常,或仅有轻微的感觉障碍
Ⅱ级	轻度运动或感觉异常,患儿生活能够自理
Ⅲ级	中度功能障碍,活动受限,需他人帮助行走
Ⅳ级	严重的功能障碍,生活不能自理
Ⅴ级	截瘫或全身瘫痪(即使有颤动样活动)

(李　昊)

第十一章 心胸外科

第一节 胸廓畸形

胸壁畸形临床常见为漏斗胸（pectus excavatum）和鸡胸（pigeon chest），另外比较少见的还有叉状肋、Poland 综合征、胸骨缺损（sternal defect）等。

一、漏斗胸

漏斗胸（pectus excavatum）是最常见的胸壁畸形，发病率为 1‰~4‰，占所有胸壁畸形的 90% 左右，男女发病比例为 4∶1~5∶1。主要特征表现为前胸壁胸骨中下部及其相应肋软骨向脊柱方向凹陷，形成以胸骨剑突为中心的前胸壁漏斗状下陷畸形。

临床病例

患儿，男，5 岁。患儿 5 年前出生后健康查体即发现胸骨稍凹陷，哭声响亮，吮奶有力，不伴气急、呼吸困难，当时未予特殊诊治，随年龄增加，胸骨凹陷逐渐明显。患儿平素体质偏弱，易流涕、咳嗽，体重增加落后于同龄儿童，喜静不喜动。1 周前门诊诊断为漏斗胸，建议住院进一步治疗。患儿近期精神好，反应可，饮食睡眠好，大小便无异常，近日体重无明显减轻。

【问题 1】漏斗胸的病因是什么？

漏斗胸的病因目前尚无确切定论。有多种学说：肋软骨过度生长，膈肌中央腱过短，骨及软骨生长不良导致；某些综合征的局部表现，如马方综合征患儿漏斗胸发病率明显增加；胸骨损伤；呼吸道疾病导致；遗传因素等。漏斗胸病因较为复杂，可能并存遗传和环境等多方面的原因，而非单因素的结果。

患儿体格检查

T 36.4℃，P 105 次/min，R 25 次/min，BP 90/45mmHg。神清，精神可，反应可，颜面部及巩膜、皮肤无黄染，浅表淋巴结未及明显肿大，咽无红肿，胸骨正中凹陷，以中下段为主，双侧对称，双侧呼吸运动对称，肋弓外翻明显；两肺呼吸音粗，未及干湿啰音，心律齐，心音适中，胸骨左缘 2~3 肋间闻及（1~2）/6 级柔和吹风样收缩期杂音。腹软，肝、脾肋下未及肿大，腹部无压痛及反跳痛。神经系统检查阴性。全身未见明显皮疹。

知识点

漏斗胸的临床表现

绝大多数漏斗胸患儿出生后不久前胸部即出现浅的凹陷，且多以剑突处明显。婴儿期由于患儿皮下脂肪多较丰满，不易被觉察。以后随年龄增长，胸前凹陷在 1~3 岁时逐渐加深，4~6 岁时基本趋于稳定，学龄期后或青春期加重者常伴有胸部扁平。轻度凹陷畸形可无症状。明显凹陷者由于胸壁对心、肺的挤压气体交换受限，易发生上呼吸道感染。多数患儿有运动耐量减退的表现，体育活动后有心悸、气急等症状，但严重影响心、肺功能者不多见。除了对患儿生理上的影响外，漏斗胸对患儿及家长还造成了较大的精神负担和心理压力，即所谓的心理损伤，这些患儿常羞于当众暴露前胸，夏天不愿意穿背心，不愿公共浴室洗澡，不愿游泳，逐渐形成心理上的孤僻。

辅助检查结果

胸部 X 线（图 11-1-1）：正位片见心影左移，侧位片可见胸骨下段凹陷明显。

CT 平扫：显示最凹陷平面，此平面上测量胸廓横径（B）及前后径（A），并计算 Haller 指数为 3.4（图 11-1-2）。

心电图：窦性心律不齐。

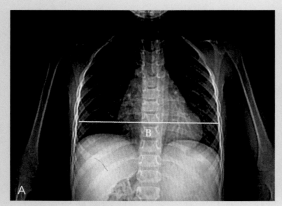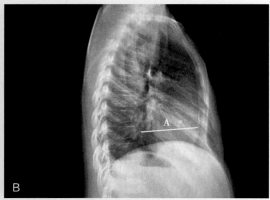

图 11-1-1　胸部正侧位片
A. 最凹陷处前后径；B. 胸廓最大横径。

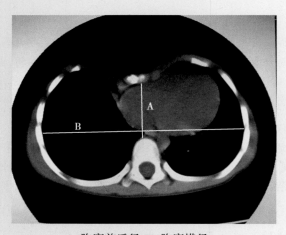

A. 胸廓前后径；B. 胸廓横径。
图 11-1-2　CT 测量 Haller 指数（B/A）

【问题 2】漏斗胸的评估方法有哪些？

胸部 X 线摄片及胸部 CT 扫描是临床常用的评估方法。尤其 CT 可清楚显示胸廓前部凹陷的程度和范围，以及心脏和肺的受压情况。Haller 指数也称 CT 指数，是目前国际上普遍接受并采用的判断漏斗胸的畸形指数，借助计算机水平断层扫描同一层面纵隔窗测得，凹陷最低点到脊柱前方为前后径（A），与之垂直的为横径（B），两者的比值（B/A）即为 Haller 指数。正常人 Haller 指数平均为 2.52，Haller 指数 2.8~3.2 为轻度漏斗胸，3.2~3.5 为中度，大于 3.5 为重度。漏斗胸手术矫治的标准为 Haller 指数 >3.2。MRI 同理，但临床较少用。

治 疗 计 划

择期行 Nuss 手术治疗。

【问题 3】漏斗胸的手术方法有哪些？

漏斗胸的手术治疗可以回溯到 100 年前，1911 年 Meryer 及 1920 年 Sauerbruch 最早提出手术治疗漏斗胸并报道。近一个世纪以来已经设计出各种不同的手术矫治方法，并积累了许多经验，经历了胸骨和肋骨切除、外部牵引联合肋软骨切除和胸骨截骨、胸骨翻转、胸骨抬举和不截骨的内固定等术式。目前仍在使用的手术方式为 Ravitch 手术（及其改良式）、胸骨翻转术和 Nuss 手术（微创漏斗胸矫形术）。其中 Nuss 手术和 Ravitch 手术已经被临床广泛接受，成为漏斗胸外科治疗的标准术式。但 Nuss 手术也存在发生率极低的致命性并发症，包括出血、心脏损伤、大血管压迫或大血管损伤、心脏压塞等，术中出现心脏损伤、心搏骤停致患儿死亡等。因此，个性化制订治疗方案是目前临床上的共识。

近年来不断发展的无创治疗（负压吸盘）以其无创伤的特点，在临床上有很大的应用空间，可以用于不能接受手术治疗低龄的漏斗胸患儿，不愿接受手术的患儿及术后复发的患儿。该方法可以作为首选的治疗方法，或是个性化综合治疗方案的前站，以期减少患儿的创伤、降低手术并发症带来的一系列生理、心理及社会问题。对于无创治疗无效或效果不满意，需要接受手术治疗的患儿，尤其是典型、对称、年幼者，首选 Nuss 手术；复杂、不对称，甚至需要截骨术者，推荐 Ravitch 手术。

治疗经过

入院后检查：胸部 X 线片及胸部 CT 平扫明确诊断为漏斗胸，择期在全身麻醉下行 Nuss 手术治疗，术后回 ICU 监护治疗，麻醉苏醒后撤呼吸机。予以镇痛、止血，奥美拉唑护胃，头孢拉定预防感染，沐舒坦化痰及补液治疗，患儿循环、呼吸平稳后转回普通病房，适当鼓励深呼吸、主动咳嗽、及早下地活动。患儿可自主活动、复查胸部 X 线片无特殊后（术后 1 周），出院。

> **知识点**
>
> ### 漏斗胸行 Nuss 手术的指征
>
> Nuss 手术的适应证主要为符合以下 2 项或 2 项以上标准：①CT 检查 Haller 指数大于 3.2；②肺功能提示限制性或阻塞性气道病变；③心电图、超声心动检查发现不完全右束支传导阻滞、二尖瓣脱垂等异常；④畸形进展且合并明显症状；⑤外观的畸形使患儿不能忍受，并发各种心理问题；⑥各种术式矫形后复发的患儿，如 Ravitch 手术后、胸骨翻转术后。此外，临床上广泛对称的漏斗胸尤其合并扁平胸也可选择 Nuss 手术进行矫治。

【问题 4】Nuss 手术的术后管理？

1. 术后可进行深呼吸训练，年幼儿可鼓励吹气球。

2. 一般术后 2~4 周内不弯曲、不转动胸腰，不翻滚，争取术后 1 个月内保持背部挺直，2 个月内不弯腰搬重物，3 个月内避免剧烈及有身体对抗的运动。

3. 一般术后 2.5~3 年取出内固定钢板，对于大龄患儿，钢板留置时间可适度延长。

二、鸡胸

鸡胸（pigeon chest）是指胸骨向前隆起的畸形，是比较常见的胸壁畸形，发病率仅次于漏斗胸，占胸壁畸形的 6%~22%，男女比例为 3 : 1~4 : 1。

临床病例

患儿，男，15 岁。患儿 3 年前洗澡时偶然发现胸骨凸出，当时未予注意，随年龄增加，胸骨凸出逐渐明显。患儿平素体质偏弱，运动耐力尚可，无反复咳嗽、咳痰。2 年前医院门诊就诊，诊断为"鸡胸"，建议门诊随访观察。今再次来医院，以"鸡胸"收住院，拟择期手术治疗。患儿近期精神好，反应可，饮食、睡眠好，大小便无异常，近日体重无明显减轻。

【问题 1】鸡胸的病因是什么？

鸡胸的病因至今尚不十分清楚。可能的原因有钙、磷代谢障碍；婴幼儿期缺乏维生素 D 和钙导致营养障碍；反复慢性呼吸道感染，膈肌运动加强牵拉肋膈沟使其内陷逐渐形成鸡胸；家族遗传因素；先天性心脏病或胸部术后并发症；未知的先天性因素；发育增速，下部肋软骨发育过快，胸骨被缓慢逐渐向上挤压形成鸡胸。其中发育增速学说被较多研究者所接受。

　　T 36.4℃,P 115 次 /min,R 20 次 /min,BP 115/75mmHg。神清,精神可,反应可,颜面部及巩膜、皮肤无黄染,浅表淋巴结未及明显肿大,咽无红肿,胸骨正中凸出,以中下段为主,双侧对称,双侧呼吸运动对称;两肺呼吸音粗,未及干湿啰音,心律齐,心音适中,未闻及心脏杂音。腹软,肝、脾肋下未及肿大,腹部无压痛及反跳痛。神经系统检查阴性。全身未见明显皮疹。

知识点

鸡胸的临床表现

　　鸡胸临床症状通常较轻,除了个别畸形严重者可产生心、肺功能不全的临床表现外,大多数患儿除外观表现为胸壁畸形,并无其他不适,因而轻微的鸡胸畸形患儿往往不会就诊,严重的鸡胸畸形由于其典型的胸骨凸出外观,很容易确诊。随着经济生活水平的提高和对外观的要求逐渐提高,目前即使是轻微鸡胸也被家属所重视。重症鸡胸患儿影响心、肺功能,出现反复呼吸道感染,反复喘息,活动耐力下降,易于疲劳。鸡胸的危害还在于对患儿造成的心理损害,导致孤僻、自卑、自闭等。

辅助检查结果

　　胸部 X 线:侧位片可见胸骨凸起(图 11-1-3)。
　　CT 及三维重建:可见胸骨凸出明显,基本对称,Haller 指数 2.1(图 11-1-4)。

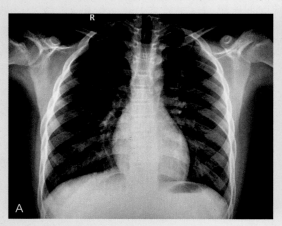
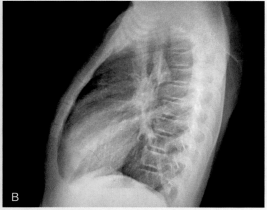

图 11-1-3　胸部正侧位片(A、B)

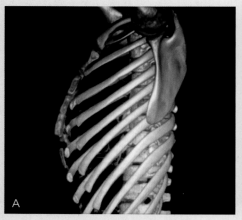
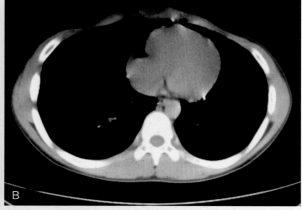

图 11-1-4　胸部 CT 三维重建(A、B)

治疗计划

择期行微创胸骨沉降术治疗。

【问题2】鸡胸的治疗方法有哪些?

根据鸡胸可能的发病原因及年龄阶段,可采取不同的治疗策略。

1. 非手术治疗

(1)饮食及药物治疗:婴幼儿患者(0~3岁),可能由于代谢障碍所致,或为佝偻病的一种表现,不宜过早手术干预。应积极给予抗佝偻病治疗,包括饮食疗法、维生素D疗法,必要时需同时补钙,一般轻度鸡胸随体格生长会逐渐消失,加强体格锻炼,有可能促进畸形的改善。

(2)支具治疗:学龄前及学龄期患儿(3~12岁),使用钙剂和维生素D治疗效果不佳,应用特制的支具(鸡胸治疗仪)压迫凸起的胸部并维持一定的时间,可达到辅助矫正畸形的目的。

2. 手术治疗

青少年时期(>12岁),骨质逐渐变硬,支具往往达不到矫形的目的,而且随着年龄增大,患儿常有自卑感,缺乏自信,影响心理健康,同时在行走、坐立时,为掩盖凸起的胸部,造成驼背,不愿游泳和参加户外活动。异常的姿势及缺乏锻炼反而会加重畸形。因此,对青春期及成人期的大年龄患者和对心、肺有影响者,可以考虑手术治疗,包括胸骨沉降术及微创手术(微创胸骨沉降术)。

知识点

鸡胸的手术指征

鸡胸的手术指征包括以下2个或2个以上标准:①Haller指数小于2.30;②肺功能检查提示限制性或阻塞性气道病变等异常;③畸形进展或合并明显症状;④外观的畸形使患儿不能忍受。

治疗经过

入院后胸部X线片及胸部CT明确诊断为鸡胸,择期在全身麻醉下行经微创胸骨沉降术治疗,术后回ICU监护治疗,麻醉苏醒后撤呼吸机。予以镇痛、止血,奥美拉唑护胃,头孢拉定预防感染,沐舒坦化痰及补液治疗。患儿循环、呼吸平稳后转回普通病房,适当鼓励深呼吸、主动咳嗽、及早下地活动。患儿可自主活动、切口愈合良好,复查胸部X线片无特殊后(术后1周),出院。

【问题3】微创胸骨沉降术的并发症有哪些?

最常见的并发症是气胸、支撑架移位和伤口感染。

1. 气胸

多为钢丝穿过肋骨后方刺破胸膜引起,在关闭切口时彻底膨肺可避免。

2. 支撑架移位

支撑架脱出移位是导致再次手术的最常见原因。术后1周内不屈曲,不猛转动胸腰,不滚翻,保持平卧,起床时最好有人协助。出院后注意姿势、体位;不滚翻,少屈曲;平时站立、行走要保持胸背挺直,不做快速、猛烈的上身扭动,可以防止支撑架脱出移位。

3. 伤口感染

因为支撑架位于切口下,尤其在胸壁薄的儿童患者,一旦伤口感染很可能要取出支撑架。术中尽量减少切口处组织的损伤,缝合切口前彻底止血,尽量将肌肉包裹固定器,并应用抗生素预防感染。

4. 其他并发症

鸡胸术后也有可能因卧床或因疼痛不愿意咳痰而导致肺炎、肺不张。尽早鼓励下床活动,加强呼吸道理疗,雾化吸痰,清醒后进行深呼吸锻炼。

【问题4】出院注意事项有哪些?

1. 注意姿势、体位;不滚翻,少屈曲;保持胸背挺直。

2. 睡觉尽量平卧。避免外伤、碰撞伤口及周围。不能行MRI检查。

3. 术后3个月内避免剧烈运动及有身体对抗的运动。

4. 支撑架在体内保留1年半后取出,需定期复诊。

(李建华)

第二节　肺与胸膜腔疾病

一、肺囊性病与隔离肺

由于先天性肺部疾病所形成的肺内各种囊性病变统称为先天性肺囊性病（congenital cystic lung lesions，也有称 congenital pulmonary cystoid disease），年发病率为 1/(35 000~10 000)，占先天性肺部畸形的 25%~30%。先天性肺实质、囊性病变有许多临床和病理学表现，对不同囊肿的胚胎学、病因学、病理学及命名仍有争议。根据胚胎发育畸形的来源不同，先天性肺囊性病分为先天性囊性腺瘤样畸形（congenital cystic adenomatoid malformation of the lung，CCAM）、先天性支气管源性囊肿、先天性肺囊肿、肺隔离症四种。

临床病例

患儿，男，1 岁 1 个月。因"发现右肺部囊肿 1 年余"入院。1 年前，患儿母亲在行产检时超声检查意外发现胎儿右肺有囊肿，出生后患儿体质较好，无发热，无咳嗽、咳痰，无恶心、呕吐，无呼吸困难，无肢体抽搐等其他不适。定期到当地医院就诊复查，右肺部肿物持续存在，较前稍增大。患儿未出现明显不适症状，来门诊就诊后，建议住院进一步检查，门诊遂拟"右肺囊性病"收住入院。近来患儿神清，精神可，睡眠可，胃纳可，大小便正常，体重无明显变化。

【问题 1】通过上述情况，对该患儿初步考虑什么诊断？
思路 1　根据孕期产检发现右肺部占位，出生后定期复查提示肿块持续存在，初步诊断右肺部占位。
思路 2　患儿出生后体质较好，无发热，无咳嗽、咳痰等呼吸道感染症状，超声提示囊性肿块，考虑右肺囊性病可能。

知识点

肺囊性病的分型

1. 先天性囊性腺瘤样畸形　呈囊性包块。病变多呈一侧性，多局限于一个肺叶内。可分大囊泡型、小囊泡型、混合型等。通常与正常支气管无交通，大部分由肺循环供血。

2. 先天性支气管源性囊肿　多位于纵隔靠近中线结构处，多不与支气管相通，囊壁厚薄不等，可含黏液腺、软骨、弹性组织和平滑肌成分，囊内为无色或白色黏液。

3. 先天性肺囊肿　又称先天性肺泡源性囊肿，多位于肺叶外周肺实质内，呈单房或多房性囊，内含液体或气体，囊肿的外层无肌纤维。可发生于肺的任何部位，但多见于下叶。

4. 肺隔离症　肺在发育过程中形成无功能肺组织肿块，与正常气管支气管树不相通或有少量相通，单独发育并接受体循环动脉供血，不具有肺的功能。可分为叶内型和叶外型。

知识点

先天性囊性腺瘤样畸形的临床表现

肺囊性病常在产检时被发现，可出现肺部压迫症状，严重者患儿心功能和静脉血回流障碍，甚至死亡，新生儿和婴幼儿可表现为呼吸急促、发绀、呼吸窘迫。大多数呼吸症状出现在患儿出生后的 1 个月内。大一些的患儿主诉往往是咳嗽、发热或反复发作的呼吸道感染；也可以无症状，偶尔在拍胸部 X 线片时发现。症状的轻重取决于病变的位置、大小及有无合并感染。

【问题 2】患儿下一步的诊治方案是什么？
需进一步进行多种检查，包括血常规以明确有无感染，凝血、乙型肝炎五项、生化检查排除手术禁忌证；CT 检查进一步明确有无肺部囊性病变，如怀疑有肺隔离症的可能，应进一步增强 CT 检查明确诊断；必要时

可行 MRI 检查。

患儿体格检查与辅助检查

体格检查:神清,精神可,双肺呼吸音粗,右侧中下肺呼吸音略低,未闻及啰音;心音有力,律齐,心前区未及明显杂音。腹平软。四肢活动可,生理反射存在,病理反射未引出。

胸部 X 线:右下肺可见泡状透亮影,边缘清晰,余纹理增多;心脏外形大小正常,两横膈无特殊(图 11-2-1)。

胸部 CT:右肺下叶透亮度增高,内见多发大小不等囊性低密度影,相邻胸膜增厚,增强扫描内未见异常强化灶,余肺纹理清晰,走行正常,肺野内未见明显异常密度灶,气管及支气管通畅。纵隔窗示纵隔内未见明显淋巴结肿大和软组织包块,心膈正常,胸腔未见积液(图 11-2-2)。

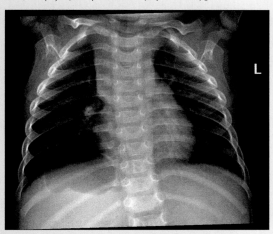

图 11-2-1 胸部正位片

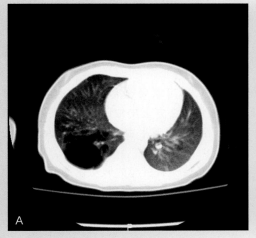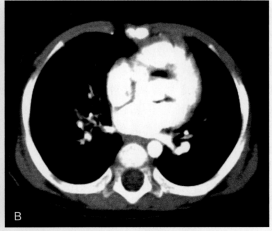

图 11-2-2 肺部增强 CT
右肺下叶多发大小不等囊性低密度影(A),增强扫描内未见异常强化灶(B)。

【问题 3】肺囊性病影像学检查有哪些?

1. 先天性囊性腺瘤样畸形　产前可通过超声检查诊断,一般在孕 18 周后可经产前超声检查发现,也有报道最早于孕 13 周诊断 CCAM;X 线表现为肺内肿块伴有大小不等透光区,病变向同侧胸腔扩展,可压迫纵隔移位或疝入对侧胸腔。CT 表现为病变区透亮度增加,纵隔移位及不同程度的占位效应。

2. 先天性支气管源性囊肿　纵隔型囊肿 X 线表现为纵隔内界限清楚、密度均匀的圆形或卵圆形肿块;肺内型液体囊肿表现为位于肺内的圆形或卵圆形的单房或多房性肿块,界限清晰,密度均匀,周围肺组织无浸润。CT 可观察囊肿的数目、分布、大小、CT 值,可与实性肿瘤鉴别。

3. 肺隔离症　X 线表现为囊肿型和肿块型。囊肿型见一个或多个囊腔,周围有炎症浸润,与支气管相通者囊内有液平,与支气管不相通者,囊肿边缘光滑,周围肺野清晰;肿块型可分为圆形、卵圆形或三角形分叶团块,边缘清晰。X线断层可见逗点状或条索状异常动脉与病区相连。CT和MRI增强扫描可显示异常动脉分支位置、数目、大小及静脉回流及病变的囊实性,与周围组织的关系。多普勒超声可显示异常主动脉分支。主动脉造影显示发出异常动脉分支的部位、数目、大小及静脉回流。消化道造影:尤其是叶内型肺隔离症患者,以排除与食管或胃的交通。

该患儿入院诊断:右肺囊腺瘤样畸形。

【问题4】先天性肺囊腺瘤样畸形(CCAM)需要与哪些疾病相鉴别?

1. 隔离肺　隔离肺接受腹主动脉或胸主动脉异常分支的血管供血,叶内型隔离肺与CCAM临床表现类似,以呼吸道感染症状为主,叶外型隔离肺临床表现较少见,以压迫症状为主,增强CT可鉴别。

2. 先天性肺叶气肿　又称先天性肺叶过度充气,属肺气肿性病变,特点为肺叶过度充气而膨胀,可压迫邻近肺组织和纵隔,引起呼吸窘迫。

3. 先天性肺囊肿　为常见的肺发育异常,肺组织出现单个或多个大小不等的囊肿,累及一个或多个肺叶,可有呼吸困难等表现。

知识点

先天性肺囊腺瘤样畸形分型

0型:累及所有肺叶,一般伴有严重的心脏畸形,常胎死宫内,或出生后仅能存活数小时,患病率低于2%。

Ⅰ型:大囊肿型,单腔或多腔囊肿,直径>2cm,通常累及一个肺叶,囊腔内一般充满空气或黏液,患病率为60%~70%。该型通常产生于肺发育过程中微管或假腺期的损伤。囊肿通过压迫周围正常肺组织,导致新生儿呼吸衰竭,从而威胁其生命,该症状通常出现在新生儿出生后1周内。该型CCAM通常不伴发其他畸形。

Ⅱ型:微囊肿型,单腔或多腔囊肿,直径<2cm,通常累及一个肺叶,患病率为15%~20%。该型CCAM与肺内型隔离肺相似,但囊肿的组织学类型不同,很多情况下,两者可同时出现在同一个患儿。该型CCAM可伴发多种先天畸形,如食管闭锁、气管食管瘘、双侧肾发育不全、肠闭锁,以及骨骼和中枢神经系统发育异常等。

Ⅲ型:混合型,通常为实性肿块,无囊腔,直径<0.5cm,多发,可累及全部肺叶或双肺,患病率为5%~10%。显微镜下可见不规则的支气管结构,被覆正常肺组织的立方上皮细胞。该型CCAM男性多于女性。增大的肺可引发胎儿纵隔移位,导致对侧肺发育不全,还可产生由腔静脉受压及心脏压塞引起的胎儿水肿。

Ⅳ型:外周薄壁囊肿,直径>7cm,通常表现为由肺炎或自发性气胸引起的肺功能障碍,或是无症状的偶然发现,囊内含大量气体,患病率<10%。

治 疗 计 划

完善术前检查及备血,择期行胸腔镜下右肺下叶肺叶切除术。

【问题5】肺囊性病的处理原则?

1. 先天性囊性腺瘤样畸形　一经确诊,尽早手术切除。肺叶切除术为经典的手术方式,病变累及一侧全肺时也须行全肺切除术。

2. 先天性支气管源性囊肿　手术治疗。张力性含气囊肿可引起患儿急性呼吸窘迫,须行急诊手术。如果囊肿合并感染,先行抗感染治疗,充分排痰引流后,早期手术。双侧广泛病变为手术禁忌。疑诊本病忌做胸腔穿刺以防感染扩散形成脓胸或张力性气胸。可用电视胸腔镜手术切除。

3. 肺隔离症　叶内型隔离肺与支气管相通,常合并反复感染,应予切除。叶外型常伴同侧胸内其他畸形需手术者,可同时处理。无症状者可以观察,但有恶变的报道,最好手术切除。

治疗计划

入院后完善各项检查,做好术前准备,排除手术禁忌后全身麻醉下行胸腔镜下右肺下叶解剖切除术,患儿手术过程如下。

1. 患儿取左侧卧位,右胸向上,取腋后线第7肋间做观察孔,腋前线第5肋间和肩胛下线第5肋间2孔建立外鞘。

2. 胸腔镜探查见右上肺巨大囊性变,右上肺广泛性病变,压迫心脏,小心分离肺动脉、肺静脉、支气管。

3. 用直线切割吻合器和Ham-lock离断血管、气管和叶裂,离断后将右肺下叶完整切除。

4. 探查无明显出血、漏气,将右下肺叶经12mm鞘孔拿出,手术结束。

5. 术后将情况详细告知患者家属,病理标本送检。

术后予以抗感染、雾化吸痰、促排痰、止血及营养补液等对症支持治疗,患儿术后恢复可,病理报告提示"(右肺下叶)先天性囊性腺瘤样畸形(Ⅱ型)"。

【问题6】该疾病的术后管理及预后?

1. 术后注意休息,保护切口,3~4天换药1次,拔胸腔引流管7~10日后拆线,预防感冒等,合理喂养。

2. 出院1个月后胸外科门诊复查,术后3个月、6个月、1年定期胸外科门诊随访,如有不适随诊。

【问题7】CCAM患儿预后如何?

0型及Ⅰ型并发畸形少,预后好;Ⅱ型预后取决于伴发畸形的多少及严重程度;Ⅲ型并发畸形较多,预后较差。

二、气胸

胸膜腔由胸膜壁层和脏层构成,是不含空气的密闭的潜在性腔隙。任何原因导致气体进入胸膜腔,引起肺压缩统称为气胸(pneumothorax)。气体可有不同的来源,脏胸膜破裂导致肺内气体漏出最为常见,亦可来自食管破口或胸壁破口,极少数情况可由胸膜腔内存在的产气菌引起。

临床病例

患儿,男,15岁9个月。因"双侧胸痛伴胸闷1日"入院。1日前患儿无明显诱因出现双侧胸痛,以左侧为主,呈刺痛,较剧烈,之后稍缓解为钝痛,深呼吸时疼痛明显,未向他处放射,伴有胸闷感,活动时明显,休息时稍缓解,当时无意识障碍,无咳嗽、咳痰,无发绀,无恶心、呕吐,无腹痛、腹泻等,至当地医院就诊,查胸部X线提示双侧气胸。为求进一步诊治,遂来医院就诊,急诊拟"双侧气胸"收住入院进一步治疗。

体格检查:神清,精神可,双肺呼吸音低,以左侧明显,未闻及啰音,双侧胸痛明显,以左侧为主,为针刺状;心音有力,律齐,心前区未及杂音。腹平软。四肢活动可,生理反射存在,病理反射未引出。

【问题1】通过上述情况,对该患儿初步考虑什么诊断?

思路1 根据患儿的呼吸系统症状和X线表现,明确存在气胸。

思路2 进一步需进行气胸的分类。

> 知识点
>
> ### 气胸的病因学分类
>
> 1. 自发性气胸 原发性气胸:健康人群;继发性气胸:呼吸系统疾病如肺大疱、支气管哮喘等;感染:如金黄色葡萄球菌、结核分枝杆菌、真菌等;肿瘤:肺癌、肺转移瘤等。
>
> 2. 外伤性气胸 穿透性外伤;钝性外伤。
>
> 3. 医源性气胸 医疗操作不当。

思路3 按气胸与外界空气的关系临床上常分为如下类型。

(1)闭合性气胸:胸膜裂口较小,随着肺萎缩和渗出而封闭,不再有空气漏入胸膜腔,胸膜腔内压接近或超过大气压,抽气后胸膜腔内压下降。

(2)开放性气胸:胸膜裂口持续开放,气体随呼吸自由进出胸膜腔,胸膜腔内压在大气压上下波动,抽气后压力无改变。

（3）张力性气胸：胸膜裂口呈单向活瓣，吸气时裂口张开，空气进入胸膜腔；呼气时裂口关闭，气体不能排出，胸膜腔内压迅速升高呈正压，抽气减压无效。

思路4　一般气胸的临床表现与肺压缩的百分比成正比。尽管有些气胸患儿并无症状，但多数会有急性胸痛和呼吸困难，部分会伴有心动过速等。

知识点

气胸的临床表现

诱因：持重物、屏气、用力咳嗽、剧烈体力活动，睡眠中突发气胸。

症状：突感一侧胸痛、气促、憋气，可有刺激性咳嗽，但痰少。积气量大或原有肺疾病加重，表现为不能平卧，或健侧卧位。

体征：望诊可见气管向健侧移位，重者患侧胸部隆起、呼吸运动减弱。

触诊：触觉语颤减弱。

叩诊：过清音或鼓音。右侧气胸时肝浊音界下降。

听诊：呼吸音减弱或消失，液气胸时可闻及胸内振水声。

思路5　辅助检查重点是胸部X线，必要时可行胸部CT明确病变性质及部位。

（1）X线检查：胸部X线片上大多有明确的气胸线，为萎缩肺组织与胸膜腔内气体交界线，呈外凸线条影，气胸线外为无肺纹理的透光区，线内为压缩的肺组织。大量气胸时可见纵隔、心脏向健侧移位。合并胸腔积液时可见气液平面。

（2）胸部CT：表现为胸膜腔内出现极低密度的气体影，伴有肺组织不同程度的压缩萎陷改变。

思路6　根据该患儿症状、体征及影像学提示，诊断"双侧自发性气胸"成立，具体病因尚需进一步检查明确。

辅助检查结果

胸部X线：双侧中上肺野外带可见无肺纹理区及纤细压缩肺缘，余肺纹理增多；两膈面光整，右肋膈角锐利，左肋膈角欠锐利（图11-2-3）。

胸部CT：肺窗示两肺透亮度欠对称，两肺外围可见不规则透亮区，以左侧明显，右侧在膈上心缘旁；肺纹理增浓、模糊，肺野内散在模糊片状密度增高影，以左肺下叶明显，气管及支气管通畅（图11-2-4）。

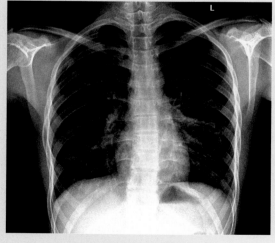

图 11-2-3　胸部 X 线片
双侧气胸，左下胸膜反应。

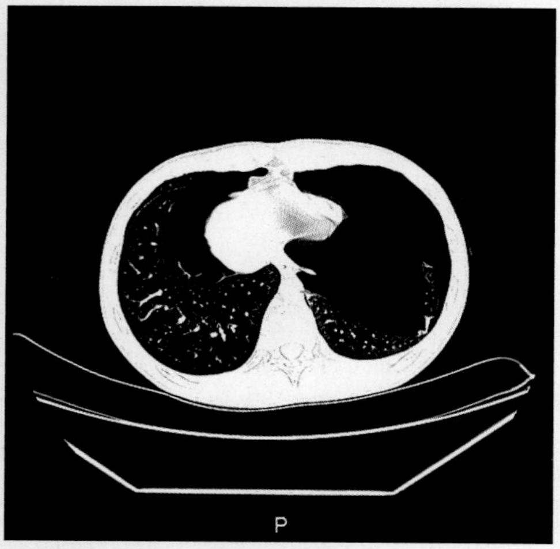

图 11-2-4　胸部 CT
双侧气胸可考虑（左侧为著），双侧肺炎，左肺
压缩约70%，右肺压缩约10%。

初步诊断为"双侧自发性气胸"。

【问题2】患儿下一步治疗方案是什么?

患儿入院后生命体征尚平稳,X线提示双侧气胸,CT提示双侧液气胸可考虑(左侧为著),双侧肺炎,左肺压缩约70%,右肺压缩约10%,既往无心、肺疾病病史,故可行胸腔穿刺术减压排气,解除气胸对心、肺的压迫,同时予吸痰、雾化等对症支持治疗。

胸腔穿刺操作

入院后急诊床旁行左侧胸腔穿刺术。患儿取仰卧位,常规消毒铺巾,取左侧锁骨中线第2肋间处,0.5%利多卡因局部逐层麻醉,至可抽出气体,血管钳固定针头,缓慢抽出气体1 000ml,消毒后包扎伤口。术中患儿生命体征平稳,术后喘憋症状缓解,复查胸部X线片双肺膨胀良好,肋膈角清晰,未见明显积液和积气征象。

知识点

胸腔穿刺

1. 适应证
(1)诊断性穿刺。
(2)胸腔积液、积气并伴有压迫症状。
(3)脓胸抽脓,冲洗治疗。
(4)穿刺给药,抗菌或抗肿瘤药物。

2. 穿刺部位
(1)超声定位引导穿刺,尤其对于包裹性积液、积气的定位。
(2)积液穿刺可选择肩胛线或腋后线第6~8肋间,腋中线或腋前线第5~7肋间。
(3)积气穿刺可选择锁骨中线第2~3肋间,腋前线第4~5肋间。

3. 进针点
(1)前、后胸壁穿刺时,穿刺针应于下一肋上缘进针。
(2)侧胸壁穿刺时,应于肋间隙中部进针,以避免损伤肋间血管。

4. 抽液/抽气量 抽吸液体、气体时不可过快、过多,以免引起纵隔摆动,胸腔内压突然下降,肺血管扩张,液体渗出增多造成急性肺水肿。一次抽液总量:婴幼儿不超过150~200ml;年长儿不超过300~500ml,约20ml/kg。胸腔穿刺首次抽气量不宜超过1 000ml,排气速度不宜过快,抽气过程中注意观察患儿呼吸情况。

胸腔穿刺术后辅助检查

行胸腔穿刺术后第1日,复查胸部X线及胸部CT。

胸部X线:两肺纹理清晰,肺野内未见明显实性病变,左侧胸腔可见弧形透亮影,压缩肺缘可见,两侧膈面光整,左侧肋膈角变钝,右侧肋膈角锐利(图11-2-5)。

胸部CT:肺窗示两肺透亮度对称,左肺尖及左肺外带可见无肺纹理透亮区,左肺纹理模糊,左肺上叶见散在模糊小片影,右肺纹理清晰,右肺野内未见明显异常密度影,气管及支气管通畅(图11-2-6)。

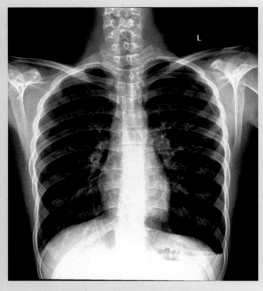

图 11-2-5　胸腔穿刺后胸部 X 线片

与胸腔穿刺前比较,左侧气胸减少,右侧气胸基
本消失;左侧胸膜反应。

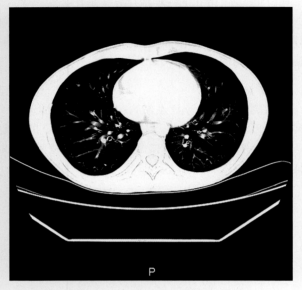

图 11-2-6　胸腔穿刺后胸部 CT

右侧气胸较穿刺前已吸收,左侧气胸较前有
好转,左肺上叶炎症较前有好转。

【问题 3】如何通过胸部 X 线片评估气胸的量?

思路　气胸时肺组织被压缩的程度对临床治疗有重要意义。对气胸程度进行判定是必要的,可采用
Kircher 方法计算,在气胸侧,以横突外缘至胸壁内缘为基准范围(为整个一侧肺野):当肺野外侧受压至上述
范围的 1/4 时,肺组织大约受压 35%;当受压至 1/3 时,肺组织受压 50%;当受压至 1/2 时,肺组织受压 65%;
当受压至 2/3 时,肺组织受压 80%;而当肺组织全部被压缩至肺门,呈软组织密度时,肺组织受压约为 95%。

实际工作中,一般采用以下较为简单的方法来估算:气胸线由外向内回缩至 1/4 肺野时实际容积约减少
50%,至 1/2 时已达 75% 以上,至 1/4 时,肺容积只有原来的 1/16 左右,已基本丧失了气体交换的功能。

【问题 4】外科治疗自发性气胸的方式有哪些?

思路 1　除胸腔穿刺术外,外科治疗自发性气胸主要有胸腔闭式引流和手术治疗。

知识点

气胸胸腔闭式引流适应证

1. 伴明显呼吸困难、肺压缩程度较重、开放性或张力性气胸、反复发生气胸的患儿。
2. 中等量以上的胸腔积液或液气胸,且经胸腔穿刺无法消除。
3. 早期脓胸经穿刺抽脓不能完全排尽或积液量多的脓胸。
4. 开胸、心脏手术术后引流。

知识点

胸腔闭式引流部位选择

1. 根据患儿病情、X 线片、超声定位选择最佳引流位置。
2. 胸腔积液引流多选择腋中线第 6、7 肋间。
3. 气胸引流选择腋前线、腋中线第 3、4 肋间。

拔出胸腔引流管指征

1. 气胸　水封瓶内 24~48 小时无气泡。
2. 胸腔积液　24 小时引流液量少于 50ml。
3. X 线　显示肺复张良好，且无明显积液、积气表现。

思路 2　外科治疗自发性气胸的原则是切除肺大疱，闭锁胸膜腔以防止复发。对多数患儿单纯楔形切除肺尖部即可，若有多处病变，皆可行楔形切除。多数学者在切除肺大疱的同时行胸膜腔封闭，且外科治疗后复发率小于 1%。

知识点

气胸外科手术适应证

首次发作：①持续漏气 5~7 日且肺无法复张；②双侧气胸；③自发性血胸；④胸部 CT 显示肺尖或边缘部位存在明确肺大疱。
再次发作：①同侧复发性气胸；②对侧发生气胸。

出院诊断及术后管理

出院诊断：双侧自发性气胸。
术后管理：①注意休息，避免剧烈运动；②半个月门诊复查；③如出现胸闷、胸痛、气促等不适及时就诊。

三、脓胸

脓胸（thoracic empyema）是指病原菌侵入胸膜腔，产生脓性渗出液，积聚于胸膜腔内，又称化脓性胸膜炎。感染源常位于肺内，通过胸壁进入胸腔，感染源也可位于膈下或纵隔内；致病菌以金黄色葡萄球菌、肺炎双球菌多见，婴幼儿发病率较高，病情发展较快，病情多凶险，需要及时诊断、正确治疗，多采用抗炎、胸腔穿刺或胸腔闭式引流排脓，因治疗周期长，存在开胸手术及纤维板剥除可能。

临床病例

患儿，男，13 岁 4 个月。因"反复咳嗽 1 月余"就诊。患儿 1 个月前无明显诱因出现阵发性咳嗽，有痰不易咳出，无发热，无鼻塞、流涕，无气喘，无发绀，无皮疹，无盗汗、咯血、消瘦，否认异物吸入史，曾在当地卫生院输液治疗 4 日（具体不详），无好转。1 个月前至当地县人民医院就诊，胸部 CT 提示左侧胸腔大量积液，诊断为"胸腔积液"并收住入院，入院后予以胸腔引流术，"头孢呋辛、头孢替安"抗感染治疗（具体不详），无好转，予自动出院。至当地市级医院就诊，胸部 CT 提示左肺实变、肺不张；右上肺斑片影，炎症？左侧胸腔大量积液留置引流改变，未予以治疗，直接转院，拟"①急性重症肺炎；②左侧胸腔积液"于呼吸科住院治疗。住院期间先后给予头孢哌酮、万古霉素静脉滴注抗感染，并予以胸腔积液穿刺，因胸腔积液包裹，抽出少量液体。胸部增强 CT 提示"左肺炎症伴不张，右肺上叶炎症；左侧大量胸腔积液伴胸膜增厚"；2 日前复查胸部 CT 示左肺炎症伴实变，较前好转；右肺上叶少许炎症；左侧胸腔积液较前减少；左侧胸膜局限性增厚。今以"脓胸"转诊胸外科。

【问题 1】脓胸常见致病菌及主要临床表现是什么？
现阶段脓胸患儿最主要的致病菌为耐药的金黄色葡萄球菌，革兰氏阴性菌感染伴胸腔积液以大肠埃希菌多见，假单胞菌及克雷伯菌属次之。
脓胸临床表现：①大多在肺炎的早期发生，最初症状为肺炎表现；②患儿高热不退，显示中等程度的呼吸困难,较大患儿则出现较重的中毒症状和重度呼吸困难,咳嗽、胸痛也较明显;③当合并张力性脓气胸时,患儿突然出现呼吸急促,鼻翼扇动、发绀、烦躁、持续性咳嗽,甚至呼吸暂停;④脓胸中毒症状严重的患儿,慢性消耗使其较早就出现营养不良和贫血、精神不佳、对环境淡漠。

脓胸可分为急性期、慢性期。

知识点

脓胸的自然病程

1. 渗出期 病程最初 3 日胸膜毛细血管通透性增加,有少量稀薄积液,外观与漏出液无异,白细胞计数、乳酸脱氢酶、pH 和葡萄糖正常,可自愈。必要时行胸腔穿刺。

2. 纤维化脓期 发病 3~7 日,细菌侵入胸膜,炎症加重,胸腔积液逐渐浑浊黏稠,并含有纤维素性絮状物,局部形成分隔。胸腔积液 pH 降低,葡萄糖减少,白细胞计数、蛋白和乳酸脱氢酶增高。

3. 机化期 发病 2~5 周或持续 6 周以上,如治疗不当或不及时,则随胸腔再吸收和成纤维细胞增殖,成为慢性脓胸。脓液稠厚,胸膜表面有肉芽和纤维组织机化的纤维板,肺组织被牢固包裹固定。

患儿体格检查与实验室检查

体格检查:T 36.3℃,P 116 次/min,R 26 次/min,BP 122/78mmHg。神清,精神软,面色、口唇红;双侧胸廓对称,左胸壁可见穿刺瘢痕,左肺呼吸音减低,叩诊呈实音,听诊湿啰音明显;右肺上叶呼吸音减低,叩诊呈浊音,听诊湿啰音明显;心音有力,律齐,心前区未及杂音。腹平软,肝、脾未及肿大。四肢活动自如,脊柱生理性弯曲正常。生理反射存在,病理反射未引出。四肢末梢温,毛细血管充盈时间 1 秒。

血常规:WBC 12.92×10^9/L(↑),中性粒细胞百分比 82.0%(↑),RBC 4.23×10^{12}/L,Hb 108g/L,PLT 382×10^9/L。超敏 CRP>200mg/L(↑)。前降钙素 0.598ng/ml(↑)。痰涂片:上皮细胞 <10 个/低倍镜,白细胞 <25 个/低倍镜,找到革兰氏阳性球菌,未找到真菌。MP+CP+LG 抗体测定:军团菌抗体测定 IgG 0.05IU/ml、IgM 0.43IU/ml,肺炎支原体血清学试验(总抗体)<1:40,肺炎支原体血清学试验(IgM)0.52,衣原体检测(肺炎衣原体 IgG)190.600IU/ml(↑),衣原体检测(肺炎衣原体 IgM)0.640。呼吸道病毒免疫荧光染色:呼吸道合胞病毒阴性,腺病毒阴性,流感 A 病毒阴性,流感 B 病毒阴性,副流感 Ⅰ 病毒阴性,副流感 Ⅱ 病毒阴性,副流感 Ⅲ 病毒阴性。

胸腔穿刺胸腔积液常规检查:颜色深黄,微浑浊,李凡他试验 ++,有核细胞数 200.0×10^6/L,单核细胞百分比 48.0%,多核细胞百分比 52.0%,酸碱度中性,其他细菌未见。胸腔积液生化:总蛋白 58.1g/L(↑),腺苷脱氨酶 39.9U/L(↑),乳酸脱氢酶 1770U/L(↑),葡萄糖 4.41mmol/L。

【问题 2】如何分析体格检查和辅助检查结果?

思路 体格检查重点是肺部体征,判断有无气管移位、有无三凹征、双肺听诊及叩诊情况;同时观察全身情况包括有无皮疹、黄疸、脱水、贫血或缺氧、口唇色泽、心率、血压、神志等,特别是对于重症患儿还需考虑有无休克。

知识点

脓胸体格检查

1. 急性期 为呼吸急促,口唇青紫,三凹征阳性,患侧胸廓饱满、肋间隙增宽、呼吸运动减弱、气管和心脏向健侧移位等;叩诊出现浊音或实音,语颤降低,呼吸音减低或完全消失,表示有胸腔积液。腹膨隆、感染中毒症状严重者可出现肝脾肿大。

2. 慢性期 中毒症状减轻,胸廓较对侧平坦,患侧肋间隙变窄,呼吸音减低,语颤可能增强,心界可能向患侧移位,重者可出现脊柱侧弯。

【问题3】实验室检查结果异常的意义是什么？

1. 血液检查血常规 WBC 增多，中性粒细胞百分比达 80% 以上，CRP 增高，白细胞中可见中毒颗粒，可出现核左移。

2. 必要时行军团菌、肺炎支原体、肺炎衣原体抗体测定，以及痰涂片检测、PPD 试验、呼吸道病毒检测明确感染病因。

3. 必须做胸腔穿刺抽得脓液，作涂片镜检、细菌培养及抗生素敏感试验，依此选用有效的抗生素治疗。

【问题4】胸腔穿刺操作流程及抽液注意事项有哪些？

胸腔穿刺操作流程：①选取阳性体征最明显处或超声定位处麻醉；②试验抽出液体，按抽液进针深度加 1~2cm 为引流导管在胸腔内恰当长度，进行标志；③沿肋骨上缘作 0.5~1cm 切口，逐层分离达胸膜，用血管钳夹持大小合适的胸腔引流管，穿破胸膜迅速送入胸腔；④缝合切口妥善固定胸腔引流管；⑤胸腔引流管连接水封瓶，低负压吸引不超过 20cmH_2O。

抽吸液体注意事项：①抽吸液体、气体时不可过快、过多，以免引起纵隔摆动，胸腔内压突然下降，肺血管扩张，液体渗出增多造成急性肺水肿；②一次抽液总量婴幼儿不超过 150~200ml、年长儿不超过 300~500ml，约 20ml/kg。

知识点

胸腔穿刺术的适应证和禁忌证

1. 适应证

(1) 诊断性穿刺：明确胸腔积液的性质及病原学检测，寻找积液原因。

(2) 治疗性穿刺

1) 减轻胸腔大量积液、气胸引起的压迫症状。

2) 抽取脓液治疗脓胸。

3) 向胸腔内注射药物：抗肿瘤药物、抗生素或促进胸膜粘连药物。

2. 禁忌证

(1) 凝血功能障碍，有出血倾向。

(2) 麻醉剂过敏。

(3) 剧烈咳嗽或严重肺部疾病等不能配合。

(4) 胸膜粘连。

(5) 严重肺结核及肺气肿。

(6) 病情垂危不能耐受操作。

(7) 有精神病或不合作。

(8) 胸腔棘球蚴病，穿刺可引起感染扩散。

思路　检查重点是胸腔积液穿刺检查，胸腔积液鉴别见表 11-2-1。

表 11-2-1　胸腔积液漏出液与渗出液的鉴别

类别	漏出液	渗出液
病因	非炎症所致	局部炎症所致
外观	淡黄，透明或微浑浊	黄色、血色、多浑浊
比重	<1.018	>1.018
凝固性	不易凝固	易凝固
蛋白定量	<25g/L	>40g/L
糖定量	近似血糖量	多低于血糖量

续表

类别	漏出液	渗出液
李凡他试验	阴性	阳性
蛋白电泳	以白蛋白为主	电泳图谱近似血浆 球蛋白比例低于血浆
细胞总数	$<300 \times 10^6$/L	$>1000 \times 10^6$/L
细胞分类	淋巴细胞为主	急性感染以中性粒细胞为主;慢性感染以淋巴细胞为主

知识点

脓液外观初步推测病原菌类别

1. 金黄色葡萄球菌引起者,脓液极为黏稠,呈黄色或黄绿色。
2. 肺炎链球菌引起者,脓液稀薄、淡黄,呈米汤样。
3. 厌氧菌引起者多为绿色有臭味脓液。同时胸腔脓液均应进行培养并作药物敏感试验,为选用抗生素提供依据。

患儿辅助检查

胸部 X 线:左肺尖、左侧胸壁内缘可见条带状致密影,延至左膈面,左侧肋间隙变窄;左中下肺野可见模糊小斑片影,左膈面欠光整,左肋膈角消失;心影未见明显增大,心影略左偏;右膈光整,右肋膈角锐利(图11-2-7)。

胸部增强 CT 扫描:左肺体积明显缩小,其内可见支气管充气征及支气管聚拢征象,右肺上叶可见片状高密度影,气管及支气管通畅。左侧大量胸腔积液,胸膜强化明显(图11-2-8)。

1个月后复查胸部 CT:左肺内见片状/斑片状密度增高影,部分片影内可见支气管充气征;右肺上叶后段可见条索状高密度影,右肺气管及支气管通畅。左侧胸腔积液,左侧胸膜腔局限性增厚(图11-2-9)。

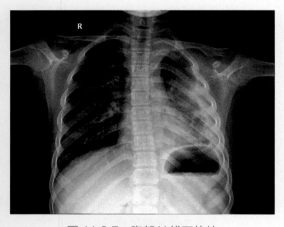

图 11-2-7　胸部 X 线正位片

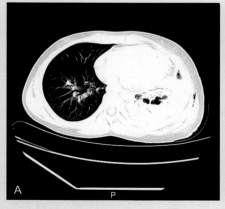
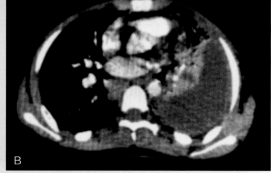

图 11-2-8　胸部增强 CT(A、B)

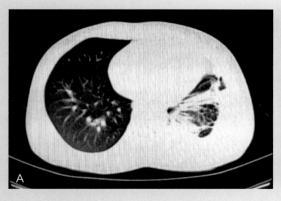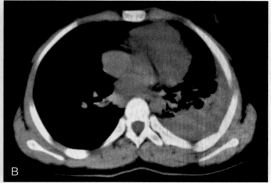

图 11-2-9 1个月后复查胸部 CT(A、B)

目前诊断:急性重症肺炎;左肺不张;左侧脓胸。

【问题5】与小儿脓胸需要进行鉴别诊断的疾病有哪些?
1. 肺不张。
2. 巨大肺大疱。
3. 肺脓肿。
4. 膈疝合并肺炎或上呼吸道感染。
5. 巨大膈下脓肿。
6. 肺包虫或肝棘球蚴病穿入胸腔,可形成特殊性质的胸膜炎或液气胸。
7. 结缔组织病合并胸膜炎。

患儿治疗计划

患儿以发热、咳嗽、胸痛为主要临床表现,病程长,考虑耐药菌感染可能性大,经验性应用抗生素,雾化对症处理,病程中需密切关注患儿体温、咳嗽、胸痛、肺部湿啰音等情况,及时处理。
完善术前相关检查。
限期行左侧脓胸冲洗 + 纤维板剥离术。

【问题6】脓胸的治疗原则是什么?
1. 急性脓胸
(1)根据致病菌对药物的敏感性,选用有效抗生素控制感染。
(2)及早反复脓腔穿刺,彻底排尽脓液,解除胸腔压迫,使肺早日复张,必要时向胸膜腔内注入抗生素;如脓液黏稠不易抽出或脓量不见减少,疑伴有脓气胸、气管食管瘘或腐败性脓胸等,宜及早行胸腔闭式引流术。
(3)激素治疗促进胸腔积液吸收。
(4)全身支持治疗。
2. 慢性脓胸
(1)改善全身情况,消除中毒症状和营养不良。
(2)消除致病原因。
(3)以胸腔积气为主而无张力时,无须局部治疗,可等待自然吸收,尽力使受压的肺复张,恢复肺的功能。
(4)必要时引流或开胸探查,清除异物(坏死组织脓块等)。
(5)如出现明显肺不张,可行胸膜剥脱术。

手术记录及术后治疗

气管插管麻醉后,患儿取右侧卧位,左胸向上,经第7~8肋间进胸,见纤维板增厚约2cm,与肺、膈肌、胸腔紧密粘连,左肺两叶受限,小心剥离纤维板后,膨胀左肺周围无渗血、漏气,常规放置胸腔引流管。术中留取脓液送细菌培养。术后拔管回病房。术后予抗感染、止血、雾化、化痰、补液治疗。

【问题 7】脓胸外科手术方法及适应证是什么？

1. 胸腔穿刺排脓术　适用于病程短、全身症状较轻、脓液稀薄者。

2. 胸腔闭式引流术　适用于病程在 2 周内；脓液黏稠，积脓较多，胸穿不易抽出；有脓气胸及张力性气胸。可迅速缓解呼吸困难症状，缺点为部分疗效不佳，仍需转手术治疗。

3. 开胸手术　适用于慢性及保守治疗失败者，病史 2 周以上；脓液黏稠，已分割房性或包裹性脓胸；慢性脓胸形成较厚的、粘连紧密的纤维板；合并有支气管胸膜瘘，引流后仍有漏气不愈者；经引流后肺仍不张，X 线见胸膜增厚者。优点为暴露良好，适应证广泛，治疗彻底，但切口长，手术创伤大，愈合时间长，切口皮下易积液感染。

4. 小切口胸膜腔廓清术　优点包括能够达到廓清、松解的目的以保护肺功能，损伤较轻，同时有利于患儿咳嗽、排痰、恢复肺功能，胸腔引流管拔出早，不影响活动，该术式最佳手术时间窗为脓液渗出期和纤维化脓期。但由于切口较小，手术视野局限，可能出现清脓不彻底等风险。

5. 电视胸腔镜手术（VATS）　明确诊断后，有条件者，应尽早做胸腔镜手术，彻底清除脓液及坏死组织，优点为手术视野暴露良好，可达到与开胸手术同等质量和效果，创伤小，患儿痛苦少，探查全面，治疗较为彻底，可明显缩短胸管留置时间及住院时间；缺点为如患儿病程较长，术中因广泛的肺损伤或大量渗血仍需中转开胸手术。

【问题 8】脓胸术后常见并发症有哪些？应注意哪些护理事项？

术后常见并发症有支气管胸膜瘘、脓胸复发、胸廓塌陷、肺毁损。

术后护理事项：①鼓励咳嗽、吹气球，促进肺复张，消灭残腔；②定期超声雾化吸入，予以化痰药物稀释痰液，保持呼吸道通畅；③经常挤压胸腔引流管，保证引流效果；④术后胸腔 X 线检查肺膨胀良好，无气液渗出者，可拔出胸腔引流管；同时术后应加强营养，根据药物敏感试验结果应用有效抗生素 7~10 日。

四、乳糜胸

乳糜胸（chylothorax）是指各种原因引起经胸导管回流的淋巴液外渗，并在胸腔内的过量积聚。小儿乳糜胸是一种少见的疾病，病因通常是淋巴系统先天发育异常、手术或外伤损伤胸导管、胸腔内肿瘤阻塞或破坏胸导管。国内外文献报道，先天发育异常引起的乳糜胸的发生率 1/10 000~1/7 000，心胸外科术后乳糜胸发生率 0.2%~1%。患儿因脂肪、蛋白质、淋巴细胞的丢失，出现营养不良（蛋白质缺乏型营养不良）、电解质紊乱（低钠血症）及免疫功能障碍等，同时出现典型的胸腔积液的临床表现。

临床病例

患儿，女，1 个月 8 日。因"气促、咳嗽半月余"入院。患儿半个月前无明显诱因下出现呼吸急促，吃奶时气促明显，有阵发性咳嗽，每次 1~2 声，7~8 次 /d，无犬吠样咳嗽，咳毕无鸡鸣样回声，无发热，无吃奶呛咳，无口唇发绀，发病以来咳嗽未明显加重。入我院门诊就诊，胸部 X 线检查：左肺野密度均匀增高，内缘呈弧形，膈面及肋膈角被掩盖，纵隔及气管明显右移，肺淋巴管扩张考虑。血常规：WBC 6.7×10^9/L，淋巴细胞百分比 50.3%，中性粒细胞百分比 9.6%，Hb 179g/L，超敏 CRP<0.5mg/L。门诊拟"胸腔积液"入院。

【问题 1】通过上述情况，对该患儿初步考虑什么诊断？

思路 1　患儿有气促及阵发性咳嗽表现，结合血常规及胸部 X 线检查首先考虑左侧胸腔积液、呼吸道感染。

知识点

胸腔积液原因分析

1. 漏出性　充血性心力衰竭、肝硬化、肾病综合征、黏液性水肿。

2. 渗出性　细菌感染、结核感染、胃肠道疾病继发（如胰腺炎、膈下脓肿、食管穿孔等）、风湿免疫性疾病、药物性原因等。

3. 乳糜性　先天性胸导管畸形、创伤致胸导管损伤、心胸外科手术致胸导管损伤等。

4. 外伤性　肺、肋间血管等损伤致血胸。

5. 肿瘤性　肿瘤侵犯胸膜、血性胸腔积液。

思路2　由于患儿年龄小,无外伤史和发热史,血常规检查感染指标无明显升高,胸部X线检查未提示明显肺部感染,因此考虑胸腔积液的原因可能与自身先天因素相关。

【问题2】乳糜胸的临床表现有哪些?

乳糜胸的临床表现缺乏特异性,通常症状不太明显,随着胸腔内大量乳糜液的积聚导致肺组织受压、纵隔向对侧移位从而产生一系列继发表现,如咳嗽、胸痛、胸闷、气促、呼吸困难进行性加重、心动过速、血压降低及血氧饱和度下降等表现。其他临床表现还包括由于脂肪、蛋白质等营养素及淋巴液丢失而产生的其他后期症状,如营养不良、消瘦、体重降低、蛋白质缺乏型营养不良及免疫功能障碍等。乳糜胸体格检查可在肺部出现典型的胸腔积液体征,如肋间隙增宽、饱满,患侧胸部语颤消失,叩诊呈浊音,呼吸音降低,气管偏向健侧等。

【问题3】患儿入院后需进一步完善哪些实验室检查及辅助检查?

患儿入院后需要进一步行胸腔积液超声检查与定位、胸腔穿刺术及穿刺液相关生化检查。

患儿辅助检查和胸腔穿刺

胸腔积液超声检查:左侧胸腔探及无回声暗区,最深处约4.2cm(图11-2-10)。胸部X线检查:左肺透亮度减低,外带可见弧形高密度影,左侧肋膈角消失,左侧胸腔积液较前有所增多(图11-2-11)。由于患儿胸腔积液性质尚未明确,有必要行胸腔穿刺抽液明确积液性质,并减轻气促症状。遂于入院后在超声定位下行左侧胸腔穿刺抽液术。

胸腔穿刺记录:患儿由助手抱于胸前,暴露左侧背部,取超声定位处为穿刺点。常规消毒、铺巾,0.5%利多卡因局部麻醉后沿下一肋的上缘进针,抽出黄白色液体约150ml(图11-2-12)。穿刺过程顺利,拔针后无菌辅料覆盖穿刺点,抽出的胸腔积液行胸腔积液常规、生化及乳糜试验检查。

胸腔积液常规检查:黄白色浑浊液,李凡他试验+++,有核细胞13 000,单核细胞百分比95%,多核细胞百分比5%,酸碱度中性。胸腔积液生化检查:总蛋白36.5g/L,LDH 236U/L,ADA 22.3U/L,葡萄糖5.8mmol/L,甘油三酯

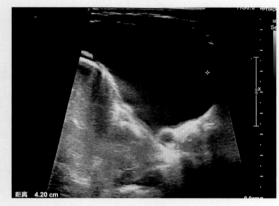

图11-2-10　左侧胸腔积液超声检查

11.37mmol/L,胆固醇2.07mmol/L。乳糜定性试验阳性。胸腔积液革兰氏染色未找到细菌及真菌,抗酸染色未发现抗酸杆菌,细菌培养无细菌生长。

胸腔穿刺后2日复查超声:左侧胸腔内可见液性暗区,最深处4.1cm,透声差。

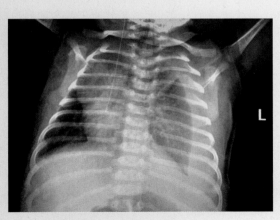

图11-2-11　胸部正位片

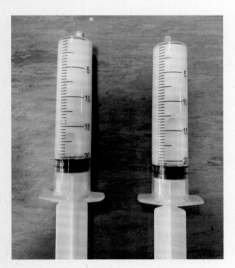

图11-2-12　胸腔穿刺液,液体呈黄白色

【问题4】结合患儿症状及穿刺液检查结果目前考虑疾病诊断及下一步治疗方案是什么?

思路1 根据患儿气促、咳嗽等病史,体格检查发现左侧呼吸音偏低,胸部X线片及超声提示左侧胸腔积液及胸腔穿刺液实验室检查结果,诊断乳糜胸明确。

知识点

乳糜胸的病因

1. 先天性乳糜胸 淋巴管或胸导管先天发育异常。

2. 继发性乳糜胸

(1)创伤性乳糜胸:医源性损伤,如食管、纵隔、心脏手术损伤及中心静脉导管置入术后;非医源性的胸导管损伤,颈、胸或腹部的刺伤或钝性挤压胸导管。

(2)非创伤性乳糜胸(胸导管阻塞性乳糜胸):管外阻塞,如淋巴结病变或肿瘤局部压迫;管内阻塞。

3. 特发性乳糜胸 无法找到明确的病因。

知识点

胸导管的正常解剖途径

胸导管在 L_2 水平、中线处始于乳糜池,沿主动脉右侧经横膈主动脉裂孔进入后纵隔,沿脊柱右前方和胸主动脉与奇静脉之间上行,至 T_4 或 T_5 水平经食管与脊柱之间向左侧斜行,然后沿脊柱左前方上行,经胸廓上口至颈部。大部分胸导管在胸腔内右侧走行,这可以解释乳糜胸右侧多见的原因。当胸导管在从右侧向左侧走行部分发生破损时,会造成双侧乳糜胸。胸导管终止于静脉的形式多样,大部分在接受左侧头颈部和左上肢的分支后单支终止于静脉,少数为双支、三支或四支,注入左无名静脉、左颈内静脉或左椎静脉。胸导管分支的淋巴系统间,胸导管与奇静脉、肋间静脉间,壁层胸膜与淋巴管间均有丰富的网状交通,故胸导管结扎后不会造成远端乳糜液外渗而形成乳糜胸。

知识点

胸导管生理功能

胸导管的生理功能是将消化后的脂肪运输至静脉系统。

胸导管内乳糜液的成分与血浆基本相同,但含有比血浆更多的脂类;因富含甘油三酯和乳糜微粒而呈乳白色,经胸导管注入体循环;从进食后到脂肪出现于静脉血中的时间不到1小时,吸收的高峰一般在进食后6小时。

胸导管乳糜流量及性状随饮食改变。通常24小时乳糜液总量可达2 500ml;流量与进食量、胸膜腔和腹膜腔内压差、胸导管本身平滑肌收缩、呼吸运动等外源性因素有关;在进食含脂肪食物时,乳糜液流量增加并呈乳糜状,禁食时则流量降低并变清亮。

思路2 根据患儿目前情况,给予禁食、静脉营养保守治疗,考虑到间断穿刺抽液效果不明显,避免反复穿刺可能出现气胸及继发感染,予以行胸腔闭式引流术,充分引流胸腔积液,并促进胸膜粘连有助于乳糜漏口闭合。注意观察胸腔引流管通畅情况,每日胸腔引流液量及颜色,视具体情况考虑是否需要手术干预。向家属交代病情,胸腔闭式引流术相关风险,进一步手术的可能情况及风险。

思路3 如上述保守治疗2~4周后乳糜液量无明显减少,可加用生长抑素(思他宁)及其衍生物奥曲肽,通过抑制淋巴液的消化和吸收,使乳糜液产生减少,从而使流经胸导管的乳糜液减少,但一般不作为首选用药,存在一定副作用,如心律失常、肝功能损害、肺动脉高压、低氧血症等。除药物外也可采用胸膜粘连术治疗,方法是将刺激性药物,如高渗糖水、平阳霉素等自引流管注入患儿胸腔,产生胸膜反应,促使上皮细胞和纤维组织增生,使胸膜在胸导管瘘口处粘连,从而封闭瘘口。

知识点

乳糜胸保守治疗要点

1. 营养支持。
2. 纠正水、电解质紊乱。
3. 完全肠外营养。
4. 彻底禁食、禁水。
5. 充分引流。

患儿治疗经过

经上述保守治疗 2 周后患儿每日胸腔引流液量减少不明显,后加用注射用生长抑素(思他宁)及胸腔内注射药物后 2 周患儿引流液逐步减少,入院第 50 日胸腔引流液基本消失,完全肠外营养逐渐过渡到脱脂配方奶粉或富含中链甘油三酯的配方奶粉进行肠内要素喂养,以及给予高碳水化合物、高蛋白饮食,并控制液体摄入量。入院后 55 日拔出胸腔引流管,多次复查胸部超声未见明显胸腔积液后出院。

【问题 5】乳糜胸患儿的手术指征是什么?

目前手术时机尚无明确定论,一般认为非手术治疗 3~4 周效果不佳,或非手术治疗 2 周后每日引流量大于 250ml 或每日胸腔积液大于 100mL/kg,需考虑手术治疗。防止因胸腔内乳糜液的产生引起大量淋巴细胞、蛋白质、抗体等严重丢失,从而对婴幼儿产生不良影响。术前应完善各项检查并向家属交代手术的情况及风险。

乳糜胸手术方法:①胸导管结扎术;②胸导管漏口修补术;③局部胸膜"搔刮"术;④转流管胸腹腔分流术。

乳糜胸手术方式包括开胸或胸腔镜两种。目前胸腔镜手术由于具有微创和美观的优势成为治疗乳糜胸的首选手术方式。单侧乳糜胸患侧入路;双侧乳糜胸取胸腔积液量大侧为入路;积液量相差不大时经右侧入路。

【问题 6】乳糜胸出院后注意事项有哪些?

出院后继续低脂饮食 1~2 个月,出院后 1 个月、3 个月门诊复查胸部 X 线片了解胸腔积液情况。

【问题 7】乳糜胸的预后如何?

新生儿及小婴儿的乳糜胸非手术治疗效果较好,创伤造成的乳糜胸手术效果明显,而自发性及特发乳糜胸经常要经非手术治疗、手术治疗和进一步保守治疗。对于继发性乳糜胸应积极进行原发病的治疗。

附:胸腔闭式引流术

(一) 目的

排出胸腔内积气、积液,使肺复张,恢复胸腔内负压。

(二) 适应证

1. 中等量以上的气胸、胸腔积液或液气胸,且经胸腔穿刺无法消除。
2. 早期脓胸经胸腔穿刺抽脓不能完全排尽或积液量多的脓胸。
3. 乳糜胸。
4. 开胸、心脏手术术后引流。

(三) 禁忌证

1. 无绝对禁忌证。
2. 出血性疾病或接受抗凝治疗过程中,手术可能增加出血机会。
3. 有胸腔粘连或包裹性积液,需相对准确的术前定位。

胸腔闭式引流
(视频)

4. 肝性胸腔积液是引流的相对禁忌证,因持续引流可导致大量蛋白质和电解质丢失。

(四)方法步骤

1. 引流部位 可根据患儿病情、X 线片、超声定位选择最佳引流位置。胸腔积液引流位置多选择腋中线第 6、7 肋间;气胸引流可选择腋前线、腋中线第 3、4 肋间,该处位于胸大肌后缘、靠近腋下,几乎看不到瘢痕,且引流管可沿胸壁到达肺尖合适的位置,以往多选择锁骨中线第 2 肋间,考虑到引流管需经过胸大肌、胸小肌并在前胸遗留瘢痕影响美观,逐渐较少使用。

2. 引流管的选择 目前多采用管端具有多个侧孔的透明硅胶制成的引流管。根据患儿年龄、胸壁厚度及积气、积液的量进行选择。对于气胸患儿,可选择口径相对较小的引流管;对于血胸、恶性胸腔积液、脓胸、大量胸腔积液等,应选择较大号口径引流管,以尽量降低因絮状物堵塞引流管的风险。

3. 术前准备 常规皮肤消毒、铺巾,局部麻醉。

4. 引流管置入技术

(1)肋间插管引流法:沿肋骨平行做一小切口,止血钳略斜向后上方钝性分离皮下组织、胸壁肌肉直至肋间肌,建立隧道后,止血钳引入胸腔引流管。近端侧孔距胸腔 3~4cm 为宜。

(2)套管针插管引流法:套管针引流管口径相对较小,适用于气胸及引流稀薄积液。套管针穿刺进入胸腔后,拔出针芯,将套管留置胸腔即可。

5. 术后处理 缝合伤口并固定引流管,引流管末端连接水封瓶。

(五)注意事项

1. 术后需注意观察水封瓶内液柱波动情况,如不波动需查看引流管有无堵塞。

2. 水封瓶位置需一直保持低于患儿胸部;水封瓶内管末端需在水面以下 2~3cm,以保持一定的负压。

3. 更换引流瓶时,需先夹闭引流管,防止空气进入胸腔。

4. 应用套管针引流时,应避免用力过猛而损伤肺及胸腔内其他组织。

5. 胸腔为无菌密闭负压腔隙,应严格无菌操作,防止胸腔内污染。

6. 对于部分肺复张慢的患儿,必要时加装可调负压装置进行引流。

(六)拔出胸腔引流管

拔管指征:水封瓶内 24~48 小时无气泡,或 24 小时引流液量少于 50ml,X 线显示肺复张良好,且无明显积液、积气表现。

拔管方法:常规消毒引流口周围皮肤,剪除固定引流管缝线,8 层以下油纱外敷引流口,嘱患儿深吸气后屏气,迅速拔出引流管,油纱外加盖纱布并加压包扎。

五、胸部创伤

胸部外伤(thoracic injury)以直接或间接暴力撞击胸部所致,其中以肋骨骨折、气胸和血胸等多见。胸部外伤发生率逐年增加。掌握常见胸部外伤处理原则,熟悉胸部外伤分类、诊断标准及手术指征,了解常见胸部外伤临床表现、治疗方法、手术方式是对小儿外科住院医师规范化培训的要求。

临床病例

患儿,男,8 岁。因"车祸后意识不清 1 日"收住 PICU。1 日前患儿被倒车中的车辆撞倒并挤压至墙面,当时出现意识不清,呼吸急促,送至当地医院救治,CT 提示右侧大量气胸,少量积液,颈、胸、腹壁大量皮下气肿,纵隔少量积气,胸部局部渗出性改变。之后患儿病情恶化,意识昏迷,伴发绀,血氧饱和度下降,急诊给予胸腔闭式引流术,气管插管,呼吸机支持治疗,血氧饱和度上升,发绀改善。入院后患儿呼吸困难进行性加重,急诊转至 PICU。

【问题 1】通过上述情况,对该患儿初步考虑什么诊断?

思路 1 患儿车祸外伤病史明确,早期有呼吸急促、意识不清的临床表现,提示有肺部损伤。但创伤的严重程度不能明确,需进一步检查。

思路 2 胸部创伤可有多器官如肺、肋骨、血管、心脏等损伤,需明确排除致命性损伤。

思路3 胸部CT可快速确认胸腔内多个器官的损伤状况,如肋骨骨折、气胸、血胸、肺挫伤,以及气管、支气管损伤,心脏损伤,膈肌损伤。

知识点

小儿胸部外伤特点

1. 小儿胸部外伤多为多发伤,往往合并多个组织器官受损伤。
2. 胸部外伤根据暴力性质不同可分为钝性伤和穿通伤,根据胸膜腔是否与外界相通,可分为开放伤和闭合伤。
3. 胸部外伤诊治不当可危及生命,因此需掌握急重症胸外伤的处理原则及方法。

知识点

张力性气胸临床表现与治疗原则

张力性气胸患儿表现为极度呼吸困难、烦躁不安、意识障碍、大汗淋漓、发绀、脉搏细弱、血压下降。气管、纵隔明显移位,伤侧胸廓饱满,叩诊呈高度鼓音,呼吸音消失。颈、胸、腹部有皮下气肿。胸部X线检查可见胸腔大量积气、肺萎陷、膈肌下陷、纵隔向健侧移位、纵隔及皮下气肿。

急救时可用粗针头紧急穿刺胸膜腔减压,并外接单向活瓣装置,可在针柄外接剪有小口的柔软塑料袋或乳胶手套。进一步处理进行胸腔闭式引流,同时注意纠正休克。

思路4 该患儿有明确外伤史,以及呼吸急促、发绀、意识不清等临床表现,早期CT提示大量气胸,胸、腹壁大量皮下气肿,纵隔少量积气,胸腔闭式引流术后,呼吸机支持治疗,患儿仍呼吸困难进行性加重,闭式引流下仍漏气不止,不能除外支气管断裂可能,故目前初步诊断考虑:车祸外伤,张力性气胸,支气管断裂?肺挫伤,肋骨骨折,纵隔气肿,皮下气肿,呼吸衰竭。

知识点

气管、支气管损伤特点

气管、支气管损伤多发生于钝性胸部损伤。支气管损伤多发生在主支气管段,两侧同时损伤罕见。胸腔内支气管破损时可表现为张力性气胸。完全断裂的支气管残端可借助黏膜回缩、血凝块封闭,造成远端肺完全不张。气管损伤常由颈前部钝性暴力所致,可出现喉气管分离、气管破裂或断裂,也可引起多个气管环破坏,气管软化而窒息。

患儿体格检查和辅助检查

体格检查:T 37.2℃,P 134次/min,R 30次/min,BP 104/54mmHg,SpO$_2$ 82%~95%,意识不清,气管插管中,双侧瞳孔等大等圆,对光反射灵敏,颈、胸、腹壁大量皮下积气,可及捻发感,双肺呼吸音粗,湿啰音明显。右侧持续胸腔闭式引流中,可见中等量气体持续排出。心音适中,律齐,心前区未及病理性杂音。腹平软,肝、脾肋下未及,压痛、反跳痛及肌力检查不能配合,肢端偏凉,毛细血管充盈时间3秒。

血常规:WBC 41.0×10^9/L,Hb 102g/L,PLT 156×10^9/L,CRP 126mg/L,心肌钙蛋白I 2.213UG/L,B型尿钠肽 657pg/ml。

胸部X线:皮下、纵隔、胸腔积气。胸腔引流管在位(图11-2-13)。胸部CT:①支气管下段破裂考虑;②两侧肺挫伤,两侧颈部、胸背部皮下、纵隔、胸腔积气;③左下肺部分膨胀不全;④左侧第2、8肋骨折(图11-2-14)。

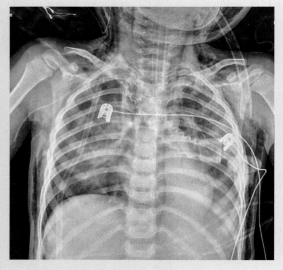

图 11-2-13　胸部 X 线

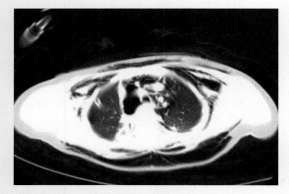

图 11-2-14　胸部 CT 提示气管下段右侧断裂

【问题 2】如何分析体格检查及辅助检查结果？

思路 1　体格检查判断呼吸情况，可评估气胸、肺不张等情况，在呼吸机支持下患儿血氧饱和度是否能够维持，呼吸困难是否进行性加重。同时观察全身情况包括生命体征是否平稳、有无贫血、皮下气肿情况、胸腔闭式引流情况。

思路 2　辅助检查重点是胸部 X 线和纤维支气管镜检查。一般胸部外伤多为多器官损伤，如肋骨骨折、肺组织挫裂伤、血管损伤等，需同时评估这些器官损伤状况。

知识点

气管、支气管断裂的典型临床表现

气管、支气管损伤首先出现纵隔及锁骨上窝皮下气肿，并迅速蔓延至颈、面、肩及胸、腹部，即使在胸腔闭式引流下仍持续漏气，肺不能膨胀、呼吸困难进行性加重。单侧支气管完全断裂的典型表现为伤侧肺萎陷，并下落到肺门附着点以下，仰卧位时肺落在侧后方。根据损伤部位、漏气及出血量的不同可有不同的临床表现。

知识点

气管、支气管损伤辅助检查

对于气管、支气管损伤最有价值的辅助检查是胸部 CT 和纤维支气管镜检查。随着胸部 CT 及三维重建技术普及，支气管断裂患者胸部 CT 能更直观地反映出损伤位置、大小及周围组织血管的情况。对怀疑有气管或支气管损伤的患儿早期行纤维支气管镜检查是最有效的诊断方法。

知识点

肋骨骨折治疗原则

镇痛、清理呼吸道分泌物、固定胸廓和防治并发症。开放性肋骨骨折应早期对胸部伤口清创，固定骨折断端。

治疗方案

明确诊断,完善术前相关检查,纠正休克,稳定内环境,尽早行手术治疗。患儿术中表现见图11-2-15。

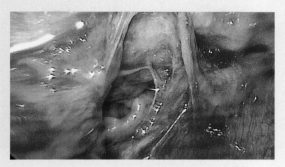

图 11-2-15 术中见支气管断裂缺损

知识点

支气管、支气管损伤治疗原则

1. 首先需保持呼吸道通畅,纠正休克,缓解张力性气胸,行胸腔闭式引流术。
2. 气管受损时,气管插管是保持呼吸道通畅的首先方案。
3. 一经确诊应尽早开胸探查,行气管、支气管修补成形术。

(舒 强)

第三节 纵隔与心包疾病

一、胸腺疾病

正常胸腺位于前上纵隔,大血管根部的前方。对于婴幼儿,胸腺是重要的免疫器官,随着年龄的增长,胸腺逐渐退化萎缩。对于正常的生理性肥大,无须特殊处理。

临床病例

患儿,男,12岁。因"低热伴胸部不适1个月,伴有四肢无力,双眼皮不能抬高,晨轻暮重"就诊。当地医院行胸部X线检查发现左上纵隔增宽,考虑纵隔占位。既往体健,无手术外伤史,无家族遗传病史。胸部CT:左前上纵隔团块影(图11-3-1)。

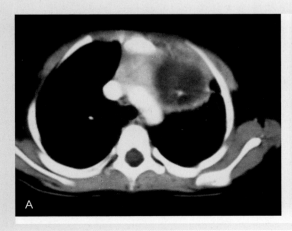

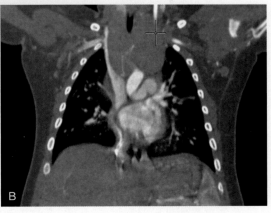

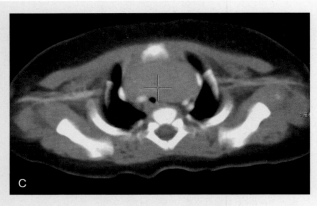

图 11-3-1　左前上纵隔团块影(A~C)

【问题 1】通过上述情况,对该患儿初步考虑什么诊断?

思路 1　患儿以胸部不适伴四肢无力为主要表现,怀疑为重症肌无力。

知识点

重症肌无力 Osserman 临床分型

Ⅰ 型:眼肌型。

Ⅱa 型:轻度全身肌无力。

Ⅱb 型:中度全身肌无力,伴延髓损伤症状。

Ⅲ 型:急性暴发性。

Ⅳ 型(晚期严重性):临床表现为上睑下垂、复视、四肢肌无力、抬头转颈及咀嚼费力、吞咽困难、饮水呛咳、呼吸困难等。

思路 2　胸部 X 线检查提示纵隔增宽,考虑存在纵隔占位,单凭影像学很难与正常生理性肥大的胸腺鉴别;但是胸腺异常时,可引起免疫异常而产生一系列全身症状,结合患儿有四肢无力症状,高度怀疑胸腺瘤伴重症肌无力可能性大。

知识点

胸腺肿瘤临床特点

1. 起源于胸腺上皮细胞或淋巴细胞的胸腺肿瘤最为常见。

2. 胸腺瘤的临床症状产生于对周围器官的压迫和肿瘤本身特有的症状——合并综合征。小的胸腺瘤多无临床主诉,也不易被发现。肿瘤生长到一定体积时,常见的症状是胸痛、胸闷、咳嗽及前胸部不适。

思路 3　胸腺瘤合并重症肌无力者并不少见,两者关系密切,多认为与自身免疫状态有关,其发生率可高达 30%~40%。而重症肌无力患儿中半数以上伴有胸腺瘤或胸腺增生异常。

思路 4　根据患儿胸部 X 线检查发现纵隔占位,需进行胸部 CT 或 MRI 检查明确占位性质、大小等。

知识点

胸腺增生的影像学特点

1. 单侧或双侧纵隔阴影增宽、变形,其边缘光滑,可呈分叶状。

---

2. 前纵隔心脏大血管交界区前可见局限性密度增高影。其表现有:①主动脉弓至气管分叉水平的前联合见方形或梯形肿块影;②胸腺体积弥漫性增大,径线超出正常范围;③胸腺密度增高。

【问题2】如何鉴别胸腺增生和胸腺占位?

思路1 小儿胸腺增生常被误诊为胸腺占位,随诊胸部CT及MRI,对鉴别诊断有很大的帮助,但定性诊断仍有赖于病理。

知识点

胸腺增生与纵隔肿瘤等疾病的鉴别要点

1. 突入到右侧胸腔、下纵隔,呈分叶状生长酷似纵隔畸胎瘤。但其密度均匀一致,无骨化或钙化影。

2. 表现为两侧纵隔结节影,易误诊为纵隔淋巴结核。但无结核中毒症状,抗结核治疗无效。

3. 增生的胸腺压迫气管、支气管引起肺不张或阻塞性肺炎,长期发热甚至贫血,可误诊为恶性淋巴瘤。但其骨髓穿刺阴性,身体其他部位无明显肿大淋巴结可资鉴别。

4. 胸腺的超声检查,有助于鉴别胸腺增生及前纵隔肿瘤。

知识点

巨大胸腺增生

巨大胸腺增生(MTH)是一类非常罕见的疾病。被定义为:①在胸部X线片上腺体的投影应超过心影;②胸腺重量是相应年龄正常胸腺重量的几倍;③胸腺的重量超过体重2%,经皮穿刺活检可发现正常胸腺组织。

思路2 根据该患儿病史、体征及胸部X线、胸部CT结果,最终诊断为胸腺瘤伴重症肌无力。

【问题3】该患儿如何治疗?

对合并胸腺瘤的重症肌无力,胸腺切除是基本治疗手段,切除后对重症肌无力有缓解作用,对于重症肌无力的患儿在肿瘤完全切除后,据文献报道其症状缓解率为24%~90%,并且从长期疗效看可降低危象发病率。

知识点

胸腺瘤的临床分期

Ⅰ期:肉眼观察包膜完整,镜下包膜未侵袭。

Ⅱ期:肉眼或镜下侵及包膜、纵隔胸膜或周围脂肪组织。

Ⅲ期:肉眼或镜下侵入邻近脏器、心包、腔静脉、主动脉等。

Ⅳa期:胸腔内播散,如胸壁、肺或心包、引起胸腔积液、心包积液等。

Ⅳb期:远处转移,如骨、脊髓、淋巴结、肝脏、盆腔、腹膜、脑等。

一般认为Ⅰ期属良性,Ⅱ期以上均属恶性。

【问题4】胸腺瘤是否需要化疗?

浸润型胸腺瘤患儿手术治疗后生存率较低,尤其是在次全切除术后或存在术后残留病灶者,即使接受纵隔放疗,长期生存者仍罕见,因此,化疗在浸润型胸腺瘤治疗中所起的作用日益受到重视。国际上对于复发或转移性Ⅲ~Ⅳ期患儿普遍采用化疗,而较为认同的恶性胸腺瘤的治疗方案应包括术前化疗3~4个周期,手术切除,术后放疗及术后巩固化疗。

【问题5】胸腺瘤的预后如何?

胸腺瘤预后受多种因素的影响,肿瘤的浸润性是影响预后的重要因素,非浸润型胸腺瘤可完整切除者,5年生存率85%~100%,而浸润型胸腺瘤可完整切除者,5年生存率33%~55%。肿瘤的生存率与分期明显相关,Ⅰ期、Ⅱ期、Ⅲ期、Ⅳ期的5年生存率分别是71%、70%、46%、10%,10年生存率分别是73%、70%、47%、21%,因此Ⅲ期以上者预后差。

二、纵隔肿瘤

纵隔是两侧胸膜腔之间器官的总称,以胸骨和胸椎为其前后界,上界为胸廓入口,下界为膈。内有许多重要器官,有大血管、气管、主支气管、心包、食管、胸腺及大量脂肪、神经和淋巴管等组织。纵隔肿瘤是指胚胎组织残余所形成的异常组织、某些异位组织或来自纵隔组织的原发性或转移性肿瘤。纵隔肿瘤可以发生于各年龄段。儿童最常见的有神经源性肿瘤、淋巴瘤、原发性囊肿及生殖细胞瘤。

知识点

纵隔的解剖

纵隔所包含的组织、气管众多,为便于描述和临床应用,可将纵隔划分为若干部分。经典的四分法仍是解剖和临床上最通用的划分方案。

经典四分法:以胸骨与T_4下缘水平分为上、下两部分,再将下纵隔以心包为界,分为前纵隔、中纵隔、后纵隔。中纵隔主要为心脏大血管及心包;心包前的间隙为前纵隔;心包后方至脊柱之间(包括食管和脊柱旁纵隔)称为后纵隔。

临床病例

患儿,男,4岁。因"咳嗽、胸痛1周,发热3日"就诊。外院胸部X线检查时发现胸腔顶部占位。体格检查:胸部饱满、呼吸快。右头面部无汗,眼睑下垂。双肺呼吸音粗,未闻及干湿啰音,心音有力、律齐。既往健康。

【问题1】通过上述情况,对该患儿初步考虑什么诊断?

思路1 根据患儿病史发现胸腔顶部占位,应该考虑到纵隔肿瘤的可能性,需要进一步分析可能性最大的肿瘤类型,以决定下一步治疗及判断预后。

知识点

纵隔肿瘤的常见症状

小儿纵隔肿瘤在早期很难发现,半数患儿可无明显临床症状。但随肿瘤增大压迫邻近器官而产生症状,压迫气管、支气管可表现出咳嗽、胸痛、发热、喘鸣、呼吸困难等症状;偶可见咯血;如合并感染可出现发热。

其他症状:肿瘤压迫上腔静脉导致其回流受阻而出现颈静脉怒张、颜面部水肿、皮肤暗红等症状;压迫颈交感干可出现霍纳综合征;迷走神经受压或被侵入时则发生声音嘶哑;位于脊椎椎间孔部的哑铃形肿瘤可引起脊髓压迫,而出现下肢麻木或瘫痪;食管受压发生咽下困难;肿瘤发展到晚期可因体积增长过大而出现胸骨异常隆起;畸胎瘤侵犯穿透气管可咳出毛发或皮脂样物质等;淋巴瘤作为一种系统性疾病,常伴有消瘦、贫血等全身症状。

思路2 患儿有发热病史,且发现胸腔占位,应考虑到与感染性疾病相鉴别。询问病史应着重既往有无反复发热等感染病史,或既往有无胸部影像学检查。发现占位一般是纵隔肿瘤的可能性极大,但不能除外一些少见原因,如特殊类型的感染或异位的正常组织,如异位甲状腺、胸腺等。

思路3 分析体格检查发现右头面部无汗,眼睑下垂,考虑由于交感神经受损引起,故位于胸腔顶部的肿瘤及神经源性肿瘤可能性大。

【问题2】下一步的诊治方案是什么?

思路1　为了明确诊断和术前准备,需进一步行以下检查。

(1)血常规:应首先查血常规以明确有无感染、贫血等。

(2)胸部CT:可以测定肿瘤的密度,帮助分辨瘤体为实质或囊性,分辨瘤体内液体、脂肪、钙化灶及骨质等;同时CT对评估气道的压迫程度也具有重要意义。因此,CT是目前纵隔肿瘤最适用的检查。

(3)椎管MRI:神经源性肿瘤易侵入椎管,胸部CT不易分辨时可行椎管MRI检查以明确椎管内有无肿瘤。

(4)其他检查:如怀疑神经源性肿瘤应进行NSE、VMA等肿瘤标志物检查,怀疑恶性肿瘤并行腹部超声等排除其他部位有无肿瘤,还应行骨髓穿刺检查,以用于肿瘤分期。

思路2　如诊断明确需手术治疗,但上呼吸道感染是手术禁忌证,所以在完善检查的同时,应积极抗感染治疗,同时对症治疗发热、咳嗽的症状。

知识点

辅 助 检 查

1. X线透视及正侧位X线片

(1)透视观察肿块有无搏动,能否随吞咽而上下移动,肿块与横膈的关系,以及肿块形态改变与呼吸的关系等。

(2)正侧位X线片明确肿瘤形状数目、大小和部位,囊肿密度深而均匀;实性肿块密度较深,畸胎瘤及结核性淋巴结有时可出现钙化斑,寻找肋骨、胸廓、脊柱有无骨质破坏、椎孔是否增大等表现。

2. X线特殊检查

(1)X线断层摄片:对明确肿瘤的外形和深度有帮助。

(2)食管钡餐检查:对明确肿块与食管的关系有关。

(3)心血管造影:心脏及大血管附近有肿块时,能帮助鉴别主动脉瘤。

3. CT检查　明确病变部位、范围、解剖层次及密度。根据组织密度鉴别囊肿、脂肪性、血管性、骨性及钙化点,可确定有无恶性浸润及淋巴转移。

4. 超声检查　有助了解肿瘤的部位、大小、囊性或实性,与周围组织关系,必要时可在超声检查引导下进行穿刺活检。

5. MRI　具有与CT同样的显示意义,甚至在显示一些血管来源的肿瘤上优于CT,对于神经源性肿瘤可明确肿瘤与椎管内的关系,缺点在于检查时间长,对于儿童镇静要求高。

6. 组织学检查　疑恶性肿瘤转移时作锁骨上淋巴结或颈淋巴结病理切片或骨髓穿刺、肿瘤的穿刺或切割针活检,也可用胸腔镜及纵隔镜取活组织检查。

7. 放射性核素显像　当疑似纵隔内肠源性囊肿时,可采用99-锝检查,半数以上的胸内消化道重复畸形含有胃黏膜组织。

8. 数字减影血管造影(DSA)　了解肿瘤与胸内大血管的关系。

9. 其他检查　肿瘤标志物检查,如尿液(24小时)VMA、血清甲胎蛋白(AFP)等。

患儿辅助检查

增强CT:右上纵隔实性肿物,内有散在钙化,考虑神经源性肿瘤。胸部超声:右上纵隔肿瘤,与锁骨下动脉关系紧密。腹部超声:腹部器官未见异常。NES 100ng/ml;VMA 25mg/24h。骨髓穿刺:未见异常。

【问题3】常见的纵隔肿瘤有哪几种? 各有什么特点?

1. 前纵隔肿瘤

(1)胸腺瘤:位于前、上纵隔,心包前上方,可异位至颈部及后纵隔,患儿常伴有重症肌无力。

(2)畸胎瘤:发生于纵隔任何部位,但多位于前纵隔。畸胎瘤分为囊性、实性及囊实性,囊性常具有多房性,内可有皮脂、毛发、骨质及腺体等。

（3）胸内甲状腺瘤：为胚胎期残留在纵隔内的甲状腺组织，发育成甲状腺瘤。

（4）恶性淋巴瘤：肿大淋巴结融合成巨大分叶状肿块，突向两侧肺野，可伴有肺门淋巴结肿大，也可侵入肺组织形成浸润性病变、胸膜或心包积液。

2. 中纵隔肿瘤　心包囊肿多位于中纵隔右侧心膈角处。

3. 后纵隔肿瘤

（1）神经源性肿瘤：神经节细胞瘤、神经节母细胞瘤、神经母细胞瘤、神经纤维瘤、神经鞘瘤、神经肉瘤和副神经节细胞瘤等。

（2）肠源性囊肿：位于后纵隔或颈部，与食管相连或相通。

（3）支气管囊肿：位于气管、支气管旁或气管隆嵴处、肺门周围或肺实质内。

【问题 4】对患儿进一步诊疗方案是什么？

收入院，完善术前检查，手术治疗。

知识点

纵隔肿瘤的处理原则

1. 原发性纵隔肿瘤和囊肿，除淋巴瘤外绝大多数患儿应行外科治疗。淋巴瘤对于化疗、放疗敏感，多数不需要手术治疗。

2. 即使对于无症状的良性纵隔肿瘤和囊肿，在无手术禁忌证的情况下，也以手术切除为宜。因为这些肿瘤和囊肿有发生恶性变的可能，有的囊肿还可发生感染。

患儿手术结果

胸腔镜直视下见肿瘤位于后纵隔，自 T_2 至 T_5。肿物实性，灰白色，长椭圆形，肿瘤表面有较丰富的血管网，约 $4cm \times 4cm \times 3cm$。完整切除肿瘤，置引流管。手术顺利，未输血。

【问题 5】纵隔肿瘤手术的并发症有哪些？

纵隔肿瘤手术有较多的并发症，术中需考虑防治，并向家属交代。

知识点

纵隔肿瘤术后并发症

1. 神经损伤　膈神经损伤导致膈膨升；交感神经损伤导致霍纳综合征；喉返神经损伤导致声音嘶哑、呛咳；臂丛损伤。

2. 血管损伤。

3. 周围脏器损伤　心包、肺、气管、食管损伤等。

4. 乳糜管损伤　乳糜胸。

5. 肿瘤不能完全切除，肿瘤残留、复发、转移等。

三、急性化脓性心包炎

急性化脓性心包炎（acute pyogenic pericarditis）是一种由化脓性细菌引起的心包急性化脓性炎症，包括心包脏层及壁层的急性炎症。急性化脓性心包炎如治疗不及时会导致心包积液、心脏压塞及慢性缩窄性心包炎等并发症。常见的致病菌包括溶血性链球菌、肺炎双球菌、金黄色葡萄球菌等；极少为脑膜炎双球菌和溶血性嗜血杆菌等；也有报道为组织胞浆菌病、变形虫（如阿米巴原虫）、包囊虫或丝虫等引起。

急性化脓性心包炎多为继发性，原发性的心包感染极为少见。可由外伤所致心包直接污染发病，多为继发于皮肤、软组织、骨髓等急性感染所致败血症或脓毒血症。主要的感染途径：①邻近器官炎症（如肺炎、脓胸或纵隔感染）的直接蔓延；②血行性感染（如疖、痈、软组织脓肿和骨髓炎等引起的败血症或脓毒血症）；

③胸部外伤,直接将致病菌带进心包;④膈下的化脓感染(如膈下脓肿或肝脓肿)穿透膈肌进入心包腔所致。由于抗生素广泛应用,急性化脓性心包炎发病率明显降低。患者多为幼儿或青少年,免疫抑制的患者更为常见。

临 床 病 例

患儿,男,9岁5个月。因"反复咳嗽2月余,加剧4日"就诊。患儿表现为胸闷明显,呼吸稍促,反复阵发性咳嗽。4日前患儿咳嗽加剧,3日前出现发热,体温最高38.5℃,伴阵发性头晕、胸闷,偶有心前区疼痛,向左侧肩部放射。当地医院检查血常规提示WBC升高;胸部正位片提示两肺纹理模糊、心影增大;心脏超声提示大量心包积液,腹部超声提示肝大。予以静脉应用"阿莫西林、克拉维酸钾""地塞米松"抗感染对症治疗。仍未明显好转。

【问题1】通过上述情况,对该患儿初步考虑什么诊断?

思路1 患儿以胸闷、呼吸急促、长期反复咳嗽为主要临床表现,考虑为呼吸、循环系统疾病可能性大。同时患儿咳嗽加剧4日,伴随发热3日,考虑为急性感染性疾病。

思路2 需询问患儿心前区疼痛有无诱因,持续时间;有无其他全身伴随症状;患儿病史已有2个月,在此期间的具体治疗及效果。

知识点

心前区疼痛的鉴别

1. 心绞痛、急性心肌梗死 儿童少见。

2. 胸膜炎 胸痛多位于胸廓下部腋前线和腋中线附近,深呼吸时疼痛加剧,可闻及与呼吸有关的摩擦音,一侧呼吸音减弱有助于诊断。

3. 肋间神经痛 胸痛多呈刺痛,且疼痛沿肋间神经分布,局部可有压痛,手臂上抬时有牵拉痛。

思路3 患儿血常规提示WBC升高,胸部正位片提示两肺纹理模糊、心影增大,心脏超声提示大量心包积液。患儿有感染的症状,初步考虑诊断急性感染性心包炎,也可能为感染性心内膜炎、急性脓胸等,心脏超声、胸部X线片及胸部CT检查可鉴别。

患儿体格检查与实验室检查

体格检查:T 38.4℃,P 124次/min,R 30次/min,BP 118/45mmHg,神清,精神可,咽充血,扁桃体I度肿大,呼吸急促,无发绀,双肺呼吸音粗,可闻及少量痰鸣音,未见明显三凹征。专科检查:心音低钝、遥远,似有心包摩擦音,心律齐,未及病理性杂音,心尖搏动减弱,心脏浊音界向两侧扩大。患儿有明显奇脉征。胸部X线正位片:两肺纹理模糊,心影明显增大,形态饱满,心胸比例0.67,右心缘明显丰满,位置无特殊,两侧膈肌光整,肋膈角锐利。

【问题2】对体格检查和辅助检查结果如何进行分析?

思路1 首先观察患儿的一般情况,如果胸闷明显或加重,要给予紧急处理,以免患儿出现突发情况发生生命危险。患儿病情平稳的情况下再进一步处理。根据目前患儿的初步辅助检查,考虑心包疾病的可能性大。

思路2 根据患儿病史、体格检查,考虑诊断为急性化脓性心包炎。心包摩擦音是急性化脓性心包炎早期纤维蛋白渗出时的特异体征,在胸骨左缘第3~4肋间最响,于坐位前倾时更明显。但当出现大量心包积液时,心包摩擦音不明显。

知识点

急性化脓性心包炎的临床症状

1. 心前区疼痛 常于体位改变、深呼吸、咳嗽、吞咽、卧位尤其当抬腿或左侧卧位时加剧,坐位或前倾位时减轻。疼痛通常局限于胸骨下或心前区,常放射到左肩、背部、颈部或上腹部、左前臂和手,偶向下颌放射。有的心包炎疼痛较明显,如急性非特异性心包炎;有的则轻微或完全无痛,如结核性和尿毒症性心包炎。

2. 心脏压塞的症状　可出现呼吸困难、面色苍白、烦躁不安、发绀、乏力、上腹部疼痛、水肿甚至休克。

3. 心包积液对邻近器官压迫的症状　肺、气管、支气管和大血管受压迫引起肺淤血,肺活量减少,通气受限制,加重呼吸困难,使呼吸浅而速。患儿常自动采取前卧坐位,使心包渗液向下及向前移位,以减轻压迫症状。气管受压可产生咳嗽和声音嘶哑。食管受压可出现咽下困难症状。

4. 全身症状　心包炎本身亦可引起畏寒、发热、心悸、出汗、乏力等症状,与原发疾病的症状常难以区分。

知识点

急性化脓性心包炎的体征

1. 心包摩擦音　是急性纤维蛋白性心包炎的典型体征。在胸骨左缘第3、4肋间,胸骨下部和剑突附近最清楚。常仅出现数小时或持续数天、数周不等。当渗液导致两层心包完全分开时,心包摩擦音消失;如两层心包有部分粘连,虽有大量心包积液,有时仍可闻及摩擦音。在心前区听到心包摩擦音,就可作出心包炎的诊断。

2. 心包积液　积液量在200~300ml以上或渗液迅速积聚时产生以下体征。

(1)心脏体征:心尖搏动减弱、消失或出现于心浊音界左缘内侧处。心浊音界向两侧扩大、相对浊音区消失,患儿由坐位转变为卧位时第2、3肋间的心浊音界增宽。心音轻而远,心率快。少数患儿在胸骨左缘第3、4肋间可听到舒张早期额外音(心包叩击音),此音在第二心音后0.1秒左右,声音较响,呈拍击样。

(2)左肺受压迫的征象:有大量心包渗液时,心脏向后移位,压迫左侧肺部,可引起左肺下叶不张。左肩胛肩下常有浊音区,语颤增强,并可听到支气管呼吸音。

(3)心脏压塞的征象:快速心包积液,即使仅100ml,也可引起急性心脏压塞,出现明显的心动过速,如心排血量显著下降,可产生休克。当渗液积聚较慢时,除心率加速外,静脉压显著升高,可产生颈静脉怒张、搏动和吸气时扩张,肝大伴触痛,腹水,皮下水肿和肝-颈静脉反流征阳性等体循环淤血表现;亦可出现奇脉。

知识点

奇脉和 Kussmaul 征

1. 奇脉　指吸气时脉搏显著减弱或消失,是左心室射血量减少所致。正常人脉搏强弱不受呼吸周期影响。当有心脏压塞或心包缩窄时,吸气时一方面由于右心舒张受限,回心血量减少而影响右心排血量,右心室射入肺循环的血量相应减少;另一方面肺循环受吸气时胸腔负压的影响,肺血管扩张,使肺静脉回流入左心房血量减少,因而左心室射血也减少。这些因素形成吸气时脉搏减弱,甚至不能触及,故又称"吸停脉"。

2. Kussmaul 征　心包缩窄使心室舒张期扩张受阻,心室舒张期充盈减少,使每搏输出量下降。吸气时周围静脉回流增多而已缩窄的心包使心室失去适应性扩张的能力,致静脉压增高,吸气时颈静脉明显扩张,称为 Kussmaul 征。该征象主要见于缩窄性心包炎。

【问题3】患儿下一步需进行哪些检查有助于诊断和鉴别诊断?

思路1　患儿入院后进行血常规、超敏 CRP 及红细胞沉降率检查,有助于快速判断是否为感染性疾病。心肌损伤标志物并非特异性的检查。心电图检查在疾病的不同阶段可有特异性改变。胸部正位片有助于通过观察心影变化情况观察心包积液量的变化情况。早期心脏超声可能无明显特异性变化。当心包积液量超过 50ml 时,表现为心包腔内无回声暗区。随病情进展,超声心动图对选择治疗手段,特别是决定手术时机有重要指导意义。

知识点

急性心包炎的心电图改变

急性心包炎的心电图典型演变可分四期:① ST 段呈弓背向下抬高,T 波高。一般急性心包炎为弥漫性病变,故出现于除 aVR 和 V_1 外所有导联,持续 2 日至 2 周,V_6 导联的 ST/T 比值 ≥ 0.25。②几日后 ST 段回复到基线,T 波减低、变平。③ T 波呈对称性倒置并达最大深度,无对应导联相反的改变(除 aVR 和 V_1 导联直立外)。可持续数周、数月或长期存在。④ T 波恢复直立,一般在 3 个月内。病变较轻或局限时可有不典型的改变,出现部分导联的 ST 段、T 波的改变和仅有 ST 段或 T 波改变。

知识点

心包积液的超声心动图改变见表 11-3-1。

表 11-3-1 心包积液的超声心动图改变

积液程度	积液量 /ml	超声改变
少量	<200	0.5cm 左右无回声暗区
中量	200~500	1~2cm 明显无回声暗区
大量	>500	超过 2cm 无回声暗区,或有心脏"摇摆征"

患儿辅助检查

血常规:WBC 7.9×10^9/L,Hb 123g/L,中性粒细胞百分比 69.2%,PLT 339×10^9/L。CRP 73mg/L。红细胞沉降率 26mm/h。血生化:白蛋白 39.8g/L,肌酸激酶 1 631U/L,肌酸激酶 -MB 活性 39U/L。

胸部 X 线正位片:心影明显增大,右心缘凸起,心影形态饱满,呈烧瓶样。入院前 2 日心胸比例 0.76,入院治疗 1 日后心胸比例 0.62(图 11-3-2)。心脏超声:大量心包积液,左心室后壁及右心室前壁无回声暗区,宽度分别为 2.2cm 及 1.9cm,左心室侧壁无回声暗区 2.0cm,心尖部无回声暗区 3.2cm(图 11-3-3)。胸部 CT:心包内大量液体影(图 11-3-4)。心电图:窦性心动过速,T 波略低,心电轴右偏。

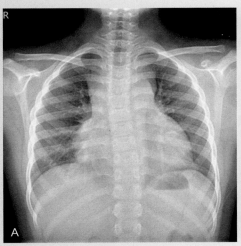
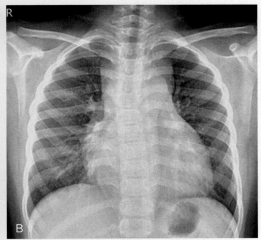

图 11-3-2 胸部 X 线正位片
A. 入院前 2 日;B. 入院后 1 日。

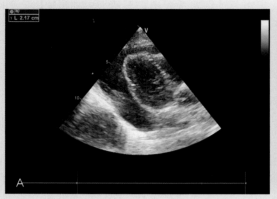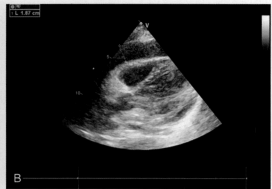

图 11-3-3　心脏超声提示大量心包积液（A、B）

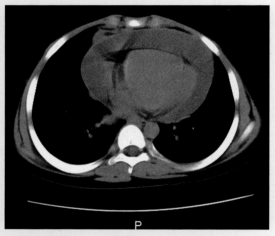

图 11-3-4　胸部 CT 提示心包积液

知识点

心包积液的定量分析

1. 积液量 <250ml，心影无异常表现。
2. 积液量 >250ml，心影向两侧扩大。
3. 积液量 >1 000ml，心影向两侧扩大，呈烧瓶样改变。

思路 2　当患儿出现大量心包积液时会出现心脏压塞。急性心脏压塞时，由于大量的心包积液或迅速增长的少量积液，使心室舒张受阻，心排血量降低，临床表现为急性循环衰竭，如血压下降、心率增快、呼吸困难、发绀、面色苍白、出汗、颈静脉怒张等。出现心脏压塞三联征：①心音遥远，心搏动减弱；②静脉压升高，>15cmH$_2$O，颈静脉扩张；③动脉压降低，脉压减小。

【问题 4】患儿目前诊断是什么？

思路 1　在心前区听到心包摩擦音，则心包炎的诊断即可确立。在可能并发心包炎的疾病表现中，如出现胸痛、呼吸困难、心动过速和原因不明的体循环静脉淤血或心影扩大，应考虑为心包炎伴有渗液的可能。心电图表现异常者，应注意与早期复极综合征、急性心肌缺血等进行鉴别。

思路 2　尽管目前急性化脓性心包炎尚没有统一的诊断标准，但既往研究提示诊断急性心包炎需要满足以下四个条件中的至少两个：①特征性的胸痛；②心包摩擦音；③具有提示性的心电图改变；④新出现的或加重的心包积液。

根据患儿目前的症状体征及辅助检查诊断:急性感染性心包炎,心包积液。

在得到首要疾病诊断的同时,应考虑全面完整的诊断,特别是重症患儿,这对进一步抢救和治疗非常重要。该患儿全面诊断为:①急性感染性心包炎;②心包积液;③急性支气管肺炎;④败血症可能。

【问题5】目前该患儿下一步的治疗方案是什么?

思路1　急性化脓性心包炎的治疗包括对原发疾病的病因治疗、解除心脏压塞和对症治疗。由感染甚至脓毒症引起全身高热及全身中毒反应,常使患儿陷于全身衰弱状态,及早诊治非常重要。当心包积液量较多时,如渗液继续产生或有心包缩窄表现,及时行心包穿刺术,抽液以缓解压迫症状,必要时应及时进行心包切除,以防止发展为缩窄性心包炎。根据脓液细菌培养结果及药物敏感试验选择敏感抗生素全身治疗。应选用对致病菌有效的足量抗生素,并反复心包穿刺抽脓和心包腔内注入抗生素,如疗效不显著,应及早考虑心包切开引流,如引流发现心包增厚,则可作广泛心包切除;非特异性心包炎时肾上腺皮质激素可能有效,如反复发作亦可考虑心包切除。

思路2　予以积极的支持治疗,高蛋白饮食、根据情况适量输血,维持水、电解质及全身内环境平衡,改善全身状况,对症支持治疗。

思路3　患儿宜卧床休息。胸痛时给予镇静剂,必要时使用吗啡类药物或进行左侧星状神经节封闭。

知识点

心包穿刺术

1. 麻醉方式　局部麻醉。

2. 术前准备

(1)常规消毒治疗盘。

(2)21G静脉套管针、三通开关、10ml注射器、洞巾、纱布。

(3)其他用物如1%普鲁卡因溶液、无菌手套、试管、量杯等。备用心电图机、抢救药品、心脏除颤器和人工呼吸器。

(4)术前进行心脏超声检查,确定液平面大小与穿刺部位。

3. 手术大致步骤

(1)患儿一般坐位或半坐卧位,暴露前胸、上腹部。仔细叩出心浊音界,选好穿刺点。穿刺点可由心脏超声来确定穿刺方向。常用的部位有胸骨左缘、胸骨右缘、心尖部及剑突下。

(2)消毒局部皮肤,覆盖消毒洞巾,在穿刺点自皮肤至心包壁层进行局部麻醉。

(3)将连于穿刺针的橡胶皮管夹闭,在选定的部位进针。

(4)缓慢负压下进针,见到液体从针管流出时,提示穿刺针已进入心包腔,如果有心脏搏动撞击针尖感时,应稍退针少许,以免划伤心脏,同时固定针体。

(5)进入心包腔后,助手将注射器接于橡胶管上,放开钳夹处,缓慢抽液,当针管吸满后,取下针管前,应先用止血钳夹闭橡胶管,以防空气进入。记录抽液量,留标本送检。

(6)抽液完毕,拔出针头或套管,覆盖消毒纱布,压迫数分钟,并以胶带固定,必要时可留置导管。

思路4　治疗方法。

患儿目前有发热等感染症状,血常规检查WBC高提示有感染,予以抗生素抗感染对症治疗。根据心包穿刺脓液性质、培养结果及患儿全身状况,选择治疗方法。

患儿心脏超声提示大量心包积液,有心包穿刺引流术指征。如抽出脓液较稀薄,多为溶血性链球菌感染,可选择心包腔置管引流术。该患儿因心包积液量较大,且目前仍有感染症状,提示心包积液可能处在进展期,积液量有可能进一步增加,选择心包腔穿刺置管术。

思路5　应了解心包穿刺后注意事项,对突发情况及并发症进行防治。

知识点

心包穿刺后注意事项

(1)请有经验医生操作,并在心电图监护下进行穿刺。

(2)术前需进行心脏超声定位,或在超声引导下进行穿刺抽液更为准确、安全。

(3)术前应向患者做好解释,并嘱其在穿刺过程中切勿咳嗽或深呼吸。术前适当镇静镇痛。

(4)局部麻醉要完全。

(5)抽液量第一次不超过 100~200ml,随后逐渐增加到 200~500ml。抽液速度要慢,过快、过多抽液,可使大量血回心致肺水肿。

(6)如抽出鲜血,立即停止抽吸,并严密观察有无心脏压塞出现。

(7)取下空针前夹闭橡胶管,以防空气进入。

(8)术中、术后均需密切观察呼吸、血压、脉搏等的变化。术后监测。

思路 6 如穿刺抽出黏稠脓液,一般为葡萄球菌感染。如患儿一般情况可,在感染适当控制的情况下,多选择心包开窗术即心包部分切除术。

约 10% 的急性化脓性心包炎迁延不愈,后期病程进展成缩窄性心包炎,早期施行心包切除术可避免发展到心源性恶病质、严重肝功能不全、心肌萎缩等。积极防治急性心包炎可以避免发展为心包缩窄。

胸腔镜下部分心包切除术,解除心脏压塞症状,并且进行心包活检明确诊断,已成为胸腔镜手术的主要适应证之一。部分心包切除术可经左胸完成,也有学者主张经右胸入路,因为右侧胸腔空间较左侧大,便于内镜器械操作。

知识点

心包部分切除术手术指征

1. 急性化脓性心包炎脓液增长迅速,伴心脏压塞,心包穿刺无效者。

2. 脓液黏稠,或大量脓垢及纤维素附着于心脏表面,或在心包腔内形成多个脓腔,心包引流难以奏效者。

3. 出现持续高热等中毒症状,经抗生素及穿刺治疗无效或心包切开引流不畅者。

胸腔镜下心包切除引流术

经全身麻醉,患儿术侧肺萎缩后,经腋中线第 7 肋间切口插入套管和胸腔镜,进行胸膜、肺、纵隔探查,并选择其他 2 个切口,一般在腋后线第 5、6 肋间。充分暴露术野,经一个套管插入内镜穿刺针,在胸腔镜监视下刺入心包抽吸积液。然后插入内镜抓钳,提起心包,经另一个套管插入内镜剪刀,在膈神经前方剪开一个小孔,放出心包积液,并切除 5cm×3cm 的心包。然后用抓钳提起心包缘,电凝或氩气止血。必要时还可以在膈神经后剪开心包行部分切除。经低位套管切口置入胸腔引流管,在胸腔镜监视下放于心包附近。

思路 7 心包开窗术后应重视支持疗法,限制补液量和补液速度,合理应用利尿药减轻心脏负担,以预防心力衰竭,术后胸腔引流放置时间宜稍长,待肺复张、胸腔无积液、感染控制时再拔出引流管。

小儿急性化脓性心包炎的早期发现、早期治疗对改善预后有重要的意义,凡是败血症、肺炎、脓胸等感染性疾病,尤其是葡萄球菌感染时,均应考虑本病可能。密切关注患儿病情变化,特别是呼吸困难,心脏扩大时,注意预防心脏压塞的发生。及时、全面、反复检查,包括胸部 X 线、心脏超声、CT 及心电图等检查。如发现心包积液增多,及时进行心包穿刺。化脓性心包炎的预后与心包炎的严重程度、原有疾病、原心脏功能等因素有关。原心脏功能良好者预后较原心脏功能衰竭的患儿预后较好。心包炎越严重预后越差。慢性病毒性心包炎患儿预后不良,多死于心力衰竭。避免接触传染源和注意个人及饮食卫生对预防特发性急性心包炎有重要意义。

(舒 强)

第四节　先天性心脏病

一、心脏、血管发育异常的体格检查和辅助检查

先天性心脏病(congenital heart disease)是指胚胎时期心脏和大血管发育异常,又称先天性心脏畸形。在人胚胎发育时期(尤其妊娠初期 2~3 个月内),由于心脏及大血管的形成障碍而引起的局部解剖结构异常,或出生后应自动关闭的通道未能闭合(在胎儿属正常),统称为先天性心脏病。临床上以反复呼吸道感染、发育迟缓、心功能不全及发绀等为主要表现。

临床上根据患儿有无持续性青紫将先天性心脏病分为两大类:①非发绀型先天性心脏病,常在健康体格检查或其他疾病就诊时医生听诊心脏有杂音而被发现,如动脉导管未闭、房间隔缺损、室间隔缺损、肺动脉瓣狭窄、主动脉弓缩窄、部分性肺静脉异位引流等;②发绀型先天性心脏病。患儿出生后即刻或逐渐出现发绀,最常见的如法洛四联症、完全性大血管错位及三尖瓣下移等。

(一) 全身检查

1. 心脏杂音　是先天性心脏病的主要表现之一。不同的心脏病杂音位置、传导方向、杂音性质不同,且各有特点。如室间隔缺损典型杂音为胸骨左缘第 3、4 肋间粗糙的收缩期杂音,伴或不伴震颤;动脉导管未闭典型杂音为胸骨左缘第 2 肋间连续性机器声样杂音;房间隔缺损典型杂音为胸骨左缘第 2 肋间的收缩期杂音,一般比较柔和,常伴有第二心音分裂。

2. 发绀　是由于还原血红蛋白过多引起皮肤或黏膜呈现黯淡的蓝紫色。发绀间接反映动脉血氧饱和度,有无发绀是对先天性心脏病的重要分类方式。大部分人可以识别出动脉血氧饱和度低于 85% 的发绀,对于有经验的医生,在色觉正常、周围光线良好、患者皮肤色素浅时,能够在动脉血氧饱和度降至 90%~92% 辨认出发绀。发绀的最佳观察部位在甲床、口唇及黏膜。尽管如法洛四联症等肺血减少的右向左分流先天性心脏病大多能够明显看到,但识别发绀需注意几个问题:贫血患儿难识别出发绀;皮肤青紫未必是先天性心脏病所致的发绀;阵发性发绀与持续性发绀问题;当动脉导管未闭合并肺动脉高压或伴主动脉弓缩窄、主动脉弓离断、大血管错位时,可能出现差异性发绀。

3. 生长发育落后　对先天性心脏病患儿生长发育的评估往往是临床上容易忽略的问题。不论是心力衰竭、长期缺氧,还是频繁感染都会影响患儿的生长发育。最基本的体格发育评估包括测量身高(长)、体重和头围,通过与标准生长曲线的对比,可以了解患儿体格发育情况。

4. 呼吸急促　呼吸急促是动脉导管未闭的典型表现,但首先需要排除呼吸系统疾病,尤其当有咳嗽、咳痰或肺部听诊有异常时。动脉导管未闭往往是持续性的呼吸急促,动脉导管未闭患儿突然发生气促或呼吸困难往往也是肺或气道源性的,包括感染、过敏、异物吸入等原因。经常性的呼吸困难或喘鸣还应考虑喉软化、气管软化、声门下狭窄、肺动脉吊带及血管环压迫等的可能。

5. 脉搏、血压　除呼吸外,生命体征中还特别应注意患儿的脉搏及血压。脉搏体现的是脉压。动脉导管未闭及其他大动脉分流性疾病(主肺动脉窗、主动脉窦瘤破裂)因舒张压降低,脉压大,可能出现水冲脉、枪击音、毛细血管搏动等周围血管征。触脉搏时,要注意桡动脉、股动脉脉搏的强弱对比及先后次序。在主动脉缩窄或离断的患儿,股动脉脉搏往往弱于桡动脉脉搏,当有侧支血管生成后,股动脉脉搏会迟于桡动脉脉搏。血压是临床上更为客观、准确的体征。

6. 心力衰竭的体征　肝脾肿大、水肿、颈静脉搏动及肝 - 颈静脉回流征等均反映右心功能。

7. 杵状指 / 趾、蹲踞　在较大的发绀型先天性心脏病患儿,常可见杵状指 / 趾。询问病史常有蹲踞史。

(二) 心脏检查

1. 视　心前区隆起提示心脏扩大,胸骨抬举提示右心室肥大,心尖抬举提示左心室增大。心尖搏动点正常不超过 2~3cm,搏动弥散提示右心室肥大,搏动位置与锁骨中线的关系对评估心脏大小十分有帮助,<2

岁正常儿童搏动点最远可达锁骨中线外 1cm,随年龄增长而内移。搏动点左下移往往提示左心室肥大。而心尖搏动点右移可能是右位心、张力性气胸或膈疝、膈膨升等。

2. 触　震颤是心脏杂音的触觉体现,震颤点就是听诊杂音最响处。伴有震颤的杂音至少是 4/6 级。描述震颤须记录位置及时相。

3. 听　除正常心音外,一些先天性心脏病有其典型的杂音。描述杂音须记录其位置、强度、性质、时相及传导方向,往往还需要了解杂音根据体位、呼吸变化产生的改变。

(1)位置、传导方向:杂音最响的部位及传导方向往往为病变位置的判断提供指引,所以听诊杂音时不仅要顾及心前区的所有听诊区,还要包括腋下、颈部及背部。

(2)强度、时相:杂音的强度往往并不能代表疾病的严重程度。但将强度与时相特征绘制成图则非常有助于对杂音的分析。

(3)性质:描述杂音的性质往往用柔和、粗糙、隆隆样、喷射性、吹风样、机器样等词语描述,需要在实践中对各种性质的杂音予以甄别。

(4)体位、呼吸对杂音的影响:这些因素是通过改变回心血量而对杂音的强度产生影响,一般来说,回心血量多时,杂音会更响一些。

(5)鉴别功能性杂音与病理性杂音:临床上很多患儿的主诉就是"发现心脏杂音",然而并非所有的杂音都是病理性的。一般来说,能够代表器质性病变杂音的特征有全收缩期、舒张期杂音、3/6 级或以上、粗糙、伴有喀喇音或第二心音异常。最多见的功能性杂音是 Still 杂音、肺动脉杂音和静脉哼鸣。Still 杂音是收缩期的中等音调的短促振动性或乐音性杂音,在胸骨左缘第 4、5 肋间处最响亮,不向周围传导,当回心血量减少时往往减弱或消失。肺动脉良性杂音是血液进入肺动脉时的湍流造成的,特征是位于肺动脉听诊区的收缩早期高调或吹风样杂音。静脉哼鸣是由于颈静脉湍流导致的连续性柔和杂音,通常在颈部和前胸上段听到,改变头部位置或轻压迫颈部血管时会明显改变其强度。还有一些先天性心脏病可以无杂音或杂音很轻微,包括三尖瓣闭锁、肺动脉瓣闭锁、大动脉转位、严重主动脉瓣狭窄、房间隔缺损、肺静脉异位引流、主动脉缩窄及冠状动脉异常,这些情况要依赖前述体征及其他辅助检查予以综合判断。

(三)其他辅助检查

1. 胸部 X 线片　要着重观察心脏大小、形状,肺动脉血流,肺水肿及有无胸壁、气管、膈的异常。心胸比例是心脏左右缘最远端到正中线之和与右膈肌水平胸廓内径长度的比值。心胸比例 >50% 提示心脏扩大。需要注意的是,只有吸气相的直立后前位片才有讨论心胸比例的价值,而在临床上,很多时候患儿并不能够配合。影响心胸比例测量准确性的另一个客观因素是胸腺,此时胸部侧位片可能有所帮助。心影左缘自上而下代表主动脉结、肺动脉、左肺动脉和左心室;右缘自上而下代表上腔静脉、心房。胸部 X 线片的肺门影主要是血管影,因此能够观察肺充血和肺缺血。

2. 心电图　出生后由于胎儿循环向出生后循环的转变,肺动脉压力逐渐下降,右心室逐渐变薄,心电图也表现出动态的变化。根据年龄的不同,儿童心电图很多指标正常值与成人有差别,主要生理基础是右心优势逐渐转为左心优势。

(1)心房、心室肥大:肺动脉瓣狭窄、Ebstein 畸形、三尖瓣闭锁等疾病可致右心房肥大,会出现高耸的肺型 P 波;而左向右分流的先天性心脏病往往导致左心房肥大,因二尖瓣相对狭窄而产生宽大的二尖瓣型 P 波。为了评价右心室肥厚情况,通常推荐儿童行包含 V_{3R} 或 V_{4R} 的十三导联心电图,或将 V_1 导联电极放置在 V_{3R} 或 V_{4R} 导联的位置。对新生儿 V_{3R}、V_{4R} 及 V_1 导联 T 波的动态观察尤为重要,通常 T 波会在 48 小时内由直立变为倒立,超过 1 周仍直立的 T 波提示右心室肥大,可见于法洛四联症的患儿。对 QRS 波来说,右心室后负荷增大可以表现为右胸导联 R 波为主,见于右心室流出道梗阻的患儿;而右心室前负荷增大则表现出右束支传导阻滞的特点,见于房间隔缺损的患儿。左心室肥大(如室间隔缺损)的患儿则常表现为年龄更大儿童甚至成人的"正常心电图",即过早出现左心优势。

(2)心律失常:先天性心脏病患儿中,右束支传导阻滞多见,既可以是原发的,如房间隔缺损,也可以是继发的,如法洛四联症右心室切开术后。对于房室传导阻滞及长 QT 间期的情况,可能的原因很多,但要特别注意电解质(钾、钙)及药物(洋地黄类)的影响。

3. 超声心动图　使大部分先天性心脏病都可以通过无创检查获得足够的临床信息以指导治疗。通过

M型超声、二维超声、多普勒超声乃至三维超声，能够测量心脏内部结构，估算压力与压力梯度，评估收缩、舒张功能，判断分流方向，还能在术中提供定位信息，术后判断手术效果及并发症。相比经胸超声心动图，经食管超声心动图能够在心脏手术中实时监测，特别是对左心功能的实时监控，可以极大地帮助麻醉医生及外科医生，保证手术安全。关于先天性心脏病的超声诊断，请参阅其他专业书籍。

4. CT、MRI 及核素显像 因 CT、MRI 可详细显示心脏的解剖结构，在临床上应用越来越广泛。相比之下，MRI 因为有流空现象，能够更好地展示心脏的内部解剖结构。MRA、CTA 三维重建技术对于血管病变或畸形的诊断有着至关重要的作用。核素显像是评估血管功能的重要方法，常用于评估肺的灌注情况。

5. 心导管 心导管既是诊断的金标准，又是现今先天性心脏病治疗的前沿领域。心导管检查在很多情况下是不可替代的，一些信息尚不能通过其他无创辅助检查获得，如实际的血流动力学数据，不同心腔大血管的血氧饱和度，电生理测定，侧支血管或动脉导管是否实际存在等。心导管介入术近年来的发展已不局限于球囊扩张术，支架、弹簧圈、封堵器乃至人工瓣膜都被创造性地放进了细小的导管中输送到幼儿、婴儿甚至胎儿的心脏和大血管。如果说体外循环技术开创了先天性心脏病治疗领域的第 1 个 50 年，那么心导管很可能会是先天性心脏病治疗领域第 2 个 50 年的主角。

（舒 强）

二、新生儿期需要处理的心脏疾病

大多数先天性心脏病患儿可存活至出生后 1 个月，但以下几种先天性心脏病若在新生儿期得不到及时救治将导致患儿的早期夭折，其中包括室间隔完整型完全型大动脉转位（complete transposition of great arteries，TGA）、室间隔完整型肺动脉闭锁（pulmonary atresia/intact ventricular septum，PA/IVS）、梗阻型全肺静脉异位引流（total anomalous pulmonary venous connection，TAPVC）、左心发育不良综合征（hypoplastic left heart syndrome，HLHS），以及极低体重儿的粗大动脉导管未闭（patent ductus arteriosus，PDA）。

临床病例 1

患儿，女，生后 6 日，足月顺产儿，产程顺利，出生体重 2.7kg。出生后口唇及周身发绀，于地方医院吸氧后发绀无好转。近 3 日来发绀进行性加重，患儿嗜睡并拒绝进食，由急救中心转运至儿童专科医院急救室。体格检查：口唇及周身发绀，双肺呼吸音粗，可闻及散在干啰音，心前区无隆起，心前区无震颤，心浊音界正常，未闻及明显病理性杂音，肝肋下 1cm，躯干及四肢无水肿，甲床发绀，神经系统病理征（−）。患儿转入多功能监护室，提示：HR 156 次/min，P 52 次/min，经皮血氧饱和度（SpO_2）42%，BP 72/51mmHg。

床旁胸部 X 线片未见明显异常。

【问题 1】通过上述情况，对该患儿初步考虑什么诊断？

思路 1 患儿出生后即口唇和周身发绀，听诊双肺呼吸音粗，闻及散在啰音，胸部 X 线片正常，结合产程顺利，可排除新生儿窒息和先天性肺部疾病。

思路 2 患儿出生时体重偏低，吸氧后发绀无好转并进行性加重，拒绝进食，虽心前区未闻及病理性杂音，但不能排除发绀型先天性心脏病的可能。建议进一步心脏超声检查。

患儿心脏超声检查

超声心动图检查（图 11-4-1）：心脏正位；心房间隔及心室间隔完整，未见异常过隔血流；主动脉及肺动脉呈前后排列，肺动脉起源于解剖学左心室，主动脉起源于解剖学右心室，左、右冠状动脉分别起源于主动脉左、右冠窦，主动脉左弓左降，主动脉峡部可见异常血流通道连接于左肺动脉起始部，直径 1.2mm，管道内血流方向为右向左低速分流。余心内结构未探及异常。

心脏超声诊断：室间隔完整型完全型大动脉转位（TGA）、动脉导管未闭。

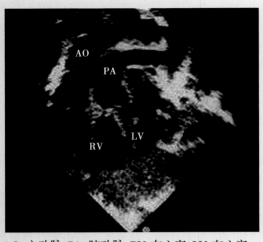

AO. 主动脉；PA. 肺动脉；RV. 右心室；LV. 左心室。

图 11-4-1　室间隔完整型完全型大动脉转位超声心动图

知识点

完全型大动脉转位约占先天性心脏病的 10%，未经治疗的患儿大部分将在 1 个月内死亡。可分为室间隔完整型和室间隔缺损型（约占 20%），一般室间隔完整型病情较重。

【问题 2】室间隔完整型完全型大动脉转位（TGA）的必要生存条件是什么？

思路：室间隔完整型 TGA 血流模式图见图 11-4-2。

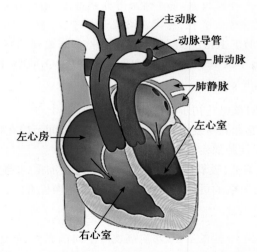

图 11-4-2　室间隔完整型完全型大动脉转位血流模式图

知识点

室间隔完整型完全型大动脉转位的病理生理学特点

在室间隔完整型 TGA，患儿的体、肺循环由于并联存在，即肺动脉内的血氧饱和度比主动脉内的血氧饱和度高，未闭的动脉导管将是血流混合部位，部分氧合血经动脉导管分流至体循环以改善体循环的缺氧状态,心肌的缺氧改善亦依赖于动脉导管的分流,因此未闭的动脉导管是室间隔完整型 TGA 存活的必要条件。该种动脉导管被称为生命依赖型导管。

室间隔完整型 TGA 严禁吸氧。吸氧可使动脉导管分流量减少甚至提前闭合,因动脉导管分流量减少可导致体循环及心肌缺氧的进一步加重,患儿可出现肾衰竭和心力衰竭,甚至丧失手术治疗机会。

【问题 3】该患儿是否应立即行手术治疗?

思路 1 室间隔完整型 TGA 患儿在出生后即存在体循环及心肌的严重缺氧。如不能尽早手术,可导致患儿出现循环衰竭甚至多器官功能衰竭。

思路 2 患儿的生存依赖于未闭的动脉导管,而动脉导管通常在出生后 1 周内自然闭合,因患儿已出生 6 日,且于地方医院曾吸氧,动脉导管已处于接近闭合状态,应尽早手术治疗。

知识点

维持动脉导管开放并为手术治疗争取时机的方法

TGA 患儿术前需要维持动脉导管开放,必要时需要使用前列腺素 E。前列腺素 E_1(PGE_1)可有效维持动脉导管开放,亦可促进接近闭合的动脉导管再次开放。对于室间隔完整型 TGA 患儿应在术前准备期内给予 PGE_1 持续静脉滴注,若出现呼吸暂停反应,可行气管插管接呼吸机辅助通气,呼吸机吸入氧浓度应为 21%。

【问题 4】室间隔完整型 TGA 能否达到解剖学矫治?

思路 1 TGA 的心房-心室连接关系正常,即左心房连接解剖学左心室、右心房连接解剖学右心室;但心室-大动脉连接关系异常,即右心室连接主动脉、左心室连接肺动脉,如果可以将升主动脉远端与主肺动脉远端进行调转,同时将左、右冠状动脉移植至新主动脉根部,则完全可以达到解剖学矫治。

思路 2 Switch 术又名大动脉调转术,可在出生后 2~3 周内进行,即主动脉与肺动脉互换及冠状动脉重新移植,达到解剖关系上的完全纠正(图 11-4-3)。

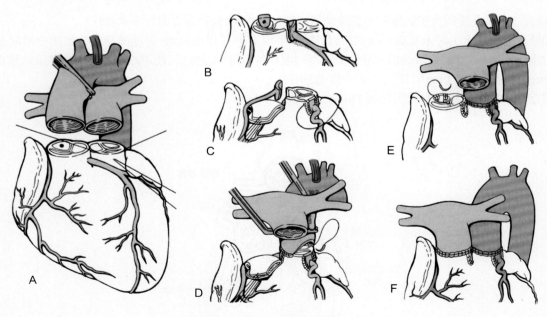

图 11-4-3 Switch 术示意图(A~F)

知识点

Switch 术矫治完全型大动脉转位的手术条件

1. 左/右心室压力比 >0.85。
2. 左心室射血分数 >0.45。
3. 左心室舒张末期容量大于正常的 90%。
4. 左心室后壁厚度 >4~4.5mm。
5. 室壁张力 <12 000dyn/cm²。

【问题 5】Switch 术矫治 TGA 的预后如何?

思路 1　Switch 术可以达到解剖学矫治,术后患儿心脏及大动脉结构与正常人相同。

思路 2　早期手术死亡率较高,近年来已降到 0~4.2%,疗效很好,长期随访发现 TGA 行 Switch 术的患儿生理上和心理上与正常人群无明显差别。

临床病例 2

患儿,女,出生后 21 日,3.5kg,足月剖宫产儿。出生后第 12 日开始出现口唇发绀并进行性加重,3 日前开始出现呼吸急促,急诊来治。体格检查:口唇、甲床及周身发绀,双肺呼吸音粗,未闻及干湿啰音,心音有力、律齐,心前区无震颤,未闻及明显病理性杂音,肺动脉瓣第二心音消失,肝不大,躯干及四肢无水肿,神经系统检查无异常。

超声心动图检查:心脏正位,心房、心室连接正常,主动脉起源于左心室,左弓左降,右心室流出道末端呈盲管状,未见明显肺动脉瓣及主肺动脉结构,可见左右肺动脉形成的直径 5mm 的共汇,左肺动脉直径 3.6mm,右肺动脉直径 3.4mm,主动脉峡部可见一异常血流通道连接于左肺动脉起始部,直径 2.4mm,其血流方向为左向右,血流速度 1.6m/s;房间隔可见直径 5mm 异常过隔血流,血流方向为右向左分流,心室间隔完整,未见明显过隔血流。心脏超声诊断:先天性心脏病、室间隔完整型肺动脉闭锁、房间隔缺损、动脉导管未闭。

胸部 X 线片:双肺野透过度增加,血管纹理稀疏。

监护仪提示患儿经皮血氧饱和度 37%。

【问题 1】患儿诊断为室间隔完整型肺动脉闭锁(PA/IVS),是否需立即行手术治疗?

思路 1　患儿出生时未发现明显发绀,出生后第 12 日开始出现发绀,与动脉导管自然闭合时间基本吻合,3 日前出现呼吸急促,提示经动脉导管分流至肺循环的血量明显减少,超声心动图结果亦提示动脉导管直径 2.4mm,血流速度仅 1.6m/s,说明动脉导管接近闭合。

思路 2　PA/IVS 血流模式图见图 11-4-4。

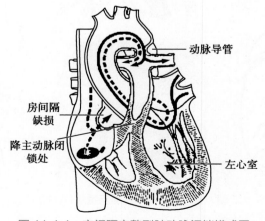

图 11-4-4　室间隔完整型肺动脉闭锁模式图

思路3　PA/IVS 患儿的血液氧合完全依赖于动脉导管的分流,为避免患儿因动脉导管闭合导致死亡,应尽早手术治疗。

知识点

PA/IVS 至少肺动脉瓣是闭锁的,必须依赖动脉导管存活,同时可能合并有其他畸形,如右心室发育情况、三尖瓣发育情况、冠状动脉依赖右心室等。所选择的手术方式也是根据情况个性化处理。

【问题2】该患儿的手术治疗方法有哪些?

思路1　该患儿心脏超声可见左右肺动脉共汇,左右肺动脉发育尚可,若患儿右心室发育尚可,可以通过人工血管恢复右心室-肺动脉共汇间的正常连接,即行肺动脉闭锁根治术,为解剖学矫治。

思路2　若患儿右心室发育不良,可一期行体肺分流术,多为双向 Glenn 术,可同时扩大房间隔缺损,二期可行 Fontan 术,即全腔肺动脉转流术,此方法为生理学矫治。

思路3　因心脏超声未见明显主肺动脉及肺动脉瓣结构,右心室流出道末端呈盲端,因此该患儿不适用于单纯肺动脉瓣切开术。

【问题3】该患儿若以带瓣人工管道行根治术,术后可能发生的并发症有哪些?

思路1　带瓣人工管道远端与左右肺动脉共汇相吻合,术后可能因瘢痕形成而并发吻合口梗阻。

思路2　因人工管道无生长性,患儿远期可能会出现管道狭窄,需二次手术更换管道。

知识点

室间隔完整型肺动脉闭锁手术治疗的预后

1. 根治术的早期死亡率为 25%,死亡原因主要是右心室功能不全。

2. 在新生儿期行姑息性手术的患儿,单独行肺动脉瓣切开术的存活率为 27%,单独行体-肺动脉分流术的存活率为 30%,同时行上述两种手术的存活率为 79%。

3. 姑息性手术后未做矫治术的 3 年生存率为 50%,5 年生存率小于 30%。

临床病例 3

患儿,男,出生后 17 日,出生体重 4.2kg。患儿出生后即口唇发绀,1 日前开始发热、咳嗽来诊。体格检查:口唇及甲床发绀,双肺呼吸音粗,可闻及散在湿啰音,心音有力、律齐,心前区未闻及明显病理性杂音,肝肋下 4cm,躯干及四肢无水肿,神经系统检查无异常。

超声心动图检查:4 根肺静脉于左心房后方形成共腔,向上经垂直静脉回流至无名静脉,最终汇入上腔静脉,共腔直径 11.2mm,垂直静脉直径 8.6mm;心房间隔可见卵圆孔直径 4mm,血流方向右向左,心室间隔完整;主肺动脉增宽,直径 15.6mm,血流速度增快,流速 3.5m/s。超声心动图诊断:先天性心脏病、完全性肺静脉异位引流(TAPVC)(心上型),肺动脉高压(重度),卵圆孔未闭。

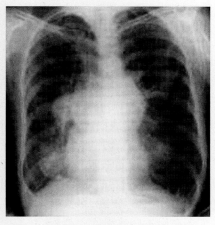

图 11-4-5　心上型完全性肺静脉异位引流的"雪人征"

胸部 X 线片:双肺野肺血增多及"雪人征"(图 11-4-5)。

监护仪显示经皮血氧饱和度 71%。

【问题1】患儿梗阻型 TAPVC(心上型)的诊断依据是什么?

思路1　TAPVC(心上型)模式图见图 11-4-6。

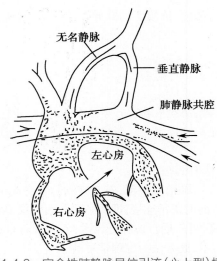

图 11-4-6　完全性肺静脉异位引流（心上型）模式图

思路 2　TAPVC 的垂直静脉可因周围组织压迫而影响血液回流，垂直静脉汇入无名静脉处可出现狭窄，偏小的卵圆孔亦可阻塞血流，这些因素都可导致梗阻型 TAPVC。

思路 3　患儿超声心动图提示卵圆孔直径仅 4mm，且合并有重度肺动脉高压，明确支持梗阻型 TAPVC 的诊断。

知识点

完全性肺静脉异位引流的临床分型及可能发生梗阻的部位

1. 心上型占 55%，全部肺静脉在左心房后方汇合成共腔后经垂直静脉引流至无名静脉最终进入上腔静脉，有时直接引流入上腔静脉或奇静脉。垂直静脉在左肺动脉和左支气管前方进入无名静脉，在此处受压迫可造成静脉回流受阻。

2. 心内型占 30%，全部肺静脉直接引流入右心房或经肺静脉总干引流至冠状静脉窦。在肺静脉总干和冠状静脉窦之间可能发生梗阻。

3. 心下型占 12%，全部肺静脉在心脏后方汇合后经垂直静脉下行通过膈肌食管裂孔进入门静脉、下腔静脉或静脉导管等。垂直静脉下行途中穿膈受压，或血流经过高阻力肝血管床到达下腔静脉，均可引起肺静脉梗阻。

4. 混合型约占 3%。全部肺静脉经过多种通道最终进入右心房。

【问题 2】该患儿诊断为梗阻型 TAPVC（心上型），应什么时候行手术治疗？

思路 1　TAPVC 的病理生理：TAPVC 患儿的全部肺静脉血液均进入右心房。右心房部分血液经未闭的卵圆孔或房间隔缺损流入左心房，否则患儿出生后很快死亡。右心房接受体循环和肺循环全部回心血液，血流量明显增多。合并卵圆孔未闭的患儿，由于缺损偏小，右心房的混合血流仅少量流入左心房，后经左心室进入体循环，因此临床上出现轻度发绀，但右心房、右心室及肺循环血流量大，肺动脉压力升高，大多在出生后数月内即死于右心衰竭。如果房间隔缺损大，则从右心房进入左心房的混合血流量增多，发绀明显，而肺循环高压则延迟出现，多数患儿可生存 1 年以上。肺静脉回流梗阻者，发绀程度重，肺血管淤血明显，肺水肿，大多在出生后数周死亡。

思路 2　鉴于 TAPVC 的病理生理改变，患儿体循环血量及含氧量取决于肺静脉回流至右心房的通畅程度及房间隔缺损或卵圆孔大小。TAPVC 患儿通过吸氧乃至气管插管呼吸机辅助通气，均不能有效缓解体循环缺氧状态。因此梗阻型 TAPVC 一经诊断应立即手术。

梗阻型 TAPVC 是心脏外科中唯一的急诊手术适应证。

临床病例 4

患儿,男,出生 6 小时,体重 3.4kg。患儿出生后 2 小时出现进行性发绀、气促伴明显呼吸困难,急诊来院。体格检查:一般状况差,神经反应弱,哭声无力,周身湿冷,口唇轻度发绀,双肺呼吸音粗,未闻及湿啰音,心音低钝,律齐,心前区未闻及明显病理性杂音,肺动脉瓣区第二音亢进,肝肋下 3cm,躯干及四肢无水肿,甲床轻度发绀,病理征(−)。

动脉血气分析:pH 7.315,PaO_2 56.4mmHg,$PaCO_2$ 47.5mmHg,乳酸 6.9mmol/L,碱剩余 −6.2。

胸部 X 线片:右心房、右心室增大,心影呈球形,肺充血,肺水肿。

心电图:P 波高尖,电轴右偏,右心室肥厚。

超声心动图:二维显像可见巨大右心房、右心室,而左心室腔小壁厚,二尖瓣发育不良,升主动脉及主动脉弓部细小。

多功能监护仪提示 HR 179 次 /min,R 54 次 /min,SpO_2 86%,BP 49/31mmHg。

【问题 1】通过上述情况,对该患儿初步考虑什么诊断? 应与哪些疾病进行鉴别诊断?

思路 1 患儿出生后 2 小时即出现进行性发绀及呼吸困难,一般状况极差,病情发展迅速,排除新生儿窒息后,考虑心脏疾患可能性较大。

思路 2 患儿血压低,处于休克状态,血氧饱和度及动脉血氧分压显著降低,为 I 型呼吸衰竭并伴有代谢性酸中毒;低血糖提示体循环缺氧严重,结合患儿周身湿冷表现,提示为左心低心排血量综合征。

思路 3 结合患儿超声心动图及胸部 X 线片表现,强烈提示患儿左心发育不良综合征(HLHS)。

思路 4 因同样表现为出生后发绀并进行性加重,无明显心脏杂音,此患儿应与完全型大动脉转位、重度肺动脉狭窄或肺动脉瓣闭锁、全肺静脉异位引流相鉴别。

知识点

左心发育不良综合征

HLHS 为一种少见而复杂的先天性心血管畸形,发病率为 1/10 万 ~27/10 万,约占先天性心血管畸形的 1.4%。这类畸形的共同点为左心系统发育不良而出现狭窄或闭锁,使肺动脉扩张和压力增高,导致右心室的血流增加,患儿必须伴有动脉导管才能生存。

【问题 2】对该患儿应给予哪些治疗措施?

思路 1 因患儿生存依赖于动脉导管的开放,因此应给予 PGE_1 持续静脉滴注,并酌情应用呼吸机辅助通气以对抗呼吸暂停。

思路 2 绝大多数 HLHS 患儿均于出生后 1 个月内因循环衰竭而死亡,因此应积极行术前准备并尽快手术治疗。

左心发育不良综合征治疗方法

手术是 HLHS 患儿唯一有效的治疗方法。

一般需要在出生后 1 周内施行 Norwood 手术,随后进行 Glenn 手术和 Fontan 手术,所以需要多期手术。目前手术死亡率较高,远期效果不甚满意。

临床病例 5

患儿,女,出生 19 日,体重 0.9kg,孕 33 周早产儿。出生后即收入儿童专科医院 NICU。住院期间患儿并发肺内感染,进食差,体重不增加。超声心动图结果提示动脉导管未闭,直径 7mm,血流方向左向右。

【问题】该患儿是否应立即行动脉导管结扎术?

思路1　早产儿的动脉导管一般很难在常规时间内自行闭合。

思路2　患儿住院期间并发肺炎,除本身早产因素外,尚不能排除PDA致使肺过度灌注,肺内渗出增多而诱发肺炎的可能。

思路3　早产儿的肺组织发育尚不成熟,因PDA导致双肺过度灌注致使肺动脉压力持续维持较高状态,不利于肺泡细胞的成熟,可以加重呼吸系统症状,甚至诱发小儿呼吸窘迫综合征。

思路4　虽然患儿动脉导管未闭直径7mm,但考虑到患儿体重仅0.9kg,动脉导管对患儿自身来说极其粗大,应该予以手术治疗。

知识点

早产儿动脉导管手术时机

低龄低体重早产儿的动脉导管一般不易自行闭合,并且对于早产儿的呼吸、循环系统的影响还是比较严重,尤其是对肺功能的影响,所以手术时机选择应采用积极态度,可能为早产儿存活的决定性因素。

(李晓峰)

三、房间隔缺损

胎儿期心房间隔发育不完善形成的缺损为房间隔缺损(atrial septal defect),分为继发孔型房间隔缺损和原发孔型房间隔缺损。临床常见的多为继发孔型房间隔缺损,是一种较常见的先天性心脏病,由原始心房分隔异常所致,在左右心房之间仍残留未闭的房间孔,占先天性心脏病的6%~10%,多见于女性,男女比例为1:2~1:3。继发孔型房间隔缺损可单独存在,也可并发其他类型的先天性心脏病。本节所述为继发孔型房间隔缺损。

临床病例

患儿,女,2岁6个月。1个月前因"上呼吸道感染"于当地医院就诊,体格检查时发现心脏杂音。患儿平日无发绀,否认呼吸困难、缺氧窒息发作病史;一般体力活动可耐受,无明显心悸、乏力等症状;平素易患呼吸道感染,否认心力衰竭病史;体格发育落后于同龄儿;母孕期无明确病毒感染病史;无家族心脏病病史。

【问题1】通过上述情况,对该患儿初步考虑什么诊断?

思路1　患儿以发现心脏杂音就诊,考虑为先天性心脏病。患儿无明显发绀,考虑为非发绀型先天性心脏病或潜伏青紫型先天性心脏病,包括室间隔缺损、房间隔缺损、动脉导管未闭、肺动脉瓣狭窄等。

思路2　考虑患有先天性心脏病,采集病史时需询问是否存在呼吸道感染易感史、心力衰竭史,母孕期感染史、用药史、有害物质接触史,有无先天性心脏病的家族史。

知识点

先天性心脏病的分型

1. 无分流型(非发绀型)　即心脏左右两侧或动静脉之间无异常通路和分流,不产生发绀,包括主动脉缩窄、肺动脉瓣狭窄、主动脉瓣狭窄、二尖瓣狭窄及反流、三尖瓣狭窄及反流、单纯性肺动脉扩张等。

2. 左向右分流型(潜伏发绀型)　有心脏左右两侧血流循环途径之间异常通道。早期血流从左向右分流而不出现发绀,啼哭、屏气或任何病理情况,致使肺动脉或右心室压力增高,可使血液自右向左分流而出现暂时性发绀,如房间隔缺损、室间隔缺损、动脉导管未闭、主肺动脉间隔缺损等。

3. 右向左分流型(发绀型)　包括的畸形构成左右两侧心血管腔内的异常交通。右侧心血管腔内的静脉血,通过异常交通分流入左侧心血管腔,大量静脉血注入体循环,故可出现持续性发绀,如法洛四联症、右心室双出口、完全型大动脉转位、永存动脉干、肺静脉异位引流等。

先天性心脏病的发病机制

先天性心脏病发病机制尚未完全明确,但目前研究表明母亲妊娠前 2 个月内病毒感染、腹部或盆腔放射线接触史和使用影响胎儿生长发育的药物等可能对胎儿心脏发育造成影响,此外,先天性心脏病还具有一定的家族易感性,因此在病史询问中注意相关内容的问诊有助于协助诊断。

患儿体格检查

T 36.8℃,HR 105 次 /min,R 27 次 /min,BP 85/55mmHg。体重 13kg。无特殊面容,面色、口唇无苍白及发绀。心前区饱满,心尖搏动最强点位于胸骨左侧缘第 5 肋间,心前区未触及震颤,叩诊心界范围基本正常,心音有力,律齐,胸骨左缘第 2 肋间闻及 3/6 级收缩期杂音,向上传导,第二心音固定分裂。

【问题 2】小儿外科医生该如何分析体格检查情况?

通过患儿体格检查发现心脏杂音为主要表现,各项生命体征平稳,无苍白发绀,无特殊面容,体格稍瘦弱,心前区饱满,未触及明显震颤,心前区听诊存在胸骨左缘第 2 肋间 3/6 级收缩期杂音伴第二心音固定分裂。考虑先天性心脏病,房间隔缺损可能性大。

常见的心前区杂音

1. 室间隔缺损　胸骨左缘第 3~4 肋间吹风样的全收缩期杂音,伴有收缩期震颤。

2. 房间隔缺损　胸骨左缘第 2~3 肋间 Ⅱ 级收缩早中期柔和样喷射性杂音,肺动脉瓣第二心音固定分裂。

3. 动脉导管未闭　胸骨左缘第 2 肋间有连续性机器样杂音,多有震颤。小型动脉导管未闭及婴儿期动脉导管未闭,则不一定有连续性杂音,可仅表现为收缩期杂音。

4. 肺动脉狭窄　胸骨左缘第 2~3 肋间收缩期震颤并 Ⅳ~ Ⅵ 级喷射性收缩期杂音。

5. 完全型大动脉转位　30%~50% 室间隔完整的完全型大动脉转位婴儿,几乎听不到心脏杂音。

6. 法洛四联症　胸骨左缘第 2~4 肋间 Ⅱ~ Ⅲ 级收缩期喷射性杂音,肺动脉瓣第二心音减弱,震颤不明显。

房间隔缺损的临床表现

1. 房间隔缺损患儿由于左、右心房压差小,分流量少,有时症状不明显,病情发展缓慢,因此早期容易忽略,多数患儿因在体格检查中发现心脏杂音而就诊。

2. 心脏杂音特点为第二心音固定分裂和相对性肺动脉狭窄的收缩期杂音。但也部分患儿在婴幼儿期时即发现肺动脉高压。

辅 助 检 查

胸部 X 线片:双肺纹理增多,模糊,肺动脉段不凸出,心影饱满,心胸比例 55%。

心电图:电轴右偏,右心室肥大,不完全性或完全性右束支传导阻滞。

心脏超声:先天性心脏病,继发孔型房间隔缺损(上腔型),缺损直径 25mm。

【问题 3】小儿外科医生如何分析辅助检查结果?

思路1 辅助检查的重点是心脏超声结果,心脏超声是诊断先天性心脏病最快速、准确、客观的检查。结合患儿心脏超声检查可明确诊断。

知识点

先天性心脏病的影像学检查

超声心动图可对房间隔、室间隔连续性,各房室内径,房、室间隔活动,各瓣膜的活动及流出道情况作出判断。彩色多普勒超声检查可观察到血液的分流情况。超声心动图在显示心内结构方面具有最大的优势,可以对大多数先天性心脏病患儿进行准确地诊断。

但对于个别结构复杂,超声显示不清的先天性心脏病可以进一步行心导管及血管造影检查,通过对上、下腔静脉,心房、心室,肺动脉、主动脉的压力及血氧饱和度测定来了解分流的水平及分流量,同时血管造影能更直观地了解心内畸形的情况,为术前诊断及手术提供依据。但由于导管及血管造影检查是有创性检查,因此不作为一般先天性心脏病的常规检查。

思路2 胸部X线片及心电图检查有助于进一步确诊,了解心腔增大及肺血的情况。

知识点

胸部X线片、心电图的临床意义

根据胸部X线片可对心脏大小、肺动脉压力及肺血多少作出判断。一方面可以在不同种类先天性心脏病中进行鉴别诊断,另外有利于预测疾病程度及手术预后。

根据心电图结果可了解具体心腔增大的情况,进行鉴别诊断。

思路3 根据超声心动图检查,应该可以进行房间隔缺损的分型(图11-4-7)。

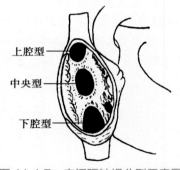

图 11-4-7 房间隔缺损分型示意图

知识点

房间隔缺损的分型

1. 中央型 或称卵圆孔型,是继发孔型房间隔缺损中最常见的一种类型,约占房间隔缺损病例的76%。缺损位于房间隔的中央,相当于卵圆窝的位置,四周有完整的房间隔结构。大多数病例呈单个巨大孔型,也有部分病例呈筛孔状。常可直视下直接缝合或补片修补,可避免损伤周围邻近重要组织。

2. 下腔型 较少见,在房间隔缺损病例中约占12%。缺损位于房间隔的后下方,没有完整的房间隔边缘,与下腔静脉入口相延续,手术时易将下腔静脉瓣误认为缺损下缘的房间隔组织,而将下腔静脉隔入左心房造成术后右向左分流而出现发绀。

3. 上腔型 亦较少见,又称为静脉窦型房间隔缺损,在房间隔缺损病例中约占 3.5%。缺损位于房间隔的后上方,与上腔静脉口无明确界限,缺损上缘即为骑跨于左、右心房上方的上腔静脉。这种类型的缺损常伴有右上肺静脉畸形引流。

4. 混合型 兼有上述两种以上的巨大、继发孔型房间隔缺损,约占 8.5%。

【问题 4】房间隔缺损应与哪些疾病相鉴别?

(1)单纯肺动脉瓣狭窄:可闻及肺动脉瓣区收缩期杂音,杂音较房间隔缺损明显,且性质粗糙,震颤明显,肺动脉瓣第二心音减弱甚至消失。胸部 X 线片肺动脉段凸出明显,肺血少于正常或正常。超声心动图可见肺动脉瓣口血流速度明显增加。

(2)室间隔缺损:杂音最响亮,位置较低,常在胸骨左缘第 3~4 肋间,呈全收缩期杂音,常伴有震颤。超声心动图检查可见室间隔连续性中断,心室水平分流信号。

(3)房间隔缺损合并其他类型的先天性心脏病

1)合并部分肺静脉异位引流:超声心动图可见部分肺静脉回流至右心房。

2)合并肺动脉瓣狭窄:瓣膜型肺动脉口狭窄时,杂音较响,常伴有震颤,而肺动脉瓣第二心音减轻或听不见;X 线片示肺野清晰,肺纹理稀少,可资鉴别。超声心动图见肺动脉瓣的异常,右心导管检查发现右心室与肺动脉间有收缩期压力阶差,而无分流的证据,则可确诊。

【问题 5】室间隔缺损患儿的治疗原则是什么?

思路 1 研究报道出生后 1 年内,继发孔型房间隔缺损自然关闭率较高。中央型房间隔缺损闭合率为 23%。如 1 岁以上仍不闭合者应手术治疗。手术方式包括体外循环下直视手术或心导管封堵房间隔缺损。

知识点

房间隔缺损的治疗方法

1. 介入治疗 3 岁以上,中央型房间隔缺损,直径 <25mm 者,左心室侧房间隔缺损边缘距离上下腔静脉 ≥ 5mm,右心室侧房间隔缺损边缘距上下腔静脉 ≥ 5mm 者,均可采用介入治疗,房间隔缺损封堵器堵闭缺损。

2. 手术方法 不符合上述介入治疗指征及肺动脉高压或合并其他心内畸形者(如肺静脉异位引流)则均应开胸手术治疗。采用经胸骨正中切口或右腋下切口,在体外循环辅助下直接缝合缺损或由补片进行缺损修补。

知识点

手术禁忌证

肺小动脉发生梗阻性改变,临床出现发绀,心房水平呈现右向左分流,以及房间隔缺损为生命通道的患儿,如室间隔完整的肺动脉闭锁、完全型大动脉转位、三尖瓣闭锁等禁忌手术关闭缺损。

思路 2 该患儿 2 岁 6 个月,为上腔型房间隔缺损,缺损直径 25mm,不宜行介入治疗,故选择开胸手术治疗。

【问题 6】术前准备包括哪些?

思路 1 术前由上级医生组织讨论,对诊断进一步核实,完善术前相关检查,了解凝血功能,完成交叉配血、备血,并完成输血同意书签字。

思路 2 术前需与家属沟通,先天性心脏病手术风险高,谈话中需要着重指出术中风险(休克、出血、二次开胸、死亡)、手术方式、术后并发症(脑血管意外、心律失常、心包积液、病态窦房结综合征、残留房间隔缺损等)。取得家属充分了解、签字后手术。

患儿手术方式及术后恢复情况

完善相关检查后在全身麻醉低温体外循环下行房间隔缺损修补术,术中见心脏重度扩大,以右心为主。肺动脉轻度扩张,主动脉外径:肺动脉外径为1:1.5,探查主肺动脉内径正常,左、右肺动脉外径可。上腔型室间隔缺损,约2.5cm×2.0cm,4根肺静脉回流至左心房。

患儿取平卧位,胸骨正中切口,建立体外循环,转流降温。阻断心脏循环,自升主动脉根部灌注冷停跳液。切开右心房,暴露室间隔缺损,5-0滑线缝合缺损下缘1针,取等大Gore-Tex补片,沿缺损边缘向上连续缝合闭合缺损。升温后心脏自动复跳,恢复窦性心律。

术后将病情详细向家长交代,患儿带气管插管返回ICU。术后予呼吸机辅助通气、抗炎、利尿治疗。术后1日拔出气管插管,转出监护室。患儿恢复好,复查超声房间隔缺损无残余分流,心脏较术前明显缩小,余各项指标正常。术后6日顺利出院。

【问题7】开胸手术的手术方式及术中注意事项?

(1)直接缝合(图11-4-8A):小型或中型缺损可用5-0 prolene线直接连续缝合。缝合时应从缺损的下缘开始,由下而上,这样不仅符合先缝合较难缝合处的常规原则,而且可以减少左心房进气。

(2)补片修补缺损(图11-4-8B):缺损较大难以直接缝合时,宜用补片修补。修补材料可以选用自体心包或Gore-Tex(聚四氟乙烯)补片。修补时沿着缺损边缘由下向上缝合,近冠状静脉窦处,缝针不宜太深,以免损伤房室结。由于静脉窦型房间隔缺损位于上腔静脉与右心房连接处,直接缝合容易导致右上肺静脉和/或上腔静脉狭窄,几乎都采用补片法修补。

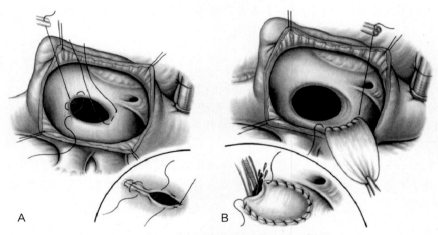

图11-4-8　房间隔缺损的开胸手术示意图
A.直接缝合继发孔房间隔缺损;B.补片修补继发孔房间隔缺损。

【问题8】房间隔缺损手术的并发症有哪些?

(1)脑血管意外:严重并发症之一,可能是残留空气导致气体栓塞或血栓所致,也可能是主动脉插管位置不当所致。

(2)心律失常:术后心律失常可能是由于手术时心房刺激和创伤所致,为暂时性心律失常,可以恢复。

(3)病态窦房结综合征:修补静脉窦型缺损时易出现,明确窦房结位置及其血液供应可避免。

(4)残留缺损:若影响血流动力学和心功能,可再手术关闭或心导管介入封堵。

患儿出院随访

患儿出院后一般情况好,体重增加满意。出院后1个月复查超声心动图,各房室内径恢复正常。随访1年,生长发育同正常同龄儿。

【问题9】房间隔缺损患儿总体预后如何?

继发孔型房间隔缺损外科手术治疗效果满意,大多数患儿术后恢复顺利,能够拥有与正常同龄儿一样的生活。但在术后早期(术后 2~3 个月内)仍应注意休息,预防感染,避免剧烈活动。正常情况下应在术后 1 个月、3 个月、12 个月到医院复查。

(李晓峰)

四、室间隔缺损

室间隔缺损(ventricular septal defect,VSD)是指左、右心室之间存在异常交通,引起心室内左向右分流,产生血流动力学紊乱。大多数是单一畸形,占先天性心脏病的 20%~30%;也可为复合心脏畸形的一个组成部分,如法洛四联症、完全性房室通道、大动脉转位等。约 20% 患儿可在不同年龄内自然缩小或愈合,多见于 1 岁以内。不能自行愈合的患儿,可随着疾病的进展出现心力衰竭、感染性心内膜炎等并发症,部分患儿还可形成器质性肺动脉高压,甚至右向左分流形成艾森门格综合征,危及患儿生命。本节所述仅限于先天性单纯性室间隔缺损。

临 床 病 例

患儿,男,出生 11 月余。出生后体重增长明显慢于正常婴儿,且易患呼吸道感染,感染治愈困难。吃奶及睡觉时多汗。体格检查时发现胸骨左缘第 3~4 肋间有杂音,但无明显发绀表现,下肢血压高于上肢。

【问题 1】通过上述情况,对该患儿初步考虑什么诊断?

思路 1　患儿有生长缓慢,易患呼吸道疾病,多汗等症状,结合心前区杂音的体格检查表现,首先因考虑先天性心脏病可能。目前未见明显发绀表现,可能为非发绀型先天性心脏病。

知识点

常见的非发绀型先天性心脏病

1. 动脉导管未闭。
2. 房间隔缺损。
3. 室间隔缺损。
4. 肺动脉瓣狭窄。
5. 部分型肺静脉异位引流。
6. 主动脉缩窄。
7. 血管环类和肺动脉吊带。

思路 2　患儿胸骨左缘第 3~4 肋间有杂音,无明显发绀表现,首先可考虑室间隔缺损。

知识点

室间隔缺损体格检查特点

1. 缺损口径较大者,一般发育较差,就诊时年龄小。晚期病例可见口唇、指/趾发绀,严重时可有杵状指/趾,以及肝大、下肢水肿等右心衰竭表现。
2. 心前区搏动增强,胸壁前隆,叩诊时心浊音界扩大。听诊在胸骨左缘第 3~4 肋间闻及 3~4 级全收缩期喷射性杂音,可扪及震颤。
3. 肺动脉压升高者,在肺动脉瓣区可听到第二心音亢进。
4. 分流量较大者,在心尖部尚可听到因流经二尖瓣瓣口血量增多而产生的舒张期隆隆样杂音。
5. 严重肺动脉高压、左心室和右心室压力相近者,收缩期杂音减轻以至消失,而代之以响亮的肺动脉瓣第二心音或肺动脉瓣关闭不全的舒张期杂音。

思路 3　病史需采集患儿可能有的阳性表现、有无导致先天性心脏病的相关因素及是否有家族史。

患儿体格检查与实验室检查

T 36.5℃,HR 142 次/min,R 30 次/min,上肢 BP 82/52mmHg,下肢 BP 105/61mmHg。双肺呼吸音粗,未闻及明显干湿啰音及痰鸣音。胸骨左缘第3~4肋间可闻及3/6级收缩期吹风样杂音,可及震颤。腹平软,无压痛及反跳痛。神经系统检查无特殊。

胸部X线片(图11-4-9):肺血增多,心影增大。

心电图:窦性心律,左、右心室高电压。

超声心动图(图11-4-10):先天性心脏病,室间隔缺损(膜部,0.8cm),三尖瓣轻度反流。

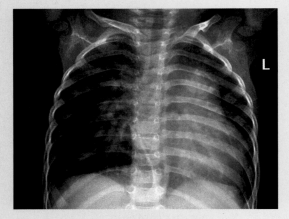

图 11-4-9　胸部 X 线正位片

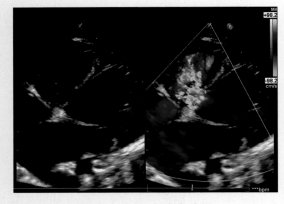

图 11-4-10　超声心动图

【问题2】患儿胸部X线片示肺血增多的原因是什么?室间隔缺损如何进行分类?

思路1 室间隔缺损早期,左心室压力明显高于右心室,血液左向右分流,这是导致患儿肺血增多的原因。

发生管壁中层肌肉肥厚、内膜增厚、管壁纤维化和管腔变细等器质性改变时,肺动脉阻力日益增高,产生严重的肺动脉高压。

3. 左向右分流量由逐步减少发展为双向分流,最终形成右向左的反(逆)向分流,后者使体循环动脉血氧含量降低,出现口唇及指/趾发绀,体力活动时尤其明显,即艾森门格综合征。此时,左心室负荷减轻,而右心室负荷进一步加重。

4. 上述病理生理演变过程的长短取决于缺损口径的大小。大口径缺损可能在2~3岁时已出现严重的肺动脉高压,中等大缺损可能延至10岁左右,而小口径缺损上述表现发展较慢,可能在成年后才出现,偶见安然度过一生者。

思路2 根据超声心动图结果,患儿诊断为膜周部室间隔缺损。

知识点

室间隔缺损病理分型

1. 膜周部室间隔缺损

(1)单纯膜部室间隔缺损:局限于膜部间隔的小缺损。

(2)嵴下型:也称膜周部室间隔缺损,位于室上嵴下方。缺损的上缘邻近主动脉瓣环,其中主动脉瓣右冠瓣紧邻缺损,也可造成主动脉瓣脱垂而致主动脉瓣关闭不全。

(3)隔瓣后型:也称房室通道型或窦部室间隔缺损,缺损面积一般较大,其右后缘为三尖瓣隔瓣及部分瓣环,房室传导束即沿缺损左、右、后、下缘通过。

2. 漏斗部室间隔缺损

(1)干下型:也称肺动脉瓣下型。缺损上缘直接与肺动脉瓣及主动脉右冠瓣相连,而无肌组织,易产生主动脉瓣关闭不全。缺损的位置高,左心室的血可直接分流喷入肺动脉。

(2)嵴内型:位于室上嵴结构之内,四周为完整的肌肉组织,缺损与肺动脉瓣之间及与三尖瓣之间均被肌肉组织隔开,分流的血液直接喷射在右心室流出道,远离传导束。

3. 肌部缺损 位于肌部室间隔的光滑部或小梁化部,位置低,整个缺损边缘四周有完整的肌肉组织。好发于右心室流入道或近心尖部的肌性室间隔处,常为多发,形态多样,称"Swiss Cheese"型缺损。

【问题3】患儿的治疗原则和治疗方法是什么?

思路1 外科手术为室间隔缺损患儿的常用治疗手段。手术有其适应证,本患儿具备了手术指征。

知识点

外科手术适应证

1. 膜部小型室间隔缺损 可随访,一般不主张过早手术;但是有潜在发生细菌性心内膜炎的危险。不能自然闭合者可在学龄前期手术。

2. 小婴儿大型室间隔缺损 大量左向右分流伴心脏明显增大,反复肺炎、心力衰竭,内科治疗无效者,宜婴儿早期行室间隔缺损修补术。

3. 大型室间隔缺损伴有动脉导管未闭或主动脉缩窄 持续充血性心力衰竭、反复呼吸道感染、肺动脉高压及生长发育不良者,应及早一期根治。

4. 肺动脉瓣下型室间隔缺损 自愈倾向低,且易发生主动脉瓣右窦脱垂形成关闭不全,此类患儿宜在1岁内及时手术治疗。

> 知识点
>
> ### 手术禁忌证
>
> 1. 静止和轻度活动后出现发绀,或已有杵状指/趾。
> 2. 缺损部位的收缩期杂音不明显或已消失,代之以因肺动脉高压产生的肺动脉瓣第二心音亢进或肺动脉瓣关闭不全的舒张期杂音。
> 3. 动脉血氧饱和度明显降低(<90%),或静止时为正常临界水平,稍加活动即明显下降。
> 4. 超声心动图示心室水平呈以右向左为主的双向分流或右向左(逆向)分流。
> 5. 右心导管检查示右心室压力与左心室持平或反而升高;肺总阻力 >10Wood 单位;肺循环与体循环血流量比值 <1:2;或肺循环阻力/体循环阻力比值 >0.75:1。婴幼儿手术指征应适当放宽。

思路 2 针对此患儿应该采用室间隔缺损修补术手术。

> 知识点
>
> ### 手术方法(中度低温体外循环心脏停搏下直视修补术)
>
> 1. 胸部切口 除常规胸部正中切口外,目前有胸骨下段小切口、右胸外侧小切口等微创切口。
> 2. 暴露心脏,常规建立体外循环。
> 3. 心脏切口选择 ①经右心室切口;②经右心房切口;③经肺动脉切口;④经左心室切口;⑤主动脉根部切口。
> 4. 修补缺损 补片修补。如果缺损较大,直径在 0.8cm 左右,应用 Gore-Tex 片或其他人工心脏补片材料修补。
> 5. 检测残余分流 在室间隔缺损修补完毕后暂停左心房引流,请麻醉医生膨肺,观察修补部位有无残留缺损,如发现缺损部位仍有血液涌出,则应在溢血部位加作褥式或"8"字形缝合,直至不再有溢血。

思路 3 大龄儿小室间隔缺损可考虑经食管超声引导下小切口室间隔缺损封堵术。

> 知识点
>
> ### 经食管超声引导下小切口室间隔缺损封堵术
>
> 经食管超声引导下小切口室间隔缺损封堵术是近几年来新兴的一种手术方式。其具有创伤小,恢复快,无 X 线辐射,不经过外周血管,可避免血管损伤,一般不需要输血等优点,更适合婴幼儿室间隔缺损修补。
>
> 1. 适应证 ①通常月龄 ≥ 3 个月;②有血流动力学异常的单纯膜周部室间隔缺损,1 岁以内者室间隔缺损直径 4~8mm;③有血流动力学异常的单纯肌部室间隔缺损,直径 >3mm 和多发肌部室间隔缺损;④干下型室间隔缺损不合并明显主动脉瓣脱垂者,1 岁以内者室间隔缺损直径 <6mm;⑤外科手术后残余分流;⑥心肌梗死或外伤后室间穿孔。
> 2. 禁忌证 ①对位不良型室间隔缺损;②隔瓣后房室通道型室间隔缺损;③合并明显主动脉瓣脱垂、伴主动脉瓣中度以上反流者;④感染性心内膜炎,心腔内有赘生物;⑤合并需要同期体外循环外科手术纠正的其他心血管畸形,但并不包括合并室间隔缺损的复杂畸形需要利用该技术缩短体外循环和阻断时间等的情况。

患儿出院后随访

出院后患儿体重增长明显加快,呼吸道感染率较先前明显降低。术后 1 个月,复查胸部 X 线片无特殊。术后 3 个月,复查超声心动图示室间隔缺损修补术后。术后 1 年,患儿生长发育已与正常儿童无异。

【问题4】室间隔缺损患儿出院后应注意哪些问题？

室间隔缺损患儿出院后应避免呼吸道感染及剧烈哭闹。入量与出量应保持相对平衡,避免过多地摄入水分而导致心脏负荷增加。3个月内应避免剧烈运动。如伞封堵术后的患儿,术后常规每日给予小剂量阿司匹林(3~5mg/kg)口服抗凝,时间为6个月,用药期间注意预防出血。

(舒 强)

五、动脉导管未闭

动脉导管未闭是常见的先天性心脏病,占先天性心脏病的26.4%,居先天性心脏病的第二位,在儿童病例中占首位。婴儿出生后10~15小时,动脉导管即开始功能性闭合。出生后2个月至1岁,绝大多数已闭合。未闭动脉导管位于肺动脉干和左锁骨下动脉开口远端的降主动脉外,长度为0.2~3cm,未闭动脉导管可呈管型、窗型或漏斗型。动脉导管未闭可单独存在,亦可与其他畸形合并存在,如肺动脉口狭窄、主动脉缩窄、房室间隔缺损、大血管错位等。本病男女比例为1:1.4~1:3.0。

临床病例

患儿,女,3岁2个月,第1胎第1产,足月顺产,出生体重3.6kg。因"发现心脏杂音3年"入院。患儿3年前因发热伴流涕在当地医院就诊,体格检查时发现心脏杂音。患儿平日易患上呼吸道感染,多次于内科治疗。平时一般情况可,活动后无气急,无口唇青紫,生长发育同一般同龄儿童。

【问题1】通过上述情况,对该患儿初步考虑什么诊断？

思路1 发现心脏杂音3年,病理性心脏杂音,考虑先天性心脏病。

知识点

心脏杂音分类

1. 生理性杂音 杂音部位局限,均为收缩期杂音,持续时间短,音调低,强度不超过3/6级,随体位、呼吸及运动而改变。

2. 功能性杂音 少数因疾病引起,如贫血、甲状腺功能亢进等,随疾病治愈而消失。

3. 病理性杂音 因心脏病变及瓣膜开闭异常,血液在流动时产生异常湍流旋涡引起,杂音持续时间长,音调响而粗糙。

思路2 存在左向右分流的先天性心脏病患儿由于左心系统富含氧的动脉血大量分流到右心系统,引起肺动脉血流增多,造成肺部充血,容易受到病毒或细菌的侵犯,导致呼吸道感染。该患儿有反复上呼吸道感染病史,此时初步考虑先天性心脏病诊断可能。

患儿的体格检查和辅助检查

体格检查:T 36.7℃,HR 103次/min,R 22次/min,BP 88/56mmHg,SpO₂ 97%。神志清楚,精神反应可,发育正常,营养中等,口唇无青紫,双肺呼吸音清,心音有力,律齐,胸骨左缘第2肋间可闻及3/6级连续性杂音,肺动脉瓣第二心音亢进。周围血管征阳性,无杵状指/趾。

血常规:WBC 8.12×10⁹,Hb 126g/L,PLT 219×10⁹/L,CRP<8mg/L。

胸部X线片:主动脉结增宽,左心房、左心室、肺血管扩张,肺血管影增多(图11-4-11)。

超声心动图:动脉导管未闭,大动脉水平左向右为主双向分流;轻度肺动脉高压。

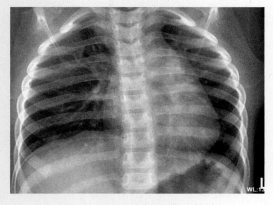

图11-4-11 胸部X线正位片

【问题2】结合体格检查和相关实验室检查,患儿进一步诊断是什么?

思路1　体格检查重点在心、肺体征,根据心脏杂音的性质可进一步排除生理性杂音可能。患儿胸骨左缘第2肋间可闻及3/6级连续性杂音,此时考虑动脉导管未闭可能性最大。患儿心脏存在左向右分流致肺血增多,继而引起肺动脉高压,听诊可闻及肺动脉瓣第二心音亢进。

思路2　辅助检查重点关注超声心动图结果。目前大部分先天性心脏病都可以通过超声心动图明确诊断。结合超声心动图结果,患儿诊断为动脉导管未闭,轻度肺动脉高压。

思路3　进一步的鉴别诊断可由超声心动图进行排除,如高位室间隔缺损伴主动脉瓣关闭不全、冠状动静脉瘘、永存动脉干等。

知识点

动脉导管未闭的临床表现

1. 导管细、分流量小,除杂音外无任何症状。

2. 导管粗、分流量大者,发生气急、乏力、发育障碍,易发生呼吸道感染。

3. 胸骨左缘第2肋间可闻及连续性机器样杂音,收缩期增强、舒张期减弱,局部震颤,肺动脉瓣第二心音亢进。

4. 有双向分流者出现差异性发绀。

5. 未闭的动脉导管造成主动脉和肺动脉之间的左向右分流,由左心室承担这一额外的容量负荷。导管粗大时肺动脉压力升高,造成右心室压力负荷增加,回到左心房的血流增加,造成左心房和左心室扩张。大型动脉导管未闭会降低舒张压,减少冠状动脉的灌注。

知识点

动脉导管未闭分型

一般导管直径5~20mm,长度6~10mm,分为五型。①管状型:两端管径直径相等;②漏斗型:主动脉端较肺动脉端粗;③窗型:导管粗而短,主动脉和肺动脉紧密相连;④哑铃型:导管中间细,两端粗;⑤动脉瘤型:导管中间呈瘤状膨大。

知识点

动脉导管未闭病理生理改变

未闭的动脉导管造成主动脉和肺动脉之间的左向右分流,由左心室承担这一额外的容量负荷。导管粗大时肺动脉压力升高,造成右心室压力负荷增加,回到左心房血流增加,造成左心房和左心室扩张。大型动脉导管未闭会降低舒张压,减少冠状动脉的灌注。

知识点

动脉导管未闭辅助检查

1. 心电图　导管粗大者表现为左心房、左心室增大,甚至双心室均增大。

2. 胸部X线片　导管粗、分流大者,主动脉结增宽,左心房、左心室、肺血管扩张,肺血管影增多。

3. 心导管检查　肺动脉内血氧含量超过右心室水平,右心导管可由肺动脉经未闭的动脉导管进入降主动脉。

【问题3】患儿的处理原则是什么?

思路1 早产儿可尝试先应用吲哚美辛关闭动脉导管,首次剂量0.2mg/kg,8小时1次,共3次,第2次和第3次量可减半,观察2~3个月仍未闭合者可考虑手术结扎。使用吲哚美辛的禁忌证为氮质血症、肠缺血或伴坏死性结肠炎、血小板减少性紫癜、颅内或身体其他部位出血、败血症。体重低于1 000g者慎用。

思路2 该患儿已满3岁,平日易患呼吸道感染,超声心动图提示大动脉水平双向分流,左向右分流为主,肺动脉高压。为了防止肺动脉高压加重出现右向左分流最终导致艾森门格综合征,所以应选择手术治疗。

知识点

动脉导管未闭的手术适应证

1. 早产儿呼吸窘迫,应用前列腺素合成抑制剂无效,或坏死性小肠结肠炎,应考虑有粗大动脉导管未闭,宜及时确诊和手术。

2. 年龄6个月~1岁,动脉导管已无自行闭合可能。

3. 动脉导管细,为预防感染性心内膜炎或其他并发症。

4. 合并肺动脉高压仍以左向右分流为主者,任何年龄均不是手术禁忌证。

【问题4】术前准备包括哪些?

思路1 一般患儿术前无须特殊准备。心功能差者,应限制补液量,同时予以强心、利尿,减轻后负荷;必要时予以机械通气,维持动脉血氧在正常指标。合并急性或亚急性心内膜炎时,一般需抗感染治疗3个月后才可手术,少数经药物治疗感染不能控制,特别是出现假性动脉瘤或细菌赘生物脱落反复栓塞动脉者,应及时手术。

思路2 术前组织讨论,对诊断进一步核实,特别注意重症患儿术前状况和手术条件,如血氧、血压、pH、电解质、血常规等,完善术前检查,包括血型、凝血功能、血生化等,并完成输血同意书签字。

思路3 术前谈话中着重指出手术风险,包括:①麻醉过程中可能发生呼吸、心搏骤停等意外危险;②可能发生术中难以控制的出血,并有损伤邻近脏器或组织的可能;③术后可能发生切口感染、化脓,切口不愈合,组织或器官粘连,术后再出血或再次手术的可能及心、肝、肺、肾、脑等器官或系统的并发症或疾病本身发展所致的不良转归;④术中、术后出现严重心律失常的可能;⑤术后可发生血胸、气胸或乳糜胸,有开胸止血、胸腔穿刺、闭式引流可能;⑥术后再通,再次手术可能;⑦喉返神经损伤,出现神经系统并发症可能。

【问题5】动脉导管未闭手术方法包括哪些?

思路1 动脉导管直径在1cm以下,且管壁弹性好,无中度以上肺动脉高压的低龄患儿,可采取动脉导管未闭结扎术,其缺点是术后有发生再通及假性动脉瘤形成可能。

思路2 动脉导管切断缝合术对畸形矫正确实,可避免术后导管再通,或结扎线切透管壁发生动脉瘤的危险。适合于成人、较粗大动脉导管和并发严重肺动脉高压患儿。

思路3 体外循环下经肺动脉闭合动脉导管适用于巨大动脉导管,合并重度肺动脉高压或其他心内畸形者。

患儿手术探查与术后恢复情况

患儿右侧卧位,消毒术野皮肤、铺单,取左后外侧切口,经第4肋间进胸。牵开肺叶,打开纵隔胸膜,见动脉导管直径10mm,解剖游离动脉导管上下壁及后壁,避开神经,控制性降压,予7号丝线双重结扎。结扎后患儿生命体征平稳。关闭纵隔胸膜。于左侧置1根胸腔闭式引流管。术后患儿带气管插管返回CICU,监护生命体征,给予预防感染、控制血压、维持酸碱和电解质平衡、改善贫血等相关治疗。术后当日全身麻醉清醒后拔出气管插管;术后3日逐步减量降压药至停用;术后5日复查超声心动图提示动脉导管未闭手术效果良好,肺动脉压较前下降。术后7日出院随访。

【问题6】动脉导管未闭手术并发症包括哪些?

思路 了解术后并发症对其防治和术前家属沟通极为重要。

> **知识点**
>
> 动脉导管未闭手术并发症
>
> 1. 术中大出血　主要与肺动脉高压引起的血管改变,导管内膜炎致使导管组织脆弱及术中操作不当等有关。需立即剖胸探查止血。
>
> 2. 术后心律失常　经导管介入治疗常见,多为室上性心动过速、心动过缓或室性期前收缩,可给予药物处理,必要时需复查堵塞物的位置。
>
> 3. 高血压　与术后体循环血容量增加和神经反射有关。术后应限制液体输入,一般于术后1~2周后缓解,可口服降压药,必要时硝普钠静脉滴注。
>
> 4. 喉返神经损伤　表现为术后声音嘶哑、饮水呛咳。可能因术中过分牵拉喉返神经所致,多为暂时性损伤,1~2个月可恢复。
>
> 5. 膈神经损伤　出现呼吸急促,有自行恢复可能,必要时行膈肌折叠术。
>
> 6. 乳糜胸　损伤胸导管,应胸腔穿刺或闭式引流,营养支持,多数1~2周能自愈,少数需再次手术结扎胸导管。
>
> 7. 肺部并发症　包括肺不张、胸腔积液和气胸。
>
> 8. 误扎降主动脉或左肺动脉　一经确认需立即再次手术处理。
>
> 9. 导管结扎或缝合处动脉瘤形成　可并发动脉瘤破裂、栓塞、感染和肺动脉血栓形成,需再次手术切除动脉瘤、去除血栓。

【问题7】动脉导管未闭患儿预后如何?

思路1　手术死亡率一般为0.5%~1%。患儿生长发育好,杂音消失,少数病例可闻及因肺动脉扩张的收缩期杂音。合并严重肺动脉高压,有双向分流,以右向左分流,年龄在2岁以上者,术后恢复差,死亡率高。早产儿因与早产有关的并发症而影响其预后。

思路2　在某些复杂先天性心脏病,如大动脉转位、严重肺动脉狭窄/闭锁、重症法洛四联症、主动脉缩窄、主动脉中断等,动脉导管作为代偿机制存在,在根治性手术前不能单独闭合,否则患儿将不能存活。

(莫绪明)

六、法洛四联症

法洛四联症(tetralogy of Fallot)是最常见的发绀型先天性心脏病,其发病率约占发绀型先天性心脏病的80%,占所有先天性心脏病的10%。圆锥动脉干发育异常是该病的胚胎学基础,其基本病理解剖改变为右心室流出道狭窄、室间隔缺损、主动脉骑跨和右心室肥厚。法洛四联症的病理生理主要取决于右心室流出道梗阻的程度。由于右心室流出道狭窄导致肺血流量减少,右心室后负荷增大,引起体肺侧支循环形成、右心室代偿性肥厚。主动脉骑跨使右心室血分流入主动脉,产生右向左分流,对于肺血流梗阻小的患儿,可以没有或只有少的右向左分流。多数患儿肺动脉血流梗阻严重,肺部血流明显减少,在室间隔缺损水平可出现明显的右向左分流,这些患儿将出现明显的发绀和组织缺氧,血氧饱和度在70%~80%。最严重者会出现严重的反复性缺氧发作,甚至可引起猝死。因此法洛四联症应该尽早手术治疗。

临 床 病 例

患儿,男,2岁8个月,第1胎第1产。患儿出生后不久即发现口唇青紫,哭闹或活动后加剧并伴有气喘,会行走时常有蹲踞现象。曾3次突然晕厥、无抽搐。患儿平时体质较差,无窒息抢救史。母亲孕期健康。家族中无遗传病病史。

体格检查:T 37.2℃,HR 130次/min,R 25次/min,BP 98/65mmHg,体重10kg,SpO_2 78%,身高80cm,神志清楚,发育正常,营养中等,口唇、甲床、指/趾青紫明显,双肺呼吸音清晰,腹软,肝/脾肋下未及,神经系统(-)。四肢活动可,见明显的杵状指/趾。

专科检查：心前区无明显隆起，心尖搏动位于第 5 肋间左锁骨中线外 1.0cm。心尖区及剑突下抬举性搏动明显，心前区未扪及震颤。心界向左扩大。心律齐，心音有力，胸骨左缘第 2~4 肋间可闻及 3/6 级粗糙的收缩期喷射样杂音，肺动脉瓣第二心音减弱。

【问题1】通过上述情况，对该患儿初步考虑什么诊断？

思路 1　结合患儿病史、症状及体格检查，初步考虑为发绀型先天性心脏病，且首先考虑法洛四联症。

知识点

发 绀 分 型

发绀是指皮肤或黏膜血液中还原血红蛋白大于 50g/L 时出现青紫，主要取决于还原血红蛋白的绝对值。

1. 中央性发绀进一步分为心、肺、血液疾病引起的发绀。肺性发绀主要由于肺炎、肺不张、中枢神经系统或神经肌肉病变导致肺部气体交换障碍所致，随着肺部情况好转，发绀也逐渐好转。血液性发绀常由高铁血红蛋白血症等引起，婴幼儿临床上少见。心性发绀多是由心脏畸形导致右向左分流引起的低氧血症。

2. 周围性发绀多是由周围循环缓慢或氧消耗增加，但患儿动脉血氧饱和度正常。

思路 2　蹲踞是法洛四联症患儿的特征性姿态。

知识点

蹲 踞

蹲踞常在儿童期多见，表现为患儿行走一段距离后双下肢屈曲，双膝贴胸下蹲。其发病机制可能为患儿蹲踞时双侧股动脉扭曲致体循环血管阻力增加减少右向左分流，下肢未饱和静脉回心血流减少，使肺循环血流增多，血氧饱和度增加，患儿发绀好转。

思路 3　心脏性晕厥是由心脏情况引起的一时性脑供血不足而出现的暂时性意识丧失，包括严重心律失常、心脏瓣膜的严重狭窄、发绀型先天性心脏病、心脏肿瘤等。患儿缺氧性晕厥，多考虑与右心室流出道狭窄性先天性心脏病有关。

知识点

缺 氧 发 作

缺氧发作常发生在婴儿期，表现为阵发性呼吸困难、呼吸急促、喂养困难、发绀加重甚至出现晕厥、抽搐、死亡，多在喂奶及哭闹后出现。其发病机制可能是在肺动脉漏斗部狭窄的基础上，体循环血管阻力下降致右向左分流加重或右心室漏斗部痉挛致肺血流突然减少导致严重的低氧血症。

思路 4　法洛四联症患儿一般发育较迟缓，智力发育较正常同龄儿稍落后，活动受限，口唇及四肢末梢青紫明显，杵状指 / 趾（图 11-4-12）。但有一些婴幼儿由于活动量减少可表现为肥胖、贫血，发绀不明显。

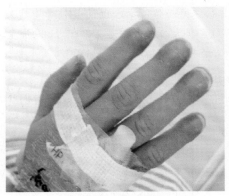

图 11-4-12　杵状指

知识点

杵状指/趾

　　杵状指/趾（clubbed finger）是由于患儿慢性缺氧导致指/趾毛细血管扩张增生，局部软组织和骨组织增生肥大。表现为指/趾端末梢软组织增厚，呈拱形隆起，甲纵脊和横脊高度弯曲，表面呈玻璃状，甲床后方基部与皮肤之间的正常凹陷消失，弯曲度显著，膨大如鼓槌状。发绀持续6个月以上出现杵状指/趾。杵状指/趾的轻重与患儿缺氧程度成正比。

　　思路5　患儿右心室肥大可见到抬举性心尖搏动，胸骨左缘第2~4肋间可听到2~3级粗糙的收缩期喷射样杂音，此为右心室流出道和肺动脉狭窄所致，患儿一般无收缩期震颤，杂音越响越长反映肺动脉狭窄越轻，狭窄极重度者可听不到杂音。有时在肺动脉瓣区可听到连续性杂音，可能合并有大的动脉导管未闭或体肺侧支循环。

　　【问题2】为进一步明确诊断，患儿需要何种检查？

　　思路　目前超声心动图是诊断法洛四联症的首选检查。由于无创、方便、准确等优点已经广泛应用于临床。超声心动图能够直接观察到肺动脉的狭窄程度，室间隔缺损的类型、大小，主动脉骑跨的程度，评估左心室大小和心功能及合并的其他畸形。但是对肺动脉分支发育较差，疑有周围动脉狭窄及体肺侧支存在的患儿还应做心血管造影检查，特别是发绀不明显、血红蛋白增高不明显者，应进行选择性侧支造影。

患儿辅助检查

　　超声心动图：右心室肥厚，右心房室扩大，右心室流出道狭窄，左心室偏小，肺动脉瓣环狭窄，瓣上及左右肺动脉略窄。肺动脉瓣发育小，瓣叶增厚，开放受限，余瓣膜形态与运动未见明显异常。室间隔膜周至肌部可见回声中断20mm，房间隔连续。主动脉骑跨约50%。左肺动脉直径7mm，右肺动脉直径7mm，膈肌孔处腹主动脉直径9mm。左心室舒张末期容积15ml。主动脉弓未见异常。检查结果提示法洛四联症。

　　【问题3】如何分析该患儿的超声心动图？

　　思路1　法洛四联症患儿右心室流出道狭窄的部位或严重程度有很大差别，包括肺动脉瓣及瓣上狭窄、左右肺动脉及远端狭窄。McGoon比值可反映肺动脉分叉远端狭窄程度，是比较实用的指标。正常值大于2.0。患儿McGoon比值为1.55。

知识点

McGoon比值

McGoon比值=心包外左右两侧肺动脉直径之和/膈肌平面降主动脉直径
一般认为法洛四联症患儿的McGoon比值大于1.2可以考虑一期根治术。

思路2 绝大多数法洛四联症患儿由于肺部及左心房血流较少,往往左心室发育偏小。左心发育情况可借助超声心动图通过计算左心室舒张末期容量指数来评估。正常者男性为58ml/m²,女性50ml/m²,平均55ml/m²。患儿左心室舒张末期容量指数约为33ml/m²。

知识点

左心室舒张末期容量指数

左心室舒张末期容量指数 = 左室舒张末期容量(ml)/ 体表面积(m²)

通常认为在左心室舒张末期容量指数 ≥ 30ml/m²,约为正常值的60%以上时,法洛四联症根治术才能得到满意的效果。

思路3 另一个参考指标为肺动脉指数,又称Nakata指数,通过心血管造影来评估肺动脉发育情况。正常值 ≥ 300mm²/m²。

知识点

肺动脉指数

肺动脉指数 = 心包外左右两侧肺动脉横截面积之和(mm²)/ 体表面积(m²)

通常认为肺动脉指数 ≥ 150mm²/m²可考虑一期根治术,<150mm²/m²根治手术要慎重。肺动脉指数 <120mm²/m²,提示两侧肺动脉发育不良。

【问题4】患儿下一步如何处理?

思路 患儿法洛四联症诊断明确,收入普通病房,完善相关检查,决定下一步治疗方案。

入院后相关实验室及影像学检查

血常规:WBC 8.32×10^9/L,Hb 7.54×10^{12}/L,Hct 67.2%,Hb 231g/L,PLT 186×10^9/L。凝血功能、肝功能、肾功能在正常范围。

胸部X线片:胸廓对称,两肺血管纤细。心影增大,呈"靴形",肺动脉段平直,主动脉结突出(图11-4-13)。

心电图:窦性心律,为右心室肥厚改变。

心脏CTA(图11-4-14):心室右偏,右心房、右心室扩大,右心室流出道狭窄,左心室偏小,肺动脉瓣环狭窄,瓣上及左右肺动脉略窄。室间隔膜周至肌部可见回声中断20mm,房间隔连续。主动脉骑跨约50%。膈肌孔处腹主动脉直径8mm。主动脉弓未见异常。可见体肺侧支循环形成。检查结果提示法洛四联症。

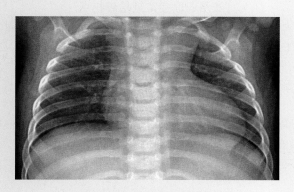

图11-4-13 胸部X线正位片

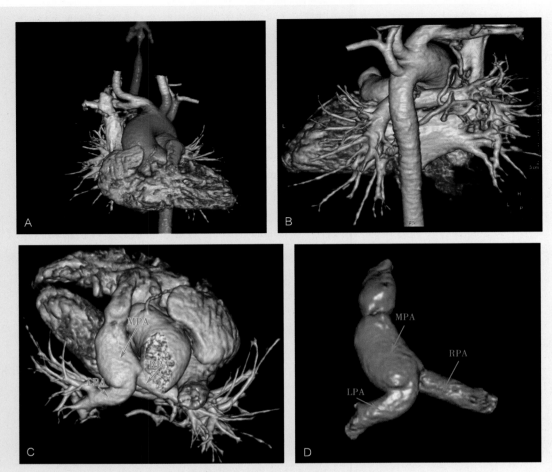

LPA. 左肺动脉；MPA. 主肺动脉；RPA. 右肺动脉。

图 11-4-14　心脏 CTA（A~D）

【问题 5】患儿入院后常规检查的意义是什么？

　　思路　法洛四联症患儿入院的常规检查有一定意义，需要关注。

知识点

法洛四联症常规检查特点

　　1. 血常规　有时动脉血氧饱和度可降至 70% 以下，通常有红细胞增多症，血红蛋白可升至 200g/L。肺动脉严重发育不良而血红蛋白不高甚至贫血的患儿往往病情较重，手术风险较高。

　　2. 凝血功能　严重发绀的患儿，血小板计数和全血纤维蛋白均明显减少，血小板收缩能力差，有不同程度的凝血功能障碍。血液浓缩导致血液黏滞度增加，会促进血栓的形成，导致肺血管栓塞和脑血管意外。

　　3. 心电图　心电轴右偏，右心室肥厚与劳损，右束支传导阻滞，右心房肥大。

　　4. 胸部 X 线　心脏形态常呈"靴形"。即心脏左侧下缘圆钝，心尖上翘，心腰凹陷。肺门血管阴影小，肺野清亮，肺血管纤细，有时可见网状的侧支循环影。

【问题 6】如何选择特殊检查？

　　思路　法洛四联症还可以进行超声心动图和心导管及选择性右心室造影检查。

知识点

法洛四联症特殊检查

1. 超声心动图 对一般的法洛四联症,超声心动图可以取代传统的心血管造影,但对肺动脉分支远端发育情况及体肺侧支显示较差。

2. 心导管及选择性右心室造影检查 可准确了解肺动脉的解剖,对超声心动图冠状动脉显示不清、肺动脉闭锁或主动脉缩窄、体肺侧支性循环及疑有多发性室间隔缺损等,建议行心导管检查。

3. 心脏 CT 和 MRI 检查 能对主肺动脉及左右肺动脉全程发育情况进行准确评估,并能够直观地观察到肺动脉的形态及其与主动脉的位置关系。

【问题7】患儿的下一步治疗方案是什么?

思路1 予以每日吸氧 2 次,每次 30 分钟,尽量保持患儿安静,避免情绪激动,防止患儿缺氧发作。应保证患儿足够的液体摄入,平时多饮水,适当输入右旋糖酐 -40 减低血液黏滞度,增强红细胞携氧能力,预防感染。

思路2 患儿体循环血氧饱和度 78%,有缺氧发作病史且患儿左心室及肺动脉发育良好(McGoon 比值为 1.55、左心室舒张末期容量指数为 $33ml/m^2$),术前检查无禁忌证,拟择期行法洛四联症一期根治术。多数法洛四联症患儿出生时体循环血氧饱和度满意,无须紧急手术治疗,但缺氧发作的出现通常为手术指征,应在婴儿期尽早手术,尤其频繁缺氧发作的患儿。

思路3 单纯法洛四联症首选一期根治手术,适用于左心室发育较好,同时肺动脉狭窄相对较轻的患儿,包括室间隔缺损修补与漏斗部疏通或同时肺动脉瓣切开、右心室流出道补片扩大术、右心室 - 肺动脉心外管道连接术。

知识点

临床上,McGoon 比值 <1.2、肺动脉指数 $<120mm^2/m^2$ 或心室舒张末期容量指数 $\leq 30ml/m^2$ 者在选择根治手术时要慎重。

思路4 重症法洛四联症患儿左心室发育过小、肺动脉狭窄严重且位于远端部位,由于冠状动脉畸形难以施行右心室流出道补片扩大,拟行心外管道者,严重心内畸形等均应先行姑息手术。

知识点

缺氧发作的治疗

1. 充分供氧,严重呼吸困难者紧急建立人工通气。

2. 保持胸膝屈曲位。

3. 皮下注射吗啡 0.1~0.2mg/kg,充分镇静减少肺循环阻力。

4. 应用 α 受体激动剂提高体循环阻力,减少右向左分流。去氧肾上腺素(新福林)0.05~0.1mg/kg 静脉推注,维持剂量 2~5μg/kg,但要注意减慢心率的不良反应。亦可用间羟胺 0.2mg/kg 皮下或静脉注射。

5. 对于出生后 2 周以内依赖动脉导管供应肺血流的重症法洛四联症患儿,予以 5~10ng/(kg·min) 前列腺素 E_1 静脉维持以保持导管的开放来增加肺血流量,从而改善缺氧状况。

6. 应用 β 受体拮抗剂解除右心室流出道痉挛,普萘洛尔(心得安)0.05~0.1mg/kg 溶于葡萄糖中缓慢静脉注射,对频繁缺氧发作者,予以长期口服,由 1mg/(kg·d) 起用,无效则逐步加量至 8mg/(kg·d)。但临床治疗效果因人而异。

7. 上述方式无法终止缺氧发作时,应行急诊手术治疗。

患儿行法洛四联症一期根治术。术后予以小剂量多巴胺，肾上腺素维持心功能并转入 CICU 监护。呼吸机辅助呼吸，持续静脉小剂量多巴胺及多巴酚丁胺、肾上腺素维持心功能，呋塞米利尿，抗感染及肠内外营养支持治疗，病情逐渐好转。术后第 2 日顺利拔出气管插管；术后第 3 日拔出引流管，根据临床症状及实验室检查结果，停用抗生素；术后第 4 日转入普通病房，逐渐停用静脉血管活性药物；术后第 7 日，患儿复查胸部 X 线片、心电图及超声心动图，结果满意予以出院。出院后予以地高辛强心、呋塞米利尿、氯化钾片补钾治疗，随访。

【问题 8】法洛四联症术中应注意什么？

（1）适当解除右心室流出道梗阻，流出道疏通不够或过宽可能引起右心功能不全。

（2）避免残余分流，室间隔缺损修补时应严密，缝合时注意不要过度牵拉肌肉。

（3）避免损伤传导束，希氏束走行于膜部缺损的右后下缘的左心室心内膜下，此处缝合应特别小心。

【问题 9】患儿术后监护要点有哪些？

监护室医生应尽可能详细地了解手术情况，包括患儿左心室发育情况，右心室流出道疏通是否满意，是否跨瓣环修补或置入心外管道，肺动脉及远端发育情况及体肺侧支的处理方式，手术过程是否顺利等。

知识点

术后监护要点

1. 循环系统的监护　严密监测患儿血压、心率及心律等的变化，维持胶体渗透压在 17~22mmHg，血红蛋白在 120g/L 以上，避免高剂量的缩血管药物和肾毒性药物的使用。常规利尿，并详细记录 24 小时入出量。维持左心房压和右心房压在 8~12mmHg，不超过 15mmHg。常规应用微量泵输入多巴胺和／或多巴酚丁胺或肾上腺素增加心肌收缩力。血压维持范围应能保证患儿末梢温暖，乳酸和静脉血氧饱和度基本正常，尿量 $\geq 2ml/(kg \cdot h)$。

2. 呼吸系统的监护　术后常规接呼吸机辅助呼吸，充分供氧。密切监测呼吸机各项参数。首选容量控制 SIMV 模式，对于肺顺应性差，容量控制气道压力 $\geq 25cmH_2O$ 时使用压力控制方式。

3. 肾功能的监护　术后应补足血容量、积极治疗低心排血量综合征，维持合适的血压以保证肾脏的有效灌注，合理使用利尿剂，动态监测肾功能。肾功能不全时积极早期行腹膜透析治疗。

4. 神经系统的监护　法洛四联症术后可发生多种神经系统并发症，术后密切注意观察患儿神经系统症状、体征，早期诊断，早期治疗。

【问题 10】法洛四联症术后主要并发症及处理原则是什么？

（1）低心排血量综合征：应用正性肌力药物，增加心肌收缩力，改善循环；加强利尿；延长呼吸机辅助时间；对于原因不明确者应考虑二次手术干预。

（2）呼吸窘迫综合征：对肺内存在体肺侧支血管较多者术中采用深低温低流量转流，保证左心引流通畅，术后严格控制液体入量，提高胶体渗透压，呼吸末正压通气，充分给氧，积极纠正酸中毒，维持电解质平衡，适当延长呼吸机通气时间。

（3）控制体温在 34~35℃，改善通气，纠正电解质及酸碱紊乱，必要时使用抗心律失常药物（胺碘酮、普鲁卡因等）。三度房室传导阻滞的发病率近年来已逐渐降低。一旦发生，术中即安置临时起搏器，非器质性损伤多能在 3~5 日内恢复，1 个月以上不能恢复者应考虑安装永久起搏器。

（4）室间隔缺损残余分流：术后予以强心、利尿，对于术后血流动力学不稳定的患儿，残余分流直径在 3~4mm 或以上时予以外科手术干预。

（5）右心室流出道残余狭窄：梗阻压差 >50mmHg 或右心室压力：左心室压力 ≥ 0.7 时应考虑外科手术干预。

（6）瓣膜关闭不全：术中应避免过度牵拉损伤三尖瓣，如有关闭不全应予以成形，以免术后影响心功能。

另外,主动脉瓣关闭不全往往也是手术损伤所致,严重者可能需要主动脉瓣成形或置换。

【问题 11】法洛四联症患儿的预后如何?

法洛四联症手术死亡率逐渐下降。目前,较先进的心脏中心法洛四联症根治术死亡率均降至约 1%,但合并畸形严重、肺动脉发育严重不良及左心室发育不良者死亡率可达约 17%。再手术率达约 25%,主要包括修复左右心室流出道狭窄、残余右心室流出道梗阻、残余室间隔缺损等。术后大部分患儿长期治疗效果满意,80% 患儿心功能良好,能够从事正常活动。

【问题 12】如何做好法洛四联症患儿的随访?

(1)适当限制活动 3~6 个月,避免剧烈运动,加强营养,提高机体免疫力,避免感冒。

(2)出院后常规服用洋地黄、利尿剂及血管紧张素转化酶抑制剂类药物 3~6 个月,慢性心功能不全者应延长治疗时间。

(3)定期每年复查超声心动图、心电图、胸部 X 线片、电解质,动态观察患儿心功能的变化情况。

(莫绪明)

推荐参考资料

［ 1 ］ 蔡威，张潍平，魏光辉 . 小儿外科学 . 6 版 . 北京：人民卫生出版社，2020.

［ 2 ］ 陈跃，庄红明 . 儿科核医学 . 北京：人民卫生出版社，2013.

［ 3 ］ 董蒨 . 小儿肿瘤外科学 . 北京：人民卫生出版社，2009.

［ 4 ］ 董蒨 . 小儿肝胆外科学 . 2 版 . 北京：人民卫生出版社，2017.

［ 5 ］ 高解春，王耀平 . 现代小儿肿瘤学 . 上海：复旦大学出版社，2003.

［ 6 ］ 黄澄如 . 实用小儿泌尿外科学 . 北京：人民卫生出版社，2006.

［ 7 ］ 吉士俊，潘少川，王继孟 . 小儿骨科学 . 济南：山东科学技术出版社，1999.

［ 8 ］ 贾立群，王晓曼 . 实用儿科腹部超声诊断学 . 北京：人民卫生出版社，2009.

［ 9 ］ 雷霆 . 小儿神经外科学 . 2 版 . 北京：人民卫生出版社，2011.

［ 10 ］ 马弗蒂斯，贝克 . 小儿心脏外科学 . 刘锦纷，孙彦隽，译 . 4 版 . 上海：上海世界图书出版公司，2014.

［ 11 ］ 倪鑫，孙宁，王维林 . 张金哲小儿外科学 . 2 版 . 北京：人民卫生出版社，2021.

［ 12 ］ 帕克 . 实用小儿心脏病学 . 桂永浩，刘芳，译 . 5 版 . 北京：人民军医出版社，2009.

［ 13 ］ 潘恩源，陈丽英 . 实用儿科影像诊断学 . 北京：人民卫生出版社，2007.

［ 14 ］ 乔纳斯 . 先天性心脏病外科综合治疗学 . 刘锦纷，孙彦隽，译 . 2 版 . 上海：上海世界图书出版公司，2016.

［ 15 ］ 王忠诚 . 王忠诚神经外科学 . 长沙：湖北科学技术出版社，2015.

［ 16 ］ 夏焙 . 小儿超声诊断学 . 2 版 . 北京：人民卫生出版社，2013.

［ 17 ］ 郑珊 . 实用新生儿外科学 . 北京：人民卫生出版社，2013.

［ 18 ］ ALBRIGHT A L, POLLACK I F, ADELSON P D. Principles and practice of pediatric neurosurgery. 3rd ed. New York: Thieme, 2014.

［ 19 ］ BIANCHI D W. Fetology: diagnosis and management of the fetal patient. 2nd ed. New York: McGraw-Hill Education/Medical, 2010.

［ 20 ］ CANALE S T. Campbell's operative orthopaedics. 14th ed. New York: Elsevier, 2020.

［ 21 ］ CORAN A G, Caldamone A, Adzick N S, et al. Pediatric surgery. 7th ed. New York: Mosby, 2012.

［ 22 ］ LOSTY P D, FLAKE A W, RINTALA R J, et al. Rickham's neonatal surgery. Berlin: Springer, 2018.

［ 23 ］ PARTIN A W. Campbell Walsh Wein urology. 12th ed. New York: Elsevier, 2020.

［ 24 ］ PIZZO P A, POPLACK D G. Principles and practice of pediatric oncology. 7th ed. Philadelphia: LWW, 2015.

［ 25 ］ SPITZ L, CORAN A G. Operative pediatric surgery. 7th ed. Los Angeles: CRC Press, 2013.

［ 26 ］ PURI P. Newborn surgery. 4th ed. Los Angeles: CRC Press, 2017.

［ 27 ］ WATERS P M, Skaggs D L, Flynn J M, et al. Rockwood and Wilkins' fractures in children. 9th ed. Philadelphia: Wolters Kluwer Health, 2019.

［ 28 ］ WEINSTEIN S L. Lowell and Winters' pediatric orthopedics. 8th ed. Philadelphia: LWW, 2020.

中英文名词对照索引